新世纪全国中医药高职高专规划教材

西医临床医学

（供中医学专业用）

主　编　李光耀（山东中医药高等专科学校）
副主编　陈　玫（长春中医药大学）
　　　　边文会（河北医科大学附属中医院）
　　　　路风贤（邢台医学高等专科学校）

中国中医药出版社
·北　京·

图书在版编目(CIP)数据

西医临床医学/李光耀主编.—北京：中国中医药出版社，2005.7（2014.1重印）
新世纪全国中医药高职高专规划教材
ISBN 7-80231-001-6

Ⅰ.西… Ⅱ.李… Ⅲ.临床医学—高等学校：技术学校—教材 Ⅳ.R4

中国版本图书馆CIP数据核字（2005）第039638号

中国中医药出版社出版
北京市朝阳区北三环东路28号易亨大厦16层
邮政编码：100013
传真：64405750
北京市卫顺印刷厂印刷
各地新华书店经销
*
开本 787×1092 1/16 印张 66.75 字数 1261 千字
2005年7月第1版 2014年1月第3次印刷
书 号 ISBN 7-80231-001-6
*
定价：78.00元
网址 www.cptcm.com

社长热线 010 64405720
读者服务部电话：010 64065415 010 84042153
书店网址：csln.net/qksd/

全国高等中医药教材建设
专家指导委员会

前言

随着我国经济和社会的迅速发展，人民生活水平的普遍提高，对中医药的需求也不断增长，社会需要更多的实用技术型中医药人才。因此，适应社会需求的中医药高职高专教育在全国蓬勃开展，并呈不断扩大之势，专业的划分也越来越细。但到目前为止，还没有一套真正适应中医药高职高专教育的系列教材。因此，全国各开展中医药高职高专教育的院校对组织编写中医药高职高专规划教材的呼声愈来愈强烈。规划教材是推动中医药高职高专教育发展的重要因素和保证教学质量的基础已成为大家的共识。

“新世纪全国中医药高职高专规划教材”正是在上述背景下，依据国务院《关于大力推进职业教育改革与发展的决定》要求：“积极推进课程和教材改革，开发和编写反映新知识、新技术、新工艺和新方法，具有职业教育特色的课程和教材”，在国家中医药管理局的规划指导下，采用了“政府指导、学会主办、院校联办、出版社协办”的运作机制，由全国中医药高等教育学会组织、全国开展中医药高职高专教育的院校联合编写、中国中医药出版社出版的中医药高职高专系列第一套国家级规划教材。

本系列教材立足改革，更新观念，以教育部《全国高职高专指导性专业目录》以及目前全国中医药高职高专教育的实际情况为依据，注重体现中医药高职高专教育的特色。

在对全国开展中医药高职高专教育的院校进行大量细致的调研工作的基础上，国家中医药管理局科教司委托全国高等中医药教材建设研究会于2004年6月在北京召开了“全国中医药高职高专教育与教材建设研讨会”，该会议确定了“新世纪全国中医药高职高专规划教材”所涉及的中医、西医两个基础以及10个专业共计100门课程的教材目录。会后全国各有关院校积极踊跃地参与了主编、副主编、编委申报、推荐工作。最后由国家中医药管理局组织全国高等中医药教材建设专家指导委员会确定了10个专业共90门课程教材的主编。并在教材的组织编写过程中引入了竞争机制，实行主编负责制，以保证教材的质量。

本系列教材编写实施“精品战略”，从教材规划到教材编写、专家审稿、编辑加工、出版，都有计划、有步骤地实施，层层把关，步步强化，使“精品意识”、“质量意识”始终贯穿全过程。每种教材的教学大纲、编写大纲、样稿、全稿都经专家指导委员会审定，都经历了编写启动会、审稿会、定稿会的反复论证，不断完善，重点提高内在质量。并根据中医药高职高专教育的特点，在理论与实践、继承与创新等方面进行了重点论证；在写作方法上，大胆创新，使教材内容更为科学化、合理化，更便于实际教学，注重学生实际工作能力的培养，充分体现职业教育的特色，为学生知识、能力、素质协调发展创造条件。

在出版方面，出版社严格树立“精品意识”、“质量意识”，从编辑加工、版面设计、装帧等各个环节都精心组织、严格把关，力争出版高水平的精品教材，使中医药高职高专教材的出版质量上一个新台阶。

在“新世纪全国中医药高职高专规划教材”的组织编写工作中，始终得到了国家中医药管理局的具体精心指导，并得到全国各开展中医药高职高专教育院校的大力支持，各门教材主编、副主编以及所有参编人员均为保证教材的质量付出了辛勤的努力，在此一并表示诚挚的谢意！同时，我们要对全国高等中医药教材建设专家指导委员会的所有专家对本套教材的关心和指导表示衷心的感谢！

由于“新世纪全国中医药高职高专规划教材”是我国第一套针对中医药高职高专教育的系统全面的规划教材，涉及面较广，是一项全新的、复杂的系统工程，有相当一部分课程是创新和探索，因此难免有不足甚至错漏之处，敬请各教学单位、各位教学人员在使用中发现问题，及时提出宝贵意见，以便重印或再版时予以修改，使教材质量不断提高，并真正地促进我国中医药高职高专教育的持续发展。

全国中医药高等教育学会

全国高等中医药教材建设研究会

2006 年 4 月

新世纪全国中医药高职高专规划教材

《西医临床医学》编委会

主　编　李光耀（山东中医药高等专科学校）

副主编　陈　玫（长春中医药大学）

　　　　边文会（河北医科大学附属中医院）

　　　　路风贤（邢台医学高等专科学校）

编　委　（按姓氏笔画为序）

　　　　王建明（广东新兴中医药学校）

　　　　边文会（河北医科大学附属中医院）

　　　　丰宗灿（曲阜中医药学校）

　　　　古仕明（四川中医药高等专科学校）

　　　　孙永显（山东中医药高等专科学校）

　　　　纪惠谦（山东青岛市立医院）

　　　　刘维庆（南阳张仲景国医大学）

　　　　李光耀（山东中医药高等专科学校）

　　　　李广元（山东中医药高等专科学校）

　　　　陈京来（四川中医药高等专科学校）

　　　　陈述誥（曲阜中医药学校）

　　　　陈　玫（长春中医药大学）

　　　　张同良（山东莱阳卫生学校）

　　　　张　军（贵阳中医学院第二附属医院）

　　　　周英信（遵义医药高等专科学校）

　　　　龚　勤（贵阳中医学院第二附属医院）

　　　　路风贤（邢台医学高等专科学校）

编写说明

西医临床医学是西医临床课程的综合，它阐述了临床各科常见疾病的病因与发病机制、临床表现、诊断及鉴别诊断、治疗及预防，同时介绍了外科、妇产科、儿科、眼科等学科必备的基础知识和特殊检查方法，在医学教育中占有重要地位，是中医学、中西医结合、针灸推拿专业学生了解现代医学的必修课程。但对于中医药高职高专院校来说，迫切感到缺乏合适的教材，为了促进我国中医药高职高专教育的发展，为了适应新世纪培养创新型、应用型中医药专业人才的需要，我们组织编写了《西医临床医学》。

本教材依据全国中医药高职高专院校中医学专业教学计划和新世纪全国中医药高职高专规划教材《西医临床医学》教学大纲编写而成。供全国中医药高职高专院校中医学专业及中西医结合、针灸推拿专业等相关专业和初中起点五年制或“二、三连读”专科中医学专业及中西医结合、针灸推拿专业等相关专业使用，亦可作为中医、中西医结合、针灸推拿专业技术人员的临床参考用书，对中医、中西医结合、针灸推拿专业技术人员的大专函授、自学及职称晋升考试也有较大帮助。

本教材共分五篇，主要内容包括内科疾病、外科基础与外科疾病、妇产科基础与妇产科疾病、儿科基础与儿科疾病、其他临床科疾病等。其编写分工如下：第一篇内科疾病：第一章呼吸系统疾病由陈述諳、丰宗灿编写，第二章循环系统疾病由陈玫编写，第三章消化系统疾病、第四章泌尿系统疾病由王建明编写，第五章血液系统疾病、第六章内分泌及代谢疾病、第九章理化因素所致疾病由李广元编写，第七章神经精神系统疾病由张军编写，第八章结缔组织疾病由刘维庆编写；第二篇外科基础与外科疾病：第一章外科基础由路风贤编写，第二章外科感染、第三章损伤由陈京来编写，第四章肿瘤由古仕明编写，第五章外科急腹症、第六章外科其他常见疾病由孙永显编写；第三篇妇产科基础与妇产科疾病由边文会编写；第四篇儿科基础与儿科疾病由龚勤编写；第五篇其他临床科疾病：第一章眼科基础与眼科疾病由纪惠谦编写，第二章耳鼻咽喉科疾病、第三章口腔科疾病由张同良编写，第四章皮肤病、第五章性传播疾病由周英信编写，第六章传染病由李光耀、李广元编写。

本教材构思新颖、编排紧凑、结构合理、内容充实、简繁得当、重点突出。既渗透了学科发展的过程，又反映了当代最新的研究成果；既体现了本教材自身的特点，又实现了与相关课程内容的有机衔接；既符合学校的教学要求，又便于临床的实际应用。

本教材的编写，注重综合素质培养，使其具有理论性和知识性；注重面向社会、面向岗位，使其具有实用性和适用性；注重面向未来和发展，使其体现了科学性和先进性；注重文字和图表的表达水平，使其提高了可阅读性。

在本教材编写过程中，得到了中国中医药出版社和各编者所在单位的大力支持，并聘请国内部分专家对书的内容进行了审定，山东中医药高等专科学校西医教学部的一些教师也给予了较大的帮助，在此一并表示衷心的感谢。

由于时间紧迫，加之编者水平所限，教材本身难免存在不少缺点和错误，希望各院校教师、学生和其他读者在使用中提出宝贵意见，以便进一步修订和完善。

《西医临床医学》编委会

2006 年 5 月

目 录

第一篇 内科疾病

第二篇　外科基础与外科疾病

第三篇 妇产科基础与妇产科疾病

第四篇 儿科基础与儿科疾病

第五篇　其他临床科疾病

第一篇

内科疾病

第一章　呼吸系统疾病

第一节　急性上呼吸道感染

急性上呼吸道感染是指鼻、咽、喉部黏膜的急性炎症。本病全年皆可发生，但多见于冬春季节，多数为散发，在气候突变时可流行。患者不分年龄、性别、职业等，具有较强的传染性。由于感染的病原体种类较多，人体对感染后产生的免疫力短暂而且较弱，并缺乏交叉免疫，故一个人可多次患病。

【病因与发病机制】

1. 病原体　急性上呼吸道感染约有70%～80%由病毒引起，主要包括流感病毒、副流感病毒、呼吸道合胞病毒、埃可病毒、柯萨奇病毒、鼻病毒、腺病毒等。细菌感染约占20%～30%，以溶血性链球菌最多见，其次为流感嗜血杆菌、肺炎球菌、葡萄球菌等，亦可见革兰阴性杆菌。

2. 诱因　环境因素如着凉、雨淋；其他如年老体弱，患有慢性疾病、营养不良、贫血、过度疲劳等。

3. 发病机制　当机体或呼吸道局部防御功能降低时，原先存在于上呼吸道或从外界侵入的病原体在上呼吸道黏膜迅速繁殖引起炎症。

【病理】

主要病理表现为鼻腔及咽黏膜充血、水肿，少量单核细胞浸润，上皮细胞破坏，有较多量浆液性及黏液性渗出。细菌感染时有中性粒细胞浸润和脓性分泌物。

【临床表现】

临床表现可因年龄、病变部位不同而有轻重，起病多较急。成人病情较轻，局部症状明显，全身症状不重；婴幼儿、年老体弱者病情多较重，全身症状明显。

1. 症状 全身症状可有轻至中度发热、畏寒、头痛、全身酸痛不适、纳差、乏力，少数患者出现腹痛、腹泻。局部症状主要有鼻塞、流涕、喷嚏、咽痛、咳嗽、咳痰，有的可有声音嘶哑。

2. 体征 检查可见鼻黏膜充血水肿，有黏液性分泌物，咽部轻度充血、水肿、扁桃体肿大，颌下淋巴结肿大、压痛，胸部常无异常体征。

【辅助检查】

1. 血象 病毒性感染时白细胞总数正常或偏低，淋巴细胞比例升高；细菌性感染时，白细胞总数和中性粒细胞升高，严重者出现核左移现象。

2. 胸部X线检查 无异常发现。

【诊断及鉴别诊断】

1. 诊断 根据病史、上呼吸道症状和体征，结合血象可作出临床诊断。若炎症局限于呼吸道某一部位，便可诊断该部位炎症。如鼻炎、咽炎、喉炎、扁桃体炎。

2. 鉴别诊断 本病应与流行性感冒、麻疹、百日咳、流行性脑脊髓膜炎等疾病相鉴别。

【治疗】

1. 一般治疗 注意休息，必要时卧床休息。多饮水，给予易消化的食物，补充足量维生素C。使空气流通，保持室内空气新鲜。

2. 病因治疗 病毒感染可用广谱抗病毒药物，利巴韦林（三氮唑核苷，病毒唑）150mg，每天3次，口服，疗程7天，主张早期应用。细菌感染，可酌情选用抗生素，如青霉素、氟喹诺酮类（氧氟沙星、环丙沙星）、大环内酯类等抗生素。

3. 对症治疗　发热、头痛者给予解热镇痛药物，如阿司匹林、布洛芬等，亦可用物理降温，如温水湿敷、酒精擦浴等。咽喉肿痛者可用含碘喉片或雾化吸入。有鼻塞者可用1%麻黄素液滴鼻。

4. 中医治疗　根据中医辨证施治的原则，应用中药治疗本病，有较好的疗效。

【预防】

增强机体抵抗力是预防本病的主要方法。①避免发病诱因，如受凉、淋雨、过度疲劳等。②室内要经常保持空气新鲜，温度和湿度要适宜。在上呼吸道感染高发季节，室内可用食醋熏蒸空气消毒。③增强体质，坚持有规律的适度体育运动，以提高机体的抗病能力。

第二节　急性气管－支气管炎

急性气管－支气管炎是由感染、物理、化学刺激或过敏原引起的气管－支气管黏膜的急性炎症。可由急性上呼吸道感染蔓延而来。全年均可发病，但在过度疲劳、天冷或气候突变时易发。主要症状为咳嗽、咳痰。

【病因与发病机制】

1. 感染　是由病毒、细菌、支原体、衣原体等直接感染所致，也可由上呼吸道感染的病原体蔓延引起。往往在病毒感染的基础上继发细菌感染。

2. 物理化学刺激　冷空气、粉尘、刺激性气体或烟雾（如二氧化硫、二氧化氮、氨气、臭氧等）吸入，可引起气管－支气管黏膜的急性炎症。

3. 变态反应　多种变应原可引起气管－支气管的变态反应，常见的有花粉、有机粉尘、动物的皮毛、真菌孢子、细菌蛋白质等，钩虫、蛔虫在肺内移行亦可引起机体过敏。

【病理】

气管－支气管黏膜充血、水肿，淋巴细胞、单核细胞浸润，黏液腺增生肥大，分泌功能增强，纤毛细胞损伤。细菌感染时，分泌物呈黏液脓性。炎症消退后气管－支气管黏膜的结构和功能可恢复正常。

【临床表现】

1. 症状 起病较急，常先出现低热、畏寒、乏力、鼻塞、流涕、咽痛、声音嘶哑等症状，继而出现干咳或咳少量黏痰，痰量逐渐增多，并转为黏液脓性痰，偶带血丝。如果伴有支气管痉挛，可出现程度不等胸闷、气急。咳嗽、咳痰可持续2～3周。

2. 体征 呼吸音粗糙，肺部闻及散在干、湿啰音，啰音部位不固定，咳嗽后可减少或消失。

【辅助检查】

1. 血象 多数患者白细胞计数和分类正常，细菌感染时白细胞总数和中性粒细胞百分比可增高。

2. 胸部X线检查 多表现为肺纹理增粗，少数病例无异常表现。

【诊断及鉴别诊断】

1. 诊断 根据病史，咳嗽、咳痰、两肺散在干湿啰音等临床表现，结合血象和胸部X线检查，一般可作出临床诊断。如有条件可进行病原学检查以明确病原体。

2. 鉴别诊断 本病需与流行性感冒、急性上呼吸道感染、支气管肺炎、肺结核、肺癌、肺脓肿、麻疹、百日咳、支气管哮喘（咳嗽变异性哮喘）等疾病鉴别。

【治疗】

1. 一般治疗 注意休息，必要时卧床休息。保证充足的水分供应，给予清淡易消化食物，补充维生素C。保持室内空气新鲜，注意防寒保暖。

2. 病因治疗 病毒感染，可选用利巴韦林（三氮唑核苷，病毒唑）150mg，每天3次，口服；或0.6～1.0g加于5%葡萄糖溶液中，每天1次，静脉滴注，疗程5～7天。细菌感染应及时应用抗生素，一般首选青霉素，每次80万U，每天2～4次，肌肉注射。感染较重时每次240万～480万U，加入生理盐水100～150ml中，每天2次，静脉滴注。对青霉素过敏者，可选用红霉素300mg，每天4次，口服。感染较重时可静脉滴注红霉素。亦可选用喹诺酮类（环丙沙星、诺氟沙星、氧氟沙星等）和头孢菌素类（头孢氨苄、头孢曲松等）抗菌药物。

3. 对症治疗 咳嗽酌情使用止咳药，如右美沙芬、喷托维林（咳必清）。咳嗽剧烈，上述药物难以奏效时可用可待因，但对于痰多的病人要慎用该药，以免影响痰液排出。痰黏稠不易咳出时可选用溴己新（必嗽平）、复方氯化胺、乙酰半胱氨酸、强力稀化粘素等口服，或加于生理盐水中雾化吸入。复方甘草合剂、鲜竹沥、川贝枇杷膏等中药复方制剂兼有止咳祛痰的双重作用，可酌情选用。对于伴有支气管痉挛的病人可给予氨茶碱、沙丁胺醇（舒喘定）、二羟丙茶碱（喘定）等解痉平喘药物。

【预防】

防止空气污染，避免受凉及过度劳累，加强锻炼、增强体质，提高呼吸道的抵抗力，及时治疗上呼吸道感染。

第三节　慢性支气管炎

慢性支气管炎（简称慢支），是气管、支气管黏膜及其周围组织的慢性非特异性炎症。临床以咳嗽、咳痰或伴有喘息及反复发作的慢性过程为特征。病情进展较慢，常并发阻塞性肺气肿，进而至肺动脉高压、慢性肺源性心脏病。该病在我国十分常见，据调查我国约有3000多万人患此病，患病率约为3%。老年人患病率较高，可达到15%左右，北方较南方患病率高，农村山区较平原患病率高，大气污染严重的地区患病率高，吸烟者比不吸烟者患病率高。

【病因与发病机制】

一般将病因分外因和内因两个方面，但确切病因及发病机制还不完全清楚。

1. 外因

（1）感染因素：感染是发生慢支的重要因素，病毒感染以流感病毒、鼻病毒、腺病毒、呼吸道合胞病毒多见，细菌感染往往在病毒感染的基础上诱发，以流感嗜血杆菌、肺炎球菌、甲型链球菌和奈瑟球菌多见。

（2）大气污染：空气中如含有较高浓度的二氧化硫、二氧化氮、氯气、臭氧等有害气体或烟雾、粉尘等吸入呼吸道，对气管黏膜造成刺激，使黏膜水肿，纤毛运动减弱或停止，上皮细胞受损和脱落，引起慢性炎症。

（3）气候：寒冷常为慢支发作的重要原因或诱因，寒冷空气刺激呼吸道，一方面削弱了呼吸道黏膜的防御能力，另一方面引起支气管平滑肌收缩、黏膜血液循环障碍和分泌物排出障碍，易继发感染。

（4）过敏因素：有些慢支发病与过敏体质有一定关系，特别是喘息型慢支。

许多抗原物质如尘埃、尘螨、细菌、真菌、寄生虫、花粉以及化学物质都可以成为过敏因素，造成支气管平滑肌痉挛、黏膜损害。

（5）吸烟：吸烟引起支气管黏膜鳞状上皮化生、纤毛变短、不规则，使纤毛运动受抑制，黏膜腺体增生，分泌增多，黏液积聚，支气管黏膜充血、水肿，肺泡中的巨噬细胞功能减弱。

2. 内因

（1）机体免疫功能降低：反复受凉、长期吸烟、过度疲劳、年老体弱等因素均可造成全身或呼吸道局部防御及免疫功能降低，为慢支发病提供内在条件。

（2）自主神经功能失调：表现为副交感神经功能亢进，对正常人不起作用的微弱刺激可引起支气管平滑肌收缩、痉挛，腺体增生、肥大，分泌物增多。

（3）遗传因素：先天性 IgA 分泌不足、α_1抗胰蛋白酶缺乏等，亦可导致慢支的发生。

【病理】

慢支的病理变化早期表现为上皮细胞的纤毛发生粘连、倒伏、脱失，上皮细胞变性、坏死，鳞状上皮化生，杯状细胞增多，黏液腺增生肥大，分泌旺盛。急性发作时可见大量中性粒细胞浸润，黏膜上皮细胞坏死脱落。病变继续发展，炎症由支气管壁向其周围组织扩散，黏膜下方平滑肌束断裂、萎缩。病变发展到晚期出现支气管壁增厚、扭曲变形、塌陷，造成支气管管腔狭窄，逐渐发展成阻塞性肺气肿和肺间质纤维化。

【临床表现】

1. 症状　起病缓慢，病程较长，反复急性发作而逐渐加重。主要症状有咳嗽、咳痰或伴喘息。

（1）咳嗽：特点是长期、反复、逐渐加重的咳嗽，一般清晨起床后咳嗽较重，白天较轻，临睡前有阵咳或咳痰。冬季或寒冷季节咳嗽较重，夏季缓解或减轻，重者咳嗽频繁，一年四季都出现咳嗽。

（2）咳痰：痰量以清晨较多，咳嗽后即排痰，一般为白色黏液或白色泡沫样痰，偶有痰中带血。急性发作伴有细菌感染时，痰可变为黏液脓性或黄色脓痰。

（3）喘息：部分慢支患者有过敏因素参与，支气管平滑肌痉挛时可引起喘息，常伴有哮鸣音。反复发作数年，并发阻塞性肺气肿时可伴有活动后气短。

2. 体征　早期可无异常体征，急性发作期在背部、肺底部可闻及散在的干湿啰音，啰音多少和部位不固定，咳嗽后可减少或消失。伴有喘息时可听到哮鸣音和呼气音延长，伴发肺气肿时则有肺气肿体征。

3. 临床分型和分期

（1）临床分型：可分为单纯型和喘息型。单纯型主要表现为咳嗽、咳痰；喘息型除咳嗽、咳痰外，尚伴有喘息及哮鸣音。

（2）临床分期：按病情进展分为三期。①急性发作期：指在1周内出现脓性或黏液脓性痰，或伴有发热、白细胞计数增高等炎症表现，或咳、痰、喘等症状任何一项明显加剧。②慢性迁延期：指有不同程度的咳、痰、喘等症状迁延达1个月以上。③临床缓解期：经治疗或自然缓解，症状基本消失或有轻微咳嗽和少量痰液，保持2个月以上。

【辅助检查】

1. 血象　慢支急性发作期或并发肺部感染时，可见白细胞总数及中性粒细胞百分比增高，喘息型可见嗜酸性粒细胞增多。临床缓解期，白细胞多无明显变化。

2. 痰液检查　痰涂片及培养可找到肺炎球菌、流感嗜血杆菌、甲型链球菌及奈瑟球菌等。近年来革兰阴性菌感染有增多趋势，特别是医院内感染者。痰中还可见大量中性粒细胞、已破坏的杯状细胞，喘息型常有较多嗜酸粒细胞。

3. X线检查　早期无异常表现，病变反复发作，可见两肺纹理增多、紊乱，呈网状或条索状阴影，以两肺中下野为著。并发肺气肿时，两肺野透亮度增加，膈肌下降且变平。

4. 肺功能检查　早期无异常，发展到气道狭窄和阻塞时出现阻塞性通气功能障碍的表现，第一秒用力呼气量（FEV_1）与用力肺活量（FVC）比值减少（<70%），可有残气量（RV）增加，最大通气量减少。

【诊断及鉴别诊断】

1. 诊断　咳嗽、咳痰或伴有喘息每年发病持续3个月，连续2年或以上，并排除其他心肺疾病（如肺结核、支气管哮喘、支气管扩张、肺癌、心脏病等）引起的慢性咳嗽、咳痰时可作出诊断。如每年发病持续不足3个月而有明显的客观检查依据（如X线表现、呼吸功能改变等）亦可诊断。

2. 鉴别诊断

（1）肺结核：多有结核中毒症状（低热、盗汗、乏力、食欲不振、消瘦等），X线检查可发现结核病灶，痰检查可找到结核菌。

（2）支气管哮喘：喘息型慢支应与支气管哮喘相鉴别，本病常于幼年或青少年发病，发作时以阵发性呼气性呼吸困难为特征，两肺布满哮鸣音，用支气管扩张剂有效，缓解后无症状。

（3）支气管扩张：反复发作的咳嗽、咳痰，为大量脓性痰，间断咯血，肺部闻及固定的局限性湿啰音，X线检查呈卷发状阴影，支气管镜检查或支气管碘油造影可确诊。

（4）肺癌：多发生在40岁以上男性，有长期吸烟史，呈刺激性咳嗽，痰中带血，X线检查可发现斑块状或结节状阴影，痰涂片检查可发现癌细胞，纤维支气管镜活检可以明确诊断。

【治疗】

1. 急性发作期及慢性迁延期的治疗 应以控制感染和祛痰、镇咳为主。伴发喘息时加用解痉平喘药物。

（1）控制感染：根据临床经验或痰病原菌培养选择敏感的抗生素治疗，轻者可口服，较重者肌肉注射或静脉滴注。常首选青霉素，每次240万～480万U，加于生理盐水100～150ml中，每天2次，静脉滴注。可联合应用氨基糖苷类抗生素（庆大霉素、丁胺卡那霉素等）。对青霉素过敏者，可选用红霉素，亦可直接选用喹诺酮类、头孢菌素类等广谱抗生素。

（2）镇咳、祛痰：两者应配合应用，如果单独使用镇咳剂，咳嗽受到抑制，痰不易咳出，可加重感染。常用药物，溴己新8～16mg，每日3次，口服；氯化铵0.3～0.6g，每日3次，口服；α－糜蛋白酶5mg，每日1～2次，肌肉注射。亦可选用急支糖浆、复方甘草合剂等复方中药制剂。不宜选用强镇咳剂如可待因，以免抑制咳嗽中枢，加重呼吸道阻塞和炎症，导致病情恶化。

（3）解痉平喘：伴喘息者需应用平喘药物。常选用氨茶碱0.1～0.2g或沙丁胺醇4mg或特布他林2.5mg，每日3次，口服。病情严重时，可用氨茶碱0.25g加入50%葡萄糖溶液40ml内缓慢静脉注射（不少于5分钟），或0.25～0.5g加入10%葡萄糖溶液500ml内，静脉滴注。

（4）气雾疗法：可选用抗生素、祛痰药、解痉平喘药进行气雾疗法，以加强局部抗菌、祛痰、平喘作用。

2. 缓解期的治疗 以预防复发为主，要加强锻炼，提高机体抵抗力。避免各种诱发因素，适当应用一些增强机体免疫力的药物，如胸腺肽、核酪注射液等。

【预防】

要加强耐寒锻炼，增强体质，提高抗病能力，在冬季或气候骤变时，注意保暖，避免受凉，预防感冒。改善环境卫生，做好防尘、防大气污染工作。戒烟，注意通风，保持室内空气新鲜，避免烟雾、粉尘及刺激性气体对呼吸道的刺激。

第四节　支气管哮喘

支气管哮喘（简称哮喘）是由抗原或非抗原性刺激引起的一种气管－支气管反应性增高的慢性变态反应性炎症。临床上以反复发作的呼气性呼吸困难和两肺布满哮鸣音为特征。哮喘发作常有季节性，一般春秋季节发病率较高，寒冷地区比温暖地区发病率高。本病可发生于任何年龄，但约半数哮喘病人在 12 岁以前开始发病。

【病因与发病机制】

本病病因和发病机制尚未完全明了，病因可能受遗传因素、环境因素的双重影响，其发病机制认为与变态反应、非特异性气道慢性炎症、气道高反应及神经机制等因素相互作用有关。

1. 病因　调查资料显示约 2/3 的支气管哮喘患者有家族遗传病史，已知该病属于多基因遗传。环境因素中主要包括某些激发因素，如螨、花粉、真菌、动物毛屑、二氧化硫、氨气等各种特异和非特异性吸入物；各种病原体感染；某些蛋白质食物，如鱼、虾、蟹等；药物如阿司匹林、普萘洛尔等；气候变化、运动、胃－食管反流、妊娠等都可以激发哮喘发作。

2. 发病机制

（1）变态反应：外源性变应原（尘螨、花粉、真菌等）进入体内，产生的 IgE 抗体吸附在肥大细胞和嗜碱性粒细胞表面，当同一变应原再次进入体内并与 IgE 抗体结合后肥大细胞脱颗粒，释放出组胺、白三烯（LT）、血小板活化因子（PAF）等介质，这些介质使支气管平滑肌痉挛、黏膜水肿、分泌物增多，造成支气管管腔狭窄，导致速发型哮喘反应。

（2）气道炎症：外源性过敏原使肥大细胞脱颗粒，所释放的炎症介质除了能引起速发型哮喘外，还可使气道黏膜上皮细胞破坏、黏膜水肿、腺体分泌增多，导致迟发型哮喘反应，比速发型哮喘反应更为持久。

（3）神经调节失衡：引起支气管平滑肌收缩的 α－肾上腺能神经、M－胆碱能神经（M_1、M_3）及非肾上腺能非胆碱能神经的 P 物质功能亢进，引起支气管平滑肌松弛的 β－肾上腺能神经、M－胆碱能神经（M_2）及非肾上腺能神经的非胆碱能神经的 VIP 物质功能减低，因而造成支气管平滑肌收缩，管径缩小，气道尤其是小气道阻力增加。

【病理】

早期表现为支气管黏膜充血，分泌物增多，气道内有嗜酸性粒细胞浸润，气道平滑肌痉挛等可逆性的病理改变，在病情缓解后可基本恢复正常。当哮喘反复发作后，支气管呈现慢性炎症性改变，表现为柱状上皮细胞纤毛倒伏、脱落，上皮细胞坏死。黏膜层有大量炎症细胞浸润，黏液腺增生，基底膜增厚，支气管平滑肌增生。由于支气管壁增厚，支气管腔内形成黏液栓，通气功能降低。哮喘病程越长，气道阻塞的可逆性越小，出现了以呼气期为主的通气功能障碍，导致肺泡内气体的滞留、肺泡过度膨胀、弹性降低，形成阻塞性肺气肿，最终发展至肺源性心脏病。

【临床表现】

1. 症状 表现为反复发作的伴有哮鸣音的呼气性呼吸困难或发作性胸闷和咳嗽。部分病人在发作前有鼻痒、眼睑痒、喷嚏、流涕、干咳等先兆。发作时，被迫采取坐位或呈端坐呼吸，甚至出现紫绀。哮喘症状可持续数分钟、数小时或数天，在咳出大量稀薄痰液后自行缓解或应用支气管扩张剂后缓解。多数患者在夜间或凌晨发作或加重。有些青少年在运动时出现喘息，伴有咳嗽、胸闷或呼吸困难，称为运动性哮喘。

2. 体征 发作时胸廓饱满、肋间隙增宽，双肺闻及广泛哮鸣音，呼气音延长。严重哮喘患者可出现心率快、奇脉、面色苍白等。

3. 临床分期 支气管哮喘可分为急性发作期、慢性持续期和缓解期。

（1）急性发作期：喘息发作突然，常有呼吸困难，以呼气流量降低为其特征，常因接触变应原等刺激物或治疗不当所致。

（2）慢性持续期：无急性发作，但在相当长的时间内仍有不同频度和（或）不同程度的喘息、胸闷、咳嗽等症状。

（3）缓解期：经过治疗或未经治疗症状、体征消失，肺功能恢复到急性发作前水平，并维持4周以上。

4. 临床分级或分度 目前临床上将非急性发作期分为4级，见表1-1-1，把急性发作期分为4度，见表1-1-2。

表 1-1-1　非急性发作期哮喘临床分级

病情分级	临床特点
间歇（第 1 级）	间歇出现症状 <1 次/周，短期发作（数小时~数天），夜间哮喘症状≤2 次/月，发作期无症状，肺功能正常，PEF 或 PEV_1≥80% 预计值，PEF 变异率 <20%
轻度（第 2 级）	症状≥1 次/周，但 <1 次/天，发作可能影响活动和睡眠，夜间哮喘症状 >2 次/月，PEF 或 FEV_1≥80% 预计值，PEF 变异率在 20%~30%
中度（第 3 级）	每日有症状发作，影响活动和睡眠，夜间哮喘症状≥1 次/周，PEF 或 FEV_1 >60% 但 <80% 预计值，PEF 变异率 >30%
重度（第 4 级）	症状频繁发作，夜间哮喘频繁发作，严重影响睡眠，体力活动受限，PEF 或 FEV_1 <60% 预计值，PEF 变异率 >30%

表 1-1-2　哮喘急性发作期临床分度

临床特点	轻度	中度	重度	危重
气短	步行时	稍事活动	休息时	
体位	可平卧	喜坐位	前弓位	
谈话方式	成句	按字段	按单词	不能讲话
精神状态	尚安静	稍烦躁	焦虑	嗜睡、昏迷
出汗	无	有大汗	大汗淋漓	
呼吸频率	↑	↑↑	>30 次/min	
辅助肌活动	无	有	常有	胸腹反常运动
哮鸣声	呼气末	较响亮	响亮	减低或无
心率（次/min）	<100	100~120	>120	
奇脉（收缩压下降）	无（10mmHg）	有（10~25 mmHg）	常有（>25 mmHg）	若无，提示呼吸衰竭
PEF 占预计值（应用支扩剂后）	>70%	50%~70%	50%	
PaO_2（吸空气时）	80mmHg	60~80mmHg	<60mmHg	
$PaCO_2$	<40 mmHg	≤45 mmHg	>45 mmHg	
SaO_2（吸空气时）	>95%	90%~95%	≤90%	

【并发症】

哮喘发作时可并发气胸、纵隔气肿、肺不张。长期反复发作或感染可并发慢支、肺气肿和肺源性心脏病。

【辅助检查】

1. 血象　白细胞分类，嗜酸性粒细胞增多，并发感染时白细胞总数和中性粒细胞增多。

2. 痰液检查 痰液涂片染色后镜检可见较多嗜酸性粒细胞，亦可见尖棱结晶。

3. 呼吸功能检查

（1）通气功能检测：哮喘发作时呈阻塞性通气功能障碍，第一秒用力呼气量（FEV_1）、第一秒用力呼气量占用力肺活量比值（$FEV_1/FVC\%$）、最大呼气中期流速（MMEF）、呼气峰值流速（PEF）均减少。

（2）支气管激发试验：用以测定气道反应性，常用的吸入激发剂为乙酰甲胆碱或组胺。吸入激发剂后其通气功能下降，气道阻力增加，如 FEV_1 或 PEF 下降 >20%，为支气管激发试验阳性，有助于支气管哮喘的诊断。

4. 胸部 X 线检查 在哮喘发作时可见两肺透亮度增加，呈过度充气状态，在缓解期多无明显异常，如并发呼吸道感染，可见肺纹理增加及炎性浸润阴影。

5. 动脉血气分析 哮喘发作时，表现为低氧血症，可伴有或不伴有高碳酸血症。

6. 皮肤变应原测试 根据病史和当地生活环境选择可疑的变应原进行检测，常用皮肤划痕或皮内试验，皮试阳性提示对该变应原过敏。用于指导避免接触相应过敏原或进行脱敏治疗。

【诊断及鉴别诊断】

1. 诊断标准 ①反复发作的喘息、气急、胸闷或咳嗽，多与接触变应原、冷空气、物理或化学性刺激、病毒性上呼吸道感染、运动等有关；②发作时两肺可闻及散在或弥漫性以呼气相为主的哮鸣音，呼气相延长；③上述症状可自行缓解或经治疗缓解；④除外其他疾病引起的喘息、气急、胸闷和咳嗽；⑤临床表现不典型者（如无明显喘息体征）至少有下列三项中的一项：支气管激发试验或运动实验阳性，支气管舒张试验阳性，昼夜 PEF 变异率≥20%。

符合上述 1~4 条或 4、5 条者，可以诊断为支气管哮喘。

2. 鉴别诊断

（1）心源性哮喘：常见于左心衰竭，多有高血压、冠状动脉粥样硬化性心脏病、风湿性心脏病二尖瓣狭窄等病史和体征，常咳出粉红色泡沫样痰、两肺可闻及广泛的水泡音和哮鸣音、左心室扩大、心率增快、心尖部可闻及奔马律。胸部 X 线检查可见心脏增大、肺淤血征。若一时难以鉴别，可注射氨茶碱，待症状缓解后再进一步检查，忌用肾上腺素和吗啡，以免危及生命。

（2）喘息型慢性支气管炎：多见于老年人，伴有慢性咳嗽、咳痰、喘息，常年存在，有加重期、肺气肿体征及两肺干湿性啰音。

（3）支气管肺癌：由于癌肿压迫支气管或伴感染时可出现喘鸣音或哮喘样

呼吸困难，肺部可闻及较固定的哮鸣音。但肺癌的呼吸困难及喘息症状缺乏诱发因素，呈进行性加重，并有刺激性咳嗽、痰中带血。痰中可查到癌细胞。胸部X线摄片、CT、MRI、纤维支气管镜检查可明确诊断。

【治疗】

治疗的目的为控制症状，减少发作，防止病情恶化，尽可能保持肺功能正常，提高生活质量。

1. 脱离变应原　避免接触或脱离引起哮喘发作的变应原或其他非特异性刺激因素。

2. 解痉平喘　控制哮喘发作，主要使用支气管舒张剂。

（1）$β_2$肾上腺素受体激动剂：属于拟肾上腺素药物，主要通过兴奋$β_2$受体，激活腺苷酸环化酶，增加细胞内环磷酸腺苷（cAMP）合成，舒张支气管平滑肌，是控制哮喘急性发作的首选药物。常用的短效$β_2$受体激动剂有沙丁胺醇、特布他林、非诺特罗，作用时间约为4～6小时；长效$β_2$受体激动剂有福莫特罗、沙美特罗、丙卡特罗，作用时间为10～12小时。用药方法可采用吸入（定量气雾剂吸入、干粉吸入、持续雾化吸入）、口服或静脉注射。首选吸入法，因药物直接作用于呼吸道，局部浓度高，作用迅速，所用剂量小，全身不良反应少。沙丁胺醇或特布他林气雾剂可在5～10分钟内见效，每次1～2喷，每天3～4次。

（2）抗胆碱药：为胆碱能受体（M受体）拮抗剂，可以阻断节后迷走神经通路，降低迷走神经兴奋性而起到舒张支气管平滑肌的作用，并可减少痰液分泌，与$β_2$受体激动剂联合吸入有协同作用，尤其适用于夜间哮喘及多痰的患者。溴化异丙托品气雾剂，每次3～4喷，每天3～4次。选择性M_1、M_3受体拮抗剂泰乌托品作用更强，持续时间更久，不良反应更少，有条件时可选用。

（3）茶碱类：主要通过抑制磷酸二酯酶（PDE），提高平滑肌细胞内的cAMP浓度，起到舒张支气管平滑肌的作用。另外，尚具有拮抗腺苷受体、刺激内源性儿茶酚胺的释放、增强气道纤毛清除功能和抗炎作用。常用药物为氨茶碱。氨茶碱，每次0.1～0.2g，每日3次，口服；氨茶碱控（缓）释片，每次0.3g，12小时1次，口服，或0.4g，24小时1次，口服，平喘作用可维持12～24小时。对于重症哮喘可静脉给药，24小时内未用过氨茶碱者，0.25g加入10%葡萄糖溶液40ml内，缓慢静脉注射，或0.25～0.5g加入10%葡萄糖溶液500ml内，静脉滴注。氨茶碱的主要不良反应为恶心、呕吐、心动过速、血压下降，严重者可引起抽搐，甚至死亡。

3. 控制炎症　控制气道炎症，主要使用糖皮质激素和其他有抗炎作用的药物。

（1）糖皮质激素：是当前控制哮喘发作最有效的药物，可以从多个环节抑制气道炎症，还具有抗过敏、抗微血管渗漏和间接松弛气道平滑肌的作用。可分为吸入、口服和静脉用药。吸入用药所用药物剂量小，不良反应较少，目前最为常用。①吸入用药：二丙酸倍氯米松气雾剂，每次100～200μg，每天3～4次，吸入；布地奈德气雾剂，每次1200μg，每天2次，吸入。吸入型糖皮质激素长期应用后可出现咽部不适、声音嘶哑和念珠菌感染等局部不良反应，应予注意。②口服用药：强的松，每次10～20mg，每天3次，口服。哮喘缓解后，逐渐减量，然后以每天10mg口服维持。③静脉用药：哮喘严重时，可用氢化可的松100～300mg或地塞米松10～20mg，加入10%葡萄糖溶液500ml内，静脉滴注，每天1次。

（2）色苷酸钠：是非糖皮质激素抗炎药物，能稳定肥大细胞膜，抑制介质的释放，预防变应原引起的速发和迟发反应，以及运动或过度通气引起的气道收缩。色苷酸钠气雾剂，每次3.5～7mg，每天3～4次，吸入；或干粉吸入剂，每次20mg，每天3～4次，吸入。少数病人可有咽喉不适、咳嗽、胸闷，偶见皮疹，孕妇慎用。

（3）其他药物：①钙拮抗剂：硝苯地平等口服对运动性哮喘有较好疗效。②炎症介质拮抗剂：白三烯受体拮抗剂扎鲁司特（20mg，每天2次，口服）、孟鲁司特（10mg，每天1次，口服）用于慢性哮喘的预防和治疗。③酮替酚：每次2mg，每天2次，口服。④新一代组胺H_1受体拮抗剂：阿司咪唑、曲尼斯特、氯雷他啶等，对轻症哮喘和季节性哮喘有一定效果。

4. 氧疗 哮喘急性发作时，可出现低氧血症，应吸入氧气以纠正缺氧。

5. 祛痰 痰液使气道阻塞，气体分布不均，以致通气与血流比例失调，亦是肺内炎症难以控制的原因之一。常用祛痰药物有：氯化铵，每次0.3g，每日3次，口服；碘化钾，每次0.1g，每日3次，口服；α－糜蛋白酶，5mg加入生理盐水10ml内，雾化吸入。雾化吸入疗法祛痰疗效显著。另外，注意帮病人翻身拍背，促进痰液排出。

6. 控制感染 合并感染时，应积极控制感染。可首选青霉素，必要时，可按痰培养和药物敏感试验选择有效抗生素。

7. 重度哮喘的处理 因哮喘持续发作，通过呼吸、出汗丢失大量水分，加之饮水不足，可发生脱水，使痰液黏稠导致气道阻塞。除上述治疗措施（上述治疗措施中能静脉用药的一律应静脉用药）外，应给予静脉补液，每日补液量一般为2500～3000ml，并及时纠正酸碱失衡和电解质紊乱。出现气胸、纵隔气肿、心功能不全等并发症时，应一并积极治疗。

8. 脱敏治疗　是一种特异性免疫疗法，具有病因治疗与预防的双重作用，采用特异性变应原（如螨、花粉、动物毛屑等），制成一定浓度的浸出液，1～2次/周，皮下注射，从小剂量开始，逐渐递增到维持量，以产生免疫耐受性，使患者脱（减）敏。例如：采用标准化质量（SQ）单位的变应原疫苗，起始浓度为100SQ－U/ml。每周皮下注射1次，15周达到维持量，治疗1～2年，若治疗反应良好，可坚持3～5年。脱敏治疗可发生皮肤红肿、荨麻疹、结膜炎、鼻炎、喉头水肿等，严重的可发生支气管痉挛或过敏性休克，因而需要在有抢救措施的医院进行，基层医疗机构不可盲目试用。

【预防】

加强对哮喘病人的教育和管理，让病人知道哮喘是可以控制的，消除对哮喘反复发作产生的恐惧心理，掌握哮喘的发病规律、防治方法，学会哮喘发作时进行简单的紧急自我处理方法，了解常用平喘药的作用、用法、用量及不良反应。适当增加锻炼，增强体质，提高机体对温度变化的适应能力。避免接触过敏原，室内要保持空气流通、清新，避免烟尘及其他刺激性气体，避免种植引起致敏的花草，不要饲养狗、猫、鸟类等宠物，禁止食用已知可能引起哮喘的食物（海鲜类、蛋类）。

第五节　肺　炎

肺炎是由病原微生物或其他因素所致的肺部的炎症。肺炎是一种常见病、多发病，据统计，我国每年患肺炎的人数约为250万。尽管应用强有力的抗生素，肺炎的病死率仍然较高。发病率和死亡率高的原因与社会人口老龄化、吸烟、伴有基础疾病和免疫功能低下有关，亦与病原体的变异、不合理使用抗生素导致细菌耐药性增加等因素有关。肺炎可按解剖、病因、患病环境加以分类。

按解剖分类：①大叶性（肺泡性）肺炎：病原体在肺泡引起炎症，然后通过肺泡间孔（cohn 孔）向其他肺泡蔓延，使一个肺段或一个肺叶发生炎症。②小叶性（支气管）肺炎：病原体经支气管入侵，引起细支气管、终末支气管和肺泡的炎症。③间质性肺炎：以肺间质为主的炎症，累及支气管壁及其周围组织，肺泡壁增生及间质水肿。

按病因分类：①细菌性肺炎：肺炎球菌肺炎、金黄色葡萄球菌肺炎、肺炎克雷白杆菌肺炎、甲型溶血型链球菌肺炎、流感嗜血杆菌肺炎、铜绿假单胞菌肺炎等。②病毒性肺炎：如冠状病毒肺炎、腺病毒肺炎、流感病毒肺炎、呼吸道合胞病毒肺炎、巨细胞病毒肺炎等。③非典型病原体肺炎：军团菌肺炎、支原体肺炎、衣原体肺炎等。④真菌性肺炎：白色念珠菌肺炎、曲菌肺炎、放线菌肺炎等。⑤其他病原体所致肺炎：立克次体（Q热立克次体）肺炎、弓型虫（鼠弓型虫）肺炎、原虫（如卡氏孢子虫，艾滋病患者易感染）肺炎、寄生虫（肺包虫、肺吸虫）肺炎等。⑥理化因素所致肺炎：放射性肺炎（放射线损伤肺组织引起）、化学性肺炎（吸入化学物质、刺激性气体或液体引起）。上述肺炎中，细菌性肺炎最常见；细菌性肺炎中，以肺炎球菌肺炎最常见。

按患病环境分类：①社区获得性肺炎：是指在医院外罹患的感染性肺炎。病原体以肺炎球菌多见，其次是流感嗜血杆菌、金黄色葡萄球菌及某些病毒等。②医院获得性肺炎：是指患者入院时不存在，也不处于潜伏期，而于入院48小时后在医院内发生的肺炎。感染的病原体革兰阴性菌占50%～80%，主要为肺炎杆菌、大肠埃希菌、铜绿假单胞菌、金黄色葡萄球菌等。

本节重点介绍肺炎球菌肺炎、病毒性肺炎及肺炎支原体肺炎。

一、肺炎球菌肺炎

肺炎球菌肺炎是由肺炎球菌所引起的肺实质的急性炎症，病变通常累及一个肺段或一个肺大叶，故又称大叶性肺炎。主要临床特征为急骤起病、寒战、高热、胸痛、呼吸困难、咳嗽及吐铁锈色痰。近年来由于抗生素的广泛应用，临床上轻症或不典型病例多见。

【病因与发病机制】

病原体为肺炎球菌。该菌为革兰阳性菌，常成对（肺炎双球菌）或呈短链状（肺炎链球菌）排列。有荚膜，其毒力大小与荚膜中的多糖结构及含量有关。根据荚膜多糖的抗原性，肺炎球菌可分为86个血清型。成人致病菌多属1～9及12型，以第3型毒力最强，而儿童多为6、14、19、23型。肺炎球菌在干燥痰中能存活数日，但阳光直射1小时，或加热52℃10分钟即可被杀死，对石炭酸等消毒剂亦甚敏感。肺炎球菌为上呼吸道正常菌群，平时不致病。当受凉、淋雨、醉酒、过劳等造成机体免疫力降低时，细菌进入下呼吸道并到达肺泡，迅速生长繁殖。其致病力是由于多糖荚膜对组织的侵袭作用，首先引起肺泡壁水肿，迅速出现白细胞和红细胞渗出，含菌的渗出液经Cohn孔向肺小叶的中央部分扩散，蔓延至一个肺段或整个肺叶，且容易累及胸膜。肺炎球菌不产生毒素，不引起原发性组织坏死或形成空洞。

【病理】

病理改变可分为充血期、红色肝变期、灰色肝变期和消散期。肺组织首先充血水肿，继之肺泡内浆液渗出、红细胞渗出，白细胞、纤维蛋白渗出，最后白细胞吞噬细菌，纤维蛋白渗出物溶解、吸收、肺泡重新充气。四个病理阶段并无绝对分界，在早期应用抗生素的情况下，这种典型的病理分期已不多见。病变消散后肺组织结构多无损坏，不留纤维瘢痕。但极个别患者肺泡内纤维蛋白吸收不完全，形成机化性肺炎。

【临床表现】

发病以冬春季为多，患者常为平素健康的男性青壮年，发病前常有受凉、淋雨、疲劳、醉酒、过劳等病史。

1. 症状　起病多急骤，出现寒战、高热、全身肌肉酸痛，体温在数小时内升至39℃～40℃，高峰在下午或傍晚，多呈稽留热，与脉率相平行。继之出现咳嗽、胸痛、呼吸困难，咳铁锈色痰。可伴有食欲减退，偶有恶心、呕吐、腹痛、腹泻，可误诊为急腹症。

2. 体征　呈急性病容，面颊绯红、鼻翼扇动、皮肤灼热。口角和鼻周可出现单纯疱疹。可出现发绀和黄疸。早期仅有胸廓呼吸运动减弱，病变肺部叩诊呈轻度浊音，呼吸音减低。肺实变时，局部语颤增强，叩诊呈浊音，可闻及支气管呼吸音。充血期和消散期局部可闻及细湿啰音。

3. 其他表现　感染严重时，可出现感染性休克，称为休克性肺炎。表现为血压下降、四肢厥冷、脉搏细速、尿量减少、意识障碍等。重症患者有肠胀气，炎症累及膈、胸膜时上腹部可有压痛。另外，尚可出现急性呼吸窘迫综合征、急性胸膜炎等。

本病自然病程大约1～2周，发病5～10天发热可以自行骤降或逐渐减退。使用有效抗生素可使体温在1～3天内恢复正常，其他症状、体征也逐渐消失。

【辅助检查】

1. 血常规检查　白细胞计数一般在（10～20）$\times 10^9$/L，中性粒细胞占80%以上，并有核左移或中毒颗粒。重症感染、年老体弱、酗酒、免疫功能低下者白细胞计数可不增高，但中性粒细胞百分比仍高。

2. 痰液检查　痰涂片检查有大量中性粒细胞和革兰阳性成对或短链状球菌。痰培养24～48小时可以确定病原体。聚合酶链反应（PCR）及荧光标记抗体检测可提高细菌诊断率。

3. X 线检查 充血期，受累的肺段或肺叶肺纹理增粗、稍模糊；肺实变期，呈现以肺段或肺叶为范围的大片炎症浸润阴影或实变影，在实变影中可见支气管充气征，肋膈角可有少量胸腔积液；消散期，炎症性浸润逐渐吸收，因吸收不均匀，可呈现“假空洞”征。多数病例在起病 3~4 周后可完全消散，老年人病灶消散较慢，容易出现吸收不完全而成为机化性肺炎。

【诊断及鉴别诊断】

1. 诊断 根据病史、典型症状、体征及胸部 X 线检查，即可作出诊断。临床表现不典型时需认真加以鉴别。

2. 鉴别诊断 本病应与干酪性（结核性）肺炎、急性肺脓肿、肺癌及其他病原体引起的肺炎相鉴别。

【治疗】

1. 一般治疗 应卧床休息。多喝水，注意补充足够蛋白质、热量及维生素。加强护理，密切观察体温、脉搏、呼吸和血压变化，及早发现休克指征。

2. 抗菌治疗 一经诊断应立即应用抗生素治疗。首选青霉素 G，每次 80 万 U，每天 2~4 次，肌肉注射；病情重者，青霉素 G，每次 240 万~480 万 U，每 6~8 小时 1 次，静脉滴注。对青霉素过敏、耐青霉素或多重耐药菌株感染者，可用喹诺酮类（左氧氟沙星、加替沙星、莫昔沙星）、头孢菌素类（头孢噻肟、头孢曲松等）、万古霉素等。抗菌药物标准疗程通常 14 天，或在退热 3 天停药。

3. 对症治疗 有明显胸痛者，可给予可待因 15mg，口服，不要使用阿司匹林或其他解热镇痛药，以免大量出汗、脱水而干扰真实热型，引起临床诊断错误。有脱水者，可静脉补液。有呼吸困难或紫绀严重者（$PaO_2 < 60mmHg$）应给予鼻导管吸氧。有呼吸道阻塞者，清除呼吸道分泌物，保持气道通畅。有腹胀、鼓肠可用腹部热敷或肛管排气。有麻痹性肠梗阻或胃扩张者，应暂禁饮食，并进行胃肠减压。有烦躁不安、谵妄、失眠者，地西泮 2.5mg，口服；或 10% 水合氯醛 10~15ml（1~1.5g），口服。禁用抑制呼吸的镇静剂。

4. 感染性休克的处理 感染性休克者，在足量使用抗生素的基础上，迅速补充血容量、纠正酸中毒，应用血管活性药物及糖皮质激素。密切观察病情变化并及时对症处理。

二、病毒性肺炎

病毒性肺炎是由上呼吸道病毒感染向下蔓延所致的肺部炎症。多发于冬春季节，常见于婴幼儿、老年人、原有慢性心肺疾病或免疫功能低下者。

【病因与发病机制】

引起病毒性肺炎的病毒主要有：腺病毒、流感病毒、副流感病毒、呼吸道合胞病毒、水痘－带状疱疹病毒、鼻病毒、巨细胞病毒等，可同时受两种或以上病毒感染。

病毒可通过飞沫与直接接触传播，且传播迅速。病毒性肺炎为吸入性肺炎，常先有气管－支气管炎，再侵犯肺间质。

【病理】

多为间质性肺炎，肺泡间隔有大量单核细胞浸润，肺泡水肿，表面覆盖含蛋白质及纤维蛋白的透明膜，使肺泡弥散距离加宽。病变呈局灶性或弥漫性，偶有肺实变。病变吸收后可留有纤维化。

【临床表现】

起病较急，常先有上呼吸道感染症状，继之出现间质性肺炎的表现。主要症状有咳嗽、咳痰（少量白色黏痰）、胸痛、头痛、全身肌肉酸痛、乏力，重者有呼吸困难、紫绀、嗜睡、精神萎靡等。轻者常无明显胸部体征，重者出现呼吸浅速、心率增快、紫绀、肺部闻及干湿啰音。有的甚至发生急性呼吸窘迫综合征、休克、心力衰竭和呼吸衰竭。

【辅助检查】

1. 血象　白细胞计数可正常、稍高或偏低，分类淋巴细胞百分比可增高。

2. 痰液检查　痰涂片检查，发现白细胞，以单核细胞居多。

3. 胸部X线检查　肺纹理增粗，小片或广泛浸润阴影，病情严重者两肺呈弥漫性结节性浸润。

【诊断及鉴别诊断】

1. 诊断　根据临床症状、血象及胸部X线可作出初步诊断。确诊则有赖于病原学检查，包括病毒分离、血清学检查以及病毒抗原的检测。

2. 鉴别诊断　应注意与细菌性肺炎、支原体肺炎等相鉴别。

【治疗】

1. 一般治疗　卧床休息。注意隔离消毒，预防交叉感染。室内保持空气流通。多喝水，给予清淡、易消化食物，补充维生素C。加强护理，严密观察体温、脉搏、呼吸、血压的变化。

2. 抗病毒治疗 利巴韦林，每次150mg，每日3次，口服；或10～15mg/(kg·d)，静脉滴注；亦可用100～300mg加入蒸馏水30ml内，每日2次，雾化吸入。其他抗病毒药物阿昔洛韦（无环鸟苷）、更昔韦林、阿糖腺苷、奥司他韦等亦可酌情选用。抗病毒药物一般连用5～7天。

3. 对症治疗 有脱水者，可静脉补液。有呼吸困难或紫绀严重者，应给予鼻导管吸氧。有呼吸道阻塞者，清除呼吸道分泌物，保持气道通畅。有烦躁不安、谵妄，失眠者，地西泮2.5mg，口服；或10%水合氯醛10～15ml(1～1.5g)，口服。禁用抑制呼吸的镇静剂。出现休克、心力衰竭、呼吸衰竭时，立即给予紧急处理。

三、肺炎支原体肺炎

肺炎支原体肺炎是由肺炎支原体引起的肺部急性炎症，常伴有咽炎、气管-支气管炎。本病好发于秋冬季，各年龄均可患病，但以儿童、青少年多见，常在聚居场所的人群中流行，如军队、学校、幼儿园等。

【病因与发病机制】

本病的病原体是肺炎支原体。肺炎支原体是能在无细胞培养基上生长的最小微生物，经呼吸道传播，侵入人体后，在纤毛边缘及上皮细胞繁殖，抑制纤毛活动和破坏上皮细胞，引起咽炎、支气管炎、肺炎。认为其致病性可能与病人对支原体或其代谢物的过敏反应有关。

【病理】

肺部病变呈片状或融合为支气管肺炎或间质性肺炎，肺泡内有少量渗出液，肺泡壁和间隔有单核细胞为主的浸润，支气管黏膜细胞可有坏死脱落。胸膜腔可有纤维蛋白渗出和少量渗液。

【临床表现】

肺炎支原体感染的潜伏期为2～3周，部分病人感染后无症状。起病较缓，多数出现咽痛、鼻塞流涕、头痛、肌肉酸痛、发热等，发热多呈低热或中等度热，少数为高热。咳嗽为本病的突出症状，以持久的刺激性干咳为特点，无痰或偶有少量黏液痰，可有痰中带血丝。

体检可见咽部充血、鼓膜充血、颈部及颌下淋巴结肿大伴压痛。胸部体征少，部分可闻及干、湿性啰音。

【辅助检查】

多数病人白细胞正常，部分稍增高，血沉增快。痰、鼻咽拭子培养可分离出肺炎支原体，但技术条件要求高，需要3周时间，不能作为早期诊断的依据。起病2周后，多数病人冷凝集试验阳性，滴度在1∶32以上，越高越有助于诊断。半数病人链球菌抗体阳性，效价为1∶40或更高。血清支原体IgM抗体测定，急性期滴度≥1∶16，或急性期和恢复期的双份血清IgM或IgG抗体有4倍以上的升高。也可用PCR方法对呼吸道标本进行DNA检测，敏感性更高，可用于早期诊断。胸部X线检查无特异性改变，早期显示肺纹理增粗及网状阴影，以后可有多种形态的浸润性斑片状阴影，以下叶多见。

【诊断】

根据肺炎伴流感样症状，刺激性干咳，全身症状轻、体征较少，应用β-内酰胺类抗生素治疗无效，初步考虑支原体肺炎的可能，依据血清特异性抗体及病原学检查的阳性结果可确诊。

【治疗】

一般治疗同细菌性肺炎。大环内酯类为首选抗生素，常选用红霉素1.2~2.0g/d，分4次口服；或罗红霉素，300mg/d，分2次口服；阿奇霉素0.25~0.5g/d，顿服；多西环素0.2g，分2次口服。喹诺酮类药物也可选用。以上药物剂量儿童酌减。疗程10~14天。注意：青霉素及头孢菌素类抗生素治疗无效。

【预后】

本病呈良性经过，轻者可自愈，较重者经治疗可痊愈。

附：传染性非典型肺炎

传染性非典型肺炎是一种由变异冠状病毒引起的急性呼吸系统传染病。世界卫生组织（WHO）已将其命名为严重急性呼吸综合征（SARS）。临床特征是发热、头痛、肌肉酸痛、乏力、干咳、白细胞不高或降低，严重者出现气促或窘迫。本病是一种新的呼吸道传染病，与其他非典型肺炎相比，具有传染性强的特点。

【病原学】

SARS相关冠状病毒（SARS-CoV，简称SARS病毒），属于冠状病毒科，是一种单股正链 RNA 病毒。SARS 病毒基因和蛋白质与已知的人类和动物冠状病毒差异较大，属于新一类的冠状病毒。

SARS 病毒对外界的抵抗力、稳定性要强于其他人类冠状病毒，在痰液或腹泻病人粪便中能存活 5 天以上，在血液中可存活 15 天，但当暴露于常用的消毒剂或固定剂后即失去感染性。56℃以上 90 分钟可以杀死该病毒。SARS 病毒 IgM 抗体在急性期或恢复早期达高峰，约 3 个月后消失，IgG 抗体在病程第 3 周即开始升高，9 个月后仍持续高效价，IgG 抗体可能是保护性抗体，可以中和体外分离到的病毒颗粒。

【流行病学】

1. 传染源 患者是主要传染源，经呼吸道分泌物排出病毒，亦可经腹泻排出病毒，潜伏期患者传染性弱或无传染性，急性期体内病毒含量高，传染性强。有研究表明，从果子狸等野生动物体内可分离出与人体 SARS 病毒基因高度同源的冠状病毒，可能是 SARS 病毒的寄生宿主和本病的传染源。

2. 传播途径 近距离飞沫传播是本病的主要传播途径。当患者咳嗽、打喷嚏或大声讲话时，形成气溶胶颗粒，喷出后被易感者吸入而感染。也可通过接触患者的呼吸道分泌物、消化道排泄物或其他体液，或接触被患者传染的物品导致感染。

3. 易感性和免疫力 人群普遍易感，发病者以青壮年为主，儿童和老年人较为少见，患病后可获得一定免疫力。

【发病机制与病理】

发病机制尚不清楚。SARS 病毒可能对肺组织有直接的损害作用。患者在患病期间淋巴细胞减少，$CD4^+$ 和 $CD8^+$ T 淋巴细胞均明显下降，表明细胞免疫可能受损。因临床上应用皮质类固醇可以改善肺部炎症反应，减轻临床症状，故目前倾向认为 SARS 病毒感染诱导的免疫损伤是本病的主要发病机制。

病理改变主要表现为双肺膨胀、散在小叶性肺炎、弥漫性肺泡损伤、炎症细胞浸润、肺泡上皮脱落、肺水肿及透明膜形成。可见小血管内微血栓形成和肺出血。增大的肺门淋巴结充血、出血、淋巴组织减少。病程 3 周后有肺泡内机化及肺间质纤维化。

【临床表现】

潜伏期 1～16 天，大多 3～5 天。起病急骤，多以发热为首发症状，体温常超过 38℃，呈不规则热或稽留热，可有畏寒、咳嗽、咳少量痰（偶带血丝）、胸闷、呼吸困难、头痛、全身肌肉酸痛、乏力等表现。肺部体征不明显，部分可闻及少许湿啰音。病情于10～14天达高峰，发热、乏力等中毒症状加重，频繁咳嗽、心悸、呼吸困难，甚至出现呼吸窘迫综合征。至病程2～3周后，发热渐退，其他症状与体征减轻并消失。

【辅助检查】

1. 血常规检查　白细胞总数正常或下降，淋巴细胞减少，血小板降低。

2. 血清酶检查　丙氨酸氨基转移酶（ALT）、乳酸脱氢酶（LDH）及其同工酶升高。

3. 胸部X线检查　发病1周内逐渐出现斑片状或网状阴影，典型改变为磨玻璃影及肺实变影。初期呈单灶病变，短期内病灶迅速增多，常累及双肺。少数可出现气胸和纵隔气肿。

4. 病原学检查　早期可用患者鼻咽部分泌物、血、尿、大便等标本进行病毒分离和聚合酶链反应（PCR），检测标本中SARS病毒的RNA。用免疫荧光抗体法（IFA）和酶联免疫吸附法（ELISA）检测进展期和恢复期双份血清，SARS病毒特异性IgM、IgG抗体阳转或出现4倍及以上升高，有助于诊断。

【诊断】

有与SARS患者密切接触或传染给他人的病史，起病急，发热，有呼吸道和全身症状，白细胞正常或降低、淋巴细胞减少，有胸部X线检查改变，SARS病原学检测阳性，并排除其他呼吸道感染性疾病，可以作出SARS诊断。

【治疗】

1. 一般治疗　按呼吸道传染病隔离，疑似病例与临床诊断病例分开收治。加强护理，密切观察病情变化，监测体温、呼吸、血气分析等重要指标变化。给予足够的维生素和热量，保持水、电解质平衡。

2. 抗病毒治疗　早期可试用利巴韦林、阿昔洛韦、更昔洛韦等抗病毒药物，但疗效尚不肯定。

3. 糖皮质激素治疗　中毒症状较重、高热持续不退时可酌情使用糖皮质激素。

4. 对症治疗　①低氧血症：应给予持续鼻导管或面罩吸氧。严重者，应采用呼吸机给氧，通常使用持续气道正压通气（CPAP）。②高热：应用物理降温或药物降温。③继发细菌感染：使用有效抗菌药物。

5. 增强免疫力疗法　重症患者可试用增强免疫力的药物，如丙种球蛋白、胸腺素、干扰素等，亦可注射恢复期患者的血清，但疗效及风险有待评估。

第六节 肺结核

肺结核是结核分枝杆菌引起的慢性肺部感染性疾病。临床主要表现为低热、乏力、消瘦、盗汗等全身中毒症状，以及咳嗽、咯血等呼吸系统症状。肺结核占各器官结核病总数的80%以上。结核病是一种古老的传染病，已夺去数亿人生命，当人类使用有效抗结核药物后，结核病疫情得到控制，发病率及病死率明显下降。近年来由于全球人口迅速增长，人口流动以及结核分枝杆菌耐药性的产生，使结核病疫情有上升趋势。因此，结核病，特别是肺结核仍是目前严重危害人类健康的主要传染病。

【病原学】

结核病的病原菌为结核分枝杆菌，包括人型、牛型、鼠型、鸟型和冷血动物型。引起人类结核病的主要为人型，少数为牛型。鼠型、鸟型和冷血动物型对人类无致病性。结核分枝杆菌呈细长稍弯曲状，两端为圆形，普通染色不能着色，在染色液中加入石炭酸才可着色，并且不被盐酸酒精脱色，故称抗酸菌。

结核分枝杆菌对不利环境及理化消毒等灭菌方法均具有比较强的抵抗力，在阴湿处能生存5个月以上，在干燥的痰液中可存活6～8个月。在-6℃～-8℃可存活4～5年。但不耐热，加热60℃持续10～30分钟，85℃持续5分钟，95℃持续1分钟可将其杀死。对70%酒精比较敏感，一般2分钟可杀死。对紫外线敏感，在太阳光直射下痰中结核分枝杆菌2～7小时可被杀死。

结核菌菌体成分复杂，主要是类脂质、蛋白质及多糖类。类脂质中的蜡质，其作用与结核病的组织坏死、干酪病灶液化、空洞形成及迟发型变态反应有关。结核菌蛋白以结合形式存在于菌体细胞内，构成菌体的主要成分，可引起皮肤变态反应。多糖类与血清反应等免疫应答有关。

【流行病学】

1. 传染源 主要是继发性肺结核患者，细菌从痰中排出，传染性的大小取决于痰内含菌量的多少。

2. 传播途径 主要经飞沫或尘埃传播。含有结核分枝杆菌的呼吸道分泌物形成大小不等飞沫，或结核菌从干燥痰中随尘埃飞起，被易感者吸至呼吸道而感染。

3. 易感人群 婴幼儿、老年人、慢性疾病患者、细胞免疫功能低下者、HIV

感染者，以及使用免疫抑制剂者等均为肺结核的易感人群。

【发病机制】

结核分枝杆菌经呼吸道到达肺部，生长繁殖，其结局取决人体的反应性。人体对结核菌的自然免疫力（先天性免疫）是非特异性的，接种卡介苗或经过结核菌感染后获得的免疫力（后天性免疫）具有特异性，能将入侵的结核菌杀死或严密包围，限制其扩散，使病灶愈合。当结核分枝杆菌侵入机体 4 ~8 周后，机体对结核分枝杆菌及代谢产物产生迟发性变态反应，以渗出性或干酪性病变为主，引起明显的肺组织损伤。

【病理】

1. 渗出性病变　发生在肺结核早期。病灶局部充血、水肿，开始有中性粒细胞浸润，随之由巨噬细胞及淋巴细胞取代。

2. 增殖性病变　多发生在机体对结核分枝杆菌已产生一定免疫力时。病灶中形成特有的结核结节。结核结节中央为朗汉斯细胞（多个上皮细胞聚集融合形成的多核巨细胞），周围由类上皮细胞和淋巴细胞包绕。结核结节中不易找到结核菌。结核结节是肺结核的特征性病理改变。

3. 干酪样病变　由于变态反应的增强，在渗出或增殖病变的基础上，发生局部组织坏死，状似干酪，故称干酪样坏死。坏死物质可经支气管排出，引起支气管播散及空洞形成。干酪样病灶被肉芽组织包绕，最后可形成结核球。

【临床表现】

1. 症状

（1）全身症状：发热、乏力、消瘦、盗汗、食欲不振等，妇女可有月经失调。发热多为低热，伴午后颧红。

（2）呼吸系统症状

1）咳嗽、咳痰：一般为干咳或有少量黏液痰，当有空洞形成时痰量增多，合并其他细菌感染时，痰呈脓性。

2）咯血：约 1/3 ~1/2 的患者有咯血，咯血量多少不定，多数患者为少量咯血，少数为大咯血。

3）胸痛：当病变累及壁层胸膜时，相应胸壁引起胸痛，为刺痛，并随咳嗽或深呼吸加重。

4）呼吸困难：当结核病灶广泛、胸膜增厚或大量胸腔积液时出现呼吸困难。

2. 体征 与病变的性质和范围有关。病变范围较小时，可以没有任何体征；局部渗出性病变时，可闻及细湿啰音（尤其是在锁骨上下部位）；大片干酪样坏死时，可以有肺实变的体征：触诊语音震颤增强、叩诊呈浊音、听诊闻及支气管呼吸音；出现大空洞（6cm×6cm 以上）时，叩诊可呈鼓音，听诊可闻及支气管呼吸音；当病变发生广泛纤维化或胸膜增厚粘连时，气管向患侧移位，患侧胸廓塌陷，肋间隙变窄，叩诊呈浊音。

3. 临床类型 根据 1999 年我国制定的新结核病分类标准分为：

（1）原发型肺结核：多见于儿童或少年，多无症状或症状轻微。包括原发综合征和胸内淋巴结结核。原发综合征包括肺内原发病灶、淋巴管炎和肺门淋巴结肿大，X 线胸片表现为哑铃型阴影（图 1－1－1）。原发病灶、淋巴管炎吸收消散后，遗留肺门淋巴结肿大称胸内淋巴结结核。

（2）血行播散型肺结核：可分为急性、亚急性和慢性血行播散型肺结核三种，多见于儿童和青少年，特别是营养不良、患传染病和长期应用免疫抑制剂的人。大量结核分枝杆菌在较短时间内多次侵入血循环，感染肺实质，形成急性血行播散型肺结核，临床表现为高热、极度乏力等严重中毒症状，X 线胸片表现为密度增高、大小一致、分布均匀的双肺粟粒状结节阴影（图 1－1－2）。

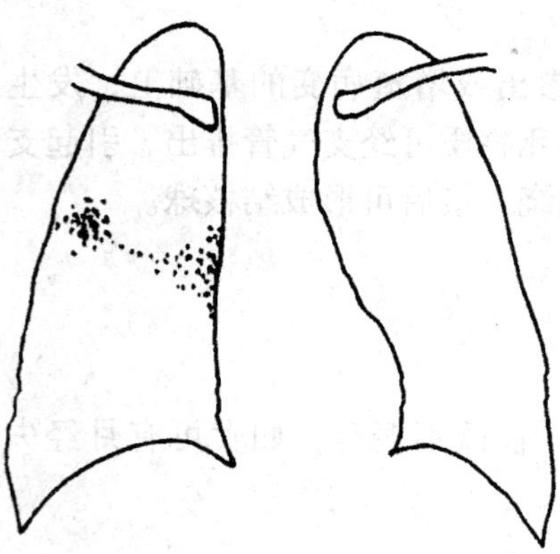

图 1－1－1 原发型肺结核

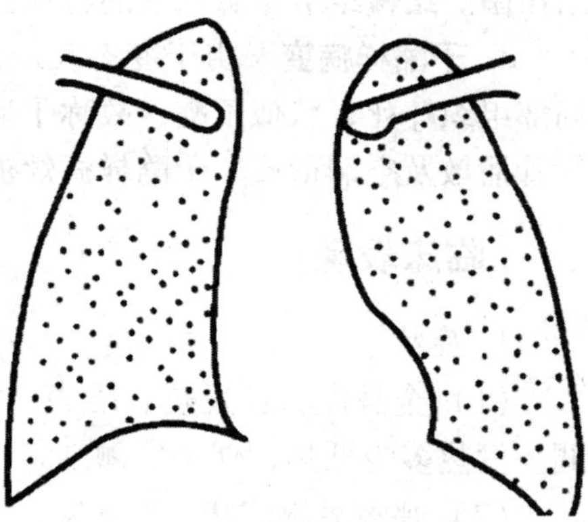

图 1－1－2 急性血行播散型肺结核

少量结核分枝杆菌在较长时间内多次进入血循环，在肺脏发生多次反复血行播散，则形成亚急性或慢性血行播散型肺结核，X 线胸片呈密度不等、大小不一、分布不匀的粟粒状结节阴影，主要位于两肺上、中部。

（3）继发型肺结核：多为机体免疫力下降时，初次感染后体内潜伏病灶中的结核分枝杆菌重新活动、繁殖而致病；少数为外源性重复感染，结核分枝杆菌再次从外界吸入而致病。继发型肺结核在成人多见，病变轻重差别较大，活动性渗出病变、干酪样病变和愈合性病变共存。病灶好发于两肺上叶尖后段或两肺下叶的背段。继发型肺结核包括浸润性肺结核（图 1－1－3）、纤维空洞性肺结核（图 1－1－4）和干酪样肺炎。浸润性肺结核是继发型肺结核最常见的表现形式。

（4）结核性胸膜炎：包括结核性干性胸膜炎、结核性渗出性胸膜炎、结核性脓胸。

（5）其他肺外结核：按部位和脏器命名，如骨关节结核、肾结核、肠结核等。

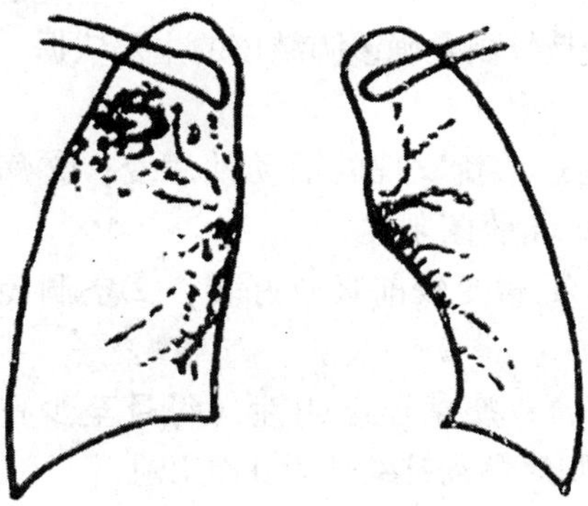

图 1－1－3　浸润性肺结核

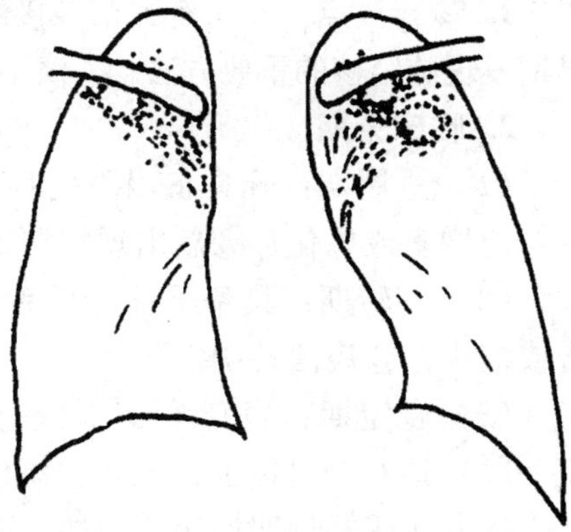

图 1－1－4　纤维空洞性肺结核

【辅助检查】

1. 痰结核分枝杆菌检查　晨痰涂片检查，阳性率较高，简单快速。集菌法阳性率高于直接涂片法；培养法更优，敏感性高，可同时做药物敏感性测定（但需 2～6 周出结果）。

2. 影像学检查　①胸部 X 线检查：可以发现病灶部位、范围、形态、与周围组织的关系，对观察疗效和决定治疗方案也很有帮助。不同临床类型表现出不同的 X 线征象（见前述）。②CT 检查：在胸部 X 线检查不满意时，可考虑选择 CT 检查，胸部 CT 检查能清晰显示各型肺结核的病变特点和性质。

3. 结核菌素（简称结素）试验　旧结核菌素（OT）是从结核菌培养液中提取出的结核菌代谢产物，其杂质较多，非特异性反应多见。纯蛋白衍化物（PPD）是以硫酸铵作沉淀提取的结核蛋白，相对较纯，优于 OT，目前世界卫生组织推荐使用 PPD。结素试验选择右侧前臂屈侧中上 1/3 处，0.1ml（5IU）皮内注射，试验后 48～72 小时观察结果。结果判断以硬结直径为标准：＜5mm 为阴性，5～9mm 为弱阳性（+），10～19mm 为中度阳性（++），＞20mm 或局部发生水泡与坏死为强阳性（++）。结素试验阳性，仅表示结核分枝杆菌感染，并不一定表示患病，我国城市成年人群的结核感染率在 60%～70% 以上。若呈强阳性反应，常提示体内有活动性结核灶；若 3 岁以下呈强阳性，则表示有新近结核分枝杆菌感染。结素试验阴性，亦不能排除肺结核。若病人应用免疫抑制剂、HIV感染、患恶性肿瘤及其他慢性消耗性疾病，结素反应受抑制而呈阴性。

4. 其他 活动性肺结核，血沉增快。

【诊断及鉴别诊断】

1. 诊断要点 ①可有肺结核接触史；②有肺结核的临床表现；③X线检查是早期发现肺结核的重要方法；④痰中找到结核分枝杆菌是确诊肺结核的主要依据。

2. 临床分期

（1）进展期：凡具备以下一项者为进展期：①新发现的活动性病变；②病变较前增多或恶化；③新出现空洞或空洞增大；④痰菌阳性。

（2）好转期：具备下述一项者属好转期：①病变较前吸收好转；②空洞闭合或缩小；③痰菌转阴。

（3）稳定期：病变无活动性改变，空洞闭合，痰菌连续阴性（每月至少查痰一次）达6个月以上，或者空洞仍然存在，则痰菌需连续阴性1年以上。

进展期或好转期均属活动性，需要治疗；稳定期为非活动性，属临床治愈。

3. 记录格式 按肺结核类型、病变部位及范围、痰菌检查及治疗状况等书写。

（1）肺结核类型：根据1999年我国制定的新结核病分类标准，肺结核分为原发型肺结核、血行播散型肺结核（注明急性或慢性）、继发型肺结核（注明浸润性、空洞性等）、结核性胸膜炎四型。

（2）病变部位及范围：按左右侧肺及上、中、下肺野记录，以第二、第四前肋下缘内端水平，将两肺分为上、中、下肺野，并以上、中、下表示。

（3）痰菌检查：以（+）或（-）分别代表痰菌阳性或阴性，涂片、集菌和培养法分别以“涂”“集”“培”表示，患者无痰或未查痰，应注明“无痰”或“未查”。

（4）治疗状况（化疗史）

初治：属下列情况之一：①未开始化疗者；②正在进行标准化疗未满疗程者；③不规则化疗未满1个月者。

复治：属下列情况之一：①初治失败者；②标准化疗满疗程后痰菌又转阳者；③不规则化疗超过1个月者。

（5）其他：如有必要，在化疗史后注明并发症、并存病、手术等。

举例：原发型肺结核　右中　集（+）初治。

　　　继发型肺结核　双上　涂（+）复治。

4. 鉴别诊断

（1）肺癌：表现为刺激性咳嗽、痰中带血、胸痛、进行性消瘦，故应与肺结核鉴别。肺癌胸部 X 线特征为阴影呈分叶状，有毛刺、切迹。痰液检查结核分枝杆菌阴性，而痰脱落细胞学检查可找到癌细胞。

（2）肺炎球菌肺炎：起病急，寒战、高热、咳嗽、咳铁锈色痰，X 线胸片表现为密度均匀一致的片状或斑片状阴影，抗生素治疗有效，1～2 周左右阴影明显吸收。

（3）支气管扩张：慢性咳嗽、咯大量脓痰、反复咯血、杵状指（趾），X 线检查可见卷发状阴影，支气管造影、特别是分辨率高的 CT 可确诊。

（4）肺脓肿：高热、咳嗽、咳大量脓臭痰，胸片表现为带有液平面的空洞，空洞周围有密度较高的炎性阴影，白细胞增高，痰中可培养出多种化脓性细菌。

【治疗】

1. 抗结核化学药物治疗（简称化疗）

（1）化疗原则：合理化疗的五项原则是早期、联合、适量、规律、全程。其中联合和规律用药最重要，整个化疗方案分强化和巩固两个阶段。要采取全程督导化疗管理，以保证患者不间断的规律用药。

（2）常用抗结核药物：其用法及主要不良反应见表 1－1－3。

表 1－1－3　常用抗结核药物用法（成人）及主要不良反应

药物	缩写	每日剂量（g）	间歇疗法一日量（g）	抗菌作用机制	不良反应
异烟肼	H，INH	0.3	0.6～0.8	DAN 合成	周围神经炎、偶有肝功能损害
利福平	R，RFP	0.45～0.6 *	0.6～0.9	mRNA 合成	肝功能损害、过敏反应
链霉素	S，SM	0.75～1.0△	0.75～1.0	蛋白合成	听力障碍、眩晕、肾功能损害
吡嗪酰胺	Z，PZA	1.5～2.0	2～3	吡嗪酸抑菌	胃肠不适、肝功能损害、高尿酸血症、关节痛
乙胺丁醇	E，EMB	0.75～1.0 **	1.5～2.0	RNA 合成	视神经炎
对氨基水杨酸钠	P，PAD	8～12 ***	10～12	中间代谢	胃肠不适、过敏反应、肝功能损害
丙硫异烟胺	Th	0.5～0.75	0.5～1.0	蛋白合成	胃肠不适、肝功能损害
卡那霉素	K，KM	0.75～1.0△	0.75～1.0	蛋白合成	听力障碍、眩晕、肾功能损害
卷曲霉素	CPM	0.75～1.0△	0.75～1.0	蛋白合成	听力障碍、眩晕、肾功能损害

注：* 体重＜50kg 用 0.45g，≥50kg 用 0.6g，S、Z、Th 用量亦按体重调节；△老年人每次 0.75g；** 前 2 个月 25mg/kg，然后减至 15mg/kg；*** 每日 2 次服用（其他药均为每

日1次）

2. 化疗方案 对结核病的科学合理的化疗可以减少药物的不良反应及结核菌耐药性的发生，提高疗效。经国内外严格对照研究证实的化疗方案，作为统一标准方案。

（1）初治化疗方案：强化期2个月，巩固期4个月，药名前数字表示用药月数，药名右下方数字表示每周用药次数。

1）每日用药方案：①强化期：异烟肼、利福平、吡嗪酰胺和乙胺丁醇，顿服，2个月。②巩固期：异烟肼、利福平，顿服，4个月。简写为：2HRZE/4HR。

2）间歇用药方案：①强化期：异烟肼、利福平、吡嗪酰胺和乙胺丁醇，隔日1次或每周3次，2个月。②巩固期：异烟肼、利福平，隔日1次或每周3次，4个月。简写为：$2H_3R_3Z_3E_3/4H_3R_3$。

对粟粒型肺结核疗程可适当延长，不采用间歇治疗方案，强化期3个月，巩固期为HR方案6～9个月，疗程9～12个月。

（2）复治化疗方案：初治化疗不合理，可使结核菌产生耐药性，致病变迁延不愈，需要进行复治。复治化疗方案是根据病人既往用药史，选出未用过的或很少用过的，或曾规律联合使用过的药物（致病菌对其仍可很敏感），组成复治方案。

1）每日用药方案：①强化期：异烟肼、利福平、吡嗪酰胺、链霉素和乙胺丁醇，每日1次，2个月。②巩固期：异烟肼、利福平和乙胺丁醇，每日1次，4～6个月。巩固期治疗4个月时，痰菌未阴转，可继续延长治疗期2个月。简写为：2HRZSE/4～6HRE。

2）间接用药方案：①强化期：异烟肼、利福平、吡嗪酰胺和乙胺丁醇，隔日1次或每周3次，2个月。②巩固期：异烟肼、利福平和乙胺丁醇，隔日1次或每周3次，4个月。简写为：$2H_3R_3Z_3E_3/4H_3R_3E_3$。

（3）耐药肺结核的化疗：大多数耐药病例由不规律、不合理用药和无任何治疗管理措施所致。最好依据药物敏感检测结果，或根据以往用药史，选择至少2～3种敏感或未曾使用过的抗结核药物，强化期最好由5种药物组成。巩固期至少有3种药物，并实施全程督导化疗管理完成治疗。在痰菌阴转后，继续治疗18～24个月左右。氟喹诺酮类药物有中等度抗结核作用，可以列入耐药病例的治疗方案。

3. 对症治疗

（1）大咯血：①保持安静，必要时给予地西泮。②及时排除积血，保持呼吸道通畅。因血块造成窒息时，应立即取头低足高45°的俯卧位，轻轻拍击背部，尽快使血液从气管排出，或直接刺激咽部咯出血块。有条件者可进行气管插管或气管切开，或用支气管镜吸出积血。③用垂体后叶素5~10U，加入50%葡萄糖液40ml内缓慢静脉注射，然后将垂体后叶素20U加入5%葡萄糖液500ml内，0.1U/（kg·h）静脉滴注。高血压、冠心病、心力衰竭及孕妇禁用。

（2）盗汗：可选用阿托品或654-2口服。

（3）大量胸腔积液及高热等严重中毒症状：在充分有效抗结核药物应用的同时加用糖皮质激素。常选用强的松口服，病情紧急时，可选用氢化可的松或地塞米松静脉滴注。

4. 手术治疗　手术治疗指征为：①大于3cm的结核球且与肺癌鉴别有困难；②单侧纤维厚壁空洞经长期内科治疗痰菌持续阳性；③单侧的毁损肺伴支气管扩张已丧失功能，并有反复持续大咯血；④结核性脓胸。

【预防】

1. 管理传染源　①对肺结核患者进行登记，有助于掌握疫情，加强管理。②对服务行业、儿童机构的工作人员及患者家属，定期进行胸部X线检查，以便早期发现、早期隔离、早期治疗，防止传播。

2. 切断传播途径　养成不随地吐痰的良好习惯，痰菌阳性患者应对痰液进行必要的处理（吐在纸上烧掉是最好的处理方法），采用分餐制，对餐具要消毒。

3. 增强机体免疫力　加强锻炼，增强体质。对未受过结核分枝杆菌感染者，要接种卡介苗（BCG）。

第七节　原发性支气管肺癌

原发性支气管肺癌（简称肺癌），是起源于支气管黏膜或腺体的恶性肿瘤。

肺癌为目前世界上最常见的恶性肿瘤之一，多数在40岁以上发病，发病年龄高峰在60~79岁之间，男女发病率约为3~5∶1。近几年肺癌发病有明显增高趋势，尤其在大中城市及工业集中地区。WHO预计肺癌和艾滋病将是21世纪危害人类健康最常见的两种疾病。主要临床表现为刺激性咳嗽、痰中带血、胸痛、消瘦及转移症状。

【病因与发病机制】

尚未完全阐明，目前认为与下列因素有关。

1. 吸烟 吸烟是引起肺癌发生十分重要的因素，经病理学证实，吸烟与支气管上皮细胞纤毛脱落、上皮细胞增生、鳞状上皮化生及核异形变密切相关。纸烟中含有多种致癌物质，其中苯并芘为主要致癌物质。被动吸烟也易引起肺癌。

2. 空气污染 空气污染包括室内小环境和室外大环境污染。室内小环境污染如被动吸烟、燃料燃烧和烹调过程中产生的致癌物等；室外大环境污染如汽车废气、工业废气、公路沥青等。上述污染物中都含有致癌物质，主要是苯并芘。有统计资料显示，城市肺癌发病率明显高于农村。

3. 职业致癌因素 某些职业的劳动环境中具有许多致癌物质，已确认的有铬、镍、砷、氡、石棉、氯乙烯、煤烟、焦油、芥子气等。由于肺癌的形成是一个漫长的过程，因此不少病人在已停止接触上述物质很长时间后才发现肺癌。

4. 电离辐射 大剂量电离辐射可引起肺癌，电离辐射可能是职业性的，也可能是非职业性的。美国 1978 年报告一般人群中电离辐射有 49.6% 来自自然界，44.6% 为医疗照射，其中来自 X 线诊断的占 36.7%。

5. 遗传因素 遗传因素与肺癌的相关性受到重视，许多基因与肺癌的易感性有关，肺癌患者常有第 3 条染色体短臂缺失。

6. 其他因素 食物中天然维生素 A、B、胡萝卜素和微量元素（锌、硒）的摄入量与以后癌症的发生呈负相关。病毒感染、真菌（黄曲霉菌）毒素、某些慢性肺部疾病（如慢支、肺结核、结节病、慢性肺间质纤维化和硬皮病等）与肺癌的发生也有一定关系。

【病理】

1. 发生部位 按解剖学部位可分为：

（1）中央型肺癌：发生在段支气管或段支气管以上的癌肿，约占 3/4，以鳞状上皮细胞癌和小细胞未分化癌较多见。

（2）周围型肺癌：发生在段支气管以下的癌肿，约占 1/4，以腺癌较多见。

2. 组织类型 根据肺癌的分化程度、形态特征和生物学特点，目前将肺癌分为两大类，即小细胞肺癌和非小细胞肺癌。

（1）小细胞肺癌：又称小细胞未分化癌，恶性程度高，癌细胞生长快，远处转移早。包括燕麦细胞型、中间细胞型、复合燕麦细胞型，具有内分泌和化学受体功能，能分泌 5－羟色胺、儿茶酚胺、组胺、激肽等物质，可引起类癌综合征。

（2）非小细胞肺癌：①鳞状细胞癌（简称鳞癌）：最为常见。以中央型肺癌多见，一般生长较慢，转移晚，手术切除机会较多，5年生存率较高，但对放疗、化疗不如小细胞癌敏感。②腺癌：以周围型肺癌多见，主要起源于支气管黏液腺，腺癌倾向于形成腺体。由于肺癌血管丰富，故局部浸润和血行转移较早，容易转移至肝、脑和骨骼，更易累及胸膜而引起胸腔积液。③大细胞癌：包括透明细胞癌和巨细胞癌，可发生在肺门附近或肺边缘的支气管。大细胞癌的转移比小细胞未分化癌晚，手术切除机会较大。④其他：腺鳞癌、类癌、腺样囊性癌、黏液表皮样癌等。

3. 肺癌的转移　直接蔓延、淋巴转移、血行转移和种植转移。

【临床表现】

起病多缓慢，其临床表现与肺癌的发生部位、类型、大小，有无转移和并发症等有关。

1. 原发癌肿引起的症状

（1）咳嗽：为早期常见的症状，多表现为刺激性干咳，亦可咳少量黏液痰。此为肿瘤引起支气管狭窄所致，呈高音调金属音。继发感染时，痰量增多，呈黏液脓性。

（2）咯血：以中央型肺癌多见，多为痰中带血，偶有大咯血。

（3）喘鸣：肿瘤引起支气管狭窄，造成部分阻塞，可产生局限性哮鸣音。

（4）胸闷：肿瘤引起支气管狭窄可引起胸闷。

（5）发热：包括肿瘤坏死引起的“癌性热”和继发感染引起的感染性发热，后者抗生素治疗可暂时有效，前者抗生素治疗无效。

（6）其他：食欲不振、消瘦、体重下降、恶病质。

2. 癌肿局部扩展引起的症状

（1）胸痛：癌肿位于胸膜附近时，易产生不规则的钝痛或隐痛，随呼吸、咳嗽加重；侵犯肋骨、脊柱时，疼痛持续而明显，且与呼吸、咳嗽无关，但可有固定压痛；肿瘤压迫肋间神经，胸痛可累及相应的分布区。

（2）呼吸困难：癌肿侵犯胸膜引起大量胸腔积液或侵犯心包发生心包积液等出现呼吸困难。

（3）吞咽困难：癌肿侵犯或压迫食管引起吞咽困难。

（4）声音嘶哑：癌肿直接压迫或侵犯纵隔淋巴结可压迫喉返神经（左侧多见）造成声带麻痹，出现声音嘶哑。

（5）上腔静脉阻塞综合征：癌肿侵犯纵隔淋巴结，可压迫上腔静脉，上腔静脉回流受阻，产生胸壁静脉曲张和上肢、颈面部水肿，并引起头痛、头昏或眩晕，称上腔静脉阻塞综合征。

（6）Horner 综合征：位于肺尖部的肺癌称肺上沟瘤，可压迫颈部交感神经，引起病侧眼睑下垂、瞳孔缩小、眼球内陷、额部无汗，称 Horner 综合征。

（7）臂丛神经压迫征：癌肿压迫臂丛神经可致同侧自腋下向上肢内侧放射性、烧灼样疼痛，称臂丛神经压迫征。

3. 癌肿远处转移引起的症状

（1）脑转移：可出现头痛、呕吐、眩晕、共济失调、脑神经麻痹、一侧肢体无力甚至偏瘫，严重时可出现颅内压高征。

（2）肝转移：可出现厌食、肝肿大、黄疸和腹水等。

（3）骨骼转移：肺癌转移至骨骼，特别是肋骨、脊椎、骨盆时，可有局部疼痛和压痛。

（4）淋巴结转移：肺癌多先出现锁骨上和颈部淋巴结肿大，肿大的淋巴结质地坚硬，多无痛感。

4. 癌肿作用于其他系统引起的肺外表现 又称伴癌综合征，为某些类型的肺癌分泌的激素或类激素样物质所致。主要有肥大性肺性骨关节病、周围神经病变、高钙血症、抗利尿激素分泌失调综合征、Cushing 综合征、神经肌肉综合征、男性乳房发育、类癌综合征等。肺外表现有时先于呼吸道症状或 X 线表现之前出现，应予注意。

【辅助检查】

1. 胸部 X 线检查 中央型肺癌多表现为一侧肺门类圆形阴影，边缘大多毛糙，可有分叶或切迹等。可伴有肺不张、阻塞性肺炎、局限性肺气肿征象。周围型肺癌早期常呈局限性小斑片状阴影，边缘不清，密度较淡，动态观察可见肿块逐渐增大，密度增高，呈圆形或类圆形，边缘有毛刺或切迹。癌肿中心坏死可形成空洞，空洞壁较厚，多呈偏心状，内壁不规则，凹凸不平。

2. 电子计算机 X 线体层扫描（CT） CT 的优点在于能够显示普通 X 线检查所不能发现的癌肿，可以检查出小病灶（直径 <5mm）的小结节和位于心脏后、脊柱旁、肺尖、膈面以下部位的病灶，同时，可判断癌肿有无侵犯邻近器官。

3. 磁共振（MRI） MRI 在明确肿瘤与大血管之间关系、分辨肺门淋巴结或血管阴影方面优于 CT，而在发现小病灶（<5mm）方面不如 CT 敏感。

4. 支气管镜检查 是诊断肺癌的主要方法，可直视癌肿的形态，并可采集标本进一步做病理学检查。

5. 痰脱落细胞检查 该项检查的阳性率取决于采集的标本是否符合要求及

送检次数，非小细胞肺癌的阳性率较小细胞肺癌的阳性率高，一般在70%～80%左右。

6. 病理学检查　对肺癌的确诊和组织分型具有决定性意义。可在胸透、CT或B超引导下采用细针经胸壁穿刺，或经支气管镜、纵隔镜、胸腔镜采集的标本，进行病理学检查。肿大的淋巴结亦可进行活检病理学检查。

7. 其他　放射性核素肺扫描、肿瘤标记物检查、开胸探查等。

【诊断及鉴别诊断】

1. 诊断　肺癌的治疗效果与预后取决于肺癌能否早期诊断。肺癌的早期诊断包括两方面的重要因素：一是病人对肺癌知识的了解，一旦出现任何可能与肺癌有关的症状能及时就诊；二是医务人员对肺癌早期征象的警惕性，避免漏诊、误诊。对于下列情况之一的人群（特别是40岁以上男性长期或重度吸烟者）应高度警惕肺癌的可能：①无明显诱因的刺激性咳嗽持续2～3周，经抗炎镇咳治疗无效，或有慢性呼吸道疾病，咳嗽性质突然改变者；②近2～3个月持续痰中带血而无其他原因可解释者；③同一部位反复出现肺炎；④原因不明的肺脓肿，无中毒症状，无大量脓痰，无异物吸入史，且抗炎治疗效果不佳者；⑤原因不明的四肢关节痛、杵状指（趾）、声音嘶哑、上腔静脉阻塞综合征等；⑥X线检查有局限性肺气肿、肺不张、孤立性圆形病灶或单侧肺门阴影增大；⑦原有肺结核已稳定，而其他部位又出现新增大的病灶，抗结核治疗无效；⑧无中毒症状的进行性增多的血性胸腔积液等。

对以上可疑者应尽快选择必要的检查以尽早明确诊断。

2. 鉴别诊断

（1）肺结核：多见于年轻人，有低热、盗汗、乏力、消瘦、午后颧红等结核中毒症状，病程较长，痰中可检出结核分枝杆菌，X线检查有结核灶的特征，抗结核治疗有效。

（2）细菌性肺炎：易与癌性阻塞性肺炎相混淆。细菌性肺炎抗菌药物治疗有效，病灶吸收快而完全。癌性阻塞性肺炎吸收缓慢或炎症吸收后显露出块状阴影。

（3）肺脓肿：起病急，寒战、高热等全身中毒症状重，咳嗽，咳大量脓臭痰。白细胞总数和中性粒细胞增高。X线胸片上显示空洞壁较薄，内有液平，周围有炎症改变。

（4）结核性渗出性胸膜炎：胸水多呈淡黄色，偶呈血性，抗结核治疗迅速奏效。癌性胸水多为血性，增长迅速，抗结核治疗无效，胸水经离心沉淀可检出癌细胞。

【治疗】

肺癌的治疗根据患者身体状况、癌肿的组织学类型、癌肿侵犯的范围和发展趋势采取综合治疗措施。非小细胞肺癌，早期以手术治疗为主；可切除的局部晚期患者，可采取辅助化疗和手术治疗和（或）放疗；不可切除的局部晚期患者，可采取化疗和放疗；远处转移的晚期患者以姑息治疗为主；小细胞肺癌以化疗为主，辅以手术和（或）放疗。

1. 手术治疗 凡具备手术指征的肺癌患者，均应首先选择手术治疗。手术方式有肺叶切除术、肺段切除术、原发病灶切除及受累淋巴结切除术等，应根据具体情况选择。如非小细胞癌病灶较局限，未侵袭对侧及高位纵隔淋巴结时，可作肺段或肺叶切除；小细胞肺癌已有胸内或远处转移者，可先化疗后手术。

2. 化学药物治疗（简称化疗） 小细胞肺癌对化疗非常敏感，一般诱导化疗以2～3个周期为宜，使较大病灶经化疗后缩小，以利于手术及放疗，手术或放疗后应继续化疗，一般术后2～3周可行化疗，化疗周期应超过3～4个周期。非小细胞肺癌对化疗敏感性较差，但为了预防术后发生复发或远处转移，可在术前、术后进行化疗。对晚期肺癌不宜手术或放疗患者，化疗可延长生存期。常用的化疗药物有依托泊苷（VP－16）、顺铂（DDP）、卡铂（CBP）、环磷酰胺（CTX）、长春新碱（VCR）、氨甲蝶呤（MTX）、阿霉素（ADM）、吉西他滨（GEM）、去甲长春碱（NVB）、丝裂霉素（MMC）、异环磷酰氨（IFO）等。肺癌的常用化疗方案有：

（1）小细胞肺癌

EP方案：VP－16 100mg/（m^2·d），静脉滴注，第1～3天；DDP 25mg/（m^2·d）静脉滴注，第1～3天。每3周为1个疗程。

EC方案：VP－16 120mg/（m^2·d），静脉滴注，第1～3天；CBP（卡铂）300mg/m^2静脉滴注，第1天。每3周为1个疗程。

CAV方案：CTX 1000mg/m^2，静脉滴注，第1天；ADM 50mg/m^2，静脉注射，第1天；VCR 1mg，静脉注射，第1天。每3周为1个疗程。

ACE方案：CTX 1000mg/m^2，静脉滴注，第1天；ADM 50mg/m^2，静脉注射，第1天；VP－16 80mg/（m^2·d），静脉滴注，第1～3天。每3周为1个疗程。

单药方案：①托泊替康（topotecan）：1.5mg/（m^2·d），静脉滴注，第1～5天。每3周为1个疗程。②VP－16 50mg/（m^2·d），口服，第1～12天。每4周为1个疗程。

（2）非小细胞肺癌

CAP 方案：CTX 400mg/m^2，静脉滴注，第 1 天；ADM 40mg/m^{2}静脉滴注，第1天；DDP 40mg/m^{2}静脉滴注，第1天。每4周为1个疗程。

EP 方案：VP－16 100 mg/（m^2·d），静脉滴注，第1～3 天；DDP 100 mg/m^2，静脉滴注，第1天。每4周为1个疗程。

GP 方案：GEM 1000mg/（m^2·d），静脉滴注，第1、8、15 天；DDP 100mg/m^2，静脉滴注，第1天。每4周为1个疗程。

NP 方案：NVB 25～30mg/（m^2·d），静脉滴注，第1、8、15 天；DDP 80mg/m^2，静脉滴注，第1天。每4周为1个疗程。

MIP 方案：MMC 6～8mg/m^2，静脉滴注，第1天；IFO 3000mg/m^2，静脉滴注，第1天（同时用美司钠预防出血性膀胱炎）；DDP 50mg/m^2，静脉滴注，第1天。每3周为1个疗程（最多用4个疗程）。

MVP 方案：MMC 6～8mg/m^2，静脉滴注，第1天；VDS 3mg/（m^2·d），静脉滴注，第1、8天；DDP 50mg/m^2，静脉滴注，第3、4天。每3周为1个疗程。

ICE 方案：IFO 1.2mg/（m^2·d），静脉滴注，第1～3 天；CBP 300mg/m^2，静脉滴注，第1天；VP－16 80mg/（m^2·d），静脉滴注，第1～3天；每4周为1个疗程。

3. 放射治疗　放射治疗（简称放疗）可分为根治性和姑息性两种，根治性放疗用于病灶局限、因解剖原因不便手术或患者不愿手术者；姑息性放疗目的在于抑制肿瘤的发展、延缓癌细胞扩散，缓解症状。放疗对小细胞肺癌效果较好，其次为鳞癌和腺癌。若辅以化疗，则提高疗效。常用的放射线有直线加速器产生的高能 X 线及^{60}钴机产生的 γ 射线。

4. 其他治疗　①支气管动脉灌注化疗（BAI），适用于失去手术指征、全身化疗无效的晚期患者，可缓解症状，减轻病人痛苦。②经纤维支气管镜电刀切割瘤体、激光烧灼等疗法。③生物缓解调节剂，使用干扰素、白细胞介素（IL－2）、转移因子、左旋咪唑、集落刺激因子（CSF）等药物，可增加机体对化疗、放疗的耐受性，提高疗效。④中医中药治疗。

【预防】

加强劳动保护，大力提倡戒烟，减少或避免在生产和生活环境中含有致癌物质污染的空气和粉尘的吸入。积极开展防癌宣传教育，对高发人群进行重点普查。

第八节　自发性气胸

胸膜腔是由脏层和壁层胸膜构成的不含气体的密闭的潜在腔隙。各种原因导致胸膜破损使空气进入胸膜腔造成积气状态时称为气胸。气胸可分为自发性、外伤性和医源性三类。自发性气胸系因肺大疱或胸膜下微小疱破裂，空气进入胸膜腔所致。空气进入胸膜腔造成胸膜腔内压力升高，肺脏被压缩影响气体交换，静脉回心血流受阻，出现心肺功能障碍，可导致呼吸循环衰竭。

【病因与发病机制】

根据肺部有无原发疾病，将自发性气胸分为原发性和继发性两类。

1. 原发性气胸　指肺部常规 X 线检查未发现明显病变者所发生的气胸，可能是由于脏层胸膜下肺泡发育不良形成的肺大疱破裂，也可能与吸烟、小气道炎症有关。多见于青壮年，特别是体型瘦长的男性。

2. 继发性气胸　见于有基础肺疾病者，以慢性阻塞性肺病（COPD）和肺结核多见，肺癌、尘肺、支气管哮喘、结节病、肺囊性纤维化、急性细菌性肺炎等亦可发生气胸。少数女性在月经前后 24 ~ 72 小时发生气胸，发病机制不清楚，可能是胸膜子宫内膜异位破裂所致。

【病理】

按脏层胸膜破口的特点及胸膜腔内压力的不同，将自发性气胸分为下列三种类型：

1. 闭合性（单纯性）气胸　裂口较小，破损的脏层胸膜自行封闭，空气不再继续进入胸膜腔，胸膜腔压力接近或略超过外界压力，抽气后压力下降不再升高。

2. 交通性（开放性）气胸　裂口较大（或支气管胸膜瘘），吸气与呼气时空气自由进出胸膜腔，胸膜腔压力与外界压力一致。

3. 张力性（高压性）气胸　裂口呈单向活瓣样作用，呼气时裂口关闭，吸气时裂口张开，于是空气只能进入胸膜腔而无法排出，使胸膜腔积气量越积越多，压力高于外界压力。张力性气胸严重压迫肺脏和胸内大血管，把纵隔、心脏推向健侧，可导致呼吸循环衰竭。

【临床表现】

临床表现的轻重与有无肺基础疾病及功能状态、气胸发生的速度、胸膜腔内积气量及压力大小等因素有关。

1. 症状　大多数起病急骤，突起一侧胸部针刺样或刀割样疼痛，继之胸闷和呼吸困难，可伴有刺激性咳嗽。胸腔内大量积气，尤其是张力性气胸时，由于肺被压缩，纵隔移位，迅速出现严重呼吸困难、发绀、烦躁不安、出冷汗、昏迷、休克等。

2. 体征　取决于积气量的多少，少量气胸，肺被压缩 $<20\%$ 时，通常缺乏阳性体征或仅有轻度呼吸音减低，原有肺气肿者体征更不明显。肺被压缩面积 $>30\%$ 时，出现患侧胸廓饱满，肋间隙增宽，呼吸运动减弱或消失，叩诊呈鼓音，心脏浊音界缩小或消失。气胸量大时，气管、纵隔及心脏可向健侧移位。液气胸时，胸内有震水声。

【辅助检查】

1. X 线检查　为目前诊断气胸最可靠的办法。胸腔积气处透亮度增加，被压缩的肺边缘呈外凸弧形的细线条形阴影，称为气胸线，线内密度增高的为压缩的肺组织。如有积液，可见气液平面。少量气胸常局限在肺尖部，易漏诊，侧位胸片可发现。

2. 胸部 CT 检查　CT 表现为胸膜腔内出现极低密度的气体影，伴有肺组织不同程度的萎缩改变，CT 对小量气胸、局限性气胸、肺大疱与气胸的鉴别比 X 线胸片更敏感、更准确。

【诊断及鉴别诊断】

1. 诊断要点　①突然出现的胸痛、呼吸困难及刺激性咳嗽等症状；②患侧胸廓饱满、肋间隙增宽、叩诊呈鼓音、气管向健侧移位等体征；③胸部 X 线检查示胸腔积气征。

2. 鉴别诊断

（1）支气管哮喘与阻塞性肺气肿：两者均有气促和呼吸困难，体征亦与自发性气胸相似，但支气管哮喘有多年哮喘反复发作史，肺气肿的呼吸困难多呈长期缓慢进行性加重。当哮喘和肺气肿患者呼吸困难突然加重且伴胸痛，应考虑并发气胸的可能，X 线检查可以作出鉴别。

（2）急性心肌梗死：突然胸痛、胸闷、呼吸困难、甚至休克，与气胸相似；但急性心肌梗死常有动脉粥样硬化或心绞痛病史，心电图检查可以作出鉴别。

（3）肺栓塞：可突然出现胸痛、呼吸困难、烦躁不安等症状，与气胸相似；但肺栓塞患者多有下肢或盆腔静脉炎、骨折、房颤或长期卧床史，胸部X线和CT检查可以作出鉴别。

（4）肺大疱：位于肺周边部位的肺大疱，尤其是巨型肺大疱易被误诊为气胸。肺大疱起病缓慢，病程长，无突发胸痛和呼吸困难。X线检查肺大疱区呈圆形或卵圆形，疱内可见到细小纹理，为肺小叶或血管的遗留物。

【治疗】

首要的治疗是排气减压，迅速解除气胸的压迫症状，促进患侧肺复张。

1. 一般治疗 卧床休息，保持安静，密切观察病情变化，可给予鼻导管吸氧，积极治疗原发性肺部疾病。适用于肺压缩面积<20%的小量闭合性气胸，气体多在7~10天内吸收。

2. 排气治疗 是治疗气胸的主要方法，尤其是张力性气胸，需进行紧急排气，以迅速缓解症状。

（1）胸腔穿刺抽气：适用于病情急重、需紧急排气者。一般选择患侧锁骨中线第二肋间处，皮肤消毒后用气胸针或细导管直接穿刺入胸腔，连接50ml或100ml注射器或气胸机抽气并测压，直到患者呼吸困难缓解。在无其他抽气设备时，可用较粗针头，在其尾部结扎橡皮指套，指套末端剪一小裂缝，将针头刺入胸腔排气，高压气体从小裂缝排出，当胸内压减为负压，指套囊即自然塌陷，小裂缝关闭，外界空气即不能进入胸腔。

（2）胸腔闭式引流：适用于反复发生的不稳定型气胸，不稳定型气胸无论其气胸容量多少，均应尽早行胸腔闭式引流。插管部位多选择患侧锁骨中线第二肋间或腋前线第4~5肋间。如果为局限性气胸或胸腔积液较多者，则需根据胸透或胸片定位。常规皮肤消毒，局部浸润麻醉，与肋骨上缘平行作1.5~2.0cm的皮肤切口，用血管钳钝性分离肋间组织，将引流管插入胸膜腔并固定。引流管多选用刺激性小质软的硅胶管，亦可用导尿管。引流管固定后将另一端与水封瓶相接，水封瓶的玻璃管置于水面下1~2cm（图1－1－5），将胸膜腔压力维持在1~2cmH_2O以下，若胸膜腔内压力高于此压力时气体从引流管溢出，呼吸困难迅速缓解，压缩的肺可在几小时至数天内复张。对肺压缩严重、时间较长的患者，插管后夹住引流管分次引流，避免胸内压力骤降产生肺复张后肺水肿。如未见气泡溢出，经1~2天，气急症状消失，可夹管24~48小时，复查胸片，肺全部复张后可以拔除导管。单纯胸腔闭式水封瓶引流能治愈大多数闭合性气胸，对部分交通性气胸也有效。

如果单纯负压排气无效，或慢性气胸，可采用持续负压引流。用持续负压装置（吸引器或中心负压管道）与压力调节瓶相连，并将调节瓶与单纯负压引流水封瓶连接，通过调压管进水的深度来调节负压大小，通常负压范围维持在 $-8 \sim -12cmH_2O$，以免负压过大造成肺损伤（图1-1-6）。闭式负压引流需连续开动吸引机，如经12小时后肺仍未复张，应查找原因。水封瓶应低于患者胸部（可放于床下），以免瓶内的水反流入胸腔。皮肤切口、引流管等严格消毒，加强保护，防止发生感染。

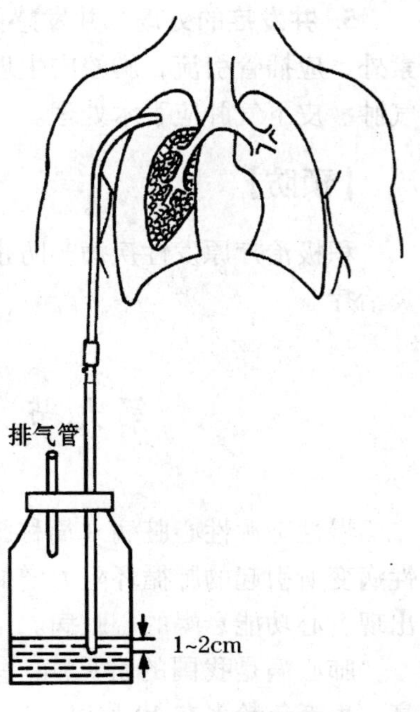

图1-1-5　水封瓶引流示意图

3. 手术治疗　经内科治疗无效的气胸可考虑手术治疗。主要适用于长期气胸、血气胸、双侧气胸、复发性气胸、张力性气胸、闭式引流失败、合并有巨大肺大疱等。外科手术治疗自发性气胸，解决肺不张和降低复发率最为有效。

4. 胸膜粘连疗法　对于多次复发性气胸、

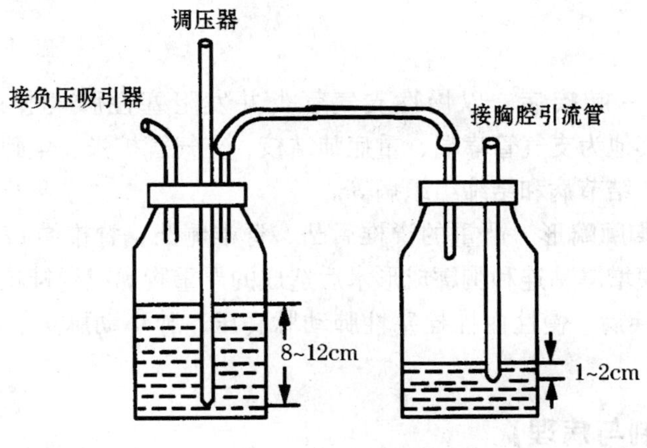

图1-1-6　持续负压引流示意图

持续性气胸、双侧气胸、合并肺大疱，且心肺功能不能耐受手术患者可采用胸膜粘连疗法。用物理或化学方法刺激胸膜表面，使之产生无菌性炎症反应而发生粘连。常用方法是用四环素1g或滑石粉2~8g，生理盐水60~100ml，经胸导管注入。主要不良反应为胸痛、发热等，滑石粉可引起急性呼吸窘迫综合征，应用时要注意。

5. 并发症的处理 并发感染者及时应用抗生素，脓气胸者除积极使用抗生素外，应插管引流，胸腔内生理盐水冲洗，必要时手术。若气胸出血量大、纵隔气肿、皮下气肿应手术处理。

【预防】

积极治疗原发性疾病，防止胸部外伤，严格按照操作常规进行胸腔穿刺及针灸治疗。

第九节　慢性肺源性心脏病

慢性肺源性心脏病（简称肺心病）是由于慢性肺组织、肺血管或胸廓的慢性病变所引起的肺循环阻力增加，肺动脉高压进而引起右心室肥厚、扩大，晚期出现右心功能衰竭的心脏病。

肺心病是我国的常见病、多发病，在高原地区、寒冷地区、农村患病率较高，患者年龄多在40岁以上，患病率随着年龄增长而增高，吸烟者比不吸烟者患病率高，男女无明显差异，冬春季节和气候骤然变化时易出现急性发作。

【病因】

1. 支气管－肺疾病 以慢性支气管炎并发阻塞性肺气肿最多见，约占80%～90%，其他为支气管哮喘、重症肺结核、支气管扩张、尘肺、慢性弥漫性肺间质纤维化、结节病和结缔组织病等。

2. 严重的胸廓畸形 严重的脊椎后凸、脊椎侧凸、脊椎结核、类风湿性脊柱炎、广泛胸膜增厚粘连和胸廓成形术后造成的严重胸廓或脊椎畸形等。

3. 肺血管疾病 慢性血栓栓塞性肺动脉高压、肺小动脉炎、原因不明的肺动脉高压等。

【发病机制与病理】

慢性肺源性心脏病的发病是一个缓慢发展的过程，包括肺动脉高压的形成、右心室肥厚扩大、右心衰竭。

1. 肺动脉高压的形成 肺动脉高压的形成与下列因素有关：①肺血管收缩：组织缺氧、高碳酸血症和呼吸性酸中毒均可造成肺血管收缩，其中缺氧是造成肺血管收缩的重要因素。②肺毛细血管床面积减少：慢性阻塞性肺气肿使肺泡内残气增加，压迫毛细血管，造成毛细血管狭窄、闭塞，或肺泡破裂，肺泡间隔及毛细血管消失。③血容量增多和血液黏稠度增加：慢性缺氧可造成继发性红细胞增多及血容量增多，红细胞增多、缺氧和酸中毒可造成血液黏稠度增加。④肺小动脉炎：慢性阻塞性肺病时反复发生支气管周围炎，累及邻近的肺小动脉，引起肺小动脉炎，肺小动脉管壁增厚、管腔狭窄。以上因素导致肺循环阻力增加，肺动脉压升高。

2. 右心室肥厚扩大　肺动脉高压引起右心室负荷加重，右心室发挥其代偿功能以克服肺动脉压升高的阻力而发生右心室肥厚扩大。

3. 右心衰竭　随着病情的进展，肺动脉压持续升高，超过右心室的代偿能力，右心排出量下降，右心室收缩末期残留血量增加，舒张压升高，出现右心衰竭。

4. 其他重要脏器的损害　心力衰竭造成静脉淤血、缺氧和肺病变造成的缺氧、高碳酸血症等导致脑、肝、肾、胃、肠等重要器官出现功能减退和形态改变。

【临床表现】

本病发展缓慢，临床上除原发疾病证状、体征外，主要是逐步出现肺、心功能减退及其他器官受损的征象。临床依据病情将其分为心肺功能代偿期和失代偿期两个阶段。

1. 心肺功能代偿期

（1）症状：长期慢性咳嗽、咳痰、喘息，逐渐出现乏力、呼吸困难、心悸，活动后加重。

（2）体征：程度不同的紫绀、肺气肿体征、肺部干湿性啰音、肺动脉瓣区第二心音亢进、剑突下明显心脏搏动、三尖瓣区收缩期杂音等。

2. 心肺功能失代偿期　多由急性呼吸道感染所诱发，除代偿期症状加重外，相继出现呼吸衰竭和循环衰竭的表现。

（1）呼吸衰竭：主要表现为缺氧和二氧化碳潴留表现。

1）症状：严重的呼吸困难（夜间为甚），伴有头痛、失眠、食欲下降等，可出现表情淡漠、神志恍惚、谵妄等肺性脑病的表现。

2）体征：皮肤潮红、多汗、明显紫绀、球结膜充血水肿（严重时可有视网膜血管扩张、视乳头水肿等颅内压升高的表现）、腱反射减弱或消失、锥体束征阳性。

（2）右心衰竭：主要是体循环淤血的表现。

1）症状：心悸、气促、腹胀、食欲不振、恶心、少尿等。

2）体征：颈静脉怒张及肝颈静脉回流征阳性、肝脏肿大伴有压痛、上行性水肿（重者可发生腹水）、心率增快、三尖瓣区可闻及收缩期杂音等。

【辅助检查】

1. 血液检查 红细胞及血红蛋白可增高，血黏度可增加，支气管或肺感染时，白细胞总数及中性粒细胞增多。部分患者可有肝肾功能异常、电解质紊乱、酸碱失衡的改变。

2. X线检查 除肺、胸基础疾病及急性肺部感染的征象外，出现：①肺动脉高压征，右下肺动脉干扩张，其横径≥15mm，横径与支气管横径比值≥1.07，肺动脉段明显突出，其高度≥3mm。②右心室肥大征。

3. 心电图检查 主要为右心室肥大的表现：电轴右偏，额面平均电轴≥+90°，重度顺钟向转位（$V_5R/S \leq 1$），$Rv_1 + Sv_5 \geq 1.05mV$，肺性P波，亦可见右束支传导阻滞及低电压图形。

4. 血气分析 可出现低氧血症或合并高碳酸血症。$PaO_2 < 60mmHg$，$PaCO_2 > 60mmHg$，提示有呼吸衰竭。

5. 超声心动图 右室流出道增宽（≥30mm），右室内径增大（≥20mm），左、右心室内径比值<2，右肺动脉内径增大，右心房增大等。

【诊断及鉴别诊断】

1. 诊断要点 ①有慢性支气管炎、支气管哮喘、阻塞性肺气肿等慢性肺、胸疾病的病史；②有肺动脉高压、右心肥厚扩大的临床表现，伴有或不伴有右心衰竭、呼吸衰竭；③X线、心电图、超声心动图等检查呈现肺动脉高压、右心肥厚扩大的征象。

2. 鉴别诊断

（1）冠状动脉粥样硬化性心脏病（冠心病）：冠心病有典型的心绞痛、心肌梗死、左心衰竭病史，多与高血压病、高脂血症、糖尿病并存，心电图、X线检查多有特征性改变。

（2）风湿性心脏瓣膜病：二尖瓣狭窄所致的肺动脉高压、右心室肥大，因常并发肺部感染，易与肺心病混淆。但风湿性心脏病二尖瓣狭窄多发生在40岁以下，心尖区闻及典型的隆隆样舒张期杂音，X线检查呈梨形心，心电图检查呈二尖瓣型P波，超声心动图可确诊。

（3）原发性心肌病：本病多为全心增大，无慢性肺、胸疾病病史，无肺动脉高压表现。

【治疗】

1. 急性加重期治疗　积极控制感染，保持气道通畅，改善呼吸功能，纠正缺氧和二氧化碳潴留，处理呼吸衰竭和心力衰竭。

（1）控制感染：这是慢性肺心病急性加重期最重要的治疗措施，应选择有效的抗生素控制感染。必要时，可根据细菌培养和药物敏感试验选择抗菌药物。临床上常用的有青霉素类、氨基糖苷类、喹诺酮类及头孢菌素类药物。

（2）改善呼吸功能：保持呼吸道通畅（包括清除痰液、解除支气管平滑肌痉挛、减少呼吸道分泌物等），持续低浓度吸氧等。

（3）呼吸衰竭的处理：应用呼吸兴奋剂。必要时，可行气管插管、气管切开及呼吸机辅助呼吸。

（4）心力衰竭的处理：经有效的控制感染，改善呼吸功能，常能使右心衰竭得到控制。如经以上治疗不能纠正或严重的心力衰竭可采取以下措施。

1）利尿：肺心病应用利尿剂的原则为少量、间歇、联合。常选用氢氯噻嗪合螺内酯。氢氯噻嗪 25mg，3 次/日，口服。螺内酯 20～40mg，2 次/日，口服。重者可用呋塞米（速尿）20mg，2 次/日，口服，必要时，肌肉或静脉注射。长期大剂量应用利尿剂，易出现血液浓缩、痰液黏稠不易咳出、电解质紊乱等，应予注意。

2）扩张血管：扩张动脉可以减轻心脏后负荷，扩张静脉可以减轻心脏前负荷。常用的动脉扩张剂为酚妥拉明（10～20mg，加入 10% 葡萄糖溶液 250～500ml内静脉滴注），常用的静脉扩张剂为硝酸甘油（0.3～0.6mg，舌下含服，每天3～4次，或 5～10μg/min 开始，逐渐增至 20～50μg/min 维持，静脉滴注）。硝普钠兼有动静脉扩张作用（25mg，加入 10% 葡萄糖溶液 250ml 内，避光静脉滴注）。在应用血管扩张剂时应注意观察血压。

3）增强心肌收缩力：肺心病患者由于慢性缺氧及感染，对洋地黄类强心剂耐受性很低，因此，应注意以下三点：①使用剂量宜小，一般为常规剂量的1/2～2/3量；②选用作用快、排泄快的制剂；③用药前先纠正缺氧、低血钾症，以免发生药物毒性反应。应用指征是：①感染已被控制，呼吸功能已改善，利尿剂不能取得良好疗效而反复水肿的心力衰竭；②以右心衰竭为主要表现而无明显急性感染的患者；③出现急性左心衰竭者。使用方法：毒毛花苷 K 0.125～0.25mg，或毛花苷丙 0.2～0.4mg，加入 50% 葡萄糖溶液 20ml 内，缓慢静脉注射。

2. 缓解期的治疗　原则上采用中西医结合的治疗措施，积极治疗原发疾病和防止急性呼吸道感染，减少急性发作，延缓病情的发展。

3. 对症治疗

（1）肺性脑病：减轻脑水肿，降低颅内压，可选用20%甘露醇250ml静脉快速滴入，必要时6～8小时重复一次；地塞米松10mg加入10%葡糖糖溶液500ml内静脉滴注，每日1～3次；呋塞米20～40mg静脉注射，每日1～2次。

（2）酸碱失衡和电解质紊乱：呼吸性酸中毒，通过呼吸功能的改善即可得到纠正；代谢性酸中毒，应静脉补给5%碳酸氢钠；低血钾，补充钾盐。

（3）其他：出现休克、消化道出血和弥散性血管内凝血时给予相应处理。

【预防】

主要是防治引起肺心病的原发疾病。因慢性阻塞性肺病是肺心病最常见的病因，因此，预防肺心病的关键是防治慢性阻塞性肺病。主要措施包括避免吸烟；尽量避免或减少有害粉尘、烟雾或气体及过敏原吸入；积极防治呼吸道感染；开展卫生宣教，提高人群的卫生知识；加强体育锻炼，增强抗病能力。

第十节　慢性呼吸衰竭

呼吸衰竭是由多种原因引起的肺通气和（或）肺换气功能严重障碍，以至在静息状态下亦不能维持足够的气体交换，导致缺氧伴或不伴二氧化碳潴留，进而引起一系列病理生理改变和相应表现的临床综合征。其标准为海平面、静息状态、呼吸空气的情况下动脉血氧分压（PaO_2）<60mmHg，伴或不伴有动脉血二氧化碳分压（$PaCO_2$）>50mmHg，并排除心内解剖分流和原发于心排血量降低等致的低氧因素。主要临床表现为呼吸困难、紫绀、神经精神症状等。

呼吸衰竭通常有以下三种分类方法：①根据病理生理和动脉血气分析结果可分为Ⅰ型呼吸衰竭和Ⅱ型呼吸衰竭。Ⅰ型呼吸衰竭是由于换气功能障碍所致，只有缺氧（PaO_2<60mmHg），不伴有二氧化碳潴留；Ⅱ型呼吸衰竭是由于通气功能障碍所致，既有缺氧（PaO_2>60mmHg），又伴有二氧化碳潴留（$PaCO_2$>50mmHg）。②根据病变部位可分为中枢性呼吸衰竭和周围性呼吸衰竭。③根据发生的急缓、病程的长短可分为急性呼吸衰竭和慢性呼吸衰竭。由创伤、休克、电击、急性气道阻塞、急性肺部感染等突发因素引起的呼吸衰竭为急性呼吸衰竭；由慢性阻塞性肺疾病（COPD）、肺结核、间质性肺疾病（尘肺、特发性肺纤维化、结节病等）等慢性疾病引起的呼吸衰竭为慢性呼吸衰竭。

在临床上慢性呼吸衰竭较常见，本节仅阐述慢性呼吸衰竭。

【病因与发病机制】

1. 病因　COPD、重症肺结核、支气管扩张、广泛性肺纤维化、尘肺、胸廓畸形等，以COPD最常见。

2. 发病机制　以上疾病引起缺氧和二氧化碳潴留的机制主要有肺通气功能不足和肺换气功能障碍。

（1）肺通气功能不足：当肺通气功能障碍时，肺泡通气量不足，肺泡氧分压下降，二氧化碳分压上升，可发生Ⅱ型呼吸衰竭，即PaO_2下降和$PaCO_2$升高同时存在。

（2）肺换气功能障碍：肺的气体交换是指肺泡内气体与肺泡周围毛细血管内气体的交换，主要是氧和二氧化碳的交换。①通气/血流（V/Q）比例失调：健康人在静息状态下肺泡通气约4L/min，肺血流量约5L/min，平均V/Q大约为0.8。当通气量大于肺血流量，即V/Q>0.8，此时进入肺泡的气体不能完全充分与肺泡毛细血管内血液接触，从而得不到充分气体交换，造成无效腔通气。当肺血流量较肺通气量增加时，即V/Q<0.8，流经肺泡周围的静脉血不能充分取得氧和排出二氧化碳，造成生理性动-静脉分流。②弥散功能障碍：上述疾病造成肺泡膜的通透能力下降，尤其影响氧的弥散。出现低氧血症。

缺氧和二氧化碳潴留可影响全身各系统器官的代谢和功能，其中缺氧对机体损害更为严重，心、脑、肾、肺、肝脏对缺氧最敏感，损害更重。

【临床表现】

除原发病的表现外，呼吸衰竭的临床表现主要由缺氧和二氧化碳潴留所引起。

1. 呼吸困难　是临床最早出现的症状，表现为呼吸费力、急促、呼气时间延长，严重时呈潮式呼吸、间停呼吸或抽泣样呼吸。

2. 发绀　是严重缺氧的表现，当血液中还原血红蛋白超过50g/L时，即可出现发绀。表现为口唇、指端青紫，严重时全身出现发绀。

3. 精神神经症状　早期表现为头痛、失眠、烦躁、睡眠颠倒，晚期出现精神恍惚、谵妄、抽搐、扑翼样震颤、精神错乱，甚至昏迷，可出现腱反射减弱或消失，锥体束征阳性。

4. 其他表现　心率增快、脉搏洪大、血压升高、皮肤充血、温暖多汗、搏动性头痛等。

【辅助检查】

1. 动脉血气分析 ①动脉血氧分压（PaO_2）<60mmHg（正常值95～100mmHg）；②动脉血二氧化碳分压（$PaCO_2$）>50mmHg（正常值35～45mmHg），<35mmHg为通气过度；③血液酸碱度（pH值）常降低（正常值7.35～7.45）。

2. 胸部影像学检查 包括X线、CT、MRI等可以帮助发现胸部原发病变，判断引起慢性呼吸衰竭的原因。

3. 肺功能检查 肺功能检查有助于判断原发疾病的种类和严重程度，包括肺活量（VC）、用力肺活量（FVC）、第1秒用力呼气量（FEV_1）和呼气峰流速（PEF）等。

【诊断】

根据慢性呼吸系统疾病等病史和慢性呼吸衰竭的临床表现，结合血气分析（$PaO_2<60mmHg$或伴有$PaCO_2>50mmHg$）即可确定。

【治疗】

呼吸衰竭的治疗原则是治疗原发病、去除诱因、保持呼吸道通畅、纠正缺氧、解除二氧化碳潴留、纠正缺氧和二氧化碳潴留所引起的各种症状。

1. 保持呼吸道通畅

（1）清除呼吸道分泌物：鼓励病人咳痰，尽量排除呼吸道中的痰液；咳嗽无力的患者，可采用翻身、拍背、体位引流等帮助排痰；痰液黏稠不易咳出者可用α-糜蛋白酶5mg加生理盐水10ml雾化吸入，或溴己新16mg，每日3次，口服。

（2）解除支气管痉挛：正确使用支气管扩张剂，对慢性呼吸衰竭病人通畅气道、改善呼吸功能是非常有益的。可选用氨茶碱0.25g加入50%葡萄糖液20～40ml内缓慢静脉注射，0.5%沙丁胺醇溶液1～5mg或特布他林（叔丁喘宁）2.5～10mg雾化吸入。

（3）机械通气：机械通气是借助于人工装置的机械力量（呼吸机）产生或增强病人的呼吸动力和呼吸功能，是治疗严重呼吸衰竭的最有效手段。机械通气时，应建立适当途径的人工气道，如口鼻面罩（属于无创伤性人工气道，可以反复应用）。痰液阻塞或病人病情危重可采用气管插管或气管切开。进行机械通气时要根据病人病情需要选择合适的通气模式和功能，设置合适的参数，注意机械通气与自主呼吸的协调。要有专人负责管理，严密观察病情，防止通气不足、过度及气胸的发生。

2. 氧疗　合理的氧疗是治疗慢性呼吸衰竭的重要措施。氧疗的原则是低浓度（≤35%）持续给氧。因为慢性呼吸衰竭患者的呼吸中枢对 CO_2 的敏感性降低，主要依赖缺氧刺激外周化学感受器兴奋呼吸，若不限制给氧，氧分压迅速上升，低氧对呼吸的兴奋作用减弱或消失，呼吸被抑制，易发生肺性脑病。临床上最常用、最简便的方法是应用鼻导管吸氧，氧流量 1～3L/min，其吸入氧浓度（F_IO_2）=21+4×氧流量（L/min，1～3）/100=25%～33%。有条件者可用面罩给氧。

3. 抗感染治疗　因为呼吸衰竭最常见的诱发因素是呼吸道或肺部感染，控制感染对改善通气和换气功能，减轻心脏负担非常重要。可以根据痰的性状、临床表现选择有效抗生素，在经验治疗中，常选择广谱、高效的抗菌药物，如第三代头孢菌素、氟喹诺酮类等，最可靠的方法是根据痰细菌培养与药物敏感试验结果选用。

4. 纠正酸碱失衡和电解质紊乱　慢性呼吸衰竭时常伴有呼吸性酸中毒、代谢性酸中毒在治疗过程中如长期或大剂量使用利尿剂又易发生低钾、低氯血症，产生代谢性碱中毒。机械通气时如通气过度，CO_2 排出过多可发生呼吸性碱中毒。呼吸性酸中毒治疗以改善通气为主；代谢性酸中毒，可静脉滴注适量碱性药物（常应用5%碳酸氢钠100～150ml 静脉滴注）。低钾、低氯血症时，应及时补钾、补氯（可静脉滴注复方生理盐水）。

5. 呼吸兴奋剂的应用　在气道通畅的前提下，通过呼吸兴奋剂刺激呼吸中枢或周围化学感受器，可提高通气量。慢性呼吸衰竭病人应用呼吸兴奋剂时剂量不宜偏大，常选用阿米三嗪 50～100mg，每日 2 次，口服；亦可使用尼可刹米或洛贝林静脉注射。

6. 一般治疗　注意休息，改善饮食，加强营养，密切观察病情。

7. 其他治疗　并发消化道出血、休克、肺性脑病、弥散性血管内凝血、肝肾功能不全及多器官功能衰竭时应采取相应的治疗措施。

【预防】

积极治疗慢性支气管炎、支气管哮喘、肺结核、尘肺等慢性呼吸系统疾病，防止病情发展。大力提倡戒烟，防止被动吸烟。加强身体素质锻炼，增强抗病能力，改善心肺功能。

第二章 循环系统疾病

循环系统疾病包括心脏及血管的各种疾病，合称心血管病。随着我国人民生活水平的不断提高和平均寿命的延长，城乡居民中心血管病患病率不断上升，现已成为首要的死亡原因，可见心血管疾病已成为危害人民健康和社会劳动力的常见疾病。

根据病因可将心血管病分为先天性心血管病和后天性心血管病两大类。后天性心血管病又包括：①动脉硬化：其中最常见、最重要的是动脉粥样硬化。冠状动脉粥样硬化引起心肌供血障碍时称冠状动脉粥样硬化性心脏病。②风湿性心脏病：急性期引起心内膜、心肌和心包炎症，称为风湿性心脏炎；慢性期主要形成瓣膜狭窄和（或）关闭不全，称为风湿性心瓣膜病。③原发性高血压：显著而持久的动脉压增高可导致高血压性心脏病。④肺源性心脏病。⑤感染性心脏病。⑥内分泌性心脏病。⑦血液性心脏病。⑧营养代谢性心脏病。⑨心脏神经症。⑩其他：理化因素引起的心脏病、心脏肿瘤、不明原因的心肌病等。根据病理解剖可将心血管病分为心内膜病、心肌病、心包病、心血管和组织结构的先天性畸形。不同病因的心血管病可引起相同或不同的病理生理变化，包括心力衰竭、休克、冠状循环功能不全、乳头肌功能不全、心律失常、高动力循环状态和心脏压塞等。由于心血管病分类上的特殊性，因此诊断心血管病时需将病因、病理解剖和病理生理分类诊断按顺序同时列出。

目前我国常见心血管病病种大致依次为：冠心病、心律失常、风湿性心脏病、高血压性心脏病、心肌炎、心肌病、先天性心脏病、肺源性心脏病和心包炎。其中原发性高血压、冠心病及心脏瓣膜病为我国循环系统疾病防治的重点。

第一节 心力衰竭

心力衰竭（简称心衰）是各种心脏疾病导致心功能不全的一种综合征。临床上以肺循环和（或）体循环淤血以及组织血液灌注不足为主要特征，故亦称为充血性心力衰竭。心功能不全在理论上是一个比心力衰竭更广泛的概念，心功能不全包括心脏功能的代偿阶段和失代偿阶段，心力衰竭属于心功能不全的失代偿阶段，也可以说心力衰竭是指伴有临床症状的心功能不全，但有心功能不全不一定有心力衰竭。

临床上按心功能不全发展的速度可将心力衰竭分为急性和慢性两种，以慢性心力衰竭居多。按心力衰竭发生的部位可分为左心衰竭、右心衰竭和全心衰竭三种。按心力衰竭的性质又可分收缩性心力衰竭和舒张性心力衰竭，患者心脏常在收缩功能障碍前或同时出现舒张功能障碍。慢性心力衰竭在临床上最为多见，无论原发性心脏病还是继发性心脏病最终均可导致慢性心力衰竭。慢性心力衰竭既是大多数心血管疾病发展的必然结果，也是临床最主要的死亡原因。

一、慢性心力衰竭

【病因】

几乎所有类型的原发性或继发性的慢性心脏及大血管疾病均可引起心力衰竭，相关疾病是引起慢性心力衰竭的基本病因，但基本病因不一定总是导致心力衰竭，慢性心力衰竭往往是在另一些因素作用下发生或加重，这些因素就是心力衰竭的诱因。

（一）基本病因

导致慢性心功能不全的基本病因有两方面，一为原发性心肌损害，二为心室负荷长期过重，这两方面病因可单独存在，亦可先后出现或同时存在。

1. 原发性心肌损害

（1）心肌损害：可见于节段性或弥漫性心肌损害，如冠心病、心肌炎、心肌病、克山病、心肌中毒、心肌纤维化等，以冠心病心肌缺血和（或）心肌梗死、病毒性心肌炎、原发性扩张型心肌病最为常见。

（2）心肌代谢异常：可见于原发或继发的心肌代谢障碍，如糖尿病、维生素 B_1 缺乏、心肌淀粉样变性等，以糖尿病心肌病最为常见。

2. 心室负荷过重

（1）容量负荷（前负荷）过重：临床可见于：①心瓣膜返流性心脏疾病，如二尖瓣、三尖瓣及主动脉瓣关闭不全等。②心内外分流性疾病，如动脉导管未闭、房间隔和室间隔缺损等。③全身性血容量增多，如甲状腺功能亢进、慢性贫血、动静脉瘘等。

(2) 压力负荷（后负荷）过重：临床上多见于高血压、肺心病、主动脉瓣狭窄等。

在我国引起慢性心力衰竭的病因过去主要为心脏瓣膜病，尤以风湿性心脏瓣膜病居首，但近年来高血压病、冠心病和心肌病的比例明显上升。

（二）诱因

临床上心力衰竭症状的出现或加重常可由某些因素所诱发，常见的诱发因素有：

1. 全身感染 以呼吸道感染为最多，其次为心内膜感染。

2. 心律失常 以心房纤颤等快速性心律失常较为多见。

3. 酸碱平衡及电解质紊乱 以酸中毒和高钾血症较为多见。

4. 妊娠和分娩 心脏病孕妇患者在妊娠期、分娩期及产后3天均易诱发心力衰竭。

5. 体力活动 过度劳累往往是引起慢性心力衰竭早期临床症状的重要因素。

6. 其他 包括情绪激动、紧张、输液过多过快、钠盐摄入过多、贫血、甲状腺功能亢进、强心苷及其他药物使用不当等。

【发病机制】

心力衰竭的发病机制十分复杂，至今尚未完全明了。目前认为，尽管引起心力衰竭的病因多种多样，但各种病因都可通过削弱心肌收缩和（或）舒张功能而引起心力衰竭，这是心力衰竭最基本的发病机制。另外，心室的前后负荷、心率、心律、心肌血流量、心室重构等在心力衰竭的形成中也发挥着重要作用，故慢性心力衰竭的发生、发展是多重因素共同作用的结果。

（一）心肌的收缩与舒张功能

1. 收缩功能 心肌的收缩性是决定心输出量最关键的因素，也是血液循环动力最基本的来源。心肌收缩性能（或肌力状态）增强，如运动或儿茶酚胺刺激时，心输出量会相应增加；反之，心力衰竭时心肌因受到损害其收缩性能减低，心输出量减少。临床情况下，心肌收缩功能失常的特征是尽管心室充盈压较高（回心血量较多），心搏量仍很低，由此引起的症状为肺循环或体循环充血、活动耐量减低、脏器功能失常等。临床评估收缩功能最有用的指标是左室射血分数（EF），随着EF值的减低，患者的存活率将随之下降。

2. 舒张功能 心脏收缩后，如果没有正常的舒张，心室便没有足够的血液充盈，心输出量必然会减少。因此，心脏的舒张与收缩功能对正常的心输出量是同等重要的。据研究，30%左右的心力衰竭是由舒张功能障碍所致的。左心室舒张功能失常时，由于心肌的柔顺性降低，左室充盈压增高，造成左房高压和肺充血。心室充盈减低到一定程度，心脏排出量就可能减低。活动使这些改变都更为加剧，所以会发生劳力性呼吸困难和运动耐量降低。

（二）心室前负荷与后负荷

1. 心室前负荷 前负荷或初长度是调节心脏搏出量的一个重要因素。心脏功能正常时，在一定范围内前负荷增加（回心血量多），心肌收缩力增加，但衰竭的心脏则是在负荷过高的情况下工作，此时的心脏自身调节能力下降，心肌收缩能力下降，导致心输出量减少，肺充血则更为加剧。在体内，心室的前负荷是由心室舒张末期的血液充盈量来决定的，所以心力衰竭时通过利尿或静脉扩张剂减少静脉回流以减低心室前负荷，一般可收到明显的临床效果。

2. 心室后负荷 心室后负荷是指动脉血压，左室后负荷常与动脉压或体循环血管阻力相等，在心率、心肌初长度和收缩能力不变的情况下，如果动脉血压增高，等容收缩期室内压峰值必然也高，射血期缩短，同时心室肌缩短的程度和速度均减少，射血速度减慢，以致每搏输出量减少，正常的心脏可以通过心肌初长度的改变和收缩能力的改变来维持心输出量，但心力衰竭时心肌收缩能力下降，导致心输出量减少，因此临床上减低后负荷的措施能改善心脏作功能力。

（三）心率与心律

1. 心率 心率影响心脏作功能力，机制有二：首先，心率的改变依赖于神经体液的调节，交感神经兴奋和血中儿茶酚胺增高不但可使心率加快、房室交界传导速度加快，还能激活心肌膜上的钙通道而使肌力状态增强；其次，心率又是心排血量的重要决定因素，心率加快在一定范围内可提高心输出量，但这种代偿有一定的局限性，长时间心动过速会影响心室作功能力，心率过快反而使心输出量降低，因此控制快速心律紊乱（如心动过速、心房纤颤等）能改善心功能。

2. 心律 心脏发挥最佳作功能力有赖于收缩过程的高度协调，一旦心脏舒缩活动的协调性被破坏，将因心泵功能紊乱而导致心输出量下降。心力衰竭患者室内传导常有改变，影响收缩的同步性，使得室间壁和前壁一些部分只有等其他区域收缩结束后才能开始收缩，造成心室的总体收缩力降低，严重影响心输出量。

（四）心肌血流和需氧量

对正常心脏来说，心肌血流与需氧量是严密配合的，因此一般不把它看作心脏做功能力的决定因素。但心肌缺血时收缩功能迅速减低，即使缺血发作缓解，心肌收缩功能也不能随即恢复，长时间供血不足，可使心肌收缩性能持续减低。由于心肌舒张也需要支付能量，因此在缺血及缺氧症时，心脏舒张能力常常受到影响。慢性心力衰竭时，动脉舒张压减低干扰了冠状循环的自动调节储备，而心力衰竭患者常见的内皮功能失常，亦可使心肌血流受到限制。与此同时，心动过速、后负荷增加和左室明显肥大，也会增加心肌需氧量。因此心肌血流不足在心功能失常的发生机制中起到重要作用，有时甚至冠脉并无阻塞性病变的患者亦可有此情形。

（五）神经体液机制

当心排血量不足时，心腔压力升高，机体全面启动神经体液机制进行代偿，主要表现为交感神经兴奋性增强和肾素－血管紧张素系统（RAS）激活。

1. 交感神经系统兴奋性增强 心力衰竭时，心输出量显著下降，周围组织器官灌流不足而缺血、缺氧，这对机体的是一个严重的应激信号，此时神经－体液率先做出代偿反应，其中交感神经－肾上腺髓质系统最先被激活，大量儿茶酚胺分泌，去甲肾上腺素的调适作用是刺激心率和心肌收缩能力并使血管收缩。所有这些作用的目的都是为扭转心排出量和血压的下降。但是随着血浆去甲肾上腺素水平的增高，导致心肌后负荷增加（外周阻力过大）和心率过快，这些均可使心肌耗氧量增加，预后也会变得较差。β－肾上腺素能受体阻断药能解除交感神经系统对心脏的代偿性刺激，对左室功能和预后可有改善作用。

2. 肾素－血管紧张素－醛固酮系统 心力衰竭时，由于心排血量降低，肾血流量随之减低，肾素－血管紧张素－醛固酮系统较早就被激活。血管紧张素II可以强化交感－肾上腺髓质系统的心血管效应，醛固酮加强水钠的重吸收，有利于血浆的扩容而使心排出量提高。但是这些调适作用也能产生不良影响，血管收缩过分，将使左室功能下降；钠潴留则可使原已增高的心室充盈压更为加剧。血管紧张素转换酶抑制药和螺内酯的应用在改善心力衰竭自然病史上取得的显著效果，提示肾素－血管紧张素－醛固酮系统活化对心力衰竭患者可能是弊大于利的。

3. 其他神经激素系统 心力衰竭时心钠肽（ANP）、脑钠肽（BNP）等利钠肽的水平都是增高的，可对肾素－血管紧张素－醛固酮系统和交感神经系统引起的血管收缩与钠潴留起到拮抗作用。但在慢性心力衰竭的患者体内这些利钠激素的生理效应明显减弱，因此它们对慢性心力衰竭患者不能像正常人那样产生利尿效果。不过可以用血浆中ANP及BNP水平来评定心力衰竭的进程和判断预后。

（六）心室重构

心力衰竭时为适应心脏负荷的增加，心肌及心肌间质在细胞结构、功能、数量及遗传表型方面所做出的适应性、增生性的变化称为心肌重构。发生重构的心肌细胞其肌原纤维及线粒体数量增多，心肌僵硬度加大，顺应性下降，影响心肌的舒张与收缩。心力衰竭时引起心肌重构的常见因素包括：血管紧张素Ⅱ、醛固酮、肿瘤坏死因子、内皮素、氧化应激、机械应力（前后负荷增大）等，其中肾素－血管紧张素－醛固酮系统是促进心肌间质重构的重要因素。心室重构是一种自身不断发展的过程，即使在心力衰竭的稳定阶段也是如此，而且不一定需要再有心肌损害。因此，防治心室重构在慢性心力衰竭的治疗中有着非常重要的意义。

【临床表现】

心力衰竭的临床表现大致可归纳为三大主征：肺循环淤血、体循环淤血和心输出量不足。

（一）左心衰竭

由于左心收缩力减退，心脏不能完全排出肺循环回流到左心室的血液，临床上以肺淤血及心输出量不足为主要表现。肺循环淤血的主要症状为呼吸困难，而低心排血量的主要症状则为外周脏器组织灌注不足的综合症状。

1. 症状

（1）呼吸困难：是左心衰竭早期最重要和最常见的症状。

1）劳力性呼吸困难：开始多在较重体力活动时出现，休息后可缓解，随着病情的进展，肺淤血日渐加重，呼吸困难症状可在较轻体力活动时即出现，并可出现夜间阵发性呼吸困难。

2）夜间阵发性呼吸困难：是左心衰竭的典型表现，为患者已入睡后突然因憋气而惊醒，被迫采取坐位，呼吸加深加快。轻者坐起后气急逐渐消失，患者又能平卧，次日白天可无异常感觉。严重者可持续发作，伴咳嗽、咳粉红色泡沫样痰和哮鸣音，称为“心源性哮喘”。

3）端坐呼吸：严重左心衰竭时，肺淤血达到一定程度后，患者不能平卧，常被迫采取坐位或半坐位以解除或减轻呼吸困难的状态，即端坐呼吸。采取的坐位愈高说明左心功能不全的程度愈重，故可按此估计左心功能不全的严重程度。

4）急性肺水肿：是左心衰竭最严重的表现，属于急性左心衰竭（见本节“急性心力衰竭”）。

（2）咳嗽、咳痰、咯血：咳嗽亦为左心衰竭的早期症状，常在夜间发生并伴有呼吸困难，坐位时可减轻或消失。咯白色浆液性泡沫状痰，心功能不全严重时咯粉红色泡沫痰，也可见大咯血。

（3）低心排血量症状：乏力、头晕、失眠、尿少、紫绀、心悸等，主要是由于心、脑、肾等脏器组织灌注不足所致。

2. 体征 主要包括：①原有心血管疾病的体征。②两肺底可闻及湿啰音，这是左心衰竭的重要体征之一，有时伴有哮鸣音。湿啰音分布位置可随体位改变而变。③左心衰竭的心脏体征：左心室增大，心率加快，肺动脉瓣区第二心音亢进，心尖部可闻及舒张期奔马律。④其他：血压一般正常，有时脉压减小，可出现交替脉。

（二）右心衰竭

右心衰竭多因左心衰竭引起，单纯右心衰竭可因急性或慢性肺心病所致，由于体循环静脉回流受阻和静脉压升高，临床上主要表现为体循环静脉淤血。

1. 症状 主要表现为：①消化道症状：患者因胃肠道淤血引起上腹胀满、食欲不振、恶心、呕吐等。②呼吸困难：因右心排血量减少，肺淤血减轻，故呼吸困难较左心衰竭时为轻。

2. 体征

（1）颈静脉怒张：患者半卧位或坐位时在锁骨上方见到颈外静脉充盈，或颈外静脉充盈最高点距离胸骨角水平10cm以上，显示体循环静脉压增高，常在右侧较明显，为右心衰竭的早期表现。

（2）肝脏肿大：肝脏因淤血而肿大，常伴压痛。当压迫腹部肿大的肝脏时，可出现颈静脉怒张更明显，称为肝颈静脉返流征阳性。肝肿大常发生于皮下水肿之前，是右心衰竭的早期表现。长期肝内淤血可导致心源性肝硬化，晚期可出现黄疸、肝功能受损及大量腹水。

（3）水肿：水肿开始出现在身体最低的部位，能起床活动的患者水肿从两足、踝部开始，卧床的患者从腰骶部开始。严重右心衰竭者可呈现全身水肿并伴有胸、腹水。

（4）心脏体征：除基础心脏病的相应体征外，可表现为右心室增大或全心明显增大，心浊音界向两侧扩大，三尖瓣区可闻及收缩期杂音，剑突下可见明显心脏搏动。

（5）发绀：较左心衰竭显著，多为周围性紫绀，出现在肢体的下垂及周围部位，如指（趾）端、面颊及耳垂等处。

（三）全心衰竭

此时左、右心衰竭的临床表现同时存在，亦可以某一侧心力衰竭表现为主。因为有右心衰竭的存在，常可使左心衰竭时肺淤血的临床表现得到缓解或减轻。

【辅助检查】

（一）X线检查

1. 左心衰竭　患者除原有心脏病引起的心脏外形改变外，主要显示肺淤血的表现：两侧肺门阴影增大、肺纹理增强，病情进一步发展可见肺野模糊。如在肺野外侧清晰可见一水平线状影（KerleyB线）则表示肺小叶间隔内积液，是慢性肺淤血的特征性表现。

2. 右心衰竭　常见右心室增大，心影向两侧扩大，还可见到胸腔积液（右侧或双侧胸腔）表现。

（二）超声心动图

超声心动图不但能比X线检查更准确地提供心腔大小变化及心瓣膜结构和功能情况，还可用M型、二维或多普勒超声技术测定左室的收缩和舒张功能。可以用收缩及舒张末的容量差计算射血分数（EF值），虽不够准确，但方便实用。超声多普勒又是临床上最实用的判断舒张功能的方法，可用其测量快速充盈期血流速度最大值（E峰）和心房收缩期二尖瓣血流速度最大值（A峰），E/A正常人不应小于1.2，舒张功能不全时，E峰下降，A峰增高，E/A比值降低（图1－2－1）。

（三）放射性核素检查

放射性核素心血池显影除有助于判断心室腔大小外，以收缩末期和舒张末期的心室影像的差别计算EF值，同时还可通过记录放射活性－时间曲线，计算左心室最大充盈速率以反映心脏舒张功能。

（四）创伤性血流动力学检查

可应用漂浮导管经静脉插管直至肺小动脉，直接测量各部位的压力及血液含氧量，计算心脏指数（CI）和肺小动脉楔压（PCWP），据此评价左心功能。正常人CI＞2.5L/（min·m^2），当CI＜2.5L/（min·m^2）时即出现低排血量综合征。PCWP可反映左心室舒张末压，正常值6～8mmHg，其升高程度与肺淤血程度呈正相关，提示左心功能不全。

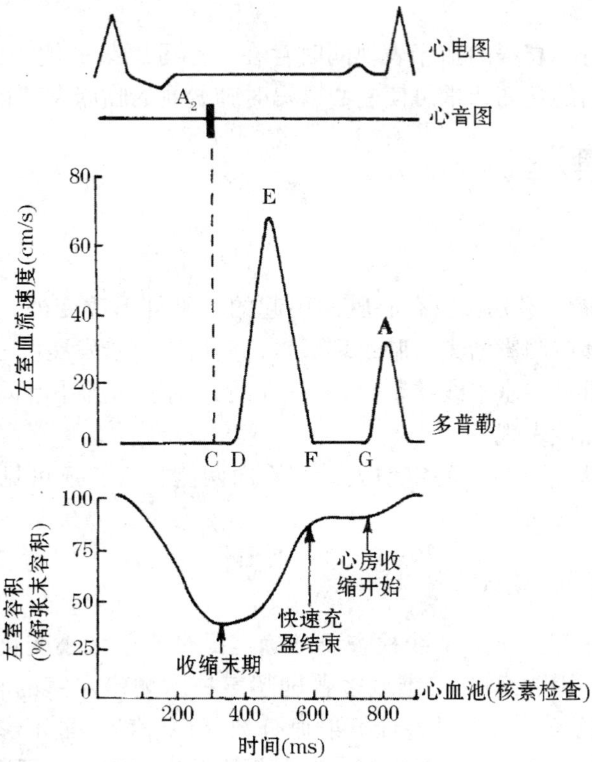

图 1－2－1　超声多普勒测定心室舒张功能

（五）其他

心电图检查、循环时间测定对心功能不全的诊断亦有一定作用。近年来，有人已采用磁共振显像（MRI）检查来辅助心力衰竭的诊断。心－肺吸氧运动试验可在运动状态下测定患者对运动的耐受量，更能说明心脏的功能状态。

【诊断及鉴别诊断】

心力衰竭的诊断是综合病因、病史、症状、体征及客观检查而做出的。首先应有明确的器质性心脏病的诊断，而心力衰竭的症状、体征是诊断心力衰竭的重要依据。

（一）诊断要点

1. 左心衰竭　①有原发病的症状和体征；②有肺淤血的临床表现（呼吸困

难等）；③相关的辅助检查结果支持诊断。

2. 右心衰竭　①有原发病的症状和体征；②出现体循环淤血的表现（颈静脉怒张、肝大、水肿等）；③相关辅助检查结果支持诊断。

（二）心功能分级

临床上在做出心力衰竭诊断的同时，必须做出心功能不全的分级诊断。目前世界各国临床实践中并行采用以下两种心功能不全分级方案。

方案一：1928 年纽约心脏病协会（NYHA）分级方案。主要根据患者的自觉活动能力划分为四级。Ⅰ级：体力活动不受限。日常活动不出现心悸、呼吸困难、乏力、心绞痛等症状。Ⅱ级：体力活动轻度受限。休息时无症状，一般日常活动即可出现心悸、呼吸困难、乏力、心绞痛等症状，休息后很快缓解。Ⅲ级：体力活动明显受限。休息时无症状，轻于日常的活动即可出现明显的心悸、气短、呼吸困难、乏力、心绞痛等，休息较长时间后症状可缓解。Ⅳ级：不能从事任何体力活动。休息时即出现心悸、气短、呼吸困难、心绞痛等症状，稍活动后症状明显加重。此方案的优点是简便易行，因此几十年以来仍为临床医生所采用。但其缺点是仅凭患者的主观陈述，有时症状与客观检查有很大差距，同时患者个体之间的差异也较大。

方案二：1994 年美国心脏病协会（AHA）对 NYHA 的心功能分级方案再次修订，除保留上述方案外还增加了客观评定的分级标准，即根据心电图运动试验、X 线和超声心动图等客观检查作出分级，将心功能分为 A、B、C、D 四级。A 级：无心血管疾病的客观证据。B 级：轻度心血管疾病的客观证据。C 级：中度心血管疾病的客观证据。D 级：重度心血管疾病的客观证据。至于在各种不同的检查中轻、中、重的标准如何判定，本方案未提出具体的规定，完全由医生自己作出判断。

（三）鉴别诊断

本病需与支气管哮喘、心包积液、缩窄性心包炎和肝硬化等疾病相鉴别。

【治疗】

通过综合治疗要求达到如下目的：①纠正血流动力学异常，缓解症状。②提高运动耐量，改善生活质量。③防止心肌进一步损害，降低死亡率。

（一）病因治疗

包括基本病因治疗和消除诱因两个方面。基本病因治疗，如冠心病可采用药物、介入或手术方法改善心肌供血状况，高血压性心脏病可采用有效药物进行降压治疗，采用手术矫正先天性心脏病等。消除诱因，如控制呼吸道感染、抗心律失常、避免过劳及情绪激动、戒烟、戒酒等，肥胖病人应减轻体重。

（二）一般治疗

1. 休息 是心力衰竭的基本治疗。体力和精神休息可降低心脏的负荷，也可按病情给予适当的镇静剂。严重心力衰竭应卧床休息。当病情好转后，应鼓励患者尽早作适量的活动。

2. 饮食 为控制钠的摄入宜采用低钠饮食。但目前应用的利尿药均有较强的排钠作用，故钠盐的控制不必过严。

（三）药物治疗

目前，抗心力衰竭药有四大类：①强心苷类：以地高辛为代表，能增强心肌收缩力，增加心搏出量。各种强心苷的作用基本相似，只是作用时间快慢、久暂、强弱有所不同。②非苷类强心药：主要是磷酸二酯酶抑制药，如氨力农、米力农等，它们有正性肌力和血管扩张作用，能降低心脏前、后负荷，从而改善心脏功能。③血管扩张药：主要有血管紧张素Ⅱ转换酶抑制药（如卡托普利、依那普利）、钙通道阻滞药（如硝苯地平）、α受体阻断药（如酚妥拉明、哌唑嗪）和直接血管扩张药（如硝普钠、肼屈嗪），它们通过扩张容量血管和阻力血管，降低心脏前、后负荷，使心搏出量增加。④利尿药：利尿药通过利尿减少血容量，从而降低心脏前、后负荷。

1. 利尿药的应用 利尿药是心力衰竭治疗中最常用的药物，通过排钠排水减轻心脏的容量负荷，对缓解淤血症状、减轻水肿有十分显著的效果。对慢性心力衰竭原则上利尿药应长期维持使用，水肿消失后，应以最小剂量无限期使用。但是不能将利尿药作为单一治疗心力衰竭的方法。

（1）利尿药的分类：根据利尿药的作用部位可分四类：①主要作用于髓袢升支皮质部的利尿药（中效利尿药），如噻嗪类和氯噻酮。②主要作用于髓袢升支髓质部的利尿药（强效利尿药），如呋塞米、依他尼酸等。③主要作用于远曲小管的利尿药（低效利尿药，留钾利尿药），如螺内酯、氨苯蝶啶、阿米洛利等。④主要作用于近曲小管的利尿药（渗透性利尿药），如乙酰唑胺等。

（2）利尿药的选用：对轻、中度心力衰竭者，用强心苷治疗同时加用噻嗪类利尿药，尤其对心室率不快的心力衰竭，利尿药治疗更为适用。对重症心力衰竭，可选用呋塞米静脉注射。注意补钾或并用留钾利尿药，以防止强心苷中毒。顽固病例可并用小剂量糖皮质激素。

（3）常用利尿药应用方法：见表1－2－1。

表1－2－1　　常用利尿药应用方法

利尿药	作用部位与作用机制	常用剂量、给药途径与用药方法
氢氯噻嗪	肾远曲小管开始部 抑制 $Na^{+}-K^{+}-2Cl^{-}$ 共同转运系统	轻症：口服25mg/d 每周2次或隔日1次 重症：口服75～100mg/d 分2～3次服用，同时补充钾盐
呋塞米（速尿）	髓袢的升支 抑制 $Na^{+}-K^{+}-2Cl^{-}$ 共同转运系统	口服：开始40mg/d，逐渐增至80～120mg/d 肌注或静注：20mg/d，1～2次/d，或1次/d，剂量可增至120mg/d
螺内酯（安体舒通）	肾远曲小管 竞争干扰醛固酮受体	口服：20mg/次，3～4次/d或1次/d
氨苯蝶啶	远曲小管、集合管 阻滞 Na^{+} 通道，抑制NaCl再吸收	口服：初次50～100mg/次，每日2～3次/d 有效后应改为1次/d，或隔日1次 联合：与氢氯噻嗪合用疗效显著，3～5天为1个疗程
阿米洛利	远曲小管、集合管	口服：开始5～10mg，1次/d，每日最大剂量为20mg

注意事项：①为避免过度利尿所引起的血容量不足和电解质紊乱，开始时应使用小剂量；为了保持药效和防止电解质紊乱可采用间歇用药。②使用利尿药时要求患者应充分卧床休息，因立位时的肾血流量较卧位时低，故利尿作用不明显。③过量钠的摄入能影响利尿药疗效。④有肾功能障碍时补钾或用留钾利尿药应注意预防高钾血症。

2. 血管紧张素转换酶抑制药的应用　血管紧张素转化酶（ACE）抑制药是一种抗高血压药物，用其治疗慢性心力衰竭是近10多年来最重要的进展之一。许多临床试验业已证明：ACE抑制药不仅能缓解心力衰竭的症状，而且能降低慢性心力衰竭的病死率，改善预后。基础研究也证实：ACE抑制药能逆转左室肥厚，防止心室的重构等，这对于慢性心力衰竭的治疗有非常重要的意义。血管紧张素Ⅱ受体的研究及其拮抗药的开发，使慢性心力衰竭的治疗又增加了一类药物。

ACE抑制药适用于所有左室收缩功能不全的慢性心力衰竭，包括无症状的心力衰竭，并且主张患者终生应用。伴有水、钠潴留者应与利尿药合用。应用ACE抑制药时应注意必须从小剂量开始，逐渐递增，直至达到目标剂量。

ACE抑制药目前种类很多，虽然各种ACE抑制药药理学有一定差别，但对临床应用影响不大，均可选用。因ACE抑制药常引起干咳，不能耐受者可改用血管紧张素Ⅱ受体拮抗药，如洛沙坦、缬沙坦等。心力衰竭时临床常用的ACE抑制药和血管紧张素Ⅱ受体拮抗药的剂量与用法见表1－2－2。

ACE 抑制药的副作用有低血压、肾功能一过性恶化、高血钾及干咳。临床上无尿性肾衰竭、妊娠哺乳期妇女及对 ACE 抑制药物过敏者禁用本类药物。

表 1-2-2 常用 ACE 抑制药和血管紧张素Ⅱ受体拮抗药的剂量与用法

药物	起始剂量	目标剂量
卡托普利	25mg/次，3 次/d	25~50mg/次，3 次/d 维持量 25~100mg/次，3 次/d
依那普利	5~10mg/次，1~2 次/d	10mg/次，2 次/d 最大量 40mg/d，常用量 10~20mg/d
培哚普利	2mg/次，1 次/d	4mg/次，1 次/d
雷米普利	1.25mg/次，3 次/d	2~2.5mg/次，2 次/d
苯那普利	2.5mg/次，1 次/d	5~10mg/次，2 次/d
莱诺普利	2.5mg/次，1 次/d	5~20mg/次，1 次/d
洛沙坦	25~50mg/次，1 次/d	必要时 100mg/次，1 次/d 维持量 50mg/次，1 次/d
缬沙坦	80mg/次，1 次/d	必要时 160mg/次，1 次/d

3. 强心苷类 强心苷是一类具有强心作用的苷类化合物，在各种治疗心血管疾病的药物中强心苷的历史最为悠久，临床应用已有 200 年历史，现在仍然是常用药物，其中地高辛是正性肌力药中唯一有效且长期治疗不增加死亡率的药物。

（1）强心苷的分类：强心苷来自植物，亦称洋地黄类药物。根据强心苷的作用时间可分为 3 类：①长效（或慢效）类，以洋地黄毒苷为常用；②中效类，以地高辛为常用；③短效（或快效）类，常用的有去乙酰花苷（西地兰 D）、毒毛花苷 K。

（2）药理作用：强心苷的药理作用、用途、不良反应等都类似，仅作用强度及药物代谢动力学（作用快慢、久暂）方面有所差别。其作用特点是：①正性肌力作用：强心苷主要是通过抑制心肌细胞膜上的 Na^+-K^+-ATP 酶活性，使细胞内 Na^+ 浓度升高，K^+ 浓度降低，则 Na^+ 与 Ca^{2+} 进行交换，使细胞内 Ca^{2+} 升高而使心肌收缩力增强。由于细胞内 K^+ 浓度降低，也成为强心苷中毒的重要原因。②电生理作用：一般治疗剂量下，强心苷可抑制心脏传导系统，对房室交界区的抑制最为明显；大剂量时可提高心房、交界区及心室的自律性；当血钾过低时，更易发生各种快速性心律失常。③对神经-激素的作用：强心苷有直接和间接改善神经内分泌异常的作用，主要表现为抑制交感神经活性，增强迷走神经活性。对迷走神经系统的直接兴奋作用是强心苷的一个独特的优点。长期应用地高辛，即使是较少剂量也可以对抗心力衰竭时交感神经兴奋的不利影响。

（3）用药原则：强心苷制剂的应用一般分为两个步骤：首先给以全效量以获全效，即所谓“洋地黄化”（现在改用为“首次剂量”或“负荷剂量”）；其后给予维持量，以维持其疗效。全效量的给予分速给法和缓给法两种，前者适用于两周内未用过强心苷而病情较急、较重者，选用静脉短效类制剂；后者则适用于慢性轻症病例，选用中、长效类制剂。在获全效后每日给予维持量以补充每日排泄量，凡心功能不全基本原因不能除去的患者，应长期服用维持量。由于强心苷的安全范围小，中毒发生率高，因此在实际应用中，除参考常用量外应尽量做到剂量“个体化”，用尽可能小的剂量纠正心力衰竭。随着对强心苷类药物的深入研究，临床应用也在不断变化。

（4）用法与用量：①地高辛：目前倾向于小剂量化，一般采用无负荷量的维持量法。中度心力衰竭的治疗一般为每日 0.125 ~0.25mg，口服。对较急或较重的心力衰竭，要求在短时间内取得疗效时，需用快速洋地黄化法（总量 0.75 ~1.25mg，每 6 ~8 小时口服 0.25mg）或静脉注射给药，对 70 岁以上或肾功能不良的患者宜减量。②去乙酰毛花苷：为快速作用类制剂，首剂 0.4mg，以 25% 葡萄糖注射液 20ml 稀释后，缓慢静注，注射后 10 分钟起效，12 小时达高峰，经 4 ~6 小时可再注射 0.2 ~0.4mg，24 小时总量可达 0.8 ~1.2mg，适用于急性心力衰竭或慢性重症心力衰竭，尤其适用于心力衰竭伴快速心房颤动者。③毒毛花苷 K：亦为快速作用类制剂，每次用量为 0.25mg，以 25% 葡萄糖注射液 20ml 稀释后，缓慢静注，静脉注射后 5 分钟起作用，0.5 ~1 小时达高峰，24 小时总量可达 0.5 ~0.75mg，适用于急性心力衰竭或慢性重症心力衰竭。

（5）适应证及禁忌证：心力衰竭无疑是应用强心苷的主要适应证，但不同病因所致的心力衰竭对强心苷的治疗反应不尽相同。①适用：对于心腔扩大、舒张期容积明显增加的慢性充血性心力衰竭效果较好。这类患者如同时伴有心房颤动则更是应用强心苷的最好指征。②相对禁用：对于代谢异常而发生的高排血量心力衰竭，强心苷治疗效果欠佳，如贫血性心脏病、甲状腺功能亢进、维生素 B 缺乏性心脏病以及心肌炎、心肌病等病因所致心力衰竭。③慎用：肺源性心脏病导致的右心衰竭，因其常伴低氧血症，强心苷效果不好且易于中毒，应慎用。④禁忌：肥厚型心肌病主要是心室舒张不良，增加心肌收缩性可能使原有的血流动力学障碍更为加重，禁用强心苷。

（6）强心苷中毒及其处理：强心苷轻度中毒剂量约为有效治疗量的 2 倍，所以其用药安全窗很小。尤其心肌在缺血、缺氧情况下更易发生中毒。水、电解质紊乱（特别是低血钾），是常见的引起强心苷中毒的原因，肾功能不全以及与其他药物的相互作用也是引起中毒的因素。心血管病常用药物，如胺碘酮、维拉帕米（异搏定）及阿司匹林等，均可降低地高辛的经肾排泄率而导致中毒。

强心苷中毒表现：①心脏反应：强心苷中毒最重要的反应是各类心律失常，最常见者为室性期前收缩，多表现为二联律、非阵发性交界区心动过速、房性期前收缩、心房颤动及房室传导阻滞。快速房性心律失常伴有传导阻滞是强心苷中毒的特征性表现。②胃肠道反应：较为常见，可表现为恶心、呕吐等。③中枢神经系统反应：眩晕、头痛、疲倦、嗜睡、谵妄及黄视症、绿视症等色视障碍。

强心苷中毒的处理：发生强心苷中毒后应立即停药。轻度中毒者毒性症状在停药后可逐渐消失。对快速性心律失常者，可视情况补充钾盐和镁盐，如血钾不低可用利多卡因或苯妥英钠。电复律一般禁用，因其易导致心室颤动。有传导阻滞及缓慢性心律失常者可用阿托品 0.5～1.0mg 皮下或静脉注射，一般不需安置临时心脏起搏器。

4. β 受体阻断药 从传统的观念来看，β 受体阻断药以其负性肌力作用而禁用于心力衰竭。自认识到慢性心力衰竭发病过程中交感神经活性增高及其促进慢性心力衰竭恶化的不良影响后，人们才又注意到 β 受体阻断药的治疗意义，目前认为它有可能成为治疗慢性心力衰竭的一线药物。

用于心力衰竭的 β 受体阻断药有：选择性阻滞 β_1 受体而无血管扩张作用的 β 受体阻断药美托洛尔、比索洛尔等，兼有 β_1、β_2 和 α_1 受体阻断药作用的非选择性并有扩张血管作用的 β 受体阻断药制剂卡维地洛、布新洛尔等。临床常用 β 受体阻断药用量及用法见表 1－2－3。

由于 β 受体阻断药确实具有负性肌力作用，临床应用仍应十分慎重。一般应待心力衰竭情况稳定后，首先从小量开始，逐渐增加剂量，适量长期维持。症状改善常在用药后 2～3 个月才出现。β 受体阻断药的禁忌证为支气管痉挛性疾病、心动过缓、二度及二度以上房室传导阻滞。

表 1－2－3　　常用 β 受体阻断药用量及用法

药物	开始剂量与用法	目标剂量与用法	
		<75kg 者	>75kg 者
美托洛尔	6.25mg/次，2 次/d	50mg/次，2 次/d	50～75mg/次，2 次/d
拉贝洛尔	5.0mg/次，2 次/d	50mg/次，2 次/d	50～75mg/次，2 次/d
比索洛尔	1.25mg/次，1 次/d	5.0mg/次，1 次/d	10mg/次，2 次/d
卡维地洛	3.0mg/次，2 次/d	25mg/次，2 次/d	50mg/次，2 次/d
布新洛尔	3.0mg/次，2 次/d	50mg/次，2 次/d	75～100mg/次，2 次/d

5. 非强心苷类正性肌力药

（1）肾上腺素受体激动药：多巴胺及多巴酚丁胺是 20 世纪 70 年代中期应用于临床的药物，可用于心力衰竭的治疗。但由于在慢性心力衰竭全过程中，交感神经长期处于激活状态，这也是心力衰竭后期恶化的因素之一，因此这类药物不宜常用，以上两种制剂均只能短期静脉应用，在慢性心力衰竭加重时应用有助于改善心力衰竭，起到帮助患者渡过难关的作用。

（2）磷酸二酯酶抑制药：也是一类正性肌力药和血管扩张药。其作用机制是抑制磷酸二酯酶活性，使细胞内的 cAMP 降解受阻，cAMP 浓度升高，进一步使细胞膜上的蛋白激酶活性增高，促进 Ca^{2+} 通道膜蛋白磷酸化，Ca^{2+} 通道激活使 Ca^{2+} 内流增加，心肌收缩力增强。临床应用的制剂有米力农和氨力农，后者增加心肌收缩力的作用比前者强 10～20 倍，作用时间短，副作用也较少，两者均能改善心力衰竭症状及血流动力学各参数。米力农用量为 50μg/kg，稀释后静注，然后以 0.375～0.75μg/（kg·min）静脉滴注维持。磷酸二酯酶抑制药短期应用对改善心力衰竭症状的效果是肯定的，然而长期应用不仅不能改善症状或临床情况，反而增加死亡率，因此，这类药物仅限于重症心力衰竭时短期应用。

6. 其他治疗慢性心力衰竭的药物　心力衰竭时，由于各种代偿机制的作用，周围循环阻力增加，心脏的前负荷也增大。20 世纪 70 年代以后，曾有一些临床试验结果表明扩张血管疗法能改善心力衰竭患者的血流动力学，减轻淤血症状。各种扩血管药曾广泛用于治疗心力衰竭。除 ACE 抑制药外，还有一些抗高血压及抗心绞痛的药物也可用于治疗慢性心力衰竭，这些药包括钙通道阻滞药、硝普钠、肼苯达嗪、硝酸异山梨酯、肼屈嗪、哌唑嗪等。20 世纪 80 年代末以来，临床应用 ACE 抑制药治疗心力衰竭，除了其扩血管效应外，尚有更为重要的治疗作用，现已取代了扩血管药在心力衰竭治疗中的地位。

【预防】

慢性心力衰竭的预防，首先在于基本病因的治疗，如贫血、高血压、缺血性心脏病、重度瓣膜病等，使用药物控制、介入疗法和手术治疗可缓解或根治原发病，预先防止心力衰竭的发生或加重。其次是所有心血管疾病患者均应避免或控制心力衰竭的诱发因素。

二、急性心力衰竭

急性心力衰竭是指心脏急性病变在短时间内发生心肌收缩力明显减低，或心室负荷急剧加重，致使心排出量显著、急骤降低引起组织、器官灌注不足和急性淤血的综合征。临床以急性左心衰竭较为常见，表现为急性肺水肿，甚至可发生心源性休克或心脏骤停。急性右心衰竭少见，主要见于大块肺梗死引起的急性肺心病。本节主要讨论急性左心衰竭。

【病因与发病机制】

（一）病因

1. 急性弥漫性心肌损害 常见于急性广泛性心肌梗死、急性心肌炎等引起的急性心肌收缩力减退的疾病。

2. 急性容量负荷过重 见于由心肌梗死所致乳头肌或腱索断裂导致瓣膜性急性反流，输血或输液过多、过快等导致血容量急速增加。

3. 急性心室舒张受限 常由快速异位心律、急性大量心包渗液或积血引起的急性心脏压塞所致。

4. 其他 还可见于急性机械性阻塞，由此导致心脏压力负荷过重，心排血受阻。如严重的二尖瓣或主动脉瓣狭窄、左室流出道梗阻、二尖瓣口黏液瘤或血栓的嵌顿等。

（二）发病机制

心脏解剖或功能的突发异常，使心脏收缩力突然严重减弱，心排出量急剧降低，左室舒张末期压迅速升高，肺静脉压及肺毛细血管压升高，肺毛细血管内液体渗出到肺间质和肺泡内形成急性肺水肿。

【临床表现】

急性左心衰竭发病急骤，患者突然出现严重呼吸困难，常呈端坐呼吸，出现咳嗽，常咯出粉红色泡沫样痰。患者面色苍白、发绀、烦躁不安，可伴有大汗、心悸、恐慌及窒息感。呼吸频率可达30～40次/分，脉搏、心率增快，极重者可因缺氧而出现神志模糊等脑功能障碍的表现。两肺布满湿性啰音和哮鸣音，心尖部第一心音减弱，可闻及舒张期奔马律和肺动脉瓣区第二音亢进。

【诊断及鉴别诊断】

1. 诊断要点 ①有引起急性左心衰竭的病因；②出现肺水肿的典型症状和体征。

2. 鉴别诊断 主要需与支气管哮喘相鉴别。

【治疗】

急性左心衰竭为内科危重急症，预后与抢救是否及时、处理是否得当有关。因此要分秒必争，尽快解除缺氧和呼吸困难。具体措施如下：

1. 体位　患者取坐位，两腿下垂，以减少静脉回流。

2. 吸氧　立即鼻导管高流量（6~8L/min）吸氧，病情严重者给予面罩麻醉机加压给氧。同时使用50%酒精置于氧气过滤瓶中随氧气吸入以消除肺泡内的泡沫，增加气体交换面积。

3. 吗啡　对烦躁不安的患者可给予吗啡3~5mg，稀释后静脉注射，必要时每隔15分钟重复1次，共可给药2~3次。老年人可酌情减少剂量或改为肌肉注射。

4. 快速利尿　将呋塞米20~40mg稀释后静脉注射，于2分钟内注完。10分钟内起效，可持续3~4小时，必要时4小时后可重复1次。除利尿外，呋塞米还有扩张静脉作用，有利于缓解肺水肿。

5. 血管扩张剂　常用药有硝普钠和硝酸甘油，因能有效扩张血管（尤其是静脉血管），故可尽快解除肺水肿。①硝普钠：开始以12.5~25μg/min静脉滴注，根据血压调整剂量，一般维持量在50~100μg/min，保持收缩压不低于100mmHg，静脉滴注时需避光并需临时配制液体，4~8小时滴完。②硝酸甘油：可先从10μg/min开始静脉滴注，然后每10分钟调整1次，每次增加5~10μg/min，维持量50~100μg/min。如患者有低血压，可将其与多巴胺合用。

6. 强心苷　适用于心房颤动伴快速心室率或原有心脏增大伴左心室收缩功能不全者。首剂可给0.4~0.8mg，2小时后可酌情再给0.2~0.4mg。重度二尖瓣狭窄、心肌梗死24小时内不宜使用强心苷类药物。

7. 氨茶碱　可解除支气管痉挛，并有一定的正性肌力、扩血管及利尿作用。以0.25g加入25%葡萄糖溶液40ml内，缓慢静脉注射。

第二节　心律失常

正常心脏以一定的频率产生有规律的收缩，其收缩的冲动起源于窦房结，并以一定的传导速度和顺序下传到心房、结间束、房室交界（房室结）、房室束（希氏束）、左右束支及其分支，最后经浦肯野纤维网传导至心室引起心肌兴奋和收缩。心律失常是指心脏冲动的频率、节律、起源部位、传导速度或激动次序的异常。心律紊乱和心律不齐等词的含义偏重于表示节律的失常，而心律失常既包括节律异常，又包括频率异常，故更为准确恰当。心律失常是常见的临床综合征，诊断主要依靠心电图检查。

一、概述

【病因与发病机制】

（一）病因

引起心律失常的原因包括：①生理性原因：可见于部分正常人，但一般表现程度较轻。②各种器质性心血管病：这是心律失常最常见的原因，如冠心病、心肌炎、心肌病、心脏瓣膜病和高血压病等。③其他全身性因素：可以是其他器官或全身疾病在心脏的反应，如自主神经功能紊乱、电解质紊乱、内分泌失调、缺氧、中毒、手术刺激及药物反应等。此外，过度疲劳、情绪激动、精神紧张、吸烟、饮酒、喝浓茶及咖啡等常为心律失常的诱因。

（二）发病机制

心律失常的发生机制包括冲动形成异常、冲动传导异常或两者兼而有之。

1. 冲动形成异常

（1）窦房结发出冲动异常：由于窦房结发出冲动节律过快、过慢、不规则、暂停发放等，导致窦性心动过速、过缓、窦性心律不齐或窦性停搏。

（2）异位冲动的形成：除窦房结外，结间束、冠状窦口附近、房室结的远端和希氏束－浦肯野系统等处的心肌细胞也具有不同程度的自律性，自主神经系统兴奋性改变或其内在病变，均可导致这些部位不适当的冲动发放。此外，原来无自律性的心肌细胞，如心房、心室肌细胞，均可在病理状态下出现异常自律性，如心肌缺血、药物、电解质紊乱、儿茶酚胺增多等均可激发异常自律性的形成，导致心律失常。

（3）触发活动：儿茶酚胺浓度增高、低血钾、高血钙及强心苷中毒时，可刺激心房、心室与希氏束－浦肯野组织在3相动作电位结束后即刻产生振荡电位而发生除极活动，被称为后除极。若后除极的振幅增高并达到阈值，便可引起心肌提早除极，反复激动，引起反复除极。触发活动虽与自律性不同，但亦可导致持续性快速性心律失常。

2. 冲动传导异常

（1）不应期影响：心肌细胞兴奋性最大特点是在一次兴奋之后有较长的不应期并随心动周期时间长短改变。一般地说，处于不应期的组织下一次激动不能传导或传导减慢。当两个冲动在较短的时间内先后到达某处心肌时，由于第2个冲动到达该部位适逢此处心肌尚处于前一个冲动的绝对不应期而不能传入并通过，即可形成生理性阻滞或干扰现象。连续干扰形成房室分离。如传导障碍并非由于生理性不应期所致者，称为病理性传导阻滞。

(2) 单纯传导功能障碍：包括传导减慢、传导阻滞及单向传导阻滞。当传导系统功能障碍时，即可引起不同类型、不同程度的传导阻滞，如窦房、房内、房室、束支及束支分支传导阻滞。

(3) 附加传导途径：如除正常传导系统外，尚具有附加传导途径，则窦房结发出的冲动除沿正常传导系统下传外，尚可沿附加传导途径提前下传心室，引起预激综合征。在附加传导途径基础上，可发生折返激动，引起快速心律失常。

(4) 折返激动：指一个冲动沿着曲折的环形通路返回到其起源部位，使该处再次激动而继续向前播散的现象。折返是所有快速性心律失常中最常见的发生机制。产生基本条件包括：①存在两个或多个部位的传导性与不应性各不相同的传导途径，相互连接形成一个闭合环；②其中一条通道发生单向传导阻滞；③另一通道传导缓慢，使原先发生阻滞的通道有足够时间恢复兴奋性；④原先阻滞的通道再次激动，从而完成一次折返激动。一次折返，引起一次期前收缩。冲动在环内反复循环，产生持续而快速的心律失常。

【分类】

(一) 冲动形成异常

1. 窦性心律失常　①窦性心动过速。②窦性心动过缓。③窦性心律不齐。④窦性停搏。

2. 异位心律

(1) 主动性异位心律：①期前收缩（房性、房室交界区性、室性）。②阵发性心动过速（房性、房室交界区性、房室折返性、室性）。③心房扑动及心房颤动。④心室扑动及心室颤动。

(2) 被动性异位心律：①逸搏（房性、房室交界区性、室性）。②逸搏心律（房性、房室交界区性、室性）。

(二) 冲动传导异常

1. 生理性　干扰及房室分离。

2. 病理性　①窦房传导阻滞；②房内传导阻滞；③房室传导阻滞；④室内传导阻滞（左右束支及左束支分支传导阻滞）。

3. 房室间传导途径异常　预激综合征。

【诊断方法】

心律失常的诊断除通过询问病史和体格检查外，尚需选择以下一项或多项检查以确定诊断。尤其是心电图检查，是诊断心律失常不可缺少的重要依据。

1. 心电图检查 是诊断心律失常最重要的一项非侵入性检查技术。应记录12导联心电图，并记录清楚显示P波导联的心电图长条以备分析，通常选择Ⅱ或 V_1 导联。节律分析应包括：心房与心室节律是否规则、频率各为多少、P－R间期是否恒定、P波与QRS波群形态是否正常、P波与QRS波群的相互关系等。

2. 动态心电图 检查时使用一种可连续记录患者24小时心电图的小型便携式记录器，以便了解临床症状的发生是否与心律失常有关，明确心律失常或心肌缺血发作与日常活动的关系以及昼夜分布特征，协助评价抗心律失常药物的效果等。

3. 心电图运动负荷试验 可在心律失常发作间歇时诱发心律失常。正常人进行运动试验亦可发生室性期前收缩。运动试验诊断心律失常的敏感性不如动态心电图。

4. 食管心电图 将探查电极放入食管内，以更靠近心房或心室，能清晰地记录心房与心室电活动。

5. 临床心电生理检查 能确立心律失常及其类型的诊断，了解心律失常的起源部位与发生机制。另外，心电生理检查方法还可用于治疗及判断预后。

【治疗】

（一）病因治疗

病因治疗是治疗心律失常的根本措施。例如，冠心病可采取冠状动脉搭桥术、冠状动脉内放置支架等方法改善心肌供血，风湿性心脏病可实施瓣膜置换术等。

（二）药物治疗

目前，药物治疗心律失常已广泛应用。虽然现在已有很多抗心律失常药物可供选择，但是没有一种药物是对所有患者完全有效的，而且每种药物都有发生严重毒性反应的可能。因此，在决定是否应给予一个心律失常患者以药物治疗时应慎重考虑。

1. 快速心律失常的药物治疗 主要应用抗心律失常药，此类药物的治疗目的在于：①终止持续性快速心律失常的发作；②减慢室上性心律失常的心室率，以便获得血流动力学的改善；③消除快速心律失常的复发因素，如期前收缩、儿茶酚胺分泌增加等，预防发作。

抗心律失常药对心肌电生理的作用主要通过阻滞心肌细胞膜通道的离子流、改变心肌细胞的电生理特性而实现的，其基本电生理作用为：①降低自律性；②减少后除极和触发活动；③改变膜反应性及传导性，终止或取消折返激动；④延长不应期，终止及防止折返激动的发生。临床常用的抗心律失常药物根据其对心肌细胞动作电位的作用可分为四类：

Ⅰ类：钠通道阻断药，曾被称为膜抑制药。根据阻滞钠通道程度不同又将其分为Ⅰa、Ⅰb、Ⅰc三个亚类。①Ⅰa类：适度阻钠，中等抑制（30%）动作电位0相上升速度（Vmax），减慢传导，延长复极。代表药有奎尼丁、普鲁卡因胺。②Ⅰb类：轻度阻钠，轻度抑制Vmax（10%），传导略减慢或不变，加速复极。代表药有利多卡因、苯妥英钠、美西律（慢心律）等。③Ⅰc类：中度阻钠，明显减慢Vmax（≥50%），显著减慢传导，对复极影响小。代表药有普罗帕酮（心律平）、氟卡尼等。

Ⅱ类：β受体抑制药，阻断β肾上腺素能受体，减慢动作电位上升速度，抑制4位相除极。代表药有普萘洛尔（心得安）、美托洛尔（美多心安、倍他乐克）等。

Ⅲ类：选择性延长复极（动作电位时限和不应期）的药物，代表药有胺碘酮（安律平）、索他洛尔、溴苄胺等。

Ⅳ类：钙内流阻断药。主要通过影响4位相阻断细胞膜的钙通道。代表药有维拉帕米（异搏定）、地尔硫䓬等。

常用抗心律失常药的剂量和使用方法见表1-2-4。

2. 缓慢心律失常的药物治疗　一般选用增强心肌自律性和（或）加速传导的药物。①拟交感神经药，如异丙肾上腺素等。②迷走神经抑制药，如阿托品等。③碱化剂，如乳酸钠或碳酸氢钠等。

（三）电学治疗

1. 快速心律失常的电学治疗

（1）复律与除颤：主要机制是对心脏给予一定能量的短暂电击，使心肌在瞬间内同时除极，以恢复窦房结对心脏的控制。心脏电转复的特点是疗效迅速可靠，不良反应少、较安全。直流电同步电复律主要用于除心室颤动以外的快速型心律失常，而直流电非同步电除颤临床上则用于心室颤动。此外临床上还有其他心脏电复律的方法，如经食管内低能量电复律、颈静脉电极导管心脏内电复律、植入式心脏复律除颤器等。

表1-2-4　　常用抗心律失常药物的临床应用

常用药物	适应证	禁忌证	剂量与用法		不良反应
			负荷量	维持量	
利多卡因 lidocaine (IB)	防治室性快速心律失常，尤其急性心肌缺血或急性心肌梗死所致者	对本药物过敏者，严重病窦、高度AVB	静脉给药 1~3mg/kg	静脉给药 1~4mg/min	神经系统症状：头晕、嗜睡、视力模糊、言语和吞咽障碍；呼吸困难；心脏反应（窦性停搏、AVB、心肌抑制）；四肢抽动
美西律 mexiletine (IB)	室性快速心律失常，尤其QT延长所致者	严重心衰、心源性休克	静脉给药：500mg 口服：50~200mg q6~8h	静脉给药：0.5~1g/24h 口服：100mg q6~8h	神经系统症状（感觉异常、运动失调、震颤）；胃肠道症状（恶心、呕吐）；心血管症状（心动过缓、低血压）；皮疹
普罗帕酮 (IC)	室上性或室性快速心律失常、伴有预激综合征的快速心律失常	低血压、休克、病窦、高度AVB、心力衰竭	静脉给药：1~1.5mg/kg 口服：600~900mg	口服：150~300mg q8~12h	头痛、眩晕；立位低血压、房室与室内传导阻滞、加重心力衰竭；恶心、呕吐
普萘洛尔 propranolol (II)	主要用于室上性心律失常，也适用于强心苷或儿茶酚胺有关的心律失常，降低心肌梗死后死亡率	支气管哮喘、低血压、病窦综合征、高度房室传导阻滞、心力衰竭	静脉给药：0.25~0.5mg，每5min；一次总量≤5mg	口服：10~60mg q6~8h	头晕、嗜睡、乏力、失眠；加重支气管哮喘和慢性阻塞性肺病；可致低血压、窦缓、窦房及房室传导阻滞、心力衰竭；突然停药可产生反跳现象
胺碘酮 amiodarone (III)	各种室上性或室性快速心律失常；心房颤动、房扑复律，复律后维持治疗	窦性心动过缓、病窦综合征、房室或室内传导阻滞	静脉给药：5mg/kg，20~120min内；口服：600mg/q8~10d	静脉给药：600~800mg/24h 口服；100~400mg qd	肺纤维化；皮肤变色；角膜色素沉着；甲亢或甲减；肝损害、恶心、呕吐；心动过缓、偶致QT延长所致室速

（续表）

常用药物	适应证	禁忌证	剂量与用法		不良反应
			负荷量	维持量	
维拉帕米 verapamil（Ⅲ）	对各种折返性室上性心动过速效果好；对急性心梗、心肌缺血及强心苷中毒引起的室性早搏有效	病窦综合征、房室传导阻滞、低血压、严重心力衰竭、心源性休克	静脉给药：5mg，2～3min内，必要时10～15min后重复一次；口服：80mg，q6～8h	静脉给药：0.005mg/(kg·min)；口服：80～120mg，q6～8h	心动过缓、房室传导阻滞、低血压、心力衰竭、静脉注射较大剂量或较快时可引起心脏骤停

（2）导管射频消融治疗：通过心导管将电能、激光、细胞毒性物质、冷冻或射频电波引入心内特定部位心肌细胞，阻断折返环或消除病灶，以达到治疗快速性心律失常的目的。

2. 缓慢心律失常的电学治疗　对严重的缓慢心律失常可采用人工心脏起搏器来治疗。

（1）临时性心脏起搏：主要适用于急需心脏起搏且有可能恢复的严重过缓性心律失常，如心肌炎、急性下壁梗死所致的三度房室传导阻滞等。

（2）永久性心脏起搏：病态窦房结综合征、完全性房室传导阻滞或二度Ⅱ型房室传导阻滞等严重过缓性心律失常，可安装永久性心脏起搏器。

（四）手术治疗

外科治疗快速心律失常的目的在于切除、隔置、离断参与心动过速生成、维持与传播的组织，保存或改善心脏功能。常用方法有切断附加传导途径（旁路）治疗预激综合征经旁路引起的室上性心动过速；切除室壁瘤以治疗由此引起的室性快速心律失常；心内膜环状或楔状切除以治疗室性心动过速。

二、窦性心律失常

正常窦性心律的冲动起源于窦房结，频率为60～100次/分。心电图显示窦性心律的P波在Ⅰ、Ⅱ、aVF导联直立，aVR导联倒置。P－R间期0.12～0.20秒。窦性心律失常患者的心电图符合窦性心律的特征，仅表现为频率、节律、暂停等变化。窦性心律失常可见于某些生理状态及病理状态，某些药物也可引发窦性心律失常。临床表现视其心律失常程度及全身适应情况而轻重不一：轻者可无临床症状及体征，一般患者除心悸和心率（律）变化外，还可有心、脑、肾供血不足的表现，严重心动过缓或心动过速者可使原有心脏病加重，引起心绞痛或心力衰竭，甚至发生心源性晕厥。

（一）窦性心动过速

成人的窦性心律频率>100次/分，称窦性心动过速。

1. 心电图表现 符合窦性心律的上述特征，成人频率超过100次/分。窦性心动过速通常逐渐开始与终止。频率大多在100～180次/分之间，有时可高达200次/分。迷走神经刺激可使其频率逐渐减慢，停止刺激后又加速至原先水平（图1－2－2）。

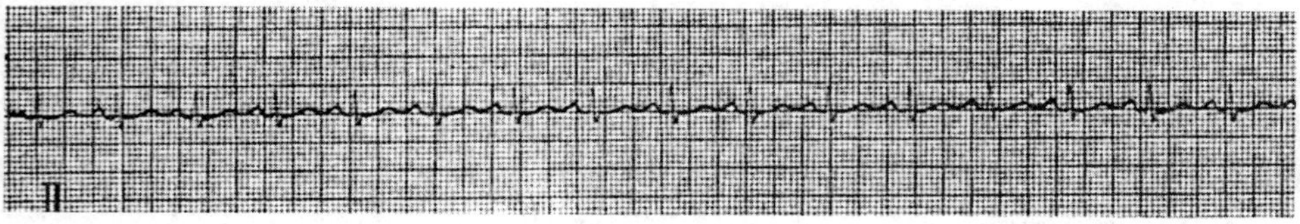

图1－2－2 窦性心动过速

2. 治疗 主要是治疗原发疾病，同时去除诱发因素。使用β受体阻断药（美托洛尔、普萘洛尔等）以减慢心率。

（二）窦性心动过缓

成人窦性心律的频率低于60次/分，称为窦性心动过缓。

1. 心电图表现 符合上述窦性心律的特征，成人频率低于60次/分。窦性心动过缓常同时伴随窦性心律不齐，即不同PP间期之间的差异大于0.12秒（图1－2－3）。

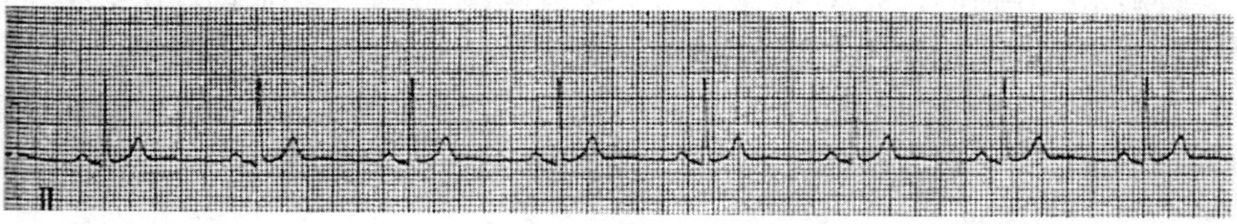

图1－2－3 窦性心动过缓

2. 治疗 无症状的窦性心动过缓通常无需治疗。如因心率过慢出现心排血量不足的症状，可应用氨茶碱、阿托品或异丙肾上腺素等药物，必要时应考虑安置人工心脏起搏器。

（三）窦性停搏或窦性静止

窦房结电冲动形成暂停或中断，导致心房及心室电活动和机械活动暂停或中断的现象，称为窦性停搏或窦性静止。

1. 心电图表现　较正常 PP 间期显著延长的间期内无 P 波发生，或 P 波与 QRS 波群均不出现，长的 PP 间期与基本的窦性 PP 间期无倍数关系。长时间的窦性停搏后，下位的潜在起搏点，如房室交界处或心室，可发出单个逸搏或逸搏心律控制心室。有时，窦性停搏后直至窦房结冲动自行恢复发放，一直无逸搏发生（图 1－2－4）。

2. 治疗　同窦性心动过缓。

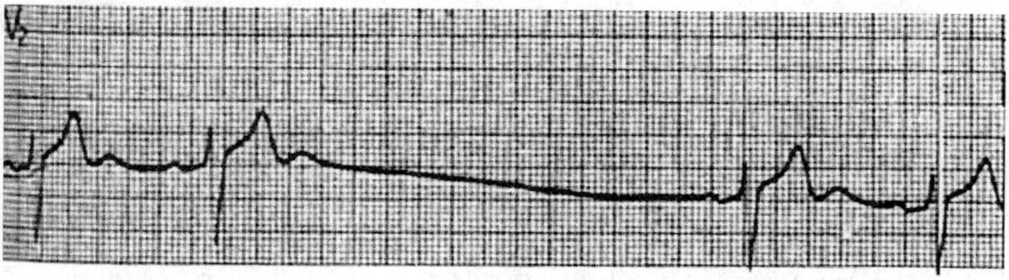

图 1－2－4　窦性停搏

（四）病态窦房结综合征

由于窦房结病变导致功能减退，产生多种心律失常的综合表现称为病态窦房结综合征，简称病窦综合征。病人可在不同时间出现一种以上的心律失常，经常同时伴发自律性异常和房室传导阻滞。

1. 心电图表现　①持续而显著的窦性心动过缓（50 次/分以下），且并非由药物引起；②窦性停搏与窦房阻滞；③窦房阻滞与房室传导阻滞同时并存；④心动过缓－心动过速综合征（心动过缓与房性快速性心律失常交替发作，后者通常为心房扑动、心房颤动或房性心动过速）；⑤在没有应用抗心律失常药物情况下，心房颤动的心室率缓慢，或其发作前后有窦性心动过缓和（或）一度房室阻滞；⑥房室交界性逸搏心律（图 1－2－4）。

2. 治疗　若病人无心动过缓有关的症状，不必接受治疗，可定期随诊观察。对于有症状的病态窦房结综合征，应选择安置人工心脏起搏器治疗。心动过缓－心动过速综合征发作心动过速，单纯应用抗心律失常药物治疗，有可能加重心动过缓。洋地黄仍可应用于治疗病窦综合征并发房性快速性心律失常，一般不会加重窦性心动过缓或房室阻滞。应用起搏器治疗后，病人仍有心动过速发作，可同时应用抗快速心律失常药物治疗。

三、期前收缩

期前收缩又称过早搏动，是临床上最常见的心律失常。期前收缩是指窦房结以外的异位起搏点过早发出冲动引起心脏收缩。根据异位起搏点的部位不同，可将期前收缩分为房性、房室交界性、室性三类，其中以室性期前收缩最为常见。

【病因】

期前收缩可在健康人精神或体力过分疲劳、情绪紧张、过多吸烟、饮酒或饮茶时出现，属生理性期前收缩。而临床上最多见的各种心脏病引起的病理性期前收缩，可见于冠心病、风湿性心脏病、心肌炎、心肌病、二尖瓣脱垂等。此外，药物、电解质紊乱亦可引起各种类型的期前收缩。

【临床表现】

临床上期前收缩可能偶然出现（偶发性），也可频繁地出现（频发性）。偶发的期前收缩一般无特殊症状，部分患者可有漏跳的感觉。当期前收缩频发或连续出现时，由于心搏量减少可出现心悸、乏力、心绞痛、胸闷、憋气等症状。

临床听诊可发现在规则心律基础上突然提前出现一次心跳，其后有一较长间歇，期前收缩的第一心音常增强，而第二心音相对减弱甚至消失。如果期前收缩规律出现，可形成二联律、三联律。

【心电图检查】

1. 房性期前收缩　①提前出现的异位P波，其形态与窦性P波不同；②提前发生P波的P－R间期大于0.12秒；③提前发生的P波后继以形态正常的QRS波；④期前收缩后大多为一不完全代偿间歇（图1－2－5）。

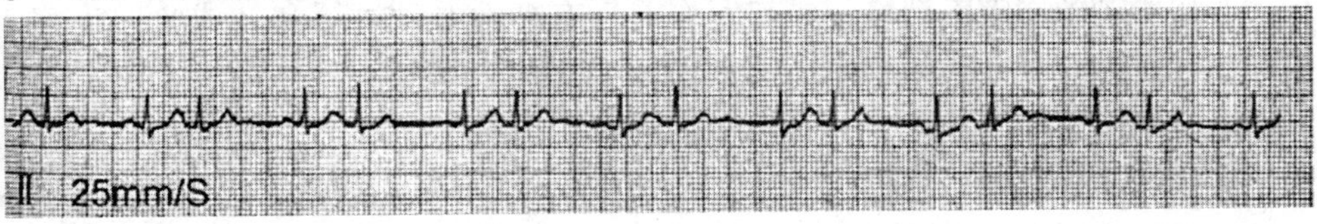

图1－2－5　房性期前收缩

2. 房室交界性期前收缩　①提前出现的QRS－T波群，其前无窦性P波，该QRS－T波形态与正常窦性激动的QRS－T波群基本相同；②提前出现的QRS－T波群前、后可见逆型P波，且P－R间期小于0.12秒或R－P间期小于0.20秒；③期前收缩后多见有一完全代偿间歇（图1－2－6）。

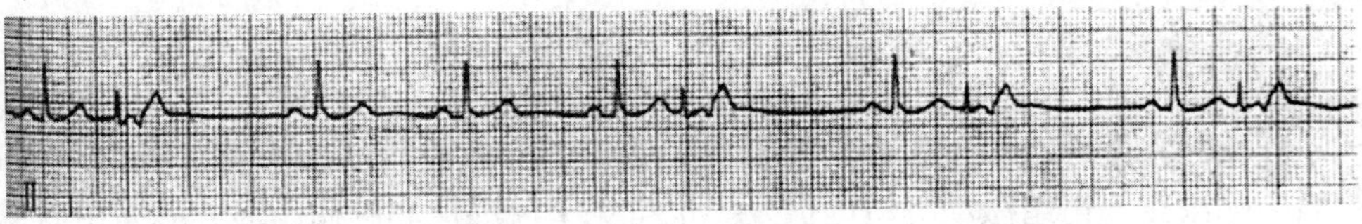

图1-2-6　房室交界性期前收缩

3. 室性期前收缩　①提前出现的QRS-T波群前无P波或无相关P波；②提前出现的QRS-T波形态宽大畸形，时限通常大于0.12秒，T波方向多与QRS的主波方向相反；③期前收缩后多可见一完全代偿间歇（图1-2-7）。

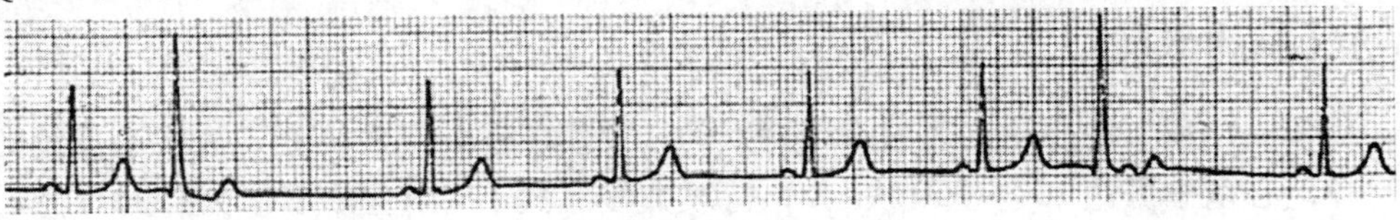

图1-2-7　室性期前收缩

【治疗】

期前收缩的治疗应根据其原因、性质、症状、对心功能的影响及有无发展成严重心律失常的可能，决定治疗原则及方案，其要点为：①对无器质性心脏病基础的期前收缩、偶发或一过性频发期前收缩一般不需特殊治疗，注意消除诱发因素，或少量应用药物如地西泮、阿替洛尔等。②对因器质性心脏病引起的频发性或房室交界性期前收缩，首先应针对病因，积极治疗原发病，解除诱因，如缓解紧张或疲劳过度，改善心肌供血，控制心肌炎症，纠正电解质紊乱等。抗心律失常药可选用地高辛、β受体阻断药、维拉帕米、普罗帕酮及胺碘酮等。③对心肌梗死急性期伴发室性期前收缩，常用利多卡因静滴或静注，以避免室性心动过速或心室颤动的发生。强心苷中毒所致的室性期前收缩可选用苯妥英钠或利多卡因，及时补充钾盐。心力衰竭引起的室性期前收缩首选胺碘酮。④不同类型的期前收缩可选用不同的药物，房性期前收缩、交界性期前收缩可选用维拉帕米、普罗帕酮、胺碘酮等，室性期前收缩常选用美西律、普罗帕酮、胺碘酮等。

四、阵发性心动过速

阵发性心动过速是一种阵发性快速而规律的异位心律，是由三个或三个以上连续发生的期前收缩组成，根据异位起搏点的部位可分为房性、房室交界区性和室性阵发性心动过速。由于房性与房室交界区性阵发性心动过速在临床上常难以区别，故统称为阵发性室上性心动过速。

【病因】

阵发性室上性心动过速通常发生在无明显器质性心脏病的患者，可由吸烟、饮酒、喝浓茶、情绪激动等诱因促发。也可见于风湿性心脏病、冠心病、甲状腺功能亢进、低血钾、强心苷中毒及预激综合征的患者。

阵发性室性心动过速多见于有器质性心脏病的患者，最常见的病因为冠心病心肌梗死，其他如心肌病、心肌炎、风湿性心脏病、强心苷中毒、电解质紊乱、奎尼丁或胺碘酮中毒等。室性阵发性心动过速偶可见于无器质性心脏病的患者。

【临床表现】

阵发性室上性心动过速的临床特点为：突然发作，突然终止，大多心律绝对匀齐，心室率可达 150～250 次/分，持续数秒、数小时甚至数日。发作时可感心悸、头晕、胸闷、心绞痛，甚至发生心功能不全、休克。症状轻重取决于发作时的心率及持续时间。听诊心尖部第一心音强度恒定，心律绝对规整。刺激迷走神经或按摩颈动脉窦可使发作突然中止。

阵发性室性心动过速发作时的临床症状轻重可因发作时心室率、发作持续时间、原有心脏病变而各有不同。由于室性心动过速可严重影响心室排血量，使心、脑、肾血流供应骤然减少，临床上可出现严重心绞痛、呼吸困难、紫绀、低血压、意识障碍、晕厥、休克甚至猝死。听诊心率多在 140～220 次/分，心律不规则，第一心音强度不一致。

【心电图检查】

1. 阵发性室上性心动过速 心电图表现为：①心率一般在 160～250 次/分，节律快而规则；②QRS 波形态及时限一般正常（伴有室内差异性传导或原有束支传导阻滞者除外）；③往往不易辨认出 P 波（P 波小、P 波与 T 波重叠、埋于 QRS 波群内或根本无 P 波）；④起始突然，通常由一个期前收缩触发（图 1－2－8）。

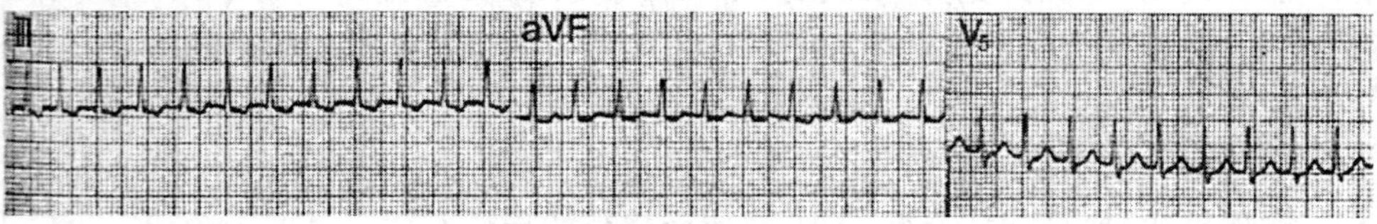

图 1－2－8 阵发性室上性心动过速

2. 阵发性室性心动过速 心电图表现为：①心室率一般为 140～220 次/分，心律不规则；②QRS 波群宽大畸形，时限通常大于 0.12 秒，有继发 ST－T 改变，T 波方向常与 QRS 波群主波方向相反；③如能发现 P 波，且频率比 QRS 波慢，P 波与 QRS 波无固定关系（房室分离）；④常可见到心室夺获或室性融合波（图 1－2－9）。

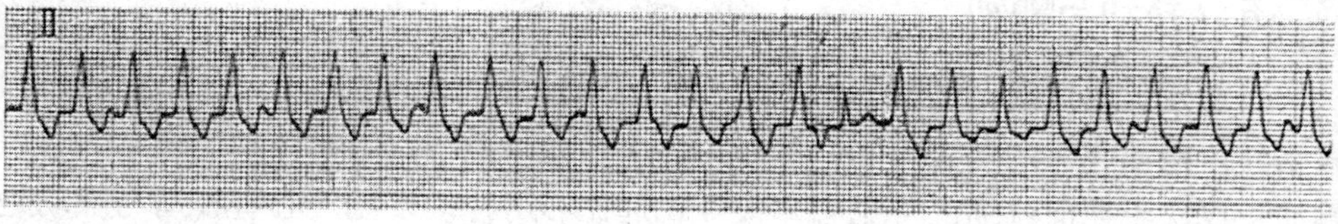

图 1－2－9　阵发性室性心动过速

【治疗】

（一）阵发性室上性心动过速

1. 刺激迷走神经　心功能与血压正常者可先尝试此法：①颈动脉窦按摩：患者取仰卧位，医生将手指放在病人甲状软骨上缘水平的颈动脉处，向颈椎方向按摩颈动脉窦，先按摩右侧，再按摩左侧，每侧 5～10 秒，切莫双侧同时按摩。②Valsalva 动作：深吸气后屏气、再用力作呼气动作。③诱导恶心呕吐动作：用压舌板或手指刺激悬雍垂或咽后壁。④其他：如压迫眼球、将面部浸于冰水内等。

2. 腺苷与钙通道阻断药　首选治疗药物为腺苷。腺苷 6～12mg 用 5% 葡萄糖液或生理盐水稀释后快速静脉注射。如腺苷无效可改用维拉帕米静脉注射，首次 5mg，无效时，隔 10 分钟再注射 5mg。

3. 强心苷与 β 受体阻断药　毛花苷丙首次 0.4～0.8mg 稀释后静注，必要时，2 小时后可再注 0.2～0.4mg，一日总量不超过 1.6mg。目前除伴有心功能不全者可作首选外，其他患者已较少应用。β 受体阻断药（如索他洛尔、艾司洛尔）也能有效终止心动过速，但不能用于心力衰竭及支气管哮喘的病人。

4. 其他药物　可选用普罗帕酮、胺碘酮等。

5. 直流同步电复律　以上方法无效可采用直流同步电复律治疗。

（二）阵发性室性心动过速

因其极容易发展成心室颤动，故必须给予紧急处理。首选药物为利多卡因静注，首次剂量为 100mg，必要时 5～10 分钟后可重复。发作控制后应继续用利多卡因静滴维持 24～48 小时，维持量为 1～4mg/min。其他药物可选用：普罗帕酮、胺碘酮、普鲁卡因酰胺、溴苄胺等。如患者已发生低血压、休克、心绞痛、脑血流灌注不足等危急表现时，应迅速施行直流同步电复律术。对强心苷中毒所致的阵发性室性心动过速则应首选苯妥英钠静注，此外给予钾盐亦可有助于控制发作。

五、扑动与颤动

当自发性异位搏动的频率超过阵发性心动过速的范围时，形成扑动或颤动。根据异位搏动起源的部位不同，可分为心房扑动与颤动、心室扑动与颤动。心房颤动是仅次于期前收缩的常见心律失常，远比心房扑动多见。心室扑动与颤动是极危重的心律失常，均为临床急危重症。

【病因】

心房扑动与颤动的病因基本相同，绝大多数见于器质性心脏病，最常见于风湿性心脏病二尖瓣狭窄、冠心病、心肌病，还可见于甲状腺功能亢进、强心苷中毒、急性缺氧、高碳酸血症、代谢或血流动力学紊乱等。

心室扑动与颤动常为器质性心脏病及其他疾病患者临终前发生的心律失常，临床多见于心肌梗死、心肌病、严重低钾血症、强心苷中毒、胺碘酮中毒、奎尼丁中毒等，严重缺氧、缺血、预激综合征合并房颤与极快的心室率、电击伤等亦可引起。

【临床表现】

（一）心房扑动与颤动

1. 心房扑动 临床上往往具有不稳定趋向，可恢复为窦性心律，亦可进展为心房颤动，可持续数月或数年。其临床症状取决于心室率的快慢，如心室率不快可无任何症状，心室率快则可有心悸、胸闷，诱发心绞痛及心功能不全。听诊时心律可规则，亦可不规则。

2. 心房颤动 其症状亦取决于心室率的快慢，心室率大于150次/分时，可发生心绞痛和左心功能不全的表现；心室率较慢时可有乏力、头晕等症状。听诊第一心音强弱不等，心室律绝对不整，有脉搏短绌。心房颤动发生后还易引起心房内血栓形成，血栓脱落可引起体循环动脉栓塞，常见脑动脉栓塞、肢体动脉栓塞、视网膜动脉栓塞等。

（二）心室扑动与颤动

心室扑动与颤动临床表现无差别。一旦发生，患者迅速出现意识丧失、抽搐、呼吸停顿，听诊心音消失，脉搏触不到，血压无法测出，临床死亡。

【心电图检查】

1. 心房扑动　①P 波消失，代之以每分钟 250~350 次间隔均匀、形状相似的 F 波；②QRS 波群与 F 波成某种固定的比例，最常见的比例为 2∶1，有时比例关系不固定，则引起心室律不规则；③QRS 波群形态正常（图 1-2-10）。

2. 心房颤动　①P 波消失，代之以形状大小不同，间隔不均匀的 f 波；②房颤的频率为 350~600 次/分；③心室率绝对不规则，通常可在 100~160 次/分。④QRS 波形态一般正常，当心室率过快，发生室内差异性传导时，QRS 波会增宽变形（图 1-2-11）。

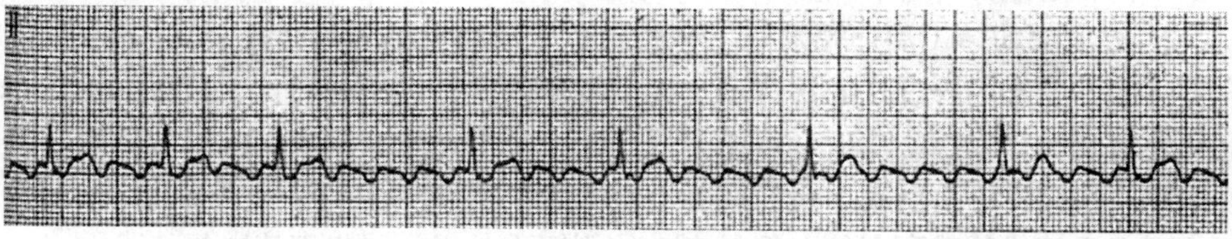

图 1-2-10　心房扑动

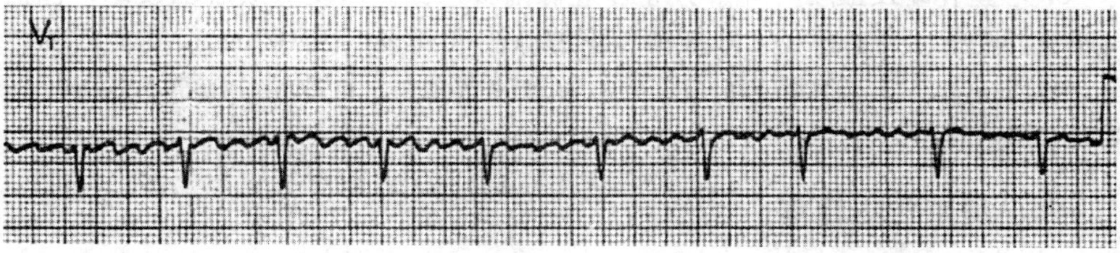

图 1-2-11　心房颤动

3. 心室扑动　心电图特点是无正常 QRS-T 波，代之以连续快速而相对规则的大振幅正弦波图形，频率为 200~250 次/分（图 1-2-12）。

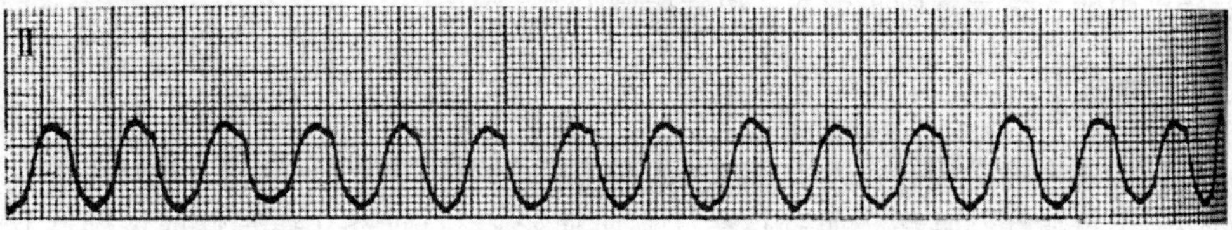

图 1-2-12　心室扑动

4. 心室颤动　心电图特点是 QRS-T 波群完全消失，出现形态、频率及振幅均完全不规则的低小波，其频率为 200~500 次/分（图 1-2-13）。

【治疗】

1. 心房扑动　①治疗原发病。②控制心房扑动：转复心房扑动律最有效的

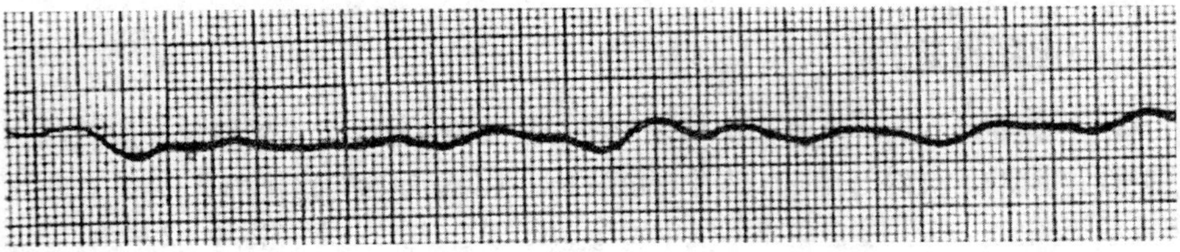

图 1－2－13　心室颤动

方法为同步直流电复律术，普罗帕酮、胺碘酮对转复及预防复发房扑律有一定的疗效。钙拮抗剂如维拉帕米对控制房扑心室率亦有效，但目前对单纯控制房扑的心室率仍首选强心苷类制剂。

2. 心房颤动　①治疗原发病。②控制心房颤动：持续时间短、发作频率低、自觉症状不明显的阵发性心房颤动，无需特殊治疗；发作时间长、频繁，发作时症状明显者的阵发性心房颤动可给予强心苷、维拉帕米、普罗帕酮、胺碘酮等药物治疗。持续性心房颤动，可应用强心苷类药物控制心室率。有复律适应证者，可采用奎尼丁或胺碘酮复律，但最有效的复律手段仍为同步直流电复律术。

3. 心室扑动及颤动　应争分夺秒进行抢救，尽快恢复有效心脏收缩，包括胸外心脏按压、人工呼吸、即刻锁骨下静脉注入利多卡因 100mg 或其他复苏药物，如阿托品、肾上腺素。如心电图示颤动波高而大、频率快，应毫不犹豫立即采用直流电除颤术复律。

六、房室传导阻滞

房室传导阻滞是指冲动从心房传入心室过程中受到不同程度的阻滞，阻滞部位可在心房、房室交界区、房室束、双束支等。发生在心房与心室之间的阻滞称房室传导阻滞。依据阻滞的程度可分为三度，第一度、第二度又称为不完全性房室传导阻滞，第三度则为完全性房室传导阻滞。

【病因】

正常人在迷走神经张力增高时可出现不完全性的房室传导阻滞。临床上常见的病因为器质性心脏病，如冠心病（心肌梗死）、心肌炎（病毒性或风湿性）、心内膜炎、心肌病、先天性心脏病、高血压病等，其他亦可见于药物中毒（洋地黄）、电解质紊乱、甲状腺功能低下等。

【临床表现】

第一度房室传导阻滞除可有原发病症状外，无其他症状。第二度房室传导阻滞可分为Ⅰ型与Ⅱ型，Ⅰ型又称文氏现象，患者可有心悸与心搏脱漏感，听诊第一心音强度可随心率间期改变而改变。Ⅱ型又称莫氏现象，可有乏力、头晕、心悸、胸闷等症状，该型易发展成完全性房室传导阻滞。第三度房室传导阻滞其临床症状取决于心室率的快慢，如因心室率过慢导致脑缺血，发生意识丧失，甚至抽搐，称为阿－斯综合征。另外亦可因组织器官灌注不足而出现疲乏、晕厥、心绞痛、心功能不全等症状。

【心电图检查】

1. 一度房室传导阻滞　每个 P 波后均有 QRS 波群，且 P－R 间期在成人 >0.12s，老年人 >0.21s（图 1－2－14）。

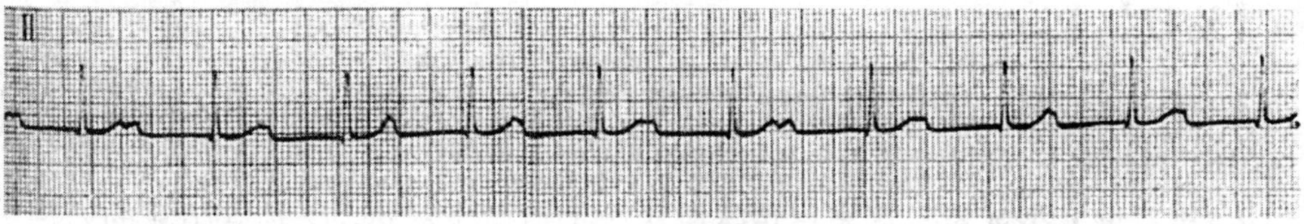

图 1－2－14　一度房室传导阻滞

2. 二度房室传导阻滞

（1）Ⅰ型（文氏型）：①P－R 间期逐渐延长，直至心室脱落，脱落后的第一个 P－R 间期缩短，如此周而复始；②P－R 间期净增量以第一个为最大，以后逐渐减少；③R－R 间期逐渐缩短；④心室脱漏造成的长 R－R 间距小于两个 P－P 间距之和（小于部分恰好等于 P－R 间期增量之和，图 1－2－15）。

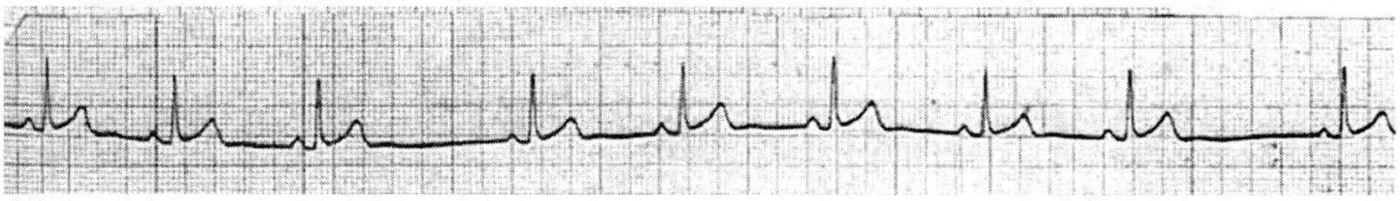

图 1－2－15　二度Ⅰ型房室传导阻滞

（2）Ⅱ型：①P－R 间期固定不变（可正常或延长）；②数个 P 波之后有一个 QRS 波群脱漏，形成 2∶1、3∶1、3∶2、4∶3、5∶4 等不同比例之房室传导阻滞（图 1－2－16）。

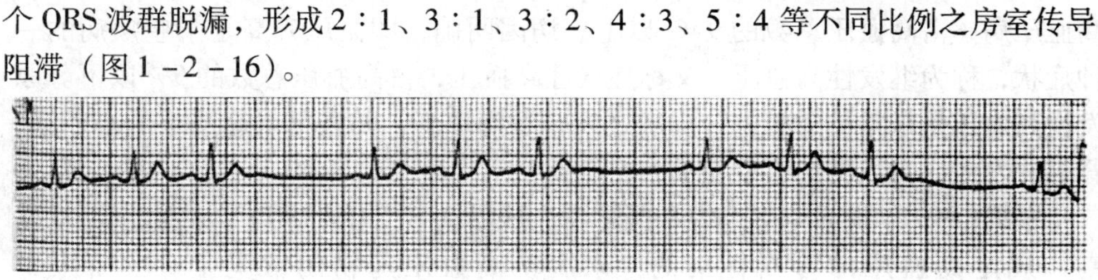

图 1－2－16　二度Ⅱ型房室传导阻滞

（3）三度房室传导阻滞：①P 波与 QRS 波群有各自的规律，互不相关，形成完全性房室分离，房率 > 室率。②QRS 波群的形态和时限取决于阻滞的部位：如果阻滞发生在房室结，心室起搏点来自希氏束分叉以上，则 QRS 波群形态正常，室率 40 次/分；如果阻滞部位在希氏束以下时，心室起搏点来自心室其他组织，则 QRS 波群宽大畸形，室率 40 次/分以下（图 1－2－17）。

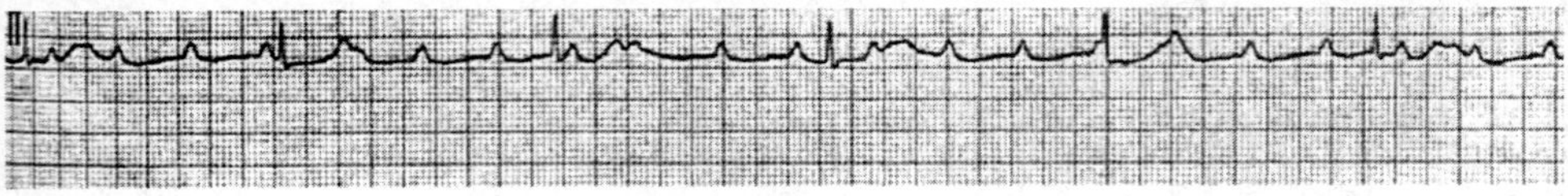

图 1－2－17　三度房室传导阻滞

【治疗】

1. 第一度或第二度 I 型房室传导阻滞　①治疗原发病。②传导阻滞的处理：心室率不过慢且无临床症状者，无需进行治疗。

2. 第二度 II 型或第三度房室传导阻滞　①治疗原发病。②传导阻滞的处理：心室率慢且影响血流动力学者，应及时提高心室率以改善症状，防止发生阿－斯综合征。常用药物有：阿托品，每次 0.5 ~ 2mg，静脉注入，适用于阻滞位于房室结的患者；异丙肾上腺素，5 ~ 10mg，舌下含服，每 4 ~ 6 小时 1 次。病情重者可以 14μg/min 速度静脉滴注，维持心律 60 ~ 70 次/分为宜，但对心肌梗死患者要慎用。对于症状明显、心室率缓慢者（ < 40 次/分），特别是曾有阿－斯综合征发作者，应首选或及早选用临时性或永久性心脏起搏治疗。

第三节　高血压病

高血压是指以体循环动脉血压升高为主要临床表现的综合征。广义的高血压可分为原发和继发两大类。绝大多数高血压病因不明，称为原发性高血压，又称高血压病，占高血压总数的 95% 以上。病因明确，即血压升高是某些疾病的一种症状，称为继发性高血压，又称症状性高血压，占高血压总数的 5% 以下。原发性高血压是最常见的心血管疾病之一，发病率高，并且可引起严重的心、脑、肾等并发症，对人类健康危害极大。

根据 1999 年世界卫生组织和国际高血压学会（WHO/ISH）《高血压治疗指南》规定高血压的诊断标准为：未服抗高血压药物的情况下，收缩压 ≥ 140mmHg 和（或）舒张压 ≥ 90mmHg。

不同地区、种族及年龄高血压病发病率不同，工业化国家较发展中国家发病率高，我国高血压病患病率与西方国家相比较低，其特点是城市高于农村，北方高于南方，高原少数民族地区患病率较高，男女差别不大，老年人较为常见。

【病因与发病机制】

原发性高血压发生的原因和机制不完全清楚，目前认为是在一定的遗传背景下由于多种后天因素相互作用的结果。

（一）病因

目前较为肯定的致病因素有：①遗传因素：高血压有家族聚集性。②精神因素：人在长期精神紧张、压力或焦虑状态下也可引起高血压。③膳食因素：高钠、低钙、低钾、低镁、低鱼类和豆类蛋白饮食者易患高血压。④体重因素：肥胖者患病率是体重正常者的2~6倍。⑤其他因素：吸烟及大量饮酒者患病率高，长期噪音和视觉刺激也可致高血压。高盐膳食、体重超重、饮酒是我国高血压发病的主要危险因素。

（二）发病机制

学说众多，目前比较受重视的观点有以下几种：

1. 精神学说 长期过度紧张与精神刺激，使大脑皮质对下丘脑和延髓等处血管中枢的调节功能紊乱，引起小动脉收缩，血压升高。初期，血压升高仅是短暂现象。后期，形成固定的以收缩血管的神经冲动占优势的兴奋灶，引起持久的小动脉收缩，使外周血管阻力持续增高而使血压高居不下。

2. 肾原学说 高血压与肾脏缺血有关，肾缺血时，肾小球旁细胞分泌肾素增加，增多的肾素使血管紧张素原水解为血管紧张素Ⅰ，经过血管紧张素转换酶的作用，转化为血管紧张素Ⅱ，后者强力收缩血管，增加末梢血管阻力，并同时作用于肾上腺皮质，使醛固酮分泌增加，引起钠、水潴留，从而使血压增高。

3. 内分泌学说 高血压与肾上腺皮质和髓质激素的作用有关。除醛固酮的作用外，高血压患者的交感神经功能多有亢进，儿茶酚胺分泌增加，进而引起血管收缩，致使血压增高。

4. 血管内皮功能异常 血管内皮通过代谢、生成、激活和释放各种血管活性物质调节血压，其中包括：①舒张物质：主要有前列腺素、内皮源性舒张因子及一氧化氮等，具有扩张血管和抑制血小板的功能。②收缩物质：主要有内皮素（ET-I）、血管收缩因子及血管紧张素Ⅱ等，它们具有收缩血管的作用。正常情况下，以上舒张物质和收缩物质两者保持一定的平衡，但高血压时一氧化氮含量减少而内皮素含量增加，并且血管平滑肌细胞对舒张因子的反应减弱而对收缩因子的反应增强，因此引起血管过度收缩，血压升高。

5. 胰岛素抵抗 研究表明，大多数高血压患者空腹胰岛素水平增高，而糖耐量有不同程度降低，提示存在胰岛素抵抗（机体对一定量的胰岛素的生物反应性低于正常人）。流行病学调查还显示，向心性肥胖患者常伴有高血压，而成年肥胖患者也是2型糖尿病的高发人群，他们常有胰岛素抵抗。胰岛素抵抗可能与细胞胰岛素受体数目减少有关。但是胰岛素抵抗是如何导致血压升高，目前尚未获得肯定解释，多数人认为是胰岛素抵抗造成继发性高胰岛素血症引起的。高胰岛素血症升高血压可能的作用机制是：增加交感神经活性和醛固酮浓度，促进肾脏近曲小管对钠的重吸收，从而升高血压。

6. 遗传学说 原发性高血压有群集于某些家族的倾向，分子遗传学研究资料分析结果倾向于多基因遗传病。由于多个遗传因子决定着影响血压的分子生物学机制，这些遗传基因的突变、缺失、重排和表达水平的差异可能是本病的发病基础。

【病理】

高血压早期表现为心排血量增加和全身细小动脉痉挛，动脉壁无明显病理学改变；高血压持续及进展可引起小动脉管壁缺氧而形成玻璃样变性，中层平滑肌细胞增殖、管壁增厚，造成管腔狭窄即血管壁“重构”，使高血压维持和发展。如进一步发展，就会导致重要靶器官损伤。靶器官损伤表现在心、脑、肾、眼、血管等方面：

1. 心 血压增高后，左心室负荷加重，心肌肥厚与扩大。高血压发病过程中的儿茶酚胺、血管紧张素Ⅱ等物质也可刺激心肌细胞肥大。心脏肥厚扩大，称高血压性心脏病，最终可致心力衰竭。长期高血压还可促使脂质在大、中动脉内膜下沉积，引起冠状动脉粥样硬化，进而引发冠心病。

2. 脑 脑部小动脉硬化及血栓形成可导致脑腔隙性梗死。脑血管结构薄弱，易形成微动脉瘤，当压力升高时可引起破裂，导致脑出血。持续高血压也可引起脑中型动脉的粥样硬化，并发脑血栓。长期脑动脉硬化导致脑供血不足还会引起血管性痴呆。急性血压升高时，可引起脑小动脉痉挛、缺血、渗出，导致高血压脑病。

3. 肾 肾小球入球小动脉硬化，导致肾实质缺血、缺氧，持续高血压还可导致肾小球囊内压升高，肾小球纤维化、萎缩、滤过率降低，最终引起肾衰竭。恶性高血压时，肾入球小动脉及小叶间动脉发生增殖性内膜炎及纤维蛋白样坏死，患者在短期内即出现肾衰竭。

4. 眼 早期视网膜动脉痉挛，随着病程进展，视网膜动脉管壁出现硬化，晚期可引起视网膜出血和渗出。

5. 血管　高血压可促进动脉粥样硬化的形成及发展，主要累及大、中动脉，除引起上述心、脑、肾、眼等重要器官损伤外，还可导致主动脉夹层，如发生破裂，常可危及生命。

【临床表现】

高血压病根据起病和病情进展缓急分为缓进型和急进型两类，前者多见，后者约占高血压病的1%～5%。

（一）一般表现

缓进型原发性高血压起病隐匿，病程进展缓慢，早期多无症状，偶在体格检查时发现血压升高，少数患者在发生心、脑、肾等并发症后才被发现。高血压患者可在精神紧张、情绪激动或劳累后有头晕、头痛、眼花、耳鸣、失眠、乏力、注意力不集中等症状，但症状与血压增高程度并不一定一致。

患者血压随季节、昼夜、情绪等因素有较大波动，表现为冬季较夏季高、清晨较夜间高、激动时较平静时高等特点。体检时可听到主动脉瓣区第二心音亢进、主动脉瓣区收缩期杂音，少数患者在颈部或腹部可听到血管杂音。长期持续高血压可有左心室肥厚。

高血压病早期血压仅暂时升高，去除原因和休息后可恢复，称为波动性高血压阶段。随病情进展，血压呈持久增高，并有脏器受损表现。

（二）并发症

1. 脑部并发症

（1）高血压脑病：是指在高血压病程中发生的急性脑血液循环障碍，引起脑水肿和颅内压增高而产生的临床征象。发生机制可能为过高的血压突破了脑血管的自身调节能力，导致脑灌注过多，引起脑水肿所致。患者表现以脑部症状为主：严重头痛、恶心、呕吐、视力障碍、抽搐、意识模糊，甚至出现昏迷、偏瘫、失语等脑部症状，血压降低后即可逆转。

（2）脑血管病：本病后期常并发急性脑血管病，包括：①出血性脑血管病：高血压性脑出血、蛛网膜下腔出血等。②缺血性脑血管病：短暂性脑缺血发作、脑血栓形成、腔隙性梗死等。

2. 心脏并发症　长期高血压引起的心脏形态和功能改变称为高血压性心脏病。在心功能代偿期，可无症状或仅有心悸；当心功能失代偿时，主要表现为左心衰竭的症状和体征（参见本章第一节慢性心力衰竭），以后可发展为全心衰竭。高血压性心脏病的诊断条件是：①有5年以上高血压病史，年龄在40岁以上。②显示左心室增大（包括体征、心电图、X 线及超声心动图等检查）和（或）左心衰竭。部分患者合并冠状动脉粥样硬化，可有心绞痛或心肌梗死等缺血性心脏病表现。

3. 肾脏并发症 长期高血压因肾小动脉硬化等致肾功能减退，引起夜尿、多尿，说明肾脏浓缩功能减低。肾功能进一步减退时，可出现尿量减少、蛋白尿、血尿（多属显微镜下血尿）及管型尿，最后可发生肾衰竭甚至尿毒症。

4. 高血压危象 血压突然急剧升高，同时出现肾、心、脑等处的小动脉暂时性剧烈痉挛，引起这些重要器官功能障碍而产生的危重征象，即为高血压危象。主要表现为血压突然升高，常超过 200/120mmHg，剧烈头痛、头晕、耳鸣、眩晕、恶心、呕吐、气急、心悸、腹痛、尿频和尿少，甚至出现心绞痛、肺水肿及肾衰竭等表现，一般发作历时短暂，恢复迅速，但易复发。

5. 主动脉夹层 长期高血压的患者常伴有主动脉粥样硬化，在粥样硬化的基础上也可发生动脉夹层分离。当血液渗入主动脉壁中层可形成夹层血肿，并沿着主动脉壁延伸剥离，甚至会迅速出现夹层破裂，是严重的心血管急症，也是猝死的病因之一。病人常突发剧烈的胸痛、心动过速，血压比平时更高，如夹层破入心包可引起急性心脏压塞的临床表现。

（三）急进型高血压病

急进型高血压病又称恶性高血压。可由缓进型突然转变而来，也可起病即为急进型。发病机制尚不清楚，可能与不及时治疗或治疗不当有关。多见于青年和中年人，具有病情严重、发展迅速、视网膜病变和肾功能恶化快速的特点。血压显著增高，收缩压在 180mmHg 以上，舒张压持续在 130～140mmHg 或更高。常于数月至 1～2 年内出现严重的脑、心、肾损害，最后多因尿毒症死亡，也可死于急性脑血管病或心力衰竭。急进型高血压经治疗后，病情亦可转为稳定而呈现出缓进型经过。

【辅助检查】

高血压常规检查项目包括：尿常规、血糖、血胆固醇、血甘油三酯、肾功能、血尿酸和心电图。这些检查有助于发现相关的危险因素和靶器官损害。特殊检查包括：24 小时动态血压检测、血浆肾素活性、动脉弹性测定等，可以帮助更进一步了解高血压患者病理生理情况和靶器官状况。高血压早期上述检查改变不大，中晚期可见明显异常。

1. 心电图检查 左室高电压，P 波增高、增宽或切迹，可伴心律失常。

2. X 线检查 主动脉升部、弓部、降部扩张伴迂曲延长，高血压性心脏病时心脏向左下扩大，心力衰竭时明显扩大，全心衰竭时全心影扩大。心力衰竭伴肺淤血、肺水肿时，肺门充血呈蝴蝶形模糊影。

3. 实验室检查 尿常规检查可见蛋白、红细胞和管型，尿比重降低，肾功能检查血尿素氮和肌酐增高。

4. 动态血压监测 应用自动控制技术定时（10~30分钟）测量血压，并应用记忆模块记录24小时或更长时间的血压，计算机回放分析血压数据，对判断高血压的严重程度、检测降血压药物疗效有明确的意义。正常人24小时血压呈双峰-谷昼夜节律，大约与白昼活动时升高、夜间休息时降低一致，严重高血压患者伴靶器官损伤时这种昼夜节律可消失。

5. 眼底检查 Ⅰ级：视网膜动脉痉挛，动脉变细；Ⅱ级：视网膜动脉狭窄，动、静脉交叉压迫；Ⅲ级：眼底出血或棉絮状渗出；Ⅳ级：视神经盘水肿。

【诊断】

1. 诊断根据 高血压的诊断主要根据实际测量的血压值。凡血压持续增高达到1999年WHO/ISH制定的高血压诊断标准，并能排除继发性高血压时，即可诊断为原发性高血压。对1级高血压者诊断要慎重，宜多次复查血压。原则上要求在未服降压药的情况下、非同日休息15分钟后测血压2次或2次以上，所得平均值达到或超过成人高血压标准，并且排除继发性高血压，方可诊断为原发性高血压。对可疑患者，宜通过一段时间观察，方可确诊。确诊高血压后尚需确定分级与分组，以便正确掌握病情，判断预后及指导治疗。

2. 高血压分级 根据高血压水平的不同，高血压分为1级（轻度）、2级、（中度）和3级（重度），见表1-2-5。

表1-2-5 原发性高血压的水平和分级

类 别	收缩压（mmHg）	舒张压（mmHg）
理想血压	<120	<80
正常血压	<130	<85
正常高值	130~139	85~89
1级高血压（轻度）	140~159	90~99
亚组：临界高血压	140~149	90~94
2级高血压（中度）	160~179	100~109
3级高血压（重度）	≥180	≥110
单纯收缩期高血压	≥140	<90
亚组：临界收缩期高血压	140~149	<90

3. 原发性高血压危险度分层 原发性高血压的严重程度并不单纯与血压升高的水平有关，必须结合患者总的心血管疾病危险因素及合并的靶器官损害程度

作全面的评价，治疗目的及预后判断也以此为依据。心血管疾病危险因素主要包括：吸烟、高脂血症、糖尿病、年龄 >60 岁、男性或绝经后女性、心血管疾病家族史（发病年龄女性 <65 岁，男性 <55 岁）。靶器官损害及并发症主要包括：心脏疾病（如左心室肥大、心绞痛、心肌梗死、既往曾接受冠状动脉旁路手术、心力衰竭等）、脑血管疾病（如脑卒中或短暂性脑缺血发作等）、肾脏疾病、周围动脉疾病、高血压视网膜病变（大于或等于Ⅲ级）。

高血压危险度分层：以血压水平结合危险因素及合并的器官受损害情况将患者分为低、中、高和极高危险四组：①低危组：高血压 1 级不伴危险因素和靶器官损害。②中危组：高血压 1 级伴 1 ~ 2 种危险因素，或 2 级不伴或伴 ≤2 种危险因素，无靶器官损害。③高危组：高血压 1 ~ 2 级伴 >3 种危险因素，无靶器官损害。④极高危组：高血压 3 级，或高血压 1 ~ 2 级伴靶器官损害和相关疾病者（包括糖尿病）。

【鉴别诊断】

1. 慢性肾小球肾炎 本病与晚期高血压有肾功能损害者常不易区别。一般本病有急性肾炎史或反复浮肿史，明显贫血，血浆蛋白低、蛋白尿和血尿发生于高血压之前，蛋白尿持续存在而血压升高不显著等有利于慢性肾小球肾炎的诊断。

2. 慢性肾盂肾炎 女性多见，多有尿路感染史，可有反复多年尿频、尿急、尿痛及发热症状，尿细菌培养阳性（菌落数 >10 万/ml），尿中白细胞增多为主（离心沉淀 10 分钟，每高倍镜视野 10 个以上），静脉肾盂造影显示患者肾盂与肾盏变形。

3. 肾动脉狭窄 肾动脉狭窄引起肾缺血而使血压增高，此病一般发病年龄较轻或发生于 55 岁以上的老年人（肾动脉粥样硬化所致）。起病急、血压增高显著、降压药物治疗效果不好。体检时可在上腹部或脊肋角处听到血管杂音，肾动脉造影可以确诊。

4. 嗜铬细胞瘤 肾上腺髓质或交感神经节分泌多量去甲肾上腺素和肾上腺素，引起阵发性或持续性高血压。高血压发作时有剧烈头痛、心悸、大量出汗等表现。血压增高期作酚妥拉明降压试验显示血压明显下降，测定血儿茶酚胺显示升高，尿中肾上腺素、去甲肾上腺素或其代谢产物 3 - 甲基 -4 羟苦杏仁酸也显著增高，以上结果均提示嗜铬细胞瘤。B 型超声波、CT 及磁共振显像等检查可确定肿瘤部位。

5. 原发性醛固酮增多症 以高血压及血钾低为特征。临床表现有多饮、多尿、肌无力或麻痹等症状。血和尿中醛固酮增多具有诊断价值。本病系肾上腺皮质增生或肿瘤分泌醛固酮增多所致。有条件可做 B 型超声波、CT 及磁共振显像等检查，有助于查明肾上腺皮质增生或肿瘤的所在部位。

【治疗】

高血压病是构成心血管疾病而导致死亡的重要原因之一。目前尚无根治的药物，临床治疗以降低血压为主，一般主张高血压病患者需长期甚至终身治疗。因为高血压病患者发生心脑血管并发症往往与高血压密切相关，进行降压治疗对其预后是非常重要的。

（一）非药物治疗

适合于各型高血压病患者，尤其对轻者，单纯非药物治疗亦可使血压有一定程度的下降。非药物治疗主要是改善生活行为，包括：

1. 调节饮食　①限制钠摄入：食盐 < 每日 6g。②注意补充钙盐和钾盐：多食用含钙和钾丰富的食物。③减少脂肪摄入量：膳食中脂肪量应控制在总热量的 25% 以下。④限制饮酒：饮酒量每日不可超过相当于 50g 乙醇的含量。

2. 减轻体重　体重指数［体重（kg）/身高（m）^{2}］应控制在 25 以下。

3. 保证休息与适量运动　注意劳逸结合，保证充足睡眠，避免精神过度或长期紧张，适量的运动有利于调整神经中枢功能失调。

（二）降压药物治疗

1. 降压药物治疗目的与原则　降压药物的应用对象应包括：高血压 2 级或以上、有并发症、血压持续升高 6 个月以上而改善生活后仍未获得有效控制的患者。临床用药的目的是使血压降至正常或接近正常的水平，降血压的速度和目标值应根据患者年龄、服药以前的血压水平、靶器官的受累情况和危险度分层而个体化。原则上应将血压降到患者能耐受的水平，目前一般主张血压控制目标值至少低于 140/90mmHg。临床上应针对患者不同情况采取不同的降压方案：对于无并发症的年轻患者，应使血压降至 120 ~ 130/80mmHg，可较迅速、较大幅度地降血压；对老年患者则应缓慢、温和地降血压，且以降至 140 ~ 150/70 ~ 90mmHg 左右为宜；对于伴有糖尿病的患者，血压宜降至 130/80mmHg；对于脑动脉硬化或肾功能不全患者降血压不可过快过低，否则可导致脑供血不足及肾功能恶化。

2. 常用降压药物

（1）利尿药：以噻嗪类利尿药为代表，是最早被证实有明确的预防心血管病并发症与降低死亡率的第一线降压药物，该类药单用或与 β 受体阻断药合用可明显降低脑卒中的患病率和死亡率，以及冠心病事件发生率等。利尿药的降压作用温和平稳，价格低廉，可与多种其他一线降压药物联合应用。但这类药物可致低血钾和糖耐量降低，引起血脂（主要为甘油三酯）升高及高尿酸血症，所以应该在长期用药中密切观察患者的血电解质、血糖、尿酸以及血脂水平，并及时预防和纠正这些异常的改变，小剂量用药可减少这些副作用的发生。临床常用利尿药包括：①高效利尿药：主要作用于髓袢升支粗段，如呋塞米（速尿）等。②中效利尿药：主要作用于近曲小管近端，如噻嗪类、氯噻酮等。③低效利尿药：包括主要作用于远曲小管和集合管的保钾利尿药（螺内酯、氨苯蝶啶和阿米洛利）及作用于近曲小管的利尿药乙酰唑胺。此外，属于利尿药而且有轻微钙通道阻滞药作用的吲达帕胺也可用于降低血压，它能减少血管平滑肌细胞内钙离子并使血管内皮细胞产生内皮衍生性舒张因子而致血管扩张，对脂质代谢无不利影响，利尿作用很弱，一般无需补钾。近年来研究证实，本品可使左心室肥大和血管重构减轻，其降压作用温和，不良反应甚少，尤适于轻中型高血压，每日一次服用2.5mg即可稳定降压，与其他药物合用疗效更好。

（2）β受体阻断药：能与去甲肾上腺素能神经递质或肾上腺素受体激动药竞争β受体从而拮抗其β型拟肾上腺素作用。其降压机制主要包括降低心输出量、抑制心肌收缩、减慢心率；抑制肾素释放；通过血脑屏障改变中枢性血压调节机制。β受体阻断药的降压强度与噻嗪类利尿药相近。

β受体阻断药种类很多，主要包括：①非选择性β受体（β_1、β_2）阻断药：如普萘洛尔（心得安）。②选择性β受体（β_1）阻断药：如阿替洛尔（氨酰心安）和美托洛尔（美多心安、倍他乐克、甲氧乙心安），这两种药均属短效作用制剂；长效者有比索洛尔（康可）。③同时阻滞α_1与β受体的β受体阻断药：如拉贝洛尔（柳胺苄心定）。β受体阻断药有心脏保护作用，是冠心病二级预防（防止再次心肌梗死和其他心脏事件）的主要药物之一。β受体阻断药治疗高血压的主要障碍是心动过缓和一些影响生活质量的不良反应（恶心、呕吐、轻度腹泻，偶见过敏和血小板减少等），较高剂量治疗时突然停药可导致撤药综合征，该类药物还具有诱发和加剧支气管哮喘、使甘油三酯增加并使胰岛素敏感性降低等不良反应。

（3）钙拮抗药：该类药物的降压作用很强，降压幅度也很大。钙拮抗药有很多种制剂，部分制剂在化学结构上存在明显的不同，但基本药理作用均为：通过对钙通道的阻滞，抑制细胞外Ca^{2+}跨膜内流，降低血管平滑肌细胞内的游离Ca^{2+}，而使血管平滑肌松弛，小动脉扩张，外周阻力下降，致使血压降低。此外，这类药物还可扩张冠状动脉，抑制心肌收缩与传导，故可同时治疗冠心病心绞痛以及部分心律失常。

根据药物的核心分子结构可将选择性钙拮抗药分为：①二氢吡啶类：代表药有硝苯地平等。②非二氢吡啶类：代表药有维拉帕米和地尔硫䓬等。选择性作用于血管的钙拮抗药包括硝苯地平、氨氯地平、尼莫地平、非洛地平、伊拉地平、尼卡地平等。

钙通道阻滞药降压效应良好，对血脂、胰岛素抵抗无不良影响。主要缺点是开始治疗阶段有反射性交感活性增强，尤其使用短效制剂，可引起心率加快、面部潮红、头痛、下肢水肿等，甚至有可能使冠心病的病死率增加。

（4）血管紧张素Ⅱ转化酶（ACE）抑制药和血管紧张素Ⅱ受体阻断药（ARB）：ACE 抑制药的作用机制是：①抑制周围和局部组织中血管紧张素转化酶的活性，从而减少血管紧张素Ⅱ的形成，整体抑制 RAAS（肾素－血管紧张素－醛固酮系统），减少水钠潴留，减轻心脏前负荷。②抑制激肽酶Ⅱ，使缓激肽的降解作用受抑制，延长并增强缓激肽的舒血管作用，从而使血管舒张，有效地降低血压。③减低交感神经兴奋性及去甲肾上腺素的释放。ACE 抑制药降压稳定、安全，大部分病人均可耐受，且适于同时患有心力衰竭、糖尿病与轻、中度肾功能不全的病人。ACE 抑制药种类甚多，近年来临床常用的 ACE 抑制药有：卡托普利、依那普利、雷米普利、赖诺普利、培哚普利、贝那普利、西拉普利、福辛普利等。ACE 抑制药的不良反应主要为刺激性干咳，发生率约为 5%～20%，其机制可能与缓激肽积聚有关。其他少见的不良反应有皮疹、消化道反应、头昏、白细胞减少及血管神经性水肿。本类药物禁用于孕妇及肾动脉狭窄（特别是双侧）的患者。

血管紧张素Ⅱ受体（AT_1）阻断药在临床应用上也受到广泛关注，此类药物可选择性阻断 AT_1受体，抑制血管紧张素Ⅱ使血管收缩和促醛固酮分泌的效应，从而降低血压，同时还能逆转肥大的心肌细胞。与 ACE 抑制药相比，ARB 作用选择性更强，对血管紧张素Ⅱ效应的拮抗作用更完全。临床常用药包括氯沙坦、缬沙坦、伊贝沙坦等。

（5）其他类降压药：除上述降压药物外，还有一些药物被用来治疗高血压，包括交感神经抑制药可乐定、利血平等；α 受体阻断药哌唑嗪、特拉唑嗪等；直接血管扩张剂肼屈嗪、硝普钠等。这些药物因副作用较多，目前不主张单独使用，但是在复方制剂或联合用药时还可应用，也用于某些特殊情况。

常用降压药物作用机制、参考剂量与用法见表 1－2－6。

3. 降压药物治疗方案　单一降压药有效降压率为 50%～60%，即 40%～50%的患者需用两种或更多种降压药物。当一种药未能使血压满意下降时，可以更换另一种降压药或加用第二种药物。两种降压药物合用时，可以减少剂量，减低副作用，必要时应三种药物同时使用。临床实践证明，比较合理的两种降压药联合治疗方案为：ACE 抑制药与利尿药，ACE 抑制药与钙通道阻断药，钙通道阻断药（二氢吡啶类）与β受体阻断药，利尿药与β受体阻断药；三种降压药合理的联合治疗方案，除有禁忌证外必须包含利尿药。

表 1-2-6　　常用降压药物作用机制、参考剂量与用法

药物分类	药物名称	剂量	用法	作用机制	注意事项
利尿药	吲达帕胺 氢氯噻嗪 氯噻嗪	1.25~2.5mg 12.5~25mg 25~50mg	1次/d 1~2次/d 1次/d	降低血浆和细胞外液容量，使总外周阻力降低	低剂量和饮食调整可避免代谢不良反应，肾衰竭或心力衰竭时更适宜
	呋塞米	20~40mg	1~2次/d		
	螺内酯 氨苯蝶啶 阿米洛利	20mg 50mg 5~10mg	2次/d 1~2次/d 1次/d	醛固酮拮抗剂	肌酐≥220μmol/L时应避免使用，与ACEI合用时注意血钾
血管紧张素转化酶抑制药	卡托普利+ 依那普利+ 贝纳普利+ 赖诺普利+ 雷米普利 福辛普利 西拉普利 培哚普利+	12.5~50mg 5~10mg 10~20mg 10~20mg 1.25~10mg 10~40mg 2.5~5mg 4~8mg	2~3次/d 2次/d 1次/d 1次/d 1次/d 1次/d 1次/d 1次/d	阻断血管紧张素Ⅱ形成，促进血管扩张，降低醛固酮，增加缓激肽和舒张血管的前列腺素	在开始ACEI治疗前利尿药应减量，以避免低血压发生。血清肌酐≥220μmol/L时使用标记“+”的药物应减量，双侧肾动脉狭窄禁用
β受体阻断药	普萘洛尔 美托洛尔 阿替洛尔 倍他洛尔 比索洛尔 卡维地洛 拉贝洛尔	10~20mg 25~50mg 50~100mg 10~20mg 5~10mg 12.5~25mg 100mg	2~3次/d 2次/d 1次/d 1次/d 1次/d 1次/d 2次/d	降低心排血量，增加总外周阻力，降低肾素活性，阿替洛尔、比索洛尔、美托洛尔及倍他洛尔为心脏选择性制剂	选择性制剂大剂量时也抑制β_2受体，所有该类药物均可加重支气管哮喘
非二氢吡啶类钙离子拮抗药	维拉帕米 维拉帕米* 地尔硫䓬 地尔硫䓬*	40~80mg 240mg 30mg 90~180mg	2~3次/d 1次/d 3次/d 1次/d	阻断钙离子经膜向细胞内移动，引起平滑肌松弛	心脏传导阻滞、心脏收缩功能减退、齿龈增生等
二氢吡啶类钙离子拮抗药	硝苯地平 硝苯地平* 尼卡地平 尼群地平 非洛地平 氨氯地平 拉西地平	5~20mg 30~60mg 40mg 10mg 2.5~10mg 5~10mg 4~6mg	3次/d 1次/d 2次/d 2次/d 1次/d 1次/d 1次/d	阻断钙离子经膜向细胞内移动，引起平滑肌松弛	踝部水肿、潮红、头痛、心动过速、齿龈增生等

（续表）

药物分类	药物名称	剂量	用法	作用机制	注意事项
血管紧张素Ⅱ受体阻断药	洛沙坦 缬沙坦 伊贝沙坦	25~100mg 80mg 150mg	1次/d 1次/d 1次/d	阻断血管紧张素Ⅱ受体亚型 AT_1 产生降压作用	血管神经性水肿（罕见）、高钾血症
α_1 受体阻断药	哌唑嗪 特拉唑嗪	0.5~2mg 0.5~6mg	3次/d 1次/d	阻断节后 α_1 受体引起血管扩张	可引起直立性低血压，应监测立位血压

注：*为控释片或缓释片

大多数无并发症或合并症患者可单独或联合使用上述降压药，治疗剂量应从小量开始，逐步递增剂量，要根据高血压患者的具体病情加以选择。参考方案如下：

（1）左心室肥厚与心力衰竭：经有效降压治疗后左心室肥厚可以有不同程度的逆转，最有效的药物为ACE抑制药，其次为钙通道阻断药和β受体阻断药。对有心力衰竭症状的患者，应采用ACE抑制药或ARB、利尿药和β受体阻断药联合应用。

（2）脑血管病：降压过程应该缓慢、平稳，最好不减少脑血流量，可选择ARB、长效钙通道阻滞药、ACE抑制药或利尿药。

（3）冠心病：对稳定型心绞痛的降压治疗应选用β受体阻断药和长效钙通道阻断药；发生过心肌梗死的患者应选择ACE抑制药和β受体阻断药。

（4）肾功能异常：ACE抑制药或ARB在早、中期能延缓肾功能恶化，但要注意在低血容量或病情晚期可能反而会使肾功能恶化。

（5）糖尿病：通常在改善生活行为基础上需要2种以上降压药物联合治疗。ACE抑制药或ARB、长效钙通道阻滞药和小剂量利尿药是较合理的选择。

（三）高血压脑病和高血压危象的处理

1. 迅速降低血压 以静脉滴注方法给予降压药最适宜，这样可随时改变药物的需用剂量。常用的药物有：①硝普钠，开始以每分钟10~25μg静滴，然后根据血压反应，可每隔5~15分钟增加剂量。硝普钠降压效应迅速，而停止滴注后3~5分钟内作用即消失。用药过程中需作血压监护。该药溶液对光敏感，需新鲜配制，滴注瓶需避光。硝普钠在体内红细胞中被代谢为氰化物，然后形成硫氰酸盐从尿中排出，大剂量或应用时间较长时可发生硫氰酸中毒。②硝酸甘油，开始剂量为5~10μg/min静滴，用药剂量可逐渐增加。停药后数分钟作用即消失。不良反应有心动过速、面红、头痛和呕吐等。③亦可选择其他降压药。

2. 迅速降低颅内压 20%的甘露醇250ml快速静脉加压滴注，视情况4~6小时或6~8小时1次。地塞米松10mg静脉滴注，每天1~2次。呋塞米20mg静脉注射，视情况重复使用。

3. 立即制止抽搐 地西泮 10mg 静脉注射，如无效，10 分钟后可重复 1 次。

【预防】

原发性高血压的确切病因目前尚不十分明确，所以最有效的防治方法是定期进行人群高血压筛查，以提高对高血压的知晓率、服药率和控制率。对血压偶尔过高及有高血压家族史者应加强随访观察。进行有关预防高血压知识的宣传，提倡定期测量血压，稳定情绪，避免精神紧张，控制体重，低盐（每日 6g 左右）、低脂饮食并摄入足量钾、镁、钙，不吸烟，少饮酒，适度运动。有条件区域可普遍建立人群防治基地，充分发挥社区医疗的作用。

第四节　冠状动脉粥样硬化性心脏病

一、概述

动脉粥样硬化是一种与血脂异常及血管壁成分改变有关的动脉疾病，是血管病动脉硬化中最常见、最重要的一种。其病变特征是血中脂质在动脉内膜中沉积，引起内膜灶性纤维性增厚及其深部成分的坏死、崩解，形成粥样物，并使动脉壁变硬。冠状动脉粥样硬化性心脏病指冠状动脉粥样硬化使血管腔狭窄或阻塞，导致心肌缺血缺氧或坏死而引起的心脏病，它和冠状动脉功能性改变（痉挛）所引起的心肌损害统称为冠状动脉性心脏病，简称冠心病，也称缺血性心脏病。冠状动脉粥样硬化性心脏病是动脉粥样硬化导致器官病变的最常见类型。本病多发生在 40 岁以后，男性多于女性，以脑力劳动者居多。少数也可见于青少年，多为某种情绪、体力或脑力应激情况刺激下，冠状动脉发生痉挛而引起本病。在我国，虽然本病不如欧美多见，但近年来已呈现增长趋势，是严重危害人民健康的主要疾病。

【病因与发病机制】

本病的病因与发生机制尚未完全确定。研究表明，引起动脉粥样硬化的原因是多方面的，由于多种因素作用于不同环节所致，这些因素称为危险因素，主要包括：①年龄：常在 40 岁以后发生。②性别：男性多见，女性常在绝经期后发生。③血压：高血压病患者动脉粥样硬化的发生率为正常人的 3～4 倍，60%～70% 冠状动脉粥样硬化患者有高血压。④血脂异常：脂质代谢异常是动脉粥样硬化最重要的危险因素，其中关系最密切的血脂异常为高总胆固醇（TC）、高甘油三酯（TG）、高低密度脂蛋白（LDL）和极低密度脂蛋白（VLDL），而高密度脂蛋白（HDL）则常降低。近年认为，载脂蛋白 A 降低和载脂蛋白 B 上升也是动脉粥样硬化的致病因素。⑤吸烟：本病的发病率和死亡率吸烟者比不吸烟者高 2 ~ 6倍，并与每日吸烟数量呈正比例关系。⑥糖尿病：糖尿病患者本病发病率比无糖尿病者高 2 倍。除上述主要的危险因素外，次要的危险因素还包括肥胖（体重超过正常的 20%）、体力活动较少、遗传（有高血压、糖尿病、冠心病家族史者）、西方饮食方式、A 型性格及精神因素等。

对于动脉粥样硬化的发生机制，曾有多种学说，近年来多数学者支持“内皮损伤反应学说”。该学说认为本病各种主要因素最终都损伤动脉内膜，而粥样硬化病变的形成是动脉对内膜损伤作出的炎症 – 纤维增生性反应的结果。冠状动脉粥样硬化一般较动脉粥样硬化症晚发生 10 年左右。冠状动脉粥样硬化时心肌缺血缺氧的原因主要为：①冠状动脉供血不足，主要病变为冠状动脉粥样硬化斑块引起的管腔狭窄（ >50% ），也包括继发的复合性病变及冠状动脉痉挛等。②心肌耗氧量剧增时，冠状动脉供血不能相应增加，主要为各种原因导致的心肌负荷增加，如血压骤升、劳累、情绪激动、心动过速及心肌肥大等。因此 WHO 将缺血性心脏病定义为由于冠状动脉循环改变引起冠状血流和心肌需求之间不平衡而导致的心肌损害。

【临床分型】

依据冠状动脉病变的范围、部位、严重程度及心肌缺血状况，可将冠心病分为以下各型：

1. 无症状性心肌缺血（隐匿型）　临床无症状，但心电图有心脏缺血性改变，心肌无明显组织形态学改变。

2. 心绞痛　有发作性胸骨后疼痛，为一过性心肌供血不足引起，心肌可无组织形态学改变或伴有纤维化改变。

3. 心肌梗死　由于冠状动脉闭塞以致心肌急性缺血坏死，症状严重，常伴有心功能不全、心律失常、心源性休克和猝死等严重并发症。

4. 缺血性心肌病　可出现心脏增大、心律失常和心力衰竭，临床表现与扩张型心肌病类似，为长期心肌缺血导致心肌纤维化所致。

5. 猝死　因原发性心脏骤停而突然死亡，多为心脏局部发生电生理紊乱引起严重室性心律失常所致。

临床上以心绞痛和心肌梗死较为常见与严重。

二、心绞痛

心绞痛是由于冠状动脉供血不足，心肌急剧的、暂时的缺血与缺氧所引起的临床综合征。主要表现为发作性前胸疼痛或胸部不适。

【病因与发病机制】

1. 病因　基本病因是冠状动脉性心脏病，包括冠状动脉器质性病变（粥样硬化引起狭窄、阻塞）和功能性改变（痉挛）。

2. 发病机制　冠状动脉与心肌血液供求之间的矛盾是心绞痛发生的主要机制。冠状动脉缺血缺氧造成心肌内代谢不全的酸性物质或多肽类物质堆积，刺激心内交感神经末梢产生神经冲动，信号经脊神经（胸 1 ~5）和相应脊髓阶段传入大脑感觉中枢而产生痛觉，并可引起相应脊髓阶段脊神经分布区皮肤区域的压榨感和紧缩感。

【临床表现】

1. 症状　心绞痛以发作性胸痛为主要临床表现，典型心绞痛的特点是：①常有诱因，多因体力活动、情绪激动而诱发，也可在饱餐或休息时发病。②疼痛发作部位主要在胸骨后方或心前区，常放射至左肩、左上肢内侧，亦可放射到咽喉部、颈部、背部、上腹部等。③疼痛的性质多为压迫性或为紧缩感、压榨感、堵塞感，也可有烧灼感，甚至可有恐惧感和濒死感，患者往往被迫停止原有动作，直至症状缓解。④历时短暂，多为数分钟，很少超过 15 分钟。⑤休息或含服硝酸甘油后 1 ~5 分钟内缓解。

2. 体征　心绞痛发作时，患者面色苍白，出冷汗，心率增快，血压升高，心尖部听诊可出现第四心音，亦可在心前区听到一过性收缩期杂音。杂音是乳头肌缺血以致功能失调引起二尖瓣关闭不全所致。

【辅助检查】

1. 心电图检查　静息心电图约有半数患者为正常，亦可出现非特异性 ST – T 改变，既 ST 段下移及 T 波倒置（图 1 – 2 – 18）。心绞痛发作时可出现暂时性心肌缺血性的 ST 段压低，T 波平坦或倒置，发作过后数分钟内逐渐恢复。变异型心绞痛发作时可出现 ST 段抬高。运动负荷心电图及 24 小时动态心电图检查可明显提高缺血性心电图的检出率，目前已将其作为常用的心电图检查。

2. 放射性核素检查　利用放射性铊或锝显像所示灌注缺损，提示心肌供血不足或血流消失区域，对心肌缺血诊断极有价值。如同时兼作运动负荷试验，则能大大提高诊断的阳性率。

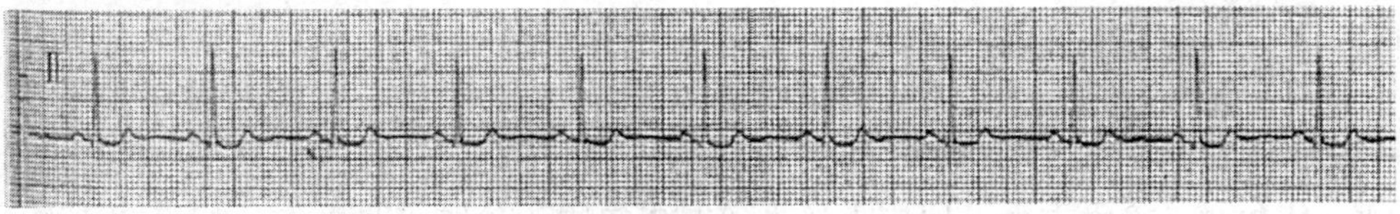

图 1－2－18　ST－T 改变

3. 冠状动脉造影　典型心绞痛可显示至少有一支冠状动脉主干有明显狭窄。本检查具有确诊价值，并为选择治疗方案及判断预后提供依据。

【诊断】

1. 诊断要点　①易患因素和年龄（40 岁以上）；②典型的症状和体征及含服硝酸甘油有效；③发作时心电图有缺血型 ST－T 改变；④心电图运动试验或动态心电图阳性；⑤冠状动脉造影结果阳性（可确诊）。

2. 心绞痛的分型　参照世界卫生组织的“缺血性心脏病的命名及诊断标准”将心绞痛分为劳力性心绞痛、自发性心绞痛和混合性心绞痛三大类型。劳力性心绞痛又分为稳定型心绞痛、初发型心绞痛和恶化型心绞痛。其疼痛发作由体力活动、情绪激动或其他足以增加心肌需氧量的情况所诱发，休息或含服硝酸甘油后迅速缓解。自发性心绞痛的疼痛又分为卧位型心绞痛、变异型心绞痛（症状同卧位型心绞痛，但发作时心电图示有关导联 ST－T 段抬高）、心肌梗死后心绞痛、急性冠状动脉功能不全等类型。其发作与体力或脑力活动引起心肌耗氧量的增加无明显关系，与冠脉血流储备量减少有关，疼痛程度较重、时间较长、不易为硝酸甘油缓解。近年来上述分类中除变异型心绞痛之外，其他诊断临床上均已放弃使用，目前已趋向将稳定型劳力性心绞痛以外的缺血性胸痛统称为不稳定型心绞痛，这类患者在临床上病情不稳定，容易发展至心肌梗死，必须给予足够的重视。

【治疗】

心绞痛的治疗原则是减低心肌耗氧量，增加心肌血液供应，防止血小板凝集，促使冠脉侧支循环的形成，同时积极防治动脉粥样硬化。

（一）发作时治疗

1. 休息　心绞痛发作时应立刻休息，一般患者在停止活动后症状即可消失。对初发、过度紧张或休息不佳者可用镇静剂，必要时可吸氧。

2. 药物治疗　硝酸酯类药物为最有效的抗心绞痛药物，作用快速，因松弛血管平滑肌而使全身小静脉（主要）及小动脉扩张，因而减轻心脏的前、后负荷，使心肌耗氧量显著减少，心绞痛症状得到缓解。

（1）硝酸甘油：为治疗心绞痛急性发作的首选药物，对大多数病人有效，一般给药后 1～3 分钟内可使疼痛缓解，维持约 30 分钟。本药常用量为 0.3～0.6mg，含于舌下，应用 1 次无效时可每隔 3 分钟重复 1 次，如连续 3 次无效则不宜继续使用。硝酸甘油每日的极量为 2mg。多数不良反应是由其血管扩张作用所引起，如头疼、面部皮肤潮红、眼压升高等。大剂量时可出现直立性低血压及晕厥，应酌情减量。本药连续应用 2 周、用药剂量大或反复应用易产生耐药性，停药 1～2 周后耐受性可消失，因此应避免大剂量给药和无间歇给药。硝酸甘油可作为预防性用药，提前几分钟应用，以防止心绞痛的发生。

（2）硝酸异山梨酯（消心痛）：是硝酸酯类长效、速效抗心绞痛药物，其作用机制与硝酸甘油相似，但作用较弱、起效较慢，作用维持时间较长。舌下含化 5～10 分钟起作用，维持 2～3 小时；口服 30 分钟起作用，维持 3～5 小时。用量均为每次 5～10mg，每日 3～4 次。本品剂量范围个体差异较大，剂量大时易引起头痛及低血压等副作用。本药与 β 受体阻断药合用可增强抗心绞痛作用，是预防慢性心绞痛的有效药物。

（二）缓解期治疗

1. 一般治疗 避免诱发因素，特别是重体力劳动和情绪激动。平日宜低脂肪饮食，一次进食不应过饱，禁止吸烟和酗酒。多数稳定型心绞痛患者，根据病情可适当安排工作与休息，不稳定型心绞痛患者应在医生指导下积极治疗。

2. 药物治疗 使用作用持久的抗心绞痛药物，以防心绞痛发作，可单独选用，亦可交替或联合应用。常用下列药物：

（1）硝酸酯制剂

1）硝酸异山梨酯：每次 5～20mg，每日 3 次，口服，服后半小时起作用，持续 3～5 小时；缓释制剂药效可维持 12 小时，每次 20mg，每日 2 次，口服。

2）单硝酸异山梨酯：每次 20～40mg，每日 2 次，口服，必要时加量，持续作用长达 12 小时。效果优于同剂量硝酸异山梨酯缓释制剂。

3）长效硝酸甘油制剂：硝酸甘油缓释胶囊，早晚各 1 次，每次 2.5mg，口服，服后 30 分钟起作用，持续 8～12 小时；2% 硝酸甘油软膏或硝酸甘油经皮贴剂（含 5～10mg）涂或贴在胸前或上臂皮肤，贴用后需保持 24 小时以上，以取得持续的硝酸甘油浓度。适用于预防夜间心绞痛发作。

（2）β 受体拮抗药：β 受体拮抗药是有效的抗心绞痛药物，用于稳定型心绞痛。通过降低心肌耗氧量和改善心肌缺血区供血状况，可使心绞痛病人心绞痛发作次数减少、改善缺血性心电图、增加患者运动耐量、减少心肌耗氧量、改善缺血区代谢，并可缩小心肌梗死范围。现已作为一线防治心绞痛的药物。特别适用于发作时有心率增快、血压升高和伴有交感神经功能亢进的患者。临床上主张与硝酸酯类合用，可发挥相互取长补短的协同作用，但剂量要偏小，以免引起直立性低血压。停用β受体拮抗药时应逐渐减量，如突然停用可导致心绞痛加剧或诱发心肌梗死。对心功能不全、支气管哮喘及心动过速者不宜应用。临床上可以β受体阻断药为基础用药，发作时含用硝酸甘油。一般常用阿替洛尔，12.5～25mg，每日1次，口服；美托洛尔，25～50mg，每日1次，口服；普萘洛尔，10～20mg，每日1次，口服；醋丁洛尔，每日200～400mg，分2～3次口服；兼有α受体阻滞作用的卡维地洛，25mg，每日2次，口服。药物要从小剂量开始，可逐步增加剂量。

对变异型心绞痛患者，本类药物因可使α受体作用相对增强而引起冠状动脉收缩，故对冠状动脉痉挛引起的心绞痛反而有害；对心绞痛伴有心力衰竭、支气管哮喘、心动过缓、房室传导阻滞、心源性休克、低血压等病证的患者不宜使用。停用β受体阻断药时应逐步减量，不要突然停药，因为在使用本药治疗过程中，心脏β受体数量增加，突然停药会使机体对儿茶酚胺产生过度反应，有可能出现不稳定型心绞痛甚至心肌梗死。

（3）钙离子拮抗剂：本类药物的作用机制是：①抑制钙离子进入细胞内，从而抑制心肌及血管平滑肌收缩，减少心肌氧耗，解除冠状动脉痉挛，降低动脉压，从而改善心内膜下心肌的血供，减轻心脏负荷；②降低血液黏稠度，抗血小板聚集，改善心肌的微循环。常用制剂有：硝苯地平，每次10～20mg，每日3次，口服；地尔硫䓬，每次30～60mg，每日3次，口服；维拉帕米，每次40～80mg，每日3次，口服。需长期用药者可使用钙离子拮抗剂的控释、缓释或长效剂型。本药特别适用于自发性心绞痛的治疗（如变异型心绞痛）。必要时可与硝酸酯类同服（均从小剂量开始）。停用本类药时，宜逐渐减量，然后停服，以免发生冠状动脉痉挛。

（4）抗凝治疗：是心绞痛尤其是不稳定型心绞痛的重要治疗措施，其目的在于防止血栓形成，阻止病情向心肌梗死方向发展。

1）阿司匹林：50～150mg，每天1次，口服。副作用为出血。

2）噻氯匹定：噻氯匹定是一种新的强效抗血小板药，一般于心肌梗死及介入治疗时短期服用，每日1次，每次0.25～0.5g，口服。用量过大可有出血、胃肠不适等副作用。

3）肝素：对不稳定型心绞痛可应用肝素进行积极的抗血栓、抗缺血治疗，阿司匹林加肝素可作为其基础治疗。临床常用低分子肝素，可以皮下注射，不需要监测，与阿司匹林合用效果与普通肝素加阿司匹林相当。依诺肝素，20～40mg，每日1次，皮下注射；替地肝素，2500U/d，皮下注射。

3. 介入治疗 冠心病的介入治疗使用较多的方法是经皮腔内冠状动脉成形术（PTCA）：经皮穿刺股动脉，将球囊导管逆行送入冠状动脉的狭窄部位，加压充盈球囊以扩张病变处，使血管内径增大，从而改善心肌血供，缓解症状，并减少心肌梗死发生。目前临床上PTCA已成功地部分替代了冠状动脉搭桥手术，成为当今冠心病治疗的主要手段之一。但其存在的主要问题是术后半年内部分病人再狭窄，也有些冠状动脉病变严重者不适于此种治疗。近几年冠心病介入治疗又出现了冠脉内激光成形术、冠脉内旋切或旋磨术、冠脉内超声成形术和冠状动脉内支架安置术等方法，使本病的疗效有进一步的提高。

4. 外科手术治疗 最常用的是冠状动脉旁路移植术（或称搭桥手术）。其手术指征是：①左冠状动脉主干病变。②稳定型心绞痛对内科治疗反应不佳，影响工作和生活。③恶化型心绞痛。④变异型心绞痛冠状动脉有固定狭窄者。⑤急性冠状动脉功能不全。⑥梗死后心绞痛。

三、心肌梗死

心肌梗死是指冠状动脉供血急剧减少或中断，引起心肌缺血坏死。临床上主要表现为胸骨后剧烈疼痛、血清心肌坏死标记物增高以及特异性的心电图进行性改变等，可发生心律失常、心力衰竭和休克。

【病因与病理】

心肌梗死的基本病因是冠状动脉粥样硬化。当1～2支冠状动脉主支因动脉粥样硬化而导致管腔狭窄超过75%时，一旦狭窄部血管粥样斑块增大、破裂出血、血栓形成或出现血管持续痉挛，便可使管腔完全闭塞，心肌严重而持久地缺血达1小时以上，就可发生心肌梗死。心肌梗死发生后，常伴有不同程度的左心功能不全和血流动力学改变，主要包括心脏收缩力减弱、心排血量下降、动脉血压下降、心率减慢或增快等，外周血管阻力有不同程度的增加，动脉血氧含量降低。

根据梗死的范围和深度，可将心肌梗死分为心内膜下梗死和透壁性（全层）梗死。前者梗死灶一般多发、较小且仅累及心室壁内侧1/3的心肌，可波及肉柱和乳头肌，心电图上一般无病理性Q波，又称无Q波心肌梗死，多分布在左心室四周；后者梗死病灶一般较大，并累及心室壁全层，心电图上出现病理性Q波，故称有Q波心肌梗死，多发生在冠状动脉左前降支供血区。心肌梗死，尤其是透壁性心肌梗死还可并发乳头肌功能失调、心脏破裂、室壁瘤、急性心包炎等病理改变。心肌坏死组织 1～2 周后开始吸收，并逐渐纤维化，6～8 周形成瘢痕愈合，称为陈旧性或愈合性心肌梗死。

【临床表现】

（一）起病和先兆症状

心肌梗死多突然发病。约有 50%～81.2% 的患者在起病前数日至数周有先兆症状，其中最常见的为既往无心绞痛者出现心绞痛，原有的稳定型心绞痛变为不稳定型，且发作频繁，程度较重，时间较长，硝酸甘油疗效较差，心电图呈现明显缺血性改变。及时处理先兆症状，可使部分患者避免心肌梗死发生。

（二）症状

1. 疼痛　为最早出现的最突出的症状。其性质和部位与心绞痛相似，但程度更剧烈，常呈难以忍受的压榨、窒息或烧灼样，伴有大汗、烦躁不安、恐惧及濒死感，持续时间可长达 1～2 小时以上，服硝酸甘油无效。部分患者疼痛可向上腹部、下颌、颈部或背部放射。少数心肌梗死可无疼痛。

2. 全身症状　发热，体温可升高至 38℃左右，疼痛剧烈时常伴恶心、呕吐和上腹胀痛等。

3. 心律失常　极常见，多发生在起病 1 周内，尤以 24 小时内最多见。经监测，其发生率可在 95% 以上。各种心律失常中以室性心律失常最多见，尤其是室性期前收缩。频发的、成对出现的室性期前收缩常为心室颤动的先兆。下壁梗死易发生房室传导阻滞。

4. 休克　主要为心源性休克，因心肌广泛坏死后心排血量急剧下降所致。休克多在起病后数小时至 1 周内发生，发生率约为 20% 左右。近年来由于早期采用冠状动脉再通的措施，使心肌坏死的面积及时缩小，使休克的发生率有大幅度下降。出现休克的患者表现为皮肤苍白、四肢湿冷、脉压差减小、紫绀、少尿或无尿，严重者可出现昏迷。

5. 心力衰竭　主要为急性左心衰竭，可在起病最初几天内发生，亦可在梗死演变期出现。其发生率为 32%～48%。患者表现为呼吸困难、紫绀、烦躁等，严重者出现肺水肿。

（三）体征

1. 心脏体征　心脏浊音界可正常或轻至中度增大，心率可增快、也可减慢，心律不齐，心尖部第一心音减弱，可闻及第四心音，部分患者在心前区可闻及收缩期杂音或喀喇音，亦有部分患者在起病2～3天出现心包摩擦音。

2. 血压 除心肌梗死早期血压可增高外，几乎所有患者都有血压降低。

【并发症】

1. 乳头肌功能失调或断裂 发生率可高达50%，二尖瓣乳头肌因缺血、坏死等使收缩功能发生障碍，造成不同程度的二尖瓣脱垂并关闭不全。患者心尖区出现收缩中晚期喀喇音和吹风样收缩期杂音，第一心音不减弱或增强，可突然出现心功能不全、急性肺水肿或心源性休克等临床表现，严重者可在数日内死亡。断裂多发生在二尖瓣后乳头肌，见于下壁心肌梗死。

2. 心脏破裂 少见，常在起病1周内出现，多为左室游离壁破裂，由于心包积血引起急性心包压塞而导致猝死。部分患者为心室间隔破裂造成穿孔，在胸骨左缘第3～4肋间出现响亮的收缩期杂音，常伴震颤，可引起心力衰竭和休克而在数日内死亡。心脏破裂也可为亚急性，病人可存活数月。

3. 栓塞 发生率1%～6%，见于起病后1～2周。如为左心室附壁血栓脱落所致，可引起脑、肾、脾或四肢等动脉栓塞；如由下肢静脉血栓形成部分脱落所致，则产生肺动脉栓塞。

4. 心室壁瘤 或称室壁瘤，主要见于左心室，发生率5%～20%。体格检查可见左侧心界扩大，心脏搏动较广泛，可闻及收缩期杂音。心电图ST段持续抬高。超声心动图、放射性核素心脏血池显像以及左心室造影可见局部心缘突出，有反常搏动。

5. 心肌梗死后综合征 发生率约10%。于心肌梗死后数周至数月内出现，可反复发生，表现为心包炎、胸膜炎或肺炎，有发热、胸痛等症状，可能为机体对坏死物质的过敏反应。

【辅助检查】

（一）心电图

急性透壁性心肌梗死的心电图常有典型的改变及演变过程。急性期心电图特征性改变为：①可见异常深而宽的Q波（病理性Q波），在面向透壁心肌坏死区的导联上出现；②ST段呈弓背向上的明显抬高，在面向坏死区周围心肌损伤区的导联上出现；③T波倒置，在面向损伤区周围心肌缺血区的导联上出现（图1-2-19）。其心电图演变过程为抬高的ST段在数日至2周内逐渐回到基线水平；T波倒置加深，此后逐渐变浅、平坦，部分可恢复直立；78%～80%心肌梗死患者Q波将永久存在。还有一少部分患者出现非ST段抬高心肌梗死心电图，无病理性 Q 波，仅有低电压和 ST 段抬高，或仅有 T 波倒置，临床上要注意分辨。ST 段抬高性心肌梗死的定位和范围，可根据出现特征性改变的导联数来判断，见表 1－2－7。

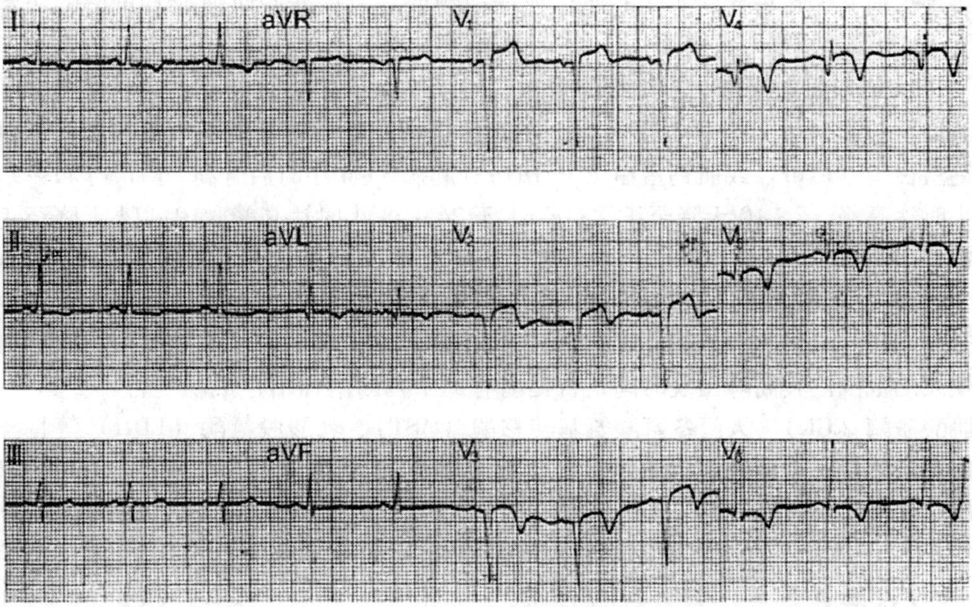

图 1－2－19　急性心肌梗死（广泛前壁）

表 1－2－7　　心肌梗死的心电图定位诊断

	V_1	V_2	V_3	V_4	V_5	V_6	V_7	V_8	V_9	Ⅰ	Ⅱ	Ⅲ	aVL	aVF
前间壁	+	+	+											
前壁			+	+	±									
前侧壁				±	+	+								
高侧壁										+			+	
广泛前壁	+	+	+	+	+	+				±			±	
下壁											+	+		+
后壁							+	+	+					

注：“+”表示该导联出现坏死型图形，“-”表示该导联可能出现坏死型图形

（二）超声心动图

可了解心室各壁的运动情况，评估左心室梗死面积，测量左心室功能，为临床治疗及判断预后提供重要依据。

（三）实验室检查

心肌梗死可出现中性粒细胞增多、红细胞沉降率增快和 C 反应蛋白增高等表现，但并无特异性。血清心肌坏死标记物增高对诊断心肌梗死有重要临床意义。

1. 心肌蛋白检测 心肌结构蛋白含量增高是诊断心肌梗死的敏感指标：①肌红蛋白起病后 2 小时内升高，12 小时达高峰，24 ~ 28 小时内恢复正常。②肌钙蛋白Ⅰ（cTnI）或肌钙蛋白 T（cTnT），起病 3 ~ 4 小时后升高。cTnI 于11 ~ 24 小时达高峰，7 ~ 10 天降至正常；cTnT 于 24 ~ 48 小时达高峰，10 ~ 14 天降至正常。

2. 心肌酶检测 ①肌酸激酶同工酶 CK – MB 升高：可在起病后 4 小时以内升高，16 ~ 24 小时达高峰，3 ~ 4 天恢复正常，其增高的程度能准确地反映心肌梗死的范围。其高峰出现时间是否提前有助于判断溶栓治疗成功与否。②其他：肌酸激酶（CK）、天门冬氨酸氨基转移酶（AST）、乳酸脱氢酶（LDH）等特异性及敏感性不如前述心肌坏死标记物，但仍有一定参考价值。三者在心肌梗死起病后 6 ~ 10 小时升高，按顺序分别于 12 小时、24 小时和 2 ~ 3 天达到高峰，又分别在 3 ~ 4 天、3 ~ 6 天和 1 ~ 2 周内恢复正常。

【诊断】

心肌梗死诊断主要依靠典型临床表现、特征性心电图改变及心肌坏死标记物等实验室检查发现，一般并不困难。但有些患者临床表现并不典型，故凡年龄在 40 岁以上，发生原因不明的胸闷，伴恶心、呕吐、出汗、心功能不全、心律失常或原有高血压突然显著下降者，都应考虑有心肌梗死的可能。对非 ST 段增高的心肌梗死患者，血清肌钙蛋白测定的诊断价值更大。

【鉴别诊断】

1. 心绞痛 鉴别要点见表 1 – 2 – 8。

2. 主动脉夹层 胸痛一开始即达高峰，且多放射至背部、腹部、腰部和下肢。疼痛持续不缓解，虽可有“休克”症状，但病程中常出现高血压。主动脉夹层可产生动脉压迫症，两侧上肢的血压和脉搏常不一致（此为重要体征），少数病例可出现主动脉瓣关闭不全的听诊所见。X 线和超声心动图可出现主动脉明显增宽，没有心肌梗死心电图的特征性改变及相关血液实验室检查的变化。

表 1－2－8　　心绞痛与心肌梗死的鉴别要点

鉴别诊断项目	心绞痛	急性心肌梗死
疼痛部位	胸骨上、中段之后	相同，但可在较低位置或上腹部
疼痛性质	压榨性或窒息性	相似，但更剧烈
疼痛诱因	劳力、激动、受寒、饱食等	不常有
疼痛时限	短，1～5 分钟或 15 分钟以内	长，数小时或 1～2 天
疼痛发作频率	频繁	不频繁
硝酸甘油疗效	显著缓解	作用较差
血压	高或无显著改变	常降低
心包摩擦音	无	可有
发热	无	常有
血清心肌坏死标记物	无	有
心电图变化	无变化或暂时性 ST 段、T 波变化	有特征性和动态性变化

3. 肺动脉栓塞　急性的肺动脉大块栓塞常可引起胸痛、呼吸困难、休克等表现。常有急性肺源性心脏病改变，如右心室增大、肺动脉瓣听诊区第二心音亢进和右心衰竭体征。心电图可出现电轴右偏、肺性 P 波、右室扩大及典型肺动脉栓塞心电图（Ⅰ导联 S 波加深，Ⅲ导联 Q 波显著且 T 波倒置）等改变。其心电图变化常于 3～4 日内恢复正常，与心肌梗死的心电图的演变迥然不同。肺梗死时血清酶主要为乳酸脱氢酶（LDH）增高，其他各项心肌酶学及血清心肌坏死标记物均在正常范围。

4. 急腹症　急性胆囊炎、胆石症、急性坏死性胰腺炎、溃疡病合并穿孔时常有上腹痛及休克的表现，可与放射至上腹部的梗死性疼痛相混淆，但患者常有典型急腹症的体征，心电图检查及相关血液实验室检查可帮助确诊。

5. 急性心包炎　特别是急性非特异性心包炎，亦可有严重胸痛及 ST 段抬高，但病前或病初常有上呼吸道感染情况，伴发热、血白细胞增加，且疼痛于咳嗽及深吸气时加重，听诊可听到心包摩擦音，心电图改变常为普遍导联 ST 段弓背向下抬高，无心肌梗死心电图的演变过程，亦无相关血液实验室检查的改变。

6. 肥厚型心肌病　特别是特发性肥厚型主动脉瓣狭窄，这是一种家族性心肌病。临床可有胸痛，含硝酸甘油后反而可加重。心电图可有 Q 波，但其 Q 波的特点是窄而深，持久不变且无急性心肌梗死的 ST－T 演变，亦无血清学变化。超声心动图可见心肌肥厚。

【治疗】

心肌梗死强调及早发现、及早住院，并加强住院前的就地处理。治疗原则是：①保护和维持心脏功能。②挽救濒死的心肌，防止梗死扩大，缩小心肌缺血范围。③及时处理严重心律失常、泵衰竭和各种并发症，防止猝死。

（一）前驱症状处理

对于有前驱症状的患者（如稳定性心绞痛变为不稳定性心绞痛）要及时发现，立即收容入院，并按治疗心肌梗死的措施进行处理，这样可使部分病人避免心肌梗死的发生或减小梗死范围。

（二）住院前处理

心肌梗死发病后 1～2 小时内容易发生严重的心律失常甚至导致死亡，约有 1/2～1/3 心肌梗死患者死于入院前的短时期内，此时如给予及时而恰当的处理，有助于降低病死率。急救措施包括：①止痛：可肌注哌替啶 50mg 或罂粟碱 30mg，疼痛剧烈时可用吗啡 3～5mg 稀释后静脉注射。②抗心律失常：如心率 < 50 次/分，可静脉注射阿托品 0.5mg 或肌注 1mg；如有快速心律失常（室性期前收缩或室性心动过速）可试用利多卡因，静脉滴注 50～100mg，必要时 5～10 分钟后再给 1 次。③人工呼吸和心脏按压：如患者心脏骤停，应立即进行有效的胸外心脏按压及人工呼吸。④吸氧及静脉输液：有条件应立即吸氧，并建立和保持静脉给药通道。进行上述处理后，如条件允许，可待病情稳定后再护送患者入院治疗。

（三）住院治疗

1. 监护和一般治疗 对明确或怀疑心肌梗死诊断的病人应立即收入冠心病监护病房。

（1）休息：卧床休息 1 周，保持环境安静。要特别注意减少刺激，解除患者焦虑情绪。

（2）吸氧：最初几日间断或持续通过鼻管或面罩吸氧。

（3）监测：在冠心病监护室进行心电图、血压和呼吸的监测，必要时还需监测肺毛细血管楔嵌压和中心静脉压。密切观察心律、心率、血压和心功能的变化。

（4）护理：第一周病人卧床休息，然后逐渐在床上作四肢活动。进食不宜过饱，可少量多餐，食物以含必需的热量和营养、易消化、低钠、低脂肪而少产气者为宜，第一日宜进流质饮食。要保持患者大便通畅，排便时避免用力，如便秘可给缓泻剂。第二周逐步离床站立和室内缓步走动。第三至四周帮助病人逐步从室内到室外走廊慢步走动。病重者卧床时间宜适当延长。

2. 解除疼痛　早期心肌再灌注疗法可极有效地解除疼痛。必要时也可给予镇痛镇静剂减轻疼痛：①哌替啶 50~100mg 肌肉注射，或吗啡 5~10mg 皮下注射，必要时 1~2 小时后可再注射一次，以后每 4~6h 可重复应用，最好与阿托品合用，并注意呼吸功能是否抑制。②疼痛较轻者可肌注或口服罂粟碱 0.03~0.06g；也可试用硝酸甘油 0.3g 或硝酸异山梨酯 5~10mg 舌下含服或静脉注射。③可用安定 10mg，肌肉注射。

3. 再灌注心肌　起病 3~6 小时内（最多不超过 12 小时）要及时应用心肌再灌注疗法。早期开通与梗死相关的冠状动脉，可使心肌及时得到再灌注，能挽救濒临坏死的心肌，使坏死范围缩小，对于有效保护左室功能、降低死亡率、改善远期预后有极其重要的意义。再灌注疗法也能有效地预防心肌缺血或梗死的发生。具体方法如下：

（1）溶栓治疗：如无禁忌证，一般在到达医院后 30 分钟内开始溶栓治疗，可降低心肌梗死的死亡率，改善远期预后。

适应证：①典型的缺血性胸痛持续时间≥30 分钟，含服硝酸甘油不能缓解；②至少两个相邻胸前导联或Ⅱ、Ⅲ、aVF 导联中至少两个出现 ST 段抬高，有或无异常 Q 波；③起病 12 小时以内到达医院者。

禁忌证：①近 3 个月内出现过急性脑血管意外；②2 周内进行过大手术或严重外伤或分娩；③活动性内脏出血或溃疡病出血；④近 10 天内穿刺过不能压迫止血的血管，尤其是动脉；⑤疑有或确诊有主动脉夹层动脉瘤；⑥最近有头颅损伤、已知颅内有肿物或动静脉畸形；⑦妊娠；⑧严重的未控制的高血压（200/110~120mmHg）；⑨有心肺复苏史；⑩出血性视网膜病。

常用溶栓药物：①链激酶（SK），常用剂量为 150U，30~40 分钟内静脉滴注。链激酶过敏者禁用。②尿激酶（UK），常用剂量为 150U，30 分钟内静脉滴注。③重组组织型纤溶酶原激活剂（t-PA），总剂量 100mg，首次 10~15mg 静脉推注，余量在 3 小时（3 小时给药法）或 90 分钟（90 分钟给药法）内静脉滴注。

（2）介入治疗：溶栓治疗虽然有效，但其开通率最高只达 80%，达到正常血流者仅为 55%，而且溶栓治疗后的残余狭窄问题未能解决，因此溶栓成功后的缺血复发率和再闭塞率较高。具备实施介入治疗条件的医院，可视情况在 90 分钟内开始对心肌梗死患者实施介入治疗。其主要方法有：经皮冠状动脉腔内成形术（PTCA）、冠状动脉内支架植入术。

临床实践证明，直接 PTCA 能达到 95% 以上的开通率，恢复正常血流者高达 90%，是最常用的经皮冠状动脉介入治疗（PIC）方法。由于直接 PTCA 在早期开通血管的同时也直接解决了残余狭窄，明显降低了缺血再发和再梗死率，无论即刻疗效和远期预后的改善都明显优于溶栓治疗。对急性心肌梗死合并心源性休克及急性心肌梗死的高危性病人，若有条件应该首选直接 PTCA。冠状动脉内支架植入术可弥补 PTCA 的不足，特别是其能减少术后再狭窄的发生率，近年来应用愈来愈广泛。

4. 心律失常的治疗 心律失常是导致心源性猝死的主要原因，因此必须及时发现和治疗。心肌梗死伴心律失常的治疗措施为：

（1）室性期前收缩或室性心动过速：立即用利多卡因 50～100mg 静脉注射，每 5～10 分钟重复 1 次，至期前收缩消失或总量已达 300mg，继以 1～3mg/min 的速度静脉滴注维持，情况稳定后改用口服美西律 150mg 或普鲁卡因胺 250～500mg，每 6 小时 1 次维持。

（2）心室颤动：立即采用非同步直流电除颤，室性心动过速药物疗效不满意时也应及早用同步直流电复律。

（3）缓慢心律失常：阿托品 0.5～1mg 肌肉或静脉注射。

（4）二度或三度房室传导阻滞：宜用人工心脏起搏器作临时的经静脉心内膜右心室起搏治疗，待传导阻滞消失后撤除。

（5）室上性快速心律失常：用强心苷类、维拉帕米、地尔硫草、胺碘酮等药物治疗不能控制时，可考虑同步直流电转复窦性心律。

5. 控制低血压和休克 应根据病人具体情况制定合理治疗方案。

（1）补充血容量：估计有血容量不足或中心静脉压和肺楔压低者，用低分子右旋糖酐或 5%～10% 葡萄糖液静脉滴注。右心室梗死时的低血压状态可通过扩容得以纠正。

（2）应用升压药：补充血容量后血压仍不升，而肺楔压和心排出量正常时，提示周围血管张力不足，可在 5% 葡萄糖液 100ml 中加入多巴胺 20～40mg、间羟胺 10～40mg 静脉滴注。亦可选用多巴酚丁胺，起始量为 3～10μg/（kg · min）。

（3）应用血管扩张剂：经上述处理血压仍不升，肺楔压增高而心排血量低，提示周围血管显著收缩，病人四肢厥冷并有紫绀，可试用硝普钠和硝酸甘油等血管扩张剂。硝普钠 15μg/min 开始，每 5 分钟逐渐增加（10μg/min）至中心静脉压下降(15～18mmHg)；硝酸甘油 10～20μg/min 开始，每 5～10 分钟增加 5～10μg/min，直至左室充盈压下降。

（4）其他：纠正酸中毒、避免脑缺血、保护肾功能，必要时应用糖皮质激素和强心苷等。

6. 心力衰竭的治疗 急性左心衰竭，以应用吗啡（或哌替啶）和利尿药为主，亦可选用血管扩张剂减轻左心室的后负荷，或用多巴酚丁胺等治疗。由于强心苷类药物可能引起室性心律失常，宜慎用，梗死 24 小时内禁用。

7. 其他治疗　有些药物可能有助于缩短病程和改善预后，但也存在某方面的争议，可视情况选用：①β受体阻断药：β受体阻断药是有Q波心肌梗死后二级预防的重要药物，可减少猝死和再梗死率。对于急性心肌梗死的病人，只要无禁忌证，β受体阻断药应用越早越好，早期应用的禁忌证为明显低血压、心动过缓、泵衰竭和支气管痉挛。②钙通道阻断药：地尔硫䓬可减少心肌梗死后缺血事件复发、再梗死并降低死亡率，但对有心功能不全的心肌梗死者可能有害。③血管紧张素转化酶抑制药：ACE抑制药有助于改善心室重构，降低心力衰竭的发生率，从而降低死亡率。因此，一旦血流动力学稳定，无进行性胸痛、休克和使用ACE抑制药的禁忌证，应早期应用此类药物。④极化液疗法：氯化钾1.5g、胰岛素10U加入10%葡萄糖液500ml中，静脉滴注，1～2次/日，7～14天为1个疗程。可促进心肌摄取和代谢葡萄糖，使钾离子进入细胞内，恢复细胞膜的极化状态，以利心脏的正常收缩，减少心律失常，并促使心电图上抬高的ST段回到等位线上。⑤抗凝疗法：目前多用在溶解血栓疗法之后，单独应用者少。在梗死范围较广、复发性梗死或有梗死先兆而又有高血凝状态时可考虑应用。禁忌证：有出血、出血倾向或出血既往史，严重肝肾功能不全，活动性消化性溃疡，血压过高，新近手术而创口未愈。一般持续用肝素静脉滴注，维持凝血时间在正常的两倍左右（试管法20～30分钟）；或用低分子肝素0.4ml，12小时1次腹部皮下注射；或口服阿司匹林每日300mg，数日后减半量，半月后每日75mg。

8. 恢复期的处理　病情稳定后可考虑出院。出院前要作运动负荷心电图、放射核素和（或）超声检查，对显示心肌缺血或心功能较差者宜行冠状动脉造影检查，考虑进一步处理（介入治疗等）。心室晚电位检查有助于预测发生严重室性心律失常的可能性。提倡心肌梗死恢复后进行康复治疗，逐步作适当的体育锻炼。经2～4个月的锻炼后，可酌情恢复部分或较轻工作，病后部分患者可恢复全天工作，但应避免过重体力劳动或精神过度紧张。

9. 右心室心肌梗死的处理　治疗措施与左心室梗死略有不同。右心室心肌梗死引起右心衰竭伴低血压而无左心衰竭的表现时，宜扩张血容量，直到低血压得到纠正或肺毛细血管楔嵌压达15～18mmHg。如此时低血压未能纠正，可用强心剂。右心室梗死时不宜用利尿药，伴有房室传导阻滞者可予以临时起搏。

【预后及预防】

心肌梗死的预后与梗死范围的大小、侧支循环形成的情况以及治疗是否及时有关。急性期住院病死率过去一般为30%左右，采用监护治疗后降至15%左右，采用溶栓等疗法后可下降至10%以下。心肌梗死患者死亡多在发病后1周（尤其在数小时）内，发生严重心律失常、休克或心力衰竭者病死率较高。

心绞痛及心肌梗死主要应预防动脉粥样硬化。冠心病患者应长期口服小剂量阿司匹林（每日 50 ~ 150mg），以防止冠状动脉血栓形成。普及有关心绞痛及心肌梗死的知识，可使患者和家属及早意识到本病，从而能及早治疗，有效降低病死率。

第五节　心脏瓣膜病

心脏瓣膜病是由炎症、黏液样变性、退行性改变、先天性畸形、缺血性坏死、创伤等原因引起的单个或多个瓣膜结构（包括瓣叶、瓣环、腱索或乳头肌）的功能或结构异常，导致瓣口狭窄及（或）关闭不全。严重病变常引起心脏血流动力学改变，并出现一系列临床症候群。心室和主、肺动脉根部严重扩张也可产生有关房室瓣和半月瓣的相对性关闭不全。病变最常累及二尖瓣，其次为主动脉瓣。病变可累及一个瓣膜，也可累及两个或两个以上瓣膜，后者称多瓣膜病。病变性质可为单纯狭窄、单纯关闭不全，也可狭窄与关闭不全并存。由风湿性炎症所致的瓣膜损害称为风湿性心瓣膜病，主要累及 40 岁以下人群，是我国最常见的心脏瓣膜病。

一、二尖瓣狭窄

【病因与病理】

二尖瓣狭窄几乎均为风湿性心瓣膜病，其中 2/3 的患者为女性，约半数患者无急性风湿热史，但多有反复链球菌扁桃体炎或咽峡炎史，发病时间多在风湿热后两年以上。其他少见病因为先天性畸形和老年人二尖瓣环钙化。单纯二尖瓣狭窄占风湿性心脏病的 25%，二尖瓣狭窄伴有二尖瓣关闭不全占 40%。

风湿热导致二尖瓣不同部位的粘连融合，形成二尖瓣狭窄。二尖瓣狭窄依据瓣膜病变可分为：①隔膜型：瓣叶间粘连，瓣膜轻至中度增厚，开放活动受限。②漏斗型：瓣叶明显增厚，失去活动性，瓣叶间严重粘连，瓣膜口缩小成鱼口状，腱索及乳头肌明显粘连缩短，常合并关闭不全。

当二尖瓣狭窄时，因舒张期左心房血流进入左心室受到障碍，导致左心房压力增高，出现左心房与左心室间的舒张期压力阶差，并引起左心房扩张和肥厚。随着左心房压力增高，可导致肺静脉和肺毛细血管压力升高、扩张和淤血，形成慢性肺淤血。当肺循环的血容量长期超过其代偿量时，肺动脉压即逐渐上升，长期肺动脉高压可使肺小动脉反应性收缩，最终导致肺小动脉硬化，肺动脉压力升高，进而引起右心室肥厚和扩张。当右心室代偿功能失调时则可出现右心衰竭。右心衰竭的症状和体征多逐渐加重，有时也可突然发生。

【临床表现】

1. 症状 一般在二尖瓣口面积 < 1.5cm^2（中度狭窄）时开始有明显症状。

（1）呼吸困难：为最常见的早期症状。体力活动、精神紧张、发热、阵发性心房颤动、贫血和妊娠等使心排血量增加，肺淤血加重，故临床最先表现为劳力性呼吸困难或仅在上述情况时诱发呼吸困难。随着狭窄加重，出现休息时呼吸困难、端坐呼吸和阵发性夜间呼吸困难，甚至反复发生急性肺水肿。

（2）咯血：有下列几种表现：①突然咯出较大量鲜血，通常见于严重二尖瓣狭窄。②伴阵发性夜间呼吸困难，咳嗽时出现血性痰或带血丝痰。③急性肺水肿时咳出大量粉红色泡沫状痰。④肺梗死时咯暗红色血液。

（3）咳嗽、声嘶：咳嗽常见，声嘶较少见。

2. 体征

（1）二尖瓣面容：重度狭窄常有“二尖瓣面容”，表现为口唇紫绀，双颧暗红。

（2）心脏体征：①心尖区第一心音亢进，可闻及开瓣音，如前叶钙化僵硬则第一心音减弱和（或）开瓣音消失。出现开瓣音表现二尖瓣前叶的弹性及活动良好，对于决定手术治疗方法有一定的临床意义。②心尖区有低调的隆隆样舒张中晚期杂音，常伴舒张期震颤，此为二尖瓣狭窄最重要的体征。也有少数患者此杂音很轻或听不见，称为“哑型”二尖瓣狭窄，系因二尖瓣口极度狭窄所致。③肺动脉高压时，肺动脉瓣区第二心音亢进，有时可伴分裂。④肺动脉扩张时，于胸骨左缘第2肋间可闻及舒张早期吹风样杂音（Graham - Steel 杂音）。⑤右室扩大伴三尖瓣关闭不全时，胸骨左缘第4、5肋间隙有全收缩期吹风性杂音，于吸气时增强。

【辅助检查】

1. X 线检查 左房增大，后前位见左心缘变直，右心缘有双心房影；左前斜位见左房使左主支气管上抬；右前斜位见食管下段后移。其他表现包括：右室增大、主动脉结缩小、肺动脉干和次级肺动脉扩大、肺淤血、间质性肺水肿（如 Kerley B 线）和含铁血黄素沉着等征象。

2. 心电图检查 轻度狭窄时心电图可正常，亦可仅有 P 波增宽，轻度切迹；中度狭窄时 P 波明显增宽，切迹显著，伴有心室肥大，电轴右偏；重度狭窄时右心室肥大及劳损，在右胸导联可出现增大的双向 P 波。二尖瓣狭窄晚期可并发心房颤动。

3. 超声心动图 是明确和量化诊断二尖瓣狭窄的可靠方法。①M型超声示二尖瓣城墙样改变（EF斜率降低、A峰消失），后叶前向移动和瓣叶增厚。②二维超声示舒张期前叶呈圆拱状，后叶活动度减小，交界处融合，瓣叶增厚和瓣口面积减小。③由连续多普勒所测二尖瓣血流速度可计算跨瓣压差和二尖瓣口面积。④经食管超声可检出左房血栓。⑤超声心动图还提供房室大小、室壁厚度、室壁运动、心室功能、肺动脉压和其他瓣膜情况等信息。

一般认为，瓣口面积大于1.5cm^2为轻度狭窄，1.0～1.5cm^2为中度狭窄，小于1.0cm^2为重度狭窄。

【诊断】

心尖区听到舒张期隆隆样杂音，X线或心电图显示伴有左心房增大，一般可确立二尖瓣狭窄诊断。若有风湿热病史有助于诊断，超声心动图检查可进一步明确诊断。

【并发症】

1. 心房颤动 见于50%以上的患者，房性期前收缩常为其前奏，开始为阵发性心房扑动和颤动，以后转为慢性心房颤动，导致呼吸困难的发生或加剧，甚至诱发急性肺水肿。故心房颤动的发生常是体力活动明显受限的开始。

2. 急性肺水肿 为重度二尖瓣狭窄的严重并发症。患者突然出现重度呼吸困难和紫绀，不能平卧，咳粉红色泡沫状痰，双肺布满湿啰音，如未及时抢救往往导致死亡。

3. 血栓栓塞 20%的患者发生体循环栓塞。心房颤动、左房直径>55mm、栓塞史或心排血量明显降低为发生体循环栓塞的危险因素。体循环栓塞中最多见的是脑动脉栓塞，其余依次为周围和内脏（脾、肾和肠系膜）动脉栓塞。偶尔左房的带蒂球状血栓或游离飘浮球状血栓可突然阻塞二尖瓣口导致猝死。心房颤动和右心衰竭时，可在右房形成血栓，引起肺栓塞。

4. 右室衰竭 为晚期常见并发症，临床表现为右心衰竭的症状和体征。

5. 感染性心内膜炎 较少见，特别在瓣叶明显钙化或心房颤动患者中更少发生。

6. 肺部感染 常见，长期肺淤血容易引起肺部感染，并进一步诱发和加重心力衰竭。

【治疗】

1. 一般治疗　①预防风湿热复发，用苄星青霉素G 120万U，每4周肌注1次，长期甚至终身应用。②预防感染性心内膜炎。③避免重体力活动，定期（6~12个月）复查。④呼吸困难者应减少体力活动，限盐饮食，口服利尿药，避免可能诱发急性肺水肿的各种因素（如贫血、急性感染等）。

2. 大咯血的处理　应采取坐位，用镇静剂，静脉注射利尿药以降低肺静脉压。

3. 急性肺水肿的处理　处理原则与急性左室衰竭所致的肺水肿相似。不同点为：①避免用扩张小动脉为主的扩血管药。②正性肌力药物对二尖瓣狭窄的肺水肿无益，但当心房颤动伴快速心室率时可静注毛花苷丙以降低心室率。

4. 心房颤动的处理　治疗原则为控制心室率，争取恢复窦性心律，预防血栓栓塞。

（1）急性发作伴快速心室率：①血流动力学稳定者，首先静注毛花苷丙以降低心室率，如无效，可静脉注射β受体阻断药（普萘洛尔、艾司洛尔）、维拉帕米或地尔硫䓬。②心室率控制后未自动恢复窦性心律者，可行电复律术或用药物（普罗帕酮、索他洛尔、胺碘酮或奎尼丁）转复。③急性发作性肺水肿、休克、心绞痛或晕厥时，应立即电复律，如无效则静脉给药以减慢心室率。

（2）慢性心房颤动：①如心房颤动病程<1年、左房直径<60mm、无高度或完全性房室传导阻滞和病态窦房结综合征，可考虑行选择性电复律术或药物转复，以后用药物维持窦性心律，注意于复律前3周和转复后4周服用抗凝剂（华法林），预防因转复所致栓塞。②不宜复律、复律失败或转复后不能维持窦性心律而心室率快者，应每日服用地高辛0.125~0.25mg，休息时将心室率控制在70次/分左右。如疗效欠佳可加用地尔硫䓬、维拉帕米或阿替洛尔。③慢性心房颤动又无禁忌证者，应长期服用抗凝剂（华法林等）或抗血小板聚集药（阿司匹林等）预防血栓形成。

5. 抗凝治疗　除上述适应证外，有栓塞史或超声检查见左房血栓者，无论有无心房颤动，只要无禁忌证就应长期抗凝治疗。

6. 右室衰竭的处理　以限制钠盐摄入、应用利尿药和地高辛为主。

7. 介入与手术　机械性缓解二尖瓣梗阻为治疗本病的根本措施。当二尖瓣口有效面积<1.5cm^2并伴有症状，特别当症状进行性加重时，应用器械或外科手术方法扩大狭窄瓣口面积，缓解梗阻。如肺动脉高压明显，即使症状轻也应及早选用介入或手术治疗。

（1）经皮球囊二尖瓣成形术：这是缓解二尖瓣梗阻的首选方法，系将球囊导管从周围静脉经过房间隔（穿刺）进入二尖瓣区，通过充液扩张球囊分离交界处的融合而扩大瓣口。适应证为：前叶瓣体活动度好，无明显钙化，瓣下结构无明显增厚；经食管超声未探及左房血栓；如伴有二尖瓣关闭不全，仅限于轻度且无左室增大者。年轻人瓣叶无明显增厚且活动度好者效果好。也可用于因其他疾病不宜手术、拒绝手术、妊娠伴严重呼吸困难和外科分离术后再狭窄的患者。

（2）直视分离术：适于瓣叶严重钙化、病变波及腱索（乳头肌）、左房内血栓及术后再狭窄者。在体外循环下，直视分离融合的交界处、腱索和乳头肌，去除瓣叶的钙化斑，清除左房内血栓。较闭式分离术解除瓣膜梗阻程度大，因而血流动力学改善较好。

（3）人工瓣膜置换术：人工瓣膜置换术手术死亡率和术后并发症较分离术高。术后存活者心功能恢复较好。适应证：①严重瓣叶和瓣下结构钙化、畸形，不宜作分离术者。②二尖瓣狭窄合并严重二尖瓣关闭不全者。严重肺动脉高压会增加手术危险，但并非手术禁忌，术后症状多有缓解。

二、二尖瓣关闭不全

【病因】

1. 慢性二尖瓣关闭不全 ①风湿性心脏病：在我国是最常见病因，常伴二尖瓣狭窄和（或）主动脉瓣损害。②二尖瓣脱垂：在西方国家为常见病因。③冠心病：由于左室乳头肌或其基底的左室心肌慢性缺血或梗死后纤维化致使乳头肌功能失常所致。④腱索断裂：多数原因不明（特发性），偶可继发于二尖瓣脱垂。⑤二尖瓣环和环下部钙化：为退行性改变，多见于老年女性。⑥感染性心内膜炎：赘生物破坏瓣叶边缘、瓣叶穿孔或炎症愈合后瓣叶挛缩畸形。⑦左室显著扩大：瓣环扩张和乳头肌侧移引起继发性二尖瓣轻至中度关闭不全。⑧其他少见原因：先天性畸形、系统性红斑狼疮、类风湿性关节炎、肥厚型梗阻性心肌病和左房黏液瘤等。

2. 急性二尖瓣关闭不全 ①腱索断裂。②感染性心内膜炎损害瓣叶或致腱索断裂。③心肌梗死致乳头肌急性缺血、梗死或破裂。④创伤使二尖瓣叶破损。

【病理】

风湿性二尖瓣关闭不全的主要病理改变为瓣叶增厚、乳头肌和腱索缩短以及彼此粘连，瓣叶不能正常关闭。由于左心室收缩时二尖瓣不能完全关闭，部分血液返回到左心房，左心房除接受肺静脉来的血液外还接受由左心室反流的血液，因而左心房的充盈度和压力均增加，而左心室的排血量却降低。舒张期由左心房流入左心室的血量较正常增多，导致左心房和左心室扩张与肥厚，甚至引起左心衰竭。左心衰竭可致肺淤血和肺动脉压增高，最后引起右心室肥大和右心衰竭。

【临床表现】

1. 症状

（1）慢性二尖瓣关闭不全：轻度二尖瓣关闭不全可终身无症状，而风湿性心脏病从首次风湿热后无症状期也较二尖瓣狭窄者长，常超过20年，一旦出现明显症状时，多已有不可逆的心功能损害。严重返流以心排血量减少所致软弱乏力为首发突出表现，严重二尖瓣关闭不全晚期可出现左室衰竭，表现为呼吸困难等肺淤血的症状。

（2）急性二尖瓣关闭不全：轻度二尖瓣返流仅有轻微劳力性呼吸困难。严重返流（如乳头肌破裂）很快出现急性左心衰竭，甚至发生急性肺水肿或心源性休克。

2. 体征　心尖搏动因左室增大向左下移位，心尖搏动增强（心力衰竭后减弱），可呈抬举样。心尖区可听到响亮、粗糙、Ⅲ级以上的全收缩期吹风样杂音，向左腋下及肩胛下区传导，呼气时稍增强，该杂音是二尖瓣关闭不全的特征性体征。第一心音常减弱，肺动脉瓣区第二心音常亢进和分裂。严重返流时，舒张期左心房流入左心室血增多，常产生第三心音。二尖瓣脱垂者有收缩中期高调的喀喇音。冠心病乳头肌功能失常导致收缩早、中、晚或全收缩期杂音。腱索断裂伴连枷样瓣叶时，杂音似海鸥鸣或呈乐性。二尖瓣返流严重者，心尖区可闻紧随第三心音后的短促舒张期隆隆样杂音。

【并发症】

二尖瓣关闭不全的并发症主要有：①心房颤动：可见于3/4的慢性重度二尖瓣关闭不全患者。②感染性心内膜炎：较二尖瓣狭窄者常见。③体循环栓塞：见于有左房增大和慢性心房颤动的患者，但较二尖瓣狭窄者少见。④心力衰竭：急性者早期出现，慢性二尖瓣关闭不全仅在晚期发生。⑤二尖瓣脱垂的并发症：包括感染性心内膜炎、脑血管栓塞、心律失常、猝死、腱索断裂、严重二尖瓣关闭不全和心力衰竭等。

【辅助检查】

1. X线检查　急性二尖瓣关闭不全心影正常，或左房轻度增大伴明显肺淤血，甚至出现肺水肿征。慢性重度返流常见左房和左室增大，左室衰竭时可见肺淤血和间质性肺水肿征。二尖瓣环钙化者可见左侧位或右前斜位致密而粗的C

形阴影。

2. 心电图检查 急性二尖瓣关闭不全者心电图多正常，慢性者早期可无变化，病变严重时可出现左心室肥大，晚期可伴心肌劳损。

3. 超声心动图 M 型和二维超声心动图不能确定二尖瓣关闭不全。脉冲波多普勒和彩色多普勒血流显像可于左房内探及收缩期高速射流，诊断二尖瓣关闭不全的敏感性几乎可达 100%，且可半定量返流程度。二维超声可显示二尖瓣瓣尖对合不良及病变形态特征，有助于明确病因。

【诊断】

对慢性二尖瓣关闭不全，临床上依据心尖区有Ⅲ级以上全收缩期杂音，伴有左心房、左心室增大征象，即可确立二尖瓣关闭不全的诊断。对急性二尖瓣关闭不全的诊断，则常常要依据突然发生的呼吸困难、心尖区出现收缩期杂音、X 线心影不大而肺淤血明显来判断。

【治疗】

1. 慢性二尖瓣关闭不全

（1）内科治疗：①注意预防感染性心内膜炎，对风湿性心脏病患者需预防风湿热。②无症状伴心功能正常者不需特殊治疗，但应定期随访。③心房颤动的处理同二尖瓣狭窄，但多数只需控制心室率，左室充盈即可维持且无明显临床表现。④慢性心房颤动、有体循环栓塞史（超声检查见左房血栓）者应长期抗凝治疗以防血栓栓塞。⑤心力衰竭应限制钠盐摄入，使用强心苷制剂、利尿药和扩血管药。

（2）外科治疗：是恢复瓣膜关闭完整性的根本措施，但应在发生不可逆的左室功能不全之前施行，否则手术预后不佳。常用手术方法有两种：①人工瓣膜置换术：为主要手术方法，目前趋向于较早期考虑手术。严重左室功能不全或左室重度扩张已不宜换瓣。②二尖瓣整复术：适应证为非风湿性、非感染性和非缺血性病因患者，如二尖瓣脱垂、腱索断裂和瓣环扩张等。较早和较晚期二尖瓣关闭不全患者均可考虑手术。

2. 急性二尖瓣关闭不全

（1）内科治疗：一般为术前过渡措施，应尽可能在床旁球囊漂浮导管血流动力学监测下进行。静脉滴注硝普钠扩张小静脉和小动脉以降低心脏前、后负荷，使左室充盈压降低、肺淤血减轻、前向排血量增加和返流量减少。其他血管扩张药和正性肌力药可酌情使用。静注利尿药可降低前负荷，纠正心力衰竭。

（2）外科治疗：为治疗二尖瓣关闭不全的根本措施，可视病因、病变性质、返流程度和对药物治疗的反应，采取紧急、择期或选择性手术（人工瓣膜置换术或整复术）。部分患者经药物治疗后症状能完全控制，进入慢性代偿期。

三、主动脉瓣狭窄

【病因】

1. 风湿性心脏病　临床很少见到单纯的风湿性主动脉瓣狭窄，多合并主动脉瓣关闭不全和二尖瓣损害。

2. 先天性畸形　先天性二尖瓣钙化性主动脉瓣狭窄和先天性主动脉瓣狭窄等。

3. 退行性老年钙化性主动脉瓣狭窄　为65岁以上老年人单纯性主动脉瓣狭窄常见原因，常伴二尖瓣环钙化。

4. 其他少见原因　大的赘生物阻塞瓣口（如真菌性感染性心内膜炎和系统性红斑狼疮）、类风湿性关节炎伴瓣叶结节样增厚等。

【病理】

风湿性瓣膜炎症后，主动脉瓣膜钙化增厚，瓣叶交界处粘连、融合形成主动脉瓣狭窄。本症大都同时合并关闭不全或二尖瓣病变。

主动脉瓣狭窄使左心室射血阻力增大（即后负荷增加），导致左心室肥厚、心肌耗氧量增大，左心室每搏量减少，冠状动脉供血不足。因此，较易出现心绞痛、左心衰竭以至右心衰竭。

【临床表现】

1. 症状　轻度狭窄患者可无症状。中、重度狭窄者常见主动脉瓣狭窄的三联征，即呼吸困难、心绞痛和晕厥。

（1）呼吸困难：劳力性呼吸困难为晚期肺淤血引起的常见首发症状，见于90%的有症状患者。随病情发展可发生端坐呼吸、阵发性夜间呼吸困难和急性肺水肿。

（2）心绞痛：见于60%的有症状患者。常为运动诱发，休息则缓解。多因心肌缺血所致，极少由瓣膜的钙质栓塞冠状动脉引起。部分主动脉瓣狭窄的患者同时罹患冠心病，可进一步加重心肌缺血而发生心绞痛。

（3）晕厥：见于1/3的有症状患者。常发生于直立位、运动中或运动后，少数在休息时发生，多由于脑缺血引起。晕厥的原因为运动时周围血管扩张、心肌缺血加重、突然的体循环静脉回流减少以及心律失常（心室颤动、心房颤动或房室传导阻滞）导致心排血量骤减，进而引起脑供血不足。

2. 体征 可见颈动脉搏动显著。心尖搏动向左下移位，心尖搏动增强，可呈抬举样。心浊音界向左下扩大。主动脉瓣区第二心音减弱，可在呼气末闻及第二心音逆分裂，心尖区闻及明显的第四心音。胸骨右缘第 2 肋间可闻及 3/6 级以上收缩期粗糙喷射性杂音，向颈部传导。

【并发症】

1. 心律失常 10% 的患者可发生心房颤动，临床症状迅速恶化，急性者可发生严重低血压、晕厥或肺水肿。左室肥厚、内膜下心肌缺血或冠脉栓塞可致室性心律失常，主动脉瓣钙化伸入传导系统会导致房室传导阻滞，两者均可引起晕厥，甚至死亡。

2. 心脏性猝死 一般发生于以前曾有症状者。无症状者发生猝死很少见，仅见于 1% ~3% 的患者。

3. 感染性心内膜炎 临床不常见。年轻人的较轻瓣膜畸形较老年人的钙化性瓣膜狭窄罹患感染性心内膜炎危险性大。

4. 体循环栓塞 临床少见。栓子可来自钙化性狭窄瓣膜的钙质或增厚的二尖瓣的微血栓。

5. 心力衰竭 一旦发生左心衰竭，自然病程明显缩短，故终末期的右心衰竭少见。

【辅助检查】

1. X 线检查 心影正常或左室轻度增大，呈靴形心影，升主动脉根部常见狭窄后扩张，在侧位透视下可见主动脉瓣钙化。晚期可有肺淤血征。

2. 心电图 左心室肥大并劳损，左心房亦可增大，部分病例可有电轴左偏及室内传导阻滞。

3. 超声心动图 此项检查为定性和定量诊断主动脉瓣狭窄的重要方法。二维超声心动图探测主动脉瓣异常较为敏感，有助于确定瓣膜狭窄情况和病因；经食管超声较经胸超声更为准确且可测量瓣口面积；由连续多普勒测定通过主动脉瓣的最大血流速度，可计算出平均和峰值跨瓣压差以及瓣口面积。

一般认为，瓣口面积 $>1.0cm^2$ 为轻度狭窄，$0.75 \sim 1.0cm^2$ 为中度狭窄，$<0.75cm^2$ 为重度狭窄。如以压差判断，则平均压差 >50mmHg 为重度狭窄。

【诊断】

根据胸骨右缘第 2 肋间闻及粗糙响亮的喷射性收缩期杂音并向颈部传导伴左

心室增大等可作出初步诊断，超声心动图检查有助于确诊。

【治疗】

1. 内科治疗　①注意预防感染性心内膜炎和风湿性心脏病，预防风湿热。②无症状的轻度狭窄者每2年复查1次，应包括超声心动图的定量测定。中、重度狭窄者，应避免作剧烈体力活动，每6~12个月复查1次。③如有频发房性期前收缩，需应用抗心律失常药物以预防心房颤动。一旦出现心房颤动，应及时转复为窦性心律。其他有症状或导致血流动力学紊乱的心律失常亦应积极治疗。④心绞痛可试用硝酸酯类药物。⑤心力衰竭者应限制钠盐，用强心苷制剂，小量应用利尿药，过度利尿可因低血容量致左室舒张末压降低和心排血量减少，注意避免发生直立性低血压。避免使用作用于小动脉的血管扩张剂，以防血压过低。

2. 外科治疗　人工瓣膜置换术为治疗成人主动脉瓣狭窄的主要方法。无症状的轻、中度狭窄患者无手术指征。重度狭窄伴心绞痛、晕厥或心力衰竭症状为手术治疗的主要指征。无症状的重度狭窄患者，如伴进行性心脏增大和（或）明显左室功能不全时，亦应考虑手术。严重左室功能不全、高龄、合并主动脉瓣关闭不全或冠心病的患者，增加手术和术后晚期死亡危险，但并非手术禁忌。有冠心病者术前需行冠状动脉造影，术中同时作冠状动脉搭桥术。儿童、青少年的非钙化性先天性主动脉瓣严重狭窄，即使无症状者也可在直视下行交界处分离术。

3. 经皮球囊主动脉瓣成形术　使用本方法碎裂钙化结节和分离融合的交界处，从而缓解阻塞，改善临床症状。此手术有较高的并发症和再狭窄率，故仅适用于高龄患者和一些特殊情况下（如换瓣危险性大、紧急需要、拒绝换瓣、妊娠等）作为姑息治疗。

四、主动脉瓣关闭不全

【病因】

1. 慢性主动脉瓣关闭不全

（1）主动脉瓣疾病：常见疾病有：①风湿性心脏病：约2/3的主动脉瓣关闭不全为风湿性心脏病所致。单纯性主动脉瓣关闭不全少见，合并二尖瓣损害者常见。②感染性心内膜炎：为单纯性主动脉瓣关闭不全的常见病因。③先天性畸形。④主动脉瓣黏液样变性。⑤强直性脊柱炎：可有主动脉瓣瓣叶基底部和远端边缘增厚伴瓣叶缩短。

（2）主动脉根部扩张：常见疾病包括：①梅毒性主动脉炎：30%发生主动

脉瓣关闭不全。②马凡综合征：可伴二尖瓣脱垂。③强直性脊柱炎：升主动脉可呈弥漫性扩张。④特发性升主动脉扩张。⑤严重高血压或动脉粥样硬化。

2. 急性主动脉瓣关闭不全 常见的病因有：①感染性心内膜炎。②创伤：穿通性或钝性胸部创伤致升主动脉根部、瓣叶支持结构和瓣叶破损，或瓣叶急性脱垂。③主动脉夹层：通常发生于马凡综合征、特发性升主动脉扩张、高血压或妊娠。

【病理】

由于主动脉瓣关闭不全，在舒张期左心室既接受从左心房正常流入的血液，又接受从主动脉返流回的血液，因此左心室舒张期负荷量过重，随之产生代偿性扩张和肥厚，并最终导致左心衰竭和右心衰竭。舒张期主动脉压低，冠状循环灌注减少，还可引起心绞痛。

【临床表现】

1. 症状

（1）慢性主动脉瓣关闭不全：多无症状。可因心搏量多而有心悸、心前区不适、头部强烈搏动感、体位性头晕等症状。晚期始出现左室衰竭表现。心肌缺血时可出现心绞痛，但较主动脉瓣狭窄者少见。

（2）急性主动脉瓣关闭不全：轻者可无症状，重者出现急性左心衰竭和低血压。可产生各种心律失常而出现心悸，甚至猝死。

2. 体征 心尖搏动向左下移位，呈抬举样搏动，常弥散而有力。部分重度关闭不全者颈动脉搏动明显，并可有随心搏出现的点头运动。主动脉瓣区第二心音减弱或缺如。主动脉瓣区（或主动脉瓣第二听诊区）可闻及叹气样、递减型舒张期杂音，向胸骨左下方和心尖区传导，以前倾位最易听清。重度主动脉瓣返流者，有相对二尖瓣狭窄，在心尖区可闻及舒张中和（或）晚期隆隆样杂音（Austin Flint 杂音），被认为是主动脉瓣返流血液撞击左室心内膜并妨碍二尖瓣开放所致。周围血管可听到枪击音和双重杂音（Duroziez 征）。

【并发症】

主动脉瓣关闭不全的并发症主要有：①感染性心内膜炎：较常见。②室性心律失常：较常见，心脏性猝死较少见。②心力衰竭：急性患者出现较早，慢性患者于晚期才开始出现。

【辅助检查】

1. X 线检查

（1）慢性主动脉瓣关闭不全：心胸比率增大。主要为左室增大，可有左房增大。升主动脉继发性扩张，可累及整个主动脉弓。左心衰竭时见肺淤血征。

（2）急性主动脉瓣关闭不全：心脏大小正常。除原有主动脉根部扩大或由主动脉夹层所致外，无主动脉扩大。常有肺淤血和肺水肿征。

2. 心电图检查　轻型患者心电图正常。中度以上患者约78%表现为左心室肥大和劳损，有时伴左束支或心室内传导阻滞。

3. 超声心动图　M型超声见舒张期二尖瓣前叶或室间隔纤细扑动，急性者可见二尖瓣提前关闭，主动脉瓣舒张期纤细扑动为瓣叶破裂的特征。二维超声提供瓣膜和主动脉根部的形态改变有助于确定病因。经食管超声有利于主动脉夹层、先天性畸形和感染性心内膜炎的诊断。脉冲波多普勒和彩色多普勒血流显像于主动脉瓣瓣下可探及全舒张期高速射流，为最敏感的确定主动脉瓣返流方法，并可半定量其严重程度。

【诊断】

主动脉瓣第二听诊区闻及叹气样、递减型舒张期杂音，向胸骨左下方和心尖区传导，伴周围血管征，可作出初步诊断，超声心动图检查有助于确诊。

【治疗】

1. 慢性主动脉瓣关闭不全

（1）内科治疗：①预防感染性心内膜炎和风湿性心脏病，预防风湿热。②梅毒性主动脉炎应予全疗程青霉素治疗。③舒张压 >90mmHg 者应用降压药。④无症状的轻或中度返流者，应定期随访和限制重体力活动。⑤无症状的严重主动脉瓣返流伴左室功能正常者需长期服用钙通道阻断药硝苯地平等扩张动脉，以使左室容量和重量减少，增加射血分数，延长无症状和心功能正常时期，从而推迟手术的时间。血管紧张素转化酶抑制药卡托普利和 α 受体阻断药哌唑嗪亦有相似效果，但应密切随访，一旦出现症状或左室功能不全仍需采取手术治疗。⑥心力衰竭时可应用强心苷制剂、利尿药和血管扩张药。有心绞痛的患者可试用硝酸酯类药物。⑦有症状的心律失常应及时治疗。

（2）外科治疗：人工瓣膜置换术为严重主动脉瓣返流的主要治疗方法。一般主张无症状（指无呼吸困难或心绞痛）和左室功能正常的严重返流不需手术，但需密切随访。下列情况的严重返流患者需手术治疗：①有症状和左室功能不全者。②无症状伴左室功能不全者，经一系列无创伤性检查（超声心动图、核素心室造影等）显示持续或进行性左室收缩末期容量增加或休息时射血分数降低者。③有症状而左室功能正常，但经内科治疗无改善者。

2. 急性主动脉瓣关闭不全 外科治疗（人工瓣膜置换术或主动脉瓣整复术）为根本措施。内科治疗一般仅为术前过渡措施，目的在于降低肺静脉压，增加前向心排血量，稳定血流动力学。应尽量在球囊飘浮导管床旁血流动力学监测下进行。静脉滴注硝普钠对降低前后负荷、改善肺淤血、减少返流量和增加前向心排血量甚为有用。其他血管扩张药、利尿药和正性肌力药亦可酌情静脉应用。血流动力学不稳定者，如严重肺淤血、肺水肿和前向心排血量明显降低的患者，应立即手术。主动脉夹层即使伴轻或中度返流，也需紧急手术。活动性感染性心内膜炎所致者，力争在强有力抗生素治疗 7～10 天后手术。创伤性或人工瓣膜功能不全者，根据病情采取紧急或择期手术。个别患者药物能完全控制病情，心功能代偿良好，手术可延缓。真菌性心内膜炎所致者，无论返流轻重，均需早日手术。

第六节　心肌疾病

心肌疾病是指除心脏瓣膜病、冠状动脉粥样硬化性心脏病、肺源性心脏病、先天性心血管疾病和甲状腺功能亢进性心脏病等以外的以心肌病变为主要表现的一组疾病。主要包括心肌病与心肌炎等

心肌病中原因已知的称为特异性心肌病，原因未明的称为心肌病（原发性），但随着对病因学和发病机制认识程度的增加，使上述两者之间的差别变得不十分明显。1995 年世界卫生组织和国际心脏病学会将心肌病定义为伴有心肌功能障碍的心肌疾病，根据病理生理、病因等把心肌病分为四型：①扩张型心肌病：左心室或双心室扩张、有收缩功能障碍。②肥厚型心肌病：左心室或双心室肥厚，通常伴有非对称性室间膈肥厚。③限制型心肌病：收缩正常，心壁不厚，单或双心室舒张功能低下及扩张容量减小。④致心律失常型心肌病：右心室进行性纤维脂肪变。以上各型中临床上最常见的是扩张型心肌病。

心肌炎是指心肌本身的局限性或弥漫性炎性病变，可累及心肌细胞及其组织间隙。心肌炎发病可呈急性、亚急性或慢性，按病因可分为感染性和非感染性两种。感染性心肌炎可由细菌、病毒、螺旋体、立克次体、真菌、原虫、蠕虫等所引起；非感染性心肌炎包括过敏或变态反应所引起的心肌炎（如风湿热或系统性红斑狼疮等），还包括由理化因素或药物所致的心肌炎（如吐根素、阿霉素、铅、锑、汞、砷等）。临床上最常见的心肌炎是由病毒感染所致的病毒性心肌

炎，它与扩张型心肌病的关系也日益受到重视。

本节重点介绍扩张型心肌病和病毒性心肌炎。

一、扩张型心肌病

扩张型心肌病的主要特征是单侧或双侧心腔扩大，心肌收缩功能减退，伴或不伴充血性心力衰竭和心律失常，可发生栓塞或猝死等并发症。本病病死率较高，多见于中年以上男性。

【病因与病理】

1. 病因　尚不完全清楚，除特发性和家族遗传性外，近年来认为病毒性心肌炎与其发生密切相关。体液、细胞免疫反应所致心肌炎可导致和诱发扩张型心肌病。此外，围生期、遗传、代谢异常、酒精中毒、抗癌药物等亦可引起本病。

2. 病理　扩张型心肌病病理改变以心腔扩张为主。肉眼可见心室扩张，室壁多变薄，心肌灰白而松弛，可见纤维瘢痕形成，常伴有附壁血栓。冠状动脉及瓣膜多无病变。组织学可见非特异性心肌细胞肥大和变性，尤以程度不同的心肌纤维化为明显。

【临床表现】

1. 症状　起病缓慢，早期可仅有心脏扩大而无症状，多数患者症状明显时才就诊。主要表现为不断加重的呼吸困难（甚至端坐呼吸）、水肿、肝肿大等充血性心力衰竭的症状和体征。部分患者可发生栓塞和猝死，栓塞多见于晚期病例。

2. 体征　主要为心脏向两侧扩大，第一心音减弱，多数患者可听到第三或第四心音，心率增快时可出现奔马律，常合并各种类型的心律失常。可于二、三尖瓣区听到二、三尖瓣关闭不全时出现的收缩期杂音，这与心脏扩大引起的相对性瓣膜关闭不全有关，该杂音可由于心腔缩小、心功能改善而减弱或消失。

【辅助检查】

1. 胸部X线检查　心影明显增大呈普大型，心胸比常大于50%，可见肺淤血表现。

2. 心电图检查　以心室肥大、心肌损伤和心律失常为主。可见室性期前收缩、心房颤动、传导阻滞等各种心律失常。有时可出现病理性Q波（与间隔纤维化有关），多见于间隔部，应与心肌梗死相鉴别。其他尚可见ST－T改变、低电压、R波降低等。

3. 超声心动图　扩张型心肌病超声心动图具有一“大”、二“薄”、三“弱”、四“小”的特征，其中“大”为早期左心室内径增大，晚期心脏四腔均可扩大，但以左心室扩大明显，左室流出道也扩大；“薄”为室间隔和左心室后壁多变薄；“弱”为室间隔与左心室后壁运动减弱，提示心肌收缩力下降；“小”为二尖瓣口开放幅度相对变小，其原因为左心室充盈压升高引起二尖瓣前叶舒张期活动振幅降低。

4. 心导管检查和心血管造影　早期近乎正常，有心力衰竭时心导管检查可见左心室舒张末期压、左心房压和肺毛细血管楔嵌压均增高，心搏量、心脏指数减低。心室造影可见左心室明显扩大，室壁运动减弱，心室射血分数降低。冠状动脉造影多无异常。

5. 心肌活检　可见心肌细胞肥大、变性、间质纤维化等，虽因缺乏特异性不能单独据此作为诊断依据，但可作为评价病变程度及预后的参考，并有助于排除心肌炎。

6. 心脏放射性核素检查　核素心肌显影表现为散在的、局灶性放射性减低；核素血池扫描可见收缩和舒张末期左心室容积增大、心搏量减低。

【诊断及鉴别诊断】

1. 诊断　本病缺乏特异性诊断指标。对于心脏扩大、心律失常和充血性心力衰竭患者，如超声心动图证实有心腔扩大、心脏弥漫性搏动减弱等特异性改变，即应考虑本病，但应注意排除各种有明确病因的器质性心脏病，如急性中毒性心肌炎、风湿性心脏病及冠心病等。

2. 鉴别诊断

（1）冠状动脉粥样硬化性心脏病：缺血性心肌病型冠心病心脏扩大与扩张型心肌病相似。不同之处是冠心病有高血压、高血脂、吸烟和糖尿病等易患因素，高龄者多见；一般有心绞痛或心肌梗死病史；超声心动图检查室壁活动呈节段性异常；冠状动脉造影可确诊本病。

（2）风湿性心瓣膜病：扩张性心肌病在二、三尖瓣听诊区可听到收缩期杂音与风湿性心瓣膜病相似，但风湿性心瓣膜病收缩期杂音粗糙，心力衰竭控制后杂音增强，多伴有舒张期杂音。超声心动图有助于两者的鉴别。

（3）心包积液：大量心包积液时，心脏外形扩大和扩张性心肌病相似，两者鉴别要点是：心包积液时多有病因可查，心尖搏动常不明显或位于心浊音界左缘的内侧（与心浊音界外缘不符），心音遥远而无杂音，心影多呈烧瓶状且随体位变化而改变，超声心动图有特征性改变——液性暗区。

【治疗】

因本病病因未明，目前尚无特殊的治疗方法。其治疗原则是减轻心脏负荷、预防和控制充血性心力衰竭、纠正各种心律失常和减少栓塞等并发症。

1. 一般治疗　限制体力活动，避免过度劳累，给予低盐、易消化的饮食，避免大便干燥和用力排便。

2. 心力衰竭的治疗　与一般心力衰竭的治疗相同，目前主张应用利尿药、血管紧张素转化酶抑制药、β受体阻断药和强心苷制剂等。由于本病对强心苷敏感性增强易发生强心苷毒性反应，需慎重应用，多采用维持量给药方法，一般从小剂量开始。也可应用血管扩张药物，改善临床症状。具体用药及剂量参见本章第一节。

3. 抗心律失常治疗　由于大多数抗心律失常药物均具有负性肌力作用，可使心力衰竭加重，故应在加强治疗心力衰竭的基础上应用抗心律失常药物，具体用药及剂量参见本章第二节。

4. 抗凝治疗　为减少栓塞并发症的发生，除有禁忌证外，应给予抗凝治疗。可应用华法林、阿司匹林等常规治疗。

5. 改善心肌代谢药物　可应用1，6－二磷酸果糖5g静脉滴注，每日1次，7～10日为1个疗程；辅酶Q_{10}10mg肌肉注射，每日1次，或20～30mg口服，每日3次。也可应用其他改善心肌代谢的药物，如维生素C、ATP、肌苷、极化液、能量合剂等。

6. 起搏治疗　对一些重症晚期患者，在应用血管紧张素转化酶抑制药、强心药、利尿药基础上，可植入双腔或三腔起搏器，选用适当的起搏方式和起搏参数，有助于改善患者的血流动力学。

7. 心脏移植　对病情严重的患者，心脏移植可明显改善预后。在我国已开展此项目，手术病例的存活率正在逐年提高。

二、病毒性心肌炎

病毒性心肌炎是指病毒引起的急、慢性心肌炎症。近年来本病发病率显著增高，多见于青少年，一般以20～30岁最多见，男性多于女性。临床表现轻重不一，重者可猝死，也可长期留有心肌病变。

【病因与发病机制】

1. 病因　各种病毒都可以引起心肌炎，其中以肠道和呼吸道病毒感染较常见，临床上大多数病毒性心肌炎由柯萨奇病毒、孤儿病毒（ECHO）、脊髓灰质炎病毒及流感病毒引起。

2. 发病机制 病毒性心肌炎的发病机制包括病毒对心肌的直接损害和诱导的免疫反应对心肌的间接损害。免疫反应主要是T细胞以及多种细胞因子和一氧化氮等介导的心肌损害和微血管损伤。目前认为病毒性心肌炎早期以病毒直接侵犯心肌为主，同时存在免疫反应因素。在慢性阶段，免疫反应可能是发病的主要机制。

【临床表现】

1. 症状 病毒性心肌炎临床表现差异很大，轻者可无明显症状，重者可并发严重心律失常、心力衰竭，甚至猝死。约半数患者在发现心肌炎前1～3周常有病毒感染前驱症状，表现为发热、全身酸痛、咽痛、腹泻等呼吸道与消化道症状，然后出现胸闷、心前区隐痛、心悸、气短、乏力、头晕等，严重者可有咳嗽、呼吸困难、紫绀，甚至急性肺水肿。

2. 体征 体检可有心脏扩大，心率增速与体温不相称，心尖部第一心音可减低并出现第三心音，重者可出现奔马律或心包摩擦音；各种心律失常都可出现，甚至发生心源性休克。

【辅助检查】

1. 实验室检查 可有血清肌钙蛋白（T或I）、心肌肌酸激酶（CK－MB）增高，血沉增快，C反应蛋白增加等。从咽部、粪便、血等标本中可作病毒分离，血清中抗心肌抗体滴定度可增高。

2. 心电图检查 多有ST－T改变及各种心律失常，如合并心包炎可有ST段上升，严重心肌损害时可出现病理性Q波，需与心肌梗死鉴别。

3. 超声心动图检查 可显示正常，也可有左心室舒张功能减退等表现。

4. X线检查 病情严重者可有心脏扩大。

5. 病理学检查 做心肌活检并从中分离出病毒则可确诊。

【诊断及鉴别诊断】

1. 诊断要点 ①有病毒感染的证据：如发病前有肠道感染或上呼吸道感染病史，病毒学实验室检查呈阳性结果；②有明确的心肌损害证据：如心脏扩大、心律失常、心力衰竭或心源性休克、血清心肌酶和肌钙蛋白增高、心电图改变等；③心内膜心肌活检呈阳性结果；④除外引起心肌炎的其他原因及β受体功能亢进症。1999年全国心肌炎心肌病专题讨论会提出了成人急性心肌炎诊断参考标准，可帮助医生确立诊断。

2. 鉴别诊断

（1）其他病因引起的心肌炎：发病前缺乏病毒感染的证据，有相应的原因或疾病可查。

（2）β受体功能亢进症：本病心电图有 ST－T 改变易与病毒性心肌炎相混淆。以下各点有助于β受体功能亢进症的诊断：①多见于年轻女性或更年期女性。②患者主诉较多、症状明显，但缺乏相应的阳性体征。③多有自主神经功能失调的表现，如心悸、头晕、失眠、健忘、记忆力减退等。④无器质性心脏病的证据。⑤普萘洛尔（心得安）试验阳性。

【治疗】

1. 一般治疗 急性期应卧床休息，进食易消化、富含维生素和蛋白质的食物。

2. 营养心肌 应用营养心肌、促进心肌代谢的药物，如三磷酸腺苷、辅酶A、维生素C、细胞色素C等药物静脉滴注。

3. 对症治疗 合并严重房室传导阻滞者，应及时使用肾上腺皮质激素，如有心功能不全者应及时给予控制。

4. 抗病毒治疗 可试用干扰素或干扰素诱导剂进行抗病毒治疗，一些中草药如板蓝根、连翘、大青叶等可能对病毒感染有效。

【预防】

对于麻疹、脊髓灰质炎、腮腺炎、流感等病毒预防接种有较好的效果。但对柯萨奇、孤儿病毒感染目前尚无特异的预防疫苗。在病毒流行期间采取适当隔离措施。若已有病毒感染尤其是柯萨奇、孤儿病毒等病毒感染时，应充分休息，及时治疗，以减低病毒性心肌炎的发生率。

第三章 消化系统疾病

第一节 急性胃肠炎

急性胃肠炎是常见病、多发病。多由于饮食不当，过多进食生冷不易消化和刺激性食物或进食了被细菌及病毒污染的食物所致。临床表现以恶心、呕吐、腹痛、腹泻、发热为主，严重者可出现脱水及电解质紊乱、酸中毒、休克等并发症。在我国以夏、秋两季发病率较高，无性别差异，一般潜伏期为12～36小时。

【病因】

1. 细菌感染 葡萄球菌、大肠埃希菌、沙门菌和弯曲杆菌是致病菌。这些细菌在食物中生长繁殖，产生毒素。食入被细菌和毒素污染的食物引起发病。

2. 病毒感染 常见的病毒有轮状病毒、腺病毒、肠病毒、手足口病毒等，以轮状病毒最常见，该病毒也是引起儿童胃肠炎最常见的病原体。

3. 植物毒素 发芽马铃薯、紫杉、牵牛花、桐油等。

4. 化学毒物 有机磷、砷、铅、锑等。

【病理】

主要病理变化为胃肠黏膜呈急性炎症反应，黏膜充血、水肿，分泌物增加。

【临床表现】

1. 症状 恶心、呕吐、腹痛、腹泻、发热、肌肉酸痛等，严重者可致脱水、电解质紊乱、休克等。病人多有恶心、呕吐，继则腹泻，每日3～5次甚至数十次不等，大便多呈水样或糊状，深黄色或绿色。

2. 体征 上腹部和脐周有轻压痛，肠鸣音亢进。

3. 临床分型　可分为急性胃炎、急性肠炎、急性胃肠炎三型。急性胃炎主要表现为恶心、呕吐、上腹部疼痛不适；急性肠炎主要表现为腹痛、腹泻、水样或糊状便；急性胃肠炎则具有急性胃炎和肠炎两者的表现。

【辅助检查】

1. 白细胞计数　白细胞总数可轻度增加，中性粒细胞百分比轻度升高。但沙门菌属感染者白细胞总数可正常或轻度减少。病毒感染引起者白细胞总数多轻度减少，淋巴细胞百分比稍增高。

2. 粪便检查　水样便或呈稀糊状便，也可带有少量黏液，偶可见少量脓血。镜检可见不消化食物成分、少量黏液、少量白细胞和红细胞。

【诊断及鉴别诊断】

1. 诊断要点　①病前有暴饮暴食或食不洁食物史，进食被细菌污染的同一种食物的人可同时发病；②起病较急，开始为腹部不适，继之恶心、呕吐，腹部阵发性绞痛并有腹泻，每日数次至数十次，呈水样或糊状便，可伴有发热、头痛、肌肉酸痛等全身中毒症状；③少数病例可因频繁吐泻导致脱水、电解质紊乱、酸中毒及休克表现；④上腹部和脐周有轻度压痛，肠鸣音亢进；⑤粪便镜检可见不消化食物成分、少量黏液、少量白细胞和红细胞；⑥吐泻物中可培养出相应致病菌。

2. 鉴别诊断

（1）霍乱及副霍乱：为无痛性吐泻，先泻后吐为多，且无发热，大便呈米泔水样，因潜伏期可长达6天，故罕见短期内出现大批患者。大便涂片荧光抗体染色镜检及培养找到霍乱弧菌或爱尔托弧菌，可确定诊断。

（2）急性菌痢：偶见食物中毒型暴发。一般呕吐较少，常有发热，里急后重，黏液脓血便，下腹部及左下腹明显压痛。大便镜检发现红细胞、脓细胞及巨噬细胞，大便培养约半数有痢疾杆菌生长。

（3）急性阑尾炎：早期可出现类似急性胃肠炎的症状，但此时阑尾点处已有压痛，可资鉴别。

【治疗】

1. 一般治疗　尽量卧床休息，鼓励病人摄入清淡流质或半流质食物，必要时暂禁饮食。口服葡萄糖－电解质液以补充体液的丢失。如果持续呕吐或脱水明显，则需静脉补充5%～10%葡萄糖盐水。

2. 对症治疗　呕吐严重时，给予氯丙嗪25～50mg，肌肉注射。腹痛明显时，给予654－2 10mg，1日3次，口服；或654－2 10mg，肌肉注射。止泻可选用思密达，每次1袋，1日2～3次，冲服。

3. 抗菌治疗 抗菌药物对本病的治疗是有争议的。对于感染性腹泻，可适当选用有针对性的抗生素。一般选用黄连素0.1～0.3g，1日3次，口服；或庆大霉素8万U，1日3次，口服。

第二节 慢性胃炎

慢性胃炎是指各种病因所引起的胃黏膜慢性炎性病变。本病常见，发病率随年龄增长而增加。国际上根据新悉尼系统的分类方法（我国目前也采用此种分类方法）将慢性胃炎分成浅表性、萎缩性和特殊类型三大类。慢性浅表性胃炎是指不伴有胃黏膜萎缩性改变、胃黏膜浅层有以淋巴细胞和浆细胞为主的慢性炎性细胞浸润，深层腺体保持完整的慢性胃炎。幽门螺杆菌感染是这类慢性胃炎的主要病因。慢性萎缩性胃炎是指胃黏膜已发生了萎缩性改变的慢性胃炎，常伴有肠上皮化生。慢性萎缩性胃炎又可再分为多灶萎缩性胃炎和自身免疫性胃炎两大类。前者萎缩性改变在胃内呈多灶性分布，以胃窦为主，多由幽门螺杆菌感染引起的慢性浅表性胃炎发展而来（过去命名为B型胃炎）；后者萎缩性改变主要发生在胃体部，由自身免疫引起（过去命名为A型胃炎）。特殊类型胃炎包括感染性胃炎（由幽门螺杆菌以外的细菌感染造成）、放射性胃炎（由放射治疗造成）、充血性胃病（由门脉高压等造成）等，临床上少见。

【病因与发病机制】

慢性胃炎的病因和发病机制尚未完全阐明，可能与下列因素有关：

1. 幽门螺杆菌感染 目前认为这是慢性胃炎的主要病因。其证据有：①慢性胃炎患者在胃窦黏液层接近上皮细胞表面有大量幽门螺杆菌存在，其阳性率高达50%～80%，但此菌并不见于正常胃黏膜。②凡该菌定居之处均见胃黏膜炎性细胞浸润，且炎症程度与细菌数量成正相关。③电镜发现与细菌相连的上皮细胞表面微突数减少或变钝。④病人血中和胃黏膜中可找到抗幽门螺杆菌抗体。⑤用抗生素治疗后，临床症状和组织学变化可改善甚或消失。

2. 免疫因素 免疫功能的改变在慢性胃炎的发病上已普遍受到重视，萎缩性胃炎，特别是自身免疫性胃炎患者的血液、胃液或萎缩胃黏膜内可找到壁细胞抗体。萎缩性胃炎的胃黏膜有弥漫的淋巴细胞浸润，体外淋巴母细胞转化试验和白细胞移动抑制试验异常。某些自身免疫性疾病，如慢性淋巴细胞性甲状腺炎、甲状腺功能亢进症、慢性肾上腺皮质功能减退症等均可伴有慢性胃炎，也提示本病可能与免疫反应有关。

3. 其他因素　①十二指肠液的反流：研究发现慢性胃炎患者因幽门括约肌功能失调，常引起十二指肠液反流。胆汁可损害胃黏膜；胰液中的磷脂和胰消化酶能溶解黏液，破坏胃黏膜屏障，引起胃黏膜损伤。由此引起的慢性胃炎主要在胃窦部。②刺激性食物和药物：长期服用对胃黏膜有强烈刺激的饮食及药物，如浓茶、烈酒、辛辣或粗糙食物、水杨酸盐类药物等可反复损伤胃黏膜，造成慢性炎症。

【病理】

1. 浅表性胃炎　炎症限于胃小凹和黏膜固有层的表层。肉眼见黏膜充血、水肿，或伴有渗出物，有时见少量糜烂及出血，主要见于胃窦，也可见于胃体。镜下见黏膜浅层有中性粒细胞、淋巴细胞和浆细胞浸润，深层的腺体保持完整。此外，某些患者在胃窦部有较多的糜烂灶，或伴有数目较多的疣状凸起，称慢性糜烂性或疣状胃炎。

2. 萎缩性胃炎　胃黏膜层变薄，黏膜皱襞平坦或消失，可为弥漫性，也可呈局限性。镜下见胃腺体部分消失，甚至完全消失，黏膜层、黏膜下层有淋巴细胞和浆细胞浸润。有时黏膜萎缩可并发胃小凹上皮细胞增生，致使局部黏膜层反而变厚，称萎缩性胃炎伴过形成。如炎症广泛蔓延，破坏大量腺体，使整个胃体黏膜萎缩变薄，称胃萎缩。

萎缩性胃炎可发生肠腺上皮化生和假性幽门腺化生，在增生的胃小凹和肠化上皮的基础上可发生异型增生。异型增生是一种不正常黏膜，具有不典型细胞、分化不良和黏膜结构紊乱的特点，极为可能是癌前病变。

【临床表现】

本病进展缓慢，常反复发作，好发于中年以上人群，并有随年龄增长而发病率增加的倾向。部分患者可无任何症状，多数患者表现为上腹部饱胀不适或疼痛，餐后明显，伴有嗳气、反酸、恶心、呕吐、食欲不振。体征不明显，可有上腹部轻压痛。

【辅助检查】

1. 胃液分析　测定基础胃液分泌量（BAO）及使用组织胺或五肽胃泌素后测定最大泌酸量（MAO）和高峰泌酸量（PAO）以判断胃泌酸功能，有助于萎缩性胃炎的诊断及指导临床治疗。浅表性胃炎胃酸多正常，广泛而严重的萎缩性胃炎胃酸降低，尤以自身免疫性胃炎更为明显，多灶萎缩性胃炎一般正常或轻度降低。浅表性胃炎中的疣状胃炎可有胃酸增高。

2. X 线钡餐检查 用气钡双重造影显示胃黏膜细微结构时，萎缩性胃炎可出现胃黏膜皱襞相对平坦、减少。多灶萎缩性胃炎 X 线表现为胃窦黏膜呈钝锯齿状及胃窦部痉挛，或幽门前段持续性向心性狭窄，黏膜粗乱等。疣状胃炎 X 线可显示胃窦部有结节状粗大皱襞，某些皱襞结节的中央有钡斑。

3. 胃镜及活组织检查 这是确诊慢性胃炎的主要方法。浅表性胃炎多为弥漫性胃黏膜表面黏液增多，有灰白色或黄白色渗出物，病变处黏膜红白相间或花斑状，似麻疹样改变，有时有糜烂。萎缩性胃炎的黏膜多呈苍白或灰白色，亦可呈红白相间，白区凹陷，皱襞变细或平坦，由于黏膜变薄可透见呈紫蓝色的黏膜下血管。通过胃镜可采集活组织标本，活组织标本应同时作病理学检查和幽门螺杆菌检查。

【诊断及鉴别诊断】

1. 诊断 慢性胃炎症状无特异性，体征不明显，X 线检查一般仅有助于排除其他胃部疾病，故确诊要靠胃镜检查及胃黏膜活组织检查。在我国约有 50% ~ 80% 的患者在胃黏膜中可找到幽门螺杆菌。

2. 鉴别诊断

（1）胃癌：常有明显消瘦、锁骨上淋巴结肿大、剑突下可触及包块等表现，确诊有赖于胃镜及活组织检查。

（2）消化性溃疡：两者均有慢性上腹痛，但消化性溃疡以上腹部规律性、周期性疼痛为主，而慢性胃炎疼痛很少有规律性并以消化不良为主要表现。确诊依靠 X 线钡餐检查及胃镜检查。

（3）慢性胆道疾病：慢性胆囊炎、胆石症常有慢性右上腹痛、腹胀、嗳气等消化不良症状，易误诊为慢性胃炎。但该病胃镜检查无异常发现，B 超检查可发现胆囊、胆管有异常改变。

（4）其他：注意与病毒性肝炎、肝癌和胰腺疾病相鉴别。

【治疗】

1. 消除病因 应去除各种可能的致病因素或加重病情的因素，包括戒烟戒酒，减少食盐摄入；纠正不良饮食习惯，避免太粗糙、太辛辣、太热、太冷的饮食，减少对胃的刺激；停服某些刺激胃黏膜的药物，特别是阿司匹林等非甾体类消炎药；清除鼻腔和咽部的慢性感染灶，慢性支气管炎者应避免将痰液咽下。

2. 药物治疗

（1）保护胃黏膜：常用的药物有胶体次枸橼酸铋（CBS）、硫糖铝、思密达、麦滋林－S颗粒、氢氧化铝凝胶、胃膜素及盖胃平等。

（2）调整胃肠运动功能：上腹饱胀或有返流现象可选用胃复安、多潘立酮、西沙必利（普瑞博思）。胃肠蠕动亢进或引起明显腹痛时选用654－2、普鲁苯辛、阿托品。

（3）抗幽门螺杆菌：查找到幽门螺杆菌时，应服用抗生素。羟氨苄青霉素、庆大霉素、呋喃唑酮、克拉霉素、四环素、土霉素等，都有清除HP的作用，一般选用两种药物联合应用。

（4）抑制胃酸分泌或中和胃酸：常用的药物有西咪替丁、雷尼替丁、法莫替丁、碳酸氢钠（小苏打）、氢氧化镁、氢氧化铝凝胶、胃舒平、盖胃平等。

（5）其他：对胃酸缺乏或消化不良者，可给予10%稀盐酸0.5～2ml和胃蛋白酶20～30ml，餐前服。亦可服用胰酶片、健胃消食片、山楂丸等。

3. 手术治疗　慢性萎缩性胃炎伴重度不典型增生时，应考虑手术治疗。手术方法一般选择胃大部切除术。胃窦部重度的萎缩性胃炎和肠化生并不是手术的绝对指征，因为手术后的残胃也很容易发生慢性萎缩性胃炎、肠化生和癌变。

第三节　消化性溃疡

消化性溃疡主要指多种因素引起的、主要发生在胃和十二指肠的溃疡，即胃溃疡（gastric ulcer，GU）和十二指肠溃疡（duodenal ulcer，DU）。其主要临床特点是慢性、周期性、节律性上腹疼痛。消化性溃疡是一种常见病、多发病，呈全球性分布，估计约有10%的人口一生中患过此病。本病可发生于任何年龄，但中年最为常见，胃溃疡发病年龄比十二指肠溃疡平均晚10年，十二指肠溃疡较胃溃疡发病率高，十二指肠溃疡男性多于女性，约为4～5∶1。消化性溃疡多在秋冬季节发生，夏季较少，即使在热带地区亦有这种季节性变化，这可能与十二指肠最大排酸量有季节性变化有关。

【病因与发病机制】

目前大家公认的是胃、十二指肠黏膜的攻击因子与防御因子失衡引起溃疡。常见攻击因子包括：胃酸、胃蛋白酶、幽门螺杆菌（HP）、胆盐、酒精、非甾体类消炎药（NSAID）等。防御因子包括：黏液－碳酸氢盐屏障、黏膜屏障、黏膜血流量、细胞更新、前列腺素和表皮生长因子（EGF）等。GU和DU在发病机制上有不同之处，前者是防御修复因素减弱，后者主要是侵袭因素增强。在目前所知的消化性溃疡所有病因中，认为幽门螺杆菌是消化性溃疡的主要病因。与幽门螺杆菌有关的致病因子包括：脂多糖、尿素酶、溶血素、脂酶、蛋白酶、中性粒细胞活化蛋白、趋化因子等。

另外，遗传因素（如 O 型血溃疡病发生率高）、吸烟、精神因素、饮酒等亦与溃疡病的发生有关。

【病理】

胃溃疡常位于胃小弯近幽门处。十二指肠溃疡常位于球部，前壁多见。溃疡多为单发，但也可多发。溃疡形态多呈圆形或椭圆形，其直径一般为 1 ~ 2cm。溃疡可深达黏膜下层或肌层，边缘整齐，底部洁净，覆有灰白纤维渗出物。当溃疡侵及较大的血管时，可引起大量出血。若溃疡穿透肌层及浆膜层，引起穿孔。在溃疡的急性期，周围组织多有炎症、水肿。如病变在幽门附近，可因水肿及痉挛而致暂时性幽门梗阻。在愈合过程中，由于大量瘢痕组织的形成，胃或十二指肠可有畸形，特别当溃疡位于幽门及其附近时，可致持久性的幽门梗阻。

【临床表现】

典型的消化性溃疡有如下临床特点：①慢性过程，病史可达数年至数十年；②周期性发作，发作期可持续数周或数月，缓解期长短不一，短者数周，长者数年，一般秋末冬初或冬春之交最易发作，可因精神紧张、情绪不良或过劳而诱发；③疼痛有节律性，发作时呈与饮食有关的节律性上腹痛，胃溃疡为餐后痛，十二指肠溃疡为空腹痛或夜间痛，能为抗酸药物所缓解。

1. 症状 上腹痛是溃疡病最常见的症状，性质常为隐痛、灼痛、胀痛、饥饿痛或剧痛，以阵发性中等度钝痛为主，亦有持续性隐痛者。胃溃疡的疼痛部位在剑突下偏左，十二指肠溃疡则偏右，后壁穿透性溃疡疼痛可放射至背部 7 ~ 12 胸椎区。每次疼痛发作的持续时间大多为 1 ~ 2 小时，亦可持续数日。胃溃疡疼痛发生于餐后 0.5 ~ 2 小时，再经 1 ~ 2 小时的胃排空后缓解。其规律为进食—疼痛—舒适。十二指肠溃疡疼痛常于饭后 2 ~ 4 小时发作，持续至下次进食后才缓解，其规律为进食—舒适—疼痛，常有夜间痛。其他症状有嗳气、反酸、流涎、恶心、呕吐等。

2. 体征 剑突下可有固定而局限性压痛点，范围 2 ~ 8cm。部分患者在胸椎 10 ~ 12 棘突的左或右侧（Boas 点）有压痛，缓解期无明显体征。

3. 特殊类型的溃疡

（1）幽门管溃疡：位于胃和十二指肠交界处的近侧 2cm 范围内，多见于

50～60岁男性，疼痛缺乏典型周期性和节律性，对抗酸药反应差，易出现并发症。

(2) 球后溃疡：指发生于十二指肠球部以下的溃疡，它具有球部溃疡症状，但疼痛更剧，可向右肩放射，易出现出血、穿孔，由于部位较低，器械检查易漏诊，应予以注意。

(3) 复合溃疡：指同时发生于胃和十二指肠的溃疡，约占消化性溃疡的5%～7%，多见于男性，病程长，幽门梗阻和出血发生率较高。

(4) 多发性溃疡：指胃和（或）十二指肠同时有2个以上的溃疡。

(5) 巨大溃疡：直径大于2.5cm的溃疡。巨大溃疡易发生出血、穿孔、变形、狭窄，对药物治疗反应差，愈合时间长。巨大溃疡应注意与恶性溃疡鉴别。

【并发症】

1. 出血　溃疡出血是消化性溃疡常见的并发症。出血是由于血管受到溃疡的侵蚀、破裂所改。出血量的多少与被侵蚀的血管大小相一致。小量出血仅表现为粪便隐血，大量出血表现为呕血和（或）黑粪。原来的溃疡症状在出血前可加重，出血后可减轻。24～48小时内进行早期纤维胃镜检查，其诊断准确率可达90%以上。

2. 穿孔　溃疡穿透浆膜层可发生急性穿孔，胃或十二指肠内容物溢入腹腔，导致急性弥漫性腹膜炎。临床表现为突然发生上腹剧痛，并向全腹扩散，疼痛难忍，伴有恶心、呕吐，面色苍白，腹式呼吸减弱或消失，手足发凉，出冷汗，血压下降等症状。继则体温升高，白细胞增多，全腹有明显压痛及反跳痛，腹肌强直呈板样硬，肝浊音界缩小或消失。X线检查，可见游离气腹征。部分病人在穿孔前溃疡底部已与周围组织或邻近器官粘连，故在穿孔时，不发生弥漫性腹膜炎，但可引起较剧烈的持续性上腹疼痛，当穿透至胰腺时则背部疼痛明显。这类穿孔，称慢性穿孔，即穿透性溃疡。

3. 幽门梗阻　十二指肠球部或幽门溃疡可引起幽门痉挛，溃疡周围组织的炎性水肿可造成暂时性的幽门梗阻，随炎症好转可消失。瘢痕形成或与周围组织粘连则引起器质性幽门梗阻，呈持久性。临床表现为上腹疼痛或饱胀感，餐后加重。常定时呕吐，量大，呕吐物为隔夜食物，味酸臭，吐后上述症状可缓解。体格检查可发现胃型或胃蠕动波，闻及震水音。严重者可引起失水、低钾低氯性碱中毒、肾前性氮质血症等。

4. 癌变　胃溃疡可发生癌变，十二指肠溃疡不发生癌变。胃溃疡癌变后，疼痛的节律性常发生改变，溃疡顽固不愈合。胃镜检查有助于发现癌变。

【辅助检查】

1. 胃镜检查和黏膜活检 胃镜检查可明确溃疡及分期，并可取活检做病理检查和 HP 检测。镜下溃疡多呈圆形或椭圆形，底部平整，覆有白色或灰白苔，边缘齐整，无结节状隆起，周围黏膜肿胀发红，有时可见皱襞向溃疡集中，胃镜还可发现伴随的胃炎和十二指肠炎，且可采取活组织标本和刷取细胞做病理检查。胃镜下溃疡分为急性期（A 期），溃疡边缘有明显的水肿、渗出；愈合期（H 期），溃疡缩小，炎症消退，皱襞集中；瘢痕期（S 期），溃疡完全愈合。

2. X 线钡餐检查 溃疡 X 线征象有直接和间接两种：龛影是直接征象，对溃疡有确诊价值；间接征象包括局部压痛、胃大弯侧痉挛性切迹、十二指肠激惹和球部畸形。

3. HP 检测 HP 感染诊断已成为消化性溃疡的常规检测项目，其方法可分为侵入性和非侵入性两大类，前者需作胃镜和胃黏膜活检，可同时确定存在的胃、十二指肠疾病，后者仅提供有无 HP 感染的证据。

【诊断及鉴别诊断】

1. 诊断 根据慢性病程、周期性发作和节律性上腹疼痛可作出初步诊断，X 线钡餐和胃镜检查可明确诊断。

2. 鉴别诊断

（1）胃癌：消化性溃疡与胃癌鉴别有时比较困难。为避免将恶性溃疡误诊为良性溃疡而延误手术时机，对于临床表现不典型、年龄在 45 岁以上、胃酸偏低、特别是男性病人，即使 X 线钡餐和（或）内镜检查尚未能证实为胃癌时，亦应在内科积极治疗下定期作内镜观察随访，直至溃疡愈合。

（2）慢性胃炎：本病亦有慢性上腹不适或疼痛，部分可有近似消化性溃疡的症状，但周期性与节律性一般不明显。胃液分析胃酸不高，萎缩性胃炎的胃酸偏低或缺如。如发现胃酸缺乏，则可排除消化性溃疡。胃镜检查是两者鉴别的主要方法。

（3）胃神经症：本病是上腹不适的常见原因，有时临床表现酷似消化性溃疡，但常伴有明显的全身神经症症状，情绪波动与发病有密切关系。胃 X 线钡餐和胃镜检查无异常发现。

（4）胆囊炎和胆石症：两者多见于女性，上腹痛常与进食油腻食物有关，疼痛多位于右上腹，常放射至右肩部，伴发热、黄疸、Murphy 征阳性。胃 X 线钡餐或胃镜检查未发现溃疡征，胆道 B 超检查有异常改变。

（5）胃泌素瘤：亦称 Zollinger – Ellison 综合征，由非 β 胰岛细胞瘤或胃窦 G

细胞增生造成。胃液和胃酸分泌显著增多，溃疡呈多发性、顽固性和异位性。胃次全切除术后极易复发，不少患者有腹泻或脂泻。PAO >60mEq/h、BAO/PAO >60%和血清胃泌素浓度超出正常提示本病。

【治疗】

治疗目的：控制症状，促进溃疡愈合，预防复发，防治并发症。

1. 一般治疗　注意休息，避免过度劳累和精神紧张，保持乐观情绪。规律饮食，避免刺激性食物和损害胃黏膜的药物，戒烟戒酒。

2. 药物治疗

（1）抑制胃酸药物

1）制酸药：制酸药可减低胃、十二指肠的酸度，缓解疼痛，促进溃疡愈合。可选用：①氢氧化铝凝胶：每次10ml，每日3~4次，口服；②三矽酸镁：每次0.6g，每日4次，口服；③次碳酸铋：每次0.6g，每日4次，口服；④氧化镁：每次0.6g，每日3次，口服。另外，可选用复合制剂，如胃舒散、胃舒平、复方甘铋镁、胃可必舒、胃疡宁、氧化镁碳酸钙片等。

2）组胺H_2受体拮抗剂：这类药物能与组胺竞争H_2受体，消除组胺致胃酸分泌作用，目前常用：①甲氰咪胍：每次200mg，餐前服；400mg，睡前服，4~6周为1个疗程。②呋喃硝胺：每次150mg，每日2次，口服，连用4~8周。③法莫替丁：每次20mg，每日2次，口服，连用8周。

3）质子泵抑制剂（PPI）：PPI作用于壁细胞上胃酸分泌终末环节的关键酶H^+-K^+-ATP酶，导致壁细胞内H^+不能转移至胃腔中而抑制胃酸分泌。临床常用药物有奥美拉唑、兰索拉唑、潘托拉唑、雷贝拉唑，其剂量分别为每次20mg、30mg、40mg、10mg，1日1次，口服。

（2）胃黏膜保护剂：①硫糖铝：每次1g，每日3~4次，餐后2小时服。此药能结合胃蛋白酶，并形成保护膜。②生胃酮：每次50mg，每日3次，口服。此药能促进黏液的分泌并延长胃上皮细胞的寿命，促进胃溃疡愈合，但对十二指肠溃疡疗效稍差。有心脏病、高血压和肾病者慎用。③复方铋剂（三钾二枸橼酸铋）：每次120mg，每日4次，口服。此药能在溃疡面形成氧化铋的保护性薄膜，对胃溃疡愈合率高达90%。④其他药物：米索前列醇，每次200μg，每日4次，口服。胃膜素每次2~2.5g，每日3次，口服。

（3）抗HP药物：常用于HP的抗生素包括羟氨苄青霉素（阿莫西林）、克拉霉素、甲硝唑、替硝唑、呋喃唑酮等。由于尚无单一药物能有效根除HP，因此采用联合用药。目前推荐以PPI或铋剂为基础加上两种抗菌药物组成的三联方案，见表1-3-1。

表 1-3-1　　抗 HP 的三联方案

PPI 或铋剂	抗菌药物
奥美拉唑 40mg/d 兰索拉唑 60mg/d 枸橼酸铋钾 480mg/d	阿莫西林 1000～2000mg/d 克拉霉素 500～1000mg/d 甲硝唑 800mg/d
选择一种	选择两种

3. 外科治疗

（1）适应证：①经内科正规治疗无效的顽固性溃疡；②经内科紧急处理无效的大量出血；③急性穿孔；④瘢痕性幽门梗阻；⑤胃溃疡癌变。

（2）手术方法：除胃大部切除术外，对十二指肠溃疡可采用选择性迷走神经切断术加胃窦部切除术或高选择性迷走神经切断术。

【预后】

消化性溃疡的复发率高，但死亡率低。预后大多良好，死亡原因主要为并发症。

第四节　肝 硬 化

肝硬化是一种常见的慢性肝病，是由一种或多种病因长期或反复作用，引起广泛的肝细胞变性、坏死、再生及再生结节形成，结缔组织增生及纤维隔形成，导致正常肝小叶结构破坏和假小叶形成，肝脏逐渐变形、变硬发展而成。早期由于肝脏功能代偿较强，临床上可无明显症状；后期主要表现为肝功能损害和门静脉高压，并常出现上消化道大出血、肝性脑病、癌变等严重并发症。我国肝硬化发病年龄多在 35～48 岁，男女比例约为 3.6～8∶1。

【病因与发病机制】

1. 病因　引起肝硬化的病因很多，在我国以病毒性肝炎最常见，国外以酒精中毒多见。

（1）病毒性肝炎：主要为慢性乙型病毒性肝炎及乙型、丙型和丁型肝炎病毒重叠感染。

（2）酒精中毒：长期大量饮酒（每日摄入乙醇 80g 达 10 年以上）时，乙醇及其中间代谢产物（乙醛）的毒性作用引起酒精性肝炎，继而发展为肝硬化。

（3）胆汁淤积：持续肝内淤胆或肝外胆管阻塞时，可能引起原发性或继发性胆汁性肝硬化。

（4）循环障碍：慢性充血性心力衰竭、缩窄性心包炎、肝静脉和（或）下腔静脉阻塞，肝脏长期淤血、缺氧，导致肝细胞坏死和结缔组织增生，最终演变为淤血性肝硬化。

（5）工业毒物或药物：长期接触四氯化碳、磷、砷等或服用双醋酚汀、甲基多巴、四环素，可引起中毒性肝炎，最终变为肝硬化。

（6）代谢障碍：由于遗传或先天性酶缺陷，致其代谢产物沉积于肝，引起肝细胞坏死和结缔组织增生，如肝豆状核变性（铜沉积）、血色病（铁质沉着）、α_1－抗胰蛋白酶缺乏症和半乳糖血症。

（7）营养障碍：慢性炎症性肠病，食物中长期缺乏蛋白质、维生素、抗脂肪肝物质等，可引起吸收不良和营养失调，肝细胞脂肪变性、坏死，最终导致肝硬化。

（8）免疫紊乱：自身免疫性肝炎可进展为肝硬化。

（9）血吸虫病：长期或反复感染血吸虫，虫卵沉积于汇管区，虫卵及其毒性产物刺激结缔组织增生，形成不明显的再生结节，故又称血吸虫病肝纤维化。

（10）原因不明：发病原因一时难以确定，称为隐源性肝硬化。

2. 发病机制　肝硬化的演变发展过程：肝细胞广泛变性、坏死，肝小叶纤维支架塌陷；残存和再生肝细胞不沿原支架排列，形成不规则的肝细胞团（再生结节）；汇管区和肝包膜下大量结缔组织及纤维增生，自汇管区－汇管区或自汇管区－肝小叶中央静脉延伸扩展，即所谓纤维间隔，包绕再生结节或将残留肝小叶重新分割，形成假小叶。上述病理改变一方面造成肝功能减退，另一方面造成肝内血循环的紊乱，肝内血管受压、扭曲、闭塞，血管床缩小，形成了门静脉高压的病理基础。

【病理】

1. 病理改变　大体形态改变：早期肝脏体积可稍大，晚期则因纤维化而缩小、质地变硬、重量减轻，表面满布棕黄色或灰褐色大小不等的结节，结节周围有灰白色的结缔组织包绕。组织学改变：广泛的肝细胞变性、坏死，再生的肝细胞大小不一，形成不规则排列的再生结节。结缔组织及纤维增生，始于汇管区及包膜下，向肝小叶内延伸，与肝小叶内结缔组织联合成膜样结构，把肝小叶分隔变成假小叶。在假小叶内，中央静脉常偏居于小叶的一侧，有的无中央静脉，有的可有2～3条中央静脉。门静脉、肝静脉与肝动脉小支间可发生直接交通而出现短路。在增生的结缔组织中有程度不等的炎细胞浸润，并可见到胆管样结构（假胆管）。

2. 病理分型 根据结节形态，可将肝硬化分为三型：①小结节性肝硬化：结节大小较均匀，直径为3～5mm，一般不超过1cm，纤维隔较细，假小叶亦较一致。此型最为常见，相当于以往的门脉性肝硬化。②大结节性肝硬化：结节较粗大且大小不一，直径一般在3～5mm，最大可达5cm，结节由多个小叶构成，纤维隔宽窄不一，一般较宽。此型多由大片肝坏死引起，相当于既往的坏死后性肝硬化。③大小结节混合性肝硬化：为上述两类的混合，此型肝硬化亦很常见。

【临床表现】

肝硬化的起病与病程发展一般均较缓慢，可隐伏3～5年或十数年之久，其临床表现可分为肝功能代偿期与失代偿期，但两期分界并不明显或有重叠现象。

1. 肝功能代偿期 症状较轻，常缺乏特异性，以疲倦乏力、食欲减退及消化不良为主。可有恶心、厌油、腹部胀气、上腹不适、隐痛及腹泻。这些症状多因胃肠道淤血、分泌及吸收功能障碍所致。症状多间歇出现，因劳累或伴发病而加重，经休息或适当治疗后可缓解。脾脏呈轻度或中度肿大，肝功能检查结果可正常或轻度异常。

2. 肝功能失代偿期 症状显著，主要为肝功能减退和门静脉高压两大类临床表现。

（1）肝功能减退的临床表现

1）全身症状：一般情况与营养状况较差，乏力、消瘦或浮肿、精神不振、皮肤干枯粗糙、面色灰暗黝黑、舌炎、口角炎、夜盲、多发性神经炎、贫血、不规则低热等，重者衰弱而卧床不起。

2）消化道症状：食欲明显减退，进食后即感上腹不适或饱胀、恶心甚至呕吐，对脂肪和蛋白质耐受性差，进油腻食物易引起腹泻。上述症状的产生与胃肠道淤血、消化吸收障碍和肠道菌群失调有关。半数以上患者有轻度黄疸，少数有中度或重度黄疸，后者提示肝细胞有进行性或广泛坏死。

3）出血倾向：常有鼻衄、齿龈出血、皮肤淤斑和胃肠黏膜糜烂出血等。出血倾向主要由于肝脏合成凝血因子的功能减退、脾功能亢进所致血小板减少和毛细血管脆性增加造成。

4）内分泌失调：血液中雌激素、醛固酮及抗利尿激素增多，主要因肝功能减退，对其灭能作用减弱而在体内蓄积造成。由于雌性激素和雄性激素之间的平衡失调，男性患者有性欲减退、睾丸萎缩、毛发脱落及乳房发育等；女性患者有月经不调、闭经、不孕等。此外，可出现肝掌和蜘蛛痣。蜘蛛痣为皮肤终末小动脉扩张形成，多位于面、颈、上胸、背、两肩及上肢等上腔静脉引流区域。手掌大、小鱼际肌处发红，称肝掌。醛固酮增多时作用于远端肾小管，使钠重吸收增加，抗利尿激素增多时作用于集合管，使水的吸收增加，两者造成钠、水潴留，使尿量减少、浮肿加重，对腹水的形成和加重亦起重要促进作用。

（2）门静脉高压症的临床表现：构成门静脉高压症的三大临床表现是脾大及脾功能亢进、侧支循环的建立和开放、腹水。

1）脾大及脾功能亢进：常为中度脾肿大，部分可达脐下，中等硬度，表面光滑，边缘圆钝，可触及脾切迹。如发生脾周围炎可出现左上腹疼痛。脾功能亢进表现为红细胞、白细胞和血小板减少。

2）侧支循环的建立与开放：门静脉压力增高，超过200mmH_2O时，来自消化器官和脾脏等的回心血流受阻，迫使门静脉系统与体循环之间建立侧支循环。临床上表现为：①食管下段和胃底静脉曲张：系门静脉系的胃冠状静脉与腔静脉系的食管静脉、肋间静脉、奇静脉等吻合形成。门静脉压力显著增高、粗糙尖锐食物损伤、腹内压力突然增高等可致曲张静脉破裂大出血。②腹壁和脐周静脉曲张：门静脉高压时脐静脉重新开放并扩大，与副脐静脉、腹壁静脉等连接，在脐周腹壁可见迂曲的静脉，呈“海蛇头”状。若脐静脉显著曲张，血流增多，可在该处听到连续性的静脉杂音。③痔核形成：破裂时可引起便血。

3）腹水：是肝硬化失代偿期最突出的表现，是肝硬化进入晚期的标志。腹水形成的直接原因是水、钠潴留，其主要机制为血浆白蛋白含量减低致血浆胶体渗透压降低、淋巴液回流障碍、内分泌功能紊乱等。大量腹水时腹部膨隆，腹壁绷紧发亮，致患者行动不便。腹压升高可压迫腹内脏器，引起脐疝；亦可使膈肌抬高而致呼吸困难和心悸。部分患者可出现胸水，以右侧较为常见，多为腹水通过横膈淋巴管进入胸腔所致，称为肝性胸水。中等量以上的腹水可叩出移动性浊音。

【并发症】

1. 上消化道出血 上消化道出血是肝硬化最常见的并发症。出血主要由食管静脉曲张破裂造成，亦可由胃黏膜糜烂所致。除表现呕血、黑便外，大量出血时可出现周围循环不足，甚至出血性休克。

2. 肝性脑病 这是肝硬化最严重的并发症。由于肝功能严重损害，不能将血液中有毒的代谢产物解毒，或由于门腔静脉分流后，有毒物质绕过肝脏直接进入体循环，引起中枢神经系统功能紊乱。根据意识障碍程度、神经系统表现和脑电图改变，可将肝性脑病分为四期：①一期（前驱期）：轻度性格改变和行为失常（如欣快激动或淡漠少言，衣冠不整或随地便溺），能正确应答，但吐词不清且较缓慢。可有扑翼震颤，即嘱患者两臂平伸，肘关节固定，手掌向背侧伸展，手指分开时，可见到手向外侧偏斜，掌指关节、肘关节甚至肘与肩关节不规则地扑击样抖动。脑电图多数正常。此期历时数日或数周。②二期（昏迷前期）：以意识错乱、睡眠障碍、行为失常为主要表现。一期的症状加重，定向力和理解力均减退，对时、地、人的概念混乱，不能完成简单的计算和智力构图（如搭积木、用火柴杆摆五角星等），言语不清，书写障碍。多有睡眠时间倒错，昼睡夜醒，甚至有幻觉、恐惧、狂躁。神经系统体征表现为腱反射亢进、肌张力增高、踝阵挛及 Babinski 征阳性、不随意运动等，扑翼震颤存在。脑电图呈现 δ 波或三相波，每秒 4～7 次。③三期（昏睡期）：以昏睡和精神错乱为主要表现，各种神经体征持续或加重，扑翼样震颤仍可引出。脑电图呈现 δ 波或三相波，每秒 4～7 次。④四期（昏迷期）：意识完全丧失，不能唤醒。浅昏迷时，对痛觉刺激和不适体位尚有反应，腱反射亢进，肌张力仍高，扑翼样震颤无法引出。深昏迷时，各种反射消失，肌张力降低，瞳孔散大，可出现阵发性惊厥。脑电图呈现高波幅的 δ 波，每秒 <4 次。

3. 感染 肝硬化患者抵抗力低下，易并发感染。最见的感染有肺部感染、胆道感染、败血症和自发性细菌性腹膜炎（简称自发性腹膜炎）。自发性腹膜炎表现为发热、恶心、呕吐、腹痛、腹胀、腹部压痛及反跳痛、腹肌紧张、腹水快速增长，血液和腹水中白细胞增多。

4. 肝肾综合征 由于肝脏原因，造成有效循环血量不足、肾小球滤过率降低，称为肝肾综合征。表现为少尿或无尿、血尿素氮升高等。

5. 原发性肝癌 多在大结节性或大小结节混合性肝硬化基础上发生。如病人短期内出现肝脏迅速增大、持续性肝区疼痛等，应怀疑并发原发性肝癌，需做进一步检查。

【辅助检查】

1. 血常规 代偿期多正常，失代偿期出现脾功能亢进时，红细胞、白细胞和血小板减少。

2. 肝功能检查 血清白蛋白降低，球蛋白增高，白/球蛋白比率降低或倒置。在血清蛋白电泳中，白蛋白减少，γ－球蛋白显著增高。血清胆红素不同程度升高，尿中尿胆原增加，也可出现胆红素。血清胆固醇脂降低。血清转氨酶轻、中度增高，肝细胞严重坏死时，则 AST 活力常高于 ALT。单胺氧化酶（MAO）可增高。凝血酶原时间不同程度延长，注射维生素 K 亦不能纠正。

3. 免疫学检查 病毒性肝炎患者可查出乙型肝炎及丙型肝炎的标志物。细胞免疫检查约半数以上患者的 T 淋巴细胞降低，E－玫瑰花结、淋巴细胞转化率降低。体液免疫显示血清免疫球蛋白增高，以 IgG 增高最为明显，通常与 γ－球蛋白的升高相平行。此外，尚可出现自身抗体，如抗核抗体、平滑肌抗体、线粒体抗体和抗肝细胞特异性脂蛋白抗体等。

4. 腹水检查　一般为漏出液，如并发自发性腹膜炎时可转变为渗出液。若为渗出液，应作细菌培养及药敏试验；若为血性，还应进一步作细胞学及甲胎球蛋白测定。

5. B型超声检查　肝呈结节样改变、脾肿大、门静脉及脾静脉的管径增宽（门静脉内径常>13mm，脾静脉内径常>8mm）。如有腹水可出现液性暗区。

6. 内镜检查　纤维或电子胃镜能清楚显示食管和胃底静脉曲张的部位与程度。腹腔镜可直接观察肝脏表面、色泽、边缘及脾脏情况，并可在直视下有选择性地采集肝活组织标本，对鉴别肝硬化、慢性肝炎、原发性肝癌，以及明确肝硬化的病因都很有帮助。

7. X线检查　食管吞钡检查可显示食管及胃底静脉曲张。食管下段静脉曲张时呈虫蚀样或蚯蚓状充盈缺损，胃底静脉曲张时呈菊花状充盈缺损。

8. 肝穿刺活组织检查　对疑难病例，必要时可作经皮肝穿肝活组织检查，可发现假小叶形成。

【诊断及鉴别诊断】

1. 诊断依据　①有病毒性肝炎、酗酒、营养失调及血吸虫病等病史；②有肝功能减退和门静脉高压的临床表现；③肝质地坚硬有结节感；④肝功能检查的阳性结果；⑤肝组织活检有假小叶形成。

2. 鉴别诊断

（1）与伴有肝肿大和脾肿大的疾病相鉴别：主要包括慢性肝炎、原发性肝癌、华支睾吸虫病、肝包虫病、先天性肝囊肿及某些累及肝脏的代谢疾病。

（2）与引起腹水和腹部膨隆的疾病相鉴别：常见的有缩窄性心包炎、结核性腹膜炎、腹腔内肿瘤、巨大卵巢囊肿及慢性肾炎等。

（3）与肝硬化并发症鉴别的疾病：上消化道出血应与消化性溃疡、急慢性胃黏膜病变、胃癌、食管癌及胆道出血等鉴别；肝性昏迷应与低血糖、糖尿病、尿毒症、药物中毒、严重感染和脑血管疾病等所致的昏迷相鉴别；肝肾综合征应与慢性肾炎、慢性肾盂肾炎以及由其他病因引起的急性肾衰竭相鉴别。

【治疗】

1. 一般治疗

（1）休息：肝功能代偿者，宜适当减少活动，可参加部分工作，注意劳逸结合。失代偿期患者应以卧床休息为主。

（2）饮食：应富于营养，易于消化吸收，一般以高热量、高蛋白质、维生素丰富而可口的食物为宜。脂肪含量不宜过多，但不必限制过严。有腹水时饮食宜少盐。肝功能损害显著或血氨偏高有发生肝性脑病倾向时，应暂限制蛋白质的摄入。禁酒，避免进食粗糙及坚锐性食物。

（3）支持疗法：失代偿期应配合支持治疗，因重症患者多有恶心、呕吐、进食少或不能进食，可静脉输注葡萄糖液及其他营养素。注意维持水、电解质和酸碱平衡，尤其注意钾盐的补充。必要时，酌情输入复方氨基酸、白蛋白、血浆、鲜血等。

2. 药物治疗 目前无特效药物，常选用：

（1）维生素类：维生素 C、E、K、B_1、B_2、B_6、B_{12}、叶酸等。

（2）保护肝细胞药物：肝泰乐、维丙肝、肝宁、益肝灵（水飞蓟素片）、肌苷等。

（3）极化液：10% 葡萄糖液 500ml，加入 10% 氯化钾 10～15ml、普通胰岛素 8～12U，每天 1 次，静脉滴注。

3. 腹水的治疗 腹水治疗的难易取决于腹水持续时间的长短与肝功能损害的程度。在一般治疗的基础上，采取下列措施：

（1）限制水钠的摄入：每日进水约 1000ml，如有显著低钠血症，则应限制在 500ml 以内。钠应限制在每日 10～20mmol（相当于氯化钠 0.6～1.2g）。

（2）增加水钠的排出：这是治疗腹水最常使用的方法。

1）利尿：利尿剂的使用原则为联合、间歇、交替用药。常用的保钾利尿剂有安体舒通和氨苯蝶啶，常用的排钾利尿剂有双氢克尿噻和速尿。一般用量和用法是：安体舒通，每次 20～40mg，每日 3 次，口服；氨苯蝶啶，每次 25～50mg，每日 3 次，口服；双氢克尿噻，每次 25～50mg，每日 3 次，口服；速尿，每次 20mg，每日 2～3 次，口服，必要时，速尿 20mg，肌肉或静脉注射。联合应用一种保钾利尿剂和一种排钾利尿剂，待其利尿作用逐渐减弱时，停用数日，然后再继续使用或换用另一组利尿剂。对无肢体水肿的腹水患者，因利尿造成的体重下降每日不宜超过 300g，或每周不超过 2kg 左右。在利尿治疗过程中，应严密观察水、电解质及酸碱平衡，尤其注意血钾变化，并及时予以纠正。

2）导泻：利尿剂治疗效果不佳时，可口服甘露醇或使用中药导泻，通过胃肠道排出水分。尤其适用于并发上消化道出血、稀释性低钠血症和功能性肾衰竭的患者。

（3）提高血浆胶体渗透压：定期、小量静脉输注白蛋白、血浆或新鲜血液，可提高血浆胶体渗透压，促进腹水的消退。

（4）腹腔穿刺放液及腹水浓缩回输：放腹水将丢失电解质和蛋白质，易诱发电解质紊乱和肝性昏迷，且腹水可迅速再发，故一般不采用放腹水法进行治疗。但当高度腹水影响心肺功能、高度腹水压迫肾静脉影响血液回流、并发自发性腹膜炎须进行腹腔冲洗时，可考虑腹腔穿刺放液。每次放液量以3000ml左右为宜。腹水浓缩回输是治疗难治性腹水的较好方法。通过浓缩装置，可将腹水中的蛋白质浓缩回输，一方面提高了血浆胶体渗透压，另一方面清除了潴留的水和钠，达到减轻和消除腹水的目的。注意：有感染的腹水不能浓缩回输。

（5）外科治疗：常用的手术方式有腹腔－颈静脉引流（Le-Veen引流术）和胸导管－颈内静脉吻合术。

4. 门静脉高压和脾功能亢进的手术治疗 治疗目的主要是降低门静脉系的压力和消除脾功能亢进。常用各种分流术和脾切除术。手术治疗的效果与慎重选择适应证和手术时机密切相关。血吸虫病性肝纤维化门脉高压显著，但肝功能损害较轻，手术治疗较好。肝硬化晚期，血浆白蛋白低于30g/L，凝血酶原时间明显延长，有黄疸及腹水等显著肝功能损害时，应列为手术禁忌证。

5. 并发症的治疗 出现消化道出血、肝性脑病、肝肾综合征、感染等并发症时采取相应的治疗措施。

6. 肝移植 这是晚期肝硬化的理想治疗方法。人类第一例正规肝移植是1963年完成的。此后，由于免疫抑制疗法的进步、支持疗法的改善及手术操作的改进，使肝移植的生存率不断提高。

附：脂肪肝

脂肪肝是指由于各种原因引起的肝细胞内脂肪堆积过多的病变。正常肝内脂肪占肝重的3%～4%，如果脂肪含量超过肝重的5%即为脂肪肝，严重者脂肪含量可达40%～50%。脂肪肝的脂类主要是甘油三酯。根据含脂量多少，可分为轻、中、重三度（含脂量分别占肝湿重的5%～10%、10%～25%、25%～50%或以上）。发病年龄多见于41～60岁，儿童也可发生，性别间无明显差异。

【病因与发病机制】

1. 病因

（1）饮酒：长期酗酒是引起脂肪肝最常见的原因。饮酒量和持续时间与发生脂肪肝有直接关系，而与酒的种类关系不大。正常人如果饮酒的纯酒精含量每天小于80g，一般不会引起脂肪肝；如果每天饮80～160g，则发生脂肪肝的几率增加5～25倍；如果每天饮300g，8天后就可出现脂肪肝。

（2）肥胖：也是最常见原因之一，其发生率与肥胖程度相关，重度肥胖者为80%～90%；主要与脂肪酸合成增多、脂肪酸氧化与酯化的比例改变以及脂肪组织动员增加有关。

(3) 营养不良：蛋白质-热量营养不良可影响脂蛋白合成，使肝内脂质不能运出引起脂肪肝。食物中胆碱或合成载脂蛋白所需的氨基酸如苏氨酸、亮氨酸、异亮氨酸、精氨酸等缺乏，也可使极低密度脂蛋白（VLDL）合成减少而引起脂肪肝。

(4) 糖尿病：2 型糖尿病约 40% 伴有脂肪肝，1 型糖尿病脂肪肝少见（约为 4.5%）。1 型糖尿病脂肪肝的发生是由于血糖过高和胰岛素缺乏使脂肪组织脂肪酸释放增多所致；2 糖尿病脂肪肝的发生除脂肪酸代谢增加外，还与脂肪和糖类的摄入过多有关。此外，2 型糖尿病患者线粒体功能异常，使脂肪酸氧化减少。

(5) 高脂血症：各型高脂血症均可发生脂肪肝，其中高甘油三酯血症与脂肪肝关系最密切。

(6) 妊娠急性脂肪肝：多发生于首次妊娠后期，酷似暴发性肝炎，脂肪除沉积在肝脏，还沉积在胰、脑、心、肾等部位。可能与妊娠时某些因素影响脂肪酸氧化等有关。

(7) Reye 综合征：是发生于儿童的一种伴有脑病的急性脂肪肝，常继发于病毒感染。其线粒体功能异常可能是其发病的主要原因。

(8) 药物或毒性物质：某些药物和毒性物质可通过不同环节影响脂类代谢而引起脂肪肝，以四环素、四氯化碳、黄磷、糖皮质激素较多见。

(9) 其他：空回肠旁路术后、全胃肠外营养（TPN）、炎症性肠病、Wilson 病、肝炎病毒感染、获得性免疫缺陷综合征（AIDS）等也可引起脂肪肝。

2. 发病机制 肝脏中甘油三酯的堆积是由于 FFA 合成过多或以 VLDL 方式从肝细胞中输出减少所致。甘油三酯合成的增加可能与 FFA 的运输增加或来源增加（从食物或脂肪组织代谢），乙酰辅酶 A 合成增加或 FFA 在肝脏氧化减少有关。甘油三酯的清除降低，与载脂蛋白、磷脂及胆固醇结合减少，导致 VLDL 分泌减少有关。

脂肪肝也可由其他中性脂肪的积聚而形成，在 Wolman 病及胆固醇脂贮积中可发现脂肪及胆固醇（偏振显微镜下的菱形双折射结晶），小到中等的脂肪空泡在 Niemann-Pick 病中可见肝细胞及 Kupffer 细胞中神经鞘磷脂的堆积，细胞呈泡沫样。

【病理】

1. 病理改变 当脂质堆积明显时，肉眼观肝脏增大，表面平滑且苍白。镜下观肝脏总体结构可正常，甘油三酯沉积并相互融合形成大的脂滴而将细胞核推至周边。在典型的病例中，如酒精性脂肪变性，肝细胞内充满脂肪空泡，将细胞核推至周边，肝细胞外形像大的脂肪细胞。小脂滴型脂肪变性，在内质网及未融合的次级溶酶体内可见小的脂滴，肝细胞胞浆呈泡沫样，胞核位于中央。蛋白质营养不良导致的肝内脂质聚集主要发生在1带（外周）。小脂滴型肝内脂质聚集主要发生于3带（中央）。

2. 病理分型　肝细胞脂肪浸润可呈大脂滴（大泡型）、小脂滴（小泡型）或混合性脂滴（混合型）。①大脂滴的直径＞25mm，将细胞核挤向一侧，主要发生于肝腺泡3带（小叶中央静脉周围），也可累及腺泡1带（汇管区周围），由乙醇、肥胖、糖尿病等引起者多为此类型。②小脂滴的直径为3～5mm，细胞核无移位，多见于妊娠急性脂肪肝、Reye综合征以及服用大量四环素后。③介于两者之间的为混合型。

【临床表现】

脂肪肝的临床表现与肝脏脂肪的浸润程度呈显著的关系，轻度脂肪肝可无任何临床症状；中度或重度脂肪肝，特别是病程长者症状可较明显。

1. 症状　脂肪肝一般无特殊症状，有时可出现食欲减退，恶心，呕吐，腹胀及右上腹压迫感或胀满感。这些症状可能与肝脂肪浸润导致肝细胞损害及肝肿大有关。50%左右的病人（多为酒精性脂肪肝）可有各种维生素缺乏的表现，如末梢神经炎、口角炎、皮肤淤斑、角化过度等。重度脂肪肝可有腹水和下肢水肿。

2. 体征　75%的脂肪肝有肝肿大，边缘较圆钝，表面光滑，质地较硬而无压痛。单纯性脂肪肝多无脾肿大。少数可有蜘蛛痣。

【辅助检查】

1. 肝功能检查　天门冬氨酸氨基转移酶（AST）、丙氨酸氨基转移酶（ALT）均升高。非酒精性脂肪肝常出现ALT/AST比值大于1。γ－谷氨酰基转移酶（γ－GT）也可升高，严重脂肪肝可出现不同程度碱性磷酸酶（ALP）升高。约30%的病人血清总胆红素超过正常值，少数病人有直接胆红素增高和尿胆红素阳性。慢性重症患者可有血浆蛋白总量改变和白蛋白/球蛋白比值倒置。凝血酶原时间延长，应用维生素K可以纠正。

2. 血脂检查　高胆固醇血症，高甘油三酯血症，载脂蛋白B（APO－B）和总游离脂肪酸升高。血清AST升高合并高甘油三脂血症是诊断脂肪肝较有价值的指标。

3. B型超声检查　局灶性脂肪肝呈低回声，多在肝左叶或尾叶；弥漫性脂肪肝，肝脏呈弥漫性肿大，回声增强，呈一片云雾状，即所谓“亮肝”。肝内管道结构常显示不清，轮廓较整齐，表面平滑，肝边缘膨胀变钝。

4. CT检查 局限性脂肪肝显示肝内不规则或扇形分布的密度减低区，CT值低于脾及大血管密度，增强扫描无占位表现，病变范围及形态不变，肝内血管走行正常。弥漫性脂肪肝显示肝内实质密度普遍降低，CT值低于正常10HU以上，或呈负值。脾脏密度高于肝脏。重度脂肪肝平扫即可显示肝内血管，呈相对高密度，邻近实质器官、血管密度明显高于肝脏。重症脂肪肝平扫易掩盖其他低密度占位病变，需做增强扫描或结合其他检查确诊。

5. MRI检查 T_1加权图像表现信号增加。

【诊断及鉴别诊断】

1. 诊断要点 ①有嗜酒、肥胖、糖尿病、高甘油三酯血症等危险因素及服用损肝药物史；②有乏力、右上腹隐痛不适、食欲减退、恶心、呕吐等症状和肝脏轻度肿大、蜘蛛痣等体征；③有肝功能异常改变；④B超检查符合脂肪肝改变。

2. 鉴别诊断 应注意与病毒性肝炎、自身免疫性肝炎、代谢性肝病、肝硬化、原发或继发性肝癌、肝血管瘤等相鉴别。

【治疗】

1. 治疗原则 ①应依据病因、程度及是否并发脂肪性肝炎实行个体化综合治疗；②对单纯脂肪肝以去除病因或治疗基础疾病为主，对伴有脂肪性肝炎者可酌情选用熊去氧胆酸和抗氧化剂等药物治疗。

2. 治疗措施

（1）病因或基础疾病治疗：是主要措施。依具体病因予戒酒、纠正营养失衡、减肥、控制糖尿病和血脂紊乱、避免接触毒性物质或有关药物，妊娠急性脂肪肝者应及时终止妊娠等。

（2）饮食治疗：①酒精性脂肪肝者应予高热量、高蛋白饮食，并补充适量维生素，脂肪量以不超过总热量的15%～20%为宜。②脂肪肝伴肥胖者应限制总热量摄入，可予低热卡饮食，其中蛋白质50～80g/d，脂肪宜用植物油。③有糖尿病和高脂血症者应予低胆固醇和高纤维素食物。

（3）运动治疗：对伴肥胖、高脂血症、糖尿病的患者可行中等量的有氧运动，每次持续10～30分钟，每周3～5次。

（4）药物治疗：①胆碱和左旋肉碱：适用于胆碱或肉碱缺乏所致的脂肪肝，前者参与甲基转换，后者促进脂肪酸转运入线粒体，促进其氧化。②熊去氧胆酸：具有利胆、消炎、抗氧化及免疫调节等作用，治疗剂量为每日13～15mg/kg。③S－腺苷甲硫氨酸：对恶性营养不良、酒精性脂肪肝有效，可通过对磷脂和蛋白质的甲基化影响质膜流动性，通过转硫基化增加肝内谷胱甘肽、牛磺酸等水平。④多不饱和卵磷脂：可抑制脂质过氧化，减少肝细胞脂肪变性及其伴随的炎症和纤维化。因其富含亚油酸，不宜用于不能戒酒者。⑤抗氧化剂：如还原型谷胱甘肽、牛磺酸、维生素 E、水飞蓟素等，有可能减少氧应激损害及脂质过氧化诱发的肝纤维化，但其确切疗效有待证实。⑥中药：单味药常用丹参、泽泻、何首乌、山楂、枸杞子、黄芩、黄精、姜黄等。复方如大、小柴胡汤等有一定疗效。

第五节　原发性肝癌

原发性肝癌为原发于肝细胞或肝内胆管上皮细胞的恶性肿瘤。原发性肝癌是我国常见的一种恶性肿瘤，其死亡率在消化系统恶性肿瘤中居第三位，仅次于胃癌与食管癌。我国每年死于肝癌的患者约 11 万人，占全世界肝癌死亡人数的 45%，其中江苏启东、海门及广西的扶绥是我国肝癌的高发区。本病可发生于任何年龄，以 40～49 岁最多，男女之比为 2～5：1。

【病因与发病机制】

原发性肝癌的病因和发病机理尚未完全清楚，目前认为可能与下列因素综合作用有关。

1. 病毒性肝炎和肝硬化　乙型肝炎病毒（HBV）携带者和慢性乙型肝炎患者中，肝癌发病率较高。电镜、免疫荧光、免疫组织化学染色在肝癌和癌旁组织内发现 HBV 有关的病毒颗粒或病毒抗原存在。肝硬化与肝癌关系亦令人关注，有资料显示，肝癌和肝硬化合并率约为 50%～90%，其中多为大结节性肝硬化。

2. 黄曲霉毒素　黄曲霉毒素 B_1 是动物肝癌最强的致癌剂。我国南方以玉米为主粮地方的调查资料显示，肝癌流行可能与黄曲霉毒素污染有关。高发区人群中尿液黄曲霉毒素 B_1 代谢产物（黄曲霉毒素 M_1）含量很高，但与人肝癌的关系迄今尚无直接证据。

3. 饮水污染　江苏启东饮用沟塘水者肝癌发病率为 60～101/10 万。饮用井水者仅 0～19/10 万。饮用沟水者相对危险度为 3。

4. 被疑引起肝癌的其他物质或致癌因素　①酒精中毒；②亚硝胺；③农药，如有机氯类农药；④微量元素，流行区水、土壤、粮食、人头发及血液中含铜、锌较高，钼较低；⑤华支睾吸虫。

【病理】

1. 病理分型

（1）大体形态分型：①巨块型：最为常见。癌块直径在 5cm 以上，大于 10cm 者称巨块，可为单个癌块或多个癌结节融合而成，多见于肝右叶，较少伴发肝硬化。由于癌块的迅速生长，易发生中心部位坏死、出血，在临床上可有破裂出血等并发症。②结节型：为多个结节性癌灶，大小不一，一般直径不超过 5cm，分布广泛，半数以上病例波及全肝，大多伴有较严重的肝硬化。③弥漫型：最少见。为广泛分散的小结节癌灶，肉眼下难于与肝硬化结节区别。④小癌型：孤立的直径小于 3cm 的癌结节或相邻两个癌结节直径之和小于 3cm。

（2）细胞分型：①肝细胞型肝癌；②胆管细胞型肝癌；③混合型肝癌。以肝细胞型肝癌最多见，约占 90%。

2. 转移途径

（1）血行转移：肝癌侵入门静脉导致肝内血行转移十分常见，常在肝内形成多个“卫星结节”。肝癌肝外转移的主要脏器是肺，约占 90%；其次为骨转移，常见部位为脊椎骨、肋骨和胸骨；少数转移到肾上腺、肾和脑。

（2）淋巴转移：多数首先转移至肝门淋巴结，少数也可以转移到胰周、腹主动脉旁、腹膜后、纵隔及锁骨上淋巴结。

（3）播散转移：在肝癌晚期，位于肝脏表面的癌灶，往往易破坏肝包膜发生种植性转移，腹膜转移最常见。

【临床表现】

起病常隐匿，多在肝病随访中或体检普查中应用 AFP 及 B 超检查偶然发现，此时病人既无症状，体格检查亦缺乏肿瘤本身的体征，此期称之为亚临床肝癌。一旦出现症状而来就诊者，其病程大多已进入中晚期。

1. 症状

（1）肝区疼痛：最常见，呈持续性钝痛或胀痛，由癌迅速生长使肝包膜绷紧所致。肿瘤侵犯膈肌，疼痛可放射至右肩。向右后生长的肿瘤可致右腰疼痛。突然发生剧烈腹痛和腹膜刺激征提示癌结节包膜下出血或向腹腔破溃。

（2）消化道症状：食欲不振、消化不良、恶心、呕吐和腹泻等，因缺乏特异性而易被忽视。

（3）全身症状：乏力、发热、消瘦、全身衰弱，晚期病人可呈恶病质。少数癌肿出现内分泌或代谢方面的表现，称为伴癌综合征。常见的有自发性低血糖症、红细胞增多症等。

（4）转移灶症状：肿瘤转移之处有相应症状，转移至肺可引起咳嗽、咯血；转移至胸膜可引起胸痛和血性胸水；转移至骨可引起局部疼痛或病理性骨折；转移至脊柱压迫脊髓神经可引起局部疼痛和截瘫等。

2. 体征

（1）肝肿大：进行性肝肿大为本病最常见的特征性体征之一。肝质地坚硬，表面及边缘不规则，常呈结节状，少数肿瘤深埋于肝实质内者则肝表面光滑，伴或不伴明显压痛。膈面癌肿可使右侧膈肌明显抬高而肝下缘可不大。

（2）脾肿大：多见于合并肝硬化与门静脉高压者。门静脉或脾静脉内癌栓或肝癌压迫门静脉或脾静脉，也可引起充血性脾肿大。

（3）黄疸：癌肿广泛浸润可引起肝细胞性黄疸，癌肿侵犯肝内胆管或肝门淋巴结肿大压迫胆道时，可出现胆汁淤积性黄疸。

【并发症】

1. 肝性脑病 发生在肝癌的终末期，约占死亡原因的34.9%。

2. 消化道出血 约占死亡原因的15%。合并肝硬化或门静脉、肝静脉癌栓者可因门静脉高压而引起食管或胃底静脉曲张破裂造成，亦可因胃黏膜糜烂、凝血机制障碍引起。

3. 肝癌结节破裂出血 发生率约10%。肝癌组织坏死、液化可致自发破裂或因外力而破裂。如限于包膜下可有局部疼痛，肝迅速增大；若破入腹腔可引起急性腹痛、腹膜刺激征，严重者可致失血性休克或死亡。

4. 继发感染 因癌肿长期的消耗，抵抗力减弱，尤其在放射和化学治疗后，白细胞明显下降，易并发各种感染，如肺炎、肠道感染、真菌感染等。

【辅助检查】

1. 肿瘤标记物的检测

（1）甲胎蛋白（AFP）：AFP是当前诊断肝细胞癌最特异的标志物。它是由胎儿肝细胞合成、在胎儿血清中正常存在的一种特殊蛋白。一般在妊娠后开始上升，胎龄16～20周时达到最高峰，然后逐渐下降，至胎儿娩出后1～5周完全消失。原发性肝癌患者血清中出现AFP，含量超过400μg/L（放射免疫定量法），甚至达1000μg/L以上，呈进行性升高。临床上常把AFP作为原发性肝癌的诊断、疗效考核和判断预后的有效指标。在原发性肝癌的普查中，AFP检测是最常用的方法。睾丸或卵巢的生殖腺胚胎癌、病毒性肝炎、肝硬化等亦可测得低浓度AFP。

（2）其他肝癌标志物的检测：近年来血清AFP阴性的原发性肝癌有增多趋

势，目前国内外报道对肝癌诊断有较高价值的其他标志物有：①γ - GT 同工酶Ⅱ（GGT_2）：应用聚丙烯酰胺梯度电泳分离法可显示同工酶各条带。其中 GGT_2 在原发性肝癌的阳性率为 90%，特异性达 97.1%。②甲胎蛋白异质体（Fuc AFP）：目前以扁豆凝集素（LCA）亲和双向放射免疫电泳法测定 AFP 异质体诊断价值为高。有两种异质体，即 LCA 非结合型（AFP - N - L）和结合型（AFP - R - L）。肝癌含 AFP - N - L 平均为 49.13% ±27.20%（0 ~100%），<75% 为肝癌诊断标准，阳性率 87.2%。③异常凝血酶原（AP）：肝癌细胞的微粒体内维生素 K 依赖性羧化体系功能障碍，羟化酶活力下降，导致谷氨酸羧化不全，从而形成异常凝血酶原。原发性肝癌时，异常凝血酶原≥250μg/L（放射免疫法）。④血清岩藻糖苷酶（AFU）：AFU 属溶酶体酸性水解酶类，主要生理功能是参与岩糖基的糖蛋白、糖脂等生物活性大分子的分解代谢。AFU 超过 110nkat/L 时，应考虑原发性肝癌，其阳性率为 81.2%。

2. 影像学检查

（1）实时超声显像：超声显像以其显示实质软组织脏器病变的灵敏度高和对人体组织影响小两大特点以及费用低廉而广泛用于临床。随小肝癌逐渐增大，超声显像显示内部回声由低回声向高回声、混合回声变化。直径小于 2cm 的肿瘤常见低回声结节型；2 ~3cm 者显示低回声与周围回声频率相同；3 ~5cm 者多为周围低回声；而 5cm 以上者多为高回声或混合回声。

近年来，彩色多普勒血流成像已广泛用于临床，除显示占位病变外，尚可测量进出肿瘤的血流量，以鉴别占位病灶的血供情况，推测肿瘤性质。超声导引下穿刺活检和瘤内局部注射已广泛用于小肝癌的诊断和治疗。

（2）电子计算机断层扫描（CT）：在各种影像学检查中，CT 最能反映肝脏病理形态表现，如病灶大小、形态、部位、数目及有无病灶内出血坏死等。从病灶边缘情况可了解其浸润性，从门脉血管的癌栓和受侵犯情况可了解其侵犯性，CT 被认为是补充超声显像、估计病变范围的首选非侵入性诊断方法。

（3）磁共振成像（MRI）：对软组织的分辨力优于 CT，在肝脏良、恶性肿瘤的鉴别，尤其与血管瘤的鉴别可能优于 CT。

（4）肝血管造影：经皮穿刺股动脉插管法行肝血管造影常用于诊断小肝癌。血管造影对肝癌检测取决于病灶新生血管多少，多血管型肝癌即使 2cm 以下或更小亦可显示。

近年来发展的数字减影血管造影（DSA），即利用电子计算机把图像的视频信号转换成数字信号，再将相减后的数据信号放大转移成视频信号，重建模拟图像输出，显示背景清晰、对比度增强的造影图像。

3. 肝脏活组织检查 采用介入方法或细针穿刺获取肝组织标本、行病理学检查是目前诊断直径2cm以下小肝癌的有效方法。

【诊断及鉴别诊断】

1. 诊断标准　2001年中国抗癌协会肝癌专业委员会修订的肝癌临床诊断标准是：①AFP≥400μg/L，能排除妊娠、生殖系胚胎源性肿瘤、活动性肝病及转移性肝癌，并能触及肿大、坚硬及有大结节状肿块的肝脏，或影像学检查有肝癌特征的占位性病变者。②AFP＜400μg/L，能排除妊娠、生殖系胚胎源性肿瘤、活动性肝病及转移性肝癌，并有两种影像学检查有肝癌特征的占位性病变或有两种肝癌标志物（AP、GGT_2、AFU及CA19－9等）阳性及一种影像学检查有肝癌特征的占位性病变者。③有肝癌的临床表现并有肯定的肝外转移病灶（包括肉眼可见的血性腹水或在其中发现癌细胞）并能排除转移性肝癌者。

2. 肝癌分期标准　Ⅰa：单个肿瘤最大直径≤3cm，无癌栓、腹腔淋巴结及远处转移；肝功能分级Child A。Ⅰb：单个或两个肿瘤最大直径之和≤5cm，在半肝，无癌栓、腹腔淋巴结及远处转移；肝功能分级Child A。Ⅱa：单个或两个肿瘤最大直径之和≤10cm，在半肝或两个肿瘤最大直径之和≤5cm，在左、右两半肝，无癌栓、腹腔淋巴结及远处转移；肝功能分级Child A。Ⅱb：单个或两个肿瘤最大直径之和＞10cm，在半肝或两个肿瘤最大直径之和＞5cm，在左、右两半肝，或多个肿瘤无癌栓、腹腔淋巴结及远处转移；肝功能分级Child A。肿瘤情况不论，有门静脉分支、肝静脉或胆管癌栓和（或）肝功能分级Child B。Ⅲa：肿瘤情况不论，有门静脉主干或下腔静脉癌栓、腹腔淋巴结或远处转移之一；肝功能分级Child A或B。Ⅲb：肿瘤情况不论，癌栓、转移情况不论，肝功能分级Child C。

3. 鉴别诊断

（1）继发性肝癌：病程发展相对较缓慢，血清AFP测定多为阴性，可找到肝脏以外（消化系统、泌尿生殖系统、呼吸系统、乳腺等）的原发癌肿病灶。

（2）肝脓肿：可有化脓性感染或阿米巴肠病病史，出现寒战、发热等临床表现，肝区压痛及明显的叩击痛，超声检查肝区内有液性暗区。

（3）肝包虫病：多见于我国西北牧区，病人一般无明显的自觉症状，但右上腹或上腹部可触及表面光滑的肿块，肝包虫皮内试验阳性。

（4）其他：还应与肝硬化、肝脏邻近器官（右肾、结肠肝曲、胃、胰腺等）的肿瘤相鉴别。

【治疗】

采取以早期根治性切除为主的综合疗法。

1. 手术治疗 早期施行手术切除仍是原发性肝癌目前最有效的治疗方法，主要适应于直径小于5cm的“小肝癌”，以及估计病变局限于一叶或半肝，无严重肝硬化，临床上无明显黄疸、腹水或远处转移，肝功能及代偿好，全身情况及心、肺、肾功能正常者。肝切除术式的选择应根据病人的全身情况、肝硬化程度、肿瘤大小和部位以及肝脏代偿功能等而定。癌肿局限于一个肝叶内，可作肝叶切除；已累及一叶或刚及邻近叶者，可作半肝切除；如已累及半肝，但没有肝硬化者，可考虑作三叶切除；位于肝边缘区的肝癌，亦可根据肝硬化程度作部分切除或局部切除。做肝切除手术时，一般至少要保留正常肝组织的30%，或硬化肝组织的50%。无法切除时，可考虑行肝动脉结扎或门静脉分支结扎术，减少肝癌的血液供应。肝动脉结扎加肝动脉插管化疗，可获得缩小癌肿、延长生命的近期效果，部分病人因此可获得第二步手术切除的机会。

2. 放射治疗 由于放射源、放射设备和技术的进步，各种影像学检查的准确定位使放射治疗在肝癌治疗中地位有所提高，疗效亦有所改善。放射治疗适用于肿瘤仍局限但不能切除的肝癌。常用的放射能源为^{60}Co和直线加速器。常用的放射治疗方法有：全肝放射、全肝移动条放射、局部放射、局部超分割放射、立体放射等。

3. 化学治疗 对肝癌较为有效的药物以顺铂（DDP）为首选，常用的还有5－FU、阿霉素（ADM）及其衍生物、丝裂霉素、VP-16和氨甲蝶呤等。一般认为单种药物静脉给药疗效较差，采用肝动脉给药和（或）栓塞，并配合放射治疗，效果较好。

4. 其他治疗 ①肝动脉化疗栓塞治疗：效果较好，已成为肝癌非手术疗法中的首选方法。先经皮穿刺股动脉，在X线透视下，将导管插至肝固有动脉或其分支，然后注入抗肿瘤药物和栓塞剂。注入的抗肿瘤药物为5－FU、噻替哌等，注入的栓塞剂常为碘化油和颗粒明胶海绵。现多将抗肿瘤药物和碘化油混合后注入，一般6～8周重复一次。②导向治疗：采用高亲和肝癌的特异性抗体或亲肝癌的化学物质（载体）加上放射性核素（或抗癌药）定向攻击肝癌细胞。临床已采用的抗体有抗人肝癌蛋白抗体、抗人肝癌单克隆抗体、抗甲胎蛋白单克隆抗体等。③生物治疗：目前临床已试用α或γ干扰素、肿瘤坏死因子、白细胞介素－2等，它们通过激活体内杀伤细胞攻击肝癌细胞。④瘤体内注入无水乙醇、微波凝固、氩氦刀、高功率超生聚焦、射频消融、液态氮冷冻固化等局部治疗方法均可达到杀伤癌细胞、缩小癌肿的目的。

第六节　急性胰腺炎

急性胰腺炎是多种病因导致胰酶在胰腺内被激活后引起胰腺组织自身消化、水肿、出血甚至坏死的炎症反应。本病是常见的急腹症之一，临床症状轻重不一，轻者以胰腺水肿为主，较为多见，表现为腹痛、恶心、呕吐等。重者胰腺出血坏死，临床较为少见，可出现休克和腹膜炎等严重并发症，病情凶险，死亡率高。本病多见于青壮年，女性多于男性（约2∶1）。

【病因与发病机制】

1. 胆石症、胆道感染、胆管肿瘤及胆道蛔虫病　约70%的人胆胰管共同开口于Vater壶腹，上述疾病造成Oddi括约肌炎性狭窄或痉挛、十二指肠乳头狭窄，使胆汁流入十二指肠受阻而反流至胰管，胰管内压升高，致胰腺腺泡破裂，胆汁、胰液及被激活的胰酶渗入胰实质中，具有高度活性的胰蛋白酶进行“自我消化”，发生胰腺炎。

2、酗酒与暴饮暴食　乙醇可引起Oddi括约肌痉挛，同时兴奋迷走神经，分泌胃泌素、胰泌素和胆囊收缩素，这三种激素均使胰腺外分泌增加，由于胰管引流不畅，造成胰液在胰管内淤积、压力升高，最后导致胰腺腺泡破裂而发病。暴饮暴食可引起十二指肠乳头水肿和Oddi括约肌痉挛，同时刺激胰液和胆汁的大量分泌，排出不畅，引发胰腺炎。

3. 胰管梗塞　蛔虫、结石、水肿、肿瘤或痉挛等可使胰管阻塞，胰液排泄受阻，胰腺内压力增高，导致胰腺腺泡破裂，胰酶原进入胰腺间质，被组织液激活引起本病。

4. 其他　①内分泌与代谢障碍：高钙血症与甲状旁腺功能亢进可诱发急性胰腺炎。其原因可能为血清钙升高导致钙在碱性胰液中沉淀形成结石，甲状旁腺激素直接影响胰腺或钙的代谢，可促使胰蛋白酶原转变为胰蛋白酶。②感染因素：腹腔、盆腔脏器的感染，可经血流、淋巴或局部浸润等扩散引起胰腺炎。③手术与外伤直接伤及胰腺，导致胰液外溢。④某些药物（皮质激素、双氢克尿噻、雌激素等）、遗传因素、精神因素等亦可诱发本病。

【病理】

一般将急性胰腺炎分为急性水肿型和急性出血坏死型。

1. 急性水肿型　胰腺局限或弥漫性水肿、肿大变硬、表面充血、包膜张力增高。镜下可见腺泡、间质水肿，炎性细胞浸润，少量散在出血坏死灶，血管变化常不明显，渗液清亮。

2. 急性出血坏死型 胰腺高度充血水肿，呈深红、紫黑色。镜下见胰腺组织结构破坏，有大片出血坏死灶，大量炎细胞浸润。继发感染可形成脓肿。胰周脂肪组织出现坏死，可形成皂化斑（胰脂肪酶将脂肪分解为脂肪酸和甘油，脂肪酸与血中钙结合形成此斑，故血钙下降）。腹腔内有混浊恶臭液体，液体中含有大量胰酶。

【临床表现】

1. 症状

（1）腹痛：为本病最主要的症状，多为突发性上腹或左上腹持续性剧痛或刀割样疼痛，上腹腰部呈束带感，常向左腰背部放射。

（2）恶心、呕吐及腹胀：恶心、呕吐频繁，早期为反射性呕吐，呕吐物为食物和胆汁。晚期为麻痹性肠梗阻引起，呕吐物为粪样物。如呕出蛔虫，多为胆道蛔虫病造成的胰腺炎。麻痹性肠梗阻致肠道积气、积液引起腹胀。

（3）黄疸：发病后1～2天出现不同程度的黄疸，其原因可能为与胆管结石并存，引起胆管阻塞，或肿大的胰头压迫胆总管下端，或肝功能受损。黄疸越重，提示病情越重，预后不良。

（4）发热：多为中等度以上热，一般3～5天后逐渐下降。持续发热或体温逐渐上升，提示继发感染，合并胆管炎时可有寒战、高热。严重者可体温不升。

2. 体征

（1）腹部压痛、反跳痛及腹肌紧张：水肿型胰腺炎，仅有左上腹或上腹部压痛；出血坏死型胰腺炎，可出现压痛、反跳痛及腹肌紧张，范围较水肿型胰腺炎广泛。

（2）腹部膨隆：出血坏死型胰腺炎因腹膜后出血刺激内脏神经引起麻痹性肠梗阻，腹胀明显，肠鸣音减弱或消失，呈现“球状腹”，中等量以上渗液时可叩出移动性浊音。

（3）腹部包块：部分出血坏死型胰腺炎，由于炎症包裹粘连，渗出物积聚在小网膜囊，或脓肿形成，或发生假性胰腺囊肿，在上腹可触及界限不清的压痛性包块。

（4）皮肤淤斑：脐周皮肤出现蓝紫色淤斑（Cullen 征），或两侧腰部出现暗灰蓝色淤斑（Grey－Turner 征）。此为胰酶、坏死组织及出血渗入腹壁所致。

（5）休克：见于急性出血坏死型胰腺炎，由于腹腔、腹膜后大量渗液出血，肠麻痹肠腔内积液，呕吐致体液丧失引起低血容量性休克。另外，血液吸收大量蛋白质分解产物，导致中毒性休克的发生。主要表现为烦躁、冷汗、口渴、四肢厥冷、脉搏细弱、呼吸浅快、尿量减少、血压下降、意识障碍。

【辅助检查】

1. 血常规　白细胞计数一般在（10～20）$\times 10^9/L$，中性粒细胞百分比升高，严重者可出现核左移。

2. 血、尿淀粉酶测定　血清淀粉酶在发病后6～12小时开始增高，24小时达高峰，持续24～72小时，2～5日逐渐降至正常。血清淀粉酶一般高于正常值3倍以上有诊断意义（正常血清淀粉酶，温氏法8～64U，苏氏法40～180U）。尿淀粉酶在发病后12～24小时开始增高，48小时达高峰，下降缓慢，1～2周渐降至正常。注意：严重出血坏死型胰腺炎因腺泡严重破坏，淀粉酶生成少，血或尿淀粉酶可无增高。如淀粉酶降后复升，提示病情有反复，如持续增高提示并发症的发生。

3. 血清脂肪酶测定　发病后24小时开始升高，可持续5～10天。因其下降迟，对较晚就诊者测定其值有助诊断。正常值1.0～1.5U。

4. 血清钙测定　发病后2天开始下降，以第4～5天为显著，出血坏死型可降至1.75mmol/L以下。正常不低于2.25mmol/L。

5. 血清正铁血白蛋白（Methemal bumin，MHA）测定　MHA来自血性胰液内红细胞破坏释放的血红素，在脂肪酶和弹性蛋白酶作用下，转化为正铁血红素，被吸收入血液后与白蛋白结合，形成正铁血白蛋白。急性出血坏死型胰腺炎可呈阳性，水肿型胰腺炎为阴性。

6. 影像学检查　X线腹部平片、腹部B超、CT和MRI对本病的诊断有重要价值，并可区分水肿型和出血坏死型胰腺炎。

【诊断及鉴别诊断】

1. 诊断要点　①病前有酗酒、暴饮暴食等诱因；②突然出现急性腹痛、恶心、呕吐、发热、上腹部压痛等临床表现；③血清或尿淀粉酶显著升高；④出现下列表现应考虑诊断为出血坏死型胰腺炎：休克，腹膜刺激征，Cullen征或Grey－Turner征，血钙降至2mmol/L以下，无糖尿病病史而血糖＞11.2mmol/L，腹腔诊断性穿刺抽得高淀粉酶活性的腹水，血或尿淀粉酶突然下降。

2. 鉴别诊断

（1）急性胆道感染或胆石症：常有胆绞痛发作史，疼痛多在右上腹，常向右肩部放射，Murphy征阳性，血淀粉酶正常或轻度升高（不超过正常值的3倍）。

（2）急性胃肠炎：发病前常有不洁饮食史，主要表现为腹痛、恶心、呕吐、腹泻，大便呈水样，肠鸣音亢进，血、尿淀粉酶正常。

（3）消化性溃疡急性穿孔：有长期溃疡病史，突然发病，腹痛剧烈可迅速波及全腹，腹肌板样强直，肝浊音界消失，X 线透视膈下可见游离气体，血清淀粉酶轻度升高。

（4）急性心肌梗死：可突然发生上腹部疼痛，伴恶心、呕吐，血清淀粉酶正常，血清心肌酶（AST、CPK、LDH）升高，典型的心电图改变。

（5）急性肠梗阻：急性肠梗阻，特别是高位绞窄性肠梗阻，可有剧烈腹痛、呕吐与休克现象，但其腹痛为阵发性绞痛，早期可伴有高亢的肠鸣音，排便排气停止，X 线显示典型阶梯状液气平面，血清淀粉酶正常或仅轻度升高。

【治疗】

1. 内科治疗

（1）解痉止痛：①度冷丁、阿托品：度冷丁 50～100mg，肌肉注射；阿托品 0.5～1mg，肌肉注射。腹痛剧烈时两者可联合应用。注意：不宜单独使用吗啡止痛，因其导致 Oddi 括约肌痉挛，合用阿托品可对抗其所引起的痉挛。②针刺治疗：体针取阳陵泉、足三里、内关、下巨虚、中脘等。耳针取胰区、胆区。③剧痛不缓解：1% 普鲁卡因 30～50ml 加入生理盐水或葡萄糖液 500ml 中，静脉滴注。

（2）饮食控制和胃肠减压：水肿型可进少量清淡流质饮食，出血坏死型严禁饮食，病情笃重或腹胀明显者，应行胃肠减压。禁食期间应注意补充水分、热量和其他营养素，纠正水、电解质、酸碱平衡紊乱。

（3）抗生素的应用：一般常选用庆大霉素、氨苄青霉素、磺苄青霉素、先锋霉素类等，为控制厌氧菌感染，可同时使用甲硝唑。由于胰腺出血坏死，组织蛋白分解产物常是细菌繁殖的良好培养基，故对出血坏死型胰腺炎应尽早使用上述药物。

（4）减少胰液分泌：①生长抑素，首剂 100μg，静脉注射，以后 250μg/h，持续静脉滴注，连续 3～7 天。②奥曲肽，首剂 100μg，静脉注射，以后25μg/h，持续静脉滴注，连续 3～7 天。③抗胆碱药，常选用阿托品和 654－2，肌肉或静脉注射。

（5）抑制胰酶活性：①抑肽酶，具有抗蛋白酶及胰血管舒缓素作用。每次 20 万 U，加入 5% 葡萄糖液 500ml 静脉滴注，每天 2 次，连用 5 日。②5－FU，对胰蛋白酶及磷酸脂酶 A 有抑制作用。100～500mg 加入 5% 葡萄糖液 500ml 中静脉滴注，每天 1 次。③加贝酯，100～300mg，可抑制蛋白酶、血管舒缓素、凝血酶原、弹力纤维酶。加入5%葡萄糖盐水500～1500ml中静脉滴注，每天1次，连用2～3天，病情好转时，逐渐减量。

（6）糖皮质激素的应用：急性胰腺炎一般不主张使用，但出血坏死型胰腺炎出现下列情况可使用：①休克；②中毒症状明显，疑有败血症或病情突然恶化；③严重呼吸困难，尤其出现ARDS时；④有肾上腺皮质功能不全者。地塞米松20～40mg/d静脉滴注，连用3天，逐渐减量至停用。

（7）抗休克：出血坏死型胰腺炎常早期即出现休克，主要由于大量体液外渗造成循环量丧失，出现低血容量休克，是早期死亡的原因。应及时补充血容量，使用血管活性药物（升压药物首选多巴胺）和糖皮质激素，纠正电解质和酸碱平衡，保护心、肾等重要脏器功能。

2. 手术治疗　适应证：①诊断不能肯定，且不能排除其他急腹症者；②伴有胆道梗阻，需要手术解除梗阻者；③并发胰腺脓肿或胰腺假性囊肿者；④腹膜炎经腹膜透析或抗生素治疗无好转者。

第七节　肠易激综合征

肠易激综合征指的是一组包括腹痛、腹胀、排便习惯和大便性状异常，持续存在或间歇发作，而又缺乏形态学和生化学异常改变的症候群。其特征是肠道功能的易激性，常伴自主神经功能紊乱症状。本病可发生于任何年龄，以20～50岁多见，男女之比为1∶3。本病预后良好。

【病因与发病机制】

本病的病因尚不明确。目前多认为与肠动力学异常、内脏感知异常、精神因素、饮食等有关。

1. 肠动力学异常　本病患者肠蠕动异常。以腹泻为主要表现者肠蠕动加快，以便秘为主要表现者肠蠕动减弱。

2. 内脏感知异常　本病患者结肠平滑肌敏感性和反应性增高，轻微的刺激即会引发结肠痉挛。

3. 精神因素　心理应激对胃肠运动有明显影响。大量调查表明，本病患者的焦虑、抑郁积分显著高于正常人，应激事件发生频率亦高于正常人。

4. 其他　对某些食物的不耐受亦可诱发或加重该病。

【临床表现】

起病隐匿，多于20～30岁起病，持续或反复发作，病程可长达数年至数十年，但一般状况良好。最主要的临床表现是腹痛、排便习惯及粪便性状的改变。

1. 腹痛 部位不定，以下腹部或左下腹部多见，为阵发性痉挛性疼痛，多在排便或排气后缓解。

2. 腹泻 一般每天3～5次，少数可达十数次。大便多呈稀糊状，也可为成形软便或稀水样，多带有黏液，部分粪质少而黏液量很多，但绝无脓血。排便不干扰睡眠。部分腹泻与便秘交替发生。

3. 便秘 排便困难，粪便干结、量少，呈羊粪状或细杆状，表面可附着黏液。

4. 其他消化道症状 腹胀感、排便不净感、排便窘迫感、腹部压痛。部分患者有消化不良症状。

5. 全身症状 头痛、头昏、失眠、健忘、焦虑、抑郁等神经症症状。

【诊断及鉴别诊断】

1. 诊断要点 ①以腹痛、腹胀、腹泻及便秘等为主诉，伴有全身神经症症状；②一般状况良好，无消瘦和发热，体检仅发现腹部压痛；③多次粪常规检查及培养（至少3次）均无阳性发现，大便潜血试验阴性；④X线钡剂灌肠检查仅结肠有激惹征象或无阳性发现；⑤纤维结肠镜检查部分患者肠运动亢进，无明显黏膜异常，取黏膜组织行病理学检查无异常发现；⑥血尿常规正常，血沉正常。

2. 临床分型 根据腹痛、排便习惯改变及粪便性状特点分为三型：

（1）腹泻型：最为常见。排便次数增多，大便多呈稀糊状、稀水状，带有不同程度的黏液。排便前多有程度不同的腹痛、腹胀，排便后腹痛、腹胀明显减轻或消失。腹痛无明显固定部位，多在脐周或左下腹部。

（2）便秘型：较少见。大便3～5天1次，偶有10余天1次，粪便干结呈羊粪样或球状，表面附有黏液。

（3）混合型：少见，腹泻和便秘间歇交替出现。

3. 鉴别诊断 本病需与肠道感染、肠道肿瘤、炎症性肠病、缺血性肠病、吸收不良综合征等器质性疾病相鉴别。

【治疗】

由于病因和发病机制目前未完全阐明，迄今为止，尚无肯定的治疗方法或药物，也缺乏可靠的疗效判定标准。

1. 一般治疗　向患者耐心说明本病的性质、病因及预后，解除其精神负担。给予低脂、易消化饮食，腹泻者应限制粗纤维素食物。有抑郁症状者，多虑平25mg，每日3次，口服；或阿米替林25mg，每日3次，口服。

2. 药物治疗

（1）腹泻型：可选用下列止泻剂：苯乙哌啶，每次1～2片，每日3次，口服；盐酸洛哌丁胺（易蒙停），每次腹泻后2mg，口服，每日总量不超过10mg；思密达，为肠黏膜吸附剂，每次3.0g，每日3次，口服。

（2）便秘型：可选用下列药物：西沙必利，胃肠动力药，每次5～10mg，每日3次，口服；乳果糖，可软化粪便，每次10ml，每日3次，口服；欧车前制剂和甲基纤维素，容积性泻药，能刺激肠蠕动，软化大便。作用温和。

（3）腹痛：①局部热敷；②硝苯地平，钙通道阻断剂，每次10mg，每日3～4次，口服；③得舒特，选择性胃肠道钙通道阻断剂，每次10mg，每日3～4次，口服；④普鲁苯辛，每次15～30mg，每日3～次，口服。

（4）益生素制剂：包括分别由双歧杆菌、乳酸杆菌、乳链球菌等几种对人体有益的菌群组成的制剂，可纠正菌群失调，对腹胀和便秘有效。

3. 心理与行为疗法　对常规治疗无效的顽固病例，采用心理与行为疗法可收到一定效果。

第八节　溃疡性结肠炎

溃疡性结肠炎是一种原因未明的结肠和直肠的慢性非特异性炎症性疾病。临床表现为腹痛、腹泻、黏液脓血便、里急后重。病情轻重不等，多呈反复发作的慢性过程。本病可发生于任何年龄，以20～40岁多见。男女发病率无明显差别。本病在欧美地区较常见，但我国的发病率较低，且病情一般较轻。

【病因与发病机制】

病因尚未完全阐明。目前认为可能与下列因素有关：

1. 自身免疫　现多认为本病是一种自身免疫性疾病，本病多并发结节性红斑、关节炎、虹膜炎等自身免疫性肠外表现，肾上腺皮质激素治疗能使病情获得缓解，在部分病人血清中可检测到抗结肠上皮细胞抗体。此外，病变的结肠组织中有淋巴细胞浸润，经组织培养显示病人的淋巴细胞对胎儿结肠上皮细胞有细胞毒作用，因此认为发病也可能和细胞免疫异常有关。

2. 变态反应 有资料表明在溃疡性结肠炎活动期，肠壁的肥大细胞增多，该细胞受到刺激后释放出大量组胺，导致肠壁充血、水肿、平滑肌痉挛，黏膜糜烂与溃疡，此与急性起病或骤然复发有关，属速发型超敏反应，这种肠壁的过敏反应可能是本病的局部表现，并不能确定是基本病因。

3. 遗传 约5% ~15%患者的亲属中也患本病，且种族间的发病率亦有明显差异，故提示遗传因素在发病中占有一定地位。

4. 感染 由于本病的病理变化及临床表现和结肠感染性疾病如细菌性痢疾等相似，因此长期以来曾考虑感染是本病的病因，但至今未能找出致病的细菌、病毒或真菌。故一般认为感染为继发或为本病的诱发因素。

【病理】

病变多数在直肠与乙状结肠，可扩展到降结肠，横结肠，也可累及全结肠。

病变具有弥漫性、连续性特点。活动期黏膜广泛充血、水肿、糜烂及出血，黏膜及黏膜下层有淋巴细胞、浆细胞、嗜酸及中性粒细胞浸润。肠腺底部隐窝处形成微小脓肿，这些隐窝脓肿可相互融合破溃，出现广泛的、不规则的浅表小溃疡，周围黏膜出血及炎症蔓延。随着病情的发展，上述溃疡可沿结肠纵轴发展融合而成不规则的大片溃疡。由于结肠病变一般限于黏膜与黏膜下层，很少深达肌层，所以并发溃疡穿孔、瘘管形成或结肠周围脓肿者不多见，少数暴发型或重症者病变累及结肠全层，可发生中毒性巨结肠。若溃疡扩大穿透浆膜层，可发生溃疡穿孔，引起腹膜炎、结肠或直肠周围脓肿、瘘管形成等。

由于病变反复发作，导致肉芽组织增生，可形成炎性息肉；也可由于溃疡愈合瘢痕形成，致肠壁增厚，结肠变形缩短，肠腔狭窄。少数可发生癌变。

【临床表现】

病程呈慢性经过，数年至十余年，常为反复发作，少数持续加重。常因精神刺激、劳累、饮食不当等因素诱发。

1. 消化系统表现

（1）腹泻：腹泻主要与炎症刺激使肠蠕动增加及肠腔内水、钠吸收障碍有关。腹泻的程度轻重不一，轻者每日2~4次，重者可多达10次以上。粪质多呈糊状及稀水状，混有黏液、脓血，病变累及直肠则有里急后重。

（2）腹痛：轻型及病变缓解期可无腹痛，一般呈轻度至中度隐痛，少数为绞痛，多局限于左下腹及下腹部，亦可全腹痛。有疼痛—便意—便后缓解的规律。

（3）其他：严重者可有食欲不振、恶心、呕吐。

(4) 体征：左下腹有轻压痛，部分病人可触及痉挛或肠壁增厚的乙状结肠或降结肠。重型和暴发型可有明显鼓肠、腹肌紧张、腹部明显压痛及反跳痛。

2. 全身表现　急性发作期常有低度至中度发热，重者可有高热及心动过速。严重者或病情持续活动可出现消瘦、贫血、衰弱、水与电解质平衡失调等表现。

3. 肠外表现　常有结节性红斑、关节炎、前葡萄膜炎、口腔黏膜复发性溃疡等免疫状态异常表现。国内报道肠外表现的发生率低于国外。

【并发症】

1. 中毒性巨结肠　病变广泛严重，累及肌层及肠肌神经丛时，可发生中毒性巨结肠。国外报告见于5%的病人，国内少见。常见诱因为大剂量应用抗胆碱能药物、钡剂灌肠及低血钾等。临床表现为病情急剧恶化，毒血症明显，有脱水与电解质紊乱，出现鼓肠、腹部压痛、肠鸣音消失。本并发症预后很差，易引起急性肠穿孔、急性弥漫性腹膜炎等。

2. 直肠或结肠癌变　国外报告本病约5%～15%发生癌变，国内发生率较低。癌变主要发生在病变累及全结肠和病程较长的患者。

3. 其他　肠大出血、肠穿孔、肠梗阻、肛门周围瘘管和脓肿等。

【辅助检查】

1. 血液检查　可有轻、中度贫血，重症患者白细胞计数增高及红细胞沉降率加速。严重者血清白蛋白及钠、钾、氯降低。缓解期如有血清 α_2 球蛋白增加、γ 球蛋白降低，常是病情复发的先兆。

2. 粪便检查　活动期有黏液脓血便，反复检查包括常规、培养、孵化等，均无特异病原体发现。

3. 免疫学检查　血清 IgG、IgM 可稍有增加，抗结肠黏膜抗体阳性，T 淋巴细胞与 B 淋巴细胞比率降低，血清总补体活性增高。

4. 结肠镜检查　是本病最有价值的诊断方法，通过结肠黏膜活检，可明确病变的性质。镜检可见病变处黏膜呈弥漫性充血、水肿、黏膜粗糙或呈细颗粒状，黏膜脆弱，易出血，有黏液、血液、脓性分泌物附着，并有多发性糜烂、浅小溃疡，重者溃疡较大并可融合成片，边缘不规则。缓解期黏膜肥厚，肠腔狭窄，可见假性息肉。对重型者行结肠镜检查时应慎防结肠穿孔。

5. X 线钡剂灌肠检查　急性期因肠黏膜充血、水肿，可见皱襞粗大紊乱；有溃疡和分泌物覆盖时，肠壁的边缘可呈毛刺状或锯齿状。后期肠壁纤维组织增生，结肠袋消失，肠壁变硬，肠腔缩短、变窄，可呈铅管状。如有假息肉形成，可呈圆形或卵圆形的充盈缺损。暴发型一般不宜做 X 线检查，以免加重病情，或诱发中毒性巨结肠。

【诊断及鉴别诊断】

1. 诊断 根据慢性腹痛、腹泻、黏液脓血便和反复粪便检查无病原体，可初步考虑此病，X 线钡剂灌肠和结肠镜检查可确定诊断。

2. 临床分型 按起病缓急与病情轻重，一般分为三种类型。

（1）轻型：最多见。起病缓慢，症状轻微，除有腹泻与便秘交替、黏液脓血便外，无全身症状，病变局限在直肠及乙状结肠。

（2）重型：较少见。急性起病，症状重，有全身症状及肠道外表现，结肠病变呈进行性加重，累及全结肠，较易出现并发症。

（3）暴发型：最少见。起病急骤，无任何前驱症状，突然高热、恶心、呕吐、严重腹痛、腹胀、腹泻，可有大量血便，短期内进入衰竭状态。腹部体征明显，若病变累及全结肠易发生中毒性巨结肠，可出现急性结肠穿孔。

3. 鉴别诊断

（1）慢性菌痢：常有急性菌痢病史，粪便及结肠镜检查取黏液脓性分泌物培养，痢疾杆菌阳性，抗菌药物治疗有效。

（2）阿米巴痢疾：结肠镜检查溃疡较深，边缘潜行，溃疡间结肠黏膜正常。取粪便标本或溃疡处取活组织标本镜检，可发现阿米巴包囊或滋养体。抗阿米巴治疗有效。

（3）血吸虫病：有疫水接触史，肝肿大，粪便检查可发现血吸虫卵，孵化毛蚴阳性，结肠镜检查可见肠黏膜有黄色颗粒状结节，肠黏膜活检可发现血吸虫虫卵。

（4）肠易激综合征：为结肠功能紊乱所致。粪便可有大量黏液但无脓血，常伴有神经症症状，X 线钡剂灌肠及结肠镜检查无器质性病变。

【治疗】

治疗原则是控制急性发作，减少复发，防止并发症。

1. 一般治疗 急性发作期，特别是重型和暴发型者应住院治疗，及时纠正水与电解质平衡紊乱，若有显著营养不良、低蛋白血症者可输血清白蛋白或全血。重者应禁食，给静脉内高营养治疗，待病情好转后酌情给予流质饮食或易消化、少纤维、营养丰富饮食。腹痛明显者可给小剂量的解痉剂，如阿托品、普鲁苯辛等，但应防止诱发中毒性巨结肠。

2. 氨基水杨酸类药物 适用于轻型或重型经糖皮质激素治疗已有缓解者，一般以水杨酸柳氮磺胺吡啶（SASP）作为首选药物。本药在结肠内经肠菌分解为5－氨基水杨酸（简称5－ASA）与磺胺吡啶，前者是主要的有效成分，有抗炎作用。发作期每日4～6g，分4次口服，病情缓解后改为每日2g，分2～4次口服，维持1～2年。也有主张上述维持量用药2周，停药1周，如此交替使用1～2年。服药期间须注意其恶心、呕吐、皮疹、白细胞减少及溶血反应等副作用。

3. 糖皮质激素　适用于暴发型或重型患者，可控制炎症，抑制自身免疫过程，减轻中毒症状。常用氢化可的松200～300mg，或地塞米松10mg静脉滴注，每日1次，疗程7～10天，症状缓解后改用强的松龙，每日40～60mg，分4次口服，病情控制后，递减药量，停药后可予水杨酸柳氮磺胺吡啶，以防复发。

4. 硫唑嘌呤　为免疫抑制剂，适用于慢性反复发作者，或用水杨酸柳氮磺胺类药物及糖皮质激素治疗无效者。1.5mg/（kg·d），分次口服，疗程1年。副作用主要是骨髓抑制和继发感染。

5. 抗生素　对重型或暴发型，为控制继发感染，可用先锋霉素类、氨苄青霉素、庆大霉素、甲硝唑或替硝唑等静脉滴注。

6. 灌肠治疗　适用于轻型而病变局限于直肠或左半结肠的患者。常用氢化可的松100mg加入0.25%普鲁卡因溶液100ml或林格液100ml内保留灌肠，每日1次，1～2个月为1个疗程。亦可用琥珀酸钠氢化可的松100mg或地塞米松5mg加入生理盐水100ml内保留灌肠。此外，尚有用中药灌肠取得疗效的报道。

7. 手术治疗　适用于并发癌变、肠穿孔、脓肿与瘘管或中毒性巨结肠经内科治疗无效者。一般行全结肠切除术或回肠造瘘术。

第四章 泌尿系统疾病

第一节 急性肾小球肾炎

急性肾小球肾炎（简称急性肾炎）是由免疫反应引起的弥漫性肾小球损害，多数属于链球菌感染后急性肾炎。它是以急性发作的血尿、蛋白尿、浮肿、高血压或伴短暂氮质血症为主要特征的一组综合征，又称为急性肾炎综合征（acute nephritic syndrome）。多见于儿童及青少年。

【病因与发病机制】

1. 病因 尚未完全阐明。已知某些因素与急性肾炎的发生有关，其中最常见的是β-型溶血性链球菌等“肾炎菌株”，其次是葡萄球菌、肺炎球菌、伤寒杆菌、白喉杆菌及病毒、疟原虫。另外，去氧核糖核酸抗原、肿瘤抗原、甲状腺球蛋白抗原亦与急性肾炎的发生有关。

2. 发病机制 急性肾炎不是病因对肾小球的直接损害，而是病因作为抗原所导致的一种免疫反应性疾病。现以链球菌感染后肾炎为例，说明其发病机制。①免疫复合物沉积：这是链球菌感染后肾炎发病的主要机制。溶血性链球菌感染机体后，链球菌体作为抗原，刺激机体 B 淋巴细胞产生相应抗体，当抗原稍多于抗体时，可形成可溶性循环免疫复合物，免疫复合物沉积于肾小球基底膜处，激活补体，吸引炎症细胞，造成变态反应性炎症。②抗体抗肾小球基底膜：溶血性链球菌菌体的某些抗原成分与肾小球基底膜某些成分具有交叉抗原性，溶血性链球菌感染机体后，刺激 B 淋巴细胞产生的抗体亦可与肾小球基底膜相结合，由此激活补体，诱集白细胞，造成变态反应性炎症。③其他：有人认为某些非免疫因素也参与了急性肾炎的发病过程：激肽释放酶可使毛细血管通透性增加，肾小球蛋白滤过增高，尿蛋白排出量增多；前列腺素可影响肾小球毛细血管通透性；血小板激活因子可诱导阳离子蛋白在肾小球沉积，促进尿蛋白排出增加。

【病理】

病变主要累及肾小球。肾小球内皮细胞、系膜细胞弥漫性急性增殖，中性粒细胞和单核细胞浸润。另有少部分呈系膜、毛细血管型病变（膜－增殖型病变），严重时增生的系膜可将肾小球分隔成小叶状，偶有球囊新月体形成。电镜下可见肾小球上皮细胞下电子致密物呈驼峰状沉积，为本病的特征性表现。但这一变化消失较快，发病3个月后即不易见到。免疫荧光检查含免疫球蛋白，主要是IgG，IgM、IgA也可见到，同时有补体C_3沉积，有时尚可见到链球菌抗原在系膜区沉积物中。

【临床表现】

1. 前驱症状　病前1～3周多有呼吸道或皮肤感染史，如急性咽炎、扁桃体炎、皮肤脓疱疮、猩红热等，部分无前驱症状。

2. 血尿　肉眼血尿常为本病首发症状之一，尿色深，呈棕红色或洗肉水样，一般在数天内消失。

3. 水肿及尿量减少　以水肿为首发症状者约占70%，水肿多先出现于面部、眼睑（呈现所谓肾炎面容——眼睑、面部浮肿及苍白），然后波及下肢，严重时可有胸、腹水及心包积液。尿量减少与水肿同时出现，每日尿量约为400～700ml，甚至出现少尿或无尿。水肿及尿量减少的发生主要是由于病变肾脏肾小球滤过率减少，而肾小管对水、钠重吸收功能尚好（即球－管失衡）引起的水、钠潴留。另外，毛细血管通透性增高、血浆内水分渗向组织间隙和肾脏缺血、肾素分泌增加导致水钠潴留亦参与其中。

4. 高血压　血压可轻度至中度增高，一般成人为150～160/90～110mmHg。一般持续2～4周，随尿量增多，血压逐渐趋于正常。

5. 其他表现　食欲不振、恶心、头痛、失眠、乏力、腰酸等。

【并发症】

1. 急性心力衰竭　多见于儿童，表现为心脏扩大、奔马律、肺水肿。

2. 高血压脑病　血压急剧增高，脑血管痉挛引起脑组织水肿。表现为剧烈头痛、呕吐、视力模糊、意识障碍、惊厥。

3. 急性肾衰竭　重症急性肾炎可发生急性肾衰竭。表现为无尿、一过性氮质血症、尿钠小于20mmol/L，但尿比重却在1.020以上。

【辅助检查】

1. 尿常规 ①蛋白尿：尿蛋白定性，+ ~ 卌，尿蛋白定量，一般在 1 ~ 3g/24h。②细胞尿：含较多的红细胞，少量白细胞和上皮细胞。红细胞形态多皱缩，边缘不整或呈多形性。③管型尿：尿中发现红细胞管型及颗粒管型、透明管型。④尿比重高：多在 1.020 以上。

2. 抗链球菌溶血素"O"增高（ASO） >400U 提示近期有链球菌感染，链球菌感染后急性肾炎 70% ~90% ASO 效价升高。

3. 血清补体测定 起病后 2 周内 80% ~95% 血清总补体及 C_3 降低，4 周后开始回升，约 6 ~8 周恢复到正常水平。

4. 尿纤维蛋白降解产物（FDP）测定 尿中 FDP 测定反映肾小血管内凝血及纤溶作用。急性肾炎时尿肾小血管内凝血及纤溶异常，尿 FDP 升高（正常尿 FDP <2mg/L）。

【诊断及鉴别诊断】

1. 诊断要点 ①多见于儿童及青少年，发病前 1 ~3 周多有急性咽炎、扁桃体炎、皮肤脓疱疮、猩红热等呼吸道或皮肤感染史；②突然出现水肿、血尿、高血压等临床表现；③尿常规检查发现蛋白尿（轻、中度）、红细胞尿及红细胞管型等异常改变；④血清抗链球菌溶血素"O"效价升高、血清总补体及补体 C_3 下降、尿 FDP 含量升高。

2. 鉴别诊断

（1）热性蛋白尿：在急性感染发热期间，病人可出现蛋白尿、管型尿或镜下血尿，极易与不典型或轻型急性肾小球肾炎相混淆。但热性蛋白尿无水肿及高血压，热退后尿蛋白迅速消失。

（2）慢性肾小球肾炎急性发作：慢性肾小球肾炎常在呼吸道感染后 2 ~4 天出现急性发作，其临床表现及尿常规改变与急性肾小球肾炎相似，但慢性者既往有肾炎病史，有贫血、低蛋白血症、高脂血症，血清补体浓度多正常或偶有持续性降低，尿量不定而比重偏低。必要时，行肾穿刺取活组织标本进行病理学检查。

（3）急性风湿病：急性风湿病以肾脏病变为突出表现者称为风湿性肾炎，肉眼血尿极少见，常有镜下血尿，尿蛋白少量至中等量，血压一般不高，同时具有急性风湿热的其他表现，抗风湿治疗后尿蛋白明显好转，但镜下血尿可持续较长时间。

（4）过敏性紫癜肾炎或系统性红斑狼疮（SLE）肾炎：过敏性紫癜或系统性

红斑狼疮肾炎均可出现急性肾炎综合征，但这两者多有明显皮肤、关节改变。过敏性紫癜束臂试验阳性。系统性红斑狼疮可找到狼疮细胞，抗 DNA 抗体及抗核抗体阳性。必要时行肾穿刺取活组织标本进行病理学检查。

【治疗】

本病为自限性疾病，无特异疗法，以一般治疗和对症治疗为主，促进机体自然恢复。

1. 一般治疗

（1）休息：急性肾炎卧床休息十分重要，卧床能增加肾血流量，改善尿异常。当水肿消退、血压下降、尿异常减轻时，可下床活动，逐渐增加活动量。

（2）饮食：在急性期适当限制水分摄入，盐的摄入量在有明显水肿和高血压时，限制在2g/d 左右为宜。给予富含维生素和糖类为主的食物。蛋白质的摄入，血尿素氮低于 14.28mmol/L（40mg/dl），蛋白可不限制；血尿素氮在 14.28～21.42mmol/L（40～60mg/dl），可限制到每日每公斤体重 1.0g；血尿素氮在 21.42mmol/L（60mg/dl）以上，则应限制到每日每公斤体重 0.5g。给予蛋类、乳类、瘦肉等高质量蛋白为佳。待症状基本缓解后，恢复正常饮食。

2. 对症治疗

（1）水肿：轻度水肿无需治疗，经限盐和休息即可消失。明显水肿者，可使用利尿剂，一般将双氢克尿噻与安体舒通或氨苯蝶啶联合应用，必要时，使用速尿。利尿剂间断应用比持续应用效果好。

（2）高血压：血压轻度升高，经一般治疗和利尿处理后即可下降。血压明显升高，可选用血管紧张素转化酶抑制剂、血管紧张素Ⅱ受体阻滞剂、钙离子拮抗剂。

3. 抗感染　体内存在感染灶时，应使用抗生素。首选青霉素，每次 80 万 U，每天 2～4 次，肌肉注射。对青霉素过敏者，选用红霉素，每次 0.3g，每天 4 次，口服。

4. 并发症的治疗　出现急性心力衰竭、高血压脑病和急性肾衰竭时，应及时处理。

5. 抗凝疗法　①肝素按 0.8～1.0mg/kg 体重加入 5% 葡萄糖液 250ml 中，静脉滴注，每日 1 次，10～14 次为 1 个疗程，间隔 3～5 天再行下 1 个疗程，共用 2～3个疗程。②潘生丁每次 50～100mg，每日 3 次，口服。③复方丹参注射液 250ml，静脉滴注，每日 1 次，10 天为 1 个疗程，根据病情进行 2～3 个疗程。

6. 抗氧化剂的应用　抗氧化剂可清除自由基，阻断由自由基触发的脂质过氧化的连锁反应，保护肾细胞，减轻肾内炎症反应。常选用超氧歧化酶（SOD）、含硒谷胱甘肽过氧化酶、维生素 E、辅酶 Q_{10}等。

【预后】

急性肾炎为自限性疾病，预后一般良好，儿童90%可痊愈。凡尿蛋白持续1年不退、血清补体不升、发病时呈肾病综合征表现者预后较差，易发展成慢性肾小球肾炎。

第二节　慢性肾小球肾炎

慢性肾小球肾炎（简称慢性肾炎）是一组病因不同，病理变化多样，以蛋白尿、血尿、高血压、水肿为基本表现的慢性肾小球疾病。本病病程长，病情逐渐发展，最终发展为慢性肾衰竭。

【病因与发病机制】

病因尚未明确，但其发病机制和急性肾炎相似，属于自身免疫反应性炎症。目前认为可能与机体存在某些免疫功能缺陷有关。免疫功能缺陷可使机体抵抗力下降，导致病原微生物反复侵袭、感染，机体又不能产生足够量的抗体清除致病物质（抗原），致使抗原持续存留体内，并形成免疫复合物，沉积于肾组织，产生慢性自身免疫反应性炎症。

此外，非免疫介导的肾脏损害在慢性肾炎的发生与发展中亦可能起重要作用，如健存肾单位代偿性血流灌注压增高、肾小球毛细血管袢跨膜压力及滤过压增高均可引起肾小球硬化。疾病过程中高血压的长期存在，可导致肾小动脉狭窄、闭塞，加速肾小球硬化。

【病理】

慢性肾炎为两肾弥漫性肾小球病变。可有多种病理类型，常见的有：系膜增生性肾炎、膜增殖性肾炎、局灶增生性肾炎、膜性肾病、局灶或节段性肾小球硬化。在慢性炎症过程中，肾小球毛细血管逐渐破坏，纤维组织增生，肾小球纤维化及玻璃样变，形成无结构的玻璃样小团。相应的肾小管亦萎缩、纤维化，间质纤维组织增生，淋巴细胞浸润。可见到代偿性肥大的肾单位。病变逐渐发展，最终导致肾组织严重毁坏，形成终末固缩肾。

【临床表现】

起病多缓慢、隐匿，临床表现差异很大。其基本、共同的表现有：

1. 水肿 程度不同，多为眼睑、面部或下肢的水肿，呈凹陷性，一般无体腔积液。

2. 高血压 不同程度的血压升高，多为轻、中度，舒张压升高明显，可持续存在。高血压进行性发展可促进肾小球硬化，加速肾衰竭的形成。

3. 尿量改变 尿量多数较少，每日在1000ml以下，少数可出现少尿。肾小管损害较明显者，尿量增多，特别是夜尿量增多。

4. 其他 疲乏、腰部酸痛、头痛、头晕、食欲减退、贫血等。

5. 急性发作 在慢性肾炎过程中，因感染、过劳或使用肾毒性药物，临床表现突然加重，出现类似急性肾炎的表现，称为慢性肾炎急性发作。经及时去除诱因或进行治疗，病情可有一定程度的缓解，但也有可能由此进入不可逆的慢性肾衰竭。

【辅助检查】

1. 尿常规 尿蛋白微量(+~卅)。尿中有红细胞及红细胞管型，亦可见到透明管型和颗粒管型。尿比重偏低，多在1.020以下，晚期常固定在1.010。

2. 血常规 轻、中度贫血，贫血为正细胞正色素性，主要与肾性红细胞生成素减少有关。

3. 肾功能检查 内生肌酐清除率降低、血尿素氮及肌酐升高。酚红排泄试验及尿浓缩稀释试验异常。

4. 其他检查 血沉增快、低蛋白血症。

【诊断及鉴别诊断】

1. 诊断 若尿检查异常（蛋白尿、血尿、管型尿）、水肿及高血压病史1年以上，无论有无肾功能损害，均应考虑此病。如能排除继发性肾小球肾炎和遗传性肾炎，则可作出慢性肾炎的临床诊断。若要确定其病理类型，需作肾穿刺活组织检查。

2. 鉴别诊断

（1）慢性肾盂肾炎：慢性肾盂肾炎晚期因有明显蛋白尿和高血压与慢性肾炎相似，但慢性肾盂肾炎多见于女性，病史中有泌尿系感染史，尿沉渣检查白细胞数较多，并可有白细胞管型，如涂片能找到细菌或尿培养阳性更有助于诊断。

慢性肾盂肾炎患者的肾功能损害以肾小管损害为主，尿蛋白具有肾小管性蛋白（小分子量蛋白）的特征。静脉肾盂造影、同位素肾图及肾扫描两侧肾脏呈不对称损害，可作为两者鉴别诊断的重要依据。

（2）原发性高血压：原发性高血压晚期亦可引起肾脏损害，出现尿异常改变。该病高血压病史在先，尿异常改变在后，一般无贫血及低蛋白血症。必要时需作肾穿刺活组织检查鉴别。

（3）继发于全身疾病的肾损害：不少全身性疾病可引起继发性肾损害，其表现似慢性肾炎。如过敏性紫癜性肾炎、糖尿病肾病、痛风性肾病、多发性骨髓瘤、感染性心内膜炎等，可根据各自的病史、临床表现和辅助检查的结果进行鉴别。

【治疗】

迄今尚无满意的治疗方法，以对症治疗为主。

1. 一般治疗 鼓励病人树立战胜疾病的信心。注意休息，避免强体力活动，但要做适当有益活动。给予清淡、营养丰富的饮食。有高血压或肾功能不全者，要限制钠、水量；对有大量蛋白尿者，应提高蛋白摄入量并给予优质蛋白；肾功能不全者，每日给予优质蛋白40g左右；除高脂血症者外，脂肪不限。应给予足够的维生素。注意防止感染。

2. 对症治疗

（1）水肿：轻度水肿，限制钠、水量即可，不必使用利尿剂。中等度以上水肿，可按病情选用噻嗪类利尿剂（双氢克尿噻）、保钾利尿剂（安体舒通、氨苯蝶啶）、强利尿剂（速尿），可单独或联合应用噻嗪类利尿剂和保钾利尿剂，剂量宜由小到大。效果不好或严重水肿时，可使用强利尿剂。单独使用噻嗪类利尿剂或强利尿剂时，应注意补钾。

（2）高血压：积极控制高血压是慢性肾炎治疗的关键环节，它可延缓慢性肾炎进展到慢性肾衰竭的过程。理想的血压控制水平是：尿蛋白≥1g时，血压控制在125/75mmHg以下；尿蛋白＜1g时，血压控制在130/80mmHg以下。在一般治疗的基础上，尽量选择对肾脏有保护作用的降压药物。常用的降压药物有：①血管紧张素转化酶抑制剂：卡托普利，25mg，每日2～3次，口服；贝那普利，10～20mg，每日1次。②血管紧张素Ⅱ受体拮抗剂：氯沙坦，50～100mg，每日1次，口服；伊贝沙坦，150～300mg，每日1次，口服。③钙拮抗剂：氨氯地平，5～10mg，每日1次，口服；非洛地平缓释剂，5～10mg，每日1次，口服。

3. 抗凝疗法 参见急性肾炎。

4. 抗氧化剂的应用 参见急性肾炎。

5. 糖皮质激素和细胞毒药物的应用 此两类药物的应用一直有争议，一般不主张积极使用。对尿蛋白较多而肾功能正常或轻度损害者可以使用，无效时逐步撤药。糖皮质激素常用强的松，细胞毒药物常用环磷酰胺或硫唑嘌呤。

【预后】

慢性肾炎病情发展快慢与病因、病理类型、机体的反应性及医疗监护条件等有关。病情比较稳定者，历经20~30年后才发展成慢性肾衰竭，病情不稳定或医疗监护不当，反复急性发作，经2~3年即进入肾衰竭期。

第三节 肾病综合征

肾病综合征（nephrotic syndrome，NS）诊断需具备下列四项：尿蛋白大于3.5g/24h；血浆白蛋白低于30g/L；明显水肿；血脂升高。上述四项中，其中前两项为必备条件。各种原发性肾小球疾病和继发性肾脏病，均可能出现肾病综合征的表现。因此，肾病综合征只能作为症状诊断性名词，而不能作为最终诊断。当临床出现本综合征表现而难以明确其病因时，可暂时诊断为“肾病综合征”，但应尽快明确病因或病理诊断。本节重点阐述原发性肾小球疾病所表现的肾病综合征（原发性肾病综合征）。

【病因与发病机制】

1. 病因

（1）原发性肾小球疾病：以微小病变型肾病（类脂性肾病）为最多见，其次为急、慢性肾炎中的某些病理类型。

（2）继发肾脏疾病：常见的有狼疮性肾炎、糖尿病性肾病、淋巴瘤及某些实体肿瘤性肾病等。

2. 发病机制 肾病综合征的主要发病机制为肾小球滤过膜对血浆蛋白的通透性增加，使大量蛋白进入尿液，超过肾小管的重吸收能力而随尿液排出体外。大量血浆蛋白丢失，促进肝脏快速合成蛋白质，久之，肝脏超负荷运转亦难以满足需要，临床即出现低蛋白血症。由于血浆胶体渗透压下降，水分自血管内逸出，加之肾脏对水、电解质调节能力下降，临床出现水肿。肾小球滤过膜通透性的改变，与其原发病及病理类型相关。在微小病变型肾病，其肾小球滤过膜的电荷屏障被破坏，通透性增加以排出大量白蛋白为主，称“选择性蛋白尿”。其他类型病理改变常使肾小球滤过膜的组织结构遭破坏，除白蛋白外，其他大分子血浆蛋白均可滤过随尿排出，称“非选择性蛋白尿”。

【病理】

原发性肾小球疾病引起的肾病综合征因病理改变不同，分为不同的病理类型。微小病变型肾病，在光学显微镜下无明显改变，肾小球组织结构正常；在电镜下可见肾小球毛细血管弥漫性上皮细胞足突消失或融合。其他病理类型有：系膜毛细血管增生性肾炎、局灶性肾小球硬化、膜性肾病、IgA 肾病等。

【临床表现和辅助检查】

起病可急、可缓，多见于儿童及青少年。常于上呼吸道感染、皮肤感染，或劳累、受凉后发病。

1. 水肿 水肿常为首发症状，呈全身性凹陷性水肿，程度严重，甚至出现胸水、腹水等浆膜腔积液。

2. 蛋白尿 量大，每日尿蛋白排泄超过 3.5g 以上，严重者可达数十克。

3. 低蛋白血症 大量蛋白从尿中丢失，导致血浆蛋白下降，其中以白蛋白为主，一般低于 30g/L，严重者低于 10g/L。

4. 高脂血症 血清胆固醇、甘油三酯均明显增加。

【并发症】

1. 感染 由于大量蛋白质丢失，免疫球蛋白减少，加之激素等药物的应用，患者极易并发各种感染，如呼吸道感染、尿路感染、皮肤感染，甚至败血症、腹膜炎等。在应用糖皮质激素过程中并发感染，症状常不典型，容易被忽略而影响预后。

2. 血栓、栓塞 由于血液浓缩呈高凝状态，容易形成血管栓塞，如肾静脉血栓、下肢静脉血栓，严重者冠状血管、肺血管均可累及。当肾静脉血栓形成时，患者常突发腰痛、大量蛋白尿、血尿、肾功能损害等。亦有缓慢起病者。

3. 急性肾衰竭 主要由于大量液体进入组织间隙，使血容量减少，肾缺血，或肾静脉血栓形成等原因，导致肾小球滤过率下降，发展成急性肾衰竭。

【诊断】

1. 诊断依据 具备高度水肿、大量蛋白尿、低蛋白血症及高脂血症，排除继发性病因和遗传性病因，可诊断为原发性肾病综合征。原发性肾病综合征诊断明确后，应明确其临床类型。另外，尚需确立原发病诊断。

2. 临床分型　根据临床表现、对激素的敏感性及预后，将原发性肾病综合征分为两型。

（1）原发性肾病综合征Ⅰ型：具备肾病综合征典型表现，占儿童肾病综合征的75%、成人肾病综合征的20%。糖皮质激素对此型治疗效果好，预后亦较好，但常有复发倾向，再发、再治疗亦有效。

（2）原发性肾病综合征Ⅱ型：除具有肾病综合征临床表现外，常伴有不同程度血尿、高血压、肾功能损害等。此型对糖皮质激素疗效一般不如Ⅰ型好，预后亦较差。

【治疗】

1. 一般治疗　卧床休息，水肿等症状消退后可增加活动量。给予低盐饮食（每日食盐量2～3g）。肾功能正常者，应给优质蛋白质食物（每日0.8～1.0g/kg），同时注意提供高热量、富含维生素的食物。根据水肿程度及尿量决定进水量。

2. 水肿的处理　严重水肿常伴尿少，可酌情予以利尿剂。氢氯噻嗪每次25mg，每日2～3次，口服。利尿效果不佳可改用呋塞米（速尿），每次20～40mg，每日2～3次，口服或肌肉注射。或选用血浆、血浆代用品、白蛋白等，可提高血浆胶体渗透压，达到利尿、消肿的目的。

3. 糖皮质激素的应用　糖皮质激素用于治疗肾病综合征，概括地说主要有以下三方面作用：抗炎作用、免疫调节作用、利尿作用。合并结核病、消化性溃疡、严重感染时禁用。

（1）用药方法：常用药物为强的松，应用原则和具体方法是：①开始用量要足：1mg/（kg·d），顿服；②用药时间要充分，一般12周左右，经6～12周治疗无效者，应及时进行肾穿刺活检，如明确为微小病变型肾病，可继续使用原剂量至16周；③减药速度宜慢，每2～3周减原来用量的1/10左右，减至每日用量20mg左右时易复发，故应更放慢减量速度，防止出现反跳；④维持剂量因人而异，一般5～10mg/d，或隔日10～20mg，服用半年至1年。严重肝功能不良或强的松治疗效果不佳者，可换用等剂量的强的松龙口服或静脉滴注。

（2）治疗效果：根据患者对糖皮质激素治疗的反应情况，临床分为"激素敏感型"、"激素依赖型"和"激素无效型"三种类型。激素敏感型者常于用药后2～12周尿蛋白减少或消失，水肿减轻或消退，全身情况改善。激素依赖型者常在激素减量或停药时病情反复（反跳），故对此类型减量应慢，如有反跳，应加量，停药要慎重。激素无效型者在用药后4～6周，尿蛋白无明显减少，水肿不减轻，继续用药则出现副作用。有条件者，最好行肾活检，对诊断、治疗均有指导意义。

4. 细胞毒类药物的应用 该类药物适用于微小病变型肾病反复发作、激素依赖型及激素无效型，可与糖皮质激素联合应用，也可单独应用。与糖皮质激素联合应用时，主要用于提高糖皮质激素的疗效，减少其用量和降低其副作用。常用药物为环磷酰胺，2mg/（kg · d），口服或静脉注射，总剂量6～8g，维持用量及用药时间根据病情而定，副作用有骨髓抑制（白细胞减少等）、肝功能损害、性腺（尤其是睾丸）功能抑制等。另外，可酌情选用苯丁酸氮芥（瘤可宁）、盐酸氮芥等。

5. 中医治疗 目前国内比较成熟的经验是中医辨证施治联合糖皮质激素治疗，可减少糖皮质激素用量及副作用，提高疗效。另外，中药雷公藤对消除蛋白尿有一定的作用。

第四节 尿路感染

尿路感染（urinary tract infection）指细菌直接侵犯泌尿系统而引起的炎症性病变。本病是泌尿系统的常见病、多发病。尿路感染分为上尿路感染（主要是肾盂肾炎）及下尿路感染（尿道炎、膀胱炎），肾盂肾炎常伴有下尿路感染，两者不易分开。下尿路感染以尿频、尿急、尿痛、排尿不畅等膀胱刺激症状为主要表现，上尿路感染除尿频、尿急、尿痛、排尿不畅等膀胱刺激症状外，还突出表现为畏寒、发热等全身中毒症状。本病多见于女性，尤其是育龄期及婚期妇女，女性与男性比例为10：1。

【病因与发病机制】

1. 常见致病菌 尿路感染常见的细菌是肠道革兰阴性杆菌。以大肠埃希菌最为常见，约占60%～80%，其他依次是副大肠埃希菌、变形杆菌、克雷伯杆菌、产气杆菌、产碱杆菌、粪链球菌、铜绿假单胞菌和葡萄球菌等。另外，真菌、支原体、原虫及病毒等偶可感染。

2. 感染途径 ①上行感染：是尿路感染的主要途径。病原体沿尿道上行至膀胱、输尿管、肾盂引起感染。②血行感染：病原体从肾外任何部位的感染灶（疖、痈、骨髓炎或败血症等）经血液循环播散到肾脏而致肾盂肾炎。③淋巴感染：下腹部和盆腔器官的淋巴管与肾的淋巴管有多数的交通支，结肠肝曲与右肾之间有淋巴管沟通，当盆腔感染或结肠有病变时，细菌可沿淋巴道感染肾脏。④直接蔓延：邻近组织的感染，如阑尾脓肿、腹腔或盆腔脓肿等，直接蔓延至肾脏引起感染。

3. 易感因素　①尿流不畅：可助长病原体繁殖而致上行感染，如多囊肾、肾结石、肾肿瘤、肾下垂、输尿管或下尿道结石、肿瘤、妊娠、神经性膀胱、前列腺肥大、尿道狭窄等均易诱发本病。②膀胱-输尿管返流：指排尿时尿液从膀胱经输尿管返流至肾盂的反常现象。膀胱三角及输尿管下端的肌肉张力较低、正常膀胱过度充盈或炎症均可致膀胱-输尿管返流，诱发感染。③机体抵抗力降低：受寒、过劳、全身性疾病如糖尿病等，使机体抵抗力降低，诱发本病。④尿路手术或器械操作：尿道扩张术、膀胱镜检查、导尿（尤其是留置导尿管4天以上者）易诱发尿路感染。⑤解剖因素及性生活：女性尿道短而直，细菌易侵入。性生活前未清洗生殖器亦可致细菌进入尿道。

【病理】

急性膀胱炎的病理改变是黏膜及黏膜下组织充血、水肿，白细胞浸润，重者有点状或片状充血，并可出现黏膜溃疡。急性肾盂肾炎为单侧或双侧病变，局限或广泛，轻重不等。肾盂、肾盏黏膜充血、水肿，表面有脓性分泌物渗出，黏膜下有白细胞浸润，甚则形成细小的脓肿。病灶中的肾小管腔内有脓性分泌物，小管的上皮细胞肿胀、坏死脱落。肾间质内有白细胞浸润和小脓肿形成。肾小球一般无形态改变。慢性肾盂肾炎，除具有不同程度炎症改变外，肾盂、肾盏黏膜和乳头部瘢痕形成、变形、狭窄，肾实质内纤维增生。镜下可见肾小管上皮萎缩、退化，管腔内有渗出物。肾小球周围有不同程度的纤维增生和白细胞浸润。随着炎症的发展和肾实质损害的加重，纤维组织不断增生，肾脏体积缩小、变硬，表面凹凸不平，肾包膜不易剥离，最后形成肾盂肾炎固缩肾。

【临床表现】

1. 急性膀胱炎　主要表现为尿频、尿急、尿痛等尿路刺激症状（膀胱刺激征）。每小时排尿1~2次，甚至5~6次，每次排尿量不多，甚至少于10~20ml。排尿时伴尿道烧灼感及下腹部疼痛。尿液混浊，有时出现肉眼血尿。全身症状轻微或缺如。

2. 急性肾盂肾炎

（1）全身表现：起病急骤，常有寒战、高热、头痛、全身不适、乏力、食欲减退、恶心、呕吐等。

（2）泌尿道表现：①明显的膀胱刺激征；②腰痛并沿输尿管走向向大腿内侧或会阴部放射；③肾区叩击痛，肋腰点、上输尿管点（腹直肌外缘平脐处）压痛。

3. 慢性肾盂肾炎　①急性肾盂肾炎迁延不愈或反复发作半年以上；②全身

症状轻，无发热或轻度发热，轻度乏力；③腰痛及肾区叩击痛；④急性发作时表现同急性肾盂肾炎；⑤疾病晚期出现肾功能损害时，表现为多尿（尤其是夜尿增多）、贫血、电解质紊乱、酸中毒等。

4. 无症状性菌尿 即隐匿性尿路感染。临床无症状，但尿细菌学检查细菌阳性。

【辅助检查】

1. 血液检查 急性尿路感染，白细胞升高，中性粒细胞百分比升高，尤以急性肾盂肾炎最为显著。慢性肾盂肾炎，红细胞和血红蛋白降低，红细胞沉降率可轻度加快。

2. 尿液检查

（1）尿常规：急性膀胱炎和急性肾盂肾炎镜检发现大量白细胞、少量红细胞（少数可有较多红细胞，甚至肉眼血尿）、少量蛋白。急性肾盂肾炎或可发现白细胞管型。慢性肾盂肾炎出现肾实质损害时，尿蛋白增多。

（2）尿细菌学：尿路感染诊断的确立，主要依靠尿细菌学检查。

1）尿标本的收集：应收集应用抗生素前的清洁中段尿。

2）尿细菌定量培养：其临床意义为尿含菌量$\geqslant 10^5$/ml 为阳性，常为尿路感染；$10^4 \sim 10^5$/ml 者为可疑阳性，需复查；$<10^4$/ml，则可能是污染。如培养之细菌为球菌，其含菌量$>10^3$/ml 即为阳性，应考虑尿路球菌感染。一些快速测定细菌尿的方法（光度对比法、生物发光法等）可在 2 小时内测定尿内含菌量，与尿细菌定量培养比较，其敏感性约 95%，特异性约 99%，可选用。

3）尿沉渣镜检细菌：在尿沉渣中用高倍镜找细菌，如平均每个视野$\geqslant$20 个细菌，即为有意义的细菌尿，其符合率可达 90% 以上。

4）尿化学检查：目前常用的是亚硝酸盐试验。大肠或副大肠埃希菌可使尿中硝酸盐还原为亚硝酸盐，加入试剂后呈红色，判定为阳性。

3. 肾功能检查 慢性肾盂肾炎首先出现肾小管功能减退，尿浓缩稀释试验、酚红排泄试验异常。晚期肾小球功能受损时，血尿素氮及血肌酐升高。

4. 其他检查 X 线腹部平片、静脉肾盂造影检查（一侧肾脏缩小，肾盂、肾盏的形状异常改变）有助于慢性肾盂肾炎的诊断和发现尿路感染的易感因素或难以治愈的原因。必要时，肾区超声检查、肾脏组织活检亦可酌情选用。

【诊断及鉴别诊断】

1. 诊断

（1）急性膀胱炎：根据膀胱刺激症状及尿常规检查发现大量白细胞可初步

作出诊断，尿细菌培养阳性可明确诊断。

（2）急性肾盂肾炎：根据全身表现、泌尿道表现、尿常规检查发现大量白细胞及白细胞管型、血常规检查白细胞总数及中性粒细胞升高可初步作出诊断，尿细菌培养阳性可明确诊断。

（3）慢性肾盂肾炎：根据病史、临床表现、尿细菌培养阳性及其他辅助检查的结果可作出诊断。

2. 鉴别诊断

（1）急腹症：应与急性胆囊炎、急性阑尾炎、急性胰腺炎、急性腹膜炎及膈下脓肿等相鉴别，上述疾病尿常规检查无明显异常可助鉴别。

（2）肾结石：突发肾绞痛、肉眼血尿（洗肉水样）、尿常规检查发现大量红细胞、肾区B型超声检查或肾盂静脉造影发现结石影。

（3）肾结核：有肾外结核灶及结核中毒症状；起病缓慢，尿路刺激症状明显而持续存在；常有肉眼血尿；尿细菌学检查发现结核杆菌，肾盂静脉造影肾区有结核钙化影或破坏征象。

（4）慢性肾炎：可有急性肾炎病史；常有不同程度的水肿，较多的尿蛋白，血浆白蛋白降低，尿细菌培养阴性，抗菌治疗无效。

（5）高血压病：原发性高血压晚期亦可引起肾脏损害，出现尿异常改变。该病高血压病史在先，尿异常改变在后。必要时需作肾穿刺活组织检查鉴别。

【治疗】

尿路感染的治疗原则是：积极彻底进行抗菌治疗，消除诱发因素，防止复发。

1. 急性膀胱炎和急性肾盂肾炎的治疗

（1）一般治疗：发热及膀胱刺激症状明显者，应卧床休息，多饮水或静脉补充液体，以增加尿量，促进细菌和炎性渗出物的排出。给予清淡易消化饮食，补充足够热量及维生素。

（2）抗菌治疗：首选对革兰染色阴性细菌敏感的抗菌药物，如条件允许，在抗菌药物使用之前先留取尿液标本做细菌培养。①全身症状不明显者，可给予复方新诺明（SMZ_{CO}），每次2片，每日2次，口服，首次加倍；呋喃妥因，每次0.1～0.3g，每日3～4次，口服；环丙沙星片，每次0.2g，每日3次，口服。疗程均为3～5日。②出现发热、寒战等明显全身中毒症状者，应注射途径给药。氨苄西林4～6g分2～4次肌肉注射或静脉注射；庆大霉素每次8万U，每日2次肌肉注射，或16万U加入5%或10%的葡萄糖液500ml中静脉滴注，每日1次；丁胺卡那霉素，每次0.2g，每日2次肌肉注射，或0.4g加入5%或10%的葡萄糖液500ml中静脉滴注，每日1次。亦可选用头孢氧哌唑、头孢噻甲羧肟、头孢三嗪等头孢菌素类抗生素。上述抗菌药物治疗至症状消失、尿液检查转阴后，再用药3～5日，总疗程一般为10～14日。

如用药48小时症状不改善，应及时换药或联合用药。最好能参考细菌培养及药物敏感试验调整抗菌药物及治疗方案。用药期间应密切注意药物副作用，并及时进行处理。停药后应继续观察，如有复发，再行治疗，务求急性感染彻底治愈，防止病情迁延或转变成慢性。

2. 慢性肾盂肾炎的治疗　慢性肾盂肾炎急性发作，其治疗同急性肾盂肾炎。反复发作者，应根据患者病情，参考尿液检查及药物敏感试验制定治疗方案。其基本用药原则是：①联合用药：几种作用机制不同的抗菌药物联合使用；②交替用药：将药物分组，轮流使用；③疗程适当延长：疗程延长至症状消失、菌尿阴性后，再以一种药物低剂量长期维持（如呋喃妥因50～100mg，复方新诺明1～2片，每晚睡前口服，疗程半年至1年）。

3. 无症状细菌尿的治疗　应进行正规抗菌治疗。

注意：抗菌治疗时，对患尿路感染的孕妇应避免使用影响胎儿发育的药物。用药时间较长的患者，应注意药物毒副作用。

【预防】

女性在月经期、妊娠期、性生活时应特别注意保持会阴部清洁，避免过度劳累。清除尿路梗阻等诱发因素，尽量避免或减少导尿和尿路器械检查。平时应多饮水，勤排尿。

第五节　慢性肾衰竭

慢性肾衰竭（又称尿毒症）是指在各种慢性肾脏病基础上缓慢出现的肾功能减退直至衰竭的一种临床综合征。主要表现为肾功能减退，代谢产物潴留，水、电解质、酸碱平衡失调和全身各系统症状。肾功能损害是一个慢性的发展过程，多数是不可逆的，治疗效果差，死亡率极高。据统计，每1万人口中，每年约有1人发生慢性肾衰竭，我国每年进入终末期尿毒症患者约100万，病死率位居心血管疾病、肿瘤之后，占第三位。

【病因与发病机制】

1. 病因

（1）原发性肾脏病：如慢性肾小球肾炎（约占半数以上）、慢性肾盂肾炎

(约占1/4)、间质性肾病、遗传性肾炎、多囊肾等。

(2) 继发性肾脏病：系统性红斑狼疮肾病、糖尿病肾病、高血压肾小动脉硬化症、结节性多动脉炎肾病、多发性骨髓瘤肾病、高尿酸血症肾病等。

(3) 其他：中毒性肾病（重金属、药物等）、尿路梗阻性肾病（尿路结石、前列腺肥大、神经性膀胱等）。

2. 发病机制　目前尚未完全清楚，主要有以下学说：

(1) 健存肾单位学说：肾实质疾病导致相当数量肾单位破坏，残余的“健存”肾单位为了代偿，必须增加工作量，以维持机体正常的需要。由于“健存”肾单位发生代偿性肥大，肾小球滤过功能和肾小管处理滤液的功能增强。但如肾实质疾患的破坏继续进行，“健存”肾单位越来越少，最终不能达到人体代谢的最低要求时，就出现肾衰竭。

(2) 矫枉失衡学说：该学说是健存肾单位学说的发展和补充。当发生肾衰竭时，出现一系列病态现象。为了矫正它，机体要作相应调整，但在调整过程中，又发生新的失衡，使人体蒙受新的损害。例如：磷的代谢，当“健存”肾单位有所减少，余下的每个肾单位排出磷的量就代偿地增加，从整个肾来说，其排出磷的总量仍可基本正常。但当后来“健存”肾单位减少至不能代偿时，血磷升高。人体为了矫正磷的潴留，甲状旁腺功能亢进，以促进肾排磷，这时高磷血症虽有所改善，但甲状旁腺功能亢进引起了其他症状，如由于溶骨作用而发生广泛的纤维性骨炎和转移性钙化症以及神经系统毒性作用等，给人体造成新的损害。

(3) 肾小球高滤过学说：随着肾单位数目破坏的增加，残余肾单位排泄机体代谢废物的负荷增加，因而代偿性地发生肾小球毛细血管高灌注、高压力和高滤过。上述肾小球内“三高”可引起：①肾小球上皮细胞足突融合，系膜细胞和基质显著增生，肾小球肥大，继而发生硬化；②肾小球内皮细胞损伤，诱发血小板聚集，导致微血栓形成，损害肾小球而促进硬化；③肾小球通透性增加，使蛋白尿增加而损伤肾小管间质。上述过程不断进行，形成恶性循环，使肾功能进一步恶化。这种恶性循环是一切慢性肾脏病发展至尿毒症的共同途径，近年认为肾小球高滤过是促使肾功能恶化的重要原因。

(4) 肾小管高代谢学说：慢性肾衰竭时健存肾单位的肾小管，尤其是近端肾小管呈代偿性高代谢状态，耗氧量增加，氧自由基产生增多，肾小管细胞产生氨显著增加，可引起肾小管损害、间质炎症及纤维化，以至肾单位功能丧失。近年已明确，慢性肾衰竭的进展和肾小管间质损害的严重程度密切相关。

(5) 其他：最近研究认为，慢性肾衰竭的进行性恶化还与下列因素有关：①在肾小球内“三高”情况下，肾组织内血管紧张素Ⅱ水平增高，转化生长因子β等生长因子表达增加，导致细胞外基质增多，造成肾小球硬化；②过多蛋白从肾小球滤出，引起肾小球高滤过，且近曲小管细胞通过胞饮作用将蛋白吸收后，可引起肾小管和间质的损害，导致肾单位功能丧失；③脂质代谢紊乱，低密度脂蛋白可刺激系膜细胞增生，继而发生肾小球硬化，促使肾功能恶化。

【临床表现】

1. 代谢产物潴留引起的临床表现

（1）胃肠道表现：这是本病最早和最常见的表现。先出现食欲不振、上腹饱胀等不适症状，然后出现恶心、呕吐、腹泻，舌和口腔黏膜溃烂，口腔可闻尿臭味，甚至可有消化道出血等。

（2）血液系统表现：①贫血：贫血是尿毒症必有的表现，为正细胞正色素型贫血。其发生原因为肾产生红细胞生成素减少、红细胞生存时间缩短及铁的摄入减少等。②出血倾向：可表现为皮下出血、鼻衄、月经过多或外伤后严重出血。出血与外周血小板破坏增多、血小板功能异常等有关。

（3）心血管系统表现：动脉粥样硬化、高血压、心力衰竭及尿毒症性心包炎。

（4）神经系统表现：脑中毒出现疲乏、失眠、注意力不集中、抑郁、记忆力减退、判断错误、对外界反应淡漠、谵妄、幻觉、昏迷等。周围神经损害出现肢体麻木、烧灼感或疼痛感、袜套样分布的感觉丧失、肌肉无力、肌肉痛性痉挛、抽搐、腱反射迟钝或消失等。

（5）呼吸系统表现：酸中毒深大呼吸、尿毒症性肺炎、尿毒症性胸膜炎等。

（6）皮肤表现：皮肤瘙痒、尿素霜等。

（7）肾性骨营养不良症（骨性肾病）：常见的有纤维性骨炎、骨性骨软化症、骨质疏松及骨硬化症等。

2. 水、电解质和酸碱平衡失调 ①失水或水中毒；②低钠血症或钠潴留；③高钾血症；④低钙血症及高磷血症；⑤高镁血症；⑥代谢性酸中毒。

3. 其他表现 ①体温过低；②高尿酸血症；③继发感染（常见的是肺部和尿路感染）。

【辅助检查】

1. 血常规 红细胞和血红蛋白降低。血小板正常或降低。继发感染或酸中毒时，白细胞升高。

2. 尿常规 蛋白尿、细胞尿（主要是红细胞）、管型尿（颗粒管型、蜡样管型、肾衰管型等）。

3. 肾功能检查　内生肌酐清除率（Ccr）降低、血清肌酐升高、血清尿素氮升高、酚红排泄率降低。

4. 其他　X线检查、B型超声检查、血液生化检查。

【诊断】

1. 诊断要点　①有既往慢性肾脏疾病病史；②有代谢产物潴留、水电解质和酸碱平衡失调引起的临床表现；③辅助检查有尿常规异常改变和肾功能减退。

2. 临床分期　随着肾脏病变不断发展，肾功能可进行性减退。按照肾小球滤过率（假设正常为100%）降低的进程，可将慢性肾衰竭分为四期。

（1）肾储备能力下降期：肾小球滤过率（GFR）下降至正常的50%～80%，血肌酐<178μmol/L，临床无肾功能不全症状。

（2）氮质血症期：GFR下降至正常的25%～50%，血肌酐>178μmol/L但<450μmol/L，临床出现轻度贫血、夜尿、多尿。

（3）肾衰竭期：GFR下降至正常的10%～25%，血肌酐明显升高，在445～707μmol/L之间，临床出现较明显的贫血、夜尿增多、水电解质酸碱代谢紊乱和轻度消化道、心血管、神经系统症状。

（4）尿毒症期：GFR下降至正常的10%，血肌酐>707μmol/L，临床出现明显的代谢产物潴留表现和血液生化检查异常。即肾衰竭的极期或终末期。

【治疗】

1. 治疗基础疾病和去除肾衰恶化的因素　①及时诊断和治疗慢性肾衰竭的原发疾病；②纠正使肾衰加重的因素，如纠正水、电解质和酸碱平衡失调，及时控制感染，解除尿路梗阻，治疗心衰，停止肾毒性药物的使用等。

2. 延缓慢性肾衰竭的发展

（1）饮食疗法：①限制蛋白饮食：每天给予0.6g/kg蛋白质，可以满足机体生理的基本需要量，而又不至于发生营养不良。应根据GFR作适当调整，GFR为10～20ml/min者，每日用0.6g/kg；大于20ml/min者，可加5g；小于5ml/min者，每日仅能用约20g。一般认为，GFR已降至50ml/min以下时，便需进行适当的蛋白质限制。要求60%以上的蛋白质必须是富含必需氨基酸的蛋白质（即高生物价优质蛋白），如鸡蛋、鱼、瘦肉和牛奶等。尽可能少食植物蛋白，如花生、黄豆及其制品等，因这类物质含非必需氨基酸多。②高热量的摄入：高热量饮食可使低蛋白饮食的氮得到充分的利用，减少体内蛋白库的消耗。热量每日约需125.5J/kg（30kcal/kg），可多食用人造黄油、植物油和食糖。如觉饥饿，可食甜薯、芋头、马铃薯、马蹄粉、淮山药粉、莲藕粉等。食物应富含

B 族维生素、维生素 C 和叶酸。③钠的摄入：除有水肿、高血压和少尿要限制食盐外，一般不宜过严限制。④钾的摄入：只要尿量每日超过 1L，一般无需限制饮食中的钾。⑤低磷饮食：在氮质血症期，就应开始给予低磷饮食，每日不超过 600mg。⑥饮水：有尿少、水肿、心力衰竭者，应严格控制进液量。但对尿量超过 1000ml 而又无水肿者，则不宜限制水的摄入。

（2）必需氨基酸疗法：必需氨基酸（EAA）疗法可使尿毒症患者长期维持较好的营养状态。EAA 一般用量为 0.1～0.2g/（kg·d），分 3 次口服或 1 次缓慢静脉滴注。

（3）控制高血压和（或）肾小球内高压：高血压和肾小球内高压均会促使肾小球硬化，故必须控制。首选血管紧张素抑制剂（卡托普利、依那普利等）或血管紧张素Ⅱ受体拮抗剂（氯沙坦、伊贝沙坦等）。若血肌酐大于350μmol/L时，会引起肾功能急剧恶化，应慎用。

（4）其他：高脂血症可予降脂药。高尿酸血症通常不需治疗，但如发生痛风，给予别嘌醇 0.1g，每日 1 次，口服。

3. 透析疗法 这是慢性肾衰竭的主要治疗方法。

（1）结肠透析：常用生大黄、生牡蛎、六月雪各 30g，浓煎 120ml，高位保留灌肠，约 2～3 小时后，再用 300～500ml 清水清洁灌肠，每日 1 次，连续 10 日为 1 个疗程。休息 5 日后，可继续下一个疗程。

（2）血液透析或腹膜透析：血肌酐高于 707μmol/L，且出现尿毒症症状时，应作血液透析或腹膜透析，血液透析一般每周作 2～3 次，每次 4～5 小时。年老、心功能差以及做动静脉内瘘有困难者可选择腹膜透析。

4. 肾移植术 成功的肾移植会恢复正常的肾功能（包括内分泌和代谢功能）。肾移植后长期需用免疫抑制药，以防排斥反应，常用药有糖皮质激素、环孢素和硫唑嘌呤等。要在 ABO 血型配型和 HLA（人类白细胞抗原）配型合适的基础上，选择供肾者。根据有关报道，移植肾的 1 年存活率约为 85%，5 年存活率约为 60%。

第五章 血液系统疾病

血液系统疾病是指原发于或主要累及血液及造血器官的疾病。血液系统疾病主要包括红细胞疾病（如贫血）、粒细胞疾病（如粒细胞缺乏症）、单核细胞和巨噬细胞疾病（如恶性组织细胞病）、淋巴细胞和浆细胞疾病（如淋巴瘤、白血病、多发性骨髓瘤）、造血干细胞疾病（如再生障碍性贫血）、脾功能亢进、出血性及血栓性疾病（如特发性血小板减少性紫癜）。

第一节　贫　血

一、概述

贫血是指外周血液单位容积内红细胞数、血红蛋白浓度及红细胞比积低于正常的病理状态。在海平面地区，成年男性正常红细胞数为（4.0～5.5）$\times 10^{12}$/L，血红蛋白浓度为120～160g/L，红细胞比积为0.40～0.50；成年女性正常红细胞数为（3.5～5.0）$\times 10^{12}$/L，血红蛋白浓度为110～150g/L，红细胞比积为0.37～0.48。

【分类】

贫血的分类方法很多，临床上通用的分类方法有三种，即按红细胞形态分类、按贫血的病因及发生机制分类、按贫血的严重程度分类。

1. 按红细胞形态学分类　按照红细胞平均体积（MCV）和红细胞平均血红蛋白浓度（MCHC）将贫血分为大细胞性贫血、正常细胞性贫血和小细胞低色素性贫血。其判断指标和常见疾病见表1－5－1。

表 1-5-1　　贫血的形态学分类

类型	MCV（fl）	MCHC（%）	常见疾病
大细胞性贫血	>100	32~35	巨幼细胞性贫血
正常细胞性贫血	80~100	32~35	再生障碍性贫血、溶血性贫血、急性失血性贫血
小细胞低色素性贫血	<80	<32	缺铁性贫血、铁粒幼细胞性贫血、珠蛋白生成障碍性贫血

2. 按贫血的病因及发生机制分类　根据病因及发生机制可分为红细胞减少性贫血、红细胞破坏过多性贫血和失血性贫血。具体分类和常见疾病见表 1-5-2。

表 1-5-2　　贫血的病因及发病机制分类

类型	常见疾病
红细胞减少性贫血 ①造血干细胞异常 ②造血调节异常 ③造血原料缺乏或利用障碍	再生障碍性贫血、先天性红细胞生成异常性贫血（造血干细胞遗传缺陷）、骨髓纤维化、骨髓硬化症、白血病、骨髓瘤、恶性组织细胞病、肾衰竭、缺铁性贫血、巨幼细胞性贫血（缺乏叶酸或维生素 B_{12}）
红细胞破坏过多性贫血 ①红细胞自身异常性溶血性贫血 ②红细胞因环境异常所致的溶血性贫血 ③生物因素及理化因素所致贫血	遗传性球形细胞增多症、遗传性椭圆细胞增多症、阵发性睡眠性血红蛋白尿、蚕豆病（葡萄糖-6-磷酸脱氢酶缺乏）、海洋性贫血、血卟啉病、免疫性溶血性贫血、血管性溶血性贫血、蛇咬伤、疟疾、大面积烧伤、苯肼中毒
失血性贫血	外伤、消化性溃疡、钩虫病、特发性血小板减少性紫癜

3. 按贫血严重程度分类　根据血红蛋白浓度的不同，可将贫血分为轻度贫血、中度贫血、重度贫血和极重度贫血。其分类和判断标准见表 1-5-3。

表 1-5-3　　贫血严重程度分类

贫血程度	血红蛋白浓度
轻度	91g/L~正常低限
中度	60~90g/L
重度	30~59g/L
极重度	<30g/L

【诊断】

贫血的诊断应根据病史、临床表现和辅助检查的结果，综合分析判断。

1. 病史　营养不良史、月经过多史、慢性上消化道失血史（消化性溃疡、钩虫病等）常提示缺铁性贫血和巨幼细胞性贫血；家族性贫血史常提示红细胞内在缺陷引起的遗传性溶血性贫血（海洋性贫血、蚕豆病等）；慢性肾疾病及慢性肾衰竭史可提示红细胞生成素生成不足造成的肾性贫血；有接触磺胺类药物、氯霉素、抗肿瘤药物、苯等化学物质和长期暴露于X线、放射性核素等物理因素者提示再生障碍性贫血；睡眠后出现酱油样或红葡萄酒样尿病史提示阵发性睡眠性血红蛋白尿的可能。

2. 临床表现

（1）全身表现：疲乏无力是贫血最早出现的症状，皮肤黏膜苍白是贫血最基本的体征。

（2）神经系统表现：头晕、头痛、晕厥、耳鸣、眼花、记忆力减退、注意力不集中、多梦、失眠等。

（3）循环系统表现：活动后心悸、心率加快，严重者可出现异位心律失常，甚至心力衰竭。

（4）消化系统表现：食欲减退、恶心、腹胀等。

（5）生殖系统表现：女性出现月经不调，男女均出现性欲减退，生殖力下降。

3. 辅助检查

（1）血液检查：主要是血液一般检查，可确定有无贫血及贫血的程度，并为贫血的病因诊断提供线索。

（2）骨髓检查：有助于贫血的病因诊断和骨髓造血功能的判断。根据骨髓增生情况可分为增生性贫血（如缺铁性贫血、溶血性贫血、急性失血性贫血）和增生不良性贫血（如再生障碍性贫血、骨髓硬化症、骨髓纤维化）。多次骨髓抽吸抽不出骨髓液者，应做骨髓活组织检查。

（3）其他检查：①造血原料的检查：测定血清铁、叶酸、维生素B_{12}的浓度等；②与溶血有关的自身抗体的检查：温抗体、冷抗体的测定等；③与遗传性贫血有关的检查：酶（葡萄糖-6-磷酸脱氢酶、丙酮酸激酶）、红细胞膜、珠蛋白等。

【治疗】

1. 一般治疗　注意休息，调整饮食，加强护理，避免不利因素。

2. 病因治疗　针对贫血的病因及发病机制采取治疗措施，这是贫血首要的治疗。例如：缺铁性贫血给予铁剂治疗；巨幼细胞贫血给予补充叶酸或维生素B_{12}；肾性贫血使用红细胞生成素；自身免疫性溶血性贫血给予免疫抑制剂；肿瘤性贫血给予化疗药；用雄激素治疗再生障碍性贫血等。

3. 对症治疗 针对较严重的症状采取治疗措施，以减轻病人痛苦，为针对病因治疗赢得宝贵时间。例如：严重贫血出现缺氧症状时给予吸氧和输血等。

4. 其他治疗 脾切除适用于遗传性球形细胞增多症、脾功能亢进所致的贫血等；骨髓移植用于治疗再生障碍性贫血、白血病等。

二、缺铁性贫血

缺铁性贫血是指体内铁缺乏而致红细胞生成减少引起的贫血。缺铁性贫血是临床上最常见的贫血，婴幼儿、育龄期妇女发病率高。缺铁性贫血除具有贫血的共同表现外，还呈现组织缺铁的特殊表现。

【病因与发病机制】

1. 病因

（1）铁的需要量增加：正常成人每天中从食物中摄取铁 1～1.5mg，孕妇、哺乳期妇女 2～4mg。婴幼儿、青少年处于生长发育期，妊娠、哺乳期妇女要供养胎儿和哺乳婴儿，故对铁的需求量增大，由于未及时提供含铁丰富的食物或偏食等原因，导致体内铁不足。

（2）铁吸收障碍：铁的吸收部位主要在十二指肠和空肠，以二价铁（亚铁）的形式吸收，胃酸和维生素 C 等可使三价铁变为二价铁，促进铁的吸收。胃炎、消化性溃疡、胃癌、胃大部切除术后、十二指肠炎、胃肠功能紊乱等病变均可影响铁的吸收。

（3）铁丢失过多：正常成人红细胞合成血红蛋白需要的铁主要来自衰老的红细胞。衰老的红细胞破裂后释放出来的铁被贮存在脾、骨髓等处的单核－巨噬细胞系统，循环使用合成血红蛋白。失血后，丢失的红细胞中的铁不能再循环使用，故失血即等于失铁。常见于慢性胃肠道失血（消化性溃疡、钩虫病、痔等）、妇女月经过多（功能性子宫出血等）、子宫肌瘤、宫内放置节育环等。

2. 发病机制 铁是合成血红素的重要原料之一，铁缺乏，血红素合成障碍，血红蛋白生成减少，红细胞胞浆少，体积小，呈小细胞低色素性贫血。严重时，亦可使粒细胞和血小板合成减少。

【临床表现】

1. 贫血的共同表现 疲乏无力，皮肤黏膜苍白；头晕、头痛、注意力不集中、记忆力下降等；活动后心慌、心率增快；呼吸加深、呼吸频率增快、呼吸困难等；食欲不振、恶心、腹胀等；男女性欲减退、生殖力下降。

2. 组织缺铁的特殊表现 ①精神行为异常：烦躁、易怒、异食癖；②消化道异常：口腔炎、舌炎、舌乳头萎缩、吞咽困难；③毛发指甲异常：毛发干枯、脱落，指（趾）甲无光泽、脆、薄、易裂，匙状甲。

【辅助检查】

1. 血象　呈典型的小细胞低色素性贫血。血片中可见红细胞体积小、中央淡染区扩大。网织红细胞正常或轻度升高。

2. 骨髓象　呈增生活跃或极度活跃，以红系增生为主，粒系、巨核系无明显异常。红系中以中、晚幼细胞为主，红细胞体积减小，核染色质致密，胞浆少，边缘不整齐，有血红蛋白形成不良表现。

3. 铁代谢检查　①血清铁降低（$<8.95\mu mol/L$ 或 $<50\mu g/L$）；②总铁结合力升高（$>64.44\mu mol/L$）；③血清铁蛋白降低（$<12\mu g/L$）；④转铁蛋白饱和度降低（$<15\%$）；⑤骨髓铁缺乏（骨髓小粒中无棕黄色含铁血黄素颗粒，幼红细胞内铁小粒减少或消失，铁粒幼细胞 $<15\%$）。

4. 红细胞内卟啉代谢检查　游离原卟啉（FEP）$>0.9\mu mol/L$（当体内铁缺乏时，原卟啉不能与铁结合形成血红素，故血液中原卟啉增多），FEP/Hb $>4.5\mu g/gHb$。

【诊断及鉴别诊断】

1. 诊断要点　①多见于婴幼儿和育龄期妇女，有铁摄入不足、铁吸收障碍、慢性失血等病史；②有贫血的共同表现和组织缺铁的特殊表现；③血象呈现典型的小细胞低色素性贫血；④有体内铁缺乏的客观指标（血清铁降低、血清铁蛋白降低、骨髓铁染色显示骨髓小粒可染铁消失、铁粒幼细胞减少等）；⑤FEP/Hb $>4.5\mu g/gHb$。

2. 鉴别诊断

（1）铁粒幼细胞性贫血：此为红细胞利用铁障碍性贫血，其特征是：①小细胞低色素性贫血；②血清铁、血清铁蛋白不降低反而升高；③骨髓小粒中含铁血黄素显著增多，铁粒幼细胞增多并可见到环形铁粒幼细胞。

（2）海洋性贫血：又称地中海贫血，此为基因缺陷造成的 α 珠蛋白链或 β 珠蛋白链合成障碍所致。因为最多见于地中海区域，故又称地中海贫血。其特征是：①有家族史；②有地区和民族分布性，我国多见于南方地区，尤其是西南及华南一带的苗、瑶、壮族等少数民族；③呈现溶血性贫血的表现；④血象检查可见大量靶形红细胞；⑤胎儿血红蛋白或血红蛋白 A_2 升高，并可查到血红蛋白 H 包涵体；⑥血清铁、血清铁蛋白及转铁蛋白饱和度升高。

（3）巨幼细胞贫血：①多见于进食新鲜蔬菜和肉类较少的人群；②有对称

性四肢远端麻木等神经症状；③血象呈现大细胞性贫血；④骨髓象呈现红系增生显著，巨幼变，粒系巨幼变，巨核细胞体积增大，分叶增多；⑤骨髓可染铁增多；⑥血清维生素 B_{12} 和叶酸浓度降低。

【治疗】

1. 治疗原发病 消化性溃疡引起者应积极治疗溃疡病；钩虫病引起者使用驱钩虫剂；功能性子宫出血和子宫肌瘤引起者，应请妇科医生先治疗月经不调、采用手术切除肿瘤等。

2. 一般治疗 注意休息，调整饮食，给予富含铁剂的食物，如瘦肉、鸡蛋等。

3. 铁剂治疗 这是治疗缺铁性贫血的主要方法。铁剂根据使用方法分为口服铁剂和注射铁剂两种。一般首选口服铁剂，口服铁剂效果不好或副作用过大不能耐受时，可使用注射铁剂。

(1) 口服铁剂：可选用下列制剂之一：硫酸亚铁，每次 0.3g，每天 3 次，口服；琥珀酸亚铁，每次 0.3 ~0.6g，每天 3 次，口服；富马酸铁，每次 0.2g，每天 3 次，口服；右旋糖酐铁，每次 50mg，每天 2 ~3 次，口服；多糖铁复合物（力蜚能），每次 150mg，每天 1 ~2 次，口服。一般常首选硫酸亚铁。

口服铁剂时应注意：①在餐后服用，以减轻铁剂对胃肠道刺激的不良反应；②为促进铁剂吸收，同时口服维生素 C 0.1g；③忌与茶同饮，忌与谷类及乳类食物同食。

口服铁剂疗效观察及疗程：口服铁剂有效时，第 3 ~4 天网织红细胞开始上升，第 10 天左右达高峰，2 周后血红蛋白开始上升，一般在 2 个月左右恢复至正常水平。在血红蛋白恢复至正常后，口服铁剂继续维持 4 ~6 个月，待铁蛋白正常后停药，总疗程约 6 ~8 个月。

(2) 注射铁剂

1) 适应证：①口服铁剂无效；②口服铁剂后因严重胃肠道反应不能耐受；③需迅速纠正的贫血（如妊娠后严重贫血、贫血严重而需及时手术者）；④不易控制的慢性失血。

2) 常用制剂及用法：常用制剂为右旋糖酐铁和山梨醇铁。注射铁剂使用总量的计算公式为：总剂量（mg） = 0.33 ×（需达到的血红蛋白浓度 - 实测的血红蛋白浓度）× 体重（kg）。需达到的血红蛋白浓度可按 150g/L 计。使用方法：首次 50mg，如无不良反应，每次 100mg，每天或隔天 1 次，深部肌肉注射，直至注射完总剂量。注射铁剂易刺激组织造成注射部位出现硬结，除强调深部肌肉注射外，出现硬结时需及时给予热敷等局部处理。

三、再生障碍性贫血

再生障碍性贫血，简称再障，是一种获得性骨髓造血功能衰竭症。由于骨髓造血功能衰竭，血液中红细胞、白细胞、血小板三者均减少，临床上出现贫血、感染、出血的表现。目前通常将其分为重型再障（急性再障）和非重型再障（慢性再障）两型。重型再障起病急，病程短，症状重，预后不良；非重型再障起病缓，病程长，症状轻，预后相对较好。

【病因与发病机制】

1. 病因　再障的病因尚未完全明确，目前认为与下列因素有关。

（1）病毒感染：与发生再障有关的病毒主要是肝炎病毒和微小病毒。

（2）化学因素：使用或接触氯霉素、磺胺类药物、抗肿瘤药物、苯杀虫剂等可发生再障。再障的发生与使用或接触氯霉素、磺胺类药物、杀虫剂的量关系不大，主要与个人敏感程度有关；使用或接触抗肿瘤药物和苯的量与再障的发生关系密切，剂量越大，发生的可能性越大。

（3）物理因素：长期受到 X 线、放射性核素等照射易发生再障。

2. 发病机制

（1）造血干细胞受损、减少：造血干细胞是从卵黄囊全能间叶细胞分化而来的，具有保持自我更新和分化的能力。在细胞因子作用下，可分化成各种不同的血细胞。目前认为造血干细胞受损、成熟缺陷、减少是再障发生的机制之一。有人将其称为再障发生的“种子”学说。

（2）造血微环境异常：造血微环境是指骨髓中支持造血的结构成分及影响造血调节作用的调节因素。主要由造血基质细胞、血液微循环、体液调节因子等组成，是造血干细胞自我更新、进一步分化成各种血细胞的内环境。造血微环境异常，不能为造血干细胞提供良好的自我更新、分化成熟为各种血细胞的条件，生成的血细胞减少。有人将其称为再障发生的“土壤”学说。

（3）免疫异常：包括体液免疫异常和细胞免疫异常。体液免疫异常表现为体内出现抗造血干细胞的抗体。细胞免疫异常表现为 T 淋巴细胞比例增高，T 淋巴细胞亚群失衡，T 淋巴细胞分泌的造血调控因子明显增多。体液免疫异常和细胞免疫异常造成造血干细胞损伤、造血微环境改变、髓系细胞凋亡亢进。近年来，多数学者认为免疫异常是再障发生的主要机制。

【临床表现】

1. 贫血　进行性加重的全身乏力、倦怠、皮肤黏膜苍白、头晕、心悸、呼吸困难等贫血的共同表现。

2. 感染 可出现呼吸道感染、消化道感染、泌尿生殖道感染、皮肤黏膜感染等，以呼吸道感染最常见。致病菌以革兰阴性杆菌、金黄色葡萄球菌、真菌常见。感染的主要表现一是发热，尤其是高热，部分病人甚至出现难以控制的高热；二是感染部位的症状和体征，例如：上呼吸道感染时出现咳嗽、咽痛、咽黏膜充血肿胀等。

3. 出血 程度不同的皮肤黏膜出血和内脏出血。皮肤出血表现为出血点或淤斑；黏膜出血表现为口腔黏膜血疱、鼻出血、牙龈出血、眼结膜出血等；胃肠道出血表现为呕血、便血、腹痛、腹泻等；泌尿道出血表现为血尿等；呼吸道及肺出血表现为咳嗽、咯血及呼吸困难等；眼底出血表现为视力模糊及视力下降；颅内出血最为严重，可出现剧烈头痛、呕吐、意识障碍、局灶神经症状（瘫痪、感觉障碍），甚至出现脑疝，造成死亡。

4. 重型再障和非重型再障的区别 重型再障和非重型再障均可出现贫血、感染、出血的表现，但表现有较大差异，两者的区别见表 1－5－4。

表 1－5－4　　重型再障和非重型再障临床表现区别

项目	重型再障	非重型再障
临床特点	起病急、进展快、病情呈进行性加重	起病缓、进展较慢、病情较轻
贫血	为早期突出表现	为主要表现，出现较晚
感染	多为严重感染，呈现高热，且难以控制	严重感染少见，多易于控制
出血	广泛而严重，常有内脏出血，可因颅内出血而死亡	多局限于皮肤黏膜，内脏出血少见
脾大	无	可有

【辅助检查】

1. 血象 全血细胞减少：红细胞减少，红细胞形态正常，网织红细胞绝对值低于正常；白细胞减少，中性粒细胞百分率降低，淋巴细胞百分率增高；血小板减少，可见畸形血小板。

2. 骨髓象 ①重型再障：呈多部位增生减低或增生缺乏，镜下有核细胞明显减少，幼红细胞和粒系细胞减少或缺如，找不到巨核细胞。非造血细胞、淋巴细胞增加，骨髓小粒皆空虚。②非重型再障：不同穿刺部位骨髓象表现不同。部分部位呈增生减低或增生缺乏，与重型再障相似或稍轻。部分部位可呈代偿性灶性增生，有核细胞增生较好，甚至有幼粒、幼红细胞增生，巨核细胞显著减少或无，多数骨髓小粒空虚，非造血细胞及脂肪细胞增多，脂肪滴增多。

3. 骨髓活检 ①重型再障：红髓几乎全部变成脂肪髓，三系细胞均减少，巨核细胞多有变性。造血组织面积<2.4%（正常为50.3%）。②非重型再障：红髓亦发生脂肪变，在脂肪组织中可见造血灶，三系细胞减少，巨核细胞多有变性，程度轻于重型再障，造血组织面积<38%。

【诊断及鉴别诊断】

1. 再障诊断标准　①全血细胞减少，网织红细胞百分数<0.01，淋巴细胞比例增高；②一般无肝脾肿大；③骨髓多部位减低或重度减低（<正常25%），造血细胞减少，非造血细胞比例增高，骨髓小粒空虚（骨髓活检可见造血组织均匀减少）；④除外引起全血细胞减少的其他疾病，如阵发性睡眠性血红蛋白尿（PNH）、Fanconi贫血、Evans综合征、骨髓纤维化症、某些急性白血病、恶性组织细胞病、免疫相关性全血细胞减少、骨髓增生异常综合征、急性造血功能停止等。

2. 重型再障诊断标准　①起病急，贫血呈进行性加重，常伴严重感染、出血；②血象具备三项中的两项：网织红细胞绝对值$<15\times10^9/L$，中性粒细胞$<0.5\times10^9/L$和血小板$<20\times10^9/L$；③骨髓象显示多部位骨髓增生重度减低；④中性粒细胞$<0.2\times10^9/L$时，可诊断为极重型再障。

3. 非重型再障诊断标准　①起病缓，贫血、感染、出血相对较轻；②血象：网织红细胞绝对值减少，中性粒细胞减少（常$>0.5\times10^9/L$）和血小板减少（常$>20\times10^9/L$）；③骨髓象显示多部位骨髓增生减低，造血细胞减少，非造血细胞比例增高，多数骨髓小粒空虚；④非重型再障病情突然恶化时，临床表现、血象、骨髓象同重型再障。

4. 鉴别诊断

（1）阵发性睡眠性血红蛋白尿：是红细胞膜的获得性缺陷引起的对激活补体异常敏感的一种慢性血管内溶血。其特征是：①与睡眠有关的间歇性血红蛋白尿；②多部位反复血栓形成（肝静脉血栓形成较常见，表现为肝大、黄疸、腹水等）；③酸溶血（Ham）试验阳性、毒蛇因子溶血试验阳性；④尿含铁血黄素（Rous）试验阳性；④血象虽显示全血细胞减少，但网织红细胞正常或轻度升高。

（2）骨髓增生异常综合征：该病是一组起源于造血干细胞，以血细胞病态造血、高风险向急性白血病转化为特征的难治性血细胞质、量异常的异质性疾病，属老年性疾病。该病可分为5型，其中的难治性贫血易与再障混淆。难治性贫血虽有全血细胞减少，但呈现特征性骨髓病态造血：红细胞巨幼变，核浆发育不平衡，奇数核、核分叶过多、核碎裂，成熟红细胞大小染色不均；粒细胞核分叶过多或过少，核浆发育不平衡，细胞颗粒过多或过少；可见到淋巴样巨核细胞。

（3）急性白血病：①肝、脾、淋巴结肿大；②虽有全血细胞减少，但血象发现幼稚白细胞、骨髓象发现原始细胞增多。

（4）恶性组织细胞病：是异常组织细胞增生所致的恶性疾病，其特征是：①肝、脾、淋巴结肿大；②骨髓、肝、脾、淋巴结及其他受浸润组织中可找到大量异常组织细胞。

【治疗】

1. 一般治疗 避免过劳，注意休息，必要时卧床休息。给予易消化、富含维生素饮食，注意营养平衡。保持环境卫生和个人卫生，做好皮肤黏膜的清洁护理，预防感染。不做剧烈活动，小心碰伤。避免接触与再障发生有关的因素。

2. 促造血治疗

（1）雄激素：有刺激骨髓造血作用，对非重型再障效果较好。

1）常用制剂及用法：①司坦唑醇（康力龙），每次2mg，每天3次，口服；②十一酸睾酮（安雄），每次40～80mg，每天3次，口服；③达那唑，每次0.2g，每天3次，口服；④丙酸睾丸酮，每次100mg，每天1次，肌肉注射。

2）疗效观察与疗程：治疗有效，一般在治疗1个月左右网织红细胞开始上升，3个月左右红细胞开始上升。疗程一般为1年左右，但应根据药物不良反应随时调整剂量和疗程。经4个月治疗无改善者为无效，应停药。

3）不良反应：主要出现肝功能损害、水钠潴留、女性男性化、男性性欲亢进、儿童骨骺早期愈合等。

（2）造血生长因子：对骨髓造血有刺激作用，对重型再障效果明显。

1）常用制剂及用法：①粒－单系集落刺激因子（GM－CSF），5μg/（kg·d），肌肉注射；②粒系集落刺激因子（G－CSF），5μg/（kg·d），肌肉注射；③红细胞生成素（Epo），50～100μg/（kg·d），肌肉注射。

2）疗程：一般应在免疫抑制剂治疗后使用，疗程3个月以上。

3. 免疫抑制治疗 主要适用于重型再障。

（1）抗淋巴细胞球蛋白（ALG）和抗胸腺细胞球蛋白（ATG）：①马ALG 10～15mg/（kg·d），静脉滴注，连用5天。②兔ATG 3～5mg/（kg·d），静脉滴注，连用5天。

使用时应注意：①先做皮肤过敏试验；②用药过程中同时使用糖皮质激素以预防过敏反应；③静脉滴注速度宜慢，每日量应维持静脉滴注12～16小时。

（2）环胞素：适用于重型再障和非重型再障。6mg/（kg·d），口服，疗程1年以上。不良反应有肝功能损害、肾功能损害、牙龈出血、胃肠道反应等。应根据个体敏感程度，调整剂量和疗程。

4. 骨髓移植（BMT）　适用于造血干细胞受损、缺陷引起的重型再障。骨髓移植即向骨髓内注入健康的造血干细胞。根据造血干细胞来源，骨髓移植分为自身骨髓移植、同基因骨髓移植和同种异基因骨髓移植。临床上多采用人类白细胞抗原（HLA）配型相合的同种异基因骨髓移植，可使半数以上的移植病人长期存活。

5. 改善微循环　改善骨髓微循环对促进骨髓造血有一定作用。①一叶萩碱，每次 8mg，每天 1 次，肌肉注射，如无不良反应，1 周后改为每次 16mg，每天 1 次，肌肉注射，疗程 6 个月以上。②654－2，每次 16mg，每天 3 次，口服。

6. 对症治疗

（1）纠正贫血：血红蛋白低于 60g/L 时，常出现明显缺氧症状，应给予吸氧和输血，一般输入浓缩红细胞。

（2）控制感染：应根据细菌培养和药物敏感试验结果选择有效的抗菌药物。在细菌培养和药物敏感试验结果作出之前，可先选择广谱抗菌药物，如先锋霉素类的头孢三嗪、头孢曲松等。

（3）制止出血：可先使用促凝血药，如止血敏、安络血等，如效果不佳，应输注血小板和凝血因子。

第二节　白血病

白血病是一类造血干细胞的恶性克隆疾病，其克隆中的白血病细胞增殖失控、分化障碍、凋亡受阻，停滞在发育的不同阶段。大量增殖的白血病细胞在骨髓及其他造血组织堆积，抑制了正常的造血功能。白血病细胞还可浸润身体其他部位的组织和器官，出现相应的临床表现。我国白血病的发病率约为 2.76/10 万，致死率在儿童及 35 岁以下成人中占恶性肿瘤致死率的第一位。

【病因与发病机制】

尚未完全清楚，但目前认为与下列因素有关。

1. 病毒感染　已知有关的病毒有 EB 病毒、HIV 病毒、人类 T 淋巴细胞病毒 I 型等。病毒感染机体后，病毒的基因与人体细胞的基因发生整合重组，在某些因素的刺激下被激活，异常增殖，发生白血病。

2. 电离辐射　X 线、γ 射线、放射性核素等产生的电离辐射可诱发白血病。电离辐射使骨髓产生抑制作用，骨髓造血细胞 DNA 突变、断裂、重组，异常增殖而发生白血病。

3. 化学因素 与白血病发生有关的化学物质或药物有苯、乙双吗啉、氯霉素、保泰松、烷化剂（抗肿瘤药物）等，它们可使造血细胞的染色体发生畸变，异常增殖，发生白血病。

4. 遗传因素 白血病的发生与造血细胞的遗传缺陷有关。在染色体先天异常的情况下，某些外界因素可诱发造血细胞异常增殖，发生白血病。

【分类】

白血病可分为急性白血病和慢性白血病两大类。急性白血病细胞的分化程度停滞在较早的阶段，多为原始细胞及早期幼稚细胞。起病急、病情重、进展快，自然病程平均为 3 个月。慢性白血病细胞的分化程度停滞在发育较晚的阶段，多为较成熟的幼稚细胞和成熟细胞。起病缓、病情相对较轻、进展慢，自然病程平均可达 3 ~ 5 年。

1. 急性白血病 根据受累细胞系列可分为急性淋巴细胞白血病（简称急淋）和急性非淋巴细胞白血病（简称急非淋）。根据法美英（FAB）分类法，又将急淋分为 3 个亚型、急非淋分为 8 个亚型。

（1）急性淋巴细胞白血病（ALL）

L_1：原始和幼稚淋巴细胞以小细胞（直径≤12μm）为主。

L_2：原始和幼稚淋巴细胞以大细胞（直径≥12μm）为主。

L_3（Burkitt 型）：原始和幼稚淋巴细胞以大细胞为主，大小较一致，细胞内有明显空泡，胞浆嗜碱性，染色深。

（2）急性非淋巴细胞白血病（AML）

M_0（急性髓细胞白血病微分化型）：骨髓原始细胞 >30%，无嗜天青颗粒及 Auer 小体，核仁明显，髓过氧化物酶（MPO）及苏丹黑 B 阳性细胞 <3%；电镜下 MPO 阳性；CD_{33}或 CD_{13}等髓系标志可呈阳性，淋巴细胞抗原通常为阴性，血小板抗原阴性。

M_1（急性粒细胞白血病未分化型）：原粒细胞（Ⅰ型 + Ⅱ型，原粒细胞浆中无颗粒为Ⅰ型，出现少数颗粒为Ⅱ型）占骨髓非红系有核细胞（NEC，指不包括浆细胞、淋巴细胞、组织嗜碱细胞、巨噬细胞及所有红系有核细胞的骨髓有核细胞计数）的 90% 以上，其中至少 3% 以上的细胞 MPO 阳性。

M_2（急性粒细胞白血病部分分化型）：原粒细胞占骨髓 NEC 的30% ~89%，其他粒细胞 >10%，单核细胞 <20%。

M_3（急性早幼粒细胞白血病）：骨髓中以颗粒增多的早幼粒细胞为主，此类细胞在 NEC 中 >30%。

M_4（急性粒 - 单核细胞白血病）：骨髓中原始细胞占 NEC 的 30% 以上，各阶段粒细胞占30%～80%，各阶段单核细胞>20%。

M_4E_0（M_4嗜酸）：除上述M_4型的各特点外，嗜酸性粒细胞在NEC中≥5%。

M_5（急性单核细胞白血病）：骨髓NEC中原单核、幼单核及单核细胞≥80%。如果原单核细胞≥80%为M_{5a}，如果原始粒细胞≤80%为M_{5b}。

M_6（红白血病）：骨髓中幼红细胞≥50%，NEC中原始细胞（Ⅰ型+Ⅱ型）≥30%。

M_7（急性巨核细胞白血病）：骨髓中原始巨核细胞≥30%，血小板抗原阳性，血小板过氧化物酶阳性。

我国又将M_2型分为M_{2a}型和M_{2b}型，M_{2a}型即M_2，M_{2b}型是我国提出的一个亚型，其特点是骨髓中原始及早幼粒细胞增多，但以异常的中性中幼粒细胞为主，有明显的核浆发育不平衡，核仁常见，此类细胞>30%。

【临床表现】

1. 急性白血病

（1）骨髓造血功能受抑制表现

1）贫血：轻重不一，表现为疲乏无力、皮肤黏膜苍白等贫血共同表现。

2）发热：高低不等，主要为继发感染引起。感染可发生在身体的各个部位，以口腔炎、牙龈炎、咽喉炎最常见，严重者可出现败血症。最常见的致病菌为革兰阴性杆菌（肺炎克雷伯杆菌、铜绿假单胞菌、大肠埃希菌、产气杆菌）。亦可继发病毒感染和真菌感染。

3）出血：出血可发生在全身各部位，以皮肤出血、鼻出血、牙龈出血、月经过多常见。颅内出血可引起脑疝而致死亡。

（2）白血病细胞浸润其他脏器引起的表现：全身各部位均可受累，常见受累部位的临床表现有：

1）肝、脾、淋巴结肿大：以急淋多见，少数急非淋亦可出现。肝脾呈轻、中度肿大，淋巴结肿大常见于颈部、腋下、腹股沟处。急淋病人出现纵隔淋巴结明显肿大，称为白血病－淋巴瘤综合征。

2）骨、关节表现：骨痛及四肢关节痛，并有压痛。胸骨下段的压痛尤为明显，对急性白血病有提示诊断的意义。

3）眼部表现：白血病细胞产生的粒细胞肉瘤或绿色瘤，易出现在眼眶周围，可致突眼、复视或失明。

4）睾丸表现：多出现一侧睾丸的无痛性肿大。

5）皮肤表现：出现丘疹、包块或结节。

6）口腔表现：牙龈增生肿胀。

7）中枢神经系统白血病：多发生于急淋，儿童常见。表现为头痛、头晕、呕吐、颈项强直、昏迷、抽搐等。

2. 慢性粒细胞白血病

（1）慢性期（稳定期）：乏力、多汗、体重减轻、脾大、胸骨压痛、眼底渗出或出血，亦可出现白细胞淤滞症（表现为呼吸困难，甚至呼吸窘迫、低氧血症、反应迟钝、言语不清、颅内出血、阴茎异常勃起等）。脾大为最显著的体征，肿大的脾可达脐或脐水平以下，质地坚硬，平滑，无压痛。发生梗死后表现为明显压痛、闻及摩擦音。本期持续1～4年。

（2）加速期（增殖期）：发热、虚弱无力、进行性体重下降、骨骼疼痛及压痛、贫血、出血、脾持续或进行性肿大。对原来治疗有效的药物变得无效。本期持续数月至数年。

（3）急性变期：多数为急粒变，少数为急淋变或急单变，偶有巨核细胞变和红白细胞变。其表现类似急性白血病，预后极差，可在数月内死亡。

3. 慢性淋巴细胞白血病

（1）全身症状：早期常无症状或仅感乏力、体倦、活动时呼吸困难，继之可出现食欲不振、低热、多汗、消瘦、贫血，晚期可出现感染症状（发热等）、出血（皮肤出血、鼻出血、牙龈出血等）。

（2）淋巴结、肝、脾肿大：淋巴结肿大常被首先发现，多见于颈部、锁骨上、腋窝、腹股沟处淋巴结，以颈部淋巴结肿大最常见。肿大的淋巴结质韧、无压痛、可移动。脾轻度至中度肿大，出现脾梗死时，可出现压痛。肝轻度肿大。

（3）皮肤改变：白血病性皮肤浸润、红皮病、皮肤棕红色结节或皮肤增厚。

【辅助检查】

1. 急性白血病

（1）血象：红细胞和血红蛋白减少，网织红细胞减少，红细胞形态正常。白细胞大多数增多，$>10\times10^9/L$，甚至超过$100\times10^9/L$，称为白细胞增多性白血病。少数白细胞减少，$<1\times10^9/L$，称为白细胞减少性白血病。血涂片可见原始细胞和幼稚白细胞。血小板可减少，常低于$60\times10^9/L$。

（2）骨髓象：有核细胞增生活跃或极度活跃，原始细胞占骨髓全部有核细胞的30%以上，甚至超过90%。原始细胞为主，成熟中间阶段的白细胞缺如，可残留少量粒细胞，称为“裂孔”现象。急性粒细胞白血病细胞胞浆中可出现Auer小体，急性淋巴细胞白血病细胞胞浆中无Auer小体，因而Auer小体有助于急淋和急非淋的区别。少数骨髓呈增生低下，但原始细胞>30%以上。

（3）细胞化学检查

1）过氧化物酶（POX）：急淋白血病细胞阴性；急性粒细胞白血病细胞分化差的原始细胞阴性，分化好的原始细胞阳性；急性单核细胞白血病细胞阴性或弱阳性（各型低分化原始细胞为阴性）。

2）糖原染色（PAS）：急淋原始淋巴细胞阳性，染色呈粗粒或块状；急性粒细胞白血病原始粒细胞阴性或阳性或染色呈弥漫性红色；急性单核细胞白血病原始单核细胞阴性或弱阳性，染色呈弥漫性淡红色或颗粒状。

3）非特异性酯酶：急淋白血病细胞阴性；急性粒细胞白血病细胞阴性或阳性，氟化钠（NaF）抑制<50%；急性单核细胞白血病细胞阳性，氟化钠抑制≥50%。

4）中性粒细胞碱性磷酸酶（NAP）：急淋白血病细胞增加；急性粒细胞白血病细胞减少或阴性；急性单核细胞白血病细胞正常或增加。

（4）免疫学检查：检测白血病细胞表达的系列相关抗原，确定其系列来源。白血病细胞的来源可分为四个系列：淋巴（T/B）系、粒－单系、红系、巨核系。其中后三系又称髓系。根据白血病细胞表达的淋巴系和髓系抗原的不同，白血病免疫分型（欧洲组）将急性白血病分为四型：①急性未分化型白血病（髓系和淋巴系抗原积分均≤2）；②急性混合细胞白血病（髓系和淋巴系抗原积分>2）；③伴有髓系抗原表达的急性淋巴细胞白血病（髓系抗原积分>2，淋巴系抗原积分≤2）；④单表型急性白血病（表达淋巴系者，髓系抗原积分为0；表达髓系者，淋巴系抗原积分为0）。

（5）染色体与基因检查：白血病可伴有特异的染色体和基因异常，其改变不仅有助于白血病的诊断，还有助于白血病的治疗。常见的染色体异常和改变基因见表1－5－5。

表1－5－5　白血病常见染色体异常与改变基因

染色体异常	改变基因	白血病类型
t（8；21）（q22；q22）	AML_1 – ETO	M_2
t（15；17）（q22；q21）	PML – RARa	M_3
t（11；17）（q23；q21）	PLZF – RARa	M_3
inv（16）（p13；q22）	CBF_β – MYH_{11}	M_4EO
t（16；16）（p13；q22）	CBF_β – MYH_{11}	M_4EO
t（Variable；11q23）	MLL	M_4/M_5或其他型
t（8；14）（q24；q23）	MYC – IgH	L_3
t（9；22）（q34；q11）	BCR – ABL	CML，ALL，AML

2. 慢性粒细胞白血病

（1）血象：白细胞明显升高，多 $>20\times10^9/L$，甚至 $>100\times10^9/L$，粒细胞显著增多，各阶段粒细胞均可见，以中性中幼、晚幼和杆状粒细胞为主，原始粒细胞 $<10\%$，嗜酸性粒细胞、嗜碱性粒细胞增多；红细胞减少，红细胞形态正常；血小板早期正常，晚期减少。

（2）骨髓象：骨髓增生活跃或极度活跃，以粒系为主，粒/红比例明显增高，中性中幼、晚幼及杆状粒细胞显著增多，原始细胞 $<10\%$，嗜酸性粒细胞、嗜碱性粒细胞增多；红细胞相对减少；巨核细胞正常或增多，晚期减少。

（3）其他检查：①白血病细胞内中性粒细胞碱性磷酸酶活性减低或呈阴性反应。②染色体与基因：中性粒细胞中出现 ph 染色体（小 22 号染色体）、9 号染色体长臂上的 C－ABL 原癌基因易位至 22 号染色体长臂的断裂点簇集区（BCR），形成 BCR－ABL 融合基因。

3. 慢性淋巴细胞白血病

（1）血象：白细胞 $>10\times10^9/L$，淋巴细胞增多，占 50% 以上，绝对值 $\geq5\times10^9/L$（持续 4 周以上），以小淋巴细胞为主，可见少数幼淋巴细胞或不典型淋巴细胞，易见到破裂细胞，中性粒细胞百分率降低；红细胞逐渐减少；血小板减少。

（2）骨髓象：骨髓有核细胞增生活跃，淋巴细胞 $\geq40\%$，以成熟淋巴细胞为主。红系、粒系、巨核系细胞减少。

（3）免疫学检查：小鼠玫瑰花结试验阳性，膜表面免疫球蛋白弱阳性，CD_5、CD_{19}、CD_{20}、CD_{21}阳性，CD_{10}、CD_{22}阴性，提示白血病细胞系自 B 淋巴系分化而来；绵羊玫瑰花结试验阳性，CD_2、CD_3、CD_8或 CD_4阳性，提示白血病细胞系自 T 淋巴系分化而来。

（4）染色体及基因检查：染色体异常：染色体核型呈 $13q^-$（预后较好），或染色体核型呈 12 号染色体三体、$11q^-$、$17p^-$（预后较差）。

【诊断及鉴别诊断】

1. 急性白血病诊断要点 ①急性淋巴细胞白血病以儿童多见，急性粒细胞白血病以成人多见；②有骨髓造血功能受抑制和白细胞浸润的临床表现；③血象中发现原始和幼稚白细胞；④骨髓象发现原始细胞占骨髓全部有核细胞的比例 $\geq30\%$；⑤细胞化学检查、免疫学检查、染色体和基因检查可协助急性白血病的分型诊断。

2. 慢性粒细胞白血病诊断要点 ①多见于中年人，起病缓慢；②逐渐出现乏力、虚弱、发热、骨骼疼痛及压痛、脾大、贫血、出血等临床表现，尤以脾大为突出特点；③血象显示粒细胞显著增多，以中幼、晚幼和杆状核粒细胞为主，嗜酸性粒细胞和嗜碱性粒细胞亦增多；④骨髓象显示增生活跃或极度活跃，以粒系为主，粒/红比例明显增高，中性中、晚幼及杆状核粒细胞明显增多，嗜酸性粒细胞增多；⑤ph 染色体阳性。

3. 慢性淋巴细胞白血病诊断要点　①多见于老年人（50 岁以上），起病极为缓慢；②逐渐出现乏力、体倦、淋巴结肿大、脾肿大、贫血等临床表现，颈部淋巴结肿大常为本病诊断提供重要线索；③血象显示白细胞增多，淋巴细胞比例≥50%，淋巴细胞绝对值≥5×10^9/L（持续 4 周以上），以小淋巴细胞增多为主；④骨髓象显示有核细胞增生活跃，淋巴细胞比例≥40%，以成熟淋巴细胞为主；⑤免疫学检查有助于确定白血病淋巴细胞的来源。

4. 鉴别诊断

（1）骨髓增生异常综合征：该综合征外周血中出现原始细胞和幼稚白细胞，易与急性白血病混淆，但骨髓象有助于两者的鉴别：骨髓象原始细胞在骨髓增生异常综合征<30%，急性白血病则>30%。

（2）传染性单核细胞增多症：该病有发热、全身淋巴结肿大等，易与白血病混淆，但该病有下列特点：①血象中异形淋巴细胞呈多种形态；②骨髓象无原始幼稚细胞；③血清嗜异性抗体阳性。

（3）骨髓纤维化症：原发性骨髓纤维化症因脾大显著、血象中白细胞增多并出现幼稚白细胞，易与慢性粒细胞白血病混淆。该病有下列特点：①血象白细胞数<10×10^9/L 且非进行性增加；②可见到异常形态的红细胞（如泪滴形红细胞）；③ph 染色体阴性；④骨髓检查抽不出髓液；⑤骨髓活检网状纤维染色阳性。

（4）其他表现为脾大的疾病：这些疾病常见的有血吸虫病、慢性疟疾、肝硬化、脾功能亢进等，它们易与慢性粒细胞白血病混淆。这些疾病有下列特点：①各疾病的其他临床特点；②血吸虫病或慢性疟疾可找到相应的病原体（卵）；③血象与骨髓象无慢性粒细胞白血病表现；④ph 染色体阴性。

（5）类白血病反应：①先有严重感染、恶性肿瘤、严重外伤等原发病；②虽有粒细胞增多但粒细胞胞浆中常发现中毒颗粒或空泡，嗜酸性粒细胞和嗜碱性粒细胞不增多，红细胞和血小板正常；③ph 染色体阴性；④原发病控制后白细胞恢复正常。

【治疗】

1. 一般治疗　充分休息，必要时卧床休息。给予易消化富有营养食物，必要时静脉补充营养。保持个人与环境卫生，防止感染。小心碰伤，避免出血。

2. 急性白血病的化学治疗 急性白血病的化学治疗，简称化疗，一般分为诱导缓解、维持缓解两个阶段。诱导缓解是指在治疗开始时迅速地将大量白血病细胞杀灭，达到完全缓解。所谓完全缓解是指白血病的症状和体征消失；外周血中性粒细胞绝对值≥1.5×10^9/L，血小板≥100×10^9/L，白血病分类中无白血病细胞；骨髓中原粒细胞+早幼粒细胞（原单+幼单核细胞或原淋+幼淋巴细胞）≤5%，M_3型除原粒+早幼粒细胞≤5%，还应无Auer小体，红细胞系及巨核细胞系正常，无髓外白血病。经诱导缓解达到完全缓解后，体内仍残留一定量的白血病细胞，继续用化学治疗等方式杀灭残存的白血病细胞，防止复发，称为维持缓解。维持缓解又分为强化巩固治疗和维持治疗。诱导缓解后按原诱导方案或其他方案立即进行的较大剂量的化疗称强化巩固治疗；强化巩固治疗后采取较小剂量长期维持的治疗称为维持治疗。

（1）急淋的化学治疗

1）诱导缓解：长春新碱（V）与强的松（P）联合组成的VP方案是急淋诱导缓解的基本方案。实际临床应用中，常在此方案的基础上加上其他药物构成实施方案。加上柔红霉素（D）构成DVP方案，加上柔红霉素和左旋门冬酰胺酶（L）构成DVLP方案。

DVP方案（4周）：长春新碱1.5mg/m^2，第1、8、15、21天静脉注射；强的松，1mg/（kg·d），分3次口服；柔红霉素，30mg/m^2，第8、9、10天静脉滴注。

DVLP方案（4周）：DVP方案不变，加上左旋门冬酰胺酶，5000IU/m^2，第19天起，每天1次，静脉滴注，连用10天。

上述药物的主要不良反应有：末梢神经炎、便秘（长春新碱），心脏中毒（柔红霉素），肝功能损害、胰腺炎、凝血因子及白蛋白合成减少、过敏反应（左旋门冬酰胺酶）。

2）强化巩固：可用原诱导缓解方案治疗2~4个疗程，也可采用其他化疗方案。全国白血病学术讨论会议建议的6疗程方案是：第1、4疗程用原诱导方案；第2、5疗程用依托泊（75mg/m^2，第1~3天静脉滴注），阿糖胞苷（100~150mg/m^2，第1~7天，静脉滴注）；第3、6疗程用甲氨蝶呤（1~1.5mg/m^2，第1天，静脉滴注），停药后12小时以四氢叶酸钙（6~9mg/m^2，6小时1次，肌肉注射，共8次）解救。

3）维持治疗：维持治疗常用6-巯基嘌呤（6-MP）和甲氨蝶呤（TMX），可单纯使用，亦可交替使用。6-巯基嘌呤，75mg/m^2，每周1次，口服；甲氨蝶呤，20mg/m^2，每周1次，口服，一般维持3年。

（2）急非淋的化学治疗

1）诱导缓解：国内外普遍采用的方案为柔红霉素（D）和阿糖胞苷（A）构成的DA方案，国内采用的还有高三尖杉酯碱（H）、阿糖胞苷（A）、长春新碱（O）和强的松（P）构成的HOAP方案。

DA方案：柔红霉素45mg/（m^2·d），第1~3天，静脉注射；阿糖胞苷100mg（m^2·d），第1~7天，静脉滴注。

HOAP方案：高三尖杉酯碱2~4mg，第1~7天，静脉注射；长春新碱，2mg，第1天，静脉注射；阿糖胞苷，50~75mg，每12小时1次，静脉滴注，第1~7天；强的松，40mg，口服，第1~7天。

另外，国内对M_3型白血病采用全反式维甲酸（ATRA）和三氧化二砷治疗，取得良好效果。

2）强化巩固治疗：可选择下列方案之一：①原诱导方案治疗4~6个疗程；②阿糖胞苷，2~3g/m^2，静脉滴注3小时，连续6个剂量，至少用4个疗程。

3）维持治疗：与急淋不同，因近年来发现长期维持治疗并不能明显延长急非淋病人的生存期，故目前主张在诱导缓解后早期强化治疗，无需长期维持。

（3）中枢神经系统白血病的防治

1）预防：甲氨蝶呤10mg，地塞米松5mg，每周2次，鞘内注射，连用4周。

2）治疗：甲氨蝶呤10~15mg，地塞米松5~10mg，每周2次，鞘内注射。脑脊液检查恢复正常后，改为甲氨蝶呤5~10mg，地塞米松5mg，6~8周1次，鞘内注射，直至全身化疗结束。同时配合头颅放射治疗（2400~3000cay）。以上方案多用于急淋。急非淋可采用下列方案：阿糖胞苷25mg，地塞米松2~4mg，每周1~2次，鞘内注射，连续4次。后改为每8周1次，直至全身化疗结束。

（4）睾丸白血病的治疗：采用放射治疗，放射剂量2000cay，不管是单侧睾丸肿大、还是双侧睾丸肿大，均应采取双侧照射治疗。

3. 慢性粒细胞白血病的化学治疗

（1）羟基脲：为目前首选的化疗药物和基础治疗药物，具有细胞周期性特异性抑制DNA合成的作用。每次1g，每天3次，口服；待白细胞降至20×10^9/L时，剂量减少；待白细胞降至10×10^9/L时，改为每天0.5~1g维持。

（2）白消胺（马利兰）：属于烷化剂，作用于早期祖细胞。初始剂量每天4~6mg，口服；当白细胞降至20×10^9/L时停药（停药后疗效可维持2周），稳定后改为每1~3天口服2mg，或每天口服1~2mg，使白细胞维持在7×10^9/L。当白细胞<5×10^9/L，血小板<100×10^9/L时应停药。马利兰对骨髓的毒性作用很强，可造成血小板减少，甚至全血细胞减少，且恢复较难。长期应用马利兰

还导致肺间质纤维化、白内障、皮肤色素沉着、性欲减退、闭经、精液缺乏等。

（3）其他化疗药物：阿糖胞苷、高三尖杉酯碱、靛玉红、6－巯基嘌呤、二溴卫茅醇、美法仑、三氧化二砷、环磷酰胺等。

4. 慢性淋巴细胞白血病的化学治疗　化学治疗能改善本病的症状和体征，但不能延长生存期或治愈本病。慢性淋巴细胞白血病的化学治疗根据病人的临床分期和全身情况而定。通行的国际临床分期分为三期：1期：血液中淋巴细胞≥15×10^9/L，骨髓中淋巴细胞≥40%，无贫血或血小板减少。肝脾和淋巴结肿大少于3个区域（脾、肝各为一个区域，颈、腋下、腹股沟淋巴结不论一侧或两侧各作为一个区域，共5个区域）。2期：血液和骨髓中淋巴细胞数同上，无贫血及血小板减少，但淋巴结、肝、脾肿大大于3个区域。3期：血液和骨髓淋巴细胞数同上，但有贫血（血红蛋白男性＜110g/L，女性＜100g/L）或血小板减少（血小板＜100×10^9/L），肝、脾、淋巴结累及区域可不计。一般1期病人不需化疗，定期复查即可；2期出现症状者和3期病人均应化疗。

（1）苯丁酸氮芥：成人初始剂量每天6～10mg，口服。7～14天后，如有骨髓造血功能抑制倾向可减至每天2～6mg，口服，直至缓解。本方案适于用2期病人。苯丁酸氮芥加强的松每天10～20mg，口服，维持半年停药，适用于3期病人。复发后可再用药。

（2）氟达拉滨：25～30mg/（m^2·d），静脉滴注，连续5天，每4周重复1次。

（3）环磷酰胺：每天50～100mg，口服。

对难治性慢性粒细胞白血病可采用氟达拉滨和环磷酰胺联合治疗。

5. 骨髓移植　病人有条件者在完全缓解后尽快进行骨髓移植是治愈该病的理想方法。急性白血病可采用自身骨髓、同基因骨髓（单卵孪生子骨髓）或异基因骨髓（亲兄弟姐妹骨髓）移植，年龄最好在35岁以下。慢性粒细胞白血病一般采用异基因骨髓移植和无血缘关系志愿者骨髓移植，年龄最好在45岁以下。

6. 对症治疗

（1）纠正贫血：严重贫血出现缺氧症状时，给予吸氧、输浓缩红细胞或新鲜全血。

（2）控制感染：根据不同的病原体选择有效的抗菌药物。对细菌感染可先用广谱抗生素，如先锋类的头孢曲松、头孢三嗪，然后根据培养结果和药物敏感试验选择适宜药物。对病毒感染可选择抗病毒药物和α－干扰素。对真菌感染应选用氟康唑和两性霉素B，并停用其他抗生素。伴有粒细胞缺乏症的严重感染，可输注白细胞悬液。伴有低免疫球蛋白血症的感染可输注免疫球蛋白。

（3）制止出血：血小板＜20×10^9/L时，应输注浓缩血小板悬液。因弥散性血管内凝血（DIC）引起者，可给予抗凝治疗。

（4）高白细胞血症的处理：当循环血液中白细胞数 $>200\times10^9$/L时，可产生白细胞淤滞症。表现为呼吸困难、呼吸窘迫、低氧血症、反应迟钝、言语不清、颅内出血、阴茎异常勃起等。处理方法：①紧急使用白细胞分离机，单系清除过高的白血病细胞；②同时采用化疗前短期预处理：急淋用地塞米松 $10mg/m^2$，静脉注射；急非淋用羟基脲每6小时口服1.5～2.5g，共用36小时，总量约6～10g；③预防高尿酸血症、酸中毒、电解质紊乱、凝血异常等并发症。

（5）防治尿酸性肾病：白血病细胞大量破坏（化疗时更甚）可产生高尿酸血症，积聚在肾小管引起阻塞可致尿酸性肾病。处理方法：①多饮水，或24小时持续静脉补液，保持尿量每小时 $>150ml/m^2$，碳酸氢钠1～2g，口服；②别嘌醇，每次100mg，每天3次口服；③出现少尿或无尿时按急性肾衰竭处理。

【预后】

1. 急性白血病　不经特殊治疗平均自然生存期3个月，经有效治疗可长期存活。1～9岁且白细胞数 $<50\times10^9$/L的急淋病人预后最好，经有效治疗，50%～70%可长期存活，甚至痊愈。

2. 慢性粒细胞白血病　经化疗后中位生存时间39～47个月，约25%～50%病人可存活5年以上，个别达10～20年。ph染色体阳性病人预后差，一旦发生急性变，大多在几周或几个月内死亡。

3. 慢性淋巴细胞白血病　病程长短差别很大，平均生存时间3～4年，长者可达10年以上。主要死亡原因为并发感染，尤其是肺部感染，其次是出血和贫血。慢性淋巴细胞白血病一般不发生急性变。

第三节　特发性血小板减少性紫癜

特发性血小板减少性紫癜（ITP）是指因血小板免疫性破坏，导致外周血中血小板减少的出血性疾病。主要表现为广泛的皮肤黏膜出血和内脏出血。临床上分为急性型和慢性型两型，前者多见于儿童，后者多见于40岁以下妇女。

【病因与发病机制】

尚未完全明确，目前认为与下列因素有关。

1. 病毒感染与免疫异常　病毒感染主要发生在上呼吸道，感染常见的病毒有：风疹病毒、麻疹病毒、水痘病毒、腮腺炎病毒、巨细胞病毒等。感染造成机体免疫异常，机体免疫紊乱产生抗血小板自身抗体，或病原作为半抗原与某些血小板上的糖蛋白结合形成完整抗原，刺激机体产生抗血小板自身抗体，自身抗体作用于血小板使血小板直接破坏，或使血小板结构产生变化易于被单核－巨噬细胞清除，或使血小板吸附补体，通过补体溶解破坏血小板。

2. 肝、脾作用 脾、肝内的单核－巨噬细胞系统功能亢进，使血小板破坏增多。

3. 遗传缺陷 遗传缺陷致血小板结构异常，易于被单核－巨噬细胞系统清除。

【临床表现】

1. 急性型

（1）起病方式：起病急骤，可有畏寒、寒战、发热等全身症状。

（2）出血

1）皮肤黏膜出血：全身皮肤淤点、紫癜、淤斑，严重者可出现血疱或血肿。黏膜出血表现为鼻出血、牙龈出血等。皮肤操作处或注射部位可渗血不止。

2）内脏出血：胃肠道出血表现为呕血、便血；呼吸道出血表现为咯血、呼吸困难；泌尿生殖道出血表现为尿血、阴道出血；颅内出血可致剧烈头痛、呕吐、意识障碍、局灶神经症状（瘫痪、感觉障碍），甚至出现脑疝，是本病死亡的主要原因。

3）贫血或失血性休克：长期慢性失血可致缺铁性贫血，急性大量失血可致失血性休克。

2. 慢性型

（1）起病方式：起病隐袭，一般无法确定起病的确切时间。

（2）出血

1）皮肤黏膜出血：轻而局限，表现为皮肤出血点、鼻出血、牙龈出血。

2）月经过多：月经过多常见，有时甚至是唯一表现，其他内脏出血少见。

3）贫血：长期慢性失血可致缺铁性贫血。

另外，有的慢性型病人可因感染使病情突然加重，出现广泛的皮肤黏膜出血及颅内出血。

【辅助检查】

1. 血象 急性型血小板常 $<20\times10^9/L$，慢性型血小板常在 $(30\sim80)\times10^9/L$（血小板 $>50\times10^9/L$ 可无临床症状），血小板形态可正常，或出现异形血小板（表现为体积增大、畸形）；白细胞多正常或稍增高，急性型嗜酸性粒细胞和淋巴细胞增多；急性型红细胞和血红蛋白正常，慢性型可出现小细胞低色素性贫血。

2. 骨髓象　①急性型骨髓巨核细胞正常或增多，幼稚型巨核细胞比例增多，胞浆少，体积小，颗粒少或无颗粒，无血小板形成；②慢性型骨髓巨核细胞增多，以颗粒型巨核细胞增多为主，体积正常，颗粒减少，血小板生成减少。

3. 血小板抗体检查　80%以上病人血清中可查到血小板相关抗体（PAIg），主要抗体成分为IgG，亦可为IgA。

4. 止血与凝血功能检查　出血时间延长，束臂试验阳性，血清凝血酶原时间及凝血时间均正常。放射性核素^{51}铬或^{111}铟测定，血小板寿命缩短。

【诊断及鉴别诊断】

1. 急性型诊断要点　①多见于儿童，起病急骤；②发病前2周左右可有上呼吸道感染史；③广泛的皮肤黏膜出血和内脏出血表现；④血象显示血小板显著下降（$<20\times10^9$/L）；⑤骨髓象显示幼稚巨核细胞增多，无血小板形成；⑥血小板抗体阳性。

2. 慢性型诊断要点　①多见于40岁以下妇女，起病缓慢；②无前驱症状，难以确定确切的发病时间；③轻而局限的皮肤黏膜出血，内脏出血少，月经过多为突出表现，有时可为唯一表现；④血象显示血小板下降［一般在（30～80）$\times10^9$/L］；⑤骨髓象显示颗粒型巨核细胞显著增多，血小板形成减少；⑥血小板抗体阳性。

3. 鉴别诊断

（1）过敏性紫癜：属血管性紫癜的一种，因变态反应导致毛细血管壁脆性及通透性增加，血液外渗，产生皮肤黏膜及某些器官出血。根据受累部位可分为单纯型（皮肤紫癜）、腹型（皮肤紫癜＋消化道出血）、关节型（皮肤紫癜＋关节出血）、肾型（皮肤紫癜＋肾出血）、混合型（皮肤紫癜＋腹型、关节型、肾型其中之两型）。其主要特点有：①有进食动物性食物（海产品、肉类、蛋类等）、使用药物（青霉素、保泰松、磺胺等）、接触花粉或尘螨、上呼吸道感染（扁桃体炎、猩红热、麻疹、流行性腮腺炎、风疹、肠道寄生虫病）等病史；②皮肤出血局限于四肢和臀部，尤其是下肢，躯干极少，呈对称性，分批出现；③可出现肾型、腹型、关节型紫癜表现；④血象显示血小板计数正常；⑤骨髓象显示巨核细胞正常；⑥毛细血管镜检查显示毛细血管扩张、扭曲及渗出性炎症改变。

（2）单纯性紫癜：为一种原因不明的血管性紫癜，其主要特点是：①多见于青年女性，可于月经期加重；②紫癜局限于四肢，尤其是下肢及臀部，有反复发生及自愈倾向；③除毛细血管通透性增高外，血小板计数、骨髓检查均正常；④预后良好。

（3）遗传性出血性毛细血管扩张症：这是一种常染色体显性遗传造成的血管结构异常性疾病。小血管缺乏弹性纤维及平滑肌，毛细血管、小动脉、小静脉管壁变薄，仅由单层内皮细胞构成，缺乏收缩能力，致局部血管扩张、迂曲、易于破裂出血。其特点是：①某些固定部位（鼻、牙龈、皮肤等）的反复出血；②某些固定部位（口腔、鼻、耳下、手掌、甲床等）可见鲜红或暗紫色团状毛细血管扩张，直径 1～3mm，按之可退色；③血小板计数和功能正常，凝血功能正常。

（4）血友病：是一组因遗传性凝血因子生成障碍引起的出血性疾病。其主要特点是：①阳性家族史；②幼年起病伴随终生，几乎只见于男性；③自发或轻度外伤后出血不止，软组织或深部肌肉血肿形成，膝、踝等负重关节反复出血，皮肤紫癜极罕见；④血清凝血因子（FⅧ: C、Ⅸ）缺乏；⑤凝血活酶生成试验（TGT）及纠正试验可确诊。

（5）继发性血小板减少性紫癜：再生障碍性贫血、急性白血病、骨髓增生异常综合征、系统性红斑狼疮、脾功能亢进等可造成继发性血小板减少性紫癜，应注意鉴别。

【治疗】

1. 一般治疗 注意休息，必要时卧床休息。给予易消化富含营养食物。做好皮肤黏膜出血部位的清洗、护理。避免外伤。

2. 糖皮质激素治疗 这是特发性血小板减少性紫癜的首选治疗，在血小板 $<50\times10^9/L$ 时可予以实施。糖皮质激素能够减少血小板相关抗体生成及减轻抗原抗体反应，抑制单核－巨噬细胞系统对血小板的破坏，降低毛细血管通透性，刺激骨髓造血及血小板向外周血的释放，近期有效率约为 80%。一般情况下，强的松每天 30～60mg，分 3 次口服或顿服。如果病情严重可用等剂量地塞米松或甲强的松龙静脉滴注，好转后再改为强的松口服。血小板恢复到接近正常时，开始减量，每周减 5mg，最后以强的松每天 5～10mg 口服，维持 3～6 个月。

3. 免疫抑制剂治疗

（1）适应证：①糖皮质激素治疗或脾切除无效者；②不适用糖皮质激素治疗或脾切除者；③联合糖皮质激素治疗以减少糖皮质激素用量或提高疗效者。

（2）常用药物：长春新碱，每次 1mg，每周 1 次，静脉注射，4～6 周为 1 个疗程。

环磷酰胺，2～3mg/（kg · d），口服，3～6 周为 1 个疗程；或 0.3～0.6mg/

m^2，每 3 周 1 次，静脉注射。硫唑嘌呤，1 ~ 3mg/（kg · d），口服，2 ~ 3 个月为 1 个疗程。

4. 其他药物治疗

（1）达那唑：每天 300 ~ 600mg，口服，2 ~ 3 个月为 1 个疗程，常与糖皮质激素联合使用。

（2）氨肽素：每天 1g，分次口服，8 周为 1 个疗程。

5. 脾切除 是本病治疗的有效方法之一。脾切除能够减少血小板抗体生成，消除血小板破坏场所。其有效率约 70% ~ 90%。

（1）适应证：①正规糖皮质激素治疗 3 ~ 6 个月无效者；②糖皮质激素维持量 > 每天 30mg；③不适用糖皮质激素治疗者；④^{51}Cr 扫描脾区放射指数增高者。

（2）禁忌证：① < 2 岁的婴幼儿；②妊娠期；③伴有其他疾病不能耐受手术者。

6. 急症处理 全身出血广泛而严重，有颅内出血，血小板 < $20 \times 10^9/L$，属于特发性血小板减少性紫癜的急症，有生命危险，需紧急处理。处理措施如下：

（1）甲强的松龙：每天 1g，静脉注射，3 ~ 5 天为 1 个疗程。

（2）丙种球蛋白：0.4g/kg，静脉滴注，4 ~ 5 天为 1 个疗程，1 个月后可重复 1 次。

（3）血浆置换：每次置换 3000ml 血浆，每天 1 次，连续 3 ~ 5 天。

（4）血小板输注：成人每次 10 ~ 20U（每 200ml 循环血液中采得的血小板为 1U），静脉滴注，可根据病情重复使用，但仅限于威胁生命的严重出血。

附：特发性血小板减少性紫癜疗效参考标准

（1）显效：无出血，血小板数恢复正常，持续 3 个月以上，2 年以上无复发。

（2）良效：无或基本无出血，血小板升至 $50 \times 10^9/L$ 以上，或较原水平提高 $30 \times 10^9/L$ 以上，持续 2 个月。

（3）进步：出血改善，血小板较原水平有所上升，持续半个月以上。

（4）无效：出血及血小板计数无改善。

第六章 内分泌及代谢疾病

内分泌系统是人体重要的功能调节系统，由固有的内分泌腺（垂体、甲状腺、甲状旁腺、肾上腺、性腺）和分布在其他器官（胰、心、肾、肝、脑等）的内分泌组织和细胞组成。分泌的激素通过血液等途径作用于靶器官，调节人体的代谢过程、生长发育、生殖衰老、脏器功能等生理活动，维持机体内环境的相对稳定，以适应复杂多变的体内外变化。任何原因导致内分泌系统发生病理形态和病理生理改变，都可造成内分泌系统疾病。临床主要表现为功能亢进或功能减退。新生代谢包括物质的合成代谢和分解代谢两个过程，营养物质进入机体后在体内合成和分解代谢过程中的一系列化学反应称为中间代谢。中间代谢中某一环节出现障碍，则引起代谢疾病。

第一节　腺垂体功能减退症

腺垂体功能减退症是指由于腺垂体前叶缺血坏死、肿瘤压迫、炎症和手术损伤等引起的内分泌功能减退的一组疾病。由垂体本身病变引起者称原发性腺垂体功能减退症；由下丘脑以上神经病变或垂体门静脉系统障碍引起者称继发性腺垂体功能减退症。

【病因与发病机制】

1. 病因

（1）腺垂体缺血坏死或萎缩：主要发生在产后大出血或产褥热时，由于垂体血管痉挛或弥散性血管内凝血，致垂体门脉系统缺血而使垂体坏死萎缩。

（2）肿瘤压迫：垂体或下丘脑附近肿瘤，如巨大垂体瘤、颅咽管瘤、胶质瘤等压迫，造成垂体组织破坏。

（3）感染或浸润性疾病：脑部的结核、梅毒、化脓菌、病毒感染及结节病、嗜酸性肉芽肿、转移性肿瘤（肺癌、乳腺癌）等浸润和破坏垂体。

（4）其他：手术、外伤、放射等损伤垂体或阻断神经垂体与垂体门静脉联系。

2. 发病机制　腺垂体破坏，使组织萎缩、细胞减少，分泌的激素不足，甚至完全缺如，导致功能减退。

【临床表现】

除垂体及垂体附近的原发病表现外，主要是腺垂体各种促激素减少引起相应靶腺功能减退的表现。

1. 性腺功能减退　多见于产后大出血或产褥热女性。表现为：产后无乳、乳房萎缩、闭经、性欲减退。毛发脱落，尤以阴毛、腋毛为甚。子宫、阴道萎缩，阴道炎，性交痛。男性表现为睾丸缩小，性欲减退，胡须、腋毛、阴毛稀少，肌力减退，皮脂分泌减少。

2. 甲状腺功能减退　表现为：怕冷、少汗、嗜睡、表情淡漠、食欲减退、便秘、心率减慢、皮肤干燥粗糙，甚至出现幻觉、妄想等精神症状。

3. 肾上腺皮质功能减退　表现为：疲乏无力、厌食、恶心、呕吐、体重减轻、脉搏细弱、血压偏低。皮肤色素减少致皮肤苍白。严重时有低血糖发作。

4. 垂体功能减退危象　在全垂体功能减退症基础上，因各种应激，如严重感染、精神创伤、手术、外伤、水与电解质紊乱、脑血管疾病和心肌梗死等诱发。临床表现为：①高热型（>40℃）；②低温型（<30℃）；③低血糖型；④低血压、循环虚脱型；⑤水中毒型；⑥混合型。

【辅助检查】

1. 实验室检查　①靶腺激素测定：反映肾上腺功能的尿17-羟皮质类固醇及血、尿游离皮质醇含量均降低；反映甲状腺功能的血TT_3、TT_4和FT_3、FT_4降低；反映性腺功能的男性血睾酮或女性雌激素降低。②垂体激素测定：反映垂体功能的促肾上腺皮质激素、促甲状腺激素、促黄体生成素和促卵泡成熟激素等血浓度降低。

2. 影像学检查　X线、CT及MRI检查可见蝶鞍扩大、床突被侵蚀，有时可见钙化点。

【诊断及鉴别诊断】

1. 诊断要点　①有产后大出血、颅脑外伤、颅脑手术、颅脑放疗等病史；②腺垂体功能减退的临床表现；③血清垂体激素和靶腺激素水平降低。

2. 鉴别诊断

（1）神经性厌食：①多见于有节食想法的青春期少女；②腋毛、阴毛无脱落；③血清激素水平尤其饥饿时生长激素水平正常。

（2）失母爱综合征：①见于失去母爱或失去父母及社会关爱和教育的青少年；②有生长障碍表现；③改善环境或得到关爱后生长迅速恢复。

【治疗】

1. 一般治疗 改善营养，给予高热量、高蛋白、丰富维生素饮食；注意劳逸结合，尽可能避免感染和情绪激动；替代治疗前禁用安眠药物。

2. 替代治疗 这是本病治疗的主要措施。根据不同情况，补充适量的靶腺激素。全垂体功能减退时，要注意先补充肾上腺皮质激素，再给予甲状腺激素，以防发生肾上腺危象。

（1）肾上腺皮质激素：糖皮质激素可选用氢化可的松 20～30mg/d 或强的松 5～7.5mg/d，如遇感染等应激情况适当加量。一般不需补充盐皮质激素，有顽固性低血压时，加用去氧皮质酮或醋酸去氧皮质酮。

（2）甲状腺激素：左旋甲状腺素 50～150μg/d 或干甲状腺片 60～180mg/d。

（3）性激素：女性可行人工周期疗法：炔雌醇 5～20mg/d 或乙烯雌酚 0.5～1.0mg睡前 1 次服，共 21 天，服药至 16 天加用黄体酮 10mg/d，肌肉注射；或甲地孕酮 5～10mg/d 口服，连续 5 天。男性可用丙酸睾酮 25～50mg/次，肌肉注射，每周 1 次。

3. 病因治疗 对垂体肿瘤，视其病情可采用放射治疗或手术治疗。下丘脑部位肿瘤应作手术切除。

4. 垂体前叶功能减退危象的处理 首先静注 50% 葡萄糖液 40～60ml，继之补充葡萄糖盐水，在其中加入氢化可的松 100～300mg。有循环衰竭者按抗休克处理；有感染者给予敏感抗生素；水中毒者给予利尿剂；低温者保暖并给予小剂量甲状腺激素。

第二节　单纯性甲状腺肿

单纯性甲状腺肿是指由多种原因引起的非炎症性或非肿瘤性甲状腺肿大，不伴甲状腺功能失调。根据病因和发病机制可分为地方性甲状腺肿、散发性甲状腺肿和生理性甲状腺肿。

【病因与发病机制】

1. 碘缺乏　这是地方性甲状腺肿最常见的原因。离海较远的多山地区和高原地区，土壤中碘含量低，造成饮水和食物中碘含量不足。碘是合成甲状腺激素的原料，碘不足，甲状腺组织代偿性增生，形成甲状腺肿。

2. 甲状腺激素合成或分泌障碍　这是散发性甲状腺肿的原因。①摄碘过多：摄入过量的碘（海边居民）或含碘药物（胺碘酮），造成甲状腺中碘的有机化障碍，竞争过氧化物酶上的活性基团，酪氨酸碘化障碍抑制甲状腺激素的合成和释放，甲状腺组织代偿性增生形成甲状腺肿。②致甲状腺肿物质：硫脲类物质、硫氰酸盐、碳酸锂等能够通过抑制甲状腺激素合成引起甲状腺肿。③先天性甲状腺激素合成障碍：由于甲状腺激素合成过程中的酶先天缺陷，影响甲状腺激素合成致甲状腺肿。

3. 甲状腺激素需要量增加　青春发育期人群（尤其女性）、妊娠或哺乳期妇女，出现相对性碘缺乏而致生理性甲状腺肿。

【病理】

疾病早期，甲状腺滤泡上皮细胞增生肥大，血管丰富，甲状腺呈均匀、弥漫性增大。疾病中期，滤泡细胞呈扁平状，滤泡腔内充满胶质。疾病后期，甲状腺组织不规则增生并形成结节，可发生结节内出血、钙化或退行性变，形成囊肿。

【临床表现】

1. 甲状腺肿大　这是单纯性甲状腺肿的主要表现。甲状腺呈弥漫性肿大，表面光滑，质地较软，无压痛，亦可触及结节。

2. 压迫症状　甲状腺肿大明显时，可压迫气管、食管、喉返神经等周围组织器官，表现为咳嗽与呼吸困难、吞咽困难、声音嘶哑等。

【辅助检查】

1. B型超声检查　甲状腺呈均匀、弥漫性肿大。

2. 血清甲状腺激素检查　TT_3和TT_4、FT_3和FT_4基本在正常范围。

【诊断及鉴别诊断】

1. 诊断要点　①地方性缺碘病史或处于青春期、妊娠期或哺乳期人群；②均匀、弥漫性甲状腺肿大而甲状腺功能基本正常；③血清甲状腺激素在正常范围。

2. 鉴别诊断

（1）慢性淋巴细胞性甲状腺炎：①可出现乏力；②肿大的甲状腺质地韧如橡皮；③血清甲状腺球蛋白抗体（TGAb）与甲状腺过氧化物酶抗体（TPOAb）明显升高。

（2）甲状腺癌：①甲状腺肿块坚硬如石且不易推动；②颈部淋巴结肿大；③穿刺细胞学检查可查到癌细胞。

【治疗】

1. 病因治疗 碘缺乏，应进食含碘丰富食物，如海带，并食用碘化食盐。摄入致甲状腺肿物质或碘摄入过多者，应少食含致甲状腺肿物质的食物，如白菜、豆类，停用含碘药物。

2. 甲状腺激素治疗 ①干甲状腺片，开始15～30mg/d，渐增至60～120mg/d，分2～3次口服。②左旋甲状腺素，开始25μg/d，渐增至50～100μg/d，分次口服。

3. 手术治疗 甲状腺极度肿大并产生压迫症状者，可行手术切除。

【预防】

地方性甲状腺肿流行地区采用碘化食盐预防。碘化食盐的标准为每公斤食盐含35mg±15mg的碘。

第三节 甲状腺功能亢进症

甲状腺功能亢进症（简称甲亢）是指甲状腺激素分泌过多引起的临床症候群。其主要临床表现为高代谢状态、甲状腺肿大和眼征。引起甲亢的原因很多，但以Graves病最多见。下面介绍Graves病。

Graves病又称毒性弥漫性甲状腺肿或Basedow病，它是一种自身免疫性疾病。本病有遗传倾向，常因精神刺激和感染等因素诱发。发病年龄多在20～40岁，女性多于男性。

【病因与发病机制】

本病的病因与发病机制尚未完全明确，目前认为是在遗传缺陷的基础上，由精神刺激、感染等因素诱发的一种器官特异性自身免疫性疾病。病人体内抑制性T淋巴细胞的免疫监护和调节功能存在遗传缺陷，在外界因素刺激下，针对甲状腺组织的免疫“禁株”细胞失控，B淋巴细胞大量增生，功能变异，在辅助性T淋巴细胞的辅助下分泌大量特异性抗体，其中最重要的是促甲状腺激素受体抗体（TSH - receptor antibodies，TRAb）。TRAb包括促甲状腺激素受体刺激性抗体（TSH - stimulating antibody，TSAb）、刺激阻断性抗体（TSH - stimulating blocking antibody，TSBAb）和甲状腺生长免疫球蛋白（thyroid growth immunoglobulins，TGI）三种，它们与促甲状腺激素受体结合的部位可能不同。TSAb与促甲状腺激素受体结合，产生类似促甲状腺激素的生物效应，促进甲状腺组织增生，提高合成、分泌和释放甲状腺激素的能力。大量甲状腺激素进入血液，导致一系列临床表现，是引起Graves病的直接原因。TGI与促甲状腺激素受体结合仅引起甲状腺细胞增生，不引起甲状腺功能亢进。TSBAb则可能与Graves病患者自发性出现的甲状腺功能减退有关。

【病理】

1. 甲状腺 甲状腺呈不同程度的弥漫性增生，甲状腺内血管扩张、增生。腺泡上皮细胞增生，腺泡内胶质减少。间质组织中有大量淋巴细胞和浆细胞浸润，甚至出现淋巴组织生发中心。

2. 其他器官 部分病人有眼球后组织脂肪增加、淋巴细胞浸润、水肿、眼肌水肿和变性，胫前黏液性水肿，骨骼肌萎缩变性，心肌细胞肥大变性，皮肤增厚并有淋巴细胞浸润，骨质疏松，骨吸收多于骨形成。

【临床表现】

1. 甲状腺激素分泌过多症候群

（1）高代谢状态：表现为低热、怕热多汗、疲乏无力、消瘦。

（2）神经系统：表现为烦躁易怒、神经过敏、紧张多虑、失眠不安、记忆力减退。出现手指、舌、眼睑震颤，腱反射亢进。偶有寡言抑郁、表情淡漠。

（3）心血管系统：表现为心悸、胸闷、气短、心动过速、心音亢进、心律失常、心脏增大、收缩压增高等。

（4）消化系统：表现为食欲增多、大便次数增多及粪便稀薄、消化不良。

（5）其他：肌肉软弱无力，胫前黏液性水肿，女性月经不调，男性阳痿，两性生殖能力均下降。

2. 突眼（眼征）

（1）非浸润性突眼：又称良性突眼，占大多数，呈对称性。主要由于交感神经兴奋致眼外肌群和上睑肌张力增高所致。

（2）浸润性突眼：又称恶性突眼，较少见，眼球重度突出，伴眼球胀痛、畏光、流泪等。其形成可能与垂体产生的致突眼物质、体内产生的致突眼抗体等有关。

3. 特殊表现

（1）甲状腺危象：为在甲亢过程中，结合甲状腺激素过多转化为游离甲状腺激素所致，常因精神刺激、感染、术前准备不充分等诱发。主要表现为高热（39℃以上）、心动过速（每分钟140～240次）、大汗淋漓、恶心、呕吐、腹泻、烦躁不安，甚至出现休克和昏迷。

（2）老年性甲亢：又称淡漠性甲亢。甲亢的症状不明显，而以表情淡漠、嗜睡、反应迟钝、食欲减退、乏力、明显消瘦为主要表现，亦可仅表现为阵发性或持续性房颤。

【辅助检查】

1. 实验室检查

（1）血清甲状腺激素测定：TT_3和TT_4、FT_3和FT_4升高，FT_3和FT_4比TT_3和TT_4更为敏感。大多数情况下，TT_3、FT_3与TT_4、FT_4相平行，甲亢时，两者均升高。T_3型甲亢，TT_3、FT_3升高而TT_4、FT_4正常；T_4型甲亢，TT_4、FT_4升高而TT_3、FT_3下降。

（2）血清反T_3（γT_3）测定：甲亢早期即可升高，治疗后恢复正常。甲亢时，T_4转化为无生物活性的γT_3，因此，它是甲亢诊断和治疗较敏感的指标之一。

（3）血清促甲状腺激素（TSH）测定：Graves病时，TSH降低。

（4）甲状腺自身抗体测定：TRAb、血清甲状腺球蛋白抗体（TGAb）、甲状腺微粒体抗体（TMAb）、甲状腺过氧化物酶抗体（TPOAb）等均升高。

2. 影像学检查 甲状腺超声检查显示甲状腺弥漫、对称性肿大，血流丰富。

【诊断及鉴别诊断】

1. 诊断要点 ①多见于20～40岁女性，起病缓慢，起病前常有精神刺激史；②有甲状腺激素分泌增多、甲状腺肿大、突眼等临床表现；③血清甲状腺激素升高；④血清中可查到甲状腺自身抗体。

2. 鉴别诊断

（1）单纯性甲状腺肿：①有甲状腺肿大但无甲亢表现；②血清甲状腺激素正常。

（2）神经症：①有神经、精神症候群但无高代谢状态表现；②甲状腺不肿大；③血清甲状腺激素正常。

【治疗】

1. 一般治疗　适当休息，给予热量充足和营养丰富的饮食，避免精神刺激。

2. 抗甲状腺药物治疗

（1）常用药物：目前临床上常用的为硫脲类的丙基硫氧嘧啶和咪唑类的他巴唑。其主要作用机制是抑制甲状腺激素的合成，另外尚有免疫抑制（减少自身抗体产生和甲状腺内淋巴细胞浸润）作用和在外周组织阻抑 T_4转化为 T_3的作用。

（2）适应证：①病情轻、甲状腺轻至中度肿大者；②年龄在 20 岁以下，或孕妇、年迈体弱者；③合并严重心、肝、肾疾病而不宜手术者；④术前准备；⑤甲状腺次全切除术后复发而不宜用^{131}I 治疗者；⑥放射性^{131}I 治疗前后的辅助用药。

（3）使用方法：用药一般分为 3 个阶段，总疗程 1.5～2 年。①初治阶段：丙基硫氧嘧啶 300～400mg/d，或他巴唑 30～40mg/d，分 3 次口服，约需 1～3 个月。②减药阶段：当病情显著减轻、体重增加、心率降至每分钟 80～90 次、甲状腺激素接近正常时，开始减量。每 2～4 周减 1 次，丙基硫氧嘧啶每次减 50～100mg，他巴唑每次减 5～10mg，约需 2～3 个月。③维持阶段：丙基硫氧嘧啶的维持量约为 50～100mg/d，他巴唑的维持量约为 5～10mg/d，维持1～1.5 年。在治疗过程中，除非有较严重反应，一般不宜中断用药。

（4）副作用：①白细胞减少：多见于开始服药的 2～3 个月内，故在初治阶段每 1～2 周检查一次血象，减量或维持阶段也要注意监测。白细胞低于 4.0×10^9/L或粒细胞低于 1.5×10^9/L 时，应停药，同时给予维生素 B_4、鲨肝醇、利血生等升高白细胞。②药疹：轻型为多，可给予扑尔敏等抗组胺药，亦可改换抗甲状腺药物。出现严重的剥脱性皮炎时，应立即停药，并给予糖皮质激素。

3. 放射性^{131}I 治疗　甲状腺具有高选择性摄取^{131}I 的能力，口服^{131}I 后，大部分被甲状腺摄取，其释放的射线破坏甲状腺组织，使甲状腺激素合成减少。适用于药物治疗无效者、严重过敏不能继续服药者、有手术禁忌证者。禁用于妊娠或哺乳期妇女、年龄小于 25 岁者、严重突眼者、有严重肝或肾功能不全者。一般按每克甲状腺组织一次给予^{131}I 2.6～3.7MBq（70～100μCi）放射量。

4. 手术治疗　手术方法为甲状腺次全切除术。适用于中、重度甲亢，服药无效或甲状腺巨大有压迫症状者。禁用于轻症可用药物治疗者、严重突眼者、妊娠前 3 个月或妊娠 6 个月后、有严重疾病不能耐受手术者。

5. 对症治疗　心率增快、多汗、震颤等交感神经兴奋症状可给予普萘洛尔，但伴支气管哮喘或房室传导阻滞者禁用。精神紧张、烦躁不安者可给予安定。补

充维生素 B_1、B_6和维生素 C。

6. 甲状腺危象治疗 ①抑制甲状腺激素合成：丙基硫氧嘧啶首次 600mg 口服或经胃管注入，继之 200mg/次，每日 3 次口服，待症状缓解后减至一般剂量。②抑制甲状腺激素释放：服丙基硫氧嘧啶 1～2 小时后，口服复方碘溶液 30～60 滴，以后每 6～8 小时 5～10 滴，视病情逐渐减量，一般用 3～7 天。③拮抗交感神经兴奋症状：如无心功能不全或支气管哮喘，普萘洛尔 30～50mg，每 6～8 小时口服 1 次，或 1mg 稀释后缓慢静脉注射，视需要间歇给 3～5 次。④使用肾上腺糖皮质激素：氢化可的松 100mg 加入 5% 或 10% 的葡萄糖液中静脉滴注，6～8 小时 1 次。⑤其他对症治疗：吸氧、抗感染、降温、纠正水或电解质紊乱、纠正酸中毒等。

第四节　甲状腺功能减退症

甲状腺功能减退症（简称甲减）是指由多种原因引起的甲状腺激素（TH）合成、分泌或生物效应不足所致的一种内分泌疾病。按发病年龄可分为呆小症，起病于胎儿或新生儿；幼年型甲减，起病于儿童；成年型甲减，起病于成人。

【病因与发病机制】

1. 甲状腺性甲减 又称原发性甲减，由甲状腺组织本身病变引起。甲状腺组织破坏或甲状腺激素合成障碍导致甲状腺激素减少。常见的原因有：先天性甲状腺缺如或发育不全、甲状腺次全切除术后、甲状腺^{131}I 放射治疗后、食物或饮水中碘缺乏、甲状腺炎、甲状腺激素合成过程中酶或其他环节缺陷。

2. 下丘脑－垂体性甲减 又称继发性甲减，主要由下丘脑或垂体病变所引起。①下丘脑因外伤、手术、肿瘤、结核等破坏，引起促甲状腺激素释放激素（TRH）生成不足。②垂体因炎症、外伤、肿瘤、出血等破坏，引起促甲状腺激素（TSH）分泌减少。

3. 周围性甲减 ①周围组织对甲状腺激素不敏感：甲状腺激素受体的敏感性异常或数量、结构、效应上有缺陷。②存在甲状腺激素结合抗体：甲状腺激素与特异性 T_3、T_4抗体结合形成复合物，使甲状腺激素的生理效应减低或消失。

【病理】

1. 甲状腺 慢性淋巴细胞性甲状腺炎、甲状腺放疗后或手术后、继发性甲减等时呈萎缩性变；缺碘等时呈弥漫性肿大或伴结节；以及先天发育不全或缺如。

2. 垂体　原发性甲减时腺垂体肥大，甚至发生肿瘤；垂体性甲减时呈萎缩性变。

3. 其他　皮肤增厚，真皮层有黏多糖沉积，PAS或甲苯胺蓝染色阳性，形成黏液性水肿。

【临床表现】

1. 成年型甲减

（1）一般表现：畏寒、少汗、乏力、少言懒动、表情淡漠、面色苍白、眼睑浮肿、唇厚舌肥，全身皮肤干燥、增厚、粗糙，手、脚掌呈姜黄色，指甲厚而脆。

（2）神经系统：记忆力减退，智力低下，反应迟钝，嗜睡，精神抑郁，后期痴呆，昏迷（黏液性水肿昏迷）。

（3）心血管系统：心动过缓，心音低钝，心浊音界扩大，心包积液。久病者并发冠心病。

（4）消化系统：食欲减退、腹胀、便秘。

（5）其他：肌肉软弱无力，亦可有暂时性肌强直、痉挛、疼痛，黏液性水肿病人可伴膝、手关节肥厚、强直、疼痛。男性性欲减退、阳痿，女性性欲减退、月经紊乱，两性生殖能力均下降。

2. 呆小病　体格、智力发育迟缓，表情呆钝，声音低哑，肤色苍白，眶周浮肿，眼距增宽，鼻梁塌陷，唇厚流涎，舌大外伸，前后囟增大并关闭延迟，出牙、换牙延迟，头发稀疏，眉毛脱落，行走晚，呈鸭步，心率慢，心浊音界扩大，腹部膨大伴脐疝，性器官发育延迟。

3. 幼年型甲减　介于成人型甲减与呆小病之间。幼儿多表现为呆小症，较大儿童多表现为成年型甲减。

【辅助检查】

1. 实验室检查

（1）血清甲状腺激素测定：TT_3和TT_4、FT_3、FT_4下降，以FT_4变化最敏感。

（2）垂体促甲状腺激素（TSH）测定：原发性甲减，明显升高；周围性甲减轻度升高；继发性甲减多降低。

（3）其他检查：血常规检查呈轻度或中度贫血，血脂检查胆固醇、甘油三酯、β－脂蛋白升高。

2. 影像学检查　X线检查，呆小症病儿骨龄明显延迟、骨化中心呈不均一性斑点状钙化阴影。CT 检查可发现垂体病变。甲状腺同位素扫描可发现甲状腺发育不良或缺如。

3. 心电图检查 显示窦性心动过缓、低电压、T 波平坦或倒置，有时可见到其他心律失常。

【诊断及鉴别诊断】

1. 诊断要点 ①可有甲状腺切除、放射治疗、脑部缺血或外伤等病史；②甲减的临床表现；③血清甲状腺激素低于正常。

2. 鉴别诊断 本病应注意与催乳素瘤、肾病综合征、肾小球肾炎、冠心病等鉴别。

【治疗】

1. 一般治疗 适当休息，注意保暖，给予合理的饮食，保证热量，补充维生素 B_1、B_6和维生素 C。

2. 替代治疗 这是本病的主要治疗方法，呆小症或永久性甲减者需终生替代。长期维持量左旋甲状腺素片 50～150μg/d，干甲状腺片 60～180mg/d。使用时应从小剂量开始，逐渐调整至替代维持量。使用过程中应注意药物副作用和并发症，定期复查甲状腺激素水平，按需要调整药物剂量。

3. 对症治疗 贫血，可根据情况补充铁剂、维生素 B_{12}、叶酸。胃酸缺乏，给予1%稀盐酸。黏液性水肿昏迷，即刻补充甲状腺激素（静脉注射三碘甲状腺原氨酸起效更快）、给予氢化可的松或地塞米松、静脉滴注 10% 葡萄糖液或 5% 葡萄糖盐溶液、吸氧、保暖、抗休克、抗感染等。

第五节 糖尿病

糖尿病是指由多种因素引起的以慢性高血糖为特征的代谢紊乱疾病。胰岛素的绝对不足（分泌减少）或相对不足（胰岛素作用不敏感或受体减少）均可引起糖尿病。糖尿病发病人数正随着人民生活水平的不断提高、人口老龄化、生活方式以及诊断技术的进步而迅速增加。

根据美国糖尿病协会（ADA）1997 年提出的新的分类法，将糖尿病分成 1 型糖尿病、2 型糖尿病、其他特殊类型糖尿病和妊娠期糖尿病四大类型。

1 型糖尿病：包含以前所称的胰岛素依赖性糖尿病（IDDM）、Ⅰ型或青少年发病糖尿病，因病人胰岛 β 细胞被破坏，造成胰岛素绝对不足，有酮症酸中毒倾向。它分为免疫介导和特发性两个亚型。前者由胰岛 β 细胞发生介导的自身免疫性损伤而引起，能够找到自身免疫的证据；后者人数很少，主要来自某些人种（如美国黑人、南亚印度人），始终找不到自身免疫反应证据。

2 型糖尿病：包含以前所称的非胰岛素依赖性糖尿病（NIDDM）、Ⅱ型或成年糖尿病，病人无胰岛 β 细胞的自身免疫损伤，但有胰岛素抵抗和胰岛素分泌障碍。这类糖尿病发病的危险性随着年龄、肥胖以及缺乏体力活动而增长。

其他特殊类型的糖尿病：本型按病因及发病机制分为 β 细胞功能遗传性缺陷、胰岛素作用遗传性缺陷、胰腺外分泌疾病（胰腺炎、胰腺切除术后等）、内分泌疾病（胰升血糖素瘤、库欣综合征等）、药物或化学药品所致糖尿病（苯妥英钠、噻嗪类利尿剂等）、感染（先天性风疹、巨细胞病毒等）、不常见的免疫介导糖尿病（僵人综合征、抗胰岛素受体抗体等）和其他可能与糖尿病相关的遗传性综合征 8 个亚型，临床上极为少见。

妊娠期糖尿病：在确定妊娠后，若发现有各种程度的葡萄糖耐量减低或明显的糖尿病，不论是否用胰岛素治疗或仅用饮食治疗，也不论分娩后这一情况是否持续，均认为是妊娠期糖尿病。

本节仅介绍 1 型和 2 型糖尿病。

【病因与发病机制】

糖尿病的病因和发病机制较为复杂，至今尚未完全清楚，目前一般认为是遗传因素与环境因素共同造成。

1. 免疫介导 1 型糖尿病　在糖尿病易感基因的基础上，因病毒感染（多为柯萨奇 B_4 病毒、腮腺炎病毒、风疹病毒等）等外部因素引起体内自身免疫反应，产生胰岛细胞自身抗体、胰岛素自身抗体、谷氨酸脱羧酶自身抗体等，破坏胰岛 β 细胞和胰岛素，胰岛 β 细胞逐渐消失，胰岛素逐渐减少，最终发展成临床糖尿病。病毒感染也可直接损伤胰岛 β 细胞。

2. 2 型糖尿病　在糖尿病遗传易感性基础上，加上肥胖、体力活动不足、化学毒物、热量过剩、人口老龄化等因素共同促发。①胰岛素抵抗：胰岛素受体及受体后的遗传缺陷（受体不敏感、数量少或受体后低效应）、肥胖（胰岛素受体少且不敏感）、老龄化（受体敏感性降低）等因素造成胰岛素抵抗，胰岛代偿性分泌过多的胰岛素，过重的负担最终导致 β 细胞功能下降而发病。②胰岛素分泌缺陷：β 细胞遗传缺陷等因素造成胰岛素分泌异常。

【病理生理】

糖尿病时主要的病理生理改变是糖、脂肪、蛋白质代谢紊乱。胰岛素的相对或绝对不足，造成葡萄糖在肝、肌肉和脂肪组织的利用减少以及肝糖原输出增多，出现高血糖症。胰岛素不足，脂肪合成减少，血清游离脂肪酸和甘油三酯升高；胰岛素极度缺乏时，脂肪大量分解，产生大量酮体，超过机体的处理能力，形成酮症和酮症酸中毒。蛋白代谢紊乱表现为蛋白合成减少，分解增强，导致负氮平衡。

【临床表现】

1. 代谢紊乱表现 糖尿病的典型表现为“三多一少”，即多尿、多饮、多食和体重减轻（消瘦）。另外，尚有皮肤瘙痒（尤其是外阴瘙痒），视力模糊（高血糖致眼房水、晶体渗透压改变而引起屈光改变）等。

2. 并发症表现

（1）急性并发症

1）糖尿病酮症酸中毒：多见于1型糖尿病，由感染、胰岛素治疗中断或不适当减量、饮食不当、创伤、手术、妊娠或分娩等诱发。糖尿病加重时，脂肪加速分解，产生大量酮体（β－羟丁酸、乙酰乙酸、丙酮的总称），酮体为较强的有机酸，超过机体缓冲能力时，发生代谢性酸中毒。临床表现为：先有多尿、烦渴、多饮和乏力，随后出现食欲减退、恶心、呕吐、头痛、嗜睡、烦躁不安、呼吸深快，呼气中有烂苹果味（丙酮）。病情进一步发展，出现失水、尿量减少、皮肤弹性减低、眼球下陷、脉搏细速、血压下降，至晚期出现各种反射迟钝甚至消失，以至出现昏迷。血糖多为16.7～33mmol/L（300～600mg/dl），甚至高达55.5mmol/L（1000mg/dl）。CO_2结合力降低，pH＜7.35。

2）高渗性非酮症糖尿病昏迷：简称高渗性昏迷，好发于50～70岁病人，常因感染、急性胃肠炎、急性脑血管病、胰腺炎及服用糖皮质激素、免疫抑制剂、利尿剂和β受体阻滞剂等诱发。约2/3病人病前无糖尿病病史。主要表现为：先有多尿、多饮，但多食不明显或食欲减退。失水随病程进展逐渐加重，出现嗜睡、幻觉、定向障碍、偏盲、扑翼震颤、癫痫样抽搐，进而昏迷。血糖高达33.3mmol/L以上，血钠在155mmol/L以上，血浆渗透压在350mmol/L以上。

3）感染：常见的感染有皮肤疖或痈，有时可出现败血症或脓毒症、足癣、真菌性阴道炎、尿路感染、肺结核等。

（2）慢性并发症：糖尿病的慢性并发症可遍及全身各重要器官，有时在糖尿病诊断之前先发现并发症，并可成为诊断糖尿病的线索。

1）大血管病变：表现为大、中、小动脉粥样硬化，常见的有主动脉硬化、冠状动脉硬化、脑动脉硬化、下肢动脉硬化。下肢动脉硬化时，可出现下肢感觉异常和间歇性跛行，重者导致肢体坏疽。

2）微血管病变：微血管是指微小动脉和微小静脉之间、管径在100μm以下的血管及血管网。其典型病理改变为微循环障碍、微血管瘤形成和基底膜增厚。重要的微血管病变有糖尿病肾病和糖尿病视网膜病。①糖尿病肾病：常见于病史超过10年的病人，是1型糖尿病死亡的主要原因。开始表现为蛋白尿，尿蛋白逐渐增加，并伴有浮肿和高血压，肾功能逐渐减退，最后出现尿毒症。②糖尿病性视网膜病变：见于糖尿病病史超过10年的病人。眼底改变逐渐发展，出现：微血管瘤；微血管瘤出血并有硬性渗出；棉絮状软性渗出；新生血管形成、玻璃体出血；机化物增生；继发性视网膜脱离。临床表现为视力模糊、失明。

3）神经病变：以周围神经受累常见。开始表现为手套、袜子样感觉异常伴麻木、刺痛或烧灼样痛。后期可有运动神经受累，表现为肌张力、肌力减弱以至肌萎缩和瘫痪，肌萎缩多见于手、足和大腿肌。腱反射早期亢进，后期减弱或消失。亦可出现自主神经改变，如瞳孔异常（不规则缩小、对光反射消失、调节反射存在）、排汗异常（多汗或无汗）、体位性低血压、尿失禁或尿潴留等。

4）其他：眼的其他改变有黄斑病、白内障、青光眼等；糖尿病足表现为足痛、溃疡、坏疽等。

【辅助检查】

1. 尿糖测定 尿糖阳性是诊断糖尿病的重要线索，但阴性不能排除糖尿病。同时，尿糖测定可作为调整降糖药物剂量或判定疗效的参考指标。

2. 血糖测定 血糖升高是目前诊断糖尿病的主要依据，同时也是判断糖尿病病情和控制情况的主要指标。

3. 葡萄糖耐量试验 当血糖高于正常范围而又未达到诊断糖尿病标准时可行口服葡萄糖耐量试验（OGTT）。OGTT最好在清晨进行，成人取无水葡萄糖75g溶于250～350ml水中，5分钟内饮完。2小时后测静脉血糖。

4. 糖化血红蛋白A_1测定 其含量与血糖浓度呈正相关。能反映取血前4～12周血糖的总水平，是糖尿病控制情况的监测指标之一，正常值为8%～10%。

5. 血浆胰岛素和C－肽测定 胰岛素和C－肽以等分子数从胰岛生成和释放。由于C－肽清除较慢，周围血中C－肽/胰岛素比例大于5。正常人空腹基础血浆胰岛素水平约为35～145pmol/L（5～20mU/L），C－肽约为0.4nmol/L。

【诊断】

1. 诊断标准（美国糖尿病协会，1997年） 糖尿病症状加随机血糖（随机血浆葡萄糖）≥11.1mmol/L（200mg/dl），或FPG（空腹血浆葡萄糖）≥7.0mmol/L（126mg/dl），或OGTT中2HPG（2小时血浆葡萄糖）≥11.1mmol/L

(200mg/dl)。症状不典型者，需另一天再次证实。随机血糖是指一天当中任意时间而不管上次进餐时间的血糖，空腹的含义是指至少8小时内无任何热量摄入。

2. 1型糖尿病和2型糖尿病的主要特点 见表1－6－1。

表1－6－1　1型和2型糖尿病的主要特点

特点	1型糖尿病	2型糖尿病
病史特点	青少年多见，体型较瘦，起病急	中老年多见，体型较胖，起病缓
临床表现	“三多一少”明显，常有酮症	“三多一少”可不明显，少有酮症
辅助检查	胰岛素水平低下，自身抗体多阳性	胰岛素可降低、正常或升高，自身抗体多阴性
治疗	需要胰岛素治疗	可不需胰岛素治疗

【治疗】

治疗目的是使血糖达到或接近正常水平，纠正代谢紊乱，消除症状，防止或延缓并发症，保障生长发育，维持良好的社会活动能力，提高生活质量，延长寿命，降低病死率。治疗原则是早期治疗、长期治疗、综合治疗、治疗措施个体化。治疗要点是糖尿病教育、饮食控制、运动疗法、血糖监测和药物治疗。

1. 一般治疗

（1）糖尿病教育：使病人及家属了解糖尿病基本知识，生活中应注意的事项，治疗药物的副作用、预防及处理等；学会简单的血糖、尿糖测量方法（如使用便携式血糖计）及胰岛素注射技术。

（2）运动疗法：了解运动疗法是糖尿病的基础治疗之一，根据不同情况选择适宜的、长期的运动方法。

2. 饮食治疗

（1）计算总热量：成人休息状态下每日每公斤理想体重给予105～125.5kJ（25～30kcal），轻体力劳动125.5～146kJ（30～35kcal），中度体力劳动146～167kJ（35～40kcal），重体力劳动167kJ（40kcal）以上。儿童、孕妇、乳母、营养不良者、消瘦者及伴有消耗性疾病者酌增，肥胖者酌减，使病人恢复到正常体重。

（2）食物及各营养素的比例：碳水化合物占总热量的50%～60%，提倡用粗制米面和一定量杂粮，忌食葡萄糖、蔗糖、蜜糖及其制品（各种糖果、甜糕点饼干、冰淇淋、含糖软饮料等）；蛋白质占总热量的15%，成人每公斤理想体重0.8～1g，儿童、孕妇、乳母、营养不良者或伴有消耗性疾病者每公斤理想体重1.5～2g，糖尿病肾功能正常者每公斤理想体重0.8g，糖尿病血尿素氮升高者每公斤理想体重0.6g，蛋白质至少1/3来自动物蛋白；脂肪占总热量的30%，其中饱和脂肪、多价不饱和脂肪和单价不饱和脂肪的比例应为1∶1∶1，每日胆固醇摄入量应在300mg以下。另外，各种富含可溶性食用纤维的食物可延缓食物吸收，降低餐后血糖高峰，纤维素食物每日不少于40g。多食用绿叶蔬菜、豆类、块根类、粗谷物、含糖分低的水果等。

（3）餐量分配：按计算的热量和各营养素比例转化为食物重量，并根据生活习惯、病情和药物治疗情况合理安排。一般按每日三餐分配为1/5、2/5、2/5或者1/3、1/3、1/3；按每日四餐分配为1/7、2/7、2/7、2/7。

3. 口服降糖药治疗

（1）磺脲类：主要作用是促进胰岛β细胞分泌胰岛素。适用于2型糖尿病经饮食治疗和运动疗法不能获得良好控制者。常见副作用为低血糖、消化道反应、肝功能损害、白细胞减少。常用药物及使用方法见表1-6-2。

表1-6-2　磺脲类常用药物及使用方法

药物名称	一般剂量（mg/d）	剂量范围（mg/d）	每日服药次数	生物半衰期（h）	作用时间（h）		
					开始	最强	持续
甲苯磺丁脲	1500	50～3000	2～3	4～8	0.5	4～6	6～12
氯磺丙脲	250	100～500	1	36	4	10	10
格列本脲	5	2.5～20	1～2	10～16	0.5	2～6	1～24
格列吡嗪	5	2.5～30	1～2	3～6	1	1.5～2	1～24
格列齐特	80	80～240	1～2	12		5	16～24
格列波脲	25	12.5～100	1～2	6～12			16～24
格列喹酮	30	30～180	1～2				
格列美脲	1	1～8	1				10～20

（2）双胍类：主要作用是促进组织细胞吸收和利用葡萄糖。适用于2型糖尿病经饮食治疗和运动疗法不能获得良好控制者。常见副作用为消化道反应。通常与磺脲类药合用。常用药物为二甲双胍（甲福明），500～1500mg/d，分2～3次口服，从小剂量开始。

（3）α-葡萄糖苷酶抑制剂：主要作用是抑制餐后肠道对葡萄糖的吸收。适用于2型糖尿病尤其是餐后高血糖者。常见副作用为消化道反应，忌用于胃肠功能障碍者，也不宜用于孕妇、哺乳期妇女和18岁以下人群。可单独使用，也可与磺脲类药、双胍类药或胰岛素合用。常用药物：①阿卡波糖（拜糖平），开始25mg，每日3次，在进第一口饭时服药；若无副作用，渐增至50mg，每日3次；最大剂量100mg，每日3次。②伏格列波糖，每次0.2μg，每日3次，在进第一口饭时服药。

（4）其他：①格列酮（噻唑烷二酮）类：主要作用是增强靶组织对胰岛素

的敏感性。常用药物有罗格列酮（4～8mg/d，1次或分2次服）、吡格列酮(15～30mg/d，1次服)。②非磺脲类胰岛素促泌剂：常用药物为瑞格列奈（每次0.5～4mg，从小剂量开始，根据病情逐渐增加剂量，餐前或进餐时口服，不进餐不用药）和那格列奈（每次120mg，餐前口服）。

4. 胰岛素治疗

（1）适应证：①1型糖尿病；②糖尿病酮症酸中毒、高渗性昏迷和乳酸性酸中毒伴高血糖；③合并重症感染、消耗性疾病、视网膜病变、肾病、神经病变、急性心肌梗死、急性脑血管病；④因伴发病需外科手术治疗的围手术期；⑤妊娠和分娩；⑥2型糖尿病经饮食及口服降糖药治疗未获得良好控制；⑦胰腺切除引起的继发性糖尿病。

（2）常用制剂类型：胰岛素常用制剂类型见表1－6－3。

表1－6－3　胰岛素常用制剂类型

作用类别	制　剂	皮下注射作用时间（h）		
		开始	高峰	持续
速（短）效	普通胰岛素（regular insulin） 半慢胰岛素锌混悬液（semilente insulin）	0.5 1～2	2～4 4～6	6～8 10～16
中效	低精蛋白锌胰岛素（NPH） 慢胰岛素锌混悬液（lente insulin）	1～3	6～12	18～26
长效	精蛋白锌胰岛素注射液（PZI） 特慢胰岛素锌混悬液（ultralente insulin）	3～8	14～24	28～36

（3）使用方法：①1型糖尿病：应使用合理的组合方案达到接近生理状态下胰岛素两种分泌形式，即基础分泌和餐后高分泌。保持基础分泌量可选择睡前和早晨注射中效胰岛素，或每天注射1～2次长效胰岛素。餐后高分泌的形成可采用每餐前20～30分钟注射速效胰岛素。初次用药应审慎确定剂量，一般初始剂量为0.5～1U/（kg·d），总量的40%～50%用于维持基础分泌量，剩余的按需要分配于餐前注射。以后根据血糖及尿糖情况逐步调整，以期达到良好控制(每餐前及睡前血糖4.0～7.2mmol/L)。在疾病早期或相对稳定阶段（蜜月期），胰岛素剂量常较小，若出现感染、病情加重、手术等其他情况应增加胰岛素剂量。②2型糖尿病：空腹血糖＜7.8mmol/L时，通常不需胰岛素治疗；空腹血糖在7.8～11.1mmol/L时，若需用胰岛素，可于睡前注射中效胰岛素，亦可每天注射1～2次长效胰岛素，以维持基础分泌量。空腹血糖＞11.1mmol/L时，可每天注射2次中效胰岛素，或加用速效胰岛素，或用预混胰岛素制剂（速效胰岛素占30%、中效胰岛素占70%）；空腹血糖达到13.9mmol/L以上时，可采用1型糖尿病的用法。由于2型糖尿病有较明显的胰岛素抵抗，初始剂量可偏大些，

待血糖控制后再减少用量。胰岛素用量 <0.3U/（kg·d）时，提示可改用口服降糖药。③其他：通过使用胰岛素容器或泵、微型计算机、血糖感受器等可行持续皮下胰岛素输注或形成人工胰，使胰岛素使用更符合生理情况，目前临床尚未推广。

（4）副作用：胰岛素治疗的主要副作用是低血糖反应和过敏反应。①低血糖反应：多见于1型糖尿病病人，尤其是接受强化胰岛素治疗者，多因胰岛素注射过量或注射后未进食导致。表现为心慌、出汗、流涎、面色苍白、软弱无力、手足震颤等交感神经兴奋症状和精神不集中、头晕、迟钝、视物不清、步态不稳、甚至昏迷等。血糖低于2.8mmol/L（50mg/dl）时，轻者进食糖水或糖果，重者静脉注射50%葡萄糖液60～100ml，可反复注射，直至病人清醒，并密切观察病情，必要时继续静滴5%～10%的葡萄糖液。②过敏反应：表现为注射部位瘙痒及荨麻疹样皮疹。出现全身性荨麻疹时，可伴恶心、呕吐、腹痛等症状。严重过敏反应（如过敏性休克）罕见。发生过敏反应后，应更换胰岛素制剂，并根据不同情况给予抗组胺药物、糖皮质激素及其他对症处理。

5. 胰腺移植和胰岛组织移植　由于移植手术的复杂性、手术并发症的严重性等问题，尚未在临床推广使用。

6. 糖尿病酮症酸中毒的治疗

（1）输液：这是抢救该症的极其关键的措施。一般使用生理盐水，补液总量可按原体重10%计算，如无心力衰竭，开始补液速度应较快，前2小时内输入1000～2000ml，以补充血容量、改善周围循环和肾功能。以后根据血压、心率、每小时尿量、末梢循环情况以及必要时通过测量中心静脉压调整输液速度。再后的4小时内输入1000～2000ml，第1个24小时输入4000～5000ml，严重失水者输入6000～8000ml。如治疗前已有低血压或休克，快速输液不能有效升高血压，应输入胶体溶液并采用其他抗休克措施；对伴有心脏病、心力衰竭者，应在中心静脉压监护下调节输液速度和输液量。

（2）胰岛素治疗：首次负荷量静脉注射普通胰岛素10～20U（2小时血糖不降可再输注20U），然后以每小时每公斤体重0.1U加入生理盐水中持续静滴，当血糖降至13.9mmol/L时，改输5%葡萄糖液，并按每3～4g葡萄糖加1U普通胰岛素静滴。酮症酸中毒纠正后，改为皮下注射。

（3）纠正酸中毒：轻症病人经补液和使用胰岛素后，酸中毒可逐渐纠正，不必补碱。当血pH值降至7.1或HCO_3^-降至5mmol/L时，用5%碳酸氢钠溶液84ml，以注射用水稀释成1.25%溶液后静滴。

（4）补钾：应用胰岛素后或病人有尿时即行补钾，每小时补氯化钾1.5g，24小时内补充氯化钾总量6～10g。补钾过程中，最好采用心电图监护。病情恢复后仍需继续口服钾盐数天。

第六节　痛　风

痛风是长期嘌呤代谢障碍、血尿酸增高引起组织损伤的一组异质性疾病。根据血液中尿酸增高的原因，可分为原发性痛风和继发性痛风。前者由于先天性嘌呤代谢紊乱引起，后者因某些疾病、药物使尿酸生成过多或排泄减少所致。根据病程可分为急性期和慢性期。急性期临床表现的主要形式是急性痛风性关节炎，慢性期临床表现的主要形式是痛风石及慢性关节炎、间质性肾炎和肾结石。本病好发于中老年男性，受寒、饮酒、进食高嘌呤食物等常为急性痛风性关节炎发作的诱因。

【病因与发病机制】

1. 病因

（1）尿酸生成过多：尿酸是嘌呤代谢的最终产物，主要由细胞代谢分解的核酸和其他嘌呤类化合物以及食物中的嘌呤经酶的作用分解而来。次黄嘌呤和黄嘌呤是尿酸的直接前体，在黄嘌呤氧化酶作用下，次黄嘌呤氧化为黄嘌呤，黄嘌呤氧化为尿酸。①与嘌呤代谢有关的酶先天异常：1－焦磷酸－5－磷酸核糖（PRPP）合成酶活性增高，磷酸核糖焦磷酸酰胺移换酶的浓度或活性增高，次黄嘌呤－鸟嘌呤磷酸核糖转移酶部分缺乏，黄嘌呤氧化酶活性增高。上述酶的异常引起嘌呤代谢紊乱，尿酸生成增多。②进食高嘌呤食物：含嘌呤丰富的食物有动物内脏、鱼、虾、蛤、蟹、肉类、豌豆及啤酒等，大量进食时致嘌呤过多分解，尿酸生成增多。③细胞大量破坏或细胞异常增殖：溶血、白血病、淋巴瘤等疾病，因细胞大量破坏或异常增殖，大量核酸分解，尿酸生成过多。

（2）尿酸排泄减少：①先天性肾排泄尿酸功能缺陷致肾排泄尿酸减少。②肾脏疾病，如肾中毒、肾衰竭等，使肾脏排泄尿酸能力下降。

2. 发病机制　由于尿酸生成过多或排泄减少，使尿酸在血液中浓度升高，造成高尿酸血症，这是痛风发生的生物化学基础。血液中尿酸过高（37℃时，血浆尿酸饱和度420μmol/L）时，尿酸渗到关节、皮下、肾间质等处组织，形成结晶，在组织中沉积，诱发炎症反应。在尿酸排出时，受到氢离子浓度等的影响，可析出形成肾及尿路结石。

【病理】

1. 关节病变　急性痛风性关节炎时，可见尿酸盐沉积于关节组织内，并被白细胞吞噬，导致白细胞坏死，释放激肽等多种炎症因子，引起关节组织水肿、渗出。慢性关节炎时，尿酸盐呈细小针状结晶在关节组织沉积，围以上皮细胞、巨核细胞，刺激滑膜囊增厚、血管翳形成、软骨退行性变、骨质侵蚀、关节周围软组织纤维化，关节畸形。

2. 痛风石　在关节周围、耳轮等处的皮下组织沉积的尿酸盐结晶形成痛风石，刺激周围的纤维组织增生，形成结节。结节可向皮肤表面破溃。

3. 肾病变　肾髓质和锥体内有尿酸盐结晶沉积，周围有白细胞和巨噬细胞浸润，纤维组织增生，肾单位逐渐萎缩。

【临床表现】

1. 急性痛风性关节炎　此为痛风的首发表现，多为单一关节受累，最易受累的部位是拇趾及第一跖趾关节，其余依次为踝、膝、腕、指、肘等关节。起病前常有受寒、劳累、饮酒、进食高嘌呤食物史。常在半夜起病，因疼痛而惊醒，受累关节红、肿、热、痛，可有关节腔积液，并出现功能障碍。发作持续数小时、数天（一般不超过2周），可自然缓解（缓解期数月、数年），缓解时局部可出现脱屑与瘙痒。缓解期可无任何表现，但可反复发作。

2. 痛风石及慢性关节炎　①痛风石：除中枢神经外，痛风石可出现在身体的任何部位，最常见于耳轮、跖趾关节、掌指关节、指间关节等处。呈黄白色芝麻到鸡蛋大小不一的隆起，经皮肤破溃排出白色尿酸盐结晶，形成的溃疡不易愈合，但一般不继发感染。②慢性关节炎：慢性关节炎通常累及多个关节，且多见于关节远端，关节滑膜囊肥厚，随痛风石增大，骨及软骨破坏，出现以骨质缺损为中心的关节肿胀，关节僵硬、畸形。疼痛发作频繁、剧烈，甚至不能缓解。

3. 间质性肾炎及肾结石　①间质性肾炎：早期表现为间歇性蛋白尿，病情进展缓慢。随病程发展出现持续性蛋白尿、血尿、夜尿增多、等渗尿、高血压等，晚期出现肾衰竭。②肾结石：发生率在10%～25%之间，结石为泥沙样，多无症状。结石较大时可表现为肾绞痛、血尿。结石引起梗阻和局部损伤时，可继发感染，出现肾盂肾炎、肾积脓或肾周围炎表现。

【辅助检查】

1. 血尿酸检查　男性>420μmol/L（7mg/dl），女性>350μmol/L（6mg/dl）。

2. 尿酸结晶检查　痛风石结节破溃物或穿刺物、关节腔穿刺物在旋光显微镜下检查，可见白细胞内有双折光现象的针形尿酸盐结晶。

3. X 线检查 急性关节炎期，可见非特征性软组织肿胀。慢性期或反复发作后，可见受累关节软骨缘破坏，关节面不规则，邻近关节的骨质形成圆形或不整齐的穿凿样、虫蚀样透亮缺损，为痛风的特征。

【诊断及鉴别诊断】

1. 诊断要点 ①好发于中老年男性，常有家族史；②急性痛风性关节炎的典型表现（起病前有受寒、过劳、饮酒、进高嘌呤食物史，半夜发作且常见于拇趾及第一跖趾关节，2 周内自然缓解）；③痛风石及慢性关节炎表现；④间质性肾炎和肾结石表现；⑤血尿酸升高；⑥关节腔穿刺物或结节抽吸物检查证实为尿酸盐结晶；⑦X 线检查受累关节骨质显示特征性圆形或不整齐的穿凿样、虫蚀样透亮缺损；⑧秋水仙碱治疗疗效显著。

2. 鉴别诊断

（1）急性化脓性关节炎：①常有寒战、高热、头痛、全身酸痛等急性感染症状；②血液检查白细胞总数明显升高，中性粒细胞比例升高；③关节积液呈脓性，培养可找到致病菌。

（2）风湿性关节炎：①多见于青少年；②呈游走性、对称性、多发性大关节炎；③发病前 1 ~3 周有上呼吸道或皮肤链球菌感染史；④常伴有心脏症状；⑤抗“O”升高；⑥血沉明显加快。

（3）类风湿性关节炎：①多见于中年女性；②呈对称性四肢小关节炎，典型的梭形指；③类风湿因子阳性；④X 线显示关节间隙变窄、骨质破坏、关节畸形。

（4）假性痛风：该病是由焦磷酸钙或磷灰石沉积在关节软骨造成的关节炎，其特征是：①最常累及膝关节；②关节滑囊液检查发现焦磷酸钙或磷灰石结晶；③X 线检查显示关节软骨呈线状钙化或关节旁钙化。

【治疗】

1. 一般治疗 注意休息，急性期应绝对卧床休息，避免受累关节负重，至疼痛缓解 72 小时后始恢复活动。调节饮食，不进食高嘌呤食物（动物内脏、沙丁鱼等），严格戒酒，多饮水，每日尿量保持在 2000ml 以上。

2. 急性期治疗 控制急性关节炎。

（1）秋水仙碱：这是治疗痛风急性发作的特效药物。首次剂量 1mg，口服，以后每小时 0.5mg，口服，直至症状缓解或出现腹泻、恶心、呕吐等胃肠道反应时停用。如果首次使用即出现严重胃肠道反应，应改为静脉给药。静脉注射用秋水仙碱 1～2mg 溶于 20ml 生理盐水中，5～10 分钟内缓慢静脉注射；必要时，4～5小时后再静脉注射 1mg，24 小时总量不超过 4mg。静脉注射时特别注意勿使药液外漏，以免产生剧烈疼痛和局部组织坏死。症状缓解后（多于用药 48 小时内疼痛缓解），用秋水仙碱每次 0.5mg，每天 2～3 次，口服，持续数天后停药。口服秋水仙碱主要出现胃肠道反应，静脉注射可出现骨髓抑制、肾衰竭、弥散性血管内凝血、肝坏死等毒副作用，故应十分慎重。

（2）非甾体抗炎药：常用的有吲哚美辛、萘普生、布洛芬等。吲哚美辛首次 75～100mg，以后每次 50mg，6～8 小时 1 次，口服；布洛芬每次 0.3～0.6g，每天 2 次，口服；萘普生每次 0.4g，每天 3 次，口服。以上药物任选一种，用至症状缓解后减量，维持 5～7 天。

（3）糖皮质激素：①适应证：秋水仙碱或非甾体药物治疗无效或严重副作用不能使用者。②常用药物和用法：强的松，每次 10mg，每天 3～4 次口服，疗程不超过 2 周。为预防"症状反跳"，可同时每天给予秋水仙碱 1～2mg，口服。

3. 慢性期及发作间歇期治疗

（1）促进尿酸排泄：适用于肾功能尚好，每天尿酸排出量 <600mg 的病人。常用药物有丙磺舒（苯磺胺）、磺吡酮（苯磺唑酮）、苯溴马隆。丙磺舒，开始 0.25g，每天 2 次，2 周内渐增至 0.5g，每天 2～3 次，口服，最大剂量不超过每天 2g。磺吡酮，开始 50mg，每天 2 次，2 周内渐增至 100mg，每天 3 次，口服，最大剂量不超过每天 600mg。苯溴马隆，25～100mg，每天 1 次。上述药物服用期间，应多喝水，并同时每天口服碳酸氢钠 3～6g 以碱化尿液。

（2）抑制尿酸合成：别嘌醇，每次 100mg，每天 3 次，口服，最大剂量每天不超过 600mg。

（3）痛风石处理：痛风石较大，影响功能或破溃时，可行手术剔除。

第七章 神经精神系统疾病

第一节 周围神经疾病

周围神经包括脊神经根组成的脊神经和脑干腹外侧发出的脑神经，但不包括嗅神经和视神经，后者是中枢神经系统的特殊延伸。

常见病因包括：①特发性：原因不明，如急性和慢性炎症性脱髓鞘性多发性神经病等。②营养性及代谢性：如慢性酒精中毒、慢性胃肠道疾病、妊娠或手术后等引起营养缺乏、糖尿病、尿毒症、黏液性水肿、肢端肥大症、淀粉样变性继发营养障碍、B族维生素缺乏等。③药物影响或中毒：如氯霉素、顺铂、乙胺丁醇、甲硝唑等诱发的感觉性神经病，胺碘酮、氯喹、戒酒硫、吲哚美辛、呋喃类、异烟肼、苯妥英钠、青霉胺、长春新碱诱发的运动性神经病，酒精、有机磷农药、有机氯杀虫剂中毒。④化学品中毒：如二硫化碳、三氯乙烯、丙烯酰胺、重金属（砷、铅、汞、金和白金）中毒。⑤传染性及肉芽肿性疾病：如艾滋病、麻风病、莱姆病、白喉和败血症等。⑥血管炎性：如结节性多动脉炎、系统性红斑狼疮、类风湿性关节炎、硬皮病等。

本节主要介绍原发性三叉神经痛、特发性面神经麻痹、坐骨神经痛。

一、原发性三叉神经痛

三叉神经痛是三叉神经分布区短暂的反复发作性剧痛。三叉神经痛可分为原发性和继发性，原发性病因不明，继发性可找到明确的原因，一般由肿瘤、血管瘤、血管畸形压迫三叉神经或病毒等感染三叉神经所致。下面介绍原发性三叉神经痛。

【病因与发病机制】

尚未明确。目前推测与下列因素有关：①微小的脑膜瘤、胆脂瘤、血管瘤压迫、刺激三叉神经引起疼痛；②自身免疫反应造成三叉神经脱髓鞘、变性引起疼痛。

【病理】

三叉神经感觉根切断术活检发现神经节细胞消失，神经纤维脱髓鞘或髓鞘增厚，轴索变细或消失。部分患者可发现颅后窝异常小血管团压迫三叉神经根或延髓外侧。

【临床表现】

多见于中老年人，40 岁以上起病占 70% ~80%，女性较多，约为男性的 2~3 倍。疼痛局限于三叉神经一或两个分支分布区，第 2 支最常见，第 3 支次之，第 1 支最少见。多为单侧性，第 2、3 支合并疼痛亦较常见，极少 3 支同时受累。表现为突然发作的电击样、刀割样或撕裂样剧痛，历时短暂，每次持续数秒至 2 分钟。轻触鼻翼、颊部和舌可以诱发，这些部位称为“扳机点”。洗脸、刷牙易诱发第 2 支疼痛发作，咀嚼、哈欠和讲话易诱发第 3 支疼痛发作，以致患者不敢洗脸、进食。发作时可伴局部皮肤发红及温度升高、结膜充血和流泪，严重者伴面部肌肉反射性抽搐，口角牵向患侧，称为痛性抽搐。病程可呈周期性，分为发作期和缓解期。发作期可持续数日、数周或数月，在发作期，可数天发作 1 次或每天发作数次不等，多者 1 分钟内数次，昼夜发作，夜不成眠或睡后痛醒，病人极为痛苦，甚至有求死的想法和举动。缓解期可数日至数年。随病程发展，缓解期缩短，发作期延长，发作次数愈加频繁，每次发作时间增加，疼痛程度加重。病程长者，因病人经常用手抚摩痛处，故局部皮肤显得粗糙，但神经系统检查通常无阳性体征。

【诊断及鉴别诊断】

1. 诊断　根据原发性三叉神经痛的典型表现及神经系统检查，无阳性体征即可作出诊断。

2. 鉴别诊断

（1）舌咽神经痛：性质颇似三叉神经痛，但疼痛局限于舌咽神经分布区，即位于扁桃体、舌根、咽及耳道深部，“扳机点”在咽喉、舌根和扁桃体窝处，地卡因涂于患侧扁桃体和咽部可暂时阻止发作。

（2）牙痛：本病易误诊为牙痛，有的患者拔牙后仍疼痛不止才确诊。牙痛通常为持续性钝痛，局限于牙龈部，可因进冷、热食物加剧。X 线检查有助于鉴别。

(3) 鼻窦炎：鼻窦部持续性钝痛伴局部压痛，流大量脓涕，鼻腔检查及X线鼻窦摄片可以确诊。

(4) 非典型面痛：疼痛部位模糊不定，深在或弥散，不易定位，主要位于一侧下面部，也可为双侧，无触痛点。情绪是唯一使疼痛加重的因素，见于抑郁症、癔病及人格障碍的病人。

(5) 继发性三叉神经痛：表现为面部持续疼痛和感觉减退、角膜反射迟钝等，常合并其他脑神经麻痹。

【治疗】

1. 药物治疗 原发性三叉神经痛首选药物治疗。

(1) 抗癫痫药物：①卡马西平：常为首选，起始剂量0.1g口服，每日3次；常用剂量0.6g/d，最大剂量1.0g/d。疼痛停止后逐渐减量，采用最小有效维持量（一般为0.6~0.8g/d）维持，有效率约70%，孕妇忌用。副作用有头晕、嗜睡、口干、恶心、消化不良、行走不稳等，但多于数日后消失；偶出现皮疹、白细胞减少，需停药；曾有发生共济失调、复视、再生障碍性贫血、肝功能障碍等报道，需立即停药。②苯妥英钠：0.1g，每日3次，口服，如无效可每日增加0.05g，至0.6g/d。卡马西平或苯妥英钠单药治疗无效者，两药可合用。③氯硝西泮：6~8mg/d，口服，40%~50%的病例能完全控制，25%明显缓解。副作用有嗜睡和步态不稳，老年患者偶见短暂性精神错乱，停药后消失。卡马西平或苯妥英钠无效时可试用此药。

(2) 维生素 B_{12}：国外文献报道大剂量维生素 B_{12} 可能缓解疼痛，机制不清。剂量为1000~3000μg，肌肉注射，每周2~3次，连用4~8周为1个疗程。一般无副作用，偶有一过性头晕、全身痛痒和复视等。

(3) 哌咪清：文献报道哌咪清治疗顽固性三叉神经痛疗效优于卡马西平。剂量为第1~4天，4mg/d；第5~9天，6mg/d；第10~14天，8mg/d；第14天以后，12mg/d，均分为2次口服。约83.3%的病例出现手颤、记忆力减退、睡眠中肢体抖动等副作用，多见于用药后4~6周，通常不需终止治疗。

2. 封闭疗法 服药无效者用无水酒精、甘油封闭三叉神经分支或半月神经节，使之发生变性，注射区面部感觉缺失，以获得止痛效果。

3. 手术 传统方法是三叉神经感觉根部分切断术。近年来新推出的治疗方法为微血管减压术，手术暴露脑桥三叉神经感觉根及压迫该神经的异常走行或扭曲的血管，无需切断神经即可取得止痛效果。近期疗效达80%以上，并发症包括听力减退或丧失，面部感觉减退，滑车、外展、面神经暂时性麻痹等。

4. 其他治疗 三叉神经半月神经节射频热凝术、针灸治疗等。

二、特发性面神经麻痹

特发性面神经麻痹是茎乳突孔内面神经非特异性炎症导致的周围性面瘫，又称 Bell 麻痹。属脑神经疾病。

【病因及病理】

面神经炎的病因尚未完全阐明。由于骨性面神经管仅能容纳面神经通过，面神经一旦发生炎性水肿，必然导致面神经受压。感受风寒、病毒感染（如带状疱疹）和自主神经功能不稳等可引起局部神经营养血管痉挛，导致神经缺血水肿。

主要病理改变为面神经水肿、脱髓鞘，严重者可出现轴索变性。

【临床表现】

本病可发生于任何年龄，病前多有头面部受风受凉史。通常急性起病，症状可于数小时或 1~3 日内达到高峰。病初可伴麻痹侧乳突区、耳内或下颌角疼痛。一侧面肌瘫痪表现为：额纹消失，不能皱额蹙眉；眼裂变大，不能闭合或闭合不全；Bell 征，即闭眼时眼球向上外方转动，显露白色巩膜；鼻唇沟变浅；口角下垂，口角偏向健侧；鼓腮和吹口哨漏气（口轮匝肌瘫痪），食物常滞留于病侧齿颊之间（颊肌瘫痪）。鼓索以上的面神经病变时，出现同侧舌前 2/3 味觉丧失；面神经在发出镫骨肌支以上病变时，出现同侧舌前 2/3 味觉丧失和听觉过敏；膝状神经节病变时，除有周围性面瘫、舌前 2/3 味觉障碍和听觉过敏外，还可有患侧乳突部疼痛、耳廓和外耳道感觉减退、外耳道或鼓膜疱疹，称 Hunt 综合征。症状从 2~3 周开始改善，大多数在 1 个月内恢复，重者可遗留程度不同的面瘫、同侧面肌痉挛或鳄泪征（咀嚼食物时病侧流泪）等。

【诊断及鉴别诊断】

1. 诊断 根据病前头面部受风受凉史和典型的临床表现即可诊断。

2. 鉴别诊断

（1）中枢性面瘫：由脑血管病引起。表现为面下部肌肉瘫痪，即颊肌、口开大肌、口轮匝肌等麻痹，故患者于静止位时该侧鼻唇沟变浅，口角下垂，口角歪向健侧。面上部无肌肉瘫痪，能闭眼、扬眉、皱眉，面额纹与对侧深度相等，眉毛高度与睑裂大小均与对侧无异。中枢性面瘫往往伴有偏瘫、腱反射亢进、锥体束征阳性等。

（2）Guillain－Barre 综合征：可出现周围性面瘫，但以双侧性、对称性、进行性肢体瘫痪和手套袜子样肢体感觉障碍及脑脊液蛋白－细胞分离现象为特征性表现。

（3）其他原因引起面神经麻痹：中耳炎、迷路炎、乳突炎、腮腺炎等可并发面神经麻痹，根据病史和特殊表现可以鉴别。

【治疗】

1. 急性期治疗（病程1～2周）

（1）糖皮质激素：可减轻面神经水肿、缓解神经受压和促进神经功能恢复。常选用泼尼松，30mg/d，顿服或分3次口服，连续5天，随后在7～10天内逐渐减量、停药。

（2）B族维生素：可促进神经髓鞘恢复。维生素 B_1、B_6 各10～20mg，每日3次，口服。维生素 B_{12} 500μg，每日1次，肌肉注射。

（3）氯苯氨丁酸：可通过减低肌张力改善局部血循环，但个别病人可能出现恶心、呕吐和嗜睡等副作用。每次5mg，每日3次，口服，可逐渐增量至30～40mg/d，分3次口服。

（4）其他：行茎乳突孔附近超短波透热疗法、红外线照射等，有利于改善局部血循环，消除神经水肿。眼裂明显不能闭合者，戴防护眼罩，并给予抗生素眼药水和眼膏。

2. 恢复期治疗（病程2周后）

（1）药物治疗：①继续使用B族维生素。②加兰他敏，肌肉注射，促进面肌收缩功能的恢复。

（2）针刺和康复治疗：针刺治疗主要取翳风、听宫、听会、太阳、攒竹、地仓、下关、颊车等，可促进神经功能的恢复。康复治疗应在患侧面肌活动开始恢复时尽早进行，主要是功能训练，对着镜子皱眉、举额、闭眼、露齿、鼓腮和吹口哨等，每日数次，每次数分钟，辅以面部肌肉按摩。

【预后】

轻度面瘫无论治疗与否，痊愈率可达92%以上。年轻患者预后好。老年患者发病时伴乳突疼痛或合并糖尿病、高血压、动脉硬化、心绞痛或心肌梗死者，预后较差。病后10天面神经出现失神经电位通常需3个月恢复。完全性面瘫患者病后1周内检查面神经传导速度可判定预后，如患侧诱发动作电位M波的波幅为健侧的30%或以上，可望2个月内恢复；如为10%～30%需2～8个月恢复，可能出现合并症；如仅10%或以下需6～12个月恢复，可伴面肌痉挛及联带运动等合并症。

三、坐骨神经痛

坐骨神经痛是沿坐骨神经通路及其分布区的疼痛综合征。坐骨神经由L_4～S_3神经根组成，是全身最长最粗的神经，经臀分布于整个下肢。

【病因病机】

根据病因，坐骨神经痛可分为原发性和继发性。原发性坐骨神经痛也称为坐骨神经炎，多与感染（牙齿、鼻窦和扁桃体等感染）、代谢障碍（糖尿病等）有关，临床上少见；继发性坐骨神经痛是坐骨神经通路附近组织、器官病变压迫或刺激所致，临床上多见。根据病变部位分为根性坐骨神经痛和干性坐骨神经痛。①根性坐骨神经痛：主要由椎管内和脊椎病变造成，以腰椎间盘脱出最常见，其他原因有腰椎肥大性脊柱炎、腰骶硬脊膜神经根炎、脊柱结核、椎管狭窄、血管畸形、腰骶段椎管内肿瘤或蛛网膜炎等。②干性坐骨神经痛：多为腰骶丛和神经干邻近病变所致，如髋关节炎、髋关节结核或半脱位、盆腔肿瘤、子宫附件炎、妊娠子宫压迫、臀肌注射不当、臀部外伤和感染等。

【临床表现】

1. 腰腿疼痛　特点是沿坐骨神经径路的放射性疼痛，多为单侧性。疼痛自腰部（根性坐骨神经痛）或臀部（干性坐骨神经痛）开始，沿股后部、小腿后外侧、足外侧放射。疼痛呈持续钝痛或烧灼样痛，可有阵发性加剧。夜间重，行走、活动或牵拉可诱发或加重，患者常采取减痛姿势（患肢微屈和向健侧卧位，仰卧起立时病侧膝关节弯曲，坐时健侧臀部先着力，站立时脊柱向患侧凸等）。

2. 坐骨神经压痛点压痛　坐骨神经压痛点有腰点（4、5 腰椎棘突或两侧）、臀点（坐骨孔上缘）、股后点（坐骨结节与股骨大粗隆连线的中点）、腘点（腘窝中央部）、腓点（腓骨小头后侧）、踝点（外踝后侧）等。

3. 直腿抬高试验阳性　直腿抬高试验（Lasegue 征）阳性是坐骨神经痛的特征性体征。做患侧直腿抬高试验时，同侧下肢疼痛称 Lasegue 征阳性，对侧下肢出现疼痛称交叉性 Lasegue 征阳性。一侧阳性者约 95%，两侧阳性者约 60%。

4. 其他　①压颈静脉试验（压迫两侧颈静脉至头感到发胀）可加剧下肢疼痛。②麦氏（Macey）试验阳性，即病人坐位，固定其下肢，将躯干后仰，诱发或加重患肢疼痛。③可见患侧臀肌松弛、小腿萎缩、小腿及足背外侧感觉减退、踝反射减弱或消失。

【诊断】

根据临床表现初步可作出坐骨神经痛的诊断。根性坐骨神经痛有以下特点：①腰骶部疼痛及压痛明显，屈颈或增加腹内压疼痛加剧；②感觉障碍呈根性分布；③压颈静脉试验和麦氏试验阳性；④腰骶部 X 线摄片、CT、MRI 等医学影像学检查可发现腰椎间盘脱出、腰椎肥大性脊柱炎、脊柱结核、椎管狭窄等病变。干性坐骨神经痛有以下特点：①疼痛及压痛部位在臀部及以下，屈颈或增加腹内压疼痛不加剧；②压颈静脉试验和麦氏试验阴性；③可有臀部肌肉外伤、臀部肌肉注射药物不当、臀部感染、坐骨神经在坐骨大孔处行走异常等病史；④骨盆、盆腔部 X 线摄片、CT、B 超等医学影像学检查可发现髋关节炎、髋关节结核或半脱位、盆腔肿瘤、子宫附件炎、妊娠子宫压迫等病因。

【治疗】

1. 病因治疗 应根据不同病因采取不同的治疗措施。例如腰椎间盘脱出可采用卧硬板床休息、牵引、髓核吸出、手术切除等。

2. 对症治疗 ①止痛：可选用非甾体类镇痛药如阿司匹林、扑热息痛、萘普生、布洛芬、丁苯乙酸等，严重病例可使用糖皮质激素，如泼尼松、地塞米松等。②肌肉痉挛：可选用安定或环苯扎林。

3. 其他治疗 针灸、理疗、药物封闭等。

第二节　急性炎症性脱髓鞘性多发性神经病

急性炎症性脱髓鞘性多发性神经病（AIDP），又称为 Guillain - Barre 综合征（GBS），是一种与感染有关和免疫机制参与的特发性周围神经病。

【病因与发病机制】

本病的病因与发病机制尚未完全阐明。可发生于感染性疾病、疫苗接种或外科处理后，也可无明显诱因。临床及流行病学证据显示，与先期空肠弯曲菌（CJ）感染有关，以腹泻为前驱感染的 GBS 患者 CJ 感染率可高达 85%。CJ 是一种革兰阴性微需氧弯曲菌，有多种血清型，与 GBS 有关的血清型主要为 2、4 和 19 型，我国以 Penner19 型最常见。CJ 感染潜伏期为 24 ~ 72 小时，最初为水样便，后变为脓血便，1 周左右恢复，GBS 常在腹泻停止后发病，故分离 CJ 较困难。本病还可能与巨细胞病毒、EB 病毒、肺炎支原体、乙型肝炎病毒（HBV）

和人类免疫缺陷病毒（HIV）等感染有关。

GBS似乎有免疫学基础，有人报道白血病、淋巴瘤和器官移植后应用免疫抑制剂出现GBS，系统性红斑狼疮和桥本甲状腺炎等自身免疫病可合并GBS。

【临床表现】

1. 肢体瘫痪　急性或亚急性起病，出现肢体对称性弛缓性瘫痪，通常自双下肢开始，近端常较远端明显，多于数日至2周达到高峰。病情危重者在1~2日内迅速加重，出现四肢完全性瘫痪，呼吸肌和吞咽麻痹，危及生命。如对称性瘫痪在数日内自下肢上升至上肢并累及脑神经，称为Landry上升性麻痹。

2. 肢体感觉异常　感觉异常通常不如运动症状明显，但较常见，如烧灼、麻木、刺痛和不适感等，可先于瘫痪或同时出现，约30%的患者有肌肉痛。感觉缺失较少见，呈手套袜子形分布，震动觉和关节运动觉不受累。少数病例出现Kernig征、Lasegue征等神经根刺激征。

3. 脑神经麻痹　少数患者出现脑神经麻痹，可为首发症状，常见双侧面神经瘫痪，其次为球麻痹，数日内必然会出现肢体瘫痪。

4. 自主神经功能紊乱　表现较明显，如窦性心动过速、心律失常、体位性低血压、高血压、出汗增多、皮肤潮红、手足肿胀及营养障碍、暂时性尿潴留、麻痹性肠梗阻等。

【辅助检查】

1. 脑脊液检查　脑脊液呈现蛋白－细胞分离是本病特征性表现，即蛋白增高而细胞数正常，出现在病后2~3周，但第1周正常。少数病例脑脊液细胞数可达（20~30）$\times 10^6$/L。

2. 心电图检查　严重病例可出现心电图异常，常见窦性心动过速、T波改变（如T波低平）和QRS波电压增高。

3. 电生理检查　可发现运动及感觉神经传导速度（NCV）明显减慢，出现轴索损害表现。

【诊断及鉴别诊断】

1. 诊断　①病前1~4周可追溯到胃肠道或呼吸道感染病史、疫苗接种史；②急性或亚急性起病，四肢对称性下运动神经元瘫痪，末梢型感觉障碍及脑神经受累；③脑脊液检查呈现蛋白－细胞分离现象；④电生理检查可发现运动及感觉神经传导速度（NCV）明显减慢及轴索损害表现。

2. 鉴别诊断

（1）低血钾型周期性瘫痪：由低血钾或甲亢引起，无病前感染史，起病快（数小时～1天），恢复也快（2～3天），弛缓性四肢瘫痪，近端重于远端，无呼吸肌麻痹、脑神经受累及感觉障碍，脑脊液正常，补钾治疗有效，常有既往发作史。

（2）脊髓灰质炎：多在发热数日后、体温未完全恢复正常时出现瘫痪，常累及一侧下肢，无感觉障碍及脑神经受累。病后3周可见脑脊液检查呈现蛋白－细胞分离现象。

【治疗】

1. 一般治疗 给予流质饮食，不能吞咽者可取坐位鼻饲，以免食物误入气管引起窒息。出现肠梗阻迹象应禁食，并给予西沙必利等肠动力药物。定时给病人翻身拍背、雾化吸入和吸痰等，以保持呼吸道通畅。保持床单平整并勤翻身，预防褥疮等并发症。重症病例应持续心电监护。

2. 病因治疗

（1）血浆交换（PE）：每次交换血浆量按40ml/kg体重或1～1.5倍血浆容量计算，可用5%白蛋白复原血容量，减少使用血浆的并发症。轻、中和重度病人每周应分别做2次、4次和6次PE。主要禁忌证为严重感染、心律失常、心功能不全及凝血系统疾病等。

（2）免疫球蛋白静脉滴注（IVIG）：成人剂量0.4g/（kg·d），连用5天，尽早或在出现呼吸肌麻痹前应用。临床试验比较IVIG、PE及两者合用的疗效无差异，推荐单一应用。禁忌证为先天性IgA缺乏，因免疫球蛋白制剂含少量IgA，此类患者用后可导致IgA致敏，再次应用可发生过敏反应。可有发热和面红等副作用，减慢输液速度即可减轻。个别报道发生无菌性脑膜炎、肾衰竭和脑梗死，后者可能与血液黏度增高有关。

IVIG和PE是AIDP的一线治疗，可消除外周血免疫活性细胞、细胞因子和抗体等，减轻神经损害。尽管两种疗法的费用昂贵，PE需在有特殊设备的医疗中心进行，但对严重或快速进展病例，早期应用可能改变病程及减少辅助通气的花费。

（3）糖皮质激素：不具备IVIG和PE应用条件的患者可试用甲基泼尼松龙，500mg/d，静脉滴注，连用5～7天；或地塞米松10mg/d，静脉滴注，连用7～10天。

2. 对症治疗

（1）辅助呼吸：呼吸肌麻痹是GBS的主要危险，重症患者应在重症监护病房治疗，密切观察呼吸情况，当患者出现气短、肺活量降至1L以下或动脉氧分压低于70mmHg时可行辅助呼吸。通常先行气管内插管，1天以上不好转应气管切开并插管，接呼吸器。呼吸器的管理至关重要，可根据病人症状及血气分析调节通气量。

（2）尿潴留：出现尿潴留时，可加压按摩下腹部，无效时留置导尿。

（3）便秘：出现便秘时，可用番泻叶代茶饮或用肥皂水灌肠。

（4）肢体疼痛：常用非阿片类镇痛药，或试用卡马西平和阿米替林，有时短期应用大剂量激素有效。

3. 康复治疗 使用针灸、按摩、理疗和步态训练等治疗措施，促进瘫痪肢体的恢复，防止足下垂畸形等。

【预后】

本病为自限性，大多数病人预后良好，2个月到1年内逐渐恢复，约70%～75%的病人完全恢复，25%遗留轻微神经功能缺损，5%死亡，通常死于呼吸衰竭。有前期空肠弯曲菌感染证据者预后较差，病理以轴索变性为主者病程较迁延且恢复不完全。高龄、起病急骤或辅助通气者预后不良。早期有效治疗及支持疗法可降低重症病例的死亡率。

第三节 脑血管疾病

脑血管疾病（CVD）是神经系统常见病和多发病，死亡率约占所有疾病的10%，是目前人类疾病三大死亡原因之一，50%～70%的存活者遗留瘫痪、失语等严重残疾，给社会和家庭带来沉重负担。我国1986～1990年大规模人群调查显示，脑卒中年发病率为109.7～217/10万，患病率719～745.6/10万，死亡率116～141.8/10万。脑卒中发病率男女比例为1.3～1.7：1。发病率、患病率和死亡率随年龄增长而增长，45岁后增长明显，65岁以上人群增长更显著。脑卒中发病率与环境、饮食习惯和气候（纬度）等因素有关，我国脑卒中总体分布呈北高南低、西高东低的特征。

脑血管疾病分类：①依据神经功能缺失持续的时间，不足24小时者称为短暂性脑缺血发作（TIA），超过24小时者称为脑卒中。②依据病情严重程度分为小卒中（minor stroke）、大卒中（major stroke）和静息性卒中（silent stroke）。③依据病理性质可分为缺血性卒中和出血性卒中，前者又称为脑梗死，包括脑血栓形成和脑栓塞；后者包括脑出血和蛛网膜下腔出血。

一、短暂性脑缺血发作

短暂性脑缺血发作（TIA）是指一过性脑缺血导致突发性、短暂性、可逆性神经功能障碍。发作持续数分钟，通常在30分钟内完全恢复，超过2小时常遗留轻微神经功能缺损表现，或CT及MRI显示脑组织缺血征象。传统的TIA定义时限为神经功能障碍在24小时内完全恢复。

【病因与发病机制】

TIA病因尚不完全清楚。目前有以下解释：①微栓子学说：Fisher（1954年）提出微栓子学说，他认为，血流分层平流现象可使某一来源微栓子反复地带到同一血管分支，形成微栓塞并反射性刺激小动脉痉挛，导致脑部区域性缺血，反复出现刻板样雷同症状，栓塞血管内皮细胞受到刺激可分泌大量溶栓酶，使小栓子溶解，血管再通，临床症状缓解。微栓子主要来源于颈内动脉狭窄处附壁血栓及动脉粥样硬化斑块脱落。大动脉近端分叉处长期受血流剪切力影响，易使血管内膜损伤并形成粥样硬化斑，斑块内出血、溃疡，在血压突然升高时使斑块脱落，阻塞小动脉，出现缺血症状，栓子破碎或溶解移向远端时血流恢复，症状消失。脱落的斑块是血管内皮细胞层以上部分，内皮下胶原直接暴露于血流后可吸附血小板及纤维蛋白原形成新的微血栓，反复脱落产生TIA症状，抗凝治疗可显著减少TIA复发。②脑血管痉挛学说：该学说认为，脑动脉硬化狭窄可形成血流漩涡，刺激血管壁发生痉挛，钙拮抗剂治疗TIA有效支持此学说。③血液成分改变：真性红细胞增多症、血小板增多症、白血病、异常蛋白血症、高凝状态和镰状细胞贫血、低血压和心律失常所致血流动力学改变、脑外盗血综合征和颈椎病导致椎动脉受压等，均可引起TIA。

【临床表现】

TIA多发于中老年人（50~70岁），男性较多。发病突然，迅速出现局限性神经功能缺失症状，数分钟达到高峰，持续数分钟或十余分钟缓解，不遗留后遗症，反复发作，每次发作症状相似。根据神经功能缺失症状表现分为颈内动脉系统TIA和椎－基底动脉系统TIA。

1. 颈内动脉系统TIA　通常持续时间短，发作频率低，较多进展为脑梗死。

（1）常见症状：对侧单肢无力或轻偏瘫，可伴对侧面部轻瘫，为大脑中动脉供血区或大脑中动脉－前动脉皮质支分水岭区缺血表现。

（2）特征性症状：①眼动脉交叉瘫（病变侧单眼一过性黑矇、对侧偏瘫及感觉障碍）和Horner征交叉瘫（病变侧Horner征、对侧偏瘫）；②主侧半球受累出现失语症。此为大脑中动脉皮质支缺血累及大脑外侧裂周围区。

(3) 可能出现的症状：①对侧偏身麻木或感觉减退，为大脑中动脉供血区或大脑中－后动脉皮质支分水岭区缺血；②对侧同向性偏盲，较少见，为大脑中－后动脉皮质支分水岭区缺血使顶、枕、颞交界区受累所致。

2. 椎－基底动脉系统 TIA　持续时间长，发作频率高，进展至脑梗死机会较少。

(1) 常见症状：眩晕、平衡障碍，大多不伴耳鸣，少数伴耳鸣（内听动脉缺血使内耳受累）。

(2) 特征性症状：①跌倒发作：患者转头或仰头时下肢突然失去张力而跌倒，无意识丧失，可很快自行站起（脑干网状结构缺血）；②短暂性全面性遗忘症：发作性短时间记忆丧失，持续数分至数十分钟，病人对此有自知力，伴时间、地点、定向障碍，谈话、书写和计算能力正常；③双眼视力障碍（双侧大脑后动脉距状支缺血累及枕叶视皮质）。

(3) 可能出现的症状：①急性发生的吞咽困难、饮水呛咳及构音障碍；②小脑性共济失调；③意识障碍伴或不伴瞳孔缩小；④一侧或双侧面、口周麻木及交叉性感觉障碍；⑤眼外肌麻痹及复视；⑥交叉性瘫痪。

【辅助检查】

1. 彩色经颅多普勒脑血流检查　可显示血管狭窄、动脉粥样硬化斑，发作频繁的 TIA 病人可行微栓子监测。

2. 单光子发射计算机断层扫描　可发现局部脑灌流量减少程度及缺血部位。

3. 正电子发射断层扫描（PET）　可显示局灶性代谢障碍。

4. 数字减影血管造影（DSA）　可见颈内动脉粥样硬化斑块、狭窄等。

5. 其他检查　EEG、CT 或 MRI 检查大多正常，部分病例（发作时间 >20 分钟）在 MRI 弥散加权（DMI）可显示片状缺血灶。

【诊断及鉴别诊断】

1. 诊断　绝大多数 TIA 病人就诊时症状已消失，临床诊断主要依靠病史，症状典型者诊断不难。应注意 TIA 临床诊断扩大化倾向，TIA 最常见表现是运动障碍，如患者仅表现部分肢体或一侧面部感觉障碍、视觉丧失或失语发作，诊断须慎重。某些常见症状如麻木、头昏等并非 TIA；意识丧失不伴后循环（椎－基底动脉）障碍的其他体征、强直性及（或）阵挛性发作、躯体多处持续进展性症状、闪光暗点等不属于 TIA 特征性症状。

2. 鉴别诊断

（1）可逆性缺血性神经功能缺损（RIND）或小卒中：脑缺血导致神经功能缺损症状超过24小时，可在数日至3周内完全或近于完全消失。

（2）短暂发作性神经疾病：局灶性癫痫、偏瘫型偏头痛、基底动脉型偏头痛、内耳性眩晕、晕厥、阿－斯综合征等均引起发作性全脑供血不足，须注意鉴别。这组疾病可出现头昏、晕倒及意识丧失，但通常缺乏局灶性神经症状，心电图可有异常。

（3）其他：多发性硬化、慢性硬膜下血肿、脑膜瘤、胶质瘤、脑脓肿及脑内寄生虫病等也可出现类似TIA症状，应注意鉴别。

【治疗】

TIA治疗的目的是消除病因、减少及预防复发、保护脑功能，对短时间内反复发作的病例应采取有效治疗，防止脑梗死发生。

1. 病因治疗 病因明确者应针对病因进行治疗，控制卒中危险因素。积极治疗动脉粥样硬化、高血压、心脏病、糖尿病、高脂血症和颈椎病等，消除微栓子来源和血液动力学障碍。

2. 药物治疗 预防进展或复发，防治TIA后再灌注损伤，保护脑组织。

（1）抗血小板聚集药：可减少微栓子及TIA复发。①阿司匹林：50～150mg/d，晚餐后服用，仍有TIA时可加大剂量。副作用包括消化不良、恶心、腹痛、腹泻、皮疹、消化性溃疡、胃炎及胃肠出血等。②盐酸噻氯匹定：125～250mg，每日1～2次，口服。副作用为皮疹、腹泻，偶可发生严重但可逆的中性粒细胞减少症，用药前3个月应定期检查血象。③氯吡格雷：75mg/d，口服，通过不可逆地结合血小板表面二磷酸腺苷（ADP）受体抑制血小板聚集，减少缺血性卒中发病率。腹泻、皮疹等副作用较阿司匹林常见。④潘生丁：25～50mg，每日3次，口服；缓释潘生丁200mg与阿司匹林25mg同用，每日2次，可预防卒中。

（2）抗凝药物：用于心源性栓子引起的TIA，预防TIA复发。消化性溃疡病或严重高血压为禁忌证。常选用肝素100mg加入生理盐水500ml内静脉滴注，20～30滴/分，紧急时可用50mg静脉注射，达到快速肝素化，再用50mg静脉滴注，滴速8～15滴/分。每日至少测定一次部分凝血活酶时间（APTT），根据APTT调整剂量，维持在治疗前APTT值的1.5～2.5倍。亦可选用华法林6～12mg，每晚1次口服，3～5日后改为2～6mg维持，剂量调整至每晨凝血酶原时间（PT）为对照组1.5倍或国际标准化比值（INR）3.0～4.0。其他抗凝药物有尿激酶、巴曲酶、安克洛和蚓激酶等。

（3）血管扩张药：烟酸占替诺600～900mg加入5%或10%的葡萄糖溶液中静脉滴注，每日1次。亦可使用钙通道拮抗剂尼莫地平、西比灵等。

（4）扩容药：低分子右旋糖酐500ml静脉滴注，每日1次，可扩充血容量、稀释血液和改善微循环。

【预后】

未经治疗或治疗无效的病例，1/3约1个月左右发展为脑梗死，1/3继续发作，1/3可自行缓解。

二、脑血栓形成

脑血栓形成是脑梗死最常见的类型，是脑动脉主干或皮质支动脉粥样硬化，导致血管增厚、管腔狭窄闭塞和血栓形成，引起脑局部血流减少或供血中断，脑组织缺血、缺氧，软化坏死，出现局灶性神经系统症状的一种疾病。

脑梗死是缺血性卒中的总称，包括脑血栓形成、腔隙性梗死和脑栓塞等，是指脑血液供应障碍，导致局限性脑组织缺血性坏死或脑软化。

【病因与发病机制】

动脉粥样硬化是本病的基本病因。高脂血症、糖尿病、高血压病可加速动脉粥样硬化的进程。脑动脉粥样硬化主要发生在管径500μm以上的动脉，粥样硬化斑导致管腔狭窄和血栓形成，可发生于颈内动脉系统和椎－基底动脉系统的任何部位，动脉分叉处多见，如颈总动脉与颈内、外动脉分叉处，大脑前、中动脉起始段，椎动脉在锁骨下动脉的起始部，椎动脉进入颅内段，基底动脉起始段及分叉部。

【病理】

脑梗死发生率颈内动脉系统约占4/5，椎－基底动脉系统约占1/5。闭塞的血管依次为颈内动脉、大脑中动脉、大脑后动脉、大脑前动脉及椎－基底动脉等。闭塞血管内可见动脉粥样硬化或血管炎改变、血栓形成。脑缺血一般形成白色梗死，梗死区脑组织软化、坏死，伴脑水肿和毛细血管周围点状出血，大面积脑梗死可发生出血性梗死。缺血、缺氧性损害可出现神经细胞坏死和凋亡。

急性脑梗死病灶由中心坏死区及周围的缺血半暗带组成。坏死区由于完全性缺血导致脑细胞死亡，但缺血半暗带仍存在侧支循环，可获得部分血液供应，尚有大量可存活的神经元，如果血流迅速恢复使脑代谢改善，损伤仍然可逆，神经细胞仍可存活并恢复功能。因此，保护这些可逆性损伤神经元是急性脑梗死治疗的关键。

脑梗死区血流再通后氧与葡萄糖供应及脑代谢恢复，脑组织损伤理应得到恢复。然而，实际上并非如此，这是因为存在有效时间，即再灌注时间窗，如果脑血流再通超过此时间窗时限，脑损伤可继续加剧，产生再灌注损伤。研究证实，脑缺血超早期治疗时间窗为6小时之内。缺血半暗带和再灌注损伤概念的提出，更新了急性脑梗死的临床治疗观念，抢救缺血半暗带的关键是超早期溶栓治疗，减轻再灌注损伤的核心是积极采取脑保护措施。

【临床分型】

1. 依据病程演变过程分型

（1）完全性卒中：发生缺血性卒中后神经功能缺失症状较严重，进展较迅速，常于数小时内达到高峰。

（2）进展性卒中：缺血性卒中发病后神经功能缺失症状较轻微，但呈渐进性加重，在48小时内仍不断进展，直至出现较严重的神经功能缺损。

（3）可逆性缺血性神经功能缺失：缺血性卒中发病后神经功能缺失症状较轻，但持续存在，可在3周左右恢复。

2. 依据临床表现和神经影像学检查证据分型

（1）大面积脑梗死：通常是颈内动脉主干、大脑中动脉主干或皮质支完全性卒中，表现为病灶对侧完全性偏瘫、偏身感觉障碍及向病灶对侧凝视麻痹。椎－基底动脉主干梗死可见意识障碍、四肢瘫痪和多数脑神经麻痹等，呈进行性加重，出现明显的脑水肿和颅内压增高征象，甚至发生脑疝。

（2）分水岭脑梗死：是相邻血管供血区分界处或分水岭区局部缺血，也称边缘带脑梗死。多因血流动力学障碍所致，发生于颈内动脉严重狭窄或闭塞伴全身血压降低时，症状较轻，恢复较快。

（3）出血性脑梗死：脑梗死灶的动脉坏死使血液漏出或继发出血，常见于大面积脑梗死后。

（4）多发性脑梗死：两个或两个以上不同供血系统脑血管闭塞引起的梗死，为反复发生脑梗死所致。

【临床表现】

脑血栓形成造成的脑梗死多见于中、老年人，近年来有发病低龄化倾向。常在安静或睡眠中发病，部分病例有TIA前驱症状，如肢麻、无力等，局灶性体征多在发病后10余小时或1～2日达到高峰，病人意识清楚或有轻度意识障碍。常见的脑梗死临床综合征包括：

1. 颈内动脉闭塞综合征　严重程度差异颇大，取决于侧支循环状况。颈内动脉卒中可无症状，症状性闭塞出现单眼一过性黑朦，偶见永久性失明（视网膜动脉缺血）或Horner征（颈上交感神经节节后纤维受损），伴对侧偏瘫、偏身感觉障碍或同向性偏盲等（大脑中动脉缺血），优势半球受累伴失语症，非优势半球可有体像障碍。

2. 大脑中动脉闭塞综合征　主干闭塞导致病灶对侧中枢性面舌瘫与偏瘫（基本均等性）、偏身感觉障碍及偏盲（三偏），优势半球受累出现完全性失语症，非优势半球出现体像障碍。

3. 椎－基底动脉闭塞综合征　基底动脉或双侧椎动脉闭塞是危及生命的严重脑血管事件，引起脑干梗死，出现眩晕、呕吐、四肢瘫、共济失调、昏迷和高热等。中脑受累出现中等大固定瞳孔，脑桥病变出现针尖样瞳孔。常见眼球垂直性歪扭斜视、娃娃头或冰水试验眼球水平运动缺如或不对称，眼球向偏瘫侧同向偏视，垂直性眼球运动可受损。中脑支闭塞出现Weber综合征（动眼神经交叉瘫）、Benedt综合征（同侧动眼神经瘫，对侧不自主运动）。小脑梗死可出现眩晕、呕吐、眼球震颤、共济失调、站立不稳和肌张力降低等。

【辅助检查】

1. 影像学检查　①CT检查：是目前确诊本病的主要手段，应常规进行。多数病例发病24小时后逐渐显示低密度梗死灶，发病后2～15日可见均匀片状或楔形的明显低密度灶，大面积脑梗死伴脑水肿和占位效应，出血性梗死呈混杂密度。应注意病后2～3周梗死吸收期，病灶水肿消失及吞噬细胞浸润可与脑组织等密度，CT上难以分辨，称为“模糊效应”。增强扫描有诊断意义，梗死后5～6日出现增强现象，1～2周最明显，约90%的梗死灶显示不均匀的病变组织。但有时CT不能显示脑干、小脑较小梗死灶。②MRI检查：可清晰显示早期缺血性梗死图像，梗死后数小时即出现T_1低信号、T_2高信号病灶，出血性梗死显示其中混杂T_1高信号。增强MRI较平扫敏感。功能性MRI弥散加权成像（DWI）可早期诊断缺血性卒中，发病2小时内即显示缺血病变，为早期治疗提供重要信息。③DSA检查：可发现血管狭窄部位。

2. 经颅多普勒（TCD）检查　可发现颈动脉及颈内动脉狭窄、动脉粥样硬化斑或血栓形成。

【诊断及鉴别诊断】

1. 诊断　中年以上脑动脉硬化患者在休息或睡眠中发病，一至数日出现脑局灶性损害，多表现为三偏征（为中枢性面舌瘫与偏瘫、偏身感觉障碍及偏盲），一般无意识障碍，可初步考虑脑血栓形成，CT 或 MRI 检查发现梗死灶可以确诊。

2. 鉴别诊断

（1）脑出血、蛛网膜下腔出血、脑栓塞：脑血栓形成与脑出血、蛛网膜下腔出血、脑栓塞的鉴别见表 1－7－1。

（2）颅内占位病变：颅内肿瘤、硬膜下血肿和脑脓肿可呈卒中样发病，出现偏瘫等局灶性体征，颅内压增高征象不明显时易与脑血栓形成混淆，鉴别主要依靠 CT 或 MRI 检查。

表 1－7－1　脑血栓形成与脑出血、蛛网膜下腔出血、脑栓塞的鉴别

鉴别点	缺血性脑血管病		出血性脑血管病	
	脑血栓形成	脑栓塞	脑出血	蛛网膜下腔出血
发病年龄	多在 60 岁以上	青壮年多见	55～56 岁多见	各年龄组均有
常见病因	动脉粥样硬化	风湿性心脏病	高血压及动脉硬化	动脉瘤、血管畸形、动脉粥样硬化
起病时情况	多在安静时	不定	多在活动时	多在活动时
起病急缓	较缓（时、日）	最急（秒、分）	急（分、小时）	急（分）
昏迷	无或轻	少、短暂	深而持续	少、短暂、较浅
头痛	无	少有	重	剧烈
呕吐	少见	少见	多见	多见
血压	正常或增高	多正常	明显增高	正常或增高
瞳孔	多正常	多正常	患侧大	患侧大或正常
眼底	动脉硬化	动脉栓塞	出血、视乳头水肿	出血、视乳头水肿、玻璃体下出血
偏瘫	多见	多见	多见	无
脑膜刺激征	无	无	可有	明显
脑脊液	正常	正常	可呈血性、压力增高	血性、压力增高
CT 检查	脑内低密度区	脑内低密度区	脑内高密度区	蛛网膜下腔可见高密度区

【治疗】

1. 溶栓治疗　力争在发病后 3～6 小时（治疗时间窗）内实施溶栓治疗。溶栓治疗可恢复梗死区血流灌注，减轻神经元损伤，挽救缺血半暗带。

（1）静脉溶栓疗法：常用溶栓药物：①尿激酶（UK）；②链激酶（SK）；③重组组织型纤溶酶原激活物（rt－PA）。卒中病人接受 U K 和 rt－PA 溶栓治疗必须在具有确诊卒中和处理出血并发症能力的医院进行。用药过程中出现严重头痛、呕吐和血压急骤升高时，应立即停用 UK 或 rt－PA 并进行 CT 检查。溶栓适应证：①急性缺血性卒中，无昏迷；②发病3小时内，在MRI指导下可延长至6小时；③年龄<75岁；④CT未显示低密度病灶，已排除颅内出血；⑤患者本人或家属同意。溶栓绝对禁忌证：①两次降压治疗后BP仍>185/110mmHg；②14日内做过大手术或有创伤，7日内做过动脉穿刺，有活动性内出血等；③正在应用抗凝剂或卒中前48小时曾用肝素；④有血液疾病、出血体质、凝血障碍病史。溶栓并发症：①梗死灶继发出血，用药后应监测凝血时间及凝血酶原时间；②溶栓再灌注损伤和脑水肿。

（2）动脉溶栓疗法：作为卒中紧急治疗，可在DSA直视下进行超选择介入动脉溶栓，溶栓药物常选用rt-PA。

2. 脑保护治疗　可改善脑的营养供应，保护脑细胞。常用药物有胞二磷胆碱、脑复新、维生素E、新型自由基清除剂依达拉奉等。目前推荐早期应用头部或全身亚低温治疗。

3. 改善脑的血液供应

（1）低分子右旋糖酐：可降低血液黏稠度，增加脑的血液供应。500ml/d，静脉滴注，10~14天为1个疗程。

（2）抗凝治疗：为防止血栓扩展、进展性卒中、溶栓治疗后再闭塞等，可以短期应用抗凝治疗。常用药物包括肝素、低分子肝素及华法林等。

（3）扩张脑血管：病后1周内不宜使用或慎用血管扩张剂，因缺血区血管呈麻痹及过度灌流状态，可导致脑内盗血和加重脑水肿。病后2~4周可使用尼莫地平、已酮可可碱、复方丹参注射液、川芎嗪等。

4. 对症治疗

（1）调控血压：血压升高通常不需紧急处理，病后24~48小时收缩压>200mmHg，舒张压>120mmHg或平均动脉压>130mmHg时可使用降压药物（如卡托普利6.25~12.5mg，每天1~2次，口服）。切忌过度降压使脑灌注压降低，导致脑缺血加剧。血压维持在170~180/95~100mmHg水平为宜。

（2）降低颅内压，减轻脑水肿：发病后48小时~5天为脑水肿高峰期，应注意及时处理。20%甘露醇250ml，静脉滴注，6~8小时1次；或速尿40mg，静脉注射，每日2次；10%白蛋白50ml，静脉注射。

（3）其他对症治疗：①调节血糖：血糖水平宜控制在6~9mmol/L，过高或过低均会加重缺血性脑损伤，>10mmol/L时，宜给予胰岛素治疗。②预防和控制感染：选用广谱抗生素预防和控制肺炎、尿路感染等继发感染。③制止抽搐：出现抽搐时，可使用地西泮、水合氯醛等止痉药物。并注意维持水、电解质平衡。④及时控制癫痫发作。

5. 外科治疗　幕上大面积脑梗死有严重脑水肿、占位效应和脑疝形成征象者，可行开颅减压术；小脑梗死使脑干受压导致病情恶化的病人，通过抽吸梗死小脑组织和后颅窝减压术可以挽救生命。

6. 康复治疗 应早期进行，并遵循个体化原则，制定短期和长期治疗计划，分阶段、因地制宜地选择治疗方法，对病人进行体能和技能训练，降低致残率，增进神经功能恢复，提高生活质量和重返社会的能力。

另外，有条件的医院应组建卒中单元（stroke unit，SU），由多科医师、护士和治疗师参与，经过专业培训，将卒中的急救、治疗、护理及康复等有机地融为一体，使病人得到及时、规范的诊断和治疗，有效降低病死率和致残率，改进患者预后，提高生活质量，缩短住院时间和减少花费，有利于出院后管理和社区治疗。

【预防】

抗血小板药阿司匹林（50～150mg/d，晚餐后口服）已被证实可减少脑血栓形成的几率，对有动脉硬化、高凝状态等脑血栓形成倾向者应推荐应用。长期用药中要有间断期，出血倾向者慎用。

附：腔隙性梗死

腔隙性梗死是长期高血压引起脑深部白质及脑干穿通动脉的病变和闭塞，导致缺血性微梗死，缺血、坏死和液化脑组织由吞噬细胞移走形成腔隙。腔隙性梗死约占脑梗死的20%，由于病变很小，常位于脑相对静区，许多病例临床上不能确认。这是最常见的高血压性脑血管病变，CT 和 MRI 等的广泛应用使本病临床诊断已无困难。

梗死部位多位于豆状核，亦可见于皮质下、脑干和小脑。腔隙性梗死灶呈不规则圆形、卵圆形或狭长形，直径多为 3～4mm，小者 0.2mm，大者达 1.5mm。本病常见于中、老年人，男性较多，多有高血压病史。通常在白天活动中急性发病，约 20% 的病例表现 TIA 样起病。临床表现多样，有 20 种以上临床综合征，临床特点是症状较轻、体征单一、预后较好，无头痛、颅内压增高和意识障碍等。识别腔隙性卒中综合征很重要，因其可完全或近于完全恢复。临床主要有四种经典的腔隙综合征：纯运动性卒中、纯感觉性卒中、共济失调性轻偏瘫、构音障碍－手笨拙综合征。CT 检查可见内囊基底节区、皮质下白质单个或多个圆形、卵圆形或长方形低密度病灶，边界清晰，无占位效应，增强可出现轻度斑片状强化。CT 检查最好在发病 7 日内进行，以除外小量出血。MRI 可显示脑干腔隙病灶，扫描可准确定位病灶。因受累动脉很小，脑血管造影正常，因此无需做此项检查。CSF 检查正常，脑电图也无阳性发现。治疗可适当应用扩血管药物，增加脑组织血液供应，促进神经功能恢复。常用的有尼莫地平、氟桂利嗪、脉栓通、活血化瘀类中药等。本病预后良好，多数病例病后 2 ~ 3 个月明显恢复，死亡率和致残率较低。预防本病的关键是有效控制高血压和各种类型脑动脉硬化。

三、脑栓塞

脑栓塞是各种栓子随血流进入颅内动脉使血管腔急性闭塞，引起相应供血区脑组织缺血、坏死及脑功能障碍。栓塞性脑梗死约占脑梗死的 15%。

【病因】

根据栓子来源可分为：①心源性：占脑栓塞的 60% ~ 75%，心内膜或瓣膜形成的附壁血栓或赘生物脱落，常见病因为慢性心房纤颤、风湿性心瓣膜病、心内膜炎、心肌梗死、心房黏液瘤、二尖瓣脱垂和钙化等；②非心源性：动脉粥样硬化斑块脱落、肺静脉血栓或血凝块、骨折或手术时脂肪栓和气栓、血管内治疗时血凝块或血栓脱落；③来源不明：约 30% 的脑栓塞栓子不能明确其原因。成人脑血流量约占心血输出量的 20%，脑栓塞发病率占全身动脉栓塞的 50%，估计 90% 的心源性栓子停留于脑部，脑栓塞常为全身动脉栓塞性疾病的首发表现，两侧大脑半球发生栓塞的机会基本相等。如不消除栓子来源，脑栓塞可反复发生，约 2/3 的复发脑栓塞发生在首次脑栓塞后 1 年内。

【病理】

脑栓塞常见于颈内动脉系统，大脑中动脉尤其多见，椎 - 基底动脉系统少见，脑栓塞病理改变与脑血栓形成基本相同。由于栓子常多发、易破碎，有移动性或可能带菌（炎性或细菌栓子），栓塞性脑梗死可为多灶性，可伴脑炎、脑脓肿、局限性动脉炎和细菌性动脉瘤等。脂肪和空气栓子常导致脑内多发小栓塞，寄生虫性栓子在栓塞处可发现虫体或虫卵。除多发性脑梗死，躯体其他部位，如肺、脾、肾、肠系膜、皮肤和巩膜等，亦可发现栓塞证据。脑栓塞合并出血性梗死（点片状渗血）发生率约 30%，可能是由于栓塞血管的栓子破碎向远端前移，恢复血流后栓塞区缺血坏死的血管壁在血压作用下而发生出血。骤然发生的脑栓塞易伴脑血管痉挛，导致脑缺血损伤较血栓性脑梗死严重。

【临床表现】

脑栓塞可发生于任何年龄，以青壮年多见。多在活动中急骤发病，无前驱症状，局灶性神经体征在数秒至数分钟达到高峰，多表现为完全性卒中，意识清楚或轻度意识模糊。

约4/5的脑栓塞发生于前循环，出现偏瘫、偏身感觉障碍、同向偏盲或伴失语、局灶性癫痫发作等，偏瘫以面部和上肢较重。椎-基底动脉系统受累约占1/5，表现为眩晕、复视、交叉瘫或四肢瘫、共济失调、饮水呛咳、吞咽困难及构音障碍等。

颈内动脉或大脑中动脉主干栓塞导致大面积脑梗死，可发生严重脑水肿、颅内压增高，甚至脑疝和昏迷。椎-基底动脉系统栓塞常发生昏迷。个别病例局灶性体征稳定或一度好转后又出现加重，提示栓塞再发或有继发出血。

【辅助检查】

1. 影像学检查 CT和MRI检查基本同脑血栓形成。

2. 心电图检查 有助于发现心源性栓子的原发疾病，如心肌梗死、风湿性心瓣膜病、心内膜炎、心律失常等。

3. 颈动脉超声检查 可评价颈动脉管腔狭窄程度及动脉斑块，对证实颈动脉源性栓塞有提示意义。

【诊断及鉴别诊断】

1. 诊断 根据骤然起病，出现大脑中动脉栓塞（“三偏征”或伴失语等）或椎-基底动脉系统栓塞（眩晕、复视、交叉瘫或四肢瘫、共济失调、饮水呛咳、吞咽困难及构音障碍等）的局灶性神经体征，有心源性等栓子来源，可做出临床诊断（如合并其他脏器栓塞更支持诊断），CT和MRI检查可确定脑栓塞部位、数目及是否伴发出血。

2. 鉴别诊断 脑出血、蛛网膜下腔出血、脑栓塞的鉴别见表1-7-1。

【治疗】

脑栓塞的治疗与脑血栓形成基本相同。颈内动脉或大脑中动脉栓塞可导致大面积脑梗死，引起严重脑水肿和继发脑疝，小脑梗死也易发生脑疝，应积极脱水、降颅压治疗，必要时需行大颅瓣切除减压术。房颤病人可用抗心律失常药物治疗。心源性脑栓塞发病后数小时内用血管扩张剂罂粟碱，或烟酸占替诺600~900mg静脉滴注，可收到较满意疗效。气栓患者应取头低、左侧卧位，如为减压病应尽快行高压氧治疗，减少气栓，增加脑含氧量；气栓常引起癫痫发作，应严密观察并抗癫痫治疗。脂肪栓处理可用扩容剂、血管扩张剂静脉滴注。感染性栓塞需选用足量有效的抗生素治疗。

【预后】

脑栓塞急性期病死率为5%～15%，多死于严重脑水肿、脑疝、肺部感染和心力衰竭。心肌梗死所致脑栓塞预后较差，存活的脑栓塞病人多遗留严重后遗症。如栓子来源不能消除，10%～20%的脑栓塞病人可能在病后10日内再发，再发病死率高。

四、脑出血

脑出血是指非外伤性脑实质的自发性出血，占全部脑卒中的10%～30%。

【病因与发病机制】

1. 病因　高血压病是导致脑出血最常见的原因，其他原因包括脑动脉粥样硬化、血液病（白血病、再生障碍性贫血、血小板减少性紫癜、血友病、红细胞增多症和镰状细胞病等）、脑淀粉样血管病、动脉瘤、动静脉畸形、脑动脉炎、夹层动脉瘤、原发性或转移性肿瘤、梗死后脑出血、抗凝或溶栓治疗等。

2. 发病机制　脑动脉壁薄弱，肌层和外膜结缔组织较少，缺乏外弹力层。长期高血压促使脑小动脉血管壁结构变化，形成脂质透明样变性或小动脉瘤，在血压突然升高时，破裂出血。深穿支动脉为出血的主要部位。

【病理】

约70%的高血压性脑出血发生在基底节区，脑叶、脑干及小脑齿状核各占约10%。破裂的血管主要是大脑中动脉深穿支豆纹动脉、基底动脉脑桥支、大脑后动脉丘脑支等。壳核出血常侵犯内囊和破入侧脑室，血液充满脑室系统和蛛网膜下腔；丘脑出血常破入第三脑室或侧脑室，向外损伤内囊；脑桥或小脑出血直接破入蛛网膜下腔或第四脑室；非高血压性脑出血多位于皮质下。

病理检查可见：出血侧半球肿胀、充血，血液流入蛛网膜下腔或破入脑室。出血灶形成不规则空腔，中心充满血液或紫色葡萄浆状血块，周围是坏死脑组织、淤点状出血性软化带和明显的炎细胞浸润。血肿周围脑组织受压，水肿明显，较大血肿可引起脑组织和脑室移位、变形和脑疝形成。幕上半球出血，血肿向下挤压丘脑下部和脑干，使之移位、变形和继发出血，如颅内压极高或幕下脑干和小脑大量出血，可发生枕骨大孔疝。脑疝是脑出血最常见的直接致死原因。急性期后血块溶解，吞噬细胞清除含铁血黄素和坏死脑组织，胶质增生，小出血灶形成胶质瘢痕，大出血灶形成中风囊。

【临床表现】

高血压性脑出血常发生于50~70岁，男性略多，冬春季易发。通常在活动和情绪激动时发病，出血前多无预兆，50%的病人出现头痛并很剧烈，常见呕吐，出血后血压明显升高。临床症状常在数分钟至数小时达到高峰，临床症状、体征因出血部位及出血量不同而异，重症者迅速出现昏迷（一般认为大脑半球出血量超过30ml、小脑出血量超过15ml、脑干出血量超过5ml为大量脑半球出血）。常见临床类型及特点如下：

1. 基底节区出血 壳核和丘脑是高血压性脑出血的两个最常见部位，典型表现为“三偏征”，大量出血可出现意识障碍，也可穿破脑组织进入脑室，出现血性CSF，直接穿破皮质者不常见。①壳核出血：主要是豆纹动脉外侧支破裂，通常引起较严重运动功能缺损，持续性同向偏盲，可出现双眼向病灶对侧凝视不能，主侧半球可有失语。②丘脑出血：由丘脑膝状体动脉和丘脑穿通动脉破裂所致，产生较明显感觉障碍，短暂的同向偏盲，出血灶压迫皮质语言中枢可产生失语症，丘脑局灶性出血可出现独立的失语综合征，预后较好。丘脑出血的特点是：上下肢瘫痪较均等，深感觉障碍较突出；大量出血使中脑上视中枢受损，眼球向下偏斜，如凝视鼻尖等，意识障碍多见且较重，出血波及丘脑下部或破入第三脑室则昏迷加深，瞳孔缩小，出现去皮质强直等；累及丘脑底核或纹状体可见偏身舞蹈－投掷样运动；如出血量大使壳核和丘脑均受累，难以区分出血起始部位，称为基底节区出血。③尾状核头出血：较少见，表现为头痛、呕吐及轻度脑膜刺激征，无明显瘫痪，颇似蛛网膜下腔出血，有时可见对侧中枢性面舌瘫，临床常易忽略，偶因头痛在CT检查时发现。

2. 脑叶出血 常出现头痛、呕吐、失语症、视野异常及脑膜刺激征，癫痫发作较常见，昏迷较少见。顶叶出血最常见，可见偏身感觉障碍、空间构像障碍；额叶出血可见偏瘫、Broca失语、摸索等；颞叶出血可见Wernicke失语、精神症状；枕叶出血出现对侧偏盲。

3. 脑桥出血 多由基底动脉脑桥支破裂所致，出血灶位于脑桥基底与被盖部之间。大量出血累及脑桥双侧，常破入第四脑室或向背侧扩展至中脑，患者于数秒至数分钟内陷入昏迷、四肢瘫痪和去大脑强直发作，可见双侧针尖样瞳孔和固定于正中位，呕吐咖啡样胃内容物，中枢性高热（躯干持续39℃以上发热而四肢不热），中枢性呼吸障碍和眼球浮动（双眼间隔约5秒的下跳性移动）等，通常在48小时内死亡。小量出血表现为交叉性瘫痪或共济失调性轻偏瘫，两眼向病灶侧凝视麻痹或核间性眼肌麻痹，可无意识障碍，恢复较好。中脑出血罕见，轻症表现为一侧或双侧动眼神经不全瘫痪或Weber综合征，重症表现为深昏迷，四肢弛缓性瘫痪，迅速死亡，可通过CT确诊。

4. 小脑出血　小脑齿状核动脉破裂所致，起病突然，数分钟内出现头痛、眩晕、频繁呕吐、枕部剧烈头痛和平衡障碍等，但无肢体瘫痪。出血量少表现为一侧肢体笨拙、行动不稳、共济失调和眼球震颤；大量出血可在12～24小时内陷入昏迷和出现脑干受压征象（周围性面神经麻痹、两眼凝视病侧、瞳孔缩小而光反应存在、肢体瘫痪及出现病理反射等），晚期瞳孔散大、中枢性呼吸衰竭，可因枕大孔疝死亡。暴发型发病立即出现昏迷，与脑桥出血不易鉴别。

【辅助检查】

1. CT检查　临床疑诊脑出血时首选CT检查，可显示圆形或卵圆形均匀高密度血肿阴影，边界清楚。血肿吸收后变为低密度阴影或囊性变。CT动态观察可发现进展型脑出血。

2. MRI检查　可发现CT不能确定的脑干或小脑小量出血，能分辨病程4～5周后CT不能辨认的脑出血，能区别陈旧性脑出血与脑梗死。

3. 数字减影脑血管造影　可检出脑动脉瘤、脑动静脉畸形、Moyamoya病和血管炎等。

4. 脑脊液检查　只在无CT检查条件且临床无明显颅内压增高表现时进行，可发现颅内压增高，CSF呈洗肉水样。应注意脑疝风险，疑诊小脑出血病例不主张腰穿。

【诊断及鉴别诊断】

1. 诊断　中、老年高血压病患者在活动或情绪激动时突然发病，迅速出现偏瘫、失语等局灶性神经功能缺失症状及严重头痛、呕吐及意识障碍等，常高度提示脑出血可能，CT检查可以确诊。

2. 鉴别诊断

（1）外伤性脑出血：是闭合性头部外伤所致，发生于受冲击颅骨下或对冲部位，有明确的头部外伤史，CT可显示血肿。

（2）脑血栓形成、脑栓塞、蛛网膜下腔出血：见表1－7－1。

（3）其他：突然发病、迅速陷入昏迷的脑出血应与中毒（酒精、药物、一氧化碳中毒）及代谢性疾病（糖尿病、低血糖、肝性昏迷、尿毒症）昏迷相鉴别，主要根据原发病病史、相关实验室检查和头部CT检查鉴别。

【治疗】

积极合理的治疗可挽救患者生命、减少神经功能残疾程度和减少复发。

1. 一般治疗 卧床休息，保持安静，避免搬动。给予流质饮食，意识障碍或消化道出血者宜禁食24～48小时，之后放置胃管鼻饲，必要时给予静脉营养。维持水、电解质平衡，每日液体输入量按尿量加500ml计算，高热、多汗、呕吐或腹泻的患者还需适当增加入液量。注意防止低钠血症，以免加重脑水肿。加强护理，严密观察体温、脉搏、呼吸和血压等生命体征，注意瞳孔和意识变化。保持呼吸道通畅，及时清理呼吸道分泌物，痰多不易咳出应及时气管切开，吸氧，动脉血氧饱和度维持在90%以上。保持肢体功能位，防止褥疮发生。

2. 调控血压 急性脑出血时血压升高是颅内压增高情况下保持正常脑血流量的脑血管自动调节机制，应用降压药仍有争议，降压可影响脑血流量，导致低灌注或脑梗死，但持续高血压可使脑水肿恶化。将收缩压维持在180mmHg、舒张压维持在100mmHg左右水平为宜。使用降压药物时需非常小心，防止个体对降压药物异常敏感。急性期后可常规用药控制血压。

3. 降低颅内压，减轻脑水肿 这是脑出血非常关键的治疗措施。脑出血后48小时脑水肿达到高峰，维持3～5日或更长时间后逐渐消退。脑水肿可使颅内压增高并可导致脑疝，是脑出血的主要死因。常用脱水药物有20%甘露醇、10%复方甘油、10%白蛋白注射液、50%葡萄糖注射液以及地塞米松和速尿等。必要时通过外科手术降低颅内压。

4. 止血 高血压性脑出血已出血部位发生再出血不常见，通常无需用止血药，如需给药，可早期（<3小时）给予抗纤溶药物，如6－氨基己酸、止血环酸等，立止血也可使用。脑出血后凝血功能评估对监测治疗是必要的。

5. 对症治疗 ①应激性溃疡：甲氰咪胍0.2～0.4g/d，静脉滴注；或雷尼替丁150mg，口服，每日1～2次；洛赛克20mg/d，每日1～2次，口服，或40mg静脉注射；氢氧化铝凝胶40～60ml，每日4次，口服。若发生上消化道出血可用去甲肾上腺素4～8mg加冰盐水80～100ml经胃管注入，每日4～6次；云南白药0.5g，每日4次，口服。保守治疗无效时可在胃镜直视下止血。大量出血时，应补充血容量。②感染：发病早期或病情较轻时通常不使用抗生素，老年患者合并意识障碍易并发肺感染，尿潴留或导尿易合并尿路感染，可根据痰或尿培养、药物敏感试验等选用抗生素治疗。③尿潴留：可留置尿管并定时膀胱冲洗。④稀释性低钠血症：10%的脑出血病人可发生该症。因抗利尿激素分泌减少，尿排钠增多，血钠降低，可加重脑水肿，每日应限制水摄入量，一般为800～1000ml，补钠9～12g，宜缓慢纠正，以免导致脑桥中央髓鞘溶解症。⑤痫性发作：常见全面性强直－阵挛发作或局灶性发作，可用安定10～20mg静脉缓慢推注，个别病例不能控制发作，可用苯妥英钠15～20mg/kg静脉缓慢推注。⑥中枢性高热：宜用物理降温，如效果不佳，可用多巴胺受体激动剂，如溴隐亭3.75mg/d，逐渐加量至7.5～15.0mg/d，分次服用；亦可用硝苯呋海因0.8～2.0mg/kg，肌肉或静脉给药，6～12小时1次；缓解后用100mg，每日2次，肌肉注射或静脉给药。

6. 外科治疗　可挽救重症患者生命及促进神经功能恢复，手术宜在发病后6～24小时内进行，预后直接与术前意识水平有关，昏迷患者通常手术效果不佳。

（1）手术适应证：①脑出血病人颅内压增高伴脑干受压体征，如脉缓、血压升高、呼吸节律变慢、意识水平下降等；②小脑半球血肿量≥10ml或蚓部＞6ml，血肿破入第四脑室或脑池受压消失，出现脑干受压症状或急性阻塞性脑积水征象；③重症脑室出血导致梗阻性脑积水；④脑叶出血，特别是动静脉畸形所致的脑叶出血和占位效应明显者。

（2）手术禁忌证：脑干出血、大脑深部出血、淀粉样血管病导致脑叶出血不宜手术治疗。多数脑深部出血病例可破入脑室而自发性减压，且手术会造成正常脑组织破坏。

（3）手术方法：根据不同情况选择不同手术方法：①小脑减压术：是高血压性小脑出血最重要的外科治疗，可挽救生命和逆转神经功能缺损，病程早期病人处于清醒状态时手术效果好。②开颅血肿清除术：占位效应引起中线结构移位和初期脑疝时外科治疗可能有效。③钻孔扩大骨窗血肿清除术。④钻孔微创颅内血肿清除术。⑤脑室出血脑室引流术。

7. 康复治疗　脑出血患者病情稳定后宜尽早进行康复治疗，以促进神经功能恢复，提高生活质量。运用肢体功能训练、理疗、针灸、推拿、高压氧、神经营养药物等综合治疗措施。若患者出现抑郁情绪，可及时给予药物（如氟西汀）治疗和心理支持疗法。

【预后】

脑出血通常在短时间内停止，一般不复发。预后与出血量、部位、病因及全身状况有关。脑干、丘脑及大量脑室出血预后差。血肿与周围脑水肿联合占位效应可导致脑疝。脑出血病死率较高，约半数病例死于病后2日内，部分患者遗留严重的后遗症，部分患者可生活自理或恢复工作。

五、蛛网膜下腔出血

蛛网膜下腔出血（SAH）是指脑表面血管破裂，血液直接流入蛛网膜下腔。又称自发性SAH。不包括脑实质或脑室出血、外伤性硬膜下或硬膜外出血流入蛛网膜下腔形成的继发性SAH。SAH约占急性脑卒中的10%，占出血性卒中的

20%。主要病因为脑底部动脉瘤或脑动静脉畸形破裂。主要临床表现是突然发生的剧烈头痛、呕吐、脑膜刺激征。

【病因与发病机制】

1. 病因 ①动脉瘤：包括高血压、动脉粥样硬化所致的梭形动脉瘤及遗传和先天性发育缺陷有关的粟粒样动脉瘤。②动静脉畸形：多见于青年人，90%以上位于幕上，常见于大脑中动脉分布区。③脑底异常血管网（Moyamoya 病），占儿童SAH 的20%。④其他：霉菌性动脉瘤、颅内肿瘤、垂体卒中、脑血管炎、血液病及凝血障碍疾病、抗凝治疗并发症等。另外，原因不明者约占10%。

2. 发病机制 动脉瘤、动静脉畸形、脑底异常血管网等病变处血管壁薄弱，处于破裂临界状态，在病人剧烈活动、情绪激动时，血压突然升高导致破裂，血液直接流入蛛网膜下腔。动脉炎或颅内炎症、肿瘤或转移癌直接破坏和侵蚀血管亦可导致出血。

【病理】

先天性粟粒样动脉瘤多位于前循环，是血管壁特别是分叉处发育薄弱形成，多为单发，少数为多发，后循环常见于基底动脉尖和小脑后下动脉。破裂动脉瘤多不规则或呈多囊状，常在动脉瘤穹隆处破裂。动静脉畸形由异常血管交通形成，动脉血不经过毛细血管床直接进入静脉系统，常见于大脑中动脉分布区。蛛网膜下腔血液沉积在脑底池和脊髓池中，如鞍上池、桥小脑角池、环池、小脑延髓池等，呈紫红色，大量出血可见薄层血凝块覆盖于颅底血管、神经和脑表面。蛛网膜呈无菌性炎症反应，蛛网膜及软脑膜增厚，色素沉着，脑与血管或神经粘连。脑实质内广泛白质水肿，皮质可见多发斑块状缺血灶。

【临床表现】

任何年龄均可发病，但以青壮年为多。发病前多有激动、用力或排便等诱因。少数病前2周有头痛、头晕及视力改变等前驱症状，是小量前驱（信号性）出血或动脉瘤受牵拉所致。临床表现的严重程度与出血量呈正比。典型的临床表现为突发的剧烈头痛、呕吐、脑膜刺激征阳性，可有短暂的意识障碍，其他神经系统体征阴性。头痛可持续数日不变，2周后缓慢减轻，头痛再发常提示再次出血。部分患者可见眼底出血、玻璃体下出血、视乳头水肿，发病1小时内即出现，是急性颅内压增高和眼静脉回流受阻所致，对诊断具有提示性。急性期偶见欣快、谵妄和幻觉等精神症状，2～3周自行消失。引发慢性脑血管痉挛可致脑梗死。可伴呕吐、畏光、项背部或下肢疼痛，严重者突然昏迷并短时间内死亡。

后交通动脉瘤破裂可致一侧动眼神经麻痹。颈内动脉海绵窦段动脉瘤破裂可损伤Ⅲ、Ⅳ、Ⅴ和Ⅵ脑神经。大脑中动脉瘤破裂可出现偏瘫、偏身感觉障碍和痫性发作。椎-基底动脉瘤破裂可出现面神经瘫痪。60岁以上老年SAH患者临床表现常不典型，起病较缓慢，头痛、脑膜刺激征不明显，意识障碍及脑实质损害症状较严重，或以精神症状起病，常伴心脏损害样心电图改变，常见肺部感染、消化道出血、泌尿道和胆道感染等并发症，易漏诊或误诊。

【辅助检查】

1. 影像学检查　临床疑诊SAH首选CT检查，安全、敏感，并可早期诊断。CT检查可显示蛛网膜下腔呈现高密度阴影。CT增强可发现大多数动静脉畸形和大的动脉瘤。MRI检查可检出脑干小动静脉畸形，但应注意SAH急性期MRI检查可能诱发再出血。数字减影血管造影（DSA）可确定动脉瘤位置，显示血管解剖走行、侧支循环及血管痉挛等，为SAH病因诊断提供可靠证据，是制定合理外科治疗方案的先决条件。

2. 脑脊液检查　若CT扫描不能确定SAH临床诊断，可行腰椎穿刺进行脑脊液检查。蛛网膜下腔出血时，颅内压力明显增高，肉眼呈均匀一致的血性脑脊液，最初脑脊液红细胞与白细胞数比例与外周血相同（700∶1），但血液引起化学性脑膜炎导致脑脊液淋巴细胞增多，48小时内白细胞可达数千，出血后4~8日脑脊液葡萄糖含量降低。病后12小时离心脑脊液上清黄变，2~3周黄变消失。

3. 其他检查　心电图可显示T波高尖或明显倒置、P-R间期缩短、出现高U波等异常。血常规、凝血功能和肝功能等检查有助于寻找其他出血原因。

【诊断及鉴别诊断】

1. 诊断　突发剧烈头痛、呕吐、脑膜刺激征阳性，伴或不伴意识障碍，检查无局灶性神经体征，高度提示蛛网膜下腔出血的可能。CT证实脑池和蛛网膜下腔高密度出血征象，腰穿压力明显增高和血性脑脊液，眼底检查玻璃体下片块状出血可确诊。

2. 鉴别诊断

（1）脑出血、脑血栓形成、脑栓塞：见表1-7-1。

（2）颅内感染：结核性、真菌性、细菌性和病毒性脑膜炎等可有头痛、呕吐、脑膜刺激征阳性，但先有发热，CSF检查提示为感染。

【治疗】

1. 一般治疗 SAH 病人应住院监护治疗，绝对卧床休息 4 ~6 周，床头抬高 15°~20°，病房保持安静、舒适和暗光。避免引起血压及颅压增高的诱因，如用力排便、咳嗽、喷嚏和情绪激动等，以免发生动脉瘤再破裂。由于高血压患者死亡风险增加，需审慎降压至 160/100mmHg。使用果导等缓泻剂保持大便通畅。注意营养支持，适量给予生理盐水保证正常血容量和足够脑灌注。避免使用损伤血小板功能的药物，如阿司匹林。

2. 降低颅内压 可用 20% 甘露醇注射液、10% 白蛋白液及速尿等脱水治疗。颅内高压征象明显、有脑疝形成趋势者，可行颞下减压术和脑室引流，挽救病人生命。

3. 预防再出血 抗纤溶药可抑制纤维蛋白溶解酶形成，推迟血块溶解和防止再出血。常用 6 - 氨基己酸（EACA）4 ~6g 加于 0.9% 氯化钠溶液 100ml 内静脉滴注，15 ~30min 内滴完，再以 1g/h 剂量静滴 12 ~24 小时。之后 24g/d，持续 3 ~7 天，逐渐减量至 8g/d，维持 2 ~3 周。肾功能障碍者慎用。副作用为深静脉血栓形成。止血芳酸（PAMBA）0.4g，缓慢静脉注射，每日 2 次。亦可使用立止血等，但止血剂应用仍有争论。

4. 预防或解除脑血管痉挛 钙通道拮抗剂尼莫地平 40mg，每日 4 ~6 次，口服，连用 21 日；尼膜同（Nimotop）10mg/d，6 小时内缓慢静脉滴注，7 ~14 日为 1 个疗程。

5. 放脑脊液疗法 腰穿缓慢放出血性脑脊液（每次 10 ~20ml，每周 2 次），可减少迟发性血管痉挛，降低颅内压。应注意有诱发脑疝、颅内感染和再出血的风险。故需严格掌握适应证并密切观察。

6. 手术治疗 手术治疗可根除病因、防止复发。对动脉瘤常选择钳闭术。低钠血症常见，可口服 NaCl 或 3% 生理盐水静脉滴注，不应限制液体量。心电监护防止心律失常，防止并发症。

【预后】

SAH 预后与病因、年龄、动脉瘤部位及瘤体大小、出血量、血压增高及波动、合并症和是否及时手术治疗等有关。发病时意识模糊或昏迷、高龄、收缩压高、大脑前动脉或椎 - 基底动脉较大动脉瘤预后差，半数存活者遗留永久脑损害，常见认知障碍。动脉瘤性 SAH 死亡率高，约 20% 的患者到达医院前死亡，25% 死于首次出血后或合并症，未经外科治疗约 20% 死于再出血，死亡多在出血后最初数日。

第四节　癫　痫

癫痫是指一组脑神经元异常放电引起的短暂脑功能障碍为特征的慢性脑部疾病。具有突然发生、反复发作的特征。流行病学资料显示，一般人群的癫痫年发病率为50~70/10万，患病率约为5%。估计我国约有600万以上癫痫病患者，每年新发病的癫痫患者为65~70万。约25%的患者为难治性癫痫，我国的难治性癫痫患者至少在150万以上。①特发性癫痫：病因不明、暂时不能确定脑内器质性病变者，主要由遗传因素所致，可为单基因或多基因遗传，表现为部分性或全面性发作，药物疗效较好；②症状性癫痫：脑内各种明确的病变或损伤所致，遗传可能起一定作用，药物疗效较差。随着影像学和分子遗传学的发展，逐渐发现许多特发性癫痫患者脑内存在器质性病变。

【病因与发病机制】

1. 病因　根据病因一般分为特发性癫痫和症状性（继发性）癫痫两大类。

（1）特发性癫痫：除可疑遗传倾向外，未发现其他明显病因，常在某一特殊年龄段起病，具有特征性临床及脑电图表现，有较明确的诊断标准。

（2）症状性癫痫：可找到明确的病因。①先天性疾病：染色体异常、遗传性代谢障碍、脑畸形、先天性脑积水等；②颅脑疾病：颅脑外伤（包括产伤）、颅内肿瘤（胶质细胞瘤、脑膜瘤、星形细胞瘤和转移性癌肿等）、颅内感染（各种细菌性脑膜炎、脑脓肿、肉芽肿、病毒性脑炎以及脑寄生虫病等）、脑血管疾病（脑出血、蛛网膜下腔出血、脑血栓形成、多发性腔隙性梗死等）等；③中毒：铅、汞、一氧化碳、乙醇、异烟肼等中毒；④内分泌与代谢性疾病：低血糖症、糖尿病、尿毒症、甲状腺功能亢进症、甲状旁腺功能减退症、维生素B_6缺乏症等；⑤心血管疾病：高血压病（高血压危象、高血压脑病）、病态窦房结综合征等；⑥高热惊厥后遗症等。睡眠不足、饥饿、疲劳、饮酒、刺激、过度换气等常为癫痫发作的诱因。

2. 发病机制　极为复杂，影响因素颇多。癫痫特征性脑电图改变，如棘波、尖波、棘-慢或尖-慢波等，推测为异常神经元集合体高度同步化电活动的结果。癫痫动物模型研究显示，其中一些神经元存在恒定的短间隙放电，发作前放电频率显著增高，发作中呈明显同步化，并导致周围神经元同步活动，被认为是痫性放电的起源。这种高频率放电与神经元静息膜电位延长的去极化漂移有关，这在体外培养的海马脑片实验中已被证实。

【病理】

痫性发作起源的概念包括：①癫痫病理灶（lesion）：是癫痫发作的病理基础，指脑组织病变或结构异常直接或间接导致痫性放电和癫痫发作，CT 和 MRI 通常可显示病理灶，有的需在显微镜下才能发现；②致病灶（seizure focus）：是脑电图上出现一个或数个最明显的痫性放电部位，痫性放电可因病理灶挤压、局部缺血等导致局部皮质神经元减少和胶质增生所致。研究表明，直接导致癫痫发作并非癫痫病理灶而是致病灶。单个病理灶（如肿瘤、血管畸形等）的致病灶多位于病理灶边缘，广泛癫痫病理灶（如颞叶内侧硬化及外伤性瘢痕等）的致痫灶常包含在病理灶内，有时可在远离癫痫病理灶的同侧或对侧脑区。

【临床表现】

由于放电起源或累及不同脑区神经元，癫痫发作可表现与相应脑功能有关的发作形式，同时脑内放电扩散无固定通路或界限，使临床表现多样化。累及同样范围的放电，由于放电性质不同，发作形式可以多样，如同为双侧大脑半球同时受累的泛发（全面）性发作亦可有多种形式。

目前癫痫发作的国际分类主要根据发作的临床表现及脑电图特点。根据定义，“首次临床和脑电图改变提示大脑半球某部分神经元首先被激活”的发作是部分性或局灶性发作；反之，提示双侧半球最初同时受累的发作为全面（泛化）性发作。此外，由于资料不充足或不完整而不能进行分类或无法归类于上述发作的（如新生儿癫痫、获得性癫痫性失语等）均属于不能分类的。

1. 部分性发作 又称局灶性发作，最初出现的临床表现及脑电图改变提示大脑半球某部分神经元首先被激活。根据发作过程是否有意识障碍分为：单纯部分性发作（发作时无意识障碍）和复杂部分性发作（发作时有不同程度的意识障碍）。

（1）单纯部分性发作：持续时间较短，一般不超过 1 分钟，起始与结束均较突然。单纯部分性发作时意识保留，除非痫性放电扩展至脑其他部分，导致强直－阵挛性发作（继发泛化）。可分为以下四型：

1）部分运动性发作：多表现为起源于局部的抽动，涉及一侧面部或肢体远端，如口角、大拇指、眼睑或足趾等，有时表现言语中断。病灶多位于中央沟以前。如放电沿大脑皮质运动区分布逐渐扩展，表现为抽搐自对侧拇指沿腕部、肘部和肩部扩展，称为杰克逊（Jackson）发作。如发作后遗留暂时性（半小时至 36 小时）局部肢体无力或轻偏瘫，称 Todd 瘫痪。

2）部分感觉（体觉或特殊感觉）性发作：体觉性发作常表现为肢体麻木感

和针刺感，多发生在口角、舌、手指或足趾，病灶多在中央后回体表感觉区，偶有缓慢扩散为感觉性 Jackson 癫痫。特殊感觉性发作可表现为视觉性（如闪光或黑点等）、听觉性、嗅觉性、味觉性和眩晕性（如眩晕感、飘浮感、下沉感）等。

3）自主神经性发作：出现苍白、面部及全身潮红、多汗、立毛、瞳孔散大、呕吐、腹鸣、烦渴和欲排尿感等。很少单独出现，应注意与非癫痫性自主神经症状鉴别。病灶多位于杏仁核、岛回或扣带回，易扩散出现意识障碍，成为复杂部分性发作的一部分。

4）精神性发作：表现为记忆扭曲（如似曾相识、旧事如新、快速回顾往事）、情感异常（如无名恐惧、抑郁和不适当愉快感）、幻觉或错觉（如视物变大或变小、听声变强或变弱、感觉本人肢体变化）、言语困难和强制性思维等。病灶位于边缘系统。精神性发作虽可单独出现，但常为复杂部分性发作的先兆，也可继发全面性强直 - 阵挛发作。

（2）复杂部分性发作：也称颞叶发作、精神运动性发作，为部分性发作伴不同程度意识障碍。痫性放电通常起源于颞叶或颞叶内侧，也可起源于其他部位，由于起源、扩散途径及速度不同，临床表现有较大差异。可先出现单纯部分性发作（时间可长可短），再出现意识障碍。特殊感觉或单纯自主神经性症状常为先兆，深部结构（颞叶内侧、边缘系统等）起源的发作如精神性发作（先兆）可能很短，很快出现意识障碍，也可开始即有意识障碍，甚至单纯表现为意识障碍。

1）单纯意识障碍：意识模糊常见，意识丧失较少见。由于发作中可有精神性或精神感觉性成分存在，意识障碍常被掩盖，表现类似失神（假失神）。起源以颞叶为多。

2）意识障碍与自动症：经典的复杂部分性发作可从先兆开始，上腹部异常感觉最常见，也可出现情感（恐惧）、认知（似曾相识）和感觉性（嗅幻觉）症状，随后出现意识障碍、呆视和动作停止。发作通常持续 1～3 分钟。复杂部分性发作的运动表现以协调的不自主活动为特征，称为自动症。自动症表现为：①进食样自动症：进食或品尝食物动作，如舔唇、伸舌、咂嘴和清喉，常伴流涎、咀嚼、吞咽等，有一定程度的刻板性；②模仿性自动症：可见情感状态的表情和肢体动作，如恐怖、愉快、愤怒和思索等；③手势性自动症：简单手势，如擦脸、咂嘴、努舌、绞手、抓持物体和摆弄生殖器，或做困惑或领悟样动作等，复杂手势，如系纽扣或解衣服、翻口袋、拂尘、整理衣服、搬运家具、掀翻床铺或进行某些专业性活动等；④词语性自动症：喃喃自语、背诵或伴叫声或笑声，常见重复词组或语句；⑤走动性自动症：病人向某目标行走，碰到障碍物有时可避开，有时甚至可骑自行车或开车在闹市中通过，发作可持续数秒至数分钟，连续发作时可持续数小时至数日；⑥假自主运动性自动症：见于额叶癫痫发作，常见较剧烈摇摆、滚动、奔跑样动作，有一定的节律性，又称半目的性自动症；⑦性自动症：呈性兴奋表现和动作，常见于男性额叶癫痫。

3）意识障碍与运动症状：复杂部分性发作可表现开始即出现意识障碍和各种运动症状，特别在睡眠中发生时，可能与放电扩散较快有关。运动症状可为局灶性或不对称强直、阵挛和变异性肌张力动作、各种特殊姿势（如击剑样动作）等，也可为不同运动症状的组合，与放电起源部位及扩散过程累及区域有关。

2. 全面性发作 发作最初的临床表现及脑电图改变提示双侧半球受累。临床表现形式多样，最初表现可为抽搐性或非抽搐性，多伴意识障碍。肌阵挛性发作持续时间很短，可无意识障碍。运动症状常为双侧，但不一定是全身性，也可无运动症状。发作开始脑电图双侧性改变提示神经元放电在双侧半球内广泛扩散。各类全面性发作的临床表现特征性较强，脑电图差异及特异性也较强。例如，失神发作不论临床表现有何差异，发作中基本脑电图改变均为阵发棘－慢波放电。有些发作类型如失张力性发作，尽管发作期脑电图可表现为多种形式，但也有一定的特异性。

（1）全面性强直－阵挛发作：简称大发作，是常见的发作类型，主要表现为全身肌肉强直和阵挛，伴意识丧失及自主神经功能障碍。大多数病人发作前无先兆，部分病人发作前一瞬间可能有含糊不清或难以描述的先兆，如胸腹气上冲、局部轻微抽动、无名恐惧或梦境感等，历时极短。发作分三期：

1）强直期：患者突然意识丧失，常伴一声大叫而摔倒，全身骨骼肌强直性收缩，颈部及躯干自前屈转为角弓反张，上肢上举后旋转为内收前旋，下肢自屈曲转变为强烈伸直及足内翻。呼吸肌强直收缩导致呼吸暂停，面色由苍白或充血转为青紫，眼球上翻。持续 10～30 秒后，肢端出现细微震颤，待震颤幅度增大并延至全身即进入阵挛期。

2）阵挛期：肌肉交替性收缩与松弛，呈一张一弛交替抽动，阵挛频率逐渐变慢，松弛时间逐渐延长，本期持续 30～60 秒或更长。最后一次强烈阵挛后抽搐突然终止，所有肌肉松弛。在上述两期可发生舌咬伤，并伴心率加快、血压升高、瞳孔散大和光反射消失等自主神经改变，Babinski 征可为阳性。

3）痉挛后期：阵挛期后可出现短暂的强直痉挛，以面部和咬肌为主，导致牙关紧闭，可发生舌咬伤。本期全身肌肉松弛，括约肌松弛，尿液自行流出，可发生尿失禁。呼吸首先恢复，心率、血压和瞳孔也随之恢复正常，意识逐渐苏醒。病人发作后有一段时间意识模糊、失定向或易激惹（发作后状态），意识模糊期通常持续数分钟，发作开始至意识恢复历时 5～10 分钟。部分患者可进入昏睡，持续数小时或更长，清醒后常伴头痛、周身酸痛和疲乏，对发作全无记忆；个别患者清醒前出现自动症、暴怒或惊恐等。发作后状态延长见于癫痫持续状态，也见于弥漫性结构性脑病（如痴呆、精神发育迟滞或脑炎）或代谢性脑病患者单次痫性发作后。

（2）强直性发作：多见于弥漫性脑损害的儿童，睡眠中发作较多，表现为全身或部分肌肉强烈持续的强直性收缩，不伴阵挛期。使头、眼和肢体固定在某一位置，躯干呈角弓反张，伴短暂意识丧失及面部青紫、呼吸暂停和瞳孔散大等，如发作时处于站立位可摔倒。发作持续数秒至数十秒，典型发作期脑电图（EEG）为暴发性多棘波。

（3）阵挛性发作：几乎都发生于婴幼儿，特征是重复阵挛性抽动伴意识丧失，而无强直发作。双侧对称或某一肢体为主的抽动，幅度、频率和分布多变，为婴儿发作的特征，持续一至数分钟。脑电图变化缺乏特异性，可见快活动、慢波及不规则棘－慢波等。

（4）肌阵挛发作：见于任何年龄，特征是突发短促的震颤样肌收缩，可对称累及双侧肌群，表现为全身闪电样抖动，也可表现为面部、某一肢体或个别肌群肌肉跳动。单独或连续成串出现，刚入睡或清晨欲醒时发作较频繁。

（5）失神发作：分典型失神发作和非典型失神发作。

1）典型失神发作：也称小发作，儿童期起病，青春期前停止发作。特征性表现是突发短暂的（5～10 秒）意识丧失和正在进行的动作中断，双眼茫然凝视，呼之不应，状如“愣神”。可伴简单自动性动作，如擦鼻、咀嚼、吞咽等，或伴失张力，如手中持物坠落，或轻微阵挛，一般不会跌倒，事后对发作全无记忆，每日发作数次至数百次，影响学业。少数患者仅有意识模糊，仍能进行简单活动，偶有轻度意识障碍，不易发现。

2）非典型失神发作：意识障碍发生及休止较典型者缓慢，肌张力改变较明显。EEG 显示较慢的（2.0～2.5Hz）不规则棘－慢波或尖－慢波，背景活动异常。多见于有弥漫性脑损害的儿童，预后较差。

（6）失张力性发作：是姿势性张力丧失所致。部分或全身肌肉张力突然降低，导致垂颈（点头）、张口、肢体下垂（持物坠落）或躯干失张力跌倒或猝倒发作，持续数秒至 1 分钟，时间短者意识障碍不明显，长者有短暂意识丧失，发作后立即清醒和站起。EEG 示多棘－慢波或低电位活动。可与强直性、非典型失神发作交替出现。

【诊断及鉴别诊断】

1. 诊断　癫痫的诊断包括确定癫痫、区分癫痫类型、病因诊断。癫痫的诊断主要依据癫痫发作史、典型的发作表现、神经系统及全身检查、脑电图检查、家族史、原发疾病、治疗反应等。由于大多数癫痫发作发生在医院外，通常根据患者的发作史，特别是可靠目击者提供的发作过程和表现的详细描述，结合发作间歇期脑电图出现痫性放电作出诊断。必要时，可通过视频脑电监测发作表现及同步脑电图记录证实。某些病人无可靠的目击者提供病史，夜间睡眠时发作或因发作稀少视频 EEG 监测未记录到发作则临床诊断困难。所有癫痫病人均应通过可能的检查手段尽快做出病因诊断。CT、MRI、DSA 等影像学检查对癫痫的病因诊断具有重要意义。

2. 鉴别诊断

（1）晕厥：为短暂性全脑灌注不足导致短时间意识丧失和跌倒，偶可引起肢体强直阵挛性抽动或尿失禁。可有久站、剧痛、见血和情绪激动等诱因，或因排尿、咳嗽和憋气等诱发。常有头晕、恶心、呕吐、眼前发黑和无力等先兆，跌倒较缓慢，面色苍白，出汗，有时脉搏不规则。单纯性晕厥发生于直立位或坐位。晕厥引起意识丧失极少超过 15 秒，以意识迅速恢复并完全清醒为特点，不伴发作后意识模糊，除非脑缺血时间过长。

（2）癔病性发作：可有运动、感觉和意识模糊等类似癫痫发作症状，常有精神诱因，具有表演性。发作时瞳孔反应灵敏，一般无大小便失禁。脑电图正常。

（3）发作性睡病：可引起猝倒，易误诊为癫痫。根据突然发作的不可抑制的睡眠、睡眠瘫痪、入睡前幻觉及可唤醒等可以鉴别。

（4）低血糖症：血糖水平低于 2mmol/L 时可产生局部癫痫样抽动或四肢强直发作，伴意识丧失，常见于胰岛 β 细胞瘤或长期服降糖药的 2 型糖尿病患者，原发病病史有助于诊断。

【治疗】

1. 药物治疗

（1）一般原则

1）确定是否用药：首次发作的患者在查清病因前通常不宜用药，待到下次发作时再决定是否用药；1 年中有 2 次或多次发作可酌情用单药治疗，进行性脑部疾患或显示癫痫放电者需用药治疗。

2）正确选择药物：①根据癫痫发作类型选择用药：癫痫发作类型与药物治疗关系密切，是选药的重要依据。卡马西平、苯妥英钠及丙戊酸钠等抗癫痫谱较广，但不同药物治疗不同类型癫痫发作效果有明显的差异。②综合考虑病人的年龄、全身状况、耐受性及经济情况用药：例如，新生儿肝酶系统发育不全，用丙戊酸类要非常小心；苯妥英钠对骨骼系统发育有影响，小儿要避免使用；苯巴比妥对小儿智能、行为有一定影响，儿童不要长期使用。很多药物通过肝脏代谢，须注意病人的肝、肾功能改变。

3）尽量单药治疗：这是使用抗癫痫药物（AEDS）的重要原则，大部分患者可用单药治疗取得疗效。单药应自小剂量开始，缓慢增量至能最大程度地控制发作而无不良反应或反应很轻的最低有效剂量。以下情况可考虑联合用药：①难治性癫痫试用多种单药治疗方案无效。②患者有多种发作类型。最好选用作用原理、代谢途径及副作用不同的药物。不宜合用化学结构相同的药物，如苯巴比妥与扑痫酮，氯硝西泮与地西泮等。

4）注意药物用法：用药方法取决于药物代谢特点、作用原理及副作用出现规律等。苯妥英钠常规剂量无效时增加剂量极易中毒，须非常小心；丙戊酸钠治疗范围大，开始即可给予常规剂量；卡马西平由于自身诱导作用使代谢逐渐加快，半衰期缩短，需逐渐加量，约1周左右达到常规剂量。拉莫三嗪、托吡酯应逐渐加量，1个月左右达治疗剂量，否则易出现皮疹、中枢神经系统副作用等。

5）个体化治疗及长期监控：由于癫痫患者个体差异颇大，有的在较低血药浓度就已经有效，有的在治疗浓度内即出现明显的毒性反应，临床应注意监测疗效及药物毒副作用，及时调整剂量以达到最佳疗效和避免不良反应。

6）严密观察不良反应：所有AEDS均有不良反应，剂量相关性不良反应最常见，通常发生于开始用药或加量时，与血药浓度有关，治疗过程中须注意观察。多数常见不良反应为短暂性的，缓慢减量即可明显减轻，进食时服药可减少恶心反应，将较大的一次剂量睡前服用可减少镇静作用。严重特异反应如卡马西平、拉莫三嗪所致皮疹，丙戊酸钠、卡马西平导致肝损伤、血小板减少等，苯妥英钠引起神经系统损害，苯巴比妥导致智能、行为改变等，须考虑减药、停药或换药。

7）坚持长期规律治疗：癫痫治疗是一个长期过程，特发性癫痫通常在控制发作1~2年后、非特发性癫痫在控制发作3~5年后才考虑减量和停药，部分病人需终生服药。治疗中应取得患者和家属的配合，让他们了解病情、所用药物疗效及可能产生的副作用等，记录发作次数和发作类型帮助评估疗效，使患者在治疗过程中始终有信心和耐心。

8）掌握停药时机及方法：通过正规系统的治疗，约40%的癫痫患者可以完全停药。能否停药、何时停药主要根据癫痫类型及病因、发作已控制的时间、难易及试停药反应等。特发性强直-阵挛发作、典型失神发作或癫痫发作较快被控制的病人完全停药机会较大；症状性癫痫及复杂部分性发作、强直性发作、非典型失神发作或兼有多种形式发作的病人通常需长期治疗。停药过程应根据病情，通常在1～2年逐渐减量，如减量后有复发趋势或EEG有明显恶化，应再恢复原剂量。如需换药时，两种药物应有约1周的重叠用药期，然后原用药物逐渐减量至停药，新用药物逐渐增至有效剂量。

（2）常用的抗癫痫药物：传统抗癫痫药物有苯妥英钠、卡马西平、丙戊酸钠、苯巴比妥、氯硝安定等，新型的抗癫痫药物有托吡酯、拉莫三嗪、加巴喷丁等。

1）根据癫痫的发作类型选择抗癫痫药物：见表1－7－2。

表1－7－2　根据癫痫的发作类型选择抗癫痫药物

发作类型	一线药物	二线或辅助药物
①单纯及复杂部分性发作、部分性发作继发大发作	卡马西平、丙戊酸钠、苯妥英钠、苯巴比妥、扑痫酮	氧异安定、氯硝西泮
②大发作	卡马西平、苯巴比妥、丙戊酸钠、苯妥英钠、扑痫酮	乙酰唑胺、奥沙西泮、氯硝西泮
特发性大发作合并失神发作	首选丙戊酸钠，其次为苯妥英钠或苯巴比妥	
继发性或不明的大发作	卡马西平、苯妥英钠或苯巴比妥	
③失神发作	丙戊酸钠、乙琥胺	乙酰唑胺、氯硝西泮、三甲双酮
④强直性发作	卡马西平、苯巴比妥、苯妥英钠	奥沙西泮、氯硝西泮、丙戊酸钠
⑤失张力性和非典型失神发作	奥沙西泮、氯硝西泮、丙戊酸钠	乙酰唑胺、卡马西平、苯妥英钠、苯巴比妥、扑痫酮
⑥肌阵挛性发作	丙戊酸钠、乙琥胺、氯硝西泮	乙酰唑胺、奥沙西泮、氯硝西泮、苯妥英钠
⑦婴儿痉挛症	促皮质激素（ACTH）、强地松、氯硝西泮	
⑧有中央－颞部或枕部棘波的良性儿童期癫痫	卡马西平或丙戊酸钠	
⑨Lennox－Gastaut综合征	首选丙戊酸钠，次选氯硝西泮	

2）抗癫痫药的剂量和不良反应：见表1－7－3。

2. 手术治疗　有些患者经2年以上正规的抗癫痫治疗，尽管试用所有主要的抗癫痫药物单独或联合应用，且已达到患者所能耐受的最大剂量，但每月仍有4次以上发作，称为难治性癫痫，其中包括20%～30%的复杂部分性发作患者，用各种AEDS治疗难以控制发作。由于难治性癫痫可能造成病人智力及躯体损害，并带来一系列心理、社会问题，因此，应采取手术治疗。常用手术方法包括前颞叶切除术、癫痫病灶切除术、颞叶以外脑皮质切除术等。

表 1－7－3　　抗癫痫药的剂量和不良反应

药物	成人剂量（mg/d）		儿童剂量 [mg/（kg·d）]	不良反应
	起始	维持		
苯妥英钠	200	300～500	4～12	胃肠道症状，毛发增多，骨髓、肝、心损害，皮疹，齿龈增生，面容粗糙，小脑征，复视，精神症状
卡马西平	200	600～2000	10～40	胃肠道症状，小脑征，骨髓与肝损害，皮疹，复视，嗜睡，体重增加
苯巴比妥		60～300	2～6	嗜睡，小脑征，复视，认知与行为异常
扑痫酮	60	750～1500	10～25	同苯巴比妥
丙戊酸钠	500	1000～3000	10～70	肥胖，震颤，骨髓与肝损害，胰腺炎，毛发减少，踝肿胀，嗜睡，肝功能异常
乙琥胺	500	750～1500	10～75	胃肠道症状，嗜睡，骨髓损害，小脑症状，精神异常
加巴喷丁	300	1200～3600		胃肠道症状，头晕，体重增加，步态不稳，
拉莫三嗪	25	100～500		动作增多，头晕，嗜睡，恶心
非尔氨酯	400	1800～3600	15	头痛，头晕，失眠，骨髓与肝损害，体重减轻，胃肠道症状
氨己烯酸		500～3000		头痛，镇静，体重增加，视野缩小，精神异常
托吡酯	25	200～400		震颤，头痛，头晕，小脑征，肾结石，胃肠道症状，体重减轻，认知或精神症状

【预后】

癫痫是可治性疾病，大多数患者预后较好。但不同类型癫痫预后差异很大，可自发缓解、治疗后痊愈、长期服药控制或发展为难治性癫痫。特发性癫痫自行缓解率较高；绝大部分症状性或隐源性癫痫需药物或其他方式治疗，部分患者需终生服药。典型失神发作在各型癫痫中预后最好，儿童期失神癫痫药物治疗2年可望停止发作，青年期失神癫痫易发展为全面性发作，需更长时间治疗；外伤性癫痫预后相对较好，器质性脑损伤或有神经系统体征的大发作预后差，病程较长、发作频繁、伴精神症状者预后差，肌阵挛性癫痫伴脑部病变者常难以控制。近年来长期追踪结果显示，67%～75%的患者可完全控制发作，其中约半数患者治疗一段时间后可停药。

【预防】

癫痫发作的病因及发病机制复杂，目前约70%的癫痫病因不明，因此，预防很困难。但从病因角度，对产期护理不当、颅内感染、新生儿和婴幼儿传染病、婴儿脱水、高热和头外伤等导致的癫痫，可采取相应预防措施。对有明显诱因者，通过仔细寻找和避免诱因可预防癫痫发作。

附：癫痫持续状态

癫痫持续状态是癫痫发作持续30分钟以上不自行停止或癫痫连续发作之间意识尚未完全恢复又频繁再发。癫痫持续状态是内科常见的急症，若不及时治疗可导致永久性脑损害，致残率和死亡率很高。任何类型的癫痫均可出现癫痫持续状态，通常是指全面性强直－阵挛发作持续状态。

癫痫持续状态多由于不适当地停用AEDS、感染、精神刺激、过度疲劳、饮酒、外伤等诱发。全面性强直－阵挛发作持续状态表现为持续意识障碍（昏迷）伴高热、代谢性酸中毒、低血糖、休克、电解质紊乱（低血钾、低血钙等）和肌红蛋白尿等，可发生脑、心、肝、肺等多脏器功能衰竭，如不及时治疗可导致死亡。

迅速控制发作是治疗的关键，同时给予有效的支持、对症治疗。如保持呼吸道通畅，纠正酸碱平衡及电解质紊乱，预防或治疗感染等。防治脑水肿可用20%甘露醇250ml快速静脉滴注，或地塞米松10～20mg静脉滴注；高热可物理降温。

1. 控制发作

（1）地西泮：是成人或儿童癫痫持续状态的首选药物。成人每次10～20mg，单次最大剂量不超过20mg，儿童每次0.3～0.5mg/kg，以每分钟3～5mg速度静脉推注，如15分钟后复发可重复给药，或用100～200mg溶于5%葡萄糖盐水中，于12小时内缓慢静脉滴注。地西泮偶可抑制呼吸，需停药。

（2）10%水合氯醛：成人25～30ml，小儿0.5～0.8ml/kg，加等量植物油保留灌肠。

（3）氯硝安定：药效是地西泮的5倍，半衰期22～32小时，成人首次剂量3mg静脉注射，以后5～10mg/d，静脉滴注或过渡至口服。注意该药对呼吸及心脏有较强的抑制作用。

（4）异戊巴比妥钠：成人0.5g溶于注射用水10ml内静脉注射，儿童1～4岁0.1g/次，5岁以上0.2g/次，溶于适量注射用水内静脉注射，速度不超过每分钟0.05g，至控制发作为止。0.5g以内多可控制发作，剩余未注完的药物可肌肉注射。

2. 控制发作后 应使用长效AEDS过渡和维持，早期常用苯巴比妥钠，成人0.2g肌肉注射，每日3～4次，儿童酌减，连续3～4日。同时应根据癫痫类型选择有效的口服药（早期可鼻饲），逐渐过渡到长期维持治疗。

第五节 帕金森病

帕金森病（Parkinson disease，PD），又称震颤麻痹（paralysis agitans），是中老年常见的神经系统变性疾病，以黑质多巴胺（DA）能神经元变性缺失和路易小体（Lewy body）形成为特征。临床表现为静止性震颤、运动迟缓、肌强直和姿势步态异常等。由英国人 James Parkinson（1817 年）首先描述，因原因不明，称特发性帕金森病。65 岁以上人群患病率为 1000/10 万，男性稍多于女性，且随年龄增长而增高。

【病因与发病机制】

特发性帕金森病的病因迄今未明，发病机制可能与下列因素有关：

1. 遗传 绝大多数 PD 患者为散发性，约 10% 的患者有家族史，呈不完全外显的常染色体显性遗传或隐性遗传。基因和某些线粒体 DNA 突变可能是 PD 发病的易感因素之一。

2. 环境因素 流行病学调查显示，长期接触杀虫剂、除草剂或某些工业化学品等可能是 PD 发病的危险因素。PD 患者黑质区存在明显脂质过氧化，还原型谷光甘肽显著降低，提示抗氧化机制障碍及氧化应激可能与 PD 发病和病情进展有关。

3. 年龄老化 PD 主要发生于中老年人，40 岁以前发病少见，提示老龄与发病有关。研究发现自 30 岁以后，黑质 DA 能神经元、酪氨酸羟化酶（TH）和多巴脱羧酶（DDC）活力、纹状体 DA 递质水平随年龄增长逐渐减少。然而，仅少数老年人患 PD，说明生理性 DA 能神经元退变不足以致病，年龄老化只是 PD 发病的促发因素。

目前普遍认为，PD 可能与遗传、环境因素和年龄老化三者共同作用有关。遗传因素可使患病易感性增加，在环境因素及衰老的相互作用下，通过氧化应激、线粒体功能衰竭、钙超载、兴奋性氨基酸毒性作用、细胞凋亡、免疫异常等机制导致黑质 DA 能神经元大量变性丢失而发病。

【病理】

主要病理改变是含色素神经元变性丢失，黑质致密部 DA 能神经元尤著，出现临床症状时此处 DA 能神经元丢失 50% 以上，症状明显时丢失更严重，残留神经元胞浆中出现嗜酸性包涵体（路易小体），内含 α－突触核蛋白和泛素（ubiquitin）。

类似改变也可见于蓝斑、中缝核、迷走神经背核等，但程度较轻。PD 患者由于黑质 DA 能神经元变性丢失、黑质－纹状体 DA 通路变性，纹状体 DA 含量显著降低，造成乙酰胆碱系统功能相对亢进，是导致肌张力增高、动作减少等运动症状的生化基础。近年来发现，中脑－边缘系统和中脑－皮质系统 DA 含量亦显著减少，可能是智能减退、行为情感异常、言语错乱等高级神经活动障碍的生化基础。

【临床表现】

多于 60 岁以后发病，起病隐匿，缓慢进展。初发症状以震颤最多（60%～70%），其次为步行障碍（12%）、肌强直（10%）和运动迟缓（10%）。症状常自一侧上肢开始，逐渐波及同侧下肢、对侧上肢及下肢，常呈“N”字型进展（65%～70%），有的病例症状先从一侧下肢开始（25%～30%），症状出现孰先孰后因人而异。

1. 静止性震颤（static tremor） 常为首发症状，多由一侧上肢远端开始，手指呈节律性伸展和拇指对掌运动，如“搓丸样”动作，频率为 4～6 次/秒，静止时出现，精神紧张时加重，随意动作时减轻，睡眠时消失。可逐渐扩展到同侧及对侧上下肢，下颌、口唇、舌及头部一般较少受累。少数患者，尤其 70 岁以上发病可不出现震颤。部分患者可合并姿势性震颤。

2. 肌强直（rigidity） 肌强直表现为屈肌与伸肌张力同时增高，关节被动运动时始终保持阻力增高，称为“铅管样强直”；肌强直与伴随的震颤叠加，检查时可感觉在均匀阻力中出现断续停顿，称为“齿轮样强直”。肌强直与锥体束受损时肌张力增高或痉挛不同，后者表现为被动运动开始时阻力明显，随后迅速减弱，如同打开水果刀的折刀样感觉（折刀样强直），常伴腱反射亢进和锥体束征。

3. 运动迟缓（bradykinesia） 随意动作减少，主动运动缓慢，面部表情呆板，常双眼凝视，瞬目少，笑容出现和消失减慢，如同“面具脸”。由于肌张力增高、姿势反射障碍，使起床、翻身、步行、变换方向等运动缓慢，手指精细动作如系纽扣或鞋带困难，书写时字越写越小，呈现“写字过小征”。

4. 姿势步态异常 由于四肢、躯干和颈部肌强直，使患者站立时呈特殊屈曲体姿，头前倾，躯干俯屈，肘关节屈曲，腕关节伸直，前臂内收，髋和膝关节略弯曲。早期走路拖步，起步困难，迈步前身体前倾，随病情进展呈小步态，行走时自动摆臂动作消失，躯干与颈部僵硬，使转弯时用连续小步。由于姿势平衡障碍导致重心不稳，晚期有坐位、卧位起立困难。行走呈慌张步态，迈步后以极小的步伐前冲，愈走愈快，不能立刻停步，下坡时更明显。

5. 其他症状　反复叩击眉弓上缘产生持续眨眼反应（Myerson 征），正常人反应不持续。可有眼睑阵挛（闭合的眼睑轻度颤动）或眼睑痉挛（眼睑不自主闭合）。口、咽和腭肌运动障碍，使讲话缓慢、音量低（发音过弱）、流涎，严重时吞咽困难。常见皮脂腺、汗腺分泌亢进引起脂颜、多汗，消化道蠕动障碍引起顽固性便秘，交感神经功能障碍导致直立性低血压等，括约肌功能不受累。部分患者晚期出现轻度认知功能减退，常见抑郁和视幻觉，通常不严重。

【辅助检查】

本病的辅助检查无特异性。包括：①生化检测：采用高效液相色谱（HPLC）可检出脑脊液 HVA 水平降低。②基因检测：在少数家族性 PD 患者中，采用 DNA 印迹技术 PCR、DNA 序列分析等可能发现基因突变。③功能影像学检测：采用 PET 或 SPECT 用特定的放射性核素检测，疾病早期可显示 PD 患者脑内 DAT 功能显著降低，D_2型 DA 受体活性在早期超敏，后期低敏。DA 递质合成减少，对 PD 早期诊断、鉴别诊断及监测病情进展有一定价值。④血及脑脊液常规检查无异常，CT、MRI 检查也无特征性发现。

【诊断及鉴别诊断】

1. 诊断　①中老年发病，缓慢进行性病程；②临床表现为四主症（静止性震颤、肌强直、运动迟缓、姿势步态障碍）中至少具备两项，前两项至少具备其中之一，症状不对称；③左旋多巴治疗有效；④患者无眼外肌麻痹、小脑体征、体位性低血压、锥体系损害和肌萎缩等。

2. 鉴别诊断

（1）特发性震颤：多在早年起病，震颤为姿势性或动作性，常影响头部，引起点头或摇晃，无肌强直和运动迟缓。约 1/3 的患者有家族史，饮酒或服用心得安，震颤可显著减轻，而帕金森病影响面部和口唇。

（2）抑郁症：可伴表情贫乏、言语单调、自主运动减少，类似 PD，且两者常在同一患者并存。但抑郁症无肌强直和震颤，抗抑郁药试验治疗有助于鉴别。

（3）帕金森综合征：有明确病因可寻，如中毒（药物、金属及一氧化碳）、脑外伤、脑卒中、病毒性脑炎等。神经安定剂（酚噻嗪类及丁酰苯类）、利血平、胃复安、α-甲基多巴、氟桂嗪等可导致可逆性帕金森综合征，发生于治疗后或停药后数月；脑炎后遗留的帕金森综合征，目前已罕见。

【治疗】

疾病早期无需特殊治疗，应鼓励患者进行适度的活动和体育锻炼，若疾病影响患者的日常生活和工作能力则需药物治疗。

1. 药物治疗 可用抗胆碱能药物阻断乙酰胆碱作用或增强 DA 能递质功能药物，恢复纹状体 DA 与乙酰胆碱递质的平衡。但药物治疗只能改善症状，不能阻止病情发展，需要终生服药。

（1）抗胆碱能药：对震颤和强直有效，对运动迟缓疗效较差，适于震颤突出且年龄较轻的患者。常用药物：①安坦（artane）：1～2mg，每日 3 次，口服；②开马君（kemadrin）：开始 2.5mg，每日 3 次，逐渐增至 20～30mg/d，分 3 次口服。主要副作用有口干、视物模糊、便秘和排尿困难，严重者有幻觉、妄想。青光眼及前列腺肥大患者禁用。老年患者可影响记忆功能，应慎用。

（2）金刚烷胺（amantadine）：可促进神经末梢释放 DA 和减少 DA 再摄取，轻度改善 PD 运动减少、强直和震颤等，可单独或与抗胆碱能药合用，适合于治疗早期轻症患者。100mg，每日 2 次，口服，不宜超过 300mg/d。可有不安、意识模糊、下肢网状青斑、踝部水肿和心律失常等副作用，但较少见。肾功能不全、癫痫、严重胃溃疡和肝病患者慎用，哺乳期妇女禁用。

（3）左旋多巴（L－Dopa）及复方左旋多巴：L－Dopa 是治疗 PD 最有效的药物。L－Dopa 作为 DA 合成前体可透过血脑屏障，被脑 DA 能神经元摄取后脱羧转变成 DA，可改善 PD 所有临床症状，对运动减少有特殊疗效。为增强疗效和减少外周副作用，将 L－Dopa 与外周多巴脱羧酶抑制剂（DCI）制成复方 L－Dopa，用量较 L－Dopa 减少 3/4。常用复方 L－Dopa 有美多芭（madopar）和帕金宁（sinemet），分别由 L－Dopa 加苄丝肼或卡比多巴组成；常规选用此剂型治疗，开始时 62.5mg（1/4 片），每日 2～3 次，可视症状控制情况增至 125mg，每日 2～3 次，最大不超过 250mg，每日 3～4 次，空腹用药效果较好。餐前 1 小时或餐后 2 小时服用（中性氨基酸影响 L－Dopa 在小肠的吸收并阻碍其通过血脑屏障）。另外，尚可选用息宁控释片、美多巴、弥散型美多巴等。L－Dopa 类药物在狭角型青光眼、精神病患者中禁用，活动性消化道溃疡患者应慎用。L－Dopa 常见急性副作用为恶心、呕吐、低血压、不安和意识模糊等，偶出现心律失常。疾病后期 L－Dopa 迟发合并症包括症状波动、异动症和精神症状等。症状波动（motor fluctuation）包括两种形式：①疗效减退：为每次用药有效时间缩短，症状随血药浓度发生规律性波动，可增加每日服药次数或每次服药剂量、用缓释剂或加用其他辅助药物等。②开关现象：症状在突然缓解（开期）与加重（关期）间波动，开期常伴异动症，与服药时间、血药浓度无关，处理较困难。可试用 DA 受体激动剂、控释型息宁。异动症又称运动障碍，表现为舞蹈症或手足徐动样不自主运动，可累及头面部、四肢和躯干，有时表现为单调刻板的不自主动作或肌张力障碍。精神症状表现形式多样，如生动梦境、抑郁、焦虑、错觉、幻觉、欣快、轻躁狂、精神错乱和意识模糊等。若药物调整无效，可加用抗精神病药氯氮平治疗，可减轻意识模糊和精神障碍，应用氯氮平需定期监测白细胞计数。

（4）其他药物：DA 受体激动剂、单胺氧化酶 B 抑制剂、儿茶酚-氧位-甲基转移酶抑制剂等，可根据病情选用。

2. 外科治疗　①苍白球或丘脑底核毁损或切除术：丘脑手术对震颤有效，苍白球手术对运动迟缓有效，弥漫性脑血管病为手术禁忌证。②脑深部电刺激：靶点主要是丘脑底核和苍白球，原理是纠正基底节过高的抑制性输出以改善症状。适用于药物治疗失效、不能耐受或出现异动症者。对年龄较轻，症状以震颤、强直为主且偏于一侧者效果较好。术后仍需药物治疗。③细胞移植术：自体或胎儿肾上腺髓质或胎儿黑质移植至壳核或尾状核，认为可继续合成、释放多巴胺，但仍处于试验阶段。

3. 康复治疗　进行语言、进食、走路及日常生活训练和指导。日常生活帮助，如设在房间和卫生间的扶手、防滑橡胶桌垫、大把手餐具等，可改善生活质量。晚期卧床者应加强护理，减少并发症。中药或针灸对 PD 治疗有一定的辅助作用。

【预后】

PD 是一种慢性进展性变性疾病，目前尚无根治方法，多数患者发病数年内尚能继续工作，也有迅速发展致残者；疾病晚期由于严重肌强直、全身僵硬，终至卧床不起。本病本身并不危及生命，但肺炎、骨折等各种并发症是常见的死因。

第六节　痴　呆

痴呆是由于脑功能障碍而产生的获得性和持续性智能障碍综合征。智能损害包括不同程度的记忆、语言、视空间功能、人格异常及认知（概括、计算、判断、综合和解决问题）能力的降低，患者常常伴有行为和情感的异常，这些功能障碍导致病人日常生活、社会交往和工作能力明显减退。

痴呆的发病率和患病率随年龄增高而增加。国外调查显示，痴呆患病率在 60 岁以上人群中为 1%，而在 85 岁以上人群中达 40% 以上。据报道，我国痴呆患病率在 60 岁以上人群中为 0.75% ~4.69%。随着全球人口的老龄化，痴呆的患病率还将快速上升。由于本病的患病率和致残率高、病程长和治疗开支大，给病人的家庭和社会带来巨大的负担和影响。

通常引起痴呆的原因包括变性病性和非变性病性，前者主要包括阿尔茨海默病（Alzheimer disease，AD）、路易体痴呆、Pick 病和额颞痴呆等；后者包括血管性痴呆、感染性痴呆、代谢性或中毒性脑病等。

随着对痴呆研究的深入，痴呆的诊断也变得具有挑战性，当认知功能改变继发于某一明显的全身性疾病时，痴呆的诊断可能比较简单；但如病人并无明显的神经系统损害症和体征，仅有认知功能改变，或病人合并某些神经系统损害症状而无特异性时，诊断就变得比较困难。

一、阿尔茨海默病

阿尔茨海默病是老年人最常见的神经变性疾病，首先由 Alzheimer（1907 年）描述。AD 的发病率随年龄增高而增高，65 岁以上患病率约为 5%，85 岁以上为 20%，女性患病率是男性患病率的 3 倍。家族性 AD（FAD）约占 AD 患者的 10% 以下，为常染色体显性遗传，一级亲属，尤其是女性危险性高。

【病因与发病机制】

AD 的病因与发病机制迄今仍不清楚，一般认为可能与遗传和环境因素有关。AD 患者海马和新皮层胆碱乙酰转移酶（ChAT）及乙酰胆碱（acetylcholine，ACh）显著减少，引起皮层胆碱能神经元递质功能紊乱，被认为是记忆障碍和其他认知功能障碍的原因之一。Meynert 基底核是新皮层胆碱能纤维的主要来源，AD 早期此区胆碱能神经元即减少，由于 ACh 合成持续明显不足，ChAT 减少与痴呆严重性、老年斑及神经元纤维缠结数量增多有关。非胆碱能递质，如 5-羟色胺（5-HT）、γ-氨基丁酸（GABA）、生长抑素（somatostatin）、去甲肾上腺素（norepinephrine）及 5-HT 受体、谷氨酸受体、生长抑素受体均减少，但这些改变是原发性、还是继发于神经细胞减少，尚未确定。

约 10% 的 AD 患者有明确家族史，尤其是 65 岁前发病的患者。许多流行病学研究结果提示 AD 的发生亦受环境因素的影响，脑外伤、文化程度低、吸烟、重金属接触史、父母怀孕时年龄轻和一级亲属患有 Down 综合征等被认为可增加患病的危险性。而长期使用雌激素和非甾体类抗炎药物及 $ApoE_2$ 等位基因可能对患病有保护作用。

【病理】

AD 患者有颞、顶及前额叶萎缩，其病理改变包括老年斑、神经元纤维缠结、神经元减少、轴索和突触异常、颗粒空泡变性、星形细胞和小胶质细胞反应及血管淀粉样改变。老年斑是AD的特征性病理改变。

【临床表现】

1. 记忆障碍 多为隐匿起病，早期易被患者及家人忽略，主要表现为逐渐发生的记忆障碍，当天发生的事不能记忆，刚刚做过的事或说过的话不记得，熟悉的人名记不起来，忘记约会，忘记贵重物品放何处，词汇减少。早期出现经常性遗忘，主要表现为近记忆力受损，随后远记忆力也受损，使日常生活受到影响。

2. 认知障碍 是AD特征性的临床表现。掌握新知识、熟练运用及社交能力下降，并随时间的推移而逐渐加重。渐渐出现语言功能障碍，不能讲完整的语句，口语量减少，找词困难，命名障碍，出现错语症，交谈能力减退，阅读理解受损，但朗读可相对保留，最后完全失语。计算能力障碍，常表现为算错账、付错钱、最后连最简单的计算也不能。严重时出现视空定向力障碍，穿外套时手伸不进袖子，铺台布不能把台布的角和桌角对齐，迷路或不认家门，不能画最简单的几何图形，不会使用最常用的物品，如筷子、汤匙等，但仍可保留运动的肌力和协调性。

3. 精神障碍 伴随的思维、心境、行为等精神障碍往往是病人就医的原因，精神症状包括抑郁、情感淡漠或失控、焦躁不安、兴奋和欣快等。主动性减少，注意力涣散，白天自言自语或大声说话，恐惧，害怕单独留在家里。部分病人出现妄想、幻觉状态和攻击倾向等，有的怀疑自己年老的配偶有外遇，有的怀疑子女偷他的钱物，把不值钱的东西也当作财宝藏匿起来。可忽略进食或贪食，多数病人有失眠或夜间谵妄。

4. 检查所见 坐立不安、易激动、少动、不修边幅、个人卫生不佳。一般视力、视野保持相对完整，无锥体束征和感觉障碍等。步态一般正常，后期可出现小步、平衡障碍等。

【辅助检查】

1. 神经心理学检查及其相应量表的使用 对痴呆的诊断及鉴别诊断起重要作用。简易精神状态检查量表（MMSE）、韦氏成人智力量表（WAIS-RC）、临床痴呆评定量表（CDR）、Biessed行为量表（BBS）及Hachinski缺血积分（HIS）等是常用的量表。目前尚无确诊AD的特殊检查，CSF多正常，EEG可有广泛慢波。

2. 其他检查 CT和MRI检查可见侧脑室扩大和脑沟增宽，尤其在额颞叶；MRI冠状切面可显示海马萎缩；PET、SPECT及功能性MRI（f-MRI）可发现颞顶枕叶脑区代谢率或脑血流量减低，尤其在中、重度病人。

【诊断及鉴别诊断】

1. 诊断 AD的诊断主要根据患者详细的病史、临床资料，结合精神量表检查及有关的辅助检查。诊断准确性可达85%～90%。目前临床应用较广泛的是NINCDS－ADRDA的诊断标准，此标准由美国NINCDS－ADRDA专题工作组（1984）推荐应用，将AD分类为确诊、很可能及可能三种。PET或SPECT或f－MRI发现颞顶枕叶代谢率减低，基因检查发现相关基因突变等有助于诊断。

很可能AD的诊断标准是：①临床检查确认痴呆，简易精神状态检查（MMSE）及Biessed痴呆量表等神经心理测试支持；②必须有2个或2个以上认知功能障碍；③进行性加重的记忆和其他智能障碍；④无意识障碍，可伴有精神和行为异常；⑤发病年龄40～90岁，多在65岁以后；⑥排除其他可以导致进行性记忆和认知功能障碍的脑部疾病。确诊则根据病理诊断。

2. 鉴别诊断

（1）轻度认知障碍：一般仅有记忆力障碍，无其他认知功能障碍，如老年性健忘与遗忘。健忘是启动回忆困难，通过提示可使回忆得到改善；遗忘是记忆过程受损，提示不能改善。

（2）抑郁症：表现抑郁心境，对各种事情缺乏兴趣，睡眠障碍，易疲劳或无力。

（3）其他疾病导致的痴呆：如血管性痴呆、帕金森病性痴呆等。

【治疗】

目前尚无特效治疗方法，主要为对症治疗。

1. 脑保护治疗 使用扩血管药物增加脑血流及脑细胞代谢药可能改善症状或延缓疾病进展。常用银杏叶提取物制剂、脑复康和都可喜等。抗氧化剂维生素E和单胺氧化酶抑制剂丙炔苯丙胺可延缓其进展，但仍有待于深入研究。

2. 改善认知功能 目前常用乙酰胆碱酯酶抑制剂，抑制ACh降解并提高其活性，改善神经递质传递功能。①毒扁豆碱：从6mg/d开始，逐渐加量至10～24mg/d，分4～6次口服。使用时间延长，疗效降低，副作用增加，现已少用。②他克林（tacrine）：是美国第一个批准使用治疗AD的药物，非选择性与AChE和丁酰胆碱酯酶（DChE）结合而抑制其活性，并可能抑制老年斑形成，改善病人认知功能。开始给药40mg/d，每隔6周，每日剂量增加40mg，80～160mg/d以上时才有效，但有较严重肝脏毒性作用。③donepezil（aricept）：是第二个被美国批准治疗AD的AChE抑制药，选择性与AChE结合，副作用明显减少，半清除期70小时，可每日用药一次，对认知障碍有显著改善作用。5～10mg/d，口服。④石杉碱甲（哈伯因）：是我国从中草药千层塔中提取的AChE抑制剂，作用强度大于上述药物，且对AChE有选择性，可改善认知功能。50～100mg/d，口服。

3. 其他治疗　①雌激素替代疗法：流行病学研究发现，使用雌激素替代疗法的更年期妇女AD患病风险明显降低，小规模临床试验证实，雌激素可延缓疾病发生、改善病人认知功能。研究证实雌激素可改善海马细胞的糖转运，促进胆碱吸收和转运，增加脑血流量，促进神经元及神经突触完整性。②非甾体类抗炎药：有可能防止和延缓AD发生。③康复治疗及社会参与：鼓励病人尽量参加各种社会活动，维持生活能力，加强家庭和社会对病人的照顾、帮助和训练。有定向和视空间能力障碍的患者应尽量减少外出，以防意外。

【预后】

AD病程通常持续5年或以上，常死于肺部感染、褥疮等并发症。

二、血管性痴呆

血管性痴呆（vascular dementia，VD）是脑血管疾病导致的智能及认知功能障碍的临床综合征。它是我国占第二位的痴呆，患病率仅次于AD。

【病因与发病机制】

脑动脉闭塞引起大面积皮质梗死，梗死脑组织容积超过80～150ml临床即可出现痴呆，额叶、颞叶及边缘系统等部位血管源性病变更易导致痴呆，主要病因是动脉粥样硬化，或由于皮质下白质、基底节或丘脑多发性腔隙梗死所致。多梗死性痴呆是VD中最常见的类型，占VD的39.4%。

【病理】

脑血管病变是VD的基础，脑实质可见出血性或缺血性损害，以缺血性损害多见。常见病理改变为多发性腔隙性病变或大面积梗死灶及脑动脉粥样硬化等，脑组织病变可为弥漫性、局限性或多发腔隙性，以皮质损害或皮质下病变为主。多发性梗死使脑组织容积显著减少，导致脑萎缩和侧脑室扩张。

【临床表现】

多有卒中史，常表现为波动性病程、阶梯式恶化、斑片状智能损害。VD在时间及地点定向、事件或短篇故事即刻和延迟回忆、命名和复述等方面损害较轻；在执行功能方面，如自我整理、计划、精细运动的协同作业等方面损害较重。认知功能障碍表现近记忆力、计算力减低，不能胜任以往熟悉的生活、工作程序及正常交往等，以致外出迷路，不认家门，穿错衣裤，最终生活不能自理。精神症状有表情淡漠、少语、焦虑、抑郁或欣快等。多梗死性痴呆（MID）是VD中最常见的类型，除上述表现外，常有高血压和双侧半球多次缺血性卒中病史，神经系统检查常见局灶性神经体征，如假性球麻痹伴构音障碍、吞咽困难、中枢性面舌瘫、偏瘫、偏身感觉障碍、共济失调、步态异常、腱反射亢进和锥体束征。

【辅助检查】

1. CT 检查　显示双侧半球多发性梗死灶。

2. MRI 检查　可见双侧基底节、脑皮质及白质内有大小不等的病灶，呈 T_1 低信号、T_2高信号，病灶周围脑组织局限性脑萎缩。皮质下白质或侧脑室旁白质广泛低密度区称为脑白质疏松症。

【诊断】

血管性痴呆的诊断主要依靠脑血管疾病病史、临床表现及辅助检查的结果。血管性痴呆中最常见的类型多梗死性痴呆诊断标准如下：①多有高血压病或糖尿病病史，呈阶梯式进展的病程和斑片状分布的神经功能缺损，痴呆伴随多次脑血管事件后突然发生，每次卒中后症状加重；②认知功能障碍伴局灶性神经功能缺损体征，如失语、轻偏瘫、偏身感觉障碍、偏盲及锥体束征等，提示皮质及皮质下多发性广泛病变；③CT 或 MRI 检查证实多发性梗死，可伴脑白质疏松改变。

【治疗】

1. 调控血压　将血压控制在适当水平，收缩压维持在 135 ~ 150mmHg 水平为宜，可改善认知功能，血压过低会使症状加重。

2. 改善脑血液循环，防止血小板凝集　改善脑血液循环可选用川芎嗪、银杏制剂等；防止血小板凝集可选用阿司匹林（50 ~ 150mg/d，1 次口服）或噻氯匹定（250mg/d,）或氯吡格雷（75mg/d，1 次口服）。

3. 脑保护治疗　神经保护剂可用维生素 C、维生素 E、单胺氧化酶抑制剂司林吉兰等。钙离子拮抗剂，如尼莫地平、氟桂利嗪等也可试用。

脑代谢剂，如胞二磷胆碱、脑活素、吡拉西坦（脑复康）、甲氯芬酯和双氢麦角碱等，可促进脑细胞对氨基酸、磷脂及葡萄糖的利用，增强反应性和记忆力。

4. 康复治疗　康复治疗和功能训练常可收到较好疗效，要鼓励病人多与外界接触，参与一定的社交活动，可提高生活质量或部分地回归社会。

第七节　神经症

神经症，旧称神经官能症，是一组主要表现为焦虑、抑郁、恐惧、强迫、疑病症状或神经衰弱症状的精神障碍的总称。本病患者病前多有一定的易患素质基础和个性特征，疾病的发生与发展常受心理社会（环境）因素的影响，症状没有可以证实的器质性病变作为基础，与病人的现实处境不相称。病人对存在的症状感到痛苦和无能为力，自知力完整或基本完整，有求治要求，病程大多持续迁延。伴随于躯体疾病或其他精神疾病所出现的各种神经症症状或其组合不能诊断为神经症。本节主要介绍神经衰弱和癔症。

一、神经衰弱

神经衰弱是一种以脑和躯体功能衰弱为主要表现的神经症。以精神易兴奋却又易疲劳为特征，常伴有紧张、烦恼、易激惹等情绪症状，睡眠障碍等生理功能紊乱症状及肌肉紧张性疼痛等。这些症状不能归因于脑、躯体疾病及其他精神疾病。缓慢起病，病程迁延波动。病前多有持久的情绪紧张和精神压力。

【病因与发病机制】

1. 病因　神经衰弱的病因至今尚无定论。多数学者认为，素质、躯体、心理、社会和环境等诸多因素的综合作用是引起这一疾病的原因。大量的研究表明，各种不同人群中，以脑力劳动者患病率最高。这些人群脑力活动时间过长，工作、学习任务过重，工作要求严格，注意力高度集中，易于导致精神紧张。学习、工作不适应，家庭、婚姻、恋爱问题处理不当，人际关系紧张，突发的应激事件，紊乱无序的生活状态和作息时间等生活事件易导致神经、精神疲劳。具有孤僻、胆怯、敏感、多疑、急躁或遇事易冲动的人格特征等也为神经衰弱的发生提供了条件。

2. 发病机制　精神紧张和各种精神刺激引起高级神经活动功能失调，内抑制过程弱化，兴奋过程相对亢进。大脑皮层功能的失调削弱了对皮层下自主神经中枢的调节，从而出现自主神经功能的紊乱。

【临床表现】

1. 易兴奋与易疲劳 是神经衰弱的常见症状。易兴奋主要体现在：①联想与回忆增多，思维内容杂乱无意义，使人感到苦恼；②注意力不集中，易受无关刺激的干扰；③感觉阈值降低，对外界的声、光等刺激反应敏感，情绪易激惹。易疲劳以精神疲劳为主，可伴有躯体疲劳。疲劳具有以下特点：①疲劳常伴有不良心境，如烦恼、紧张，甚至苦闷、压抑感，休息不能缓解，服用滋补品也无效，但随着心境的好转而消失；②疲劳常有情境性，如一看业务书就打哈欠，眼睛看着书，脑子里却杂乱无章，昏沉沉的，但在看喜爱的电视节目时则可能没有疲劳感；③疲劳常有弥散性，往往干什么都觉得累，除非是做自己喜爱做而且能胜任的事情；④疲劳不伴有欲望与动机的减退，其欲望与动机不但没有减退，反而有“心有余而力不足”之感，在感到疲劳的同时往往伴有精神的易兴奋，欲念十分活跃，他们常为自己有病而不能实现自己的抱负而感到苦恼。

2. 情绪症状 主要为烦恼，易激惹与紧张。焦虑、抑郁情绪在神经衰弱的病人中一般程度较轻，不持久，甚至没有。这些情绪在健康人中也可见到，一般认为这些情绪症状必须具备以下特点才算病态：①病人感到痛苦或影响社会功能而求助；②病人感到难以自控；③情绪的强度及持续时间与生活事件或处境不相称。

3. 躯体症状 是生理功能紊乱的表现，多与病人的心理状态有关。可出现睡眠障碍、紧张性头痛、头昏、眼花、耳鸣、心慌、胸闷、腹胀、消化不良、尿频、多汗、阳痿、早泄及月经不调等。以睡眠障碍与紧张性头痛最常见。睡眠障碍多表现为入睡困难与易惊醒。而紧张性头痛最典型的描述是“头部像有一个紧箍咒，头脑发胀”，头痛往往持续存在，但程度不严重，部位不固定，似乎整个头部都不适。紧张性头痛可伴有头昏，典型的描述是“整天昏昏沉沉，云里雾里的”，这种头昏不同于头晕，患者并无眩晕感，只是感到思维不清晰、不敏捷，“渴望有一种水洗后的清新感”。

【诊断及鉴别诊断】

1. 诊断要点 ①起病常与精神因素有密切关系且具有易感素质和性格特点；②有容易兴奋与疲劳、情绪症状（烦恼、易激惹、紧张等）、躯体症状（紧张性头痛、睡眠障碍及自主神经功能紊乱）表现；③患者对自己的病有自知力，一般有求治要求；④人格保持完整，适应现实社会能力良好；⑤排除相应的躯体疾病和精神疾病；⑥起病缓慢，具有易反复波动或迁延的特点，病程至少 3 个月以上。

2. 鉴别诊断

（1）恶劣心境障碍：以往称抑郁性神经症。是一种以持久的（病程至少 2 年）心境低落状态为特征的疾病，通常伴有焦虑、疲劳、不适感和睡眠障碍，病情随生活中的心理冲突而波动。重要鉴别点是有无抑郁心境。

（2）焦虑症：焦虑症的紧张性头痛与失眠易被误诊为神经衰弱。鉴别要点是：神经衰弱最基本的特征是脑力活动减弱、注意力不集中、记忆力差、易兴奋又易疲劳，情绪症状多为烦恼与紧张，焦虑症状少见或程度很轻；焦虑症突出的是焦虑体验，即一种缺乏明确对象和具体内容的忐忑不安。

（3）精神分裂症：精神分裂症病人早期可有神经衰弱症状，但痛苦感不明显，求治心不强烈。随着病程的发展和精神症状的出现，鉴别不难。

【治疗】

1. 心理治疗

（1）认知疗法：神经衰弱大多可找到一些心理冲突的原因，而心理冲突的产生除与外界因素有关外，也与患者的易感素质有关。因此，促进患者的认知转变，尤其是帮助患者调整对生活的期望，减轻现实生活中的精神压力，往往有事半功倍的效果。

（2）放松疗法：神经衰弱的患者大多有紧张的情绪，也可伴有紧张性头痛、失眠等。各种放松方法，包括气功、瑜珈术、生物反馈训练，均可使患者放松，缓解紧张。

（3）森田疗法：神经衰弱的患者，部分具有疑病素质，但求生欲望强烈。森田疗法建设性地利用这一精神活力，把注意点从自身引向外界，以转移患者对自身感觉的过分关注，对消除症状有一定效果。

2. 药物治疗　目前市场上治疗神经衰弱的药物有数十种之多，但至今为止尚未发现哪一种药物有独特的疗效。药物治疗主要是对症处理：头痛给予止痛剂，易兴奋或失眠给予镇静剂（安定等），自主神经功能紊乱给予谷维素等。

3. 其他　调整不合理的学习或工作方式、体育锻炼、工娱疗法、旅游疗养等，针灸、推拿、理疗、中医药治疗也可产生较好的疗效。

【预后】

多数病人缓慢起病，病程波动。如及时消除病因并给予适当治疗，大多可在半年至 2 年内缓解。一般认为，起病较急，病前诱因明显，病程较短，无异常人格素质特征者预后较好。

二、癔症

癔症（hysteria），或称歇斯底里，大多是突然发病，出现感觉、运动和自主神经功能紊乱或短暂的精神异常，这些症状常因暗示产生，也可因暗示消失，并且不能查到这些症状相应的病理解剖改变。癔症的发病率和症状表现随时代和环境的演变而改变。本病在居民中的患病率，据国外统计为5‰，并有下降趋势。在国内神经精神门诊初诊病例中约占3‰，发病年龄多在16～30岁之间，以女性较多见。

【病因与发病机制】

癔症常在特殊性格的基础上，由于急剧的或持久的精神紧张刺激的作用，以及其他因素的参与而发生。精神因素包括暗示和自我暗示，常决定起病的形式、症状的特点、病程和转归。癔症性格特点为高度情感性、暗示性高、幻想丰富和自我中心。精神紧张刺激引起的惊恐、气愤、委屈、悔恨、忧虑等，尤其是愤怒和悲哀等不能表达时，成为导致癔症发生的重要精神因素。当病人遭受精神创伤时，以及身体虚弱有病、长期劳累、妇女在经期或产后、以及脑外伤等均将助长本病的发生。

【临床表现】

癔症的临床表现多种多样，在躯体方面，称之为转换型；在精神方面，称之为分离型。

1. 躯体方面（转换型） 症状的性质和发生的部位，即使在同一个体，也因时间不同而相异，也有单一症状多年保持不变的。

（1）感觉障碍：以麻木较常见，而多发生于肢体，呈手套型、靴子型和半侧型等。这些表现不能以神经解剖生理理论来解释。其广度和深度易受暗示而改变。感觉过敏区即使轻触也会引起剧痛或异常不舒服。特殊感官以耳聋和失明为常见。正常人的视野是愈远愈大，愈近则愈小，呈圆锥状，而有些癔症病人的视野远近都一样，形成管状视野。癔症失明常突然发生，但瞳孔对光反应仍存在，对周围光刺激尚能感知，所以病人在走路时不致碰撞。耳聋常为突然发生的完全性听力丧失，病人根据对方讲话时嘴唇的动作而了解讲话的内容。

（2）运动障碍：痉挛发作者表现为倒地、抽搐，常为手足乱舞而无规律性，有呈四肢挺直、角弓反张状。发作前，往往心情不乐、烦躁或郁闷，发作时，意识不完全丧失，故无咬伤舌头或其他外伤，大小便也不失禁。发作时间的长短取决于周围人的言语和态度。

瘫痪或轻瘫常为单瘫、偏瘫和截瘫，都为弛缓性，并无萎缩（除非长期不用而出现废用性萎缩），也无病理反射和变性反应。这种瘫痪与周围性或中枢性神经损害引起的瘫痪不符。

2. 精神方面（分离型）　常由精神创伤或心理矛盾的痛苦情感体验所引起。各种形式之间有联系，常难严格区分。

（1）情感爆发：病人突然哭笑不止、撞头、咬衣物、撕头发、捶胸顿足、满地打滚。常伴有情绪急剧转变和戏剧性表现。从病人的言语中可反映出愤怒或其他痛苦的体验。发作时间的长短常受周围人的言语和态度的影响。发作时意识轻度模糊，发作后部分遗忘。

（2）睡行症：发作时环境意识丧失，与外界脱离接触，两眼凝视空间，说话时心情激动，难以理解，并重复做一些似乎有意义的活动。发作终止后，病人不能回忆。

（3）遗忘症：常见的是生活中一段时间内的事件遗忘（界限型），所产生的记忆脱漏病人是不知道的，除非给予提示，才能回忆起来。

（4）神游症：病人突然离开他原来的活动地点，外出漫游，可历时数日。这一发作与他当时从事的活动无关。从发作开始到记忆恢复，这一段时间的经历全部遗忘。

（5）多重人格：较睡行症和神游症更为复杂。病人在不同时间内，以两种或更多种的身份出现，而每一身份出现都有他的独特人格，并决定各自行为的性质和态度。

（6）其他：癔症还有多种意识障碍。在农村常见一种癔症发作，患者的意识处于朦胧状态，她们以死人的口气说话，有如神鬼附体。患者大多为妇女。

【诊断及鉴别诊断】

1. 诊断要点　①大多突然起病和突然消失，而无残留症状；②急剧的或持久的精神紧张刺激常是导致发病的重要原因，以后发病可因联想到初次发病时的情景而引起；③大多病人具有癔症性格特点；④躯体症状特异，常不能以神经的生理解剖来解释，精神症状常带有浓厚的情感色彩，并有表演、夸张的特点；⑤癔症病人对躯体症状常泰然漠视，而精神阵发性发作时防御反应存在；⑥暗示和自我暗示对症状的发生和消失有明显影响。

另外，要注意到癔症症状可能掩盖器质性损害，或两者同时存在的复杂性。

2. 鉴别诊断　需注意与精神病、神经病、内脏病证以及五官疾病相鉴别。

【治疗】

癔症以精神治疗为主，包括支持、暗示和催眠法，配合药物、针刺和物理疗法等，常取得良好的效果。

1. 精神治疗 在医生的指导下，提高病人对疾病本质的认识，消除顾虑，增强信心，以调动他们的主观能动作用，这种支持疗法的内容与治疗神经衰弱相似。但结合癔症的特点，通常还需进行以下治疗：

（1）暗示疗法：如治疗转换型肢体瘫痪的病人，在进行言语暗示的同时，用感应电刺激，使病人亲自看到肌肉的收缩。如属下肢瘫痪，可扶着他走，鼓励他努力走动，以后把扶持力量逐渐减小，直至他单独行走为止。也可静脉注射10%葡萄糖酸钙或应用电兴奋治疗等。在情感爆发或痉挛发作时，可采取氨水吸入或针刺等。暗示疗法的成功与病人的信心和迫切期待心情有关。

（2）催眠疗法：医生用一般的言语催眠或2.5%硫喷妥钠做静脉缓慢注射，诱导病人进入催眠状态后，再进行言语暗示。如为癔症性遗忘，病人进入催眠状态后，医生可诱导病人将遗忘的事一一回忆起来。

2. 药物治疗 极度兴奋躁动者，可肌肉注射氯丙嗪50mg或氟哌啶醇5mg。一般癔症病人常给予抗焦虑药，如安定和阿米替林等。

3. 其他治疗

（1）针刺：一般宜用强刺激，或电针治疗。取穴应结合具体症状。如癔症性痉挛发作，可取人中、合谷、太冲等；下肢瘫痪，可取涌泉、太冲、阳陵泉等。

（2）物理治疗：瘫痪、挛缩、呃逆等可用直流感应电兴奋治疗。躯体感觉缺失者可选用感应电刺激治疗。

第八节　抑郁症

心境障碍是以显著而持久的情感或心境改变为主要特征的一组疾病。临床上主要表现为情感高涨或低落，伴有相应的认知和行为改变，可有精神病性症状，如幻觉、妄想。大多数病人有反复发作的倾向，部分可有残留症状或转为慢性。根据中国精神疾病分类方案与诊断标准（第三版），心境障碍包括双相障碍、躁狂症和抑郁症等类型。本节主要介绍抑郁症。

【病因】

本病的病因尚不清楚，大量的研究资料提示遗传因素、神经生化因素和心理社会因素对本病的发生有明显影响。

【临床表现】

抑郁症大多数表现为急性或亚急性起病，好发季节为秋冬季。单相抑郁发病年龄较双相障碍晚，每次发作持续时间比躁狂症长，但也有较短的，只有几天，长者可以超过 10 年，平均病程约为 6 ~ 8 个月。病程的长短与年龄、病情严重程度以及发病次数有关。一般认为发作次数越多，病情越严重。病程持续时间就越长，缓解期也相应缩短。抑郁发作临床上主要表现为情感低落、思维迟缓、意志活动减退及躯体症状。

1. 情感低落 情感低落显著而持久。患者终日忧心忡忡、郁郁寡欢、愁眉苦脸、长吁短叹。程度较轻的患者感到闷闷不乐，无愉快感，凡事缺乏兴趣，平时非常爱好的活动，如看足球比赛、打牌、种花草等也觉乏味，任何事都提不起兴趣，感到"心里有压抑感"、"高兴不起来"；程度重的可痛不欲生，悲观绝望，有度日如年、生不如死之感，患者常诉说"活着没有意思"、"心里难受"等。部分患者可伴有焦虑、激越症状。典型的病例其抑郁心境具有晨重夜轻的节律特点，即情绪低落在早晨较为严重，而傍晚时可有所减轻。

在情感低落的影响下，患者自我评价低，自感一切都不如人，将所有的过错归咎于自己，常产生无用感、无希望感、无助感和无价值感。感到自己无能力、无作为，觉得自己连累了家庭和社会。回想过去，一事无成，并对过去不重要的、不诚实的行为有犯罪感；想到将来，感到前途渺茫，预见自己的工作要失败，财政要崩溃，家庭要出现不幸，自己的健康必然会恶化。在悲观失望的基础上，产生孤立无援的感觉，伴有自责自罪，严重时可出现罪恶妄想；亦可在躯体不适的基础上产生疑病观念，怀疑自己身患绝症等；还可能出现被害妄想等。部分患者亦可出现幻觉，以听幻觉较常见。

2. 思维迟缓 自觉"脑子好像是生了锈的机器"、"脑子像涂了一层浆糊一样"。表现为思维联想速度缓慢，反应迟钝，思路闭塞，主动言语减少，语速明显减慢，声音低沉，思考问题困难，工作和学习能力下降。

3. 意志活动减退 意志活动呈显著持久的抑制。表现为行为缓慢，生活被动、疏懒，不想做事，不愿和周围人接触交往，疏远亲友，回避社交，常独坐一旁，或整日卧床，不愿外出，不想去上班或上学，不愿参加平常喜欢的活动和业余爱好。严重时，连吃、喝、个人卫生都不顾，甚至发展为不语、不动、不食，可达木僵状态，称为“抑郁性木僵”。患者流露痛苦抑郁情绪。伴有焦虑者，可有坐立不安、手指抓握、搓手顿足或踱来踱去等症状。严重抑郁发作的患者常伴有消极自杀的观念或行为。认为“结束自己的生命是一种解脱”、“自己活在世上是多余的人”，并会促进计划自杀，发展成自杀行为。这是抑郁症最危险的症状，应提高警惕。长期追踪发现，约15%的抑郁症患者最终死于自杀。自杀观念通常逐渐产生，轻者仅感到生活没意思，不值得留恋，逐渐产生突然死去的念头，随抑郁加重，自杀观念日趋强烈，千方百计试图了结自己的生命。

4. 躯体症状 很常见。主要有睡眠障碍、食欲减退、体重下降、性欲减退、便秘、身体任何部位的疼痛、阳痿、闭经、乏力等。躯体不适主诉可涉及各脏器。自主神经功能失调的症状也较常见。睡眠障碍主要表现为早醒，一般比平时早醒2～3小时，醒后不能再入睡，这对抑郁发作诊断具有特征性意义。有的表现为入睡困难，睡眠不深。少数患者表现为睡眠过多。体重减轻与食欲减退不一定成比例，少数患者可表现为食欲增强、体重增加。

5. 其他 抑郁发作时也可出现人格解体、现实解体及强迫症状。老年抑郁症患者除有抑郁心境外，多数患者有突出的焦虑、烦躁情绪，有时也可表现为易激惹和敌意。因思维联想明显迟缓以及记忆力减退，可出现较明显的认知功能损害症状，类似痴呆表现，如计算力、记忆力、理解和判断能力下降，国内外学者将此种表现称之为抑郁性假性痴呆。

【诊断】

以心境低落为主，并至少有下列四项、持续至少2周以上，排除器质性精神障碍或精神活性物质和非成瘾物质所致者，可诊断为抑郁症：①兴趣丧失，无愉快感；②精力减退或疲乏感；③精神运动性迟滞或激越；④自我评价过低、自责，或有内疚感；⑤联想困难或自觉思考能力下降；⑥反复出现想死的念头或有自杀、自伤行为；⑦睡眠障碍，如失眠、早醒或睡眠过多；⑧食欲减退或体重明显减轻；⑨性欲减退。社会功能受损，给本人造成痛苦或不良后果者为严重抑郁症。

【治疗】

1. 药物治疗 抗抑郁药是当前治疗各种抑郁障碍的主要方法，能有效解除抑郁心境及伴随的焦虑、紧张和躯体症状。虽然抗抑郁药的维持用药在一定程度上可预防抑郁症的复发，但不能防止转向躁狂发作，甚至可能促发躁狂的发作，当使用抗抑郁药物发生转向躁狂时，即应按双相障碍治疗。

（1）选择性5－HT再摄取抑制剂（SSRIs）：目前已在临床应用的有氟西汀、

帕罗西汀、舍曲林、氟伏沙明（氟伏草胺）、西酞普兰。有效治疗剂量：氟西汀20mg/d、帕罗西汀20mg/d、舍曲林50mg/d、氟伏草胺100mg/d、西酞普兰20mg/d，口服。少数疗效欠佳者剂量可加倍，个别病例的剂量可更大一些。由于SSRIs的半衰期都较长，大多在18～26小时，每日只需服药一次。见效需2～4周。SSRIs不良反应较少而轻微，尤其是抗胆碱能及心脏的不良反应少。常见的不良反应有恶心、呕吐、厌食、便秘、腹泻、口干、震颤、失眠、焦虑及性功能障碍等，偶尔出现皮疹，少数患者能诱发轻躁狂。不能与单胺氧化酶抑制剂（MAOI）合用。

（2）去甲肾上腺素（NE）和5－羟色胺（5－HT）双重摄取抑制剂（SNRIs）：疗效肯定，起效较快，有明显的抗抑郁及抗焦虑作用。对难治性病例亦有效。主要有文拉法辛，有效治疗剂量为75～300mg/d，一般为150～300mg/d，速释剂分2～3次口服，缓释剂为胶囊，每日1次口服。常见不良反应有恶心、口干、出汗、乏力、震颤和射精障碍等。无特殊禁忌证，严重肝肾疾病、高血压、癫痫患者应慎用。不能与单胺氧化酶抑制剂（MAOI）合用。

（3）去甲肾上腺素（NE）和5－羟色胺（5－HT）能抗抑郁药（NaSSAs）：代表药物是米氮平，有良好的抗抑郁、抗焦虑及改善睡眠作用，口服吸收快，起效快，抗胆碱能作用小，有镇静作用，对性功能几乎没有影响。起始剂量30mg/d，必要时可增至45mg/d，晚上顿服。常见不良反应为镇静、困倦、头晕、疲乏、食欲和体重增加。

（4）三环类及四环类抗抑郁药：米帕明（丙咪嗪）、氯米帕明（氯丙咪嗪）、阿米替林及多塞平（多虑平）是临床上常用的三环类抗抑郁药，主要用于抑郁症的急性期和维持治疗，总有效率约为70%，对环性心境障碍和恶劣心境障碍疗效较差。临床用药应从小剂量开始，逐渐增加，有效治疗剂量为150～300mg/d，分2次口服，也可以每晚睡前一次服用。一般用药后2～4周起效。若使用治疗剂量4～6周仍无明显疗效应考虑换药。三环类抗抑郁药的不良反应较多，主要是抗胆碱能和心血管等不良反应。常见口干、嗜睡、便秘、视物模糊、排尿困难、心动过速、体位性低血压和心率改变等。老年和体弱的患者用药剂量要减小，必要时应注意监护。原有心血管疾病的患者不宜使用。

马普替林为四环类抗抑郁药，其抗抑郁作用与三环类药物相似，也有明显的镇静作用，但起效较快（约4～7天），有效治疗剂量为150～250mg/d，不良反应较少，主要有口干、嗜睡、视物模糊、皮疹、体重增加等，偶可引起癫痫发作。

（5）其他抗抑郁药：单胺氧化酶抑制剂。新型的单胺氧化酶抑制剂吗氯贝胺、曲唑酮、噻奈普汀等均有较好的抗抑郁作用。

2. 电抽搐治疗和改良电抽搐治疗 对于有严重消极自杀言行或抑郁性木僵的患者，电抽搐治疗应是首选的治疗，对使用抗抑郁药治疗无效的患者也可采用电抽搐治疗。电抽搐治疗见效快，疗效好。6～10 次为 1 个疗程。电抽搐治疗后仍需用药物维持治疗。改良电抽搐治疗（无抽搐电休克治疗）适用范围较广，除可用于有严重消极自杀、抑郁性木僵等患者外，还适用于患有躯体疾病又不适于抗抑郁药的患者、有骨折史和骨质疏松者、年老体弱者，甚至部分心血管疾病患者也可试用。

3. 心理治疗 对有明显心理社会因素作用的抑郁症，在药物治疗的同时常需配合心理治疗。支持性心理治疗，通过倾听、解释、指导、鼓励和安慰等，帮助患者正确认识和对待自身疾病，主动配合治疗。认知治疗、行为治疗、人际心理治疗、婚姻及家庭治疗等一系列的治疗技术，能帮助患者识别和改变认知歪曲，矫正患者适应不良性行为，改善患者人际交往能力和心理适应功能，提高患者家庭和婚姻生活的满意度。

【预后】

若第一次抑郁发作且经药物治疗临床缓解的患者，药物的维持治疗时间多数学者认为需 6 个月～1 年；若为第二次发作，主张维持治疗 3～5 年；若为第三次发作，应长期维持治疗。维持治疗的药物剂量，多数学者认为应与治疗剂量相同，亦有学者认为可略低于治疗剂量，但应嘱患者定期随访。

第八章 结缔组织疾病

结缔组织疾病是指机体全身结缔组织发生广泛的炎症反应。此类疾病病因复杂，种类繁多，包括多发性关节炎、浆膜炎、小血管炎及肺、肾、消化器官等内脏病变，有某些相似或共同的临床表现，但也有其各自的表现特点。治疗上虽多可选用糖皮质激素，但其疗效不一。各种疾病的预后亦有较大差异。本章主要介绍风湿热、类风湿性关节炎和系统性红斑狼疮。

第一节　风湿热

风湿热是一种常见的反复发作的急性或慢性全身性结缔组织炎症，主要累及心脏、关节、中枢神经系统、皮肤和皮下组织。临床表现以心脏炎和关节炎为主，可出现发热、毒血症、皮疹、皮下小结、舞蹈症等。急性发作时通常以关节炎较为明显，急性发作后常遗留轻重不等的心脏损害，尤以瓣膜病变最为显著，形成慢性风湿性心脏病（风湿性心瓣膜病）。急性风湿热可发生于任何年龄，以5～15岁的儿童和青少年最为常见，男女患病机会大致相等，复发多在初发后3～5年内，复发率高。各种环境（地理、湿度、季节等）因素、经济状况以及年龄等都影响风湿热的发病率。我国以东北、华北地区发病较高，发病季节以晚冬早春居多，寒冷和潮湿是本病的主要诱因。

【病因与发病机制】

本病的确切病因和发病机制尚不十分清楚，可能与下列因素有关：

1. 感染因素　多项临床资料及流行病学研究显示，乙型A族链球菌感染与风湿热发病密切相关。急性风湿热发作前均有先期的链球菌感染史，前瞻性长期随访研究发现，风湿热复发仅出现于链球菌再次感染后。及时的抗菌治疗、预防链球菌感染可防止风湿热的发病及复发。其发病机制可能与异嗜性抗原有关。人体感染链球菌后，链球菌细胞壁的某些成分与人的心肌等组织有异嗜性抗原存在，当人体感染链球菌后，体内产生的抗链球菌抗体不仅破坏链球菌，同时也破坏了机体心肌等组织而发病。

2. 免疫性因素 免疫学研究提示，急性风湿热的病人免疫调节存在缺陷，其特征是B细胞和辅助性T细胞的增高而抑制T细胞数相对下降，细胞免疫和体液免疫紊乱，导致机体组织的自身免疫性炎症。

【病理】

风湿热是全身结缔组织的炎症，主要累及心脏、关节、皮肤、脑等重要器官，其中以心脏的病理改变最为明显。病变的发展过程可分为三个阶段。

1. 渗出期 病变组织的胶原纤维肿胀和纤维素样变性或坏死，淋巴细胞、浆细胞等炎症细胞浸润，浆液渗出。此期持续1~2个月。

2. 增殖期 病变组织出现风湿性肉芽肿或风湿小体。风湿小体是本病特征性的病理变化。此期持续2~3个月。

3. 瘢痕期 肉芽肿或风湿小体中的成纤维细胞分泌大量的胶原纤维，最后局部形成瘢痕。若病变反复发作，瘢痕不断形成，可使心瓣膜粘连、缩短、变形，出现瓣膜狭窄或关闭不全。

【临床表现】

多数病人发病前1~5周先有咽炎或扁桃体炎等上呼吸道感染史。主要临床表现为发热、关节炎、心脏炎、皮下小结、环形红斑及舞蹈病等。

1. 发热 大部分病人呈不规则的轻度或中度发热，也可呈弛张热或持续低热，伴大量出汗、脉搏加快，脉搏加快往往与体温不成比例。

2. 关节炎 典型的表现是游走性多关节炎，常对称累及膝、踝、肩、腕、肘、髋等大关节，局部呈红、肿、热、痛的炎症表现，但不化脓。急性炎症消退后，关节功能完全恢复，不遗留关节强直和畸形，但常反复发作。

3. 心脏炎 为临床上最重要的表现，儿童病人中65%~80%有心脏病变。

（1）心肌炎：主要症状有心前区不适或疼痛、心悸、呼吸困难等。常见体征有心动过速、心尖部或主动脉瓣区闻及收缩期吹风样杂音（可单独或同时出现，以二尖瓣区的杂音最多见）、第一心音减弱、心脏扩大等。

（2）心内膜炎：凡有心肌炎者几乎均有心内膜受累。以二尖瓣最常受累，主动脉瓣次之，三尖瓣和肺动脉瓣极少累及。主要表现为在受累的瓣膜区闻及收缩期或舒张期杂音。

（3）心包炎：与心肌炎同时存在，是严重心脏炎的表现之一，主要表现为心前区疼痛、闻及心包摩擦音。心包积液量一般不多。

4. 皮肤表现

（1）渗出型：可表现环形红斑、斑丘疹、多型红斑、结节性红斑等，以环形红斑最多见。环形红斑常见于四肢内侧和躯干，为粉红色环状或半环状红晕，初起时较小，以后迅速向周围扩大，边缘轻度隆起，环内皮肤颜色正常，有时融合成花环状。红斑时隐时现，不痒不痛，压之退色，历时可达数月之久。

（2）增殖型：表现为皮下结节，结节如豌豆大小，数目不等，较硬，触之不痛，与皮肤无粘连，常数个以上聚积成群，对称性分布，常位于关节（肘、膝、腕、踝、指趾）伸侧、枕部、前额、棘突等骨质隆起或肌腱附着处。通常2～4周自然消失。皮下小结节多伴有严重的心脏炎，是风湿活动的表现之一。

5. 舞蹈症　常发生于5～12岁的儿童，女性多于男性，多在链球菌感染后2～6个月发病，系风湿炎症侵犯中枢神经系统（包括基底节、大脑皮质、小脑及纹状体）所致。临床主要表现为不自主动作：面部表现为挤眉弄眼、摇头转颈、咧嘴伸舌；肢体表现为伸直和屈曲、内收和外展、旋前和旋后等无节律的交替动作，上肢较下肢明显，精神紧张及疲乏时加重，睡眠时消失。肌张力减低，四肢腱反射减弱或消失。

6. 其他表现　除上述典型表现外，风湿热偶可累及其他部位，表现为风湿性胸膜炎、腹膜炎、血管炎等。

【辅助检查】

1. 咽拭子培养　对近期的链球菌感染有较高的阳性率。其方法为：无菌棉签蘸取上呼吸道分泌物，经培养后根据菌落和染色做出鉴定。

2. 抗链球菌溶血素“O”（ASO）试验　高于500单位为阳性。

3. 血常规　白细胞总数轻度或中度增高，中性粒细胞稍增高。常有轻度红细胞计数和血红蛋白含量降低。

4. 红细胞沉降率（ESR）　风湿活动期增快。

5. C反应蛋白（CRP）　风湿活动期增高。

6. 免疫球蛋白的测定　风湿热时免疫球蛋白IgM和IgG增高。

7. 补体系统的测定　风湿热活动期C_3、C_4和总补体量均降低。

8. 心电图检查　风湿性心脏炎时，可出现窦性心动过速、房室传导阻滞、房性及室性早搏，也可有ST－T改变。

【诊断及鉴别诊断】

1. 诊断　目前临床使用美国心脏病学会1992年修订的Jones诊断标准，见

表 1－8－1。若具有两项主要表现或一项主要表现加两项次要表现，并有先前链球菌感染的证据，即可诊断为风湿热。

表 1－8－1　Jones 诊断标准（美国心脏病学会 1992 年修订）

主要表现	次要表现	前驱的链球菌感染证据
心脏炎	关节痛	咽拭子培养或快速链球菌抗原试验阳性
多关节炎	发热	抗透明质酸酶增高
舞蹈病	血沉增快	抗链球菌激酶增高
环形红斑	C 反应蛋白阳性	抗去氧核糖核酸酶 B 增高
	P－R 间期延长	
皮下结节		

上述最新修订标准还作了如下补充，有下列三种情况又无其他病因可寻者，可不必严格执行该诊断标准。即：①以舞蹈病为唯一临床表现者；②隐匿发病或缓慢发生的心脏炎；③有风湿热史或现患风湿性心脏病，当再感染 A 族链球菌时有风湿热复发的高度危险者。

2. 鉴别诊断

（1）类风湿性关节炎：为多发性小关节炎，特征是伴有“晨僵”，手指肿胀呈纺锤形，后期出现关节畸形。一般无心脏损害。X 线显示关节面破坏、关节间隙变窄、邻近骨组织有骨质疏松等。血清类风湿因子阳性。

（2）脓毒血症引起的感染性关节炎：常有原发感染的表现，血液及骨髓培养致病菌阳性，关节内渗出液有化脓趋势，并可找到病原菌。

（3）结核性关节炎：多为单个关节受累，好发于髋、胸椎、腰椎或膝关节，关节疼痛但无红肿，心脏无病变，常有其他部位的结核病灶，X 线显示骨质破坏，抗风湿治疗无效。

（4）亚急性感染性心内膜炎：多见于原有心瓣膜病变者，有进行性贫血、脾大、皮肤淤点或淤斑、杵状指等表现，可有脑、肺、肾等不同部位的栓塞症状，反复血培养致病菌阳性，超声心动图可在瓣膜上发现赘生物。

（5）病毒性心肌炎：发病前 1 个月常有呼吸道或肠道病毒感染史，发热时间较短，无环形红斑、皮下结节等皮肤改变。

【治疗】

1. 一般治疗　应注意保暖，避免受寒和潮湿，如有心脏炎应卧床休息，避免体力活动及精神刺激，待体温、血沉、心率恢复正常后，继续卧床休息 3～4 周，然后逐步恢复活动。

2. 抗生素治疗　用于清除病灶残存的链球菌，青霉素 G 80 万 U，每天 2 次，肌肉注射，疗程10～14天。若对青霉素过敏，可改用红霉素0.3g，每天3～4次，口服。

3. 抗风湿治疗 有心脏炎者，首选糖皮质激素；无心脏炎者，可首选非甾体类抗炎药。常用非甾体类抗炎药为乙酰水杨酸，开始剂量，成人每天3～4g，小儿80～100mg/（kg·d），分3～4次口服，病情稳定后，剂量减半，总疗程一般为6～12周。糖皮质激素常用强的松，开始剂量，成人每天30～40mg，小儿1.0～1.5mg/（kg·d），分3～4次口服。病情稳定后，逐渐减量，减至每天10～15mg维持，总疗程不少于12周。

4. 舞蹈病的治疗 在抗风湿治疗基础上加用安定、巴比妥类镇静剂。另外，要避免强光、噪音等刺激。

【预防】

加强体育锻炼，提高机体抗病能力。注意环境卫生，居室宜通风透气良好，防潮保暖。积极控制链球菌感染。

第二节 类风湿性关节炎

类风湿性关节炎（rheumatoid arthritis，RA）是一种病因不明的以关节组织慢性炎症性病变为主要表现的自身免疫性疾病。以对称性、侵蚀性滑膜炎为特征，有些病人还可累及关节外多个系统。临床表现为受累关节疼痛、肿胀、功能障碍。病变呈持续性，反复发作。最终导致关节结构的破坏、畸形和功能丧失。

本病呈全球性分布，我国人口的患病率约为0.32%～0.36%。本病可发生在任何年龄，但多见于30岁以上人群。女性多于男性，男女之比为1∶2～3，女性高发年龄为45～54岁。

【病因与发病机制】

本病的病因和发病机制尚未完全阐明，目前认为与多种因素诱发的自身免疫反应有关。

1. 遗传因素 流行病学调查显示，RA家族发病率比健康人群家族中高出2～10倍，同卵双生子发病率为21%～32%，高于异卵双生子（9%），提示遗传因素在RA发病中的作用。作为遗传基础的人类白细胞抗原（HLA），其携带HLA－DR4的个体对RA具有易感性，HLA－DR4阳性者患RA的相对危险性是阴性者的5～7倍。HLA－DR4不仅与RA的发病有关，而且还与RA的病情严重程度有关。

2. 感染因素 虽然至今尚无证据证实有导致RA的直接感染因子，但国内外的研究资料显示，某些细菌（白喉杆菌、链球菌、结核杆菌）、病毒（EB病毒、单纯疱疹病毒、风疹病毒）、支原体等的感染作为起因，引起机体免疫系统调节功能紊乱，造成自身免疫性损伤。

3. 其他 寒冷、潮湿、精神刺激、创伤、营养不良、内分泌失调等常为本病诱发或加重的因素。

【病理】

1. 关节滑膜炎 RA的基本病理改变是滑膜炎。早期滑膜充血水肿，弥漫性或局灶性淋巴细胞和浆细胞浸润，并伴有淋巴滤泡的形成。滑膜下层小血管扩张，内皮细胞肿胀，毛细血管增生且通透性增高，故有较多浆液渗出到关节腔内。当病变进入慢性期，滑膜细胞增生活跃，新生血管和纤维组织增生和机化，致滑膜增厚，表面形成许多绒毛样突起，阻断了软骨从滑液中摄取营养，使软骨表面形成糜烂和溃疡。滑膜炎症可使关节腔内纤维素性渗出、吸收机化，造成相对关节面纤维素性强直，进一步骨质增生和钙盐沉着。关节周围肌肉痉挛和肌腱松弛，导致关节挛缩、半脱位，造成关节畸形。

2. 血管炎 可发生在关节以外的任何组织，多累及中、小动脉和静脉。血管内膜增生导致管腔狭窄及阻塞，血管壁淋巴细胞浸润，纤维素变性或坏死。

3. 类风湿结节 是血管炎的一种表现，多发于关节伸侧受压部位的皮下组织，也可在内脏器官中出现。结节中央为纤维素样坏死组织，周围为呈栅栏状或放射状排列的上皮样细胞，外层是肉芽组织。

【临床表现】

1. 全身表现 多数起病缓慢，在出现明显关节症状前数周或数月可有全身不适、乏力、低热、体重减轻、食欲减退和手足麻木等症状。

2. 关节表现 典型表现为对称性、多发性关节炎。受累关节出现晨僵、疼痛与压痛、肿胀和功能障碍。

（1）晨僵：病变关节僵硬，以晨起和关节休息后明显，称为晨僵。它是RA突出的临床表现，往往持续1小时以上，活动后可减轻，出现在95%以上的病人中。晨僵持续时间与关节炎症严重程度成正比，它常被作为疾病活动的指标之一。

（2）疼痛与压痛：关节疼痛是该病最早出现的症状，最常受累的部位是腕关节、掌指关节、近端指间关节，多为对称性、持续性疼痛，常伴有压痛。

（3）肿胀：受累关节均可出现肿胀，多因关节腔积液或周围软组织炎症及滑膜肥厚所致。

（4）关节畸形和功能障碍：多见于晚期病人，常见关节畸形有：近端指间关节梭形肿大、掌指关节半脱位、尺侧偏斜、“天鹅颈”样畸形。关节肿痛和畸形导致功能障碍。美国风湿病学会将本病影响生活能力的程度分为四级：Ⅰ级：能照常进行日常生活和各项工作；Ⅱ级：可进行一般的日常生活和某种职业工作，但参与其他项目活动受限；Ⅲ级：可进行一般的日常生活，但参与某种职业工作或参与其他项目活动受限；Ⅳ级：日常生活的自理和参与工作的能力均受限。

3. 关节以外表现

（1）类风湿结节：15%～25%的RA病人有类风湿结节，多见于晚期病人，好发于关节隆突部位和经常受压部位，如肘关节鹰嘴突附近、足跟腱鞘、手掌屈肌腱鞘、膝关节周围。其大小不一，直径约0.2～3cm，质硬无压痛。这种树胶样皮下小结不易被吸收，数月或数年不见消散，常提示病情在活动期。

（2）类风湿血管炎：可出现在病人身体的任何部位，查体可见指甲下或指端出现小点状或丘疹状棕色小结节淤点，少数引起局部组织的缺血性坏死，如肠坏死、心肌梗死、脑梗死等。

（3）肺脏表现：①慢性间质性肺炎：是最常见的肺部病变，病人表现为反复发作的咳嗽，静息或活动后出现呼吸困难，肺顺应性下降，限制性通气障碍，以致肺功能不全等。少数病人出现慢性纤维性肺泡炎，预后较差。②结节性肺病：肺部常出现多发性小结节，可相互融合成块状，也可呈单发性，直径1～2cm，临床上常无明显症状，后期结节可液化，形成空洞或合并感染。尘肺病人合并RA更易出现肺结节，数目多且较大，称为Caplan综合征。③胸膜炎：多见于类风湿活动期，出现少量或中等量胸腔积液，一般无自觉症状。

（4）心脏表现：可表现为心包炎、心内膜炎或心肌炎。以心包炎较常见，但多无临床症状，极少数病人发生心脏压塞征。

（5）神经系统表现：神经受压迫是引起神经损害最常见的原因。周围神经因滑膜炎而受压，如正中神经在腕关节处受压而出现腕管综合征，表现为分布区感觉异常、感觉减退及肌肉无力和萎缩。多发性单神经炎则因小血管炎的缺血性病变所引起。颈椎关节的类风湿病变，可压迫脊髓，引起双手感觉异常和无力，腱反射亢进，病理反射阳性。类风湿脑病可表现为脑出血、蛛网膜下腔出血及脑梗死等。

（6）其他表现：如贫血、Felty综合征（慢性关节炎、脾肿大、中性粒细胞减少）、干燥综合征（口干、眼干、关节痛）、巩膜炎、食道炎等。

【辅助检查】

1. 血常规 有轻至中度贫血，活动期血小板可增高，白细胞计数及分类正常。

2. 血沉和C反应蛋白 均为非特异性指标，在活动期，血沉增快，C反应蛋白增高，经治疗缓解后下降。

3. 类风湿因子（RF） 是一种自身抗体，分为IgM、IgG、IgA型，目前临床测定的RF为IgM型，约70%～80%的病人为阳性，其滴度与本病的活动性和严重程度成正比。但RF也可见于其他疾病，如系统性红斑狼疮、混合性结缔组织病、亚急性感染性心内膜炎、结核病、病毒性肝炎及高丙球蛋白病等。

4. 关节滑液检查 滑液中白细胞增多，一般为（5～50）$\times 10^9$/L，以中性粒细胞为主，糖含量低，细菌培养阴性。

5. 类风湿结节活检 典型的病理改变有助于诊断。

6. X线检查 临床常规首选双手相（包括腕）或双手加双足相。美国风湿病学会将X线表现分为4期：Ⅰ期：正常或关节端骨质疏松；Ⅱ期：关节端骨质疏松，偶有关节软骨下囊样破坏或骨侵蚀改变；Ⅲ期：明显的关节软骨下囊样破坏，关节间隙狭窄，关节半脱位等畸形；Ⅳ期：除Ⅱ、Ⅲ期改变外，并有纤维或骨性强直。

【诊断及鉴别诊断】

1. 诊断 国际上普遍采用美国风湿病学会1987年修订的诊断标准，具备下述7项中的4项者，即可诊断为类风湿性关节炎：①每日晨僵至少1小时，≥6周；②3个或3个以上的关节肿胀，≥6周；③腕、掌指、近端指间关节肿胀，≥6周；④对称性关节肿胀，≥6周；⑤皮下结节；⑥手部X线片改变（至少有骨质疏松和关节间隙的狭窄）；⑦类风湿因子阳性（滴度在1∶32以上）。

2. 鉴别诊断

（1）风湿性关节炎：多见于青少年，其关节炎的特点为四肢大关节游走性疼痛，常伴发热、咽痛、心脏炎、皮下结节、环型红斑等，一般无晨僵，无关节畸形，血清抗链球菌溶血素“O”滴度增高及抗链球菌激酶阳性，RF则为阴性。

（2）强直性脊柱炎：其特点是：①多为男性发病；②多发于年龄为15～30岁人群；③有家族史，90%～95%病人HLA－B27阳性；④RF为阴性；⑤主要侵犯骶髂关节及脊柱；⑥肌腱及韧带附着处炎症为本病特征性改变；⑦脊柱X线片呈竹节状改变。

（3）骨关节炎：多发生于中年以后，主要累及远端指间关节和髋、膝等负重关节。关节疼痛与活动有关，活动时疼痛加重，休息后缓解。RF 阴性，血沉正常。关节 X 线片可见关节边缘呈唇样增生。

（4）痛风性关节炎：多见于男性，好发部位为第一跖趾关节，炎症局部红、肿、热、痛明显，疼痛剧烈不能触摸。血尿酸升高。

（5）系统性红斑狼疮：部分病人因手指关节肿痛易被误诊为 RF。但本病多见于青年女性，关节症状轻，一般无软骨和骨质破坏，发热等全身症状重，常有面部红斑及多系统损害。血清抗双链 DNA 抗体、狼疮细胞阳性。

【治疗】

由于本病的病因及发病机制不明，故无特殊药物治疗。治疗目的是缓解关节症状，尽可能维护关节功能，延缓病情进展，减少残疾发生，改善病人生活质量。

1. 一般治疗　合理饮食，给予高蛋白、高维生素和易消化饮食。急性期应以卧床休息为主，减少活动，并保持关节于功能位。缓解期应适当活动和锻炼，矫正不正确姿势，以防止肌肉萎缩、关节强直和关节废用，促进关节功能恢复。工作、居住在干燥、温暖、阳光充足的住所，避免冷水浸泡。有其他慢性疾病尽快治疗，以防诱发和加重病情。本病致残率高，要树立战胜疾病的信心和乐观主义精神。

2. 药物治疗

（1）非甾体抗炎药（NSAID）：此类药物是治疗 RA 的基本药物，通过抑制环氧化酶而减少前列腺素合成，起到消炎止痛的作用，虽能减轻关节疼痛和肿胀，但不能改变疾病进程及组织、关节破坏，因此不能单独用于 RA 的治疗。目前常用的有：①水杨酸类：阿司匹林 0.6～1.0g，1 日 3～4 次，口服。②吲哚衍生物类：吲哚美辛 25～50mg，1 日 3 次，口服。③丙酸衍生物类：布洛芬 0.3～0.6g，1 日 3～4 次，口服；萘普生 0.2～0.4g，1 日 2～3 次，口服。④灭酸类：双氯芬酸 25mg，1 日 2 次，口服。⑤昔康类：吡咯昔康 20mg，每晚 1 次，口服。

上述药物常见不良反应有恶心、呕吐、消化性溃疡等胃肠道反应及肾功能损害、转氨酶升高等，应予注意。

（2）缓解病情药物（DMARD）：所有的 RA 病人都应考虑接受 DMARD 治疗。任何确诊为 RA 的病人，不论使用 NSAID 是否能充分缓解症状，都应在确诊后 3 个月之内开始 DMARD 治疗。对于任何存在持续性滑膜炎以及关节结构破坏而未治疗的病人，都应即刻开始 DMARD 治疗，以防止进一步的破坏。常用的药物有：①羟基氯喹：属抗疟药，可减少炎症渗出，减轻关节症状，防止关节挛缩，尤其对早期病情轻者常选用。每次200mg，1日1～2次，口服。②柳氮磺胺吡啶：具有抑制白细胞移动、降低蛋白溶解酶活性、抑制多种细胞因子的作用。每次1.0g，1日1～2次，口服。对磺胺过敏者禁用。③甲氨蝶呤：二氢叶酸还原酶抑制剂。7.5～20mg，口服或肌肉注射，每周1次。④来氟米特：为新一代选择性嘧啶合成抑制剂，适用于各期活动性RA，20mg，1日1次，口服。⑤金制剂：分注射和口服两种剂型，常用注射剂为硫代苹果酸金钠，每周1次，肌肉注射，由小剂量（10mg）开始，逐渐增至每次50mg，1个疗程总剂量1000mg。口服制剂，金诺芬3mg，1日2次，口服。⑥青霉胺：开始剂量为0.125g，1日2～3次，口服，无不良反应则2～4周后将剂量增至0.25g，1日2～3次，口服，症状改善后减为125mg，1日2次，口服维持，6个月为1个疗程。⑦雷公藤：具有较强的抗炎、镇痛及免疫抑制作用。雷公藤多甙20mg，1日3次，口服，病情控制后，改为10mg，1日2～3次，口服维持，维持时间视病情而定。其不良反应主要是对性腺的毒害，女性出现月经减少、停经，男性出现精子数量减少及活动力降低。

（3）糖皮质激素：小剂量口服或局部注射对于缓解RA病人的病情活动非常有效，但长时间使用可产生许多不良反应，故应用时需掌握适应证。应用指征为：①严重关节炎应用其他药物无效者。②伴有严重关节外表现者，如严重血管炎、心包炎、神经系统病变等。为长期控制疾病，糖皮质激素用量应保持在最小有效剂量，对大多数RA病人来说，强的松用量每日应≤10mg，病情严重者短时间内可给予中等或大剂量，取得疗效后再调整至最小剂量，对于全身症状已控制，仅1～2个关节症状较重者，可行关节腔内注射治疗，常用醋酸强的松25mg，关节腔内注射，一年中关节腔内用药不得超过3～5次。

3. 外科手术治疗 适用于关节畸形并失去功能者。手术方式包括腕管松解术、滑膜切除术、关节成形术、关节融合术、人工关节置换术等。

第三节 系统性红斑狼疮

系统性红斑狼疮（SLE）是一种累及多系统、多器官的自身免疫性结缔组织疾病，临床表现复杂多样，病程迁延反复，早期诊断和治疗可改善本病的预后。

本病发病年龄以青壮年多见，20～40岁发病者约占半数。女性较男性为多，男女之比约为1∶7～9。我国人口患病率约70 / 10万。

【病因与发病机制】

1. 病因　本病病因至今不明，可能与下列因素有关。

（1）遗传：下述研究资料提示本病与遗传有关：①同卵孪生发病率14%～57%，而异卵孪生发病率为3%；②近亲发病率5%～12%；③不同人种发病率有差异；④HLA－Ⅱ类基因较Ⅰ类基因与SLE的相关性更明显，Ⅱ类基因的HLA－DR2、HLA－DR3在病人中的发生频率明显高于正常人。

（2）雌激素：下列研究资料提示本病与雌激素有关：①本病育龄期女性的发病率比同龄男性高9～15倍；②青春期前和绝经期后的女性发病率显著减少，略高于男性；③SLE病人不论男女，体内雌二醇的代谢产物16α－羟雌酮显著增高；④女性避孕药有时可诱发狼疮样综合征；⑤雌性SLE模型小鼠阉割可使病情缓解，而雄性SLE模型小鼠阉割可使病情加重。

（3）环境：①紫外线照射可诱发皮损或使原有皮损加剧，并能使某些局限性盘状红斑狼疮发展为系统性，约1/3的SLE病人对日光过敏，紫外线可使DNA形成抗原性强的胸腺嘧啶二聚体，刺激产生相应抗体或使DNA性态不稳定发生基因突变，导致SLE发病。②某些药物可引发狼疮样综合征，这些药物包括芳香胺类（普鲁卡因胺、磺胺嘧啶和β受体阻断剂等）、肼类（肼苯哒嗪、异烟肼等）、巯基化合物（巯甲丙脯酸、青霉胺、丙基及甲基硫氧嘧啶等）、苯类（氯丙嗪、苯妥英钠等）。③某些食物成分也可诱发SLE发生。

2. 发病机制　尚不明确。目前认为在遗传因素和环境因素的共同作用下，使机体自身免疫耐受机制破坏，稳定功能紊乱，出现多种免疫异常，导致机体多系统、多器官的自身免疫性损伤。主要依据有：①抑制性T细胞减少，功能下降，辅助性T细胞活性增强及B淋巴细胞过度增殖、高度活化，产生多克隆免疫球蛋白和多种自身抗体，引起免疫复合物型及细胞毒型变态反应；②从SLE病人外周血分离的淋巴细胞其凋亡细胞数增加，且凋亡细胞与正常细胞的比例与SLE活动性呈正比，凋亡的淋巴细胞导致大量核小体释放，核小体在抗核抗体的产生中具有重要意义。

【病理】

SLE的基本病理变化是结缔组织的黏液性水肿、纤维蛋白样变性和坏死性血管炎。黏液性水肿见于疾病早期，发生在基质；纤维蛋白样变性是自身免疫球蛋白、补体和DNA等抗原以及纤维蛋白混合构成的嗜酸性无结构物质沉积于结缔组织而成；中小血管壁的结缔组织发生纤维蛋白样变性、甚至坏死，血栓形成、出血和局部缺血等病变，构成坏死性血管炎。在内脏器官可见到苏木素小体，是由中性粒细胞、淋巴细胞和组织细胞的胞核受相应的自身抗体作用后变性所形成的嗜酸性均匀团块。

1. 皮肤 皮肤的组织病理变化为表皮萎缩，基底细胞液化变性，真皮上部有嗜色素细胞增加，胶原纤维肿胀，纤维蛋白样变性，血管和皮肤附属器周围有淋巴细胞、浆细胞和组织细胞浸润，血管壁常有血管炎症变化。

2. 肌肉 肌肉以横纹肌受累常见，肌束间和肌束内的结缔组织呈小病灶性纤维蛋白样变性，淋巴细胞、浆细胞等浸润，有时可见肌纤维萎缩或透明变性。

3. 肾脏 肾脏中肾小球先受累，后出现肾小管病变，主要为肾小球毛细血管壁发生纤维蛋白样变性或局灶性坏死，内有透明血栓以及苏木素小体，或毛细血管袢基底膜呈灶性增厚，严重时弥漫性增厚，形成所谓“铁丝圈”损害。肾小球除毛细血管病变外，细胞数目也可增多，主要为系膜细胞增生，往往呈灶性。肾小球囊壁上皮细胞可增生形成新月体。晚期病例肾小球纤维组织增多，血管闭塞，甚或与囊壁粘连而纤维化。

4. 心脏 心包结缔组织发生纤维蛋白样变性伴淋巴细胞、浆细胞、组织细胞和成纤维细胞浸润，心肌变化与横纹肌相似。

5. 肺脏 肺脏病变初起为血管炎和血管周围炎，以后波及间质和实质，肺泡壁和毛细血管呈纤维蛋白样变性、坏死和透明性变，伴有淋巴细胞和浆细胞浸润。

6. 神经系统 神经系统可见小血管和毛细血管的内皮细胞增殖和淋巴细胞等浸润，有广泛的微血栓和局限性软化灶等。

7. 脾脏 脾脏有包膜纤维增厚，滤泡增生，红髓中浆细胞增多，中心动脉出现特殊纤维化，周围出现又厚又密的同心状胶原纤维硬化环，称为“洋葱脾”。

【临床表现】

本病临床表现复杂，虽以多系统受累为主要特点，但在病程的某一时期，可以某一器官或系统症状为突出表现，容易误诊。大多数病人起病缓慢，但也有急性发病者。

1. 全身表现 主要为发热，约占90%以上，可呈多种热型，以长期低热较多见，急性期或活动期可为高热。其他表现有疲乏无力、食欲不振、体重减轻等。

2. 皮肤与黏膜表现 约80%～85%病人有皮疹，常见于暴露部位，具有典型皮疹者占43%。损害呈多型性，以水肿性红斑最常见，绿豆至黄豆大，发生在颧颊经鼻梁可融合成蝶翼状，称蝶形红斑，是本病特征性表现。水肿性红斑也可见于甲周、指（趾）端和屈面、前额、耳垂、眉梢、肩胛、上臂、四肢大关节深面等部位，红斑消退后可出现皮肤萎缩、色素沉着和角化过度。偶有皮下小结节和网状青斑。黏膜损害见于唇、颊、硬腭、齿龈、舌和鼻腔等部位，毛细血管扩张性红斑或弥漫性潮红，其上可见点状出血、糜烂，少数有水疱和溃疡。另外，可有杵状指（趾）、雷诺现象和脱发。

3. 骨关节和肌肉表现　90%以上病例有关节疼痛，常累及指、腕、膝、踝等关节，对称性分布，周围肌肉压痛。

4. 肾脏表现　约70%的病人有不同程度肾损害，称为狼疮肾炎。表现类似慢性肾炎或肾病综合征。水肿、高血压、尿改变（大量蛋白尿、血尿、管型尿），随着病程的发展，最终出现尿毒症，是SLE死亡的常见原因。

5. 心血管表现　约70%的病人有心血管表现。①心包炎：最常见，多为纤维素性心包炎，主要表现为心前区疼痛和心包摩擦音。也可有心包积液，量多时可出现心包压塞征，少数发展为缩窄性心包炎。②心肌炎：有气短、心前区疼痛、心动过速、心音减弱、脉压缩小、心脏扩大等表现，严重者出现心力衰竭。③动脉炎和静脉炎：较常见的为锁骨下静脉血栓性静脉炎、四肢血栓闭塞性脉管炎及游走性静脉炎。

6. 呼吸系统表现　以胸膜炎多见，多为干性，也可为渗出性，少量或中等量积液。少数病人可发生狼疮性肺炎，表现为发热、干咳、气急，偶见咯血。X线显示肺部片状浸润阴影，多见于双下肺。

7. 消化系统表现　约40%病例有食欲减退、吞咽困难、恶心、呕吐、腹痛、腹泻、腹水、便血等消化道症状。少数可发生胰腺炎、肠穿孔、肠梗阻等急腹症。10%～30%的病人可有肝肿大、血清转氨酶升高。

8. 神经系统表现　往往在急性期或终末期出现，少数病人为首发表现。神经系统损害以中枢神经系统尤其是脑损害最为常见。脑损害称为狼疮性脑病，表现为躁动、幻觉、猜疑、妄想、强迫观念等精神症状和头痛、恶心、呕吐、颈项强直、惊厥、癫痫发作或昏迷等神经症状。

9. 血液系统表现　活动性SLE约60%有慢性贫血，为正细胞正色素性贫血，约40%病例白细胞减少，约20%病例血小板减少。

10. 其他　约半数病人出现局部或全身淋巴结肿大，以颈部和腋窝淋巴结肿大多见，质软、无压痛。1/5病例有脾脏肿大。部分病人有眼底变化，包括眼底出血、乳头水肿、视网膜渗出物、玻璃体内出血等。

【辅助检查】

1. 一般检查　血、尿常规的异常如前所述。另外，血沉增快、血清白蛋白降低、α_2和γ球蛋白增高、纤维蛋白原增高、冷球蛋白和冷凝集素增高。

2. 自身抗体检查 ①抗核抗体：是指一组对细胞核或细胞浆内核酸和核蛋白的抗体，约95%的病人呈阳性反应，但特异性差。②抗双链DNA抗体：特异性高达95%，阳性率约70%。本抗体滴定度高者常有肾损害，预后差。③抗Sm抗体：特异性高达99%，阳性率约30%。④其他：抗核蛋白抗体、抗组蛋白抗体、抗RNP抗体、抗SSA抗体、抗SSB抗体、抗磷脂抗体、抗组织细胞抗体均可在SLE病人中出现。

3. 狼疮细胞 在病人血液、骨髓、浆膜腔积液和脑脊液中可检出狼疮细胞，约80%活动性SLE病人狼疮细胞阳性。

4. 补体 总补体量（CH_{50}）、C_3、C_4减低，尤其在活动期，阳性率达75%～90%。

5. 狼疮带试验 取腕上方的正常皮肤，用免疫荧光法检查其表皮与真皮交界处是否有免疫球蛋白（IgG）沉积带，约70%病例皮肤狼疮带试验阳性。

【诊断及鉴别诊断】

1. 诊断标准 我国多采用美国风湿病协会（ARA）1982年修订的诊断标准：①颧颊部红斑；②盘状红斑；③光敏感；④口腔溃疡；⑤非侵蚀性关节炎；⑥蛋白尿（>0.5g/d）或管型尿；⑦癫痫发作或精神症状；⑧胸膜炎或心包炎；⑨溶血性贫血或白细胞减少（$<4.0\times10^9/L$），或淋巴细胞减少（$<1.5\times10^9/L$），或血小板减少（$<100\times10^9/L$）；⑩抗双链DNA抗体或抗Sm抗体或狼疮细胞阳性或抗磷脂抗体阳性；⑪抗核抗体阳性。符合上述11项中任何4项或以上者可确诊为SLE。该诊断标准的敏感性和特异性均可达96%，若结合皮肤狼疮带试验和肾活检可提高诊断率。

2. 病情判断

（1）活动性判断：SLE明确诊断后，需判定其活动性。目前有多个标准，日本厚生省研究班通过多中心协作，制定出最能反应活动性的九项指标：①发热；②关节痛；③皮损；④口腔溃疡或大量脱发；⑤血沉增快（>30mm/h）；⑥低补体血症；⑦白细胞减少；⑧低白蛋白血症；⑨狼疮细胞阳性。符合上述九项中三项以上者可判定为活动期。

（2）严重程度判断：仅有皮疹、关节炎、肌肉疼痛而无重要脏器损害者为轻型，出现脑、肾等重要脏器损害表现者为重型。

3. 鉴别诊断 SLE的早期症状很不典型，仅表现为某一器官或某一系统的损害，容易误诊。如以对称性多关节滑膜炎为突出表现者，易误诊为类风湿性关节炎；以浆膜炎为突出表现的易误诊为结核性胸膜炎、心包炎；仅表现为肾损害的易误诊为原发性肾小球疾病。应注意与上述疾病相鉴别。此外，还需与各种皮炎、癫痫病、特发性血小板减少性紫癜等相鉴别。

【治疗】

本病目前尚不能根治，但合理治疗可使病情缓解，故早期诊断、早期治疗尤为重要。治疗主要包括抗炎治疗和免疫调节治疗。

1. 轻型治疗　可选用非甾体类抗炎药如阿司匹林、布洛芬、双氯芬酸、美洛昔康等。若皮疹明显可加用抗疟药氯喹，每日250mg，口服；或羟基氯喹，每日400mg，口服，通常在4周内可起效。亦可使用小剂量的糖皮质激素，如强的松，每日15～20mg，口服。

2. 重型治疗

（1）糖皮质激素：强的松，1mg/（kg·d），晨起顿服，一般需用4～6周。一旦病情好转，稳定1～2周后，开始逐步减量，每1～2周减10%，直至维持量每日7.5～15mg。采用上述剂量效果不佳或出现急性肾衰竭、癫痫发作、明显的精神异常、严重的溶血性贫血时，可改用大剂量冲击疗法，即将甲强的松龙500～1000mg，加入100～200ml生理盐水中，于1小时内静脉滴注，连续3天，然后改为强的松1mg/（kg·d），晨起顿服，逐渐减至维持量。

（2）免疫抑制剂：一般不单独使用，主要适用于：单独使用糖皮质激素无效或对长期大量糖皮质激素治疗不能耐受者，或为了更有效地控制某些重要脏器的损害。①环磷酰胺：冲击疗法，每次每公斤体重10～16mg，加入0.9%氯化钠溶液200ml中缓慢静脉滴注，时间不少于1小时，每4周1次（病情危重者可2周1次），冲击6次后改为每3个月1次，至活动静止后1年停止；口服疗法，2mg/（kg·d），分2次服。一般认为口服疗法效果不及冲击疗法。药物副作用主要有白细胞减少、脱发、胃肠道反应、肝损害。②硫唑嘌呤：2mg/（kg·d），口服，待病情活动静止数月后，减量维持一段时间后再停药。药物副作用主要有骨髓抑制、胃肠道反应、肝损害。③环孢素：是一种具有免疫抑制及免疫调节作用的新药，可选择性地作用于T淋巴细胞。其剂量为5mg/（kg·d），分2次口服，3个月后可根据病情改善程度开始减量，维持量为2～3mg/（kg·d），分2次服用。④麦考酚吗乙酯：0.75～1.0g，每天2次口服。

（3）其他：①大剂量静脉滴注免疫球蛋白，适宜于病情严重且体质极度衰弱或继发全身感染者。常用量为400mg/（kg·d），连用5天为1个疗程。②血浆置换疗法：适宜于多脏器损害、器质性脑综合征、全血细胞减少及活动性肾炎等重症病例。③雷公藤多甙：10～20mg，每日2次，口服，连用3～6个月，主要副作用是对性腺的毒性作用。

【预后】

随着 SLE 的早期诊断和治疗水平的提高，其预后比以前有明显改善。目前 1 年存活率约为 96%，5 年存活率约为 85%，10 年存活率约为 75%，20 年存活率可达 68%。狼疮性脑病、狼疮性肾病、心肌损害伴心力衰竭、继发感染者预后差。

第九章 理化因素所致疾病

理化因素所致疾病是指在人类生存环境中，不利的物理因素和有害的化学物质危害人类身体健康的疾病。常见的疾病有：中毒、中暑、冻僵、高原病、电击、淹溺、晕动病等。本章介绍中毒和中暑。

第一节 中 毒

一、概述

毒物进入人体，达到中毒量而产生损害的全身性疾病称为中毒。引起中毒的化学物质称为毒物。中毒可分为急性和慢性两大类，主要由接触毒物的剂量和时间所决定。短时间内吸收大量毒物可引起急性中毒，长时间接触小剂量毒物则引起慢性中毒。

【病因与发病机制】

1. 病因

（1）毒物种类：造成中毒的毒物广泛存在于人类生存的环境中，有工业性毒物、农业杀虫剂、杀鼠剂、药物等。

1）工业性毒物：①腐蚀性毒物：浓硫酸、浓硝酸、浓盐酸、氢氧化钠、氢氧化钾等。②金属类：汞、铅、镉等。③有机溶剂：甲醇、汽油、煤油、苯等。④刺激性气体：氨、氯、一氧化碳、二氧化氮等。⑤窒息性毒物：氰化钾、亚硝酸盐、苯胺、硝基苯等。

2）农业杀虫剂：①有机磷类：甲拌磷、内吸磷、敌敌畏、乐果、稻丰散等。②氨基甲酸酯类：呋喃丹、西维因、叶蝉散等。③拟除虫菊酯类：溴氢菊酯（敌杀死）、氰戊葡酯（速灭杀丁）等。④杀虫脒。

3）杀鼠药：毒鼠强、氟乙酰胺、溴鼠隆、磷化锌等。

4）药物：安定、氯丙嗪、阿托品、阿司匹林、异烟肼等。

5）有毒动植物：①植物类（包括中药）：马钱子、巴豆、附子、川乌、草乌、发芽马铃薯、毒蕈等。②动物类：蟾蜍、河豚鱼、蛇毒等。

（2）中毒方式

1）职业性中毒：由于职业关系，在生产、运输、保管和使用过程中，防护不利或意外情况发生，接触毒物引起中毒。

2）生活性中毒：①误食毒物：如错把亚硝酸钠当作食盐炒菜食用；②意外接触：如不小心撞翻盛装强酸或强碱的容器使毒物接触身体；③自杀或他杀。

2. 发病机制 毒物通过呼吸道、消化道和皮肤黏膜等途径进入人体。毒物对人体的损害方式有：

（1）局部刺激、腐蚀作用：强酸和强碱可吸收组织中的水分，并与蛋白质或脂肪结合，造成细胞变性、坏死。

（2）缺氧：一氧化碳、氰化物、亚硝酸盐等通过阻碍氧的吸收、转运和利用，造成机体缺氧。

（3）麻醉作用：有机溶剂和吸入性麻醉药有较强的亲脂性，它们通过血脑屏障与富含脂类的脑组织结合，抑制脑功能。

（4）抑制酶活力：酶是生命活动的重要活性物质，许多毒物通过抑制酶活性影响机体功能造成中毒。有机磷杀虫药通过抑制胆碱酯酶造成中毒；氰化物通过抑制细胞色素氧化酶造成中毒；铅、砷、汞通过抑制含巯基的酶造成中毒。

（5）干扰细胞或细胞器的功能：二硝基酚、五氯酚等酚类物质可作用于线粒体，妨碍三磷酸腺苷的形成和贮存，造成发热；四氯化碳在体内经酶催化形成三氯甲烷自由基，自由基作用于肝细胞，使肝细胞坏死。

（6）其他：如受体的竞争、出血、溶血等。

【诊断】

1. 毒物接触史 询问是否有毒物接触、接触方式及剂量，病人的精神状态、生活情况、服用药物情况，病人职业、工种、环境条件及防护情况。

2. 临床表现 急性中毒起病急，变化快，可产生紫绀、惊厥、呼吸困难、休克、昏迷、心跳呼吸骤停等严重表现。不同的毒物中毒常呈现某些特殊表现，对提示诊断有重要意义。例如：呼气呈大蒜味提示有机磷农药中毒；口唇呈樱桃红色提示一氧化碳中毒；皮肤呈黑色痂皮提示浓硫酸烧伤；瞳孔扩大提示阿托品和莨菪碱类中毒；瞳孔缩小提示有机磷农药等中毒。慢性中毒多见于职业中毒和地方病。出现某些表现时应想到慢性中毒的可能。例如：痴呆可见于四乙铅、一氧化碳中毒；周围神经异常表现可见于铅、砷、铊、二硫化碳等中毒；贫血表现可见于苯、三硝基甲苯等中毒。

3. 辅助检查　中毒的辅助检查主要是实验室检查。一方面常规留取剩余毒物或可能含毒的标本（病人的呕吐物、胃内容物、血、尿等），通过化验确定毒物种类；另一方面通过对血液等标本的检查发现某些中毒的特异性改变，如有机磷杀虫药中毒时血清胆碱酯酶活力降低、一氧化碳中毒时血液碳氧血红蛋白浓度升高。

【治疗】

中毒的治疗原则是：立即终止接触毒物；清除尚未吸收的毒物；促进已吸收毒物的排出；使用特殊解毒药；对症治疗及一般治疗。

1. 立即终止接触毒物　毒物经呼吸道或皮肤吸收时，要立即将病人撤离中毒现场，并脱去污染的衣服、口罩、帽子等。

2. 清除尚未吸收的毒物

（1）清除胃肠道尚未吸收的毒物

1）催吐：适合于意识清楚且合作的病人。让病人饮温水300～500ml，然后刺激舌根或咽部诱吐，反复进行，直至胃内容物完全吐出。

2）洗胃：越早越好，一般在服毒后6小时内有效。即使超过6小时，由于部分毒物仍可滞留胃内，多数病人仍有洗胃的必要。吞服强腐蚀剂和食管静脉曲张的病人不宜洗胃。洗胃液一般使用温开水，若确已肯定毒物种类，方可选用具有解毒作用的洗胃液。每次灌入洗胃液200～250ml，每次灌液后尽量全部排出。如此反复进行，直至回收液澄清，毒物排净。

3）导泻：洗胃后，给予泻药以清除进入肠道内的毒物。常用导泻剂及用法：25%硫酸钠30～60ml口服；50%硫酸镁40～50ml口服。

4）灌肠：除腐蚀性毒物中毒外，适用于口服中毒、超过6小时以上、导泻无效者及抑制肠蠕动的毒物（巴比妥类、颠茄类、阿片类）。可用1%温肥皂水5000ml，高位连续多次灌肠。

（2）清除皮肤上的毒物：用肥皂水和大量温水清洗皮肤和毛发。

（3）清除眼内的毒物：用清水彻底冲洗眼部，局部一般不用化学拮抗剂。

3. 促进已吸收毒物的排出

（1）利尿：静脉滴注葡萄糖液可增加尿量而促进毒物的排出，有少数毒物，如苯巴比妥、水杨酸类和苯丙胺中毒时，可加用呋塞米等强利尿剂，加速排泄毒物。

（2）供氧：一氧化碳中毒时，吸氧可使碳氧血红蛋白解离，加速一氧化碳排出。高压氧治疗效果更好。

（3）透析疗法：可迅速清除血液中的毒物，一般在中毒12小时内进行效果较好。可选择血液透析或腹膜透析，氯酸盐、重铬酸盐能损害肾脏引起急性肾衰竭，是血液透析的首选指征。

（4）血液灌流：血液流过装有活性炭的灌流柱，毒物被吸附后，血液再输回体内。此法能吸附脂溶性或与蛋白结合的化学物。

4. 使用特殊解毒药

（1）金属中毒：依地酸二钠钙治疗铅中毒；二巯基丙醇治疗汞等中毒；二巯丙磺酸钠治疗汞、铜等中毒；二巯丁二钠治疗锑、铅、汞、铜等中毒。

（2）高铁血红蛋白血症：小剂量（1～2mg/kg）亚甲蓝（美蓝）治疗亚硝酸盐等中毒引起的高铁血红蛋白血症。

（3）有机磷杀虫药中毒：包括碘解磷定、氯解磷定、双复磷等胆碱酯酶复能剂和毒蕈碱受体阻断剂阿托品。

（4）氰化物中毒：亚硝酸盐－硫代硫酸钠疗法。

（5）中枢神经抑制解毒药：纳络酮治疗阿片类麻醉药中毒和酒精中毒；氟马西尼治疗苯二氮草类中毒。

5. 对症和支持治疗 许多中毒，尤其是急性中毒并无特殊解毒疗法，采取积极的对症治疗措施，可保护病人的生命器官，促使其恢复功能。如出现脑水肿时使用甘露醇等脱水剂；出现抽搐时使用地西泮等止痉剂；出现休克时应采取补充血容量、使用血管活性药物等抗休克措施；出现呼吸衰竭时采取吸氧、辅助呼吸、注射呼吸兴奋剂等措施；出现感染时选择敏感的抗生素等。中毒病人机体抵抗力明显下降，应卧床休息，注意保暖，保证供应足够的热量和维生素，不能进食者可鼻饲进食或静脉输入营养液。注意观察病人意识、呼吸、脉搏、血压、体温等变化，以便及时采取治疗措施。

【预防】

加强防毒宣传，使群众了解中毒的一般知识；加强毒物管理，避免毒物与人接触，职业人员要严格遵守有关规章制度，注意个人防护；防止误服毒物或用药过量。

二、有机磷杀虫药中毒

有机磷杀虫药是目前农业生产和生活中应用最广泛的农药之一。因此，在临床上有机磷杀虫药中毒极常见。有机磷杀虫药中毒主要表现为毒蕈碱样症状、烟碱样症状和中枢神经系统症状，严重者可出现昏迷和呼吸衰竭，以致死亡。

【病因与发病机制】

1. 有机磷杀虫药的分类　根据其毒性分为以下4类：

（1）剧毒类：甲拌磷（3911）、内吸磷（1059）、对硫磷（1605）、特普等。

（2）高毒类：甲基对硫磷、甲胺磷、谷硫磷、氧化乐果、敌敌畏等。

（3）中度毒类：乐果、乙硫磷、敌百虫、二嗪农、稻丰散、大亚仙农等。

（4）低毒类：马拉硫磷、氯硫磷、杀螟松、辛硫磷、稻瘟净等。

2. 中毒方式

（1）职业性中毒：由于职业关系，在生产、运输、保管和使用过程中，防护不利或意外情况发生，接触毒物引起中毒。

（2）生活性中毒：①误食：摄入被有机磷杀虫药污染的水和食物；②自杀或他杀。

3. 中毒机制　有机磷杀虫药经消化道、呼吸道、皮肤及黏膜吸收后迅速分布到全身各器官，其中以肝脏含量最高。有机磷杀虫药大多在肝脏进行生物转化，转化过程有氧化、水解、脱胺、脱烷基、还原等。一般氧化后毒性增强，水解后毒性减弱。有机磷杀虫药排泄较快，48小时后可完全排出体外。

有机磷杀虫药对人的毒性作用机制是抑制体内的胆碱酯酶（ChE），ChE的功能是分解乙酰胆碱（ACh），ACh是胆碱能神经的传导介质。正常情况下，完成神经冲动后的ACh在ChE的参与下迅速被水解而失去活性。有机磷杀虫药进入体内后与ChE结合形成较稳定的磷酰化ChE，使其失去分解ACh的能力。ACh积聚引起胆碱能神经先兴奋后抑制，临床上出现相应的中毒表现。

【临床表现】

急性中毒发作时间与毒物种类、剂量和侵入途径有关。口服中毒在10分钟至2小时内出现症状，经皮肤吸收中毒一般在接触2~6小时后发病。

1. 毒蕈碱样表现　主要与副交感神经兴奋致平滑肌痉挛和腺体分泌增加有关。表现为恶心、呕吐、腹痛、多汗、流泪、流涕、流涎、腹泻、尿频、大小便失禁、心跳减慢和瞳孔缩小，可出现咳嗽、气促，甚至肺水肿。

2. 烟碱样表现　为ACh在骨骼肌神经肌肉接头处过多积蓄所致。表现为面、眼睑、舌、四肢和全身骨骼肌纤维颤动，甚至全身肌肉强直痉挛，而后发生肌力减退和瘫痪。呼吸肌麻痹可表现为周围呼吸衰竭。交感神经节处受过多ACh刺激，表现为血压升高、心跳加快和心律失常。

3. 中枢神经系统表现　头晕、头痛、疲乏、共济失调、烦躁不安、谵妄、抽搐和昏迷。

4. 其他

（1）局部损害：敌敌畏、敌百虫、对硫磷、内吸磷等接触皮肤后可引起皮肤出现红斑、丘疹、水疱和皮肤脱剥；有机磷杀虫药进入眼内可引起结膜充血、瞳孔缩小。

（2）迟发性脑病：个别重症病人在中毒症状消失后 2～3 周出现肢体末端病变及下肢瘫痪、四肢肌肉萎缩等神经症状。目前认为可能是有机磷杀虫药抑制神经靶酯酶并使其老化所致。

（3）中间综合征：少数病人在急性中毒症状缓解后和迟发性脑病发生前，约在急性中毒 24～96 小时突然发生死亡。其发生可能与 ChE 受到长期抑制，影响神经－肌肉接头处突触后功能有关。

另外，乐果和马拉硫磷口服中毒经急救后，临床症状好转，但可在数日或 1 周后突然再次昏迷，甚至发生肺水肿和突然死亡。病情复发可能与残留在皮肤、毛发和胃肠道的毒物重新吸收或解毒药停用过早有关。

【辅助检查】

1. 全血 ChE 活力测定 这是诊断有机磷杀虫药中毒的特异性实验指标。正常人全血 ChE 活力值为 100%，有机磷杀虫药中毒时其活力下降至 70% 以下。

2. 有机磷杀虫药及分解产物测定 通过对呕吐物、胃内容物等标本的检测或尿分解产物的检测，可确定有机磷杀虫药及其种类。

【诊断】

1. 诊断要点 ①有机磷杀虫药接触史。②呼气有大蒜味、多汗、流涎、流泪、流涕、瞳孔缩小、肌纤维颤动和意识障碍等中毒表现。③全血 ChE 活力下降。

2. 临床分级 ①轻度中毒：头痛、头晕、恶心、呕吐、多汗、胸闷、视力模糊、乏力、瞳孔缩小等中毒表现；全血 ChE 活力值 70%～50%。②中度中毒：在轻度中毒基础上，出现肌纤维颤动、瞳孔明显缩小、轻度呼吸困难、腹痛、腹泻、步态蹒跚表现，但意识清楚；全血胆碱酯酶活力值 50%～30%。③重度中毒：在中度中毒基础上，出现昏迷、惊厥、肺水肿、呼吸麻痹；全血胆碱酯酶活力值 30% 以下。

【治疗】

1. 立即撤离中毒现场，迅速消除尚未吸收毒物 通过呼吸和皮肤吸收中毒者应立即脱离中毒现场，脱去污染衣服，用肥皂水清洗污染的皮肤、毛皮和指甲；眼内溅入者可用清水或生理盐水冲洗。口服中毒者，用清水或2%碳酸氢钠溶液（敌百虫忌用）或1：5000高锰酸钾溶液（对硫磷忌用）反复洗胃，直至洗清为止。然后用硫酸钠导泻：硫酸钠20～40g溶于20ml水中一次口服，观察30分钟无泻下，则再口服500ml水。

2. 使用特效解毒药　应用原则是早期、足量、联合、重复用药。

（1）ChE复活剂：ChE复活剂通过与磷酰化ChE中的磷形成结合物，使其与ChE的酯解部位分离，从而恢复ChE的活力。但对已老化的ChE无复活作用。常用药物有：碘解磷定、氯解磷定、双复磷、双解磷等。氯解磷定和碘解磷定对内吸磷、甲胺磷、甲拌磷中毒效果较好，双复磷对敌敌畏、敌百虫中毒效果较好。ChE复活剂应用后可有短暂的眩晕、视力模糊、复视、血压升高等副作用，用量过大，可引起癫痫样发作和抑制ChE活力，应予注意。使用方法见表1－9－1。

表1－9－1　有机磷杀虫药中毒解毒药使用方法

药名	用药阶段	轻度中毒	中度中毒	重度中毒
氯解磷定	首剂	0.25～0.5g稀释后缓慢静注，必要时2小时后重复1次	0.5～0.75g稀释后缓慢静注	0.75～1.0g稀释后缓慢静注，半小时后可重复1次
	以后		0.5g稀释后缓慢静脉注射，每2小时1次，共3次	0.5g/h静脉滴注，6小时后如病情显著好转，可停药观察
碘解磷定	首剂	0.4g稀释后缓慢静注，必要时2小时后重复1次	0.8～1.2g稀释后缓慢静注	1.0～1.6g稀释后缓慢静注，必要时半小时后再给予0.6～0.8g
	以后		0.4～0.8g稀释后缓慢静注，每2小时重复1次，共3次	0.4g/h静滴，6小时后好转，可停药观察
双复磷	首剂	0.125～0.25g肌注，必要时2～3小时重复1次	0.5g稀释后缓慢静注，2～3小时后可重复0.25g	0.5～0.75g稀释后缓慢静注，半小时后可重复0.5g
	以后		0.25g，酌情用药1～3次	0.25g，每2～3小时给药1次，共2～3次
阿托品	开始	1～2mg皮下注射，每1～2小时1次	2～4mg静注，1～2mg每半小时1次静注	3～10mg静注，2～5mg每10～30分钟1次
	阿托品化后	0.5mg，皮下注射，每4～6小时1次	0.5～1.0mg皮下注射，每4～6小时1次	0.5～1.0mg皮下注射，每2～4小时1次

（2）抗胆碱药阿托品：阿托品具有阻断 ACh 对副交感神经和中枢神经系统毒蕈碱受体的作用，对缓解毒蕈碱样症状和对抗呼吸中枢抑制有效，但对烟碱样症状和恢复 ChE 活力没有作用，其使用方法见表 1－9－1。阿托品给药要达到毒蕈碱样症状明显好转或病人出现“阿托品化”。所谓阿托品化，即临床出现瞳孔较前扩大、口干、皮肤干燥、颜面潮红、肺啰音消失、心率加快。如出现瞳孔扩大、意识模糊、烦躁不安、抽搐，甚至昏迷和尿潴留等，提示阿托品中毒，应停用阿托品。在阿托品应用过程中，应密切观察病人全身反应和瞳孔大小，并随时调整剂量。另外，对有心动过速及高热者，慎用阿托品。

3. 对症治疗 严重的有机磷农药中毒可出现脑水肿、呼吸肌麻痹、中枢性呼吸衰竭、惊厥、休克等严重症状，应根据不同情况采取积极的治疗措施。以维持正常心肺功能为重点，保持呼吸道通畅，正确给氧，使用辅助呼吸或呼吸兴奋剂。抽搐时，可给予地西泮；脑水肿时，给予 20% 甘露醇和地塞米松；休克时，给予抗休克治疗。

【预防】

宣传、普及有机磷杀虫药中毒的有关知识，在生产、运输、保管和使用过程中，严格操作规程，做好环境防护和个人防护。

三、杀鼠药中毒

杀鼠药中毒是指一定量的杀鼠药进入人体后引起的身体损害性疾病。由于杀鼠药的广泛使用，杀鼠药中毒在临床上较为常见。

【病因与发病机制】

1. 病因

（1）常用杀鼠药：毒鼠强（没鼠命）、氟乙酰胺（敌牙胺）、灭鼠灵（华法林）、敌鼠钠盐、溴鼠隆（大隆）、磷化锌等。

（2）中毒方式：①误食杀鼠剂制成的毒饵；②有意自服或他人投放杀鼠药；③在杀鼠药生产、运输、保管、使用过程中，防护不当，经皮肤或呼吸道吸收；④食用含有杀鼠药的动植物，造成二次中毒。

2. 发病机制

（1）抗凝血类杀鼠药：该类药物包括灭鼠灵、敌鼠钠盐、溴鼠隆等。其主要中毒机制是干扰肝脏利用维生素 K，使凝血因子合成减少，造成出血。

（2）毒鼠强：该药通过拮抗 γ－氨基丁酸，使中枢神经系统产生强烈兴奋，出现惊厥。

（3）氟乙酰胺：该药在体内脱氨形成氟乙酸，通过氟乙酸与三磷酸腺苷和辅酶结合，导致三羧酸循环中断，同时柠檬酸及丙酮堆积，使心、脑、肝、肾等组织细胞发生变性、坏死，出现肺水肿、脑水肿等表现。

（4）磷化锌：该药口服后，在胃酸作用下分解产生磷化氢和氯化锌，磷化氢抑制细胞色素氧化酶，造成神经细胞内呼吸障碍；氯化锌通过对胃黏膜的强烈刺激和腐蚀作用，导致胃黏膜出血、损害。磷化锌经呼吸道进入后，则造成肺充血、水肿，同时损害心血管、肝、肾等脏器，以至出现多器官功能障碍（MODS）。

【临床表现】

1. 毒鼠强中毒 起病急骤，主要表现为严重的阵挛性惊厥和脑干刺激性癫痫大发作。

2. 氟乙酰胺中毒 起病急骤，根据病情严重程度可分为轻、中、重三型。

（1）轻型：头痛、头晕、视力模糊、乏力、四肢麻木、肌肉抽动、口渴、呕吐、上腹痛。

（2）中型：在轻型的基础上，出现烦躁、呼吸困难、血压下降、分泌物增多等表现。

（3）重型：昏迷、惊厥、严重心律失常、瞳孔缩小、肠麻痹、大小便失禁、心肺功能衰竭。

3. 抗凝血类杀鼠药中毒

（1）早期：恶心、呕吐、腹痛、低热、食欲减退、情绪不良。

（2）中晚期：全身广泛出血，可出现休克。

4. 磷化锌中毒

（1）轻者：胸闷、咳嗽、鼻咽发干、呕吐、腹痛。

（2）重者：呕吐物有大蒜味、口腔黏膜糜烂、肌肉抽动、惊厥。

（3）严重者：肺水肿、脑水肿、心律失常、昏迷、休克。

【辅助检查】

1. 杀鼠药检测 取病人呕吐物、胃内容物、血液、尿液等标本检测。杀鼠药中毒时可查到相应杀鼠药成分或其代谢产物。

2. 出血与凝血检查 抗凝血类杀鼠药中毒时，出血时间延长，凝血时间及凝血酶原时间延长，凝血因子Ⅱ、Ⅶ、Ⅸ、Ⅹ减少。

3. 血磷与血钙检查 磷化锌中毒时，血清磷升高，血清钙降低。

4. 心电图检查 毒鼠强、氟乙酰胺中毒时，因心肌损害，可出现心律失常、

ST－T 等改变。

【诊断】

根据杀鼠药服用或接触史，结合杀鼠药中毒的临床表现和辅助检查结果（特别是查出杀鼠药或其代谢产物），即可做出诊断。

【治疗】

1. 立即脱离中毒环境，迅速清除尚未吸收毒物

（1）皮肤中毒：脱去污染衣服，清洗皮肤。

（2）呼吸道吸入中毒：脱离中毒环境，移至空气新鲜处。

（3）口服中毒：立即催吐、洗胃、导泻。

1）毒鼠强、抗凝血类杀鼠药中毒：清水洗胃后经胃管注入活性炭 50～100g 吸附毒物，再注入 25% 硫酸镁 60ml 导泻。

2）氟乙酰胺中毒：1∶5000 高锰酸钾洗胃，洗胃后经胃管注入适量白酒或食醋 150～300ml 解毒。

3）磷化锌中毒：①催吐：服用 0.5%～1% 硫酸铜催吐，首次 10ml，每隔 5～10 分钟 1 次，连续 3～5 次；②洗胃：用 0.2% 硫酸铜（可使磷变成不溶性黑色磷化铜）或 0.05% 硫酸铜（可使磷氧化成无毒的磷酸酐）洗胃，反复洗至回收液澄清为止；③导泻：洗胃后口服硫酸钠 20～30g 导泻（禁用硫酸镁、蓖麻油及其他油类）。

2. 特效疗法

（1）毒鼠强中毒：①抗惊厥可使用地西泮、苯巴比妥钠等解痉剂。地西泮每次 10～20mg，静脉注射，或 50～100mg 加入 10% 葡萄糖液 250ml 中静脉滴注，总量不超过 200mg。②血液净化，必要时使用血液灌注、血液透析、血浆置换等方式排出毒鼠强。

（2）氟乙酰胺中毒：特效解毒剂为乙酰胺（解氟灵）。乙酰胺 0.1～0.3g/(kg·d)，分 3 次肌肉注射。重型中毒首次可用全日剂量的 1/2（约 10g），肌肉注射。

（3）抗凝血类杀鼠药中毒：①特效对抗剂维生素 K_1：10～20mg，3～4 小时 1 次，肌肉注射。亦可用维生素 K_1 10～20mg 静脉注射后，以静脉滴注维持，每日静脉滴注总量不超过 120mg。②补充凝血因子：输新鲜全血 300ml。

（4）磷化锌中毒：①头痛、头晕，可用布洛芬 0.2g，每日 3 次，口服。②烦躁，可用苯巴比妥钠 0.1g 或地西泮 10mg 肌肉注射。③呕吐、腹痛，可用阿托品 0.6mg，肌肉注射。④抽搐或惊厥，可用 10% 水合氯醛 15～20ml 保留灌肠。

3. 其他治疗

（1）保护心肌：毒鼠强和氟乙酰胺中毒时，易致心肌损害，可静脉滴注极化液、1，6－二磷酸果糖和维生素 B_6 以保护心肌细胞。

（2）药物或食物禁忌：毒鼠强中毒时禁用阿片类、吗啡类药物。磷化锌中毒时禁用牛奶、鸡蛋清、油类、脂性食物（可促进磷的吸收和溶解）。

【预防】

宣传、普及杀鼠药中毒的有关知识，在生产、运输、保管和使用过程中，严格操作规程，做好个人防护，尤其要教育幼儿和儿童不要捡食毒饵。

四、急性一氧化碳中毒

含碳物质燃烧不完全，可产生一氧化碳（CO），人体吸入过量 CO 可发生急性 CO 中毒，急性 CO 中毒是较为常见的生活性中毒和职业性中毒。

【病因与发病机制】

1. 病因　CO 是无色、无臭、无味的气体，比重 0.967。空气中 CO 浓度达到 12.5% 时，有爆炸的危险。工业上，高炉煤气和发生炉含 CO 30%～35%，水煤气含 CO 30%～40%。炼钢、炼焦、烧窑等生产过程中，炉门或窑门关闭不严、煤气管道漏气都可逸出大量 CO；在室内试内燃机或火车通过隧道时，空气中 CO 可达到有害浓度；矿井打眼放炮产生的炮烟中也含有较高浓度的 CO；煤矿瓦斯爆炸时可产生大量 CO。日常生活中，吸烟、煤炉燃烧、浴室内使用的燃气加热淋浴均能产生 CO；失火现场空气中 CO 的浓度可高达 10%。

人们在 CO 浓度较高的环境中，尤其是在通风不良或相对密闭的狭小空间中，吸入大量 CO，即发生急性中毒。

2. 中毒机制　CO 中毒主要引起组织缺氧，对缺氧敏感的脑和心最易受到损害。CO 吸入人体后，85% 与血液中红细胞内的血红蛋白（Hb）结合，形成稳定的碳氧血红蛋白（COHb）。COHb 不能携带氧，且不易解离，解离速度为氧合血红蛋白（O_2Hb）的 1/3600。COHb 的存在还能使 Hb 的氧离曲线左移，血氧不易释放给组织而造成细胞缺氧。此外，高浓度的 CO 还可与含二价铁的肌球蛋白结合，影响氧从毛细血管弥散到细胞内的线粒体，损害线粒体功能。同时，CO 与还原型的细胞色素氧化酶的二价铁结合，抑制细胞色素氧化酶的活性，影响细胞呼吸和氧化过程，阻碍氧的利用。

【临床表现】

1. 急性中毒 正常人血液中 COHb 含量可达 5% ~10%。中毒的表现与血液中 COHb 含量有密切关系，同时也与病人中毒前的健康状况，如有无心、脑血管疾病，以及中毒时的体力活动等情况有关。按中毒程度分为以下三级：

（1）轻度中毒：剧烈头痛、头晕、心悸、口唇黏膜呈樱桃红色、四肢无力、恶心、呕吐、嗜睡或意识模糊、视物不清、感觉迟钝、谵妄、幻觉、抽搐等。冠心病病人可出现心绞痛。血液 COHb >10%。脱离中毒环境，吸入新鲜空气或氧疗后症状迅速消失。

（2）中度中毒：呼吸困难，昏睡或浅昏迷。对疼痛刺激可有反应，对光反射和角膜反射迟钝，腱反射减弱，呼吸、脉搏和血压可有改变。血液 COHb >30%。经治疗后可恢复正常且无明显并发症。

（3）重度中毒：深昏迷，各种反射均消失。可呈去大脑皮质状态：睁眼但无意识，不语，不动，不主动进食或大小便，呼之不应，推之不动，肌张力增强；常有脑水肿、肺水肿、惊厥、呼吸衰竭、上消化道出血、休克和严重的心肌损害、心律失常，偶可发生心肌梗死；有时可出现脑局灶性损害，出现锥体系或锥体外系损害体征；昏迷时肢体受压迫部位皮肤可有大水疱和红肿，该部位还可导致压迫性肌肉坏死（横纹肌溶解症）。坏死肌肉释放的肌球蛋白可引起急性肾衰竭。血液 COHb 浓度 >50%。

2. 急性 CO 中毒迟发性脑病（神经精神后发症） 约 10% ~30% 的病人在意识障碍恢复后，经过 2 ~60 天的“假愈期”，出现下列表现之一：①精神意识障碍：呈现痴呆状态、谵妄状态或去大脑皮质状态；②锥体外系功能障碍：震颤麻痹综合征；③锥体系损害：偏瘫、病理反射阳性、大小便失禁；④大脑皮质局灶性功能障碍：失语、失明、继发性癫痫。

【辅助检查】

1. 血液 COHb 测定 这是诊断 CO 中毒的可靠方法，不仅能够明确诊断，还有助于分级和估计预后。COHb >10% 或呈阳性。

2. 脑电图检查 缺氧性脑病，脑电图可呈现弥漫性低波幅慢波。

3. 头部 CT 检查 脑水肿，病变部位呈病理性密度减低区。

【诊断及鉴别诊断】

1. 诊断要点

（1）急性中毒：①较高浓度的一氧化碳接触吸入史；②急性发生的中枢神

经系统症状和体征；③血液 COHb 含量测定 >10%。

（2）急性一氧化碳中毒迟发脑病：①急性一氧化碳中毒病史；②有“假愈期”；③“假愈期”后的神经精神表现。

2. 鉴别诊断

（1）化脓性脑膜炎：①突然出现高热、寒战等全身中毒症状；②皮肤淤点或淤斑；③明显的脑膜刺激征；④血液检查白细胞总数升高、中性粒细胞百分比明显升高；⑤脑脊液呈脓性，白细胞增多，以中性粒细胞为主；⑥细菌学检查可查到相应致病菌。

（2）病毒性脑炎：①发病前常先有上呼吸道或胃肠道感染史；②突然出现高热、头痛、抽搐等表现；③免疫学检查可查到特异性病毒抗体。

（3）脑震荡：①明确的头部外伤史；②昏迷不超过30分钟；③逆行健忘。

（4）糖尿病酮症酸中毒：①糖尿病病史；②呼气呈烂苹果味；③血糖和血酮升高，尿糖和尿酮阳性。

【治疗】

1. 一般治疗 ①立即终止 CO 接触，将病人转移至空气新鲜处，解开衣领；②卧床休息，保暖，保持呼吸道通畅；③密切观察生命体征及意识、瞳孔等病情变化。

2. 氧疗 这是治疗 CO 中毒的关键措施：①立即吸入高流量（7~10L/min）的纯氧或95%氧与5%二氧化碳的混合气体；②病情较重（COHb >25%、出现昏迷或心血管症状）应给予高压氧舱治疗。

3. 防治脑水肿 急性 CO 中毒2~4小时即可出现脑水肿，24~48小时达高峰，并可维持数日。治疗使用20%甘露醇等脱水剂，配合使用利尿剂呋塞米和糖皮质激素如地塞米松等。

4. 改善脑细胞代谢 给予葡萄糖液、ATP、辅酶A、细胞色素C、胞二磷胆碱、维生素（B_1、B_2、B_6、C）等药物，以促进脑细胞代谢。

5. 对症治疗 ①高热：头部用冰帽、体表用冰袋等物理降温或冬眠疗法；②呼吸停止：立即进行人工呼吸、呼吸机辅助呼吸；③昏迷：加强护理、供给足够营养、防止褥疮等并发症；④感染：选择有效抗生素。

【预防】

加强一氧化碳中毒知识的宣传教育，居室内安装火炉做饭或取暖时，要注意通风和连接结构严密的烟囱，厂矿企业应认真执行安全操作规程，定时监测工作环境一氧化碳浓度，加强个人防护。

第二节 中 暑

中暑一般是指在高温和湿度较大的环境中，出现以体温调节中枢障碍、汗腺功能衰竭和水电解质丢失过多为特征的疾病。相同环境下，老年人、体弱者、肥胖者、术后病人和产妇更容易发生中暑，过度疲劳、大量饮酒、睡眠不足也促进中暑的发生。

【病因与发病机制】

1. 病因 对高温环境的适应能力不足是引起中暑的主要原因。处于大气温度较高（>32℃）、湿度较大（>60%）的环境中，长时间劳作又未充分防暑降温时，极易发生中暑。具体原因有：①环境温度过高：在工厂的炼钢车间、烈日照射的田间等从事劳动；②散热障碍：湿度较高的环境下工作、穿透气不良的衣服等；③产热增加：从事重体力劳动，患有发热、甲状腺功能亢进症，服用苯丙胺等药物；④汗腺功能障碍：硬皮病、广泛皮肤烧伤后瘢痕症等。

2. 发病机制 下丘脑体温调节中枢通过控制产热和散热，维持正常体温的相对恒定。体内产热过多、散热不良及对热应激的适应能力不强均可导致体内温度升高，发生中暑。中暑损伤主要是体温过高对细胞的直接损伤作用及引起代谢紊乱，造成广泛性器官功能障碍。

【临床表现】

根据发病机制和临床表现不同，通常将中暑分为热痉挛、热衰竭和热（日）射病。三者可先后发病，也可重叠发生。

1. 热痉挛 热痉挛是在大量出汗后、活动停止时出现骨骼肌痉挛，一般无体温升高。可能与人体缺钠和过度通气有关。可以是热射病的早期表现。

2. 热衰竭 表现为疲乏、头痛、眩晕、恶心、呕吐，有心动过速、低血压、直立性晕厥等明显脱水征象，呼吸增快、肌肉痉挛、多汗，体温可轻度升高。多发生于老人、儿童和慢性病病人，在严重热应激下，体液和钠盐丢失过多所致。如不及时治疗，可发展为热射病。

3. 热（日）射病 这是一种致命性急症，表现为高热（>40℃）和意识障碍。可分为劳力性和非劳力性两种类型。

（1）劳力性热射病：多发于高温环境、湿度大和无风天气中进行重体力劳动或剧烈活动时，病人多为平素健康的青壮年，在劳动或活动数小时后发病。表现为持续出汗、心动过速（心率可达160~180次/分）、脉压增大，严重者出现骨骼肌溶解、急性肾衰竭、急性肝衰竭、弥散性血管内凝血、多脏器衰竭乃至死亡。由于多在烈日直射下发病，故也称为日射病。

（2）非劳力性热射病：在高温环境下，多发生于居住拥挤和通风不良的老年居民。表现为皮肤干热无汗、发红，体温常在41℃以上。初起有各种行为异常或癫痫发作，继之出现谵妄、昏迷、瞳孔先缩小后散大，严重时出现脑水肿、肺水肿、急性肾衰竭、弥散性血管内凝血，甚至死亡。

【辅助检查】

1. 紧急血生化检查 了解血清电解质（钠、钾等）及水分丢失情况。

2. 紧急动脉血气分析 了解动脉血氧分压和血氧饱和度情况。

3. 脏器损害检查 了解肝功能损害可查血清天门冬氨酸氨基转移酶、丙氨酸氨基转移酶等；了解骨骼肌损害可查肌酸激酶、醛缩酶等；了解肾功能损害可查尿常规、血肌酐及尿素氮等。

【诊断及鉴别诊断】

1. 诊断要点 ①有在高温、高湿环境下进行生产劳动或剧烈活动史；②中暑的临床表现；③实验室检查有电解质、体液丢失情况和脏器损害情况。

2. 鉴别诊断

（1）化脓性脑膜炎：①皮肤黏膜有淤点或淤斑及原发感染灶；②明显的脑膜刺激征；③脑脊液呈脓性，白细胞升高，以中性粒细胞为主；④细菌学检查可查到致病菌。

（2）流行性乙型脑炎：①有脑膜刺激征，锥体束征和肢体瘫痪；②血液白细胞总数升高，中性粒细胞百分比升高；③脑脊液特异性IgM抗体阳性。

（3）急性脑血管病：①有脑动脉硬化、高血压或心脏病病史；②脑CT或MRI可发现脑部出血或缺血改变。

【治疗】

降温是治疗的关键，降温速度决定病人预后。通常应在1小时内使直肠温度降至37.8℃~38.9℃。

1. 降温治疗

（1）物理降温：①体外降温：迅速将病人转移至通风良好的低温环境，用井水、冷水擦浴，或将冰袋放在头部及四肢大血管处。如无虚脱征象，可将躯体浸入27℃~30℃水中浸浴。②体内降温：体外降温效果不好时，可用冰盐水做胃或直肠灌洗，也可用20℃或9℃生理盐水进行腹膜透析或血液透析。必要时，将自体血液体外冷却后回输体内。

（2）药物降温：出现肌肉痉挛、烦躁时，可使用氯丙嗪25～50mg加入5%葡萄糖盐水500ml中静脉滴注1～2小时，用药过程中应注意监测血压。

2. 对症治疗

（1）抽搐：地西泮10mg肌肉或静脉注射，亦可用10%水合氯醛保留灌肠。

（2）低血压：静脉补充生理盐水或乳酸林格液。必要时，静脉滴注异丙基肾上腺素。注意不要使用血管收缩剂，以防影响皮肤散热。

（3）脑水肿：给予20%甘露醇脱水，同时使用糖皮质激素如地塞米松，补充维生素B_1、B_2和维生素C，使用脑细胞代谢促进药物如胞二磷胆碱、ATP、辅酶A等。

（4）其他：积极处理肝衰竭、肾衰竭、弥散性血管内凝血及多脏器衰竭。

【预防】

加强防暑降温的宣传教育，慢性病及年老体弱者避免从事高温作业，炎热天气应穿浅色宽松透气衣服，改善劳动环境及工作条件，高温环境下及时补充防暑饮料。

第二篇

外科基础与外科疾病

第一章　外科基础

第一节　无菌术

微生物普遍存在于人体和周围环境。在手术、穿刺、注射、插管、换药等过程中，如不采取一定措施，微生物即可通过直接接触、飞沫和空气进入伤口，引起感染。无菌术即是针对这些感染来源所采取的一种预防措施，由灭菌、抗菌法和一定的操作规则及管理制度所组成。

灭菌系指杀灭一切活的微生物，而消毒系指杀灭病原微生物和其他有害微生物，并不要求清除或杀灭所有微生物（如芽孢等）。灭菌一般是指用物理方法，彻底消灭与手术区或伤口接触的物品上所附带的微生物。消毒又称抗菌法，系指应用化学方法来消灭微生物，例如器械的消毒，手术室空气的消毒，手术人员的手、臂的消毒以及病人的皮肤消毒。有关的操作规则和管理制度则是保证已经灭菌和消毒的物品、已行无菌准备的手术人员或手术区不再被污染，以免引起伤口感染的办法。

灭菌所用的物理方法有高温、紫外线、电离辐射等，而以高温的应用最为普遍。手术器械和应用物品如手术衣、手术巾、纱布和盆、罐等都可用高温来灭菌。电离辐射主要用于药物如抗生素、激素、类固醇、维生素等，以及塑料注射器和缝线等的灭菌。紫外线可以杀灭悬浮在空气中、水中和附于物体表面的细菌、真菌、支原体和病毒等。但它不能射入食物和衣料、被服等纺织物，故一般常用于室内空气的灭菌。抗菌法所用化学制剂的种类很多，一般可根据要消毒的器械、物品等的性质，来选用不同的药物，以发挥药物的作用和减少其不良反应。

一、物理灭菌法

1. 高压蒸气灭菌法 应用最普遍，效果可靠。高压蒸气灭菌器可分为下排气式和预真空式两类。后者的灭菌时间短，对需要灭菌的物品的损害轻微，但价贵，应用未普及。目前在国内广泛应用的为下排气式灭菌器，灭菌时间较长。这种灭菌器的式样很多，有手提式、立式和卧式等多种。但其基本结构和作用原理相同，由一个具有两层壁的能耐高压的锅炉所构成（图 2－1－1），蒸气进入消毒室内，积聚而产生压力。蒸气的压力增高，温度也随之增高。当蒸气压力达 104.0～137.3kPa 时，温度可达 121℃～126℃，维持 30 分钟，即能杀死包括具有顽强抵抗力的细菌芽孢在内的一切细菌，达到灭菌目的。

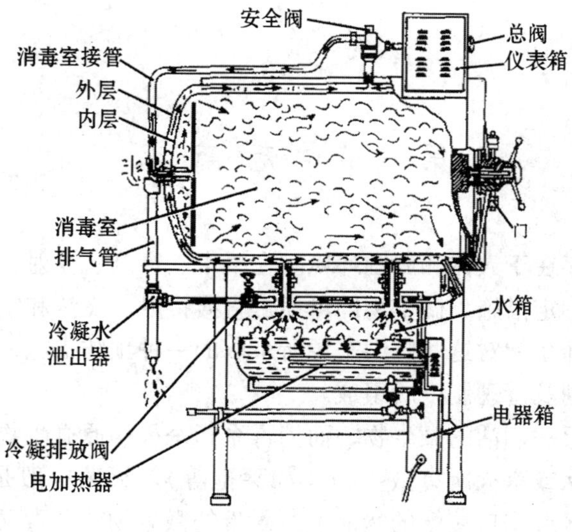

图 2－1－1　卧式高压蒸气灭菌器

注意事项：①需要灭菌的各种包裹不应过大、过紧，一般长 40cm、宽 30cm、高 30cm；②放入灭菌器内的包裹，不要排得太密，以免妨碍蒸气透入，影响灭菌效果；③包内和包外各贴一条灭菌指示带（长约 6～8cm），如压力达到灭菌标准条件并维持 15 分钟时，指示纸带上即出现黑色条纹，表示已达灭菌的要求；④易燃和易爆炸物品如碘仿、苯类等，禁用高压蒸气灭菌法；锐利器械如刀、剪不宜用此法灭菌，以免变钝；⑤瓶装液体灭菌时，要用玻璃纸和纱布包扎瓶口，如用橡皮塞的，应插入针头排气；⑥已灭菌的物品应做记号，以便识别，并需与未灭菌的物品分开放置，以免差错；⑦要有专人负责，每次灭菌前，应检查安全阀的性能是否良好，以防锅内压力过高，发生爆炸。

2. 煮沸灭菌法　常用专用煮沸灭菌器。本法适用于金属器械、玻璃及橡胶类等物品，在水中煮沸至100℃后，持续15~20分钟，一般细菌可被杀灭，但带芽孢的细菌至少需要煮沸1小时才能杀灭。如在水中加碳酸氢钠，使成2%碱性溶液，沸点可提高到105℃，灭菌时间缩短至10分钟，并可防止金属物品生锈。高原地区气压低、沸点低，故海拔高度每增高300m，一般应延长灭菌时间2分钟。为了节省时间和保证灭菌质量，在高原地区，可应用压力锅来煮沸灭菌。压力锅的蒸气压力一般为127.5kPa，锅内最高温度能达124℃左右，10分钟即可灭菌。

注意事项：①物品必须完全浸没在水中，才能达到灭菌目的；②橡胶和丝线类应于水煮沸后放入，持续煮沸15分钟即可取出，以免煮沸过久影响质量；③玻璃类物品要用纱布包好，放入冷水中煮，以免骤热而破裂；如为注射器，应拔出其内芯，用纱布包好针筒、内芯；④灭菌时间应从水煮沸后算起，如果中途加入其他物品，应重新计算时间；⑤煮沸器的锅盖应严密关闭，以保持沸水温度。

3. 火烧法　在紧急情况下，金属器械的灭菌可用此法。将器械放在搪瓷或金属盆中，倒入95%酒精少许，点火直接燃烧。但此法常使锐利器械变钝，又能使器械失去光泽，一般不宜应用。

二、化学消毒法

药液浸泡消毒法　锐利器械、内腔镜等不适于热力灭菌的器械，可用化学药液浸泡消毒。常用的化学消毒剂有下列几种：

（1）2%戊二醛水溶液：浸泡时间为30分钟，常用于刀片、剪刀、缝针及显微器械的消毒。灭菌时间为10小时。药液每周更换1次。

（2）70%酒精：浸泡30分钟，用途与戊二醛溶液相同。酒精应每周过滤，并核对浓度1次。

（3）1∶1000苯扎溴铵（新洁尔灭）溶液：浸泡时间为30分钟，虽亦用于刀片、剪刀、缝针的消毒，但其消毒效果不及戊二醛。故目前多用于持物钳的浸泡。药液宜每周更换1次。

（4）1∶1000氯己定（洗必泰）溶液：抗菌作用较新洁尔灭强。浸泡时间为30分钟。

（5）10%甲醛溶液：浸泡时间为30分钟，适用于输尿管导管、塑料类、有机玻璃的消毒。

注意事项：①浸泡前，要擦净器械上的油脂；②要消毒的物品必须全部浸入溶液中；③有轴节的器械（如剪刀），轴节应张开；管瓶类物品的内外均应浸泡在消毒液中；④使用前，需用灭菌盐水将药液冲洗干净，以免组织受到药液的损害。

三、手术人员和病人手术区域的准备

（一）手术人员术前准备

1. 一般准备 进手术室要换手术室准备的清洁鞋和衣裤，戴好口罩及帽子。口罩要盖住鼻孔，帽子要盖住全部头发。剪短指甲，并除去甲缘下积垢。手臂皮肤破损有化脓感染时，不能参加手术。

2. 手臂消毒法 在皮肤皱纹内和皮肤深层（如毛囊、皮脂腺等）都藏有细菌。手臂消毒法仅能清除皮肤表面的细菌，并不能完全消灭藏在皮肤深处的细菌。在手术过程中，这些细菌会逐渐移到皮肤表面，故在手臂消毒后，还要戴上消毒橡胶手套和穿手术衣，以防止这些细菌污染手术伤口。

沿用多年的肥皂刷手法已逐渐被应用新型灭菌剂的刷手法所代替。后者刷洗手时间短，灭菌效果好，能保持较长时间的灭菌作用。洗手用的灭菌剂有含碘与不含碘两大类。

（1）肥皂刷手法：①参加手术者先用肥皂作一般的洗手后，再用无菌毛刷蘸煮过的肥皂水刷洗手和臂，从手指尖到肘上10cm处，两臂交替刷洗，特别注意甲缘、甲沟、指蹼等处的刷洗。一次刷完后，手指朝上肘朝下，用清水冲洗手臂上的肥皂水。反复刷洗3遍，共约10分钟。用无菌毛巾从手到肘部擦干手臂，擦过肘部的毛巾不可再擦手部。②将手和前臂浸泡在70%酒精内5分钟，浸泡范围到肘上6cm处。③如用新洁尔灭代替酒精，则刷手时间可减为5分钟。手臂在彻底冲净肥皂和擦干后，浸入1∶1000新洁尔灭溶液中，用桶内的小毛巾轻轻擦洗5分钟后取出，待其自干。手臂上的肥皂必须冲净，因新洁尔灭是一种阳离子除污剂，肥皂是阴离子除污剂，带入肥皂将明显影响新洁尔灭的杀菌效力。配制的1∶1000新洁尔溶液一般在使用40次后，不再继续使用。④洗手消毒完毕，保持拱手姿势，手臂不应下垂，也不可再接触未经消毒的物品。否则，即应重新洗手。

（2）碘而康刷手法：肥皂水擦洗双手、前臂至肘上10cm 3分钟，清水冲净，用无菌纱布擦干。用浸透0.5%碘而康的纱布球涂擦手和前臂1遍，稍干后穿手术衣和戴手套。

（3）灭菌王刷手法：灭菌王是不含碘的高效复合型消毒液。清水洗双手、前臂至肘上10cm后，用无菌刷蘸灭菌王3~5ml刷手和前臂3分钟。流水冲净，用无菌纱布擦干，再取吸足灭菌王的纱布球涂擦手和前臂。皮肤干后穿手术衣和戴手套。

如果手术完毕，手套未破，连续施行另一手术时，可不用重新刷手，仅需浸泡酒精或新洁尔灭溶液5分钟，也可用碘而康或灭菌王涂擦手和前臂，再穿无菌手术衣和戴手套。但应采用下列更衣方法：先将手术衣自背部向前反折脱去，使手套的腕部随之翻转于手上，然后用右手扯下左手手套至手掌部，再以左手指脱去右手手套，最后用右手指在左手掌部推下左手手套。脱手套时，手套的外面不能接触皮肤。若前一次手术为污染手术，则连接施行手术前应重新洗手。

3. 穿无菌手术衣和戴手套的方法　目前多数医院都采用经高压蒸气灭菌的干手套，仅少数使用消毒液浸泡的湿手套。如用干手套，应先穿手术衣，后戴手套；如用湿手套，则应先戴手套，后穿手术衣。

（1）穿无菌手术衣：将手术衣轻轻抖开，提起衣领两角，注意勿将衣服外面对向自己或触碰到其他物品或地面。将两手插入衣袖内，两臂前伸，让别人协助穿上。最后双臂交叉提起腰带向后递，仍由别人在身后将带系紧。

（2）戴无菌手套：没有戴无菌手套的手，只允许接触手套套口的向外翻折部分，不应碰到手套外面。

1）戴干手套法：取出手套夹内无菌滑石粉包，轻轻地敷擦双手，使之干燥光滑。用左手自手套夹内捏住手套套口翻折部，将手套取出。先用右手插入右手手套内，注意勿触及手套外面；再用已戴好手套的右手指插入左手手套的翻折部，帮助左手插入手套内。

已戴手套的右手不可触碰左手皮肤。将手套翻折部翻回盖住手术衣袖口。用无菌盐水冲净手套外面的滑石粉。

2）戴湿手套法：手套内要先盛放适量的无菌水，使手套撑开，便于戴上。戴好手套后，将手腕部向上举起，使水顺前臂沿肘流下，再穿手术衣。

（二）病人手术区的准备

目的是消灭拟作切口处及其周围皮肤上的细菌。如皮肤上有较多油脂或胶布粘贴的残迹，可先用汽油或乙醚拭去，然后用2.5%～3%碘酊涂擦皮肤，待碘酊干后，以70%酒精将碘酊擦净两次。另一消毒方法是用1∶1000新洁尔灭酊涂擦两遍。对婴儿、面部皮肤、口腔、肛门、外生殖器，一般用1∶1000新洁尔灭酊或1∶1000洗必泰酊涂擦两次消毒。也可用0.75%吡咯烷酮碘消毒，此药刺激性小，作用持久。在植皮时，供皮区的消毒可用酒精涂擦2～3次。

注意事项：①涂擦上述药物时，应由手术区中心部向四周涂擦。如为感染伤口或肛门等处手术，则应自手术区外周涂向感染伤口或会阴肛门处。已经接触污染部位的药液纱布，不应再返擦清洁处。②手术区皮肤消毒范围要包括手术切口周围 15cm 的区域。如手术时有延长切口的可能，则应适当扩大消毒范围。现将不同手术部位的皮肤消毒范围，用图说明〔图 2-1-2（1~5)〕。

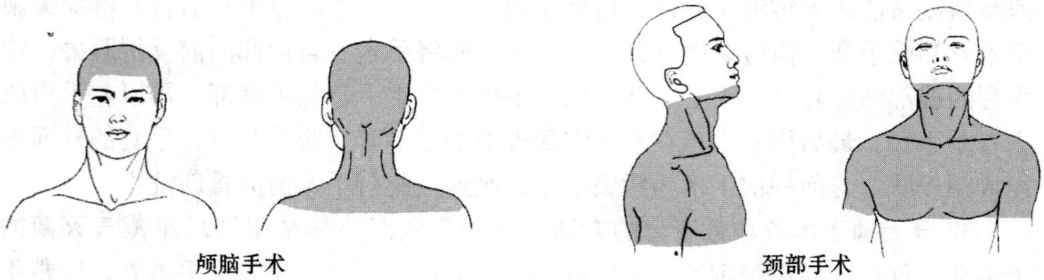

颅脑手术　　颈部手术

（1）颅脑与颈部手术

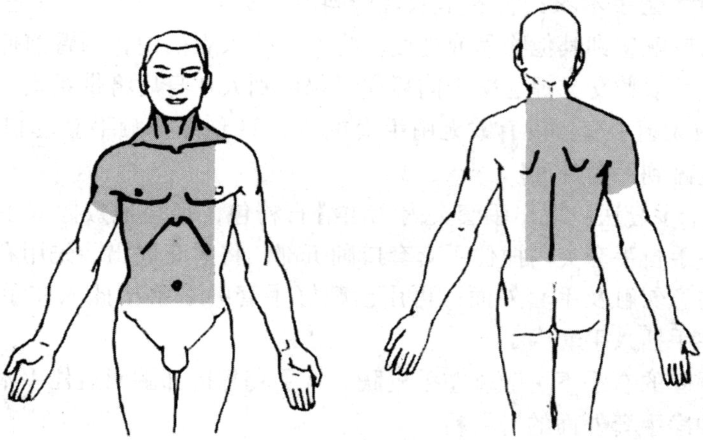

（右）胸部手术

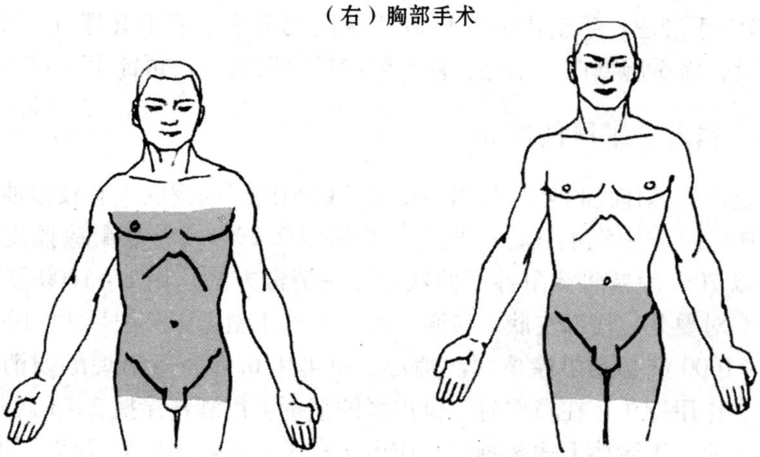

腹部手术　　腹股沟和阴囊部手术

（2）胸部、腹部、腹股沟和阴囊部手术

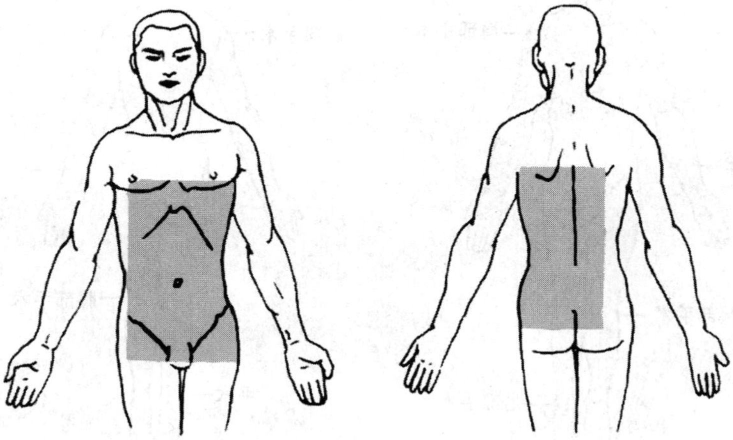

（左）肾部手术

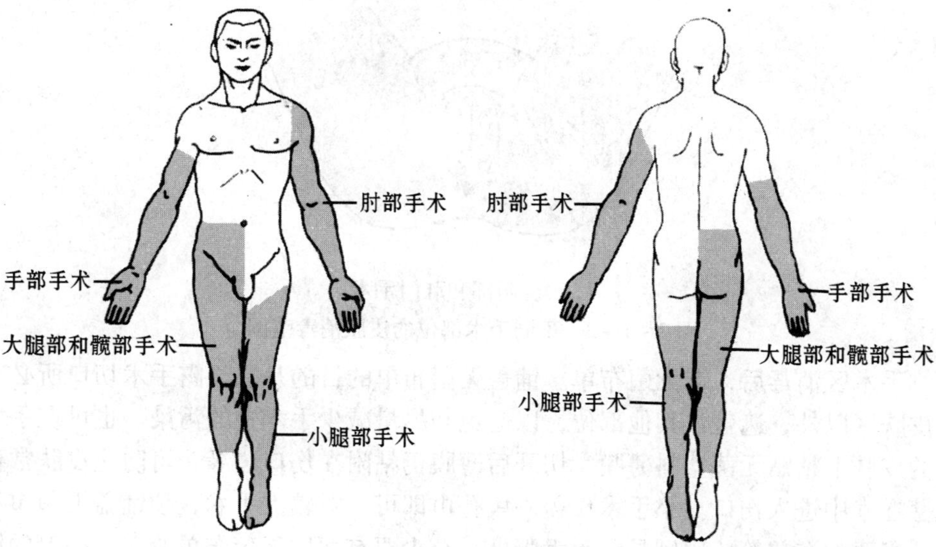

（3）肾部、肘部、手部、小腿、大腿部和髋部手术

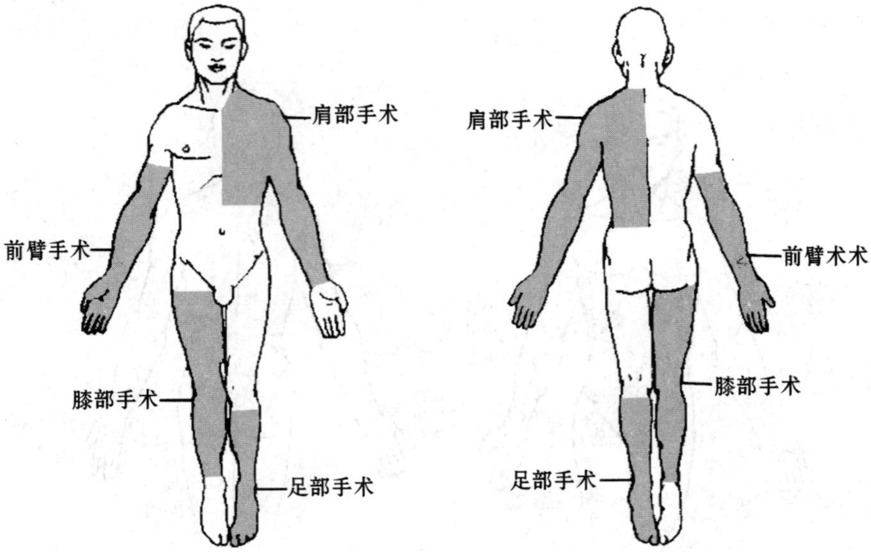

（4）肩部、前臂、膝部与足部手术

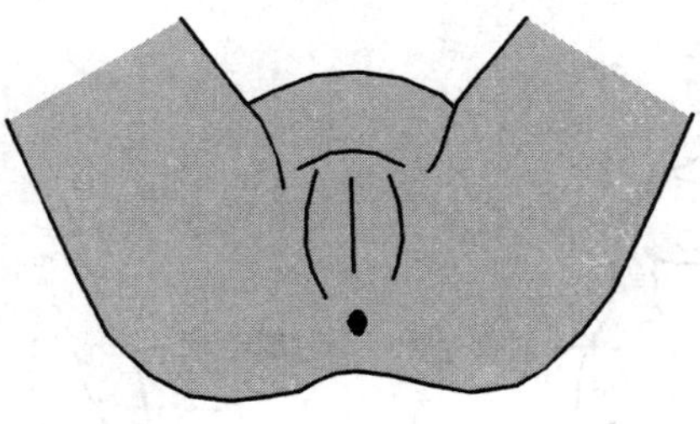

（5）会阴部和肛门手术

图 2－1－2　不同手术部位的皮肤消毒范围

手术区消毒后，铺无菌布单。铺盖无菌布单的目的是除显露手术切口所必须的皮肤区以外，遮盖住其他部位，以避免和尽量减少手术中的污染。也可在手术区的皮肤上粘贴无菌塑料薄膜，切开后薄膜仍粘附在伤口边缘，可防止皮肤常存细菌在术中进入伤口。小手术仅盖一块孔巾即可，对较大手术，须铺盖无菌巾和其他必要的布单等。原则是除手术野外，至少要有两层无菌布单遮盖。一般的铺巾方法如下：用四块无菌巾，每块的一边双折少许，掩盖手术切口周围，每侧铺盖一块无菌巾。通常先铺操作者的对面，或铺相对不洁区（如会阴部、下腹部），最后铺靠近操作者的一侧，并用布巾钳夹住交角处，以防止移动。无菌巾铺下后，不可随便移动，如位置不准确，只能由手术区向外移，而不应向内移动。然后，根据情况，再铺中单、大单。大单的头端应盖过麻醉架，两侧和足端部应垂下超过手术台边 30cm。

四、手术室的设置、管理和消毒

1. 手术室的设置　建立手术室，在位置、结构和设备三方面，都有一定的要求，应该在设计和建造手术室时加以考虑。应该将手术室设在靠近外科病房的地方，以便接送病人。并且最好选在二楼或三楼的一端，或者高楼的最高层，以便管理和做好清洁消毒工作。所有手术房间应尽量安在朝北的一面，窗户朝北可以避免强烈阳光的直接照射，日间的室内光线容易保持恒定。

手术房间的多少应根据医院外科床位的数字来决定，例如外科床位在 100 张左右的，最好有 3～4 间手术室，包括感染手术室、无菌手术室和五官科手术室。感染手术室可设在靠近入口处的一侧，无菌手术室则设在里面。手术室的房间大小要适中。一般说来，手术房间的面积为 40 平方米左右。手术房间面积不小于 24 平方米。手术室的室内结构要牢固和便于清洗，故应采用牢固和耐洗的材料构造室顶和墙壁，并需要平坦、光滑；墙角最好做成弧形，以免灰尘堆积。墙壁下半截涂油漆，颜色以浅蓝或浅绿色为宜，以减少光线刺激。地面一般可用磨砂石子水泥建造，并需有一定的倾斜度，在低处留下排水孔，以便很快地排尽冲洗地面的水。

手术室的窗户最好装上磨砂玻璃。窗户还要装上纱窗，以保持空气对流及防止小虫、蚊、蝇等飞入。还要注意门窗的缝隙要严密，以防灰尘和小虫钻入。室内温度应保持在 20℃～25℃之间，湿度在 48% 左右。手术室的设备宜简单、实用，只放置必要的物品和用具。一般在室中央放一手术台，室顶悬吊可转动的无影灯，并备有能搬动的照明文式灯。手术室内应有器械桌、麻醉桌、麻醉机、药品橱、敷料橱、吸引器、凳子、脚踏凳、输液架、氧气桶等。墙上应有挂钟。药品橱内可放急救用药、消毒用品、注射器等。

手术室内的附设用房一般有更衣室、办公室、麻醉室、器械室、敷料室和洗手室等。其布局大致是更衣室、办公室设在近入口的一侧，器械室、敷料室和消毒室设在另一侧。洗手室则设在手术室旁或两间手术室之间。洗手室内设有分别的或连贯式的洗手池槽。根据所用的洗手方法分别备有酒精、新洁尔灭溶液的泡手桶架等。洗手室应有挂钟，以便记时。

2. 手术室的管理制度　在同一日内，一个手术室需作数个手术的，应先作无菌手术，后作感染手术。凡进入手术室的人员，必须换上手术室的清洁拖鞋、衣裤和口罩。参观手术人员的数目要限制到最少。患有急性感染和上呼吸道感染者，不得进入手术室。为了减少手术室空气内所含细菌的数目，使室内能始终保持最合适的温度和湿度，以及能更好地观察和记录手术病人的呼吸、循环等功能的变化，现代手术室的设施有了很大的更新，它的密闭性强，装有高效能的空气调节装置，可使室内温度和湿度保持恒定，并可根据需要予以调整。有的手术室还应用机器不断地将室外的空气通过过滤器压入手术室内，以减少室内的细菌数目。手术室内装有电子监护仪器，在手术时可以根据需要用来随时测定和记录病人的生理功能改变。手术室内的电源有防火花装置，可以防止易燃气体的燃烧或爆炸。一般的用氧和吸引都可通过装在室内的管道进行。

3. 手术室的消毒 每次手术完毕后和每日工作结束时，都应彻底洗刷地面、清除污液、敷料和杂物等。每周应彻底大扫除 1 次。手术室内应定期进行空气消毒。通常采用乳酸消毒法。在一般清洁工作后，打开窗户通风 1 小时，按 100 立方米空间，用 80% 乳酸 12ml 倒入锅内（或再加等量的水），置于三角架上，架下点一酒精灯，待蒸发完后将火熄灭，紧闭门窗 30 分钟后再打开通风。在铜绿假单胞菌感染手术后，则先用乳酸进行空气消毒，1～2 小时后进行扫除，用 1∶1000 新洁尔灭溶液清洗室内物品后，开窗通风 1 小时。在破伤风、气性坏疽手术后，可用 40% 甲醛溶液消毒手术室，按每立方米空间用甲醛溶液 2ml 计算，倒入高锰酸钾 1g 即能产生蒸气；12 小时后打开窗户通风。也有采用紫外线消毒手术室空气的方法。通常以每 1 平方米地面面积使用紫外线电功率 1～2W 计算，照射 2 小时，照射距离不超过 2 米。

第二节 常用手术器械及手术基本操作

手术器械是外科手术操作的必备物品。正确掌握各种手术器械的结构特点和基本性能并能熟练运用，是执行外科手术的基本要求。

一、常用手术器械

1. 手术刀 手术刀由刀柄和刀片两部分组成。刀柄一般根据其长短及大小来分型，一把刀柄可以安装几种不同型号的刀片。刀柄一般与刀片分开存放和消毒。刀片的种类较多，按其形态可分为圆刀、弯刀及三角刀等；按其大小可分大刀片、中刀片和小刀片。其他的刀类有截肢刀、骨刀、轴式取皮刀、鼓氏取皮刀等。此外还有 γ 刀、激光刀等，它们主要是利用高频电流、激光等，通过特定的装置来达到切割组织并止血的目的。手术刀主要用于切开和分离组织。可以根据不同的手术要求，选用不用的刀具。正确的执刀方式有以下四种（图 2－1－3）。

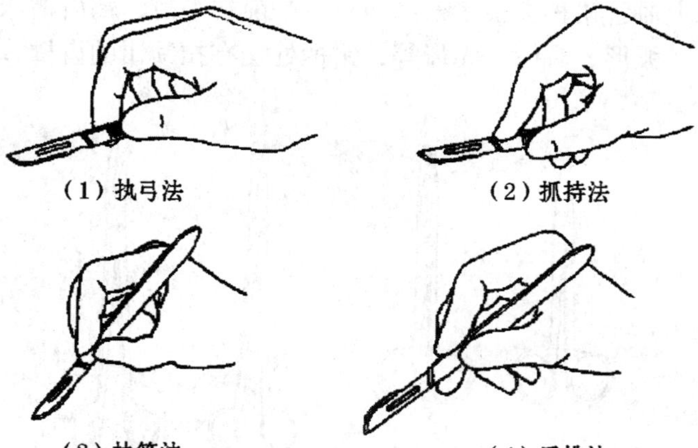

（1）执弓法　（2）抓持法　（3）执笔法　（4）反挑法

图2－1－3　手术刀的执法

（1）执弓法：是最常用的一种执刀方式，动作范围广而灵活，用力涉及整个上肢，主要在腕部。用于较长的皮肤切口和腹直肌前鞘的切开等。

（2）抓持法：全手握持刀柄，拇指与示指紧捏刀柄刻痕处。此法控刀比较稳定。操作的主要活动力点是肩关节。用于切割范围广、组织坚厚、用力较大的切口，如截肢、肌腱切开、较长的皮肤切口等。

（3）执笔法：用力轻柔，操作灵活准确，便于控制刀的动度，其动作和力量主要在手指。用于短小切口及精细手术，如解剖血管、神经及切开腹膜等。

（4）反挑法：是执笔式的一种转换形式，刀刃向上挑开，以免损伤深部组织。操作时先刺入，动点在手指。用于脓肿切开、刺破血管或胆总管等空腔脏器、切断钳夹的组织、扩大皮肤切口等。

2. 手术剪　常用手术剪可分为三大类：组织剪、线剪及精细剪。

（1）组织剪：用以分离、解剖、剪开组织，锐利而精细。通常浅部手术操作用直组织剪，深部手术操作用弯组织剪。

（2）线剪：多为直剪，用以剪断缝线、敷料、引流物等。此外，拆线剪主要用来拆除缝线。其结构特点是一页钝凹，一页直而尖。正确的执剪姿势为拇指和无名指分别扣入剪刀柄的两环，中指放在无名指环的剪刀柄上，食指压在轴节处起稳定和导向作用（图2－1－4）。

（3）精细剪：又称“眼科剪”，是最小型号的手术剪。

3. 血管钳　血管钳是主要用于止血的器械，故也称止血钳。另外，还可用以分离、解剖组织、夹持组织；也可用于牵引缝线、拔出缝针或代镊使用。代镊使用时不宜夹持皮肤、脏器及较脆弱的组织，切不可扣紧钳柄上的轮齿，以免损伤组织。临床上血管钳种类很多，结构特点是前端平滑，依齿槽床的不同可分为弯、直、直角、弧形、有齿、无齿等，钳柄处均有扣锁钳的齿槽。临床上常用者有以下几种：

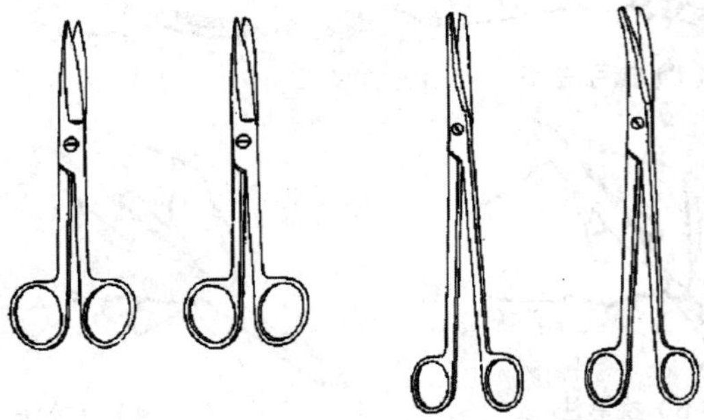

图 2－1－4　两种手术剪

（1）蚊式血管钳：有弯、直两种，为细小精巧的血管钳，用于脏器、面部及整形等手术的止血，不宜做大块组织钳夹用。

（2）直血管钳：用以夹持浅层组织出血，协助拔针等。

（3）弯血管钳：用以夹持深部组织或内脏血管出血，有长短两种。

（4）有齿血管钳：用以夹持较厚组织及易滑脱组织内的血管出血，如肠系膜、大网膜等，也可用于切除组织的夹持牵引。前端钩齿可防止滑脱，对组织的损伤较大，不能用作一般的止血。

血管钳的使用方法基本同手术剪。关闭血管钳时，两手动作相同，但在开放血管钳时，两手操作则不一致。开放时用拇指和食指持住血管钳一个环口，中指和无名指持住另一环口，将拇指和无名指轻轻用力对顶一下，即可开放。

4. 手术镊　手术镊用以夹持或提取组织，便于分离、剪开和缝合，也可用来夹持缝针及敷料等。其种类较多，有长和短、有齿和无齿之分，还有为专科设计的特殊手术镊（图 2－1－5）。

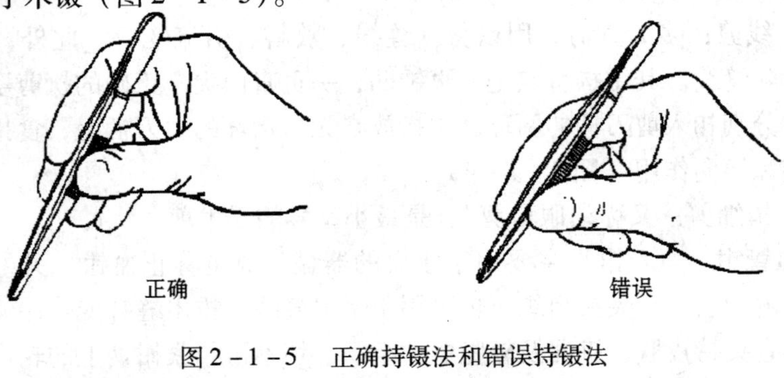

图 2－1－5　正确持镊法和错误持镊法

（1）有齿镊：又名组织镊，其前端有齿，用于提起皮肤、皮下组织、筋膜等坚韧组织。夹持牢固，但对组织有一定的损伤作用。

（2）无齿镊：前端平，其尖端无钩齿，用于夹持组织、脏器及敷料。浅部操作时用短镊，深部操作时用长镊。无齿镊对组织的损伤较轻，用于肠壁、血管、神经及黏膜等的夹持。正确的持镊姿势是拇指对示指与中指，把持二镊脚的中部，稳而适度地夹住组织。

5. 持针钳　持针钳也叫持针器，主要用于夹持缝针缝合组织，有时也用于器械打结。其基本结构与血管钳类似。持针器的前端齿槽床部短，柄长，钳叶内有交叉齿纹，使夹持缝针稳定，缝合时不易滑脱。使用时将持针器的尖端夹住缝针的中、后1/3交界处，且将缝线重叠部分也放于针嘴内，若夹在齿槽床的中部，则容易将针折断。常用的执持针钳方法有以下几种：

（1）把抓式：也叫掌握法。即用手掌握拿持针钳，钳环紧贴大鱼际肌上，拇指、中指、无名指及小指分别压在钳柄上，食指压在持针钳中部近轴节处。利用拇指及大鱼际和掌指关节活动推展、张开持针钳柄环上的齿扣。

（2）指扣式：为传统执法，用拇指、无名指套入钳环内，以手指活动力量来控制持针钳关闭，并控制其张开与合拢时的动作范围。

（3）单扣式：也叫掌指法，拇指套入钳环内，食指压在钳的前半部做支撑引导，其余三指压钳环固定手掌中，拇指可上下开闭活动，控制持针钳的张开与合拢。持针钳的传递：传递者握住持针钳中部，将柄端递给操作者。

6. 组织钳　又叫鼠齿钳和Allis钳，其前端稍宽，有一排细齿似小耙，闭合时互相嵌合，弹性好。用以夹持纱巾垫与切口边缘的皮下组织，也用于夹持组织或皮瓣作为牵引。

7. 布巾钳　前端弯而尖，似蟹的大爪，能交叉咬合。主要用以固定手术巾，以防手术中移动或松开。

8. 海绵钳　也叫持物钳。钳的前部呈环状，分为有齿和无齿两种。前者主要用以夹持、传递已消毒的器械、缝线、缝针及引流管等，也用于夹持敷料做手术皮肤的消毒，或用于手术深处拭血和协助暴露止血，后者主要用于夹提肠管等脏器组织。

9. 牵开器（拉钩）　牵开器习称拉钩，用以牵开组织，显露手术野，便于探查和操作。可分为手持拉钩和自动拉钩两类。根据手术需要有大、中、小之分，又依深浅、形状的不同而分别命名。常用的拉钩有以下几种：

（1）甲状腺拉钩：也叫直角拉钩，为平钩状，可牵开皮肤、皮下组织、肌肉和筋膜等。常用于甲状腺部位牵拉暴露，也常用于其他手术。

（2）阑尾拉钩：亦为钩状牵开器，用于阑尾、疝等手术，亦可用于腹壁的牵拉。

（3）腹腔平头拉钩：也叫方钩，呈较宽大的平滑钩状，用于腹腔较大的手术。

（4）皮肤拉钩：也叫爪形拉钩，外形如耙状，用于浅部手术的皮肤牵开。

（5）S状拉钩：也叫弯钩，是一种“S”状腹腔深部拉钩。用于胸、腹腔深部手术，有大、中、小、宽、窄之分。正确掌握S拉钩的使用方法，对手术持久显露很有好处。

（6）自动拉钩：为自行固定牵开器，腹腔、盆腔、胸腔、腰部、颅脑等部位的手术均可使用。

10. 缝合针 缝针是用于各种组织缝合的器械，它由针尖、针体和针尾三个基本部分组成。针尖形状有圆头、三角头及铲头三种；针体的形状有近圆形、三角形及铲形三种。一般针体前半部分为三角形或圆形，后半部分为扁形，以便于持针钳牢固夹紧。针尾的针眼是供引线所用的孔，有普通孔和弹机孔之分。目前发达国家多采用针线一体的无损伤缝针，其针尾嵌有与针体粗细相似的线，这种针线对组织所造成的损伤较小，并可防止在缝合时缝线脱针。临床上根据针尖与针尾两点间有无弧度将缝针分为直针、半弯针和弯针；按针尖横断面的形状分为角针和圆针。

直针：适合于宽敞或浅部操作时的缝合，如皮肤及胃肠道黏膜层的缝合，有时也用于肝脏的缝合。

弯针：临床应用最广，适于狭小或深部组织的缝合。几乎所有组织和器官均可选用不同大小、弧度的弯针做缝合。

无损伤缝针：主要用于小血管、神经等的吻合。

三角针：针尖前面呈三角形（三菱形），能穿透较坚硬的组织，用于缝合皮肤、韧带、软骨和瘢痕等组织，但不宜用于颜面皮肤缝合。

圆针：针尖及针体的截面均为圆形，用于缝合一般软组织，如胃肠壁、血管、筋膜、腹膜和神经等。

11. 探针 一般为一细钝头的金属棒，用以探视瘘管的方向、深度及是否有组织内异物。

12. 刮匙 一金属棒，其头端有一小的类似汤匙样的凹陷，用于搔刮瘘管、窦道内坏死组织或不新鲜的肉芽组织。

13. 缝合线 用于缝合组织和结扎血管。手术所用的线应具有下列条件：有一定的张力，易打结，组织反应小，无毒，不致敏，无致癌性，易灭菌和保存。缝线可分为可吸收缝线和不吸收缝线两大类。

（1）可吸收缝线：主要为肠线和合成纤维类。①肠线：是由绵羊的小肠黏膜下层制成，肠线有普通和铬制两种。临床上肠线主要用于内脏如胃、肠、膀胱、输尿管、胆道等黏膜层的缝合，一般用1~0至4~0的铬制肠线。较粗的（0~2号）铬制肠线常用于缝合深部组织或感染的腹膜。在感染的创口中使用肠线，可减少由于其他不吸收的缝线所造成的难以愈合的窦道。②合成纤维线：由化学物质合成的可吸收缝线。常用商品线有MAXON线及DEXON线。MAXON线吸收时间较长，完全吸收需要180天。DEXON线吸收时间相对较短，完全吸收需要60~90天。薇乔线也是临床常用的可吸收缝线。

（2）不吸收缝线：①丝线：是临床上最常用的缝合线，一般为黑色。其优点是组织反应小，质软，易打结而不易滑脱，抗张力较强，能耐高温灭菌，价格低，来源易。②金属线：有不锈钢丝和铜丝或银丝，具备灭菌简易、刺激较小、抗张力大、组织反应轻等优点。③尼龙线：抗张力强度大于丝线，组织反应轻，但其表面光滑，结扎后线结有松脱趋势，故需打多重结，常用作切口减张缝合。

二、手术基本操作

虽然手术的种类很多，复杂程度和手术范围也不相同，但都是通过下列各种基本手术技术完成的。

1. 切开　根据病变部位和手术方式而设计切口。理想的切口应符合下述要求：①接近病变部位，显露充分，有利于手术操作，便于延长切口。②减少组织创伤，尽可能避开重要的神经、血管，有利于组织的愈合。③适应局部解剖和生理特点，在关节部位选择切口时，应考虑术后关节的功能。

2. 分离　分离是显露的基本操作，分锐性和钝性两种。锐性分离是利用手术刀或剪进行切开与剪开，对组织损伤小，适用于比较致密的组织。为了避免发生副损伤，需要在直视下进行。钝性分离是利用血管钳、手指、刀柄、剥离纱球等进行，适用于组织间隙或疏松组织间的分离。钝性分离切忌粗暴，避免重要组织结构的撕裂或损伤。根据病变和解剖层次，交替使用这两种方法，才能取得良好的分离效果。充分显露术野，是保证手术顺利进行的必要条件，特别是对于深部手术操作更为重要。术野的显露直接与体位、切口、分离、麻醉、牵开器和照明等有关。

3. 止血　术中止血可保持术野清晰，便于操作，还可减少失血量，有助于术后的恢复。常用的止血方法有：①压迫止血：用纱布压迫出血处，使血管破口缩小、闭合，血小板、纤维蛋白和红细胞迅速形成血栓而止血。对于较广泛的渗血，利用温热盐水纱布压迫有助于止血。②结扎止血：有单纯结扎和缝合结扎两种方法。单纯结扎是用血管钳尖端钳夹活跃出血点，再用丝线结扎止血；缝合结扎用于大血管和重要部位的止血，常在单纯结扎的基础上，再加缝合结扎。方法是在血管钳与单纯结扎线之间贯穿血管缝合一针，先结扎一侧组织，再绕过另一侧打结，撤去血管钳后继续拉紧线再打结。③电凝止血：高频电流通过电刀使组织接触电产热，起凝固血液的作用。用于不易结扎的小出血点，止血迅速，节省时间，缺点是止血效果不完全可靠。④其他止血方法：创面渗血时用明胶海绵止血，骨断端用骨蜡止血，脑外科手术用的银夹止血，还有阻断血管、控制出血等方法。

4. 打结 打结是重要的基本手术技能之一。打结不熟练可延长手术时间；打结不正确，结扎线松扣或滑脱，造成大出血或缝合组织裂开，影响手术效果。

（1）结的种类：①方结：由方向相反的两个单结组成。适用于各种结扎或缝合后的打结。②三重结：是在方结的基础上再加一个单结，第三个结应与第二个结方向相反。用于有张力的组织、大血管、肠线和尼龙线的打结。③外科结：在打第一个单结时多绕一扣，使摩擦面增大，打第二个单结时第一个结不易松开。用于组织张力较大的打结或结扎固定引流管。

（2）打结方法：①单手打结法：左右手均可打结。在手术中最为常用，方法简单迅速。②双手打结法：第一个结与单手打结法相同，第二个单结换另一只手以同样方法打结。③持钳打结法：适用于线头过短或小手术仅术者一人时使用。

（3）打结时的注意事项：①打结时两手用力要相等，两手用力点及结扎点三点成一直线，不能向上提拉，以免撕脱结扎点或造成滑结。②打第二个线结时，第一个线结不能松扣。③打结后剪线时，将剪刀尖端略张开，沿拉直的结扎线滑至线结处，剪刀头稍向上倾斜剪线，倾斜度越大，所留线头也越长。重要部位的结扎线和肠线的线头留长些，缝合皮下的细丝线头留短些。

5. 缝合 缝合是将手术切开或外伤裂开的组织器官重新对合在一起，以促进愈合。

（1）缝合方法：根据缝合后切口边缘的形态分为单纯缝合、内翻和外翻缝合三类。各类缝合又有间断缝合和连续缝合两种。①单纯缝合：缝合后切口边缘对合。间断缝合又称结节缝合，多用于皮肤、皮下组织和腱膜等组织的缝合。8字缝合为双间断缝合，多用于张力较大的组织、肌腱及韧带的缝合。连续缝合多用于腹膜和胃肠道后壁的内层吻合。锁边缝合又称毯边缝合，用于胃肠道后壁内层的吻合，有较好的止血作用。②内翻缝合：缝合后边缘内翻，外面光滑，可减少污染，促进愈合。连续全层内翻缝合，用于胃肠道吻合的前壁全层缝合，方法为外→里－里→外缝合。间断内翻缝合，用于胃肠道吻合的浆肌层缝合。荷包缝合常用于包埋阑尾残端，也属于浆肌层缝合。③外翻缝合：缝合后边缘外翻，里面光滑，血管缝合常用。间断外翻缝合为U字形缝合，用于减张缝合或血管吻合。连续外翻缝合为连续的U字形缝合，用于血管吻合或腹膜缝合。

（2）注意事项：①按解剖层次由深至浅对位缝合，不留死腔。②针距大小适宜，以不发生弧形隙为佳。③缝合皮肤时，进出针与切口边缘的缘距应相等。④结扎缝合线时应松紧适度，太紧影响血运及切割组织，过松影响组织愈合。⑤腹部切口一般术后7~9天拆线，头面及颈部术后4~6天拆线。对年老体弱、营养不良、局部血运较差、关节附近等张力较大的缝线，应延至9~12天拆线或间断分期拆线。⑥若发现切口感染或积脓时，须提前间断拆线，以利引流。

6. 拆线　先用酒精棉球消毒切口及周围皮肤，用手术镊夹住线头并轻轻提起，使皮肤表面以下的一侧缝线露出少许，紧贴皮肤剪断缝线（避免露在皮肤外面的缝线在拔出时经过皮下组织，造成污染），顺有线结的一侧方向迅速抽出缝线。

第三节　水、电解质代谢和酸碱平衡失调

体液的主要成分是水和电解质。它分为细胞内液和细胞外液两部分，其含量随性别、年龄和营养状况而异。成年男性的体液量一般为体重的60%；成年女性的体液量约占体重的55%。小儿的脂肪较少，故体液量所占体重的比例较高，在新生儿，可达体重的80%。体内脂肪量随年龄而增多，14岁以后，儿童的体液量所占体重的比例即和成人相近。

细胞内液绝大部分存在于骨骼肌中，细胞内液在男性约占体重的40%，女性的肌肉不如男性发达，故女性的细胞内液约占体重的35%。细胞外液男、女性均占体重的20%。细胞外液可分为血浆和组织间液两部分。血浆约占体重的5%，组织间液约占体重的15%。绝大部分的组织间液能迅速地和血管内液体或细胞内液进行交换，取得平衡，在维持机体的水和电解质平衡上，发挥着很重要的作用，故称为功能性细胞外液。另有一小部分组织间液仅有缓慢地交换和取得平衡的能力，虽也发挥着各自的生理功能，但维持体液平衡的作用甚小，故称无功能性细胞外液。结缔组织液和所谓透细胞液，如脑脊液、关节液、消化液等都属此种无功能性细胞外液。但是，有些无功能性细胞外液在产生或丢失显著增多时，也可引起不同类型的体液平衡失调。无功能性细胞外液一般仅占组织间液的10%左右，即体重的1%~2%。

细胞外液中最主要的阳离子是Na^+，主要的阴离子是Cl^-、HCO_3^-和蛋白质。细胞内液中的主要阳离子是K^+和Mg^{2+}，主要阴离子是HPO_4^{2-}和蛋白质。细胞外液和细胞内液的渗透压相等，一般为290~310mmol/L。

一、体液平衡

体液在正常情况下有一定的容量、分布和电解质离子浓度。机体必须保持它们的稳定，才能保持内环境稳定。

1. 水平衡 机体主要通过肾脏来维持体液的平衡，保持内环境稳定。肾的调节功能受神经－内分泌反应的影响。一般先通过下丘脑－垂体后叶－抗利尿激素系统来恢复和维持体液的正常渗透压，然后通过肾素－醛固酮系统来恢复和维持血容量。但是，当血容量锐减时，机体优先保持和恢复血容量，使重要生命器官的灌流得到保证，以维持其生命安全。

当体内水分丧失时，细胞外液渗透压增高，刺激下丘脑－垂体后叶－抗利尿激素系统，产生口渴，增加饮水，以及促使抗利尿激素分泌增加。远曲肾小管和集合管上皮细胞在抗利尿激素的作用下，加强水分的再吸收，于是尿量减少，保留水分于体内，使细胞外液渗透压降低。反之，出现相反变化。这种抗利尿激素分泌的反应十分敏感。血浆渗透压较正常增减不到2%时，即有抗利尿激素分泌的变化，使机体的水分保持动态平衡。

2. 电解质平衡 当细胞外液减少，特别是血容量减少时，血压下降，肾入球小动脉的血压也相应下降，位于管壁的压力感受器受到压力下降的刺激，使肾小球旁细胞增加肾素的分泌；同时，随着血容量减少和血压下降，肾小球滤过率也相应下降，以致流经远曲肾小管的Na^+量明显减少。钠的减少能刺激位于远曲肾小管致密斑的钠感受器，引起肾小球旁细胞增加肾素的分泌。此外，全身血压下降也可使交感神经兴奋，刺激肾小球旁细胞分泌肾素。肾素作用于血浆中的血管紧张素原，使其转变为血管紧张素Ⅰ，再转变为血管紧张素Ⅱ，后者引起小动脉收缩和刺激肾上腺皮质球状带，增加醛固酮的分泌，促进远曲肾小管对Na^+的再吸收和促使K^+、H^+的排泌。随着钠再吸收的增加，Cl^-的再吸收也有增加，再吸收的水也就增多，结果是细胞外液量增加。循环血量回升和血压逐渐回升后，即反过来抑制肾素的释放，醛固酮的产生减少，于是Na^+的再吸收减少，从而使细胞外液量不再增加，保持稳定。

3. 酸碱平衡 正常人的体液保持着一定的pH值（动脉血浆的pH值为7.35～7.45），以维持正常的生理和代谢功能。人体在代谢过程中，既产酸也产碱，故体液中H^+浓度经常发生变动。但人体能通过体液的缓冲系统、肺的呼吸和肾的调节的作用，使血液内H^+浓度仅在小范围内变动，保持血液的pH值在7.35～7.45之间。

血液中的HCO_3^-和H_2CO_3是最重要的一对缓冲物质。HCO_3^-的正常值平均为24mmol/L，H_2CO_3平均为1.2mmol/L，两者比值$HCO_3^-/H_2CO_3 = 24/1.2 =$

20∶1。只要 HCO_3^-/H_2CO_3 的比值保持为 20∶1，则血浆的 pH 值仍能保持为 7.40。就酸碱平衡的调节而言，肺的呼吸是排出 CO_2 和调节血液中的呼吸性成分，即调节血中的 H_2CO_3。因此，机体的呼吸功能失常，既可直接引起酸碱平衡紊乱，又可影响对酸碱平衡紊乱的调节。肾是最重要的酸碱平衡调节系统，能排出固定酸和过多的碱性物质，以维持血浆 HCO_3^- 浓度的稳定。肾调节酸碱平衡的机理是：①H^+ - Na^+ 的交换；②HCO_3^- 的重吸收；③分泌 NH_3 与 H^+ 结合成 NH_4^+ 排出；④尿的酸化而排出 H^+。

二、水和钠平衡失调

水和钠的关系非常密切，故缺水和失钠常同时存在。引起水和钠的代谢紊乱的原因不同，在缺水和缺钠的程度上也可有不同。水和钠既可按比例丧失，也可缺水多于缺钠，或缺水少于缺钠，如水过多时又可发生水中毒，因而引起的病理生理变化和一些临床表现也有不同。

（一）等渗性缺水

又称急性缺水或混合性缺水。外科病人最易发生这种缺水。水和钠成比例丧失，血清钠仍在正常范围，细胞外液的渗透压也保持正常。它造成细胞外液量（包括循环血量）的迅速减少。肾入球小动脉壁的压力感受器受到管内压力下降的刺激，以及小球滤过率下降所致的远曲肾小管液内 Na^+ 的减少，引起肾素-醛固酮系统的兴奋，醛固酮的分泌增加。醛固酮促进远曲肾小管对钠的再吸收，随钠一同被再吸收的水量也有增加，使细胞外液量回升。由于丧失的液体为等渗，基本上不改变细胞外液的渗透压，最初细胞内液并不向细胞外间隙转移，故细胞内液的量并不发生变化。但这种液体丧失持续时间较久后，细胞内液也将逐渐外移，随同细胞外液一起丧失，以致引起细胞内缺水。

1. 病因　常见的病因：①消化液的急性丧失，如大量呕吐、肠瘘等；②体液丧失在感染区或软组织内，如腹腔内或腹膜后感染、肠梗阻、烧伤等，这些丧失的液体与细胞外液基本相同。

2. 临床表现　病人有尿少、厌食、恶心、乏力等，但不口渴。舌干燥、眼窝凹陷、皮肤干燥、松弛。如短期内体液的丧失达到体重的5%时，即丧失细胞外液的25%时，病人出现脉搏细速、肢端湿冷、血压不稳定或下降等血容量不足的症状。体液继续丧失达体重的6%～7%时（相当丧失细胞外液的30%～35%），则出现更严重的休克表现。常伴发代谢性酸中毒。如病人丧失的体液主要为胃液，因有 H^+ 的大量丧失，则可伴发代谢性碱中毒。

3. 诊断　主要依靠病史和临床表现。应详细询问有无消化液或其他体液的大量丧失；失液或不能进食已持续的时间；每日的失液量估计有多少，以及失液的性质等。实验室检查可发现血液浓缩现象，如红细胞计数、血红蛋白量和红细胞压积明显增高。血清 Na^+ 和 Cl^- 一般无明显降低。尿比重增高。必要时作血气分析，以确定有否酸（或碱）中毒。

4. 治疗 积极处理原因，以减少水和钠的丧失。针对细胞外液量的减少，用平衡盐溶液或等渗盐水尽快补充血容量。脉搏细速和血压下降等症状常表示细胞外液的丧失量已达体重的5%，可先从静脉给病人快速滴注上述溶液约3000ml（按体重60kg计算），以恢复血容量。如无血量不足的表现时，则可给病人上述用量的1/2～2/3，即1500～2000ml，补充缺水量。此外，还应补给日需要量水2000ml和氯化钠4.5g。

等渗盐水含 Na^+ 和 Cl^- 各154mmol/L，而血清内 Na^+ 和 Cl^- 的含量分别为142mmol/L和103mmol/L。两者相比，等渗盐水的 Cl^- 含量比血清的 Cl^- 含量高50mmol/L。正常人肾有保留 HCO_3^-、排出 Cl^- 的功能，故 Cl^- 大量进入体内后，不致引起高氯性酸中毒。但在重度缺水或休克状态下，肾血流减少，排氯功能受到影响。从静脉内输给大量等渗盐水，有导致血 Cl^- 过高，引起高氯性酸中毒的危险。平衡盐溶液的电解质含量和血浆内含量相仿，用来治疗缺水比较理想，可以避免输入过多的 Cl^-，并对酸中毒的纠正有一定帮助。目前常用的平衡盐溶液有乳酸钠和复方氯化钠溶液（1.86%乳酸钠溶液和复方氯化钠溶液之比为1：2）与碳酸氢钠和等渗水溶液（1.25%碳酸氢钠溶液和等渗盐水之比为1：2）两种。在纠正缺水后，钾的排泄有所增加，K^+ 浓度也会因细胞外液量增加而被稀释降低，故应注意低钾血症的发生。一般应在尿量达40ml/h后补充氯化钾。

（二）低渗性缺水

又称慢性缺水或继发性缺水。水和钠同时缺失，但缺水少于失钠，故血清钠低于正常范围，细胞外液呈低渗状态。机体减少抗利尿激素的分泌，使水在肾小管内的再吸收减少，尿量排出增多，以提高细胞外液的渗透压。但细胞外液量反更减少，组织间液进入血液循环，虽能部分地补偿血容量，但使组织间液的减少更超过血浆的减少。面临循环血量的明显减少，机体将不再顾及到渗透压而尽量保持血容量。肾素－醛固酮系统兴奋，使肾减少排钠，Cl^- 和水的再吸收增加。故尿中氯化钠含量明显降低。血容量下降又会刺激垂体后叶，使抗利尿激素分泌增多，水再吸收增加，导致少尿。如血容量继续减少，上述代偿功能不能维持血容量时，将出现休克。

1. 病因 主要包括：①胃肠道消化液持续性丧失，如反复呕吐、长期胃肠减压或慢性肠梗阻，以致钠随着大量消化液而丧失；②大创面慢性渗液；③肾排出水和钠过多，例如应用排钠利尿剂（氯噻酮、利尿酸等）时，未注意补给适量的钠盐，以致体内缺钠相对地多于缺水。

2. 临床表现　随缺钠程度而不同。常见症状有头晕、视觉模糊、软弱无力、脉搏细速、起立时容易晕倒等。当循环血量明显下降时，肾的滤过量相应减少，以致体内代谢产物潴留，可出现神志不清、肌痉挛性疼痛、肌腱反射减弱、昏迷等。

根据缺钠程度，低渗性缺水可分为三度：

（1）轻度缺钠：病人感疲乏、头晕、手足麻木，口渴不明显。尿中 Na^+ 少。血清钠在 135mmol/L 以下，每公斤体重缺氯化钠 0.5g。

（2）中度缺钠：除上述症状外，尚有恶心、呕吐，脉搏细速，血压不稳定或下降，脉压变小，浅静脉萎陷，视力模糊，站立性晕倒。尿量少，尿中几乎不含钠和氯。血清 Na^+ 在 130mmol/L 以下，每公斤体重缺氯化钠 0.5～0.75g。

（3）重度缺钠：病人神志不清，肌痉挛性抽痛，肌腱反射减弱或消失；出现木僵，甚至昏迷。常发生休克。血清 Na^+ 在 120mmol/L 以下，每公斤体重缺氯化钠 0.75～1.25g。

3. 诊断　根据病人有上述特点的体液丧失病史和临床表现，可初步作出低渗性缺水的诊断。进一步可作：①尿 Na^+、Cl^- 测定，常有明显减少，而尿比重常在 1.010 以下。轻度缺钠时，血清钠虽可能尚无明显变化，但尿内氯化钠的含量常已减少。②血清钠测定，根据测定结果，可判定缺钠的程度；血清钠低于 135mmol/L，表明存在低钠血症。③红细胞计数、血红蛋白量、红细胞比容、血尿素氮均有增高。

4. 治疗　积极处理原发病。针对细胞外液缺钠多于缺水和血容量不足的情况，采用含盐溶液或高渗盐水静脉输注，以纠正体液的低渗状态和补充血容量。

（1）轻度和中度缺钠：根据临床缺钠程度估计需要补给的液体量。例如，体重 60kg 的病人，测定血清钠为 135mmol/L，则估计每公斤体重丧失氯化钠 0.5g，共缺钠盐 30g。一般可先补给一半，即 15g，再加上钠的日需要量 4.5g，共 19.5g，可通过静脉滴注 5% 葡萄糖盐水约 2000ml 来完成。此外，还应给日需要液体量 2000ml，并根据缺水程度，再适当增加一些补液量。其余一半的钠，可在第二日补给。

（2）重度缺钠：对出现休克者，应先补足血容量，以改善微循环和组织器官的灌流。晶体溶液如乳酸复方氯化钠溶液、等渗盐水；胶体溶液如羟乙基淀粉、右旋糖酐和血浆蛋白溶液等，都可应用。但晶体液的用量一般要比胶体液用量大2～3倍。继而静脉滴注高渗盐水（一般 5% 氯化钠溶液）200～300ml，尽快纠正血钠过低，以进一步恢复细胞外液量和渗透压，使水从水肿的细胞内移出。

以后根据病情再决定是否需继续输给高渗盐水或改用等渗盐水。

一般可按下列公式计算需要补充的钠盐量：

需补充的钠盐量（mmol）=［血钠的正常值（mmol/L）-血钠测得值（mmol/L）］×体重（kg）×0.60（女性为0.50）

按17mmol Na^+ = 1g 钠盐计算补给氯化钠的量。当天补给一半和日需量4.5g，其中2/3的量以5%氯化钠溶液输给，其余量以等渗盐水补给。以后可测定血清 Na^+、K^+、Cl^- 和作血气分析，作为进一步治疗时的参考。

（3）缺钠伴有酸中毒：在补充血容量和钠盐后，由于机体的代偿调节功能，酸中毒常可同时得到纠正，一般不需一开始就用碱性药物治疗。如经血气分析测定，酸中毒仍未完全纠正时，可静脉滴注1.25%碳酸氢钠溶液100～200ml或平衡盐溶液200ml，以后视情况再决定是否继续补给。在尿量达到40ml/h后，应补充钾盐。

（三）高渗性缺水

又称原发性缺水。水和钠虽同时缺失，但缺水多于缺钠，故血清钠高于正常范围，细胞外液呈高渗状态。位于视丘下部的口渴中枢受到高渗刺激，病人感到口渴而饮水，使体内水分增加，以降低渗透压。另外，细胞外液的高渗可引起抗利尿激素分泌增多，以致肾小管对水的再吸收增加，尿量减少，使细胞外液的渗透压降低和容量恢复。如继续缺水，则因循环血量显著减少引起醛固酮分泌增加，加强对钠和水的再吸收，以维持血容量。缺水严重时，因细胞外液渗透压增高，使细胞内液移向细胞外间隙，结果是细胞内、外液量都有减少。最后，细胞内液缺水的程度超过细胞外液缺水的程度。脑细胞缺水将引起脑功能障碍。

1. 病因 主要为：①摄入水分不够，如食管癌的吞咽困难、重危病人的给水不足、鼻饲高浓度的要素饮食或静脉注射大量高渗盐水溶液。②水分丧失过多，如高热大量出汗（汗中含氯化钠0.25%）、烧伤暴露疗法、糖尿病未控制致大量尿液排出等。

2. 临床表现 随缺水程度不同而异。根据症状轻重，一般将高渗性缺水分为三度：

（1）轻度缺水：除口渴外，无其他症状。缺水量为体重的2%～4%。

（2）中度缺水：极度口渴，乏力、尿少和尿比重增高，唇舌干燥，皮肤弹性差，眼窝凹陷，常出现烦躁。缺水量为体重的4%～6%。

（3）重度缺水：除上述症状外，出现躁狂、幻觉、谵妄，甚至昏迷等脑功能障碍的症状。缺水量超过体重的6%。

3. 诊断 根据病史和临床表现一般可作出高渗性缺水的诊断。实验室检查的异常包括：①尿比重高。②红细胞计数、血红蛋白量、红细胞比容轻度增高。③血清钠增高，在150mmol/L以上。

4. 治疗　应尽早去除病因。不能口服补液的病人，可静脉滴注5%葡萄糖溶液或0.45%氯化钠溶液，以补充已丧失的液体。需要补充液体量可根据临床表现估计丧失水量占体重的百分比来估计。每丧失体重的1%，补液400～500ml。计算所得的补水量不宜在当日一次补给，以免发生水中毒。一般可分二日补给。当日先给补水量的一半，余下的一半在次日补给。此外，还应补给日需要量2000ml。

必须注意，血清 Na^+ 测定虽有增高，但因同时有缺水，血液浓缩，体内总钠量实际上仍有减少。故在补水的同时应适当补钠，以纠正缺钠。如同时有缺钾需纠正时，应在尿量超过40ml/h后补钾，以免引起血钾过高。经过补液治疗后，酸中毒仍未纠正时，可补给碳酸氢钠溶液。

（四）水中毒

又称稀释性低血钠，系指机体入水总量超过排水量，以致水在体内潴留，引起血液渗透压下降和循环血量增多。

1. 病因　见于：①抗利尿激素分泌过多；②肾功能不全，排尿能力下降；③机体摄入水分过多或接受过多的静脉输液。此时，细胞外液量增大，血清钠浓度降低，渗透压下降。

2. 临床表现　可分为两类：①急性水中毒：发病急。脑细胞肿胀和脑组织水肿造成颅内压增高，引起各种神经、精神症状，如头痛、失语、精神错乱、定向能力失常、嗜睡、躁动、惊厥、谵妄，甚至昏迷，有时可发生脑疝。②慢性水中毒：可有软弱无力、恶心、呕吐、嗜睡等，但往往被原发疾病的症状所掩盖。病人的体重明显增加，皮肤苍白而湿润。有时唾液、泪液增多。一般无凹陷性水肿。

3. 实验室检查　可发现红细胞计数、血红蛋白量、红细胞比容和血浆蛋白量均降低；血浆渗透压降低，红细胞平均容积增加，红细胞平均血红蛋白浓度降低。提示细胞内、外液均有增加。

4. 治疗　对水中毒病人，应立即停止水分摄入，在机体排出多余的水分后，程度较轻者，水中毒即可解除。程度较重者，除禁水外，用利尿剂促进水分排出。一般用渗透性利尿剂，如20%甘露醇或25%山梨醇200ml静脉内快速滴注，以减轻脑细胞水肿和增加水分排出。也可静脉注射袢利尿剂，如速尿和利尿酸。尚可静脉滴注5%氯化钠溶液，以迅速改善体液的低渗状态和减轻脑细胞肿胀。

水中毒的预防很重要，对容易发生抗利尿激素分泌过多的情况，如疼痛、失血、休克、创伤和大手术等；以及急性肾功能不全的病人和慢性心功能不全的病人，应严格限制入水量。

三、其他电解质平衡失调

（一）低钾血症

血清钾的正常值为3.5～5.5mmol/L。低于3.5mmol/L为低钾血症。

1. 病因 低钾血症的常见原因有：①长期进食不足：如禁食或补液病人长期接受不含钾盐的液体。②钾丢失过多：如呕吐、持续胃肠减压、腹泻、肠瘘；应用速尿、利尿酸等利尿剂，肾小管性酸中毒，以及盐皮质激素过多，使钾从肾排出过多。③钾分布异常：代谢性碱中毒、静脉输注葡萄糖和胰岛素后钾向细胞内转移。

2. 临床表现 肌无力为最早表现，一般先出现四肢肌肉软弱无力，以后延及躯干和呼吸肌，严重时可有软瘫、腱反射减退或消失。消化系统可表现为吞咽困难、腹胀和肠麻痹等。心脏受累主要表现为传导和节律异常。典型的心电图改变为早期出现T波降低、变宽、双相或倒置，随后出现ST段降低、QT间期延长和U波。此外，血清钾过低时，K^+由细胞内移出，与Na^+、H^+交换增加（每移出3个K^+，即有2个Na^+和1个H^+移入细胞内），细胞外液的H^+浓度降低；而远曲肾小管排K^+减少、排H^+增多。结果发生碱中毒，病人出现碱中毒的一些症状，但尿呈酸性（反常性酸性尿）。

3. 诊断 一般根据病史和临床表现可作出低钾血症的初步诊断，当血清钾低于3.5mmol/L时即可确诊。心电图检查虽有助于诊断，但一般不宜等待心电图显示出典型改变后，才确定诊断。

4. 治疗 应尽早治疗原发病，补充钾盐以纠正低钾血症。临床较难判定缺钾的程度，可根据血钾水平，一日补氯化钾4～5g甚至6～8g；不宜更多输入。补钾注意事项：①能口服者尽量口服补钾。②见尿补钾：血容量不足者应尽快恢复血容量，待每小时尿量超过40ml后，再从静脉输给氯化钾溶液。③钾的浓度不宜过高：每500ml液体中钾的含量不宜超过1.5g。④补钾的速度不宜过快：滴速每分钟不超过60滴。完全纠正体内缺钾需时较长，病人能够口服后，可服钾盐。补钾过程中，注意观察血钾变化。

（二）高钾血症

血清钾超过5.5mmol/L时，即称高钾血症。

1. 病因 常见原因有：①进入体内（或血液内）的钾增多，如口服或静脉输入氯化钾，服用含钾药物，组织损伤，以及大量输入保存期较久的库血等。②肾排钾功能减退，如急性肾功能衰竭，应用保钾利尿剂（如安体舒通、氨苯蝶啶），以及盐皮质激素不足等。③细胞内钾外移，如酸中毒、缺氧、大面积烧伤、脓毒症等。

2. 临床表现　一般无特异性症状，有时有轻度神志模糊或淡漠、感觉异常和四肢软弱等。严重高钾血症有微循环障碍的表现，如皮肤苍白、发冷、青紫、低血压等。常出现心跳缓慢或心律不齐，甚至发生心搏骤停。高钾血症，特别是血钾超过7mmol/L时，几乎都有心电图的改变。典型的心电图改变为早期T波高而尖，QT间期延长，随后出现QRS增宽，PR间期延长。

3. 诊断　有引起高钾血症的原因，病人出现一些不能用原发病解释的临床表现时，即应考虑有高钾血症的可能，并应作心电图检查。血清钾常增高。

4. 治疗　高钾血症病人有心搏突然停止的危险，故发现病人有高钾血症后，除尽快处理原发疾病和改善肾功能外，还应考虑：

（1）停止钾盐摄入：停用一切含钾的药物或溶液，尽量不食含钾量较高的食物，以免血钾更加增高。

（2）促使K^+暂时转入细胞内：①静脉注射5%碳酸氢钠溶液60～100ml后，继续静脉滴注碳酸氢钠100～200ml。高渗碱性溶液可使血容量增加，K^+得到稀释，又使K^+移入细胞内或由尿排出，有助于酸中毒的治疗。注入的Na^+，也可对抗K^+的作用。②用25%葡萄糖溶液100～200ml，每3～4g糖加1U胰岛素，作静脉滴注，可使K^+转移入细胞内，暂时降低血清钾浓度。必要时，每3～4小时重复给药。③肾功能不全，不能输液过多者，可用10%葡萄糖酸钙溶液100ml、11.2%乳酸钠溶液50ml、25%葡萄糖溶液400ml，加入胰岛素30U，作静脉持续滴注24小时，每分钟6滴。

（3）应用阳离子交换树脂：每日口服4次，每次15g，可从消化道携带走较多的钾离子。同时口服山梨醇或甘露醇导泻，以防发生粪块性肠梗阻。也可加10%葡萄糖溶液200ml后作保留灌肠。

（4）透析疗法：有腹膜透析和血液透析，一般用于上述疗法仍不能降低血清钾浓度时。

（5）对抗心律失常：静脉注射10%葡萄糖酸钙溶液20ml。钙与钾有对抗作用，能缓解K^+对心肌的毒性作用。葡萄糖酸钙可重复使用。也可用葡萄糖酸钙30～40ml加入静脉补液内滴注。

（三）低钙血症

可发生于急性胰腺炎、坏死性筋膜炎、肾功能衰竭、胰及小肠瘘和甲状旁腺受损的病人。临床表现主要由神经肌肉的兴奋性增强所引起，如容易激动、口周和指（趾）尖麻木及针刺感、手足抽搐、肌肉和腹部绞痛、腱反射亢进，以及 Chvostek 征阳性。血清钙测定低于 2mmol/L 时，可确定诊断。治疗：应纠治原发疾病，同时用 10% 葡萄糖酸钙 20ml 或 5% 氯化钙 10ml 作静脉注射，以缓解症状。如有碱中毒，需同时纠治，以提高血清离子化钙的浓度。必要时可多次给药。对需要长期治疗的病人可服乳酸钙，或同时补充维生素 D。

（四）低镁血症

正常血清镁浓度为 0.70～1.10mmol/L。镁缺乏见于长期的胃肠道消化液丧失，如肠瘘或大部小肠切除术后，加上进食少，是造成缺镁的主要原因。其他原因有长期应用无镁溶液治疗，静脉高营养未加适量镁作补充和急性胰腺炎等。

低镁血症的常见症状有记忆力减退、精神紧张、易激动、神志不清、烦躁不安、手足徐动症样运动等。病人面色苍白，精神萎靡。严重缺镁者可有癫痫发作。

对有诱发因素而又出现一些低镁血症症状的病人，应怀疑有镁缺乏。由于镁缺乏常和缺钾与缺钙同时存在，在某些低钾血症病人中，补钾后情况仍无改善时，应考虑有镁缺乏。血清镁浓度的测定一般对确诊无多少价值。因为镁缺乏不一定出现血清镁过低，故血清镁过低也不一定表示有镁缺乏。必要时，可作镁负荷试验，有助于镁缺乏的诊断。正常人在静脉输注氯化镁或硫酸镁 0.25mmol/kg 后，注入量的 90% 即很快地从尿内排出，而在镁缺乏病人，注入相同量的溶液后，输入镁的 40%～80% 可保留在体内，甚至每日从尿中仅排出镁 1mmol。

镁缺乏时可用氯化镁溶液或硫酸镁溶液静脉滴注，一般可按 0.25mmol/(kg·d)的剂量补充镁盐。如病人的肾功能正常，而镁缺乏又严重时，可按 1mmol/（kg·d）补充镁盐。病人有搐搦时，一般用硫酸镁溶液静脉滴注，可以较快地控制抽搐。用量以每公斤体重给 10% 硫酸镁 0.5ml 计算。静脉给镁时应避免给镁过多、过速，以免引起急性镁中毒和心搏骤停。如遇镁中毒，应立即静脉注射葡萄糖酸钙或氯化钙溶液作对抗剂。完全纠正镁缺乏需要时间较长，故在解除症状后，仍应继续每日补镁 1～3 周。一般用量为 50% 硫酸镁 5～10mmol（相当于 50% 硫酸镁 2.5～5ml），肌肉注射或稀释后静脉注射。

四、酸碱平衡失调

正常人的体液保持着一定的酸碱度，是机体维持正常生命活动的基础。不论发生哪种酸碱平衡失调，机体都有继发性代偿反应，减轻酸碱紊乱，使 pH 值恢复至正常范围，以维持内环境的稳定。但如果酸碱物质超量负荷，或是调节功能发生障碍，则平衡状态将被破坏，形成不同形式的酸碱失调。原发性酸碱平衡失调有代谢性酸中毒、代谢性碱中毒、呼吸性酸中毒和呼吸性碱中毒四种。有两种或两种以上的原发性酸碱平衡失调同时存在的情况，称为混合型酸碱平衡失调。

（一）代谢性酸中毒

代谢性酸中毒最为常见，由于体内 HCO_3^- 减少所引起。

1. 病因　①丧失 HCO_3^- 过多：见于腹泻、肠瘘、胆瘘和胰瘘等，也可见于输尿管乙状结肠吻合术后，偶见于回肠代膀胱术后。②体内有机酸形成过多：例如组织缺血、缺氧、碳水化合物氧化不全等，产生大量丙酮酸和乳酸，发生乳酸性酸中毒。在糖尿病或长期不能进食时，体内脂肪分解过多，可形成大量酮体积聚，引起酮体酸中毒。休克、抽搐、心搏骤停等同样引起体内有机酸的过多形成。③肾功能不全：肾小管功能不全，不能将内生性 H^+ 排出而积聚在体内。因治疗需要，应用氯化铵、盐酸精氨酸或盐酸过多，以致血 Cl^- 增多，HCO_3^- 减少，引起酸中毒。

2. 临床表现　轻症常被原发病的症状所掩盖，重症病人有疲乏、眩晕、嗜睡，可有感觉迟钝或烦躁。最突出的表现是呼吸深而快，呼吸辅助肌有力地收缩，呼吸频率有时可达每分钟 50 次。呼气中有时带有酮味，病人面部潮红，心率加快，血压常偏低，可出现神志不清或昏迷。病人有对称性肌张力减退，腱反射减弱或消失，病人常伴有严重缺水的症状。代谢性酸中毒可降低心肌收缩力和周围血管对儿茶酚胺的敏感性，病人容易发生心律不齐、急性肾功能不全和休克。尿液检查一般呈酸性反应。

3. 诊断　根据病人有严重腹泻、肠瘘或输尿管乙状结肠吻合术等的病史，又有深而快的呼吸，即应怀疑有代谢性酸中毒。作血气分析可以明确诊断，并可了解代偿情况和酸中毒的严重程度，失代偿时，血液 pH 值和 HCO_3^- 明显下降，$PaCO_2$ 正常；部分代偿时，血液 pH 值、HCO_3^- 和 $PaCO_2$ 均有一定程度的降低。血清 Na^+、K^+、Cl^- 等的测定，也有助于判定病情。

4. 治疗　消除引起代谢性酸中毒的原因。由于机体具有加速肺部通气、以排除 CO_2 和通过肾排出 H^+、留 Na^+ 和 HCO_3^- 等来调节酸碱平衡的能力，只要病因被消除和辅以补液纠正缺水，较轻的酸中毒（血浆 HCO_3^- 在 16～18mmol/L）常可自行纠正，一般不需应用碱剂治疗。

对血浆 HCO_3^- 低于 10mmol/L 的病人，应立刻用液体和碱剂进行治疗。常用碱性溶液为碳酸氢钠溶液。一般可稀释成 1.25% 溶液后应用。下列公式可计算拟提高血浆 HCO_3^- 所需的 $NaHCO_3$ 的量。所需 HCO_3^- 的量（mmol）＝HCO_3^-（正

常值 - 测得值）mmol/L × 体重（kg） × 0.4。一般可将应输给量的一半在 2 ~ 4 小时内输完，以后再决定是否继续输给剩下的量的全部或一部分。不宜过快地使血浆 HCO_3^- 超过 14 ~ 16mmol/L，以免发生手足抽搐、神志改变和惊厥。过快纠正酸中毒还能引起大量 K^+ 转移至细胞内，引起低钾血症。在酸中毒时，离子化 Ca^{2+} 增多，即使病人有低钙血症，也可无手足抽搐出现。但在纠正酸中毒后，离子化 Ca^{2+} 减少，便有发生手足抽搐的可能，应及时静脉注射葡萄糖酸钙予以控制。

（二）代谢性碱中毒

代谢性碱中毒由体内 HCO_3^- 增多所引起。

1. 原因 ①酸性胃液丧失过多：如严重呕吐、长期胃肠减压等，由于肠液中的 HCO_3^- 未能被来自胃液的盐酸所中和，使血液中 HCO_3^- 增高。此外，大量胃液的丧失也丧失了钠、氯和细胞外液，引起 HCO_3^- 在肾小管内的再吸收增加，K^+ 和 Na^+ 的交换及 H^+ 和 Na^+ 的交换增加，引起 H^+ 和 K^+ 丧失过多，造成碱中毒和低钾血症。②碱性物质摄入过多：几乎都是长期服用碱性药物所引起。③缺钾：低钾血症时，每 3 个 K^+ 从细胞内释出，即有 2 个 Na^+ 和 1 个 H^+ 进入细胞内，引起细胞内酸中毒和细胞外碱中毒。④某些利尿药的作用：例如速尿和利尿酸能抑制近曲肾小管对 Na^+ 和 Cl^- 的再吸收，而并不影响远曲肾小管内 Na^+ 和 H^+ 交换。因此，随尿排出的 Cl^- 比 Na^+ 多，回入血液的 Na^+ 和 HCO_3^- 增多，可发生低氯性碱中毒。

2. 临床表现和诊断 一般无明显症状，有时可有呼吸变浅变慢，或神经精神方面的异常，如谵妄、精神错乱或嗜睡等。严重时，可因脑和其他器官的代谢障碍而发生昏迷。根据病史和症状可以初步作出诊断。血气分析可明确诊断并判断其严重程度。失代偿时，血液 pH 值和 HCO_3^- 明显增高，$PaCO_2$ 正常；部分代偿时，血液 pH 值、HCO_3^- 和 $PaCO_2$ 均有一定程度的增高。

3. 治疗 着重于原发疾病的积极治疗。对丧失胃液所致的代谢性碱中毒，可输注等渗盐水或葡萄糖盐水，恢复细胞外液量和补充 Cl^-，纠正低氯性碱中毒，使 pH 值恢复正常。碱中毒时几乎都伴发低钾血症，故须考虑同时补给 KCl，才能加速碱中毒的纠正，但补钾盐应在病人尿量超过 40ml/h 后。对缺钾性碱中毒，补充钾才能纠正细胞内外离子的异常交换和终止从尿中继续排酸。

治疗严重碱中毒时（血浆 HCO_3^- 45 ~ 50mmol/L、pH 值 > 7.65），可应用盐酸的稀释溶液来迅速排出过多的 HCO_3^-。输入的酸只有一半可用于中和细胞外 [HCO_3^-]，另一半要被非碳酸氢盐缓冲系统所中和。配制盐酸的稀释溶液的方法为：取 1mol/L 盐酸 150ml，溶入生理盐水 1000ml，即稀释成 0.15mol/L 浓度。从中心静脉缓慢滴注（25～50ml/h）。

纠正碱中毒不宜过快，一般也不要求完全纠正。在治疗过程中，可以经常测定尿内的氯含量，如尿内有多量的氯，表示补氯量已足够，不需继续补氯。

（三）呼吸性酸中毒

呼吸性酸中毒系指肺泡通气功能减弱，不能充分排出体内生成的 CO_2，以致血液的 $PaCO_2$增高，引起高碳酸血症。

1. 病因　①全身麻醉过深、镇静剂过量、心搏骤停、气胸、急性肺水肿、支气管痉挛、喉痉挛和呼吸机使用不当等，显著地影响呼吸，使通气不足，引起急性、暂时性的高碳酸血症。②能引起 $PaCO_2$持久性增高的疾病，如肺组织广泛纤维化、重度肺气肿等慢性阻塞性肺部疾患。这些疾病有换气功能障碍或肺泡通气－血流比例失调，故能引起 CO_2在体内潴留，导致高碳酸血症。

2. 临床表现和诊断　病人可有呼吸困难，换气不足和全身乏力；有时有气促、紫绀、头痛、胸闷。随着酸中毒的加重，病人可有血压下降、谵妄、昏迷等。病人有呼吸功能受影响的病史，又出现一些呼吸性酸中毒的症状，即应怀疑有呼吸性酸中毒。急性呼吸性酸中毒，血气分析显示血液 pH 值明显下降，$PaCO_2$增高，血浆 HCO_3^-正常。慢性呼吸性酸中毒时，血液 pH 值下降不明显，$PaCO_2$增高，血浆 HCO_3^-有增加。

3. 治疗　尽快治疗原发病因和改善病人的通气功能。必要时，行气管插管或气管切开术，使用呼吸机，以改善换气。如因呼吸机使用不当而发生酸中毒，则应调整呼吸机的频率、压力或容量。单纯给高浓度氧，对改善呼吸性酸中毒的帮助不大，反可使呼吸中枢对缺氧刺激不敏感，呼吸更受抑制。

应对引起慢性呼吸性酸中毒的疾病进行治疗。一般可采取控制感染、扩张小支气管、促进咯痰等措施，以改善换气功能和减轻酸中毒。

（四）呼吸性碱中毒

呼吸性碱中毒系指肺泡通气过度，体内生成的 CO_2排出过多，以致血的 $PaCO_2$降低，引起低碳酸血症。

1. 病因　有癔病、精神过度紧张、发热、创伤、感染、中枢神经系统疾病、轻度肺水肿、肺栓塞、低氧血症、肝功能衰竭和使用呼吸机不当等。慢性呼吸性碱中毒在外科病人中比较少见。

2. 临床表现和诊断　病人一般无症状，有时可有眩晕，手、足和口周麻木和针刺感，肌震颤，手足抽搐，以及 Trousseau 征阳性。病人常有心跳加速。但是，这些症状很可能是引起碱中毒的疾病的症状，而不是碱中毒本身的症状。危重病人发生急性呼吸性碱中毒，常提示预后不良，或将发生急性呼吸窘迫综合征。结合病史和临床表现，可作出诊断。血液 pH 值增高，$PaCO_2$和 HCO_3^- 下降。

3. 治疗 应积极处理原发疾病。用纸袋罩住口鼻，增加呼吸道死腔，减少CO_2的呼出和丧失，以提高血液 $PaCO_2$。也可给病人吸入含5% CO_2的氧气。如系呼吸机使用不当所造成的通气过度，应调整呼吸机。静脉注射葡萄糖酸钙可消除手足抽搐。

第四节　输　血

输血是促进外科发展的三大技术（无菌术、麻醉、输血）之一。可以补充血容量、改善循环、增加携氧能力、提高血浆蛋白、增进凝血功能。正确掌握输血的适应证，合理选用各种血液制品，有效防止输血可能出现的并发症，对保证外科治疗的成功和病人的安全有重要意义。

【输血的适应证】

1. 大出血 是输血的主要适应证，特别是严重创伤和手术中出血。一次失血量在500ml 以内，可由组织间液进入循环而得到代偿，在生理上不会引起不良反应；失血 500～800ml，首先考虑输入晶体液或血浆增量剂，而不是输全血或血浆；失血量超过 1000ml，要及时输血；除上述制剂外，应输给适当的全血，有时还需补充浓缩血小板或新鲜血浆。

2. 贫血或低蛋白血症 手术前如有贫血或血浆蛋白过低，应予纠正。若条件许可，血容量正常的贫血，原则上应输给浓缩红细胞；低蛋白血症可补充血浆或白蛋白液。

3. 严重感染 输血可提供抗体、补体等，以增强抗感染能力。输用浓缩粒细胞，同时采用针对性抗生素，对严重感染（脓毒症、恶性肿瘤化疗后致严重骨髓抑制继发难治性感染）常可获得较好疗效。

4. 凝血异常 对凝血功能障碍的病人，手术前应输给有关的血液成分，如血友病应输抗血友病球蛋白，纤维蛋白原缺少症应输冷沉淀或纤维蛋白原制剂。如无上述制品时，可输给新鲜血或血浆。

【输血的方法及注意事项】

1. 输血方法 静脉输血是最简便易行的常规输血途径，通常用来输液的浅表静脉均可用作输血。输血方法一般采用间接重力滴输法，对塑料血袋加压或使用专门的加压输血器，可加快输血速度。病情紧急而静脉穿刺困难或施行大手术时，可通过静脉切开，将导管插入中心静脉，进行快速输血。为防止输入的血液在进入心脏前从创伤部位流失，上肢和头颈部出血，应选用下肢的静脉输血；而下肢、盆部、腹部的出血，应选用上肢及颈部的静脉。输血速度需根据病人的具体情况来决定，成人一般调节在每分钟 5～10ml，老年或心脏病病人每分钟约 1ml，小儿每分钟为 10 滴左右。对大量出血引起的休克，应快速输入所需的血量；对血容量正常的贫血，则每次输血量不可过多，以 200～400ml 为宜。

2. 注意事项　输血前必须仔细核对病人和供血者姓名、血型和交叉配血单，并检查血袋是否渗漏，血液颜色有无异常。除了生理盐水外，不可向全血或浓缩红细胞内加入任何药物，以免产生药物配伍禁忌或溶血。例如，加入葡萄糖液，会使输血器内剩余的红细胞发生凝集，随之发生溶血。输血过程中要严密观察病人有无不良反应，检查体温、脉搏、血压及尿的颜色等。输血完毕后，血袋应保留 2 小时，以便必要时进行化验复查。

【血液成分制品和血浆增量剂】

1. 血液成分制品　由于应用血液成分输血具备许多优点，对于血液成分制品的研究，取得迅速进展，并且在临床上日益受到重视和推广。血液成分为细胞、血浆和血浆蛋白成分三大类。

（1）血细胞成分：有红细胞、白细胞和血小板三类。

1）红细胞：①浓缩红细胞，即压积红细胞，其细胞压积以 70%～80% 为宜。主要用于血容量正常而需补充红细胞的贫血，如各种慢性贫血，特别是老年、或合并有心功能不全、或儿童的慢性贫血。优点是不含或少含血浆，容量小而效果大，不致引起不良反应或循环超负荷。②去白细胞的红细胞，这是移除白细胞在 70% 以上和保留红细胞的血液，适用于多次输血后产生白细胞凝集抗体而见发热反应的贫血。③洗涤红细胞，其 80%～90% 的白细胞、血小板和 99% 以上的蛋白已被洗除，适应证与去白细胞的红细胞相同，还适用于器官移植、尿毒症以及血液透析（高钾血症）的病人。

2）白细胞：主要有浓缩粒细胞，可用于治疗因粒细胞减少而抗生素治疗无效的严重感染。

3）血小板：有多血小板血浆和浓缩血小板血浆等，适用于治疗严重的再生障碍性贫血、输大量库血或体外循环心脏手术后血小板锐减，以及其他原因导致血小板减少所引起的出血。

（2）血浆成分：有新鲜冰冻血浆、普通冰冻血浆和冷沉淀等。

1）新鲜冰冻血浆：其内含有各种凝血因子，特别是不稳定的 V 和Ⅷ因子，白蛋白和球蛋白，适用于多种凝血因子的缺乏，如肝功能不全，DIC 和输大量库血后引起的出血倾向；也适用于免疫球蛋白缺乏之感染性疾病的治疗。新鲜冰冻血浆在 -20℃或更低，保存 1 年后，可转为普通冰冻血浆而继续保存到 5 年，后者适用于补充血容量，如在休克、烧伤和手术等情况中应用。一次输用量不宜超过 100ml，否则需加用新鲜冰冻血浆。

2）冷沉淀：是血浆内在冷温下不溶解的物质，内含纤维蛋白原、凝血因子Ⅷ、ⅩⅢ（纤维蛋白稳定因子），适用于特定凝血因子缺乏所引起的疾病，包括血友病，获得性凝血因子缺乏和纤维蛋白原缺乏等。

（3）血浆蛋白成分：以血浆为原料，应用物理和化学方法加工而成的制品。目前外科应用的主要是白蛋白制剂，其他尚有免疫球蛋白和各种凝血制品。

1）白蛋白制剂：通常有两类：第一类是高纯度（95%以上）的白蛋白低盐溶液，蛋白浓度为 25%、20% 或 5%。浓缩白蛋白液（20% 或 25%）具有脱水作用。临床常用的 5% 溶液，除能提高血浆蛋白以外，尚可补充血容量；第二类是含白蛋白并含少量球蛋白的 5% 溶液，其主要用途是补充血容量。

2）免疫球蛋白：有正常人免疫球蛋白、静脉注射丙种球蛋白和特异性免疫球蛋白等。专供肌肉注射的正常人免疫球蛋白，大都用于某种传染病的预防；静脉注射丙种球蛋白主要与抗生素合用，以治疗用抗生素不能控制的感染，一次输注量为 4～8g。

3）凝血因子制品：有浓缩抗血友病因子（AHF）、浓缩凝血酶原复合物（Ⅸ因子复合物）、浓缩凝血因子ⅩⅢ、抗凝血酶Ⅲ和纤维蛋白原制剂等，适用于血友病和各种有关凝血因子缺乏所引起的出血处理，其中浓缩凝血因子ⅩⅢ还能形成纤维蛋白聚合物，有利于促进伤口愈合；抗凝血酶Ⅲ则可用于抗凝血酶Ⅲ缺乏所引起的血栓栓塞症的防治。

2. 血浆增量剂 血浆增量剂是天然或人工合成的高分子物质制成的胶体溶液，可以代替血浆扩充血容量。目前常用的和副作用较少的是右旋糖酐和羟乙基淀粉等。

【输血的并发症】

输血一般是安全的，但有时可能出现各种反应和并发症，发生率达 12%。严重者可危及病人生命，必须采取必要的预防措施。临床上常见的输血反应和并发症可分为早期和晚期两大类。

1. 发热反应 为最常见的早期输血并发症之一，发生率为 2%～10%。发热反应多发生在输血后 15 分钟～2 小时内，往往先有发冷或寒战，继则高热，体温可高达39℃～40℃，伴有皮肤潮红、头痛，多数血压无变化。症状持续少则十几分钟，多则1～2小时后缓解。但要注意其他反应也可首先表现为发热。

引起发热反应的主要原因有：①致热原：如蛋白质、细菌的代谢产物或死菌等，污染保存液或输血用具，输血后即可引起发热反应。②免疫反应：病人血内有白细胞凝集素、白细胞抗HLA、粒细胞特异性抗体或血小板抗体，输血时对输入的白细胞和血小板发生作用，引起发热。主要出现在反复输血或经产妇病人中。

预防措施：采用无热原技术配制保存液，严格清洗、消毒采血和输血用具，或用一次性输血器，可去除致热原。输血前进行白细胞交叉配合试验，选用洗涤红细胞或用尼龙滤柱过滤血液移除大多数粒细胞和单核细胞，可以减少免疫反应所致的发热。

发热反应症状出现后，要立即减慢输血速度，严重者须停止输血。抑制发热反应的常用药物有阿司匹林，初剂量为1g，以后每小时给药1次，共3个剂量。抗组胺药物不能预防发热反应。有寒战时肌肉注射异丙嗪25mg或度冷丁50mg。

2. 过敏反应　多发生在输血数分钟后，亦可发生在输血中或输血后。发生率约3%。主要表现为皮肤红斑、荨麻疹和瘙痒，严重者出现呼吸困难、支气管痉挛、会厌水肿、面色潮红、腹痛腹泻、神志不清、过敏性休克等症状，可危及生命。处理方法是暂停输血和使用抗组胺药物，如30分钟内症状无改善，就应停止输血，并追查原因。主要原因是抗原抗体反应，活化补体和血管活性物质释放所致。这种病人大多数缺乏IgA，由于过去输血或妊娠产生同种免疫作用，或者无明显免疫史产生了特异性抗IgA抗体。部分病人血浆内IgA值正常，但缺乏IgA亚类，由于产生这种IgA亚类所致。治疗首先应立刻中止输血，并保持静脉输液畅通，可用抗过敏药物，如苯海拉明25mg口服，异丙嗪25mg、地塞米松5mg肌肉静脉注射，皮下注射肾上腺素（1∶1000，0.5～1ml），必要时作气管切开，以防止窒息。

3. 溶血反应　这是最严重的并发症。绝大多数是免疫性的，即输入ABO血型不合的红细胞所致；少数是非免疫性的，如输入低渗液体、冰冻或过热破坏红细胞等。典型症状是输入几十毫升血后，出现休克、寒战、高热、呼吸困难、腰背酸痛、心前区压迫感、头痛、血红蛋白尿、异常出血等，可致死亡。麻醉中的手术病人最早的征象是伤口渗血和低血压。

怀疑有溶血反应时，即应停止输血，核对受血者与供血者姓名和血型。并立即抽静脉血以观察血浆色泽，正常血浆肉眼观察呈澄明黄色；只要输入异型血超过8～10ml，血浆游离血红蛋白增至25mg%，血浆即呈粉红色，可协助诊断。观察病人每小时尿量，同时作尿血红蛋白测定。取供血者血袋内血和受血者输血前后血样本，重新化验血型和交叉配合试验，以及作细菌涂片和培养，以排除细菌污染反应。此外，还要检查有无非免疫性溶血反应的原因。

预防措施主要在于加强工作责任心，严格核对病人和供血者姓名、血袋号和配血报告有无错误，采用同型输血。治疗重点是：①抗休克，静脉注射地塞米松，输入血浆、右旋糖酐或5%白蛋白液等来纠正低血容量，维持血压，同时需纠正电解质失调和酸中毒。溶血原因查明后，可输同型新鲜血液，以补充凝血因子和纠正溶血性贫血。②保护肾功能，可给予5%碳酸氢钠250ml静脉滴注，使尿液碱化，促使血红蛋白结晶溶解，防止肾小管阻塞。血压稳定时，可用速尿或20%甘露醇等利尿，防止肾功能衰竭，后期如无尿、氮质血症或高钾血症等症状出现，可用腹膜或血液透析等方法治疗。③防治弥散性血管内凝血（DIC），输入血型不合血量超过200ml时，要考虑使用肝素治疗。④换血疗法，能去除循环血内不合的红细胞及其破坏的有害物质和抗原－抗体复合物。

延迟性溶血反应发生在输血后7～14天，主要是由于输入未被发现的抗体所引起。主要症状是不明原因的发热和贫血，也常见黄疸、血红蛋白尿和血红蛋白降低。一般并不严重，经上述方法处理后，都可以治愈。

4. 细菌污染反应 较少见，发病率为1%～5%，但后果严重。污染血液的细菌，品种繁多，可以是非致病菌或致病菌，后者大多数是革兰染色阴性细菌，如大肠埃希菌，这类细菌可在4℃～6℃冷藏温度中迅速滋生。如果污染血液的是非致病菌，由于毒性小，可能只引起一些类似发热反应的症状。但因多数是毒性大的致病菌，即使输入10～20ml，也可立刻发生休克。库存低温条件下生长的革兰染色阴性杆菌，其内毒素所致的休克，可出现血红蛋白尿和急性肾功能衰竭。

简单而快速的诊断方法是对血袋内剩余血液作直接涂片检查，同时进行病人血和血袋血浆的细菌培养。必要时，病人的血、尿需重复作多次培养。

预防措施是从采血到输血的全过程中，各个环节都要严格遵守无菌操作。凡血袋内血浆混浊，有絮状物或颜色改变，以及血浆中有较多气泡者，均应认为有细菌污染可能而废弃不用，以保安全。治疗与感染性休克的治疗相同。

5. 循环超负荷 心脏代偿功能减退的病人，如心脏病病人、老年人、幼儿或慢性严重贫血病人（红细胞减少而血容量增多者），输血过量或速度太快，可因循环超负荷而造成心力衰竭和急性肺水肿。早期症状是头部剧烈胀痛、胸紧、呼吸困难、发绀、咳嗽、大量血性泡沫痰、有周身水肿、颈静脉怒张、肺部湿啰音、静脉压升高、胸部摄片显示肺水肿影像，严重者可致死。治疗应立即停止输血，半坐位、吸氧和利尿等。

6. 出血倾向 大量快速输血可发生创面渗血不止或术后持续出血等凝血异

常问题，原因是病人体内凝血因子被稀释，凝血因子Ⅴ、Ⅷ和Ⅸ的消耗以及血小板因子减少等。大量出血时，在损失大量血小板和凝血因子的同时，剩下的血小板和凝血因子又将在止血过程中被消耗。预防措施是每输库血3～5单位，应补充鲜血1单位。治疗可根据凝血因子缺乏的情况，补充有关成分，如新鲜冰冻血浆、凝血酶原复合物、多血小板血浆等。

7. 酸碱平衡失调　库血保存时间越长，血浆酸性和钾离子浓度越高。大量输血常有一过性代谢性酸中毒和高钾血症，若机体代偿功能良好，酸中毒和高钾血症可迅速纠正。但对已有高血钾的病人（如挤压伤合并肾功能不全），应提高警惕。而另一方面，大量枸橼酸盐代谢后产生碳酸氢钠，可引起代谢性碱中毒，会发生低血钾。因此，对大量输血的病人，应根据血气分析和电解质测量结果，来进行治疗。

8. 疾病传播　输血及其血液制品都可能传播疾病，其中最常见而严重的是输血后肝炎，我国发生率达7.6%～19.7%，主要有乙型肝炎和丙型肝炎。近年来迅速蔓延的艾滋病（AIDS），也可经输血传播。此外，疟疾、梅毒、巨细胞病毒感染、黑热病、回归热和布氏杆菌病等，均可通过输血传播。

应积极采取措施，预防输血传播疾病：①严格掌握输血适应证，非必要时应避免输血；②对献血者进行血液和血液制品检测，如HBsAg、抗HBc以及抗HIV等检测；③在血液制品生产过程中采用加热或其他有效方法灭活病毒；④鼓励自体输血。

第五节　休　克

休克是机体有效循环血量锐减、组织灌注不足，细胞缺氧、代谢紊乱和功能受损的病理综合征。氧供给不足和需求增加是休克的本质，产生炎性介质是休克的特征，因此恢复组织细胞的供氧、促进其有效利用，重建氧的供需平衡和保持正常的细胞功能是休克治疗的关键环节。现代观点视休克为一序贯事件，是一个亚临床阶段的组织灌注不足向多器官功能障碍综合征（MODS）或衰竭（MOF）连续发展过程。因此，应根据休克不同病理生理阶段，采取相应的防治措施。

【病因与分类】

引起休克的原因很多，采用较多的分类法是将休克分为低血容量休克、感染性休克、心源性休克、神经源性休克和过敏性休克五类。这种按原因分类的方法，有利于及时消除病因、进行诊断和治疗。

1. 低血容量休克 主要见于：①急性大出血：多见于上消化道出血，如胃十二指肠溃疡大出血、门脉高压症所发致的食道、胃底曲张静脉破裂大出血及外伤性肝、脾破裂等。临床上称为失血性休克。②大量血浆丧失：如严重烧伤时，由于大量血浆样体液丧失所致，临床上称烧伤性休克。③脱水：如急性肠梗阻、高位肠瘘等，由于剧烈呕吐，大量体液丢失所致。④创伤：严重创伤（如骨折、挤压伤、大手术等）引起，通常称为创伤性休克，除主要原因出血外，组织损伤后大量体液渗出，分解毒素的释放以及细菌污染，神经因素等，均是发病的原因。

2. 感染性休克 由于严重的细菌感染引起，多见于烧伤、脓毒症、重症胰腺炎、阻塞性胆管炎及腹膜炎等。见于严重的革兰阴性杆菌，也可见于革兰阳性菌，以及霉菌、病毒和立克次体的感染。临床上按其血液动力学改变分为低排高阻型（低动力型、心输出量减少、周围血管收缩）和高排低阻型（高动力型、心输出量增加、周围血管扩张）两类。低排高阻型休克在血液动力学方面的改变，与一般低血容量休克相似；高排低阻型休克的主要特点是血压接近正常或略低，心输出量接近正常或略高，外周总阻力降低，中心静脉压接近正常或稍高，动静脉血氧分压差缩小等。

3. 心源性休克 由于急性心肌梗死、严重心律失常、心包填塞、肺动脉栓塞等引起，使左心室收缩功能减退，或舒张期充盈不足，致心输出量锐减。

4. 神经源性休克 由于剧烈的刺激（如疼痛、外伤等），引起强烈的神经反射性血管扩张，周围阻力锐减，有效循环量相对不足所致。

5. 过敏性休克 某些物质和药物、异体蛋白等，可使人体发生过敏反应，致全身血管骤然扩张，引起休克。

外科常见的休克多为低血容量休克，尤其是创伤性休克；其次为感染性休克，在外科病人中多由于化脓性胆管炎、弥漫性腹膜炎、绞窄性肠梗阻及烧伤脓毒症等引起。

【病理生理变化】

有效循环血量锐减、组织灌注不足以及产生炎性介质是各类休克共同的病理生理变化基础。

1. 微循环变化 休克前期和休克期是一个连续性的病理过程，微循环相应地发生不同阶段的变化。

（1）微循环收缩期：当循环血量锐减时，血压下降，主动脉弓和颈动脉窦的压力感受器反射性使延髓心跳中枢、血管舒缩中枢和交感神经兴奋，作用于心脏、小血管和肾上腺等，使心跳加快，心排出量增加，肾上腺髓质和交感神经节后纤维释放大量儿茶酚胺，使周围皮肤、骨骼肌和内脏（肝、脾等）的小血管和微血管的平滑肌（包括毛细血管前括约肌）强烈收缩，动静脉短路和直接通道开放。结果是微动脉的阻力增高，毛细血管的血流减少，静脉回心血量尚可保持，血压仍维持不变，重要生命器官仍得到较充足的血液灌流。由于毛细血管的血流减少，使血管内压力降低，血管外液体进入血管内，血量得到部分补偿。微循环收缩期就是休克的代偿期。

（2）微循环扩张期：当微循环血量继续减少，微循环的变化将进一步发展，长时间的、广泛的微动脉收缩、动静脉短路及直接通道开放，使进入毛细血管的血量继续减少。由于组织灌流不足，氧和营养不能进入组织，出现了组织代谢紊乱，乏氧代谢所产生的酸性物质（如乳酸、丙酮酸等）增多，又不能及时清除，使毛细血管前括约肌失去对儿茶酚胺的反应能力。微动脉及毛细血管前括约肌舒张，但毛细血管后小静脉对酸中毒的耐受性较大，仍处于收缩状态，以致大量血液滞留在毛细管网内，循环血量进一步减少。毛细血管网内的静水压增高，水分和小分子血浆蛋白渗出至血管外，血液浓缩，血液黏稠度增加。同时，组织缺氧后，毛细血管周围的肥大细胞受缺氧的刺激而分泌大量的组织胺，促使处于关闭状态的毛细血管网扩大开放范围，甚至全部毛细血管同时开放。这样，毛细血管容积剧增，血液滞留其中，使回心血量大减，心排出量进一步降低，血压下降。

（3）微循环衰竭期：滞留在微循环内的血液，由于血液黏稠度增加和酸性血液的高凝特性，使红细胞和血小板容易发生凝集，在毛细血管内形成微血栓，出现弥散性血管内凝血，使血液灌流停止，加重组织细胞缺氧，使细胞内的溶酶体崩解，释放出蛋白溶解酶。蛋白溶解酶除直接消化组织蛋白外，还可催化蛋白质形成各种激肽，造成细胞自溶，并且损伤其他细胞，引起各器官的功能性和器质性损害。休克发展到弥散性血管内凝血阶段，表示进入了微循环衰竭期，病情严重。弥散性血管内凝血消耗了各种凝血因子，且激活了纤维蛋白溶解系统，结果出现严重出血倾向。以上是休克失代偿期的微循环变化。此期如继续发展，各重要器官组织可发生广泛的缺氧和坏死，出现多器官功能障碍综合征，使其治疗更加困难。

2. 体液代谢改变　主要包括：

（1）代谢性酸中毒：当供氧不能满足细胞对氧的需要时，葡萄糖在细胞内的代谢转向乏氧代谢，只能产生少量的高能三磷酸腺苷，丙酮酸和乳酸增多。在肝脏灌流不足情况下，乳酸不能很好地在肝内代谢，体内将发生乳酸聚积，引起代谢性酸中毒。由于蛋白质分解代谢增加，以致血中尿素、肌酐及尿酸增加。

（2）能量代谢障碍：由于细胞缺氧，三磷酸腺苷减少，能量不足，细胞膜的钠泵功能失常，以致细胞内钾进入细胞外的量和细胞外钠进入细胞内的量增多，细胞外液体也随钠进入细胞内，导致细胞内肿胀，甚至死亡。

3. 炎性介质释放和缺血再灌注损伤 严重创伤、感染、休克可刺激机体释放过量炎性介质，形成瀑布样连锁放大反应。炎性介质包括白介素、肿瘤坏死因子、集落刺激因子、干扰素和血管扩张剂一氧化氮等。休克严重时线粒体膜和溶酶体膜肿胀、破裂，溶酶体膜破裂后，释放出的酸性磷酸酶和脱氢酶进入细胞浆，损伤细胞器，其结果是细胞自身被消化，产生自溶现象，并向周围扩散，造成组织坏死。线粒体膜的破裂，造成依赖三磷酸腺苷的细胞呼吸被抑制，三磷酸腺苷酶活力降低和依赖能量的钙转运减少。

4. 内脏器官继发性损害 主要包括肺、肾、脑等。

（1）肺：缺氧使毛细血管内皮细胞和肺泡上皮细胞受损。血管壁通透性增加，肺泡表面活性物质生成减少，使肺泡内液－气界面的表面张力升高，促使肺泡萎缩，造成肺不张，肺泡内有透明膜形成。肺部毛细血管内血液需有通气正常的肺泡，才能进行有效的气体交换，肺泡通气量与肺毛细血管血液灌流量的正常比例（通气/灌流）为0.8，休克时，萎缩的肺泡不能通气，而一部分尚好的肺泡又可能缺少良好的血液灌流，以致通气灌流比例失调，死腔通气和静脉混合血增加，肺内右、左分流可增至10%～20%，使低氧血症更为严重，临床上出现进行性呼吸困难的一系列症状。这种急性呼吸衰竭称为急性呼吸窘迫综合征。当严重休克经抢救，循环稳定和情况好转后，出现逐渐加重的呼吸困难，并在以后的48～72小时内，达到最严重的程度。因休克而死亡的病人中约1/3死于此症。

（2）肾：休克早期循环血量不足加上抗利尿激素和醛固酮分泌增多，可产生肾前性少尿。如果休克时间短，经输液治疗血压恢复后，肾功能多能恢复。若休克持续时间长，肾缺血超过3小时，可发生肾实质的损害，严重时并发急性肾功能衰竭。

（3）脑：因动脉压过低和脑血流量降低致脑缺氧。脑内小动脉的平滑肌的舒缩，受着血液二氧化碳分压和酸碱度变化的影响。当二氧化碳分压升高或酸碱度值降低时，脑血流量增加。然而，这种调节功能要有一定的心排出量和平均动脉压才能维持。因此，持续性低血压引起脑的血液灌流不足，使毛细血管周围胶质细胞肿胀，同时由于毛细血管通透性升高，血浆外渗至脑细胞间隙，引起脑水肿和颅内压增高。

（4）心：冠状动脉灌流量主要发生于舒张期。进入休克抑制期，心排出量和主动脉压力降低，舒张期血压也下降，可使冠状动脉灌流量减少，心肌缺氧受损，造成心功能不全。此外，低氧血症、代谢性酸中毒及高血钾，也可损害心肌。心脏微循环内血栓，可引起心肌局灶性坏死，进一步发展为心力衰竭。

（5）肝脏及胃肠：休克时，内脏血管发生痉挛，肝脏血流减少，引起肝脏缺血、缺氧、血液淤滞，肝血管窦和中央静脉内微血栓形成，造成肝小叶中心坏死，甚至大块坏死，使肝脏受损。肝脏代谢和解毒功能不全，导致肝功能衰竭。胃肠道缺血、缺氧，引起胃黏膜糜烂出血，肠黏膜屏障功能受损。

【临床表现】

1. 代偿期　表现为精神紧张、兴奋或烦躁不安、皮肤苍白、四肢厥冷、心率加快、呼吸加快、脉压下降、尿量下降等。此时，如及时治疗，休克很快得到纠正，否则，将进入休克抑制期。

2. 抑制期　表现为表情淡漠、意识逐渐模糊，乃至昏迷；皮肤和黏膜苍白、潮湿，有时可发绀、肢端发凉、末梢血管充盈不良；血压进行性下降、脉搏细弱无力、桡动脉、足背动脉等周边动脉摸不清；肾实质性损害致尿量减少；如出现进行性呼吸困难的一系列症状，考虑并发急性呼吸窘迫综合征；如出现皮肤、黏膜淤班，提示病情进展到弥散性血管内凝血阶段。

【诊断】

当有交感神经－肾上腺功能亢进征象时，即应考虑休克的可能。

（1）早期症状诊断　①血压升高而脉压差减小；②心率增快；③口渴；④皮肤潮湿、黏膜发白、肢端发凉；⑤皮肤静脉萎陷；⑥尿量减少（25～30ml/h）。

（2）确定诊断，存在下列征象时，则可肯定休克诊断。

1）收缩压＜10.7kPa（80mmHg），脉压＜2.7kPa（20mmHg）。

2）有组织血灌流不良的临床表现，如表情淡漠、烦躁不安、肢体湿冷、皮肤苍白或发绀等。

3）尿量明显减少（＜25ml/h）。

4）出现代谢性酸中毒，SB低于22mmol/L或动脉血乳酸量超过15mg/dl。

（3）休克严重程度的临床估计，见表2－1－1。

（4）实验室检查

1）常规检查：红细胞计数、血红蛋白和红细胞压积，以了解血液稀释或浓缩情况；血浆电解质测定，主要是钾、钠、氯，进行血气分析，借以了解血液氧合、二氧化碳潴留和酸碱变化情况；尿常规检查；肝、肾功能检查等。其他检查如ECG，X线片，胸、腹腔穿刺分泌物细菌学检查等，视伤情和病情而定。

2）进一步检查：如血乳酸测定，中心静脉压监测，心输出量、肺动脉压和肺动脉楔压监测。病情复杂有并发血管内凝血可能时，要测定血液凝血功能（血小板计数、纤维蛋白原含量、凝血酶原时间及其他凝血因子测定等）。休克时间延长者应及时送血液细菌培养。

表 2-1-1 休克的临床表现和程度

分期	程度	神志	口渴	皮肤黏膜		脉搏	血压	体表血管	尿量	*估计失血量
				色泽	温度					
休克代偿期	轻度	神志清楚，伴有痛苦表情，精神紧张	口渴	开始苍白	正常，发凉	100次/分以下，尚有力	收缩压正常或稍升高，舒张压增高，脉压缩小	正常	正常	20%以下（800ml以下）
休克抑制期	中度	神志尚清楚，表情淡漠	很口渴	苍白	发冷	100~120次/分	收缩压为12~9.33kPa（90~70mmHg）脉压小	表浅静脉塌陷，毛细血管充盈迟缓	尿少	20%~40%（800~1600 ml）
	重度	意识模糊，甚至昏迷	非常口渴（可能无主诉）	显著苍白，肢端青紫	厥冷（肢端更明显）	速而细弱，或摸不清	收缩压在9.33kPa以下或测不到	毛细血管充盈非常迟缓，表浅静脉塌陷	尿少或无尿	40%以上（1600ml以上）

*成人的低血容量性休克。

【治疗】

治疗原则是尽早去除病因，尽快恢复有效循环血量，纠正微循环障碍，增进心脏功能和恢复人体正常代谢。

1. 一般措施 休克病人体位一般采取卧位，抬高下肢15°~20°或头和胸部抬高20°~30°，以增加回心血量和减轻呼吸的负担。应及时清除呼吸道分泌物，保持呼吸道通畅，必要时可作气管插管或气管切开。予间断吸氧，增加动脉血氧含量，减轻组织缺氧。要立即控制活动性大出血。保持病人安静，注意保暖，通常不用镇静剂。必须避免过多搬动，以免加重休克，甚至造成死亡。

2. 补充血容量 补充血容量，及时恢复血流灌注，是抗休克的根本措施。故应在连续监测动脉血压、尿量、CVP的基础上，结合病人尿量、脉搏、收缩压、脉压、呼吸、神志状态、四肢温度、末梢循环充盈情况，判断病人补充血容量的效果。首先输入平衡盐溶液，并同时采血配血。根据受伤情况和休克程度，初步估计血容量丢失多少，必要时进行成分输血。

3. 病因治疗 外科疾病所致休克常常需要手术处理原发病变。如内脏出血的控制，消化道穿孔的修补，坏死肠袢切除和脓液的引流等，在快速补充有效循环血量后，应抓紧时机施行手术去除原发病变，才能从根本上控制休克。在紧急止血方面，可先用暂时性止血措施，待休克初步纠正后，再进行根本的止血手术。若暂时性止血措施难以控制出血，应一面补充血容量，一面进行手术止血。

4. 纠正酸碱平衡失调　休克病人由于组织灌注不足和细胞缺氧常有不同程度的酸中毒，而酸性内环境对心肌、血管平滑肌和肾功能均有抑制作用。在休克早期，又可能因过度换气，引起低碳酸血症、呼吸性碱中毒。按照血红蛋白氧合解离曲线的规律，碱中毒使血红蛋白氧离曲线左移，氧不易从血红蛋白释出，可使组织缺氧加重，故不主张早期使用碱性药物，而酸性环境有利于氧与血红蛋白解离，从而增加组织供氧。机体在获得充足血容量和微循环改善后，轻度酸中毒常可缓解而不需再用碱性药，而重度休克合并酸中毒经扩容治疗不满意时，仍需使用碱性药物。用药前需保证呼吸功能正常，以免引起 CO_2 潴留和继发呼吸性酸中毒。

5. 血管活性药物的应用　严重休克时，单用扩容治疗不易迅速改善循环和升高血压。若血容量已基本补足但循环状态仍未好转时，应选用下列血管活性药物。

（1）血管收缩剂：有去甲肾上腺素、间羟胺和多巴胺等。

去甲肾上腺素是以兴奋 α 受体为主、轻度兴奋 β 受体的血管收缩剂，能兴奋心肌、收缩血管、升高血压及增加冠状动脉血流量，作用时间短。常用量为 0.5～2mg，加入 5% 葡萄糖溶液 100ml 内静脉滴注。

间羟胺（阿拉明）间接兴奋 α、β 受体，对心脏和血管的作用同去甲肾上腺素，但作用弱，维持时间约 30 分钟。常用量 2～10mg 肌注或 2～5mg 静脉注射；也可 10～20mg 加入 5% 葡萄糖溶液 100ml 静脉滴注。

多巴胺是最常用的血管收缩剂，具有兴奋 α、β_1 和多巴胺受体作用，其药理作用与剂量有关。小剂量［<10μg（min·kg）］时，主要是兴奋 β_1 和多巴胺受体作用，可增强心肌收缩力和增加 CO，并扩张肾和胃肠道等内脏器官血管；大剂量〔>15μg/（min·kg）〕时则为兴奋 α 受体作用，增加外周血管阻力。抗休克时主要取其强心和扩张内脏血管的作用，宜采取小剂量。为提升血压，可将小剂最多巴胺与其他缩血管药物合用，而不增加多巴胺的剂量。

（2）血管扩张剂：分 α 受体阻滞剂和抗胆碱能药两类。前者包括酚妥拉明、酚苄明等，能解除去甲肾上腺素所引起的小血管收缩和微循环淤滞，并增强左室收缩力，其中酚妥拉明作用快，持续时间短，剂量为 0.1～0.5mg/kg 加于 100ml 静脉输液中。酚苄明是一种 α 受体阻滞剂，兼有间接反射性兴奋 β 受体的作用。能轻度增加心脏收缩力、心排出量和心率，同时能增加冠状动脉血流量，降低周围循环阻力和血压。作用可维持 3～4 天。用量为 0.5～1.0mg/kg，加入 5% 葡萄糖溶液或 0.9% 氯化钠溶液内，1～2 小时滴完。

抗胆碱能药物包括阿托品、山莨菪碱和东莨菪碱。临床上较多用于休克治疗的是山莨菪碱（人工合成品为654－2），可对抗乙酰胆碱所致平滑肌痉挛，使血管舒张，从而改善微循环。还可通过抑制花生四烯酸代谢，降低白三烯、前列腺素的释放而保护细胞，是良好的细胞膜稳定剂。尤其是在外周血管痉挛时，对提高血压、改善微循环、稳定病情方面，效果较明显。用法是每次10mg，每15分钟1次，静注；或者40～80mg/h持续泵入，直到临床症状改善。

（3）强心剂：包括兴奋α和β肾上腺素能受体兼有强心功能的药物，如多巴胺和多巴酚丁胺等，其他还有强心甙（如西地兰），可增强心肌收缩力，减慢心率。在中心静脉压监测下，输液已充分但动脉压仍低而其中心静脉压显示已达1.47kPa（15cmH_2O）以上时，可经静脉注射西地兰行快速洋地黄化（0.8mg/d），首次剂量0.4mg缓慢静脉注射，有效时可再给维持量。

休克时血管活性药物的选择应结合当时的主要病情，如休克早期主要病情与毛细血管的微血管痉挛有关；后期则与微静脉和小静脉痉挛有关。因此，应采用血管扩张剂配合扩容治疗。在扩容尚未完成时，如果有必要，也可适量使用血管收缩剂，但剂量不宜太大、时间不能太长，应抓紧时间扩容。

6. 治疗DIC，改善微循环 对诊断明确的DIC可用肝素抗凝，一般1.0mg/kg，6小时1次，成人首次可用10000U（1mg相当125U左右）。有时还使用抗纤溶药如氨甲苯酸、氨基己酸，抗血小板粘附和聚集的阿司匹林、潘生丁和小分子右旋糖酐。

7. 皮质类固醇和其他药物的应用 皮质类固醇可用于感染性休克和其他较严重的休克。其主要作用有：①阻断α受体兴奋作用，使血管扩张，降低外周血管阻力，改善微循环；②保护细胞内溶酶体，防止溶酶体破裂；③增强心肌收缩力，增加心排血量；④增进线粒体功能和防止白细胞凝集；⑤促进糖异生，使乳酸转化为葡萄糖，减轻酸中毒。一般主张应用大剂量，静脉滴注，一次滴完。为了防止使用皮质类固醇后可能产生的副作用，一般只用1～2次。

第六节　麻　醉

麻醉的最基本任务在于消除手术所致的疼痛问题。1846年Morton在美国麻省总医院公开演示乙醚麻醉获得成功，揭开了现代麻醉学的首页。其意义不仅在临床实践中找到了一种安全有效的麻醉药物和方法，而且推动了对麻醉方法、麻醉药理学和麻醉生理学的研究。近半个世纪以来，许多麻醉药物和方法的开发和临床应用，使麻醉方法不断完善，管理技术日益提高。随着各相关学科的发展，麻醉技术和理论在其他领域的应用也日益增多。麻醉医师的工作已不仅仅局限于消除手术时的疼痛，手术室外需要镇静镇痛、重症监测、急救复苏等工作，也成为麻醉医师的重要任务。换言之，现代麻醉学虽然仍以解除手术所致的疼痛为其主要任务（即临床麻醉），其他如急救复苏、重症监测和治疗、急性及慢性疼痛的治疗等，都属于麻醉学的内容。

一、概述

1. 麻醉的分类　麻醉作用的产生，主要是利用麻醉药使神经系统中某些部位受到抑制的结果。根据麻醉作用部位和所用药物的不同，将临床麻醉方法分为：①全身麻醉：麻醉药物作用于中枢神经系统，使周身都不感到疼痛。包括吸入全身麻醉，静脉全身麻醉。②局部麻醉：麻醉药作用于外周神经时，使躯体某部位产生麻醉作用。包括表面麻醉、局部浸润麻醉、区域阻滞和神经阻滞麻醉。③椎管内麻醉：从广义上讲，也属局部麻醉。但其操作特点、药物使用方法等方面都有其特别之处，故临床上均将其视为专门的麻醉方法。椎管内阻滞包括蛛网膜下腔阻滞（腰麻）、硬脊膜外腔阻滞和骶管阻滞。④复合麻醉：又称平衡麻醉，指合并或配合使用不同药物或（和）方法施行麻醉的方法。⑤基础麻醉：麻醉前使病人进入类似睡眠状态，以利于其后的麻醉处理，这种麻醉前的处理称为基础麻醉。⑥针刺麻醉：是在人体某些穴位及特定部位进行针刺，以达到镇痛效果的一种方法。

2. 麻醉前准备和麻醉前用药　为了保障手术病人在麻醉期间的安全，增强病人对手术和麻醉的耐受能力，避免或减少围手术期的并发症，应认真做好麻醉前准备。

（1）麻醉前准备

1）麻醉前病情评估：手术是治疗外科疾病的有效方法，但手术引起的创伤和失血可使病人的生理功能处于应激状态；各种麻醉方法和药物对病人的生理功能都有一定的影响；外科疾病本身所引起的病理生理改变，以及产存的非外科疾病所导致的器官功能改变，都是围手术期潜在的危险因素。麻醉的风险性与手术大小并非完全一致，手术复杂性使麻醉的风险性增加，而有时手术并不复杂，但病人的病情和并存疾病为麻醉带来许多困难。为了提高麻醉的安全性，麻醉前应仔细阅读病历，详细了解临床诊断、病史记录及与麻醉有关的检查。访视病人时，应询问手术麻醉史、吸烟史、药物过敏史及药物治疗情况，平时体力活动能力及目前的变化。重点检查生命体征，心、肺及呼吸道、脊柱及神经系统，并对并存病的严重程度进行评估。根据访视和检查结果、病情和病人对麻醉及手术的耐受能力作出全面评估。美国麻醉医师协会（ASA）将病情分为5级，对病情的判断有重要参考价值。一般认为，Ⅰ～Ⅱ级病人对麻醉和手术的耐受性良好，风险性较小。Ⅲ级病人的器官功能虽在代偿范围内，但对麻醉和手术的耐受能力减弱，风险性较大，如术前准备充分，尚能耐受麻醉。Ⅳ级病人因器官功能代偿不全，麻醉和手术的风险性很大，即使术前准备充分，围手术期的死亡率仍很高。Ⅴ级者为濒死病人，麻醉和手术都异常危险，不宜行择期手术。围手术期的死亡率与 ASA 分级的关系密切。对 ASA 分级和麻醉相关的循环骤停的分析表明：大多数循环骤停病例发生在Ⅲ～Ⅳ级病人，其成活率为 48%；发生于Ⅰ～Ⅱ级者约占循环骤停总数的 25%，成活率为 70%；说明病情越重，发生循环骤停者愈多，死亡率也越高。

美国麻醉医师协会（ASA）将病情分为 5 级：

Ⅰ级：体格健康，发育营养良好，各器官功能正常。

Ⅱ级：除外科疾病外，有轻度并存病，功能代偿健全。

Ⅲ级：并存病较严重，体力活动受限但尚能应付日常工作。

Ⅳ级：并存病严重，丧失日常工作能力，经常面临生命威胁。

Ⅴ级：无论手术与否，生命难于维持 24 小时的濒死病人。

2）纠正或改善病理生理状态：营养不良可导致血浆清蛋白降低、贫血、血容量不足以及某些维生素缺乏，使病人耐受麻醉、手术创伤及失血的能力降低。术前应改善营养不良状态，术前有脱水、电解质紊乱和酸碱平衡失调者，麻醉期间容易发生严重低血压和心律失常，术前应予以纠正。合并心脏病者，应重视改善心脏功能。有心衰史、心房纤颤或心脏明显扩大者，应以洋地黄类药物治疗；合并呼吸系统疾病者，术后肺部并发症发生率可高达 70%，而肺正常者仅为 3%。术前应检查肺功能、动脉血气分析和肺 X 线片；停止吸烟至少 2 周，并进行呼吸功能训练；行雾化吸入和胸部物理治疗以促进排痰；应用有效抗生素 3～5 天以控制急、慢性肺部感染。

3）精神状态的准备：手术是一种有创伤性治疗方法，麻醉对病人来讲则更加陌生。因此，病人手术前难免紧张和焦虑，甚至有恐惧感。这种心理状态对生理功能有不同程度的扰乱，并在整个围手术期产生明显影响。术前血压升高、心率增快者并不少见，更为严重者可发生心肌梗死、脑梗死、应激性溃疡出血等。因此，在访视病人时，应以关心和鼓励的方法消除其思想顾虑和焦虑心情。必要时可酌情将麻醉方法、术中可能发生的不适反应、应该配合的情况，向病人作恰当的解释。耐心听取和解答病人提出的问题，以取得病人的理解、信任和合作。对于过度紧张而难以自控者，应配合药物治疗。

4）胃肠道的准备：择期手术前应常规排空胃，以免围手术期间发生胃内容的反流、呕吐或误吸，及由此而导致的窒息和吸入性肺炎。正常人的胃排空时间为4~6小时。但在应激情况，如焦虑、创伤、疼痛等，胃排空时间可明显延长。因此，成人择期手术前应禁食12小时，禁饮4小时，以保证胃排空。小儿术前应禁食（奶）4~8小时，禁水2~3小时。急症病人也应充分考虑胃排空问题，饱胃又需立即手术时，即使是区域阻滞或椎管内麻醉，也有发生呕吐和误吸的危险。选用全麻时，可考虑行清醒气管内插管，有利于避免或减少呕吐和误吸的发生。

5）麻醉设备、用具及药品的准备：为了使麻醉和手术能安全顺利进行，防止任何意外事件的发生，麻醉前必须对麻醉和监测设备、麻醉用具及药品进行准备和检查。无论实施何种麻醉，都必须准备麻醉机、急救设备和药品。麻醉期间除必须监测病人的生命体征，如血压、呼吸、ECG、脉搏和体温外，还应根据病情和条件，选择适当的监测项目，如动脉血氧饱和度、直接动脉压、中心静脉压（CVP）等。

（2）麻醉前用药：麻醉前用药应根据麻醉方法和病情来选择用药的种类、用法、给药途径和时间。一般来说，全麻病人以镇静药和抗胆碱药为主，有剧痛者加用麻醉性镇痛药，不仅可缓解疼痛，并可增强全麻药的作用。腰麻病人以镇静药为主，硬膜外麻醉的穿刺比腰麻困难，非常紧张或不能合作者，穿破蛛网膜及损伤脊神经者明显增加，有必要给予镇痛药。准备选用丙泊酚（异丙酚）或硫喷妥钠行全麻者、椎管内麻醉者、术前心动过缓者、行上腹部或盆腔手术者，除有使用阿托品的禁忌证者外，均应选用阿托品；冠心病及高血压病人的镇静药剂量可适当增加，而心脏瓣膜病、心功能差及病情严重者，镇静及镇痛药的剂量应酌减，抗胆碱药以东莨菪碱为宜。一般状况差、年老体弱、恶病质及甲状腺功能低下者，对催眠镇静药及镇痛药较敏感，用药量应减少；而年轻体壮或甲亢病人，用药量应酌增。麻醉前用药一般在麻醉前30~60分钟肌肉注射；精神紧张者，可于手术前晚给催眠药或安定镇静药，以消除病人的紧张情绪。常用药物包括：

1）安定镇静药：具有镇静、催眠、抗焦虑及抗惊厥作用，对局麻药的毒性反应也有一定的防治作用。常用药有：地西泮（安定），成人剂量为2.5~5mg，静脉或肌肉注射量为5~10mg。咪达唑仑，成人口服量为7.5~15mg，肌肉注射量为5~10mg。异丙嗪除有较强的镇静作用外，还有抗吐、抗心律失常和抗组胺作用，成人肌肉注射量为12.5~25mg。

2）催眠药：主要为巴比妥类药，具有镇静、催眠和抗惊厥作用，一般认为对预防局麻药毒性反应有一定效果。常用药有：苯巴比妥（鲁米那），成人剂量为0.1~0.2g，肌肉注射。

3）镇痛药：具有镇痛及镇静作用，与全麻药有协同作用，可减少麻醉药用量。椎管内麻醉时作为辅助用药，能减轻内脏牵拉反应。常用药有：吗啡（morphine），成人用量为5～10mg，皮下注射。哌替啶（度冷丁，pethidine），成人肌肉注射量为25～100mg。

4）抗胆碱药：能阻断M胆碱能受体、抑制腺体分泌而减少呼吸道黏液和口腔唾液的分泌，解除平滑肌痉挛和迷走神经兴奋对心脏的抑制等作用。常用药有阿托品，成人用量为0.5mg，皮下注射。东莨菪碱，成人用量为0.3mg，肌肉注射。

二、局部麻醉

局部麻醉是应用局部麻醉药暂时阻断身体某一区域的神经传导而产生麻醉作用，简称局麻。局麻简便易行，安全性大，能保持病人清醒，对生理功能干扰小，并发症少。适用于较表浅局限的中、小型手术。但用于范围大和部位深的手术时，往往止痛不够完善，肌肉松弛欠佳，用于不易合作的病人尤其是小儿时必须加用基础麻醉或辅助麻醉，故其应用范围受到一定的限制。为了安全和恰当地运用局部麻醉，必须熟悉局麻药的药理、周围神经解剖以及局麻操作的基本原则。

1. 局麻药分类 常用局麻药分为两大类。酯类和酰胺类。国内常用的酯类局麻药有普鲁卡因、氯普鲁卡因、丁卡因。酰胺类有利多卡因、布比卡因、罗哌卡因。

2. 理化性质和麻醉性能 理化性质较重要的是离解常数、脂溶性、血浆蛋白结合率，它们对局麻药的麻醉性能产生一定影响。

（1）离解常数（pKa）：局麻药在水溶液中经离解成非离子状态、有药理活性的自由碱基（B）和离子状态、无药理活性阳离子（BH^+）两部分，pKa即为碱基（B）与阳离子（BH^+）比值为1时的pH值，常用局麻药都有其固定的pKa值。故局麻药的显效速度、弥散性能与pKa成反比关系，pKa愈大，无药理活性阳离子（BH^+）部分愈多，它不易透过神经鞘和膜。当用于神经阻滞时起效时间较长，故普鲁卡因和丁卡因在神经阻滞时起效较利多卡因慢。pKa愈大，弥散性能愈差，故普鲁卡因的弥散性能较差，而利多卡因的弥散性能最好。

（2）脂溶性：脂溶性与局麻药麻醉效能有关。脂溶性愈高，效能愈强。布比卡因和丁卡因脂溶性高，利多卡因中等，普鲁卡因最低；按此规律，布比卡因和丁卡因的效能最强，利多卡因居中，普鲁卡因最弱。

（3）蛋白结合率：局麻药的血浆蛋白结合率与作用时间有密切关系。布比卡因、丁卡因、利多卡因和普鲁卡因的蛋白结合率分别为95.6、75.6、64.3和5.8。故布比卡因作用时间最长，其次为丁卡因、利多卡因和普鲁卡因，普鲁卡因的作用时间最短。

根据局麻药的麻醉性能，又可将它们归纳为以下三类：①麻醉效能弱和作用时间短的，如普鲁卡因。②麻醉效能和作用时间均为中等的，如利多卡因。③麻醉效能强而作用时间长的，如布比卡因和丁卡因。

3. 局麻药的不良反应

（1）毒性反应：指单位时间内血液中局麻药浓度超过了机体的耐力而引起的中毒症状。

发生原因：①局麻药逾量。②单位时间内药物吸收过快，如注射到含血管丰富的部位或误入血管内。③机体对局麻药的耐受性降低，多见于恶病质、严重感染、严重贫血、肝功能不良、维生素缺乏、高热等病人。④药物间的相互作用，如同时使用两种局麻药而不减量（按规定两种同类药物相加，剂量应相当于其中一种药的最大量）。

主要症状：主要表现为中枢神经及循环系统的变化。中枢神经的抑制性神经元容易受局麻药的抑制，结果使兴奋性神经元的作用相对加强，由此引起中枢兴奋和惊厥。如局麻药浓度再升高，则使兴奋和抑制性神经元都受到抑制，即引起中枢兴奋的全面抑制，表现神志淡漠或昏迷、呼吸抑制或停止、循环衰竭等。局麻药中毒时除直接舒张外周血管外，亦抑制心肌的收缩和传导，使心排血量下降，导致低血压、循环衰竭、甚至心跳停止。

治疗原则：①立即停用局麻药。②支持呼吸和循环功能，如人工呼吸、给氧和使用升压药，心跳停止时应立即复苏。③抗惊厥：静注安定0.1～0.2mg/kg或2.5%硫喷妥钠3～5ml，亦可用速效肌松药。

预防：局麻前应给予适量镇静药。局麻药液中加肾上腺素，浓度为1∶200000～500000，可使局部血管收缩，减少创口渗血，延长局麻药的吸收，增加麻醉作用时间，减少局麻中毒反应。肾上腺素的浓度不宜过高，以免组织缺血坏死。足趾、手指和阴茎等处作局麻时，不应加肾上腺素。老年、甲亢、心律失常、高血压和周围血管疾病者亦不宜使用。

（2）过敏反应：有极少数病人在使用局麻药后出现皮肤黏膜水肿、荨麻疹、哮喘、低血压或休克等症状，称为过敏反应。有即刻反应和迟缓反应两种。目前尚无可靠的方法预测。皮内或眼结合膜试验均可能有假阳性和假阴性，只供参考而难做定论。凡病人属过敏体质或有过敏史者应小心。酰胺类较酯类局麻药过敏反应发生率低。对疑有对酯类过敏者，可改用酰胺类。

4. 常用局麻药

（1）普鲁卡因：又名奴佛卡因，是一种弱效、短时间作用、但较安全的常用局麻药。麻醉效能也较弱，故很少用于臂丛等较粗大神经的阻滞。由于它毒性较小，适用于局部浸润麻醉，常用浓度0.5%。成人一次限量为1g，目前有逐渐被利多卡因取代的趋势。

（2）丁卡因：是一种强效长时间作用的局麻药。脂溶性和血浆蛋白结合率都较高。此药黏膜穿透力强，故适用于表面麻醉，常用浓度为1%～2%，但用于滴眼的浓度为0.5%～1%，用于神经阻滞的浓度为0.15%～0.3%。由于此药起效较快和毒性较大，一般不用于局部浸润麻醉。作用时间2～3小时。成人一次限量表面麻醉40mg、神经阻滞80mg。

（3）利多卡因：又名赛罗卡因，是效能和作用时间均属中等程度的局麻药。它的组织弥散性能和黏膜穿透力都很好，可用于各种麻醉方法。用于表面麻醉的浓度为2%～4%，局部浸润麻醉的浓度为0.25%～0.5%，它最适用于神经阻滞，其常用浓度为1%～2%。起效较快，作用维持1～2小时。成人一次限量为表面麻醉100mg，局部浸润麻醉和神经阻滞400mg，此药反复使用后可产生快速耐药性。

（4）布比卡因：是一种强效和长效局麻药。脂溶性高，与血浆蛋白结合率达95.6%；此药用于神经阻滞，浓度为0.25%～0.5%；较少用于局部浸润麻醉，使用浓度为0.25%，与血浆蛋白结合的百分率高，故透过胎盘的量少，较适用于产科麻醉。常用于分娩镇痛，浓度为0.125%。起效时间较利多卡因长，但较丁卡因短，作用时间可持续5～6小时。成人一次限量为150mg。

5. 局部麻醉方法

（1）表面麻醉：将穿透力强的局麻药施用于黏膜表面，使其穿透黏膜而阻滞其浅表的神经末梢以产生黏膜麻醉。用于眼、鼻、口腔、咽喉、气管、尿道等处的浅表手术或检查。方法有点滴、涂敷、喷雾、灌注等。常用药为0.5%～1%丁卡因，一次限量为40mg；2%利多卡因，一次限量为200mg。因黏膜供血丰富，药物可被迅速吸收而易中毒，故表面麻醉药的剂量应减至相当于浸润麻醉药最大剂量的1/4～1/2。

（2）局部浸润麻醉：将局麻药注射于手术部位的各层组织内，使神经末梢发生传导阻滞，称为局部浸润麻醉。其方法是先在皮肤切口一端皮内注射一皮丘，继沿切口走行方向作成一连串皮丘，作新皮丘时注射针应在前一皮丘内刺入，故局麻药只有第一针刺入时才有痛感，此即一针技术。然后分层注射，即由皮丘按解剖层次向四周及深部扩大浸润范围。注药时应将较大量麻药在短时内加压注入，使麻药在组织内产生水压作用，即为张力性浸润，因此麻药能与神经末梢广泛而均匀地接触，使麻醉效果更为增强。每次注药前都要回抽注射器，以免误注入血管内。常用0.5%～1%普鲁卡因，一次总量不超过1g；或用0.25%～0.5%利多卡因。

（3）区域阻滞麻醉：采用局部浸润的方法，由皮丘向四周及深层组织扩大浸润，由点成线，由线成面，由许多面而成为一立体阻滞区域，对手术区形成一包围圈，以阻滞神经纤维的向心传导，即为区域阻滞麻醉。常用于囊肿切除，肿块活组织检查等。

（4）神经阻滞麻醉：将局麻药注射于神经干、丛、节的周围，以阻滞其神经传导，使该神经支配区产生麻醉作用，称神经阻滞。此法能以少量的局麻药产生较大的无痛区，效果好而安全，常用于臂丛神经阻滞、颈丛神经阻滞、肋间神经阻滞、指神经阻滞等。常用1%～1.5%利多卡因。

1）臂丛神经阻滞：臂丛是由颈$_{5\sim8}$及胸$_1$脊神经的前支组成，支配上肢的运动和感觉。上列脊神经出椎间孔后，在前、中斜角肌之间合并成为臂神经丛，最后在腋窝中部形成正中、桡、尺、肌皮神经等长支。从解剖上看，臂丛各支在前、中斜角肌间、第一肋骨面以及腋窝顶部三处比较集中，故临床上常经肌间沟、锁骨上及腋窝三种径路以阻滞臂丛（图2－1－6）。①肌间沟径路：病人仰卧，肩下垫一薄枕，头偏向对侧，患者肩下垂。要求病人抬头以显露胸锁乳突肌的锁骨头，其外侧即为前斜角肌，于前斜角肌的外缘可摸到一上小下大呈三角形的肌间沟，即为前、中斜角肌的肌间沟（图2－1－7）。此沟位于锁骨中点上方2～2.5cm或肩胛舌骨肌上方，外缘紧靠颈外静脉，底部有锁骨下动脉，沟内有臂丛神经。一般用7号针头于肌沟中段垂直进针，穿过皮肤和两斜角肌间之筋膜时有突破感，回抽无血或脑脊液，即可注入麻药。如突破感不明显时，可使穿刺针朝内、后下方刺入稍许，常可获得异感，深度为1～2cm，然后注入麻药20～25ml。此法只要定位正确，则成功率很高，并发症少。因阻滞范围较广，除上肢外，又可用于肩及锁骨部手术。药量大时能阻滞同侧颈丛。由于对臂丛下干各分支阻滞较差，故有时前臂尺侧麻醉不全，可加用肘部尺神经阻滞以弥补。②锁骨上径路：病人体位同肌间沟法。在锁骨下动脉搏动点外侧或锁骨中点上方1cm处，作一皮丘，经皮丘向内、后及下方刺入，进针1～2cm后可刺中第一肋骨，紧贴肋骨面寻找臂神经丛，如上肢出现异感，抽吸无回血，即可注药。③腋窝径路：病人仰卧，患肢上臂外展90°，前臂屈曲外旋，手掌放于头下。在胸大肌肱骨端止点的下缘，接触腋动脉的搏动，并向腋窝顶方向追踪到搏动的最高位置（图2－1－8），即为穿刺点。用左食指固定腋动脉，右手持22G注射针沿腋动脉上方刺入，穿过腋筋膜时常有阻力消失感，并可见针头随腋动脉搏动而跳动，表明针已进入腋鞘管，深度约1～1.5cm，回抽无血，即可注入麻药。此法麻醉范围较小，有时桡神经阻滞不全，仅适用于肘关节以下的手术。

臂丛阻滞并发症：①药物毒性反应。②气胸或张力性气胸，为刺破胸膜或肺泡所致，多见于锁骨上径路穿刺。③邻近的其他神经被阻滞，多见于肌间沟和锁

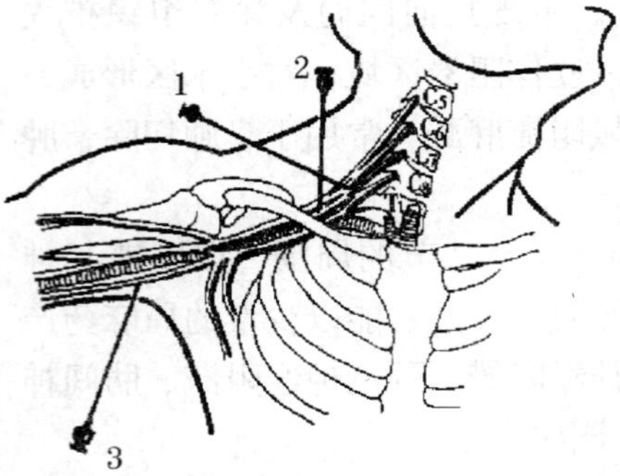

图 2－1－6 臂丛神经阻滞

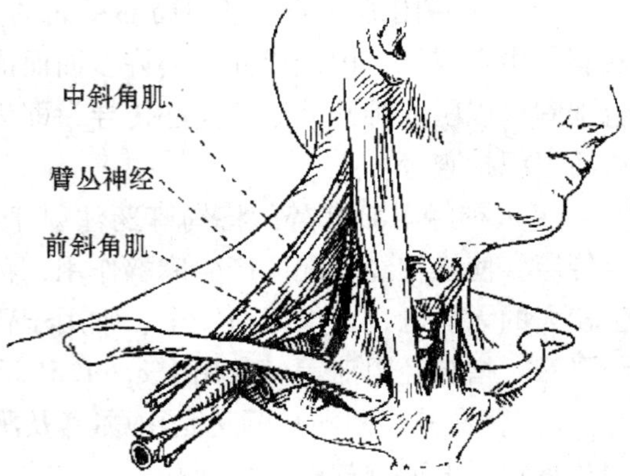

图 2－1－7 臂丛神经与前中斜角肌的解剖关系

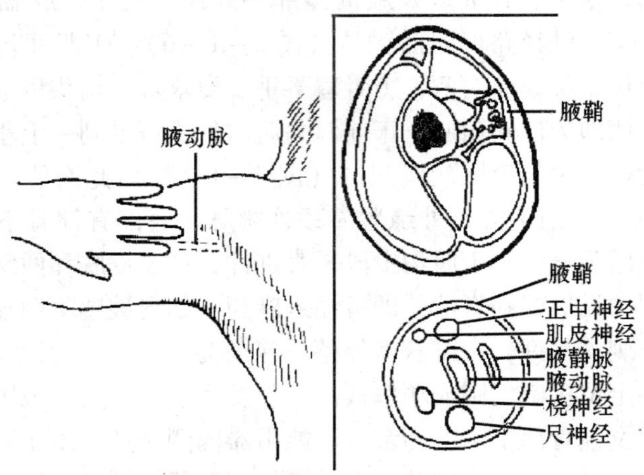

图 2－1－8 腋窝径路臂丛神经阻滞

骨上径路穿刺。如阻滞星状神经节而出现霍纳综合征，阻滞喉返神经出现声音嘶哑，阻滞膈神经出现同侧膈肌麻痹而导致通气不足，此类并发症并不多见。④全脊髓麻醉，因药物误入椎管内所致，是最严重的并发症。

2）颈丛神经阻滞：颈丛神经由颈$_{1\sim4}$脊神经组成。它们构成深丛和浅丛，支配颈部的肌组织和皮肤。C_4支配的皮肤区域和T_2支配的区域相邻。C_1主要是运动神经，故阻滞时不需考虑此脊神经，这些脊神经自椎间孔后，经过椎动脉后面到达横突尖端，过横突后分支并形成一系列的环，构成颈丛神经；深丛在斜角肌间与臂丛神经处同一水平，并同为椎前筋膜所覆盖。浅丛沿胸锁乳突肌后缘从筋膜下冒出至表面，分成多支，支配皮肤和浅表结构。①深丛阻滞：常用两种阻滞方法。颈前阻滞法：目前常采用C_4横突一处阻滞法。病人仰卧，头转向对侧，

从乳突尖端至 C_6 横突作一连线，穿刺点在此线上。C_4 横突位于胸锁乳突肌和颈外静脉交叉点附近，用手指按压常可摸到横突。用 7 号针头在此水平刺入 2 ~ 3cm 可触及横突骨质，回抽无血液或脑脊液，注入 1% 利多卡因 10 ~ 15ml。肌间沟阻滞法：方法同臂丛神经阻滞的肌间沟径路法，但穿刺点在肌间沟尖端。刺过椎前筋膜后，不寻找异感，注入 1% 利多卡因 10 ~ 15ml。注药时压迫穿刺针下方的肌间沟，迫使大部分药液上行而阻滞深颈丛神经。②浅丛阻滞：体位同上。在胸锁乳突肌后缘中点用 7 号针头垂直刺入至皮下，注射 1% 利多卡因 6 ~ 8ml；或在此点注射 3 ~ 4ml，再沿胸锁乳突肌后缘向头侧和尾侧各注射 2 ~ 3ml。

颈丛神经阻滞的适应证：可选择性应用于颈部外科手术，如甲状腺手术、气管切开术和颈动脉内膜剥脱术等。

并发症：浅丛阻滞并发症很少见。深丛阻滞的并发症有：①局麻药毒性反应：颈部血管丰富，吸收较快；如误刺椎动脉，药液可直接注入脑内。②药液误注入蛛网膜下腔或硬膜外腔。③膈神经麻痹。④喉返神经麻痹：故不能同时作双侧深丛阻滞。⑤霍纳综合征。

3）肋间神经阻滞：$T_{1\sim12}$ 脊神经的前支绕躯干环行，称肋间神经，实际是 $T_{2\sim11}$。在肋骨角处它位于肋骨下缘的肋骨沟内，贴着动脉的下面向前伸进，过了腋前线，神经血管位于内外肋间肌之间，并在腋前线处分出外侧皮神经。肋间神经支配肋间肌、腹壁肌及相应的皮肤。

由于腋前线处已分出外侧皮神经，故阻滞应在肋骨角或腋后线处进行。病人侧卧或俯卧，上肢外展，前臂上举。肋骨角位于距脊柱中线 6 ~ 8cm 处；上面的肋骨角距中线较近，下面的离中线远些。摸清要阻滞神经所处的肋骨后，用左手示指将皮肤轻轻上拉，右手持 7 号针头连接注射器，在肋骨接近下缘处垂直刺入至触及肋骨骨质。松开左手，针头随皮肤下移。将针再向内侧刺入，滑过肋骨下缘后又深入 0.2 ~ 0.3cm，回抽无血或空气后注入 1% 利多卡因 3 ~ 5ml（图 2 - 1 - 9）。腋后线注射法除穿刺点位置不同外，其余与此相同。

并发症：①气胸。②药液误注入肋间血管或阻滞多根肋间神经，用药量过大和吸收过快而引起局麻药毒性反应。

4）指（或趾）神经阻滞：用于手指（或脚趾）手术。支配手背及手指背侧的神经是桡神经和尺神经的分支，手掌和手指掌面的神经是正中神经和尺神经的分支。每指有 4 根指神经。即左右两根掌侧指神经和两根背侧指神经。指神经阻滞可在手指根部或掌骨间进行。趾神经阻滞可参照指神经阻滞法。①指根部阻滞：用 61/2 号针头在指根背侧部插入，向前滑过指骨至掌侧皮下，术者用手指抵于掌侧可感到针尖，此时后退 0.2 ~ 0.3cm，注射 1% 利多卡因 1ml。再将针退至恰在进针点皮下，又注药 0.5ml（图 2 - 1 - 10）。手指另一侧如法注射。②掌骨间阻滞：用7号针头自手背部插入掌骨间，直达掌面皮下。随着针头推进和拔出时，连续注射1%利多卡因4~6ml。

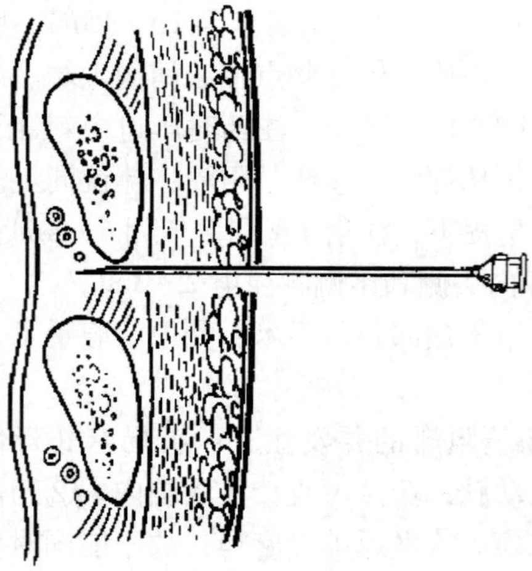

图2-1-9　肋间神经阻滞

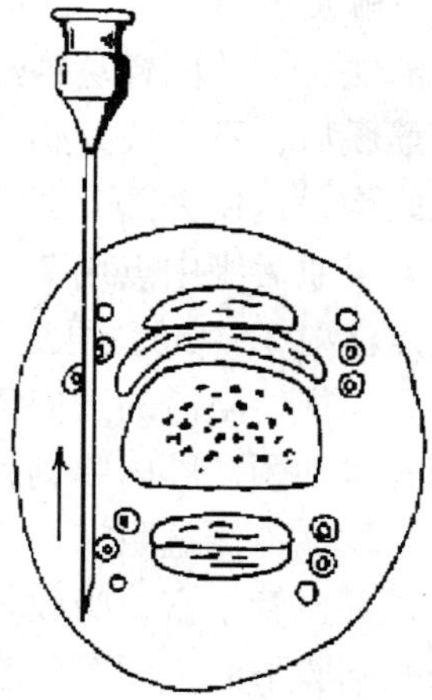

图2-1-10　指（趾）神经阻滞

三、椎管内麻醉

1. 硬脊膜外腔阻滞　将局麻药注入硬脊膜外腔，阻滞脊神经根，使躯干的某一节段产生麻醉作用，称硬脊膜外腔阻滞麻醉，简称硬膜外阻滞或硬膜外麻醉。若将局麻药从骶裂孔注入骶管，阻滞骶或其他脊神经根，则称骶管阻滞或骶管麻醉，是硬膜外阻滞的一种。硬膜外阻滞有单次法和连续法两种。单次法是将局麻药的总量在短时间内分次注入硬膜外腔，因用药量颇大，易引起局麻药中毒，如不慎误注入蛛网膜下腔，则危险性更大，故目前很少应用。连续法是将一塑料导管通过穿刺针留置在硬膜外腔，再通过导管分次注入局麻药。根据病情和手术需要掌握用药量，安全性大，麻醉时间又可随意延长，是临床上最常用的一种方法。

（1）适应证和禁忌证：凡脊神经支配区域的手术均可在硬膜外麻醉下进行，临床上最常用于腹部、腰部及下肢手术。禁忌证包括：①中枢神经系统疾病，如脑膜炎、脊髓前角灰白质炎、结核及肿瘤等。②穿刺部位感染或脓毒症。③心血管功能不全，如严重贫血、休克、心力衰竭、高血压、冠心病等。④腹水或腹腔内巨大肿瘤。⑤凝血功能障碍。

（2）常用药物：包括1%~2%利多卡因、0.15%~0.3%丁卡因、0.25%~0.75%布比卡因及0.5%~1%罗哌卡因。常采用两种药物联合用药，如1%利多卡因和0.15%~0.2%丁卡因。如病人无高血压，可在局麻药中加入1：20万的肾上腺素，延长药物作用时间。

（3）穿刺方法：穿刺点应根据手术部位选定，一般取支配手术范围中央的相应棘突间隙。穿刺术有直入法与侧入法两种。病人准备与腰麻同。选择好穿刺间隙后，直入法是在穿刺间隙中点进行，穿过皮肤、棘上韧带和棘间韧带而达黄韧带。针尖抵黄韧带时有一种坚实感，阻力增加，突破黄韧带后便有落空感，表明针尖已达硬膜外腔。判断穿刺针进入硬膜外腔的方法：①穿过黄韧带时阻力突然消失，回抽无脑脊液（图 2-1-11）。②负压试验：用一带水柱的细玻璃管，接上穿刺针，穿过黄韧带进入硬膜外腔，玻璃管内的液体被硬膜外腔负压吸入。亦可用悬滴法试验（图 2-1-12）。③阻力试验：用一 5ml 注射器，内装少量生理盐水或局麻药，并保留一小气泡，接上穿刺针。轻轻推动注射器芯，如有阻力，则气泡压缩变小，说明针尖未在硬膜外腔，如无任何阻力，气泡不被压缩，说明在硬膜外腔。同样于注射器内装数毫升空气，如针尖不在硬膜外腔时，则注气有明显阻力，在硬外腔则注气无阻力。注气后，立即取下注射器，有时能看到气泡由穿刺针尾涌出现象。确定针尖已在硬膜外腔，然后在针管内插入硬膜外导管，拔针后导管应留置 2~3cm 于硬膜外腔内（图 2-1-13）。先经导管注射试验剂量，试验剂量指相当于一次腰麻的剂量，5 分钟后再注入维持量。

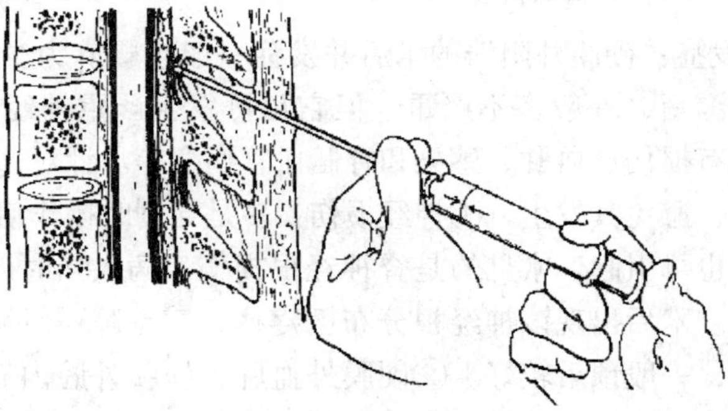

图 2-1-11 黄韧带的弹性感

（4）并发症：包括术中并发症和术后并发症。

1）术中并发症：①全脊髓麻醉：全部脊神经被阻滞，称为全脊椎麻醉。这是硬膜外阻滞最严重的并发症。往往是硬膜被穿破而未被及时发现，使注入硬膜外腔的大部分或全部局麻药进入蛛网膜下腔所致。表现为注药后数分钟内即出现进行性呼吸困难，继而呼吸停止、血压下降、意识消失、危及生命。一旦发生，立即气管内插管行人工呼吸，同时加快输液并给予升压药维持循环。②局麻药的毒性反应：由于药物用量过大或误注入血管内所致。硬膜外腔内有丰富的静脉丛，导管插入后可误入血管内，如作常规回吸，往往见有鲜血自导管内抽出而被发现。有时导管虽未插入血管内，但因损伤了血管，也可使局麻药的吸收加快，引起轻重不等的毒性反应。此外，一次用药剂量超过限量，也是发生毒性反应的常见原因。③血压下降：麻醉后，因交感神经被阻滞，麻醉区域血管扩张，回心血量减少，心排血量下降，故血压下降。常在注药后20～30分钟内出现，必要时给予麻黄碱、阿托品处理。④呼吸抑制：见于颈部和上胸部阻滞，严重时可致呼吸停止。因此，高位阻滞应用低浓度、小剂量麻药。必要时给氧并行人工呼吸。⑤恶心呕吐：与腰麻同。

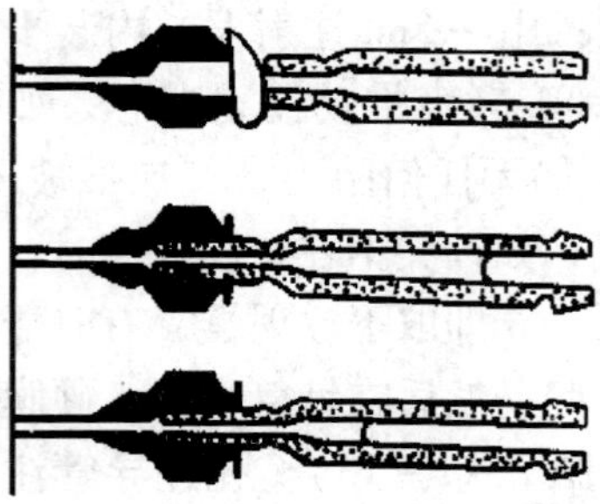

图2－1－12　毛细管负压法

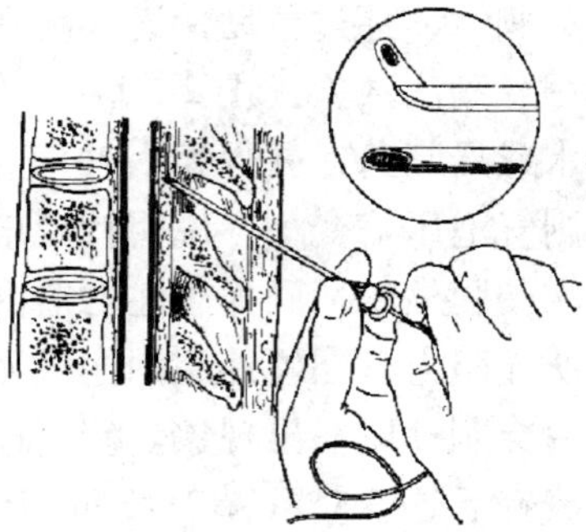

图2－1－13　硬膜外腔内插入导管

2）术后并发症：硬膜外阻滞的术后并发症一般较腰麻为少。少数病人出现腰背痛或暂时尿潴留，一般多不严重。但它也可发生严重神经并发症，甚至截瘫，其致病原因有损伤、血肿、感染和脊髓血管病变等。针对这些并发症，应采取预防为主方针，避免其发生。①神经损伤：多是穿刺时操作粗暴所致，导管质地过硬不合规格也可引起。常见的是脊神经根损伤，病人当时即有电击样异感，向一侧肢体放射。术后出现该神经根分布区疼痛，感觉障碍。可采取对症治疗，数周或数月自愈，一般预后较好。②硬膜外血肿：硬膜外腔内有丰富的静脉丛，穿刺和插管时难免损伤出血，虽然出血率发生较高，一般都能很快停止。假如病人有凝血机制障碍，或正在抗凝治疗中，则可形成血肿，压迫脊髓而致截瘫。若发现麻醉作用持久不消退，或消退后又复出现，同时腰背部剧痛，都是血肿形成的征兆。应及早作出诊断，行椎板切开减压术，清除血肿。手术应争取在血肿形成后8小时内进行，如超过24小时则一般很难恢复。有凝血机制障碍的病人禁用硬膜外阻滞。③硬膜外脓肿：消毒或无菌操作不严格，或穿刺针经过感染组织，可引起硬膜外腔感染，并逐渐形成脓肿。病人先有剧烈的腰背痛、寒战、高热、白细胞增多。当脓肿开始形成时，病人出现神经症状，起初是神经根受刺激引起的放射性疼痛，继而肌无力，随之截瘫。治疗应予大剂量抗生素，并及早在出现截瘫前行椎板切开引流。④脊髓前动脉综合征：脊髓前动脉是一根终末血管。供应脊髓截面前2/3的区域，如较长时间血供不足，可引起脊髓缺血性改变，甚至坏死，称脊髓前动脉综合征。病人一般无感觉障碍，主诉躯体沉重，翻身困难。部分病人能逐渐恢复，也有些病人病情不断恶化，终至截瘫。其发生原因有各种推测：其一病人原有动脉硬化、血管腔狭窄，故常见于老年人；其二局麻药中肾上腺素浓度过高，引起脊髓前动脉持久收缩；其三是麻醉期有较长时间低血压。

2. 骶管阻滞　经骶裂孔将局麻药注入骶管腔内，阻滞骶脊神经，称骶管阻滞。是硬膜外阻滞的一种。

（1）适应证和禁忌证：主要适用于直肠、肛管和会阴部手术。禁忌证为穿刺部位的感染和畸形。

（2）常用局麻药：骶管阻滞可用1.5%利多卡因或0.5%布比卡因（均加适量的肾上腺素），成人一般用量为20ml。麻醉时间分别为1.5～2小时和4～6小时。

（3）骶管穿刺术：病人取侧卧位或俯卧位。侧卧位时腰背向后弓曲，穿刺前先摸清尾骨尖端，再沿中线向头的方向按摸，约3～4cm处可摸到一个V形或U形凹陷，其两旁各有一豆大骨质隆起的骶角，此凹陷即骶裂孔。穿刺时可用7号短针或腰椎穿刺针，在骶裂孔中心作皮丘，针垂直刺过皮肤和覆盖骶裂孔的骶尾韧带，当穿透韧带时，有阻力突然消失的落空感。穿刺成功后，接上注射器，回抽无血液和脑脊液，即可注入局麻药。注药时应无阻力，注药后不应出现局部皮下肿胀（图2－1－14）。

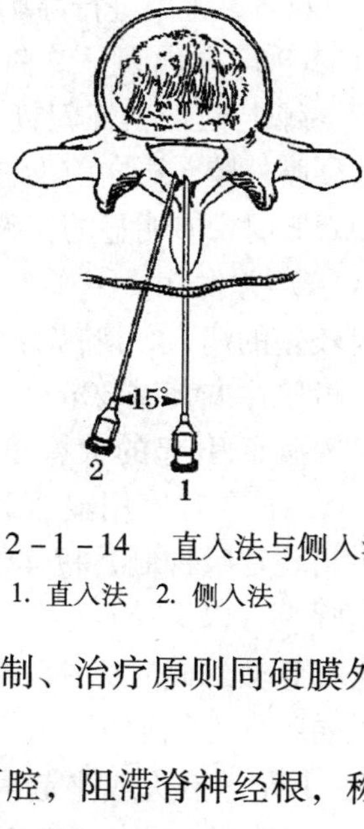

图2－1－14　直入法与侧入法

1. 直入法　2. 侧入法

（4）并发症：①局麻药的毒性反应。发生机制、治疗原则同硬膜外麻醉。②全脊髓麻醉。发生机制、治疗原则同硬膜外麻醉。③尿潴留。较多见，酌情处理。

3. 蛛网膜下腔阻滞　将局部麻醉药注入蛛网膜下腔，阻滞脊神经根，称为蛛网膜下腔阻滞，简称脊椎麻醉或腰麻。

（1）适应证和禁忌证：适用于2～3小时以内的下腹部、盆腔、下肢及会阴肛门的手术。下述情况禁用：①中枢神经系统疾病，如脑膜炎、脊髓前角灰白质炎、结核及肿瘤等。②穿刺部位感染或脓毒症。③心血管功能不全，如严重贫血、休克、心力衰竭、高血压、冠心病等。④腹水或腹腔内巨大肿瘤。⑤凝血功能障碍。

（2）常用药物：常用局麻药有以下几种，一般均用其重比重的溶液。如：①5%普鲁卡因含糖溶液（普鲁卡因粉150mg＋0.1%肾上腺素0.2ml＋5%葡萄糖2.3ml）。②1%丁卡因、10%葡萄糖、3%麻黄碱各1ml混合液。③0.75%布比卡因（含糖）。

（3）穿刺步骤：常取侧卧位，背部与手术台的边缘平齐，两手抱膝，脊椎尽量弯曲，使腰椎棘突间隙加宽。为避免损伤脊髓，穿刺点宜选择在腰椎3～4或4～5间隙（图2－1－15）。两侧髂嵴间的连线是通过第四腰椎棘突或腰椎3～4间隙，以此作为定位基准。消毒皮肤，覆盖消毒巾，在穿刺点用0.5%～1%普鲁卡因作浸润麻醉，选用细腰椎穿刺针（22～26G），正中进行穿刺时，腰穿针应与棘突平行方向刺入，针尖经过皮肤、皮下、棘上韧带、棘间韧带、黄韧带而进入硬膜外腔，再向前推进，刺破硬脊膜和蛛网膜就进入蛛网膜下腔。穿过黄韧带和硬脊膜时常有明显的突破感。拔出针芯有脑脊液流出便可注入局麻药。

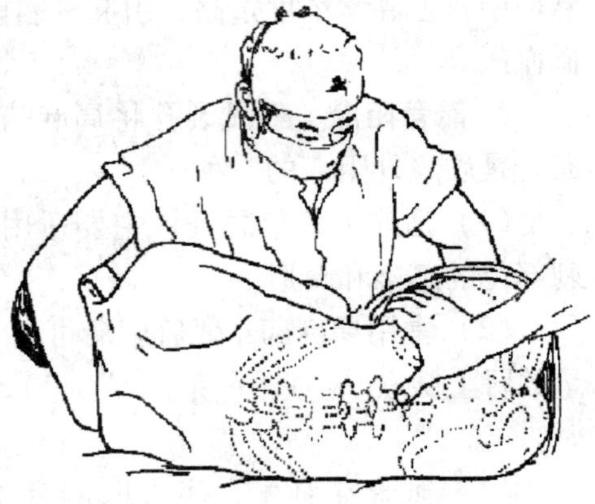

图2－1－15　腰椎间隙定位图

（4）并发症：①血压下降：多发生在麻醉平面过高和术前准备不足或一般情况较差的病人，麻醉开始后应保留静脉通道，适当补充血容量。轻度血压下降，可肌注麻黄碱30mg（成人），重者静脉快速滴注15mg并加快输液。对于因牵拉内脏而引起的大幅度血压下降和脉缓，则应暂停手术刺激，静注阿托品0.5mg，必要时使用血管收缩药。②呼吸抑制：胸段脊神经阻滞后，肋间肌麻痹，出现呼吸抑制，机体依靠膈肌进行代偿，此时可鼓励病人做深呼吸、吸氧或辅助呼吸，以维持足够的肺通气量。如膈肌麻痹，则呼吸停止，应立即做人工呼吸进行急救，同时应注意循环及相应处理。③头痛：腰穿后脑脊液不断从穿刺孔漏入硬膜外腔，致颅内压下降，颅内血管扩张而引起血管性头痛。多发生于麻醉后1～3天，抬头或坐起时加重，平卧后减轻或消失。预防腰麻后头痛应采用26G细腰穿针，避免多次穿刺，术中及术后应注意补液，防止脱水。头痛发生后主要是卧床休息，静脉输液和对症治疗，必要时用生理盐水（或右旋糖酐）作硬膜外腔填充。④尿潴留：主要由于骶神经麻醉后，膀胱功能恢复晚，多见于肛门或会阴部手术后，术中快速输液导致膀胱过早充盈或术后伤口疼痛均可影响排尿。发生尿潴留后应予热敷、理疗、针刺、导尿等对症处理。

四、全身麻醉

全身麻醉（简称全麻）是麻醉药对中枢神经系统的抑制，呈现可逆的知觉和神志消失状态，也可有反射抑制和肌肉松弛。临床上常用吸入麻醉、静脉麻醉和复合麻醉。

1. 吸入麻醉　麻醉药经呼吸道吸入进入血循环，作用于中枢神经系统而产生麻醉作用者，称为吸入麻醉。

（1）常用的吸入麻醉药：①氧化亚氮：俗名笑气。是无色、带甜味、无刺激性、不燃不爆的气体麻醉药。以液态贮于高压钢瓶内。麻醉作用较弱，故很少单独应用。但有一定镇痛作用，诱导、苏醒很快而舒适。氧化亚氮对心肌有一定的直接抑制作用，在不缺氧情况下，对心排出量、心率和血压都无明显影响，可能与其兴奋交感神经系统有关；对呼吸有轻度抑制作用，使潮气量降低和呼吸频率加快，但对呼吸道无刺激，对肺组织无损害；可引起脑血流量增加而使颅内压轻度升高；对肝肾功能无明显影响；对生理功能影响最小，副作用极少；故作为复合麻醉中最常用的辅助药。吸入浓度为50%～70%。吸入50%氧化亚氮有一定镇痛作用，可用于牙科或产科镇痛。②恩氟烷（安氟醚）：系无色透明液体，理化性能稳定，不燃烧，不爆炸，麻醉性能较强，对中枢神经系统（CNS）有抑制作用，但可使脑血流量和颅内压增加。随着吸入浓度逐渐升高（>3%），脑电图（EEG）可出现癫痫样棘波和爆发性抑制；对心肌有抑制作用，引起血压、心排出量和心肌氧耗量降低。对外周血管有轻度舒张作用，导致血压下降和反射性心率增快，一般不引起心律失常；对呼吸道无刺激，不引起唾液和气道分泌物的增加，对呼吸的抑制作用较强，表现为潮气量降低和呼吸增快。因深麻醉时脑电图显示短癫痫样发作，因此有癫痫病史者应慎用。用于麻醉诱导和维持，在体内生化转化很少，血浆代谢氟化物低，对肝、肾功能影响较异氟烷、甲氧氟烷轻。在临床广泛使用。③异氟烷（异氟醚）：是安氟醚的异构体，理化性质与安氟醚相似。麻醉性能强，低浓度时对脑血流无影响，高浓度时可使脑血管扩张，脑血流增加和颅内压升高；对心肌的抑制作用较轻，对心排出量的影响较小，但可明显降低外周血管阻力而降低动脉压，对冠脉有扩张作用，不增加心肌对外源性儿茶酚胺的敏感性；对呼吸有轻度抑制作用，对支气管平滑肌有舒张作用，对呼吸道有刺激；对肝肾功能无明显影响。常用浓度为0.5%～1.5%，肌松作用较强。生化转变较低，其代谢无机氟量极微，几乎全部以原形从肺呼出，对肝的毒性最低。是较好的吸入全麻药。临床应用：可用于麻醉诱导和维持。④七氟烷（七氟醚）：麻醉性能较强，对脑血管有舒张作用，可引起颅内压升高；对心肌有轻度抑制，降低外周血管阻力，引起动脉压和心排出量降低。对心肌传导系统无影响，不增加心肌对外源性儿茶酚胺的敏感性；对呼吸道无刺激性，不增加呼吸道的分泌物。对呼吸的抑制作用比较强，对气管平滑肌有舒张作用。可增强非去极化肌松药的作用，并延长其作用时间。临床应用：用于麻醉诱导和维持。⑤地氟烷（地氟醚）：麻醉性能较弱，可抑制大脑皮层的电活动，降低脑氧代谢率；对心率、血压和 CO 影响较轻。当浓度增加时，可引起外周血管阻力降低和血压下降；对呼吸有轻度抑制作用，对呼吸道也有轻度刺激作用。对神经、肌肉接头有抑制作用，增强肌松药的效应，不增加心肌对外源性儿茶酚胺的敏感性。几乎全部由肺排出，除长时间或高浓度应用外，其体内代谢率极低，因而其肝、肾毒性很低。临床应用：用于麻醉诱导和维持，麻醉诱导和苏醒都非常迅速。对心脏手术或心脏病人行非心脏手术的麻醉更适合。其诱导和苏醒迅速，也适用于门诊手术病人的麻醉，而且恶心和呕吐的发生率明显低于其他吸入麻醉药。但需要特殊的蒸发器，价格也较贵。⑥氟烷：为一碳氢卤族化合物，为无色透明液体，带有苹果香味，与不同浓度的氧混合，不燃烧，不爆炸，麻醉诱导迅速，对呼吸道无刺激性，不增加呼吸道分泌物，可松弛支气管平滑肌。浅麻醉时即抑制呼吸，但能维持正常通气量。麻醉加深时呼吸抑制更明显，应行辅助呼吸。氟烷有明显的扩张血管作用，且能直接抑制心肌和阻滞交感神经节，麻醉稍深，呈现血压下降和心动过缓，故可用作控制性降压以减少手术的出血。氟烷能使心肌对儿茶酚胺的敏感性增强，若和肾上腺素同用会造成心律失常。氟烷有强力子宫松弛作用，能增加产后出血。对肝脏有毒性，可间接或直接导致肝细胞坏死。常与氧化亚氮或静脉麻醉复合应用。

（2）麻醉方法

1）麻醉设备：包括麻醉机、麻醉喉镜、气管插管，还有面罩、气管导管芯、插管钳、牙垫、吸痰器、吸引器等。麻醉机可以供给病人氧气、麻醉气体和进行人工呼吸，是进行临床麻醉及急救时不可缺少的设备。性能良好的麻醉机和正确熟练的操作技能，对于保证手术病人的安全是十分重要的。其主要结构见图 2-1-16。包括：①气源：主要指供给氧气和氧化亚氮（N_2O）的储气设备，有钢瓶装压缩氧气和液态氧化亚氮，或中心供气源。②蒸发器：为能有效地将挥发性麻醉药液蒸发为气体，并能精确地调节麻醉药蒸气输出浓度的装置。③呼吸环路系统（图 2-1-17）：通过呼吸环路系统将新鲜气体和吸入麻醉药输送到病人的呼吸道内，并将病人呼出的气体排出到体外。常用环路系统有：开放式、半紧闭式或半开放式、紧闭式三种。开放式，病人的呼吸并不受麻醉器械的控制，吸入或呼出的气体都可以自由地出入于大气之中，而且呼出的 CO_2 无重复吸入现象；半紧闭式或半开放式，病人呼出和吸入的气体部分受麻醉器械的控制，呼吸环路中设有呼气活瓣，但无 CO_2 吸收器；紧闭式，病人呼出和吸入的气体完全受到麻醉器械的控制，便于病人的呼吸管理，可行辅助或控制呼吸，呼出气体中的麻醉药可再利用，不仅显著节省麻醉药，而且减少环境的污染，可保持吸入气体的温度和湿度接近生理状态，但结构较复杂，呼吸阻力较大。④麻醉呼吸器：在麻醉期间可用呼吸器来控制病人的呼吸。

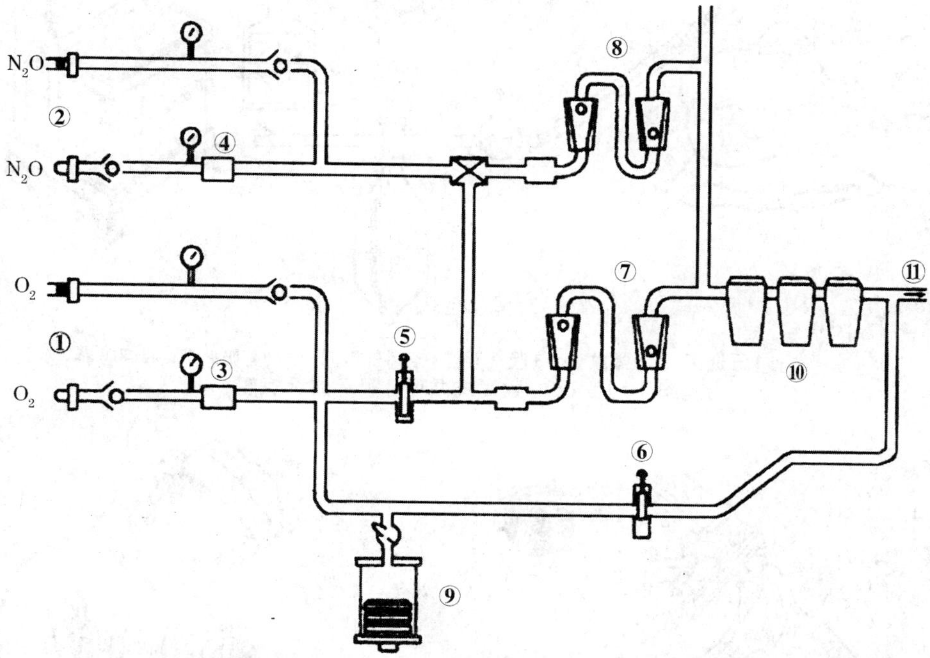

①氧气源　②笑气源　③氧气减压阀　④笑气减压阀　⑤氧气总开关　⑥快速充氧阀
⑦氧气流量表　⑧笑气流量表　⑨呼吸器　⑩蒸发器　⑪新鲜气体出口

图2－1－16　麻醉机主要结构示意图

2）气管内插管术：是将特制的气管导管，经口腔或鼻腔插入到病人的气管内。是麻醉医师必须熟练掌握的基本操作技能，也是临床麻醉的重要组成部分。其目的在于：①麻醉期间保持病人的呼吸道通畅，防止异物进入呼吸道，及时吸出气管内分泌物或血液。②进行有效的人工或机械通气，防止病人缺氧和二氧化碳积蓄。③便于吸入全身麻醉药的应用。凡是在全身麻醉时，难以保证病人呼吸道通畅者（如颅内手术、开胸手术、需俯卧位手术等），或呼吸道难以保持通畅的病人（如肿瘤压迫气管、全麻药对呼吸有明显抑制或应用肌松药者），都应行气管内插管。气管内插管在危重病人的抢救中发挥了重要作用。呼吸衰竭需要进行机械通气者、心肺复苏、药物中毒以及新生儿严重窒息时，都必须行气管内插管。常用插管方法有经口腔（图2－1－18）或鼻腔明视插管和经鼻腔盲探插管（图2－1－19）。

3）吸入麻醉的方法：全身麻醉的诱导是指病人接受全麻药后，由清醒状态到

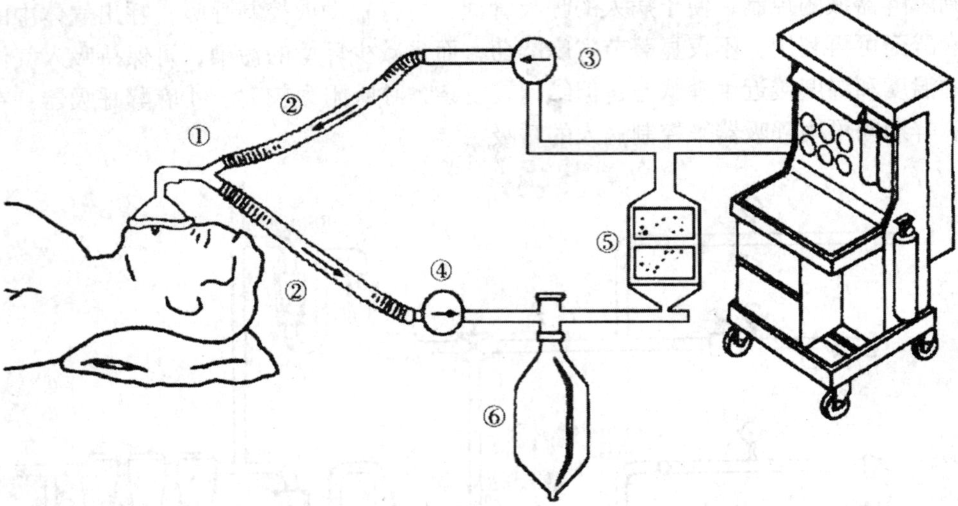

①三通接头 ②螺纹管 ③吸气活瓣 ④呼气活瓣 ⑤CO_2 吸收器 ⑥呼吸囊

图 2－1－17　紧闭式循环呼吸环路示意图

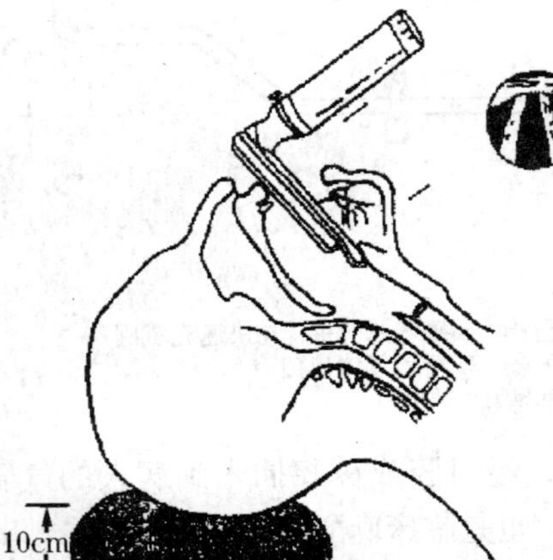

图 2－1－18　用直喉镜显露声门

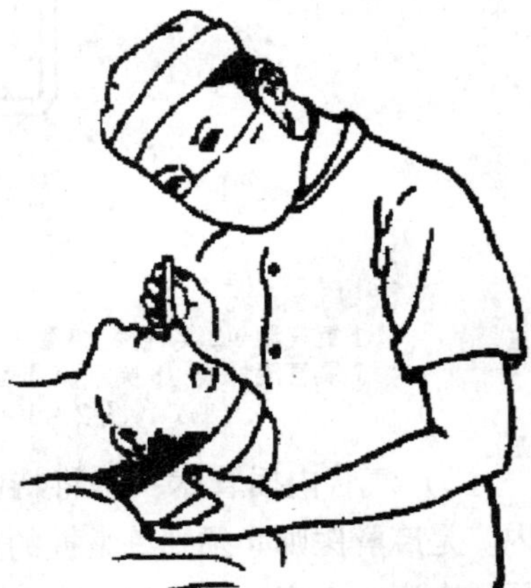

图 2－1－19　经鼻腔盲探插管方法

神志消失，并进入全麻状态后进行气管内插管，这一阶段称为全麻诱导期。诱导前应准备好麻醉机、气管插管用具及吸引器等，开放静脉和胃肠减压管，测定血压和心率的基础值，有条件者应监测心电图。吸入全麻诱导方法有：①开放点滴法：以金属丝网面罩绷以纱布扣于病人的口鼻部，将挥发性麻醉药滴于纱布上，病人呼吸时将麻醉药蒸气吸入并逐渐进入麻醉状态。以往主要用于乙醚麻醉，现在也偶尔将其他吸入麻醉药用于小儿麻醉的诱导。②面罩吸入诱导法：将麻醉面罩扣于病人口鼻部，开启麻醉药蒸发器并逐渐增加吸入浓度，待病人意识消失并进入麻醉第Ⅲ期时，静注肌松药后行气管内插管。吸入麻醉药维持：经呼吸道吸入一定浓度的吸入麻醉药，以维持适当的麻醉深度。目前吸入的气体麻醉药为氧化亚氮，挥发性麻醉药恩氟烷、异氟烷等。由于氧化亚氮的麻醉性能弱，高浓度吸入时有发生缺氧的危险，因而难以单独用于维持麻醉。挥发性麻醉药的麻醉性能强，高浓度吸入可使病人意识、感觉消失，能单独维持麻醉。但肌松作用并不满意。如盲目追求肌松，势必增加吸入浓度。吸入浓度越高，对生理的影响越严重。因此，临床上常根据需要调节吸入气体、挥发性麻醉药的吸入浓度。需要肌肉松弛时加用肌松药。肌松药不仅使肌肉松弛，并可增强麻醉作用，以减轻深麻醉时对生理的影响。有条件者可连续监测吸入麻醉药浓度，使麻醉深度更容易控制。

2. 静脉麻醉　将麻醉药注入静脉，作用于中枢神经系统而产生全麻状态者称静脉麻醉。

（1）常用药物：有硫喷妥钠、氯胺酮和羟丁酸钠等。常用静脉麻醉药的作用比较见表2－1－2。

表2－1－2　常用静脉麻醉药的比较

	硫喷妥钠	氯胺酮	普鲁泊福（异丙酚、丙泊酚）	依托咪酯
CNS	催眠	抑制轻、镇痛强	催眠、无镇痛	催眠
循环系统	心肌抑制（卄）；血管扩张	心肌抑制（＋），BP↑，HR↑，血管阻力↑	心肌抑制（卅），BP↓，HR↓，血管扩张	心肌抑制（＋），血管轻度扩张
呼吸系统	抑制，痉挛	抑制→暂停，解痉	抑制→暂停	无抑制
临床应用	诱导	诱导，维持，基础麻醉	诱导，维持，短小手术	诱导
用量（mg/kg）	4～6（iv）	1～2（iv）、5～10（im）	1.5～2（iv）	0.3～0.4（iv）
起效时间	1min	30～60s、5～8min	30～40s	30s
维持时间	15～20min	10～15min	4～5min	3～5min
副作用	喉痉挛	颅压、眼压升高，幻觉，噩梦	局部刺激，循环、呼吸抑制强	肌震颤（43%）抑制皮质功能
清除率〔ml/(kg·min)〕	3.4	16～18	30～60	10～20
清除半衰期（h）	11.6	1～2	0.5～1.5	2～5

1）硫喷妥钠：为一速效的巴比妥类药，对中枢神经系统有强烈而短暂的抑制作用，但镇痛效能差，神志消失后遇到痛刺激，除非全麻深度已接近于呼吸暂停，仍不免有躁动。对呼吸中枢有明显的抑制作用，特别是当静脉注射速度过快

时更为显著。对交感神经有抑制作用，而使副交感神经相对兴奋，因此易发生喉痉挛及支气管痉挛。能抑制心肌和扩张外周血管，短时间内快速注入大量药物则易发生血压下降。除咀嚼肌外对其他肌肉无松弛作用。深麻醉下能抑制子宫收缩，可透过胎盘而影响胎儿。此外，又能降低颅内压和眼压。

硫喷妥钠适用于全麻诱导、短小手术全麻、基础麻醉及抗惊厥治疗。禁用于呼吸道梗阻或难以保持通畅者，以及哮喘病、严重心功能不全、休克、严重贫血、严重肝肾功能不全等。常用2.5%新配置的水溶液，分次小量静脉注射，成人1次量为0.5～1.0g，用于控制惊厥的量要比麻醉用量小。

并发症以呼吸抑制和喉痉挛多见。静脉注射时应密切监测呼吸变化，呼吸抑制时应立即托起下颌，施行人工呼吸，待血药浓度因重新分布而降低后，通气量可在15分钟左右恢复正常。喉痉挛发生之前常有呼吸抑制、缺氧及舌后坠情况，使喉头敏感，加之喉头受到外物直接刺激或神经反射，均易诱发喉痉挛。麻醉前应给予阿托品预防。处理：应停止一切刺激，保证呼吸道通畅，面罩吸氧或药物纠正等。

2）氯胺酮：是一速效、短效的静脉麻醉药。其药理作用是抑制大脑联络径路和丘脑新皮质系统，兴奋边缘系统。临床表现为痛觉丧失，意识模糊，似醒非醒，睁眼，呈木僵状，对环境变化毫无反应，曾被称作分离麻醉。氯胺酮能兴奋交感中枢和直接抑制心肌，常以兴奋为主而表现血压上升、心率增快等循环兴奋状态。常用量对呼吸抑制轻，不影响肝肾功能。可保存咀嚼肌张力和咽喉反射。但无肌松作用，能增加唾液腺分泌，升高颅压和眼压，苏醒期常有兴奋和幻觉现象。

氯胺酮麻醉单用只适合于短小及浅表手术，更多作复合麻醉用于各种手术。由于它的镇痛效果强，作用及恢复快，不抑制循环，故更适用于小儿、休克和危重病人的手术，以及野战麻醉。但严重高血压、颅内压高、眼压高、心力衰竭者均不宜选用。

术前给予抗胆碱药或安定类药。静脉注射初量为1～2mg/kg，30～60秒钟起效，维持10～15分钟，可按初量的一半或全量酌情追加。肌肉注射4～6mg/kg，3～4分钟起效，维持20～30分钟。手术时间过长者应配合其他药，可用0.1%～0.2%溶液静脉滴入。

3）羟丁酸钠：是中枢神经的抑制性介质γ－氨基丁酸中间代谢产物，是神经组织的能源。主要抑制大脑皮质、海马回和边缘系统，产生类似自然睡眠的麻醉状态，无镇痛作用。注药后可使血压升高，脉搏变慢，唾液分泌增多，快速注射可引起呼吸抑制和肌震颤等锥体外系症状。能促进钾离子向细胞内转移。本药毒性极小，常用作麻醉诱导和辅助，对心、肺、肝、肾功能影响均小，尤适于危重、休克及颅内手术病人的复合麻醉。但高血压、癫痫、低血钾者应慎用。麻醉前宜用大量阿托品或复合酚噻嗪类药。首次剂量为50~100mg公斤体重，总量约为2.5~5g。静脉注射速度每分钟1g，给药后10分钟左右即可深睡，下颌松弛，咽喉反射受抑制。如加气管内表面麻醉，即可顺利进行气管插管。一次用药可维持60分钟，再次用药量为首剂的一半。

（2）静脉麻醉方法

1）静脉诱导法：与吸入诱导法相比，静脉诱导较迅速，病人也较舒适，无环境污染；但麻醉深度的分期不明显，对循环的干扰较大。开始诱导时，先以口罩吸入纯氧2~3分钟，增加氧储备并排出肺及组织内的氮气。根据病情选择合适的静脉麻醉药及剂量，如硫喷妥钠、依托咪酯、普鲁泊福等，从静脉缓慢注入并严密监测病人的意识、循环和呼吸的变化。待病人神志消失后再注入肌松药。全身骨骼肌及下颌逐渐松弛。呼吸由浅到完全停止。这时应用麻醉面罩进行人工呼吸，然后进行气管内插管。插管成功后，立即与麻醉机相连接并行人工呼吸或机械通气。

2）静脉麻醉药维持：为全麻诱导后经静脉给药维持适当麻醉深度的方法。静脉给药方法有单次、分次和连续注入法三种，应根据手术需要和不同静脉全麻药的药理特点来选择给药方法。目前所用的静脉麻醉药中，除氯胺酮外，多数都属于催眠药，缺乏良好的镇痛作用。有的药物如硫喷妥钠，在深麻醉时虽有一定的镇痛作用，但对生理的影响也很大。因此，单一的静脉全麻药仅适用于全麻诱导和短小手术，而对复杂或时间较长的手术，多选择复合全身麻醉。

3. 复合麻醉

（1）概述：复合麻醉又称平衡麻醉。为了弥补单一的麻醉药及方法不足，常以多种药或方法合理组合，借以发挥优势，取长补短，最大限度地减少对病人生理功能的不利影响，充分满足麻醉和手术的需要。复合麻醉是当前临床研究和使用最广的一种方法。

复合麻醉由三部分组成：①安静或意识抑制：常用安定、羟丁酸钠、氟哌啶、异丙嗪等药以达到镇静、催眠、遗忘或神志消失等目的。②镇痛和抑制反射：可选用浅全麻如安氟醚、异氟醚、氧化亚氮、氯胺酮等，中等镇痛药如芬太尼、吗啡、哌替啶等，有些药兼有镇静与镇痛两种作用。为了抑制内脏反射，又可采用局部阻滞法，封闭反射区。③肌肉松弛：可使用各种类型的肌肉松弛药。总之，应根据统一的用药原则并结合病情、手术特点合理组合，在不同的麻醉阶段灵活运用。如果配伍不当，对病人的耐受性估计不足，则可产生副作用，如循环和呼吸的抑制过度或苏醒延迟等。

（2）常用的复合麻醉方法

1）普鲁卡因静脉复合麻醉：普鲁卡因对中枢神经系统有明显抑制作用，静脉滴注后能产生镇痛和神志消失，获得一定的麻醉效果。但可产生抽搐或惊厥，这是由于某些中枢被抑制后，其他相反的中枢失去控制或约束的结果，使用复合麻醉方法，则能消除这一兴奋现象或毒性反应，又使麻醉效果增强。普鲁卡因对循环功能的影响，小量时心率增快，血管收缩，血压上升。中量时表现为奎尼丁样作用，抑制心肌及传导系统，使心肌不应期延长，能消除或减轻内源性或外源性肾上腺素引起的心律失常，同时可使心率减慢，小动脉扩张，血压下降。中毒时则能发生循环衰竭。复合麻醉常将普鲁卡因用量控制在安全范围内，使用浓度为1%或2%，第一小时用量约需2～3g，其后每小时约1～2g或更少。常与其他全麻药或麻醉性镇痛药及肌松药复合应用。此法优点主要是安全简便，呼吸道干燥，呼吸管理容易，有抗心律失常作用，苏醒快，并发症少见；但用量过大，也会有心血管抑制。

2）神经安定镇痛麻醉：是以使用神经安定药及强效镇痛药为主的复合麻醉。常用氟哌啶－芬太尼（50∶1）合剂小量分次静注，达到满意的镇静镇痛。再配合催眠药或小剂量全麻药使神志消失，需肌肉松弛或人工呼吸时可加肌松药。此法特点是神志抑制轻，但镇痛效果好，能减轻植物神经在应激反应中的过度兴奋，循环功能稳定，外周组织灌注良好，对肝肾功能及机体代谢影响小，术后恢复快，方法简便易行，适应证较广。但如芬太尼用量过大，则能抑制呼吸，需行人工通气，亦可用纳洛酮拮抗。

4. 全身麻醉的并发症及其处理

（1）反流与误吸：全麻时容易发生反流和误吸。尤其以产科和小儿外科病人的发生率较高。因反流或误吸物的性质和量的不同，其后果也不同。误吸大量的胃内容物的死亡率可高达70%。全麻诱导时因病人的意识消失，咽喉部反射消失，一旦有反流物即可发生误吸。各种原因引起的胃排空时间延长，使胃内存积大量胃液或空气，容易引起反流。全麻后病人没有完全清醒时，吞咽呛咳反射未恢复，也易发生胃内容物的反流及误吸。由于吸入物的性质（胃液、血液或固体）、pH、吸入物的量不同，临床表现也有很大差别。无论误吸物为固体食物或胃液，都可引起急性呼吸道梗阻。完全性呼吸道梗阻可立即导致窒息、缺氧，如不能及时解除梗阻，可危及病人的生命。误吸胃液可引起肺损伤、支气管痉挛和毛细血管通透性增加，导致肺水肿和肺不张。肺损伤的程度与胃液的pH相关，吸入量越大，pH越低，肺损伤越重。麻醉期间预防反流和误吸是非常重要的，主要措施包括：减少胃内容物的滞留，促进胃排空，降低胃液的pH，降低胃内压，加强对呼吸道的保护。

（2）呼吸道梗阻：以声门为界，呼吸道梗阻可分为上呼吸道梗阻和下呼吸道梗阻。

上呼吸道梗阻：常见原因为机械性梗阻，如舌后坠、口腔内分泌物及异物阻塞、喉头水肿等。不全梗阻表现为呼吸困难并有鼾声。完全梗阻者有鼻翼扇动和三凹征，虽有强烈的呼吸动作而无气体交换。舌后坠时可将头后仰、托起下颌、置入口咽或鼻咽通气道，同时清除咽喉部的分泌物及异物，即可解除梗阻。喉头水肿多发生于婴幼儿及气管内插管困难者，也可因手术牵拉或刺激喉头引起。轻者可静注皮质激素或雾化吸入肾上腺素；严重者应行紧急气管切开。梗阻的另一常见原因是喉痉挛，常在浅麻醉下或缺氧时刺激喉头而诱发。喉痉挛时，病人表现呼吸困难，吸气时有喉鸣声，可因缺氧而发绀；轻度喉痉挛者经加压给氧即可解除，严重者可经环甲膜穿刺置管行加压给氧，多数可缓解。对上述处理无效或严重喉痉挛者，可静注琥珀胆碱后行气管内插管。为预防喉痉挛的发生，应避免在浅麻醉时刺激喉头；给予阿托品可预防喉头副交感神经张力增高。

下呼吸道梗阻：常见原因为气管导管扭折、导管斜面过长而紧贴在气管壁上、分泌物或呕吐物误吸后堵塞气管及支气管。梗阻不严重者除肺部听到啰音外，可无明显症状；梗阻严重者可呈现呼吸困难、潮气量降低、气道阻力高、缺氧发绀、心率增快和血压降低，如处理不及时可危及病人的生命。麻醉前应仔细挑选气管导管，术中应经常检查导管的位置，避免因体位改变而引起导管扭折。经常听诊肺部，及时清除呼吸道内的分泌物。下呼吸道梗阻也可因支气管痉挛引起，多发生在有哮喘史或慢性支气管炎病人。因此，维持适当的麻醉深度和良好的氧合是缓解支气管痉挛的重要措施，必要时可静注氨茶碱0.25mg或氢化可的松100mg。

（3）低血压：麻醉期间收缩压下降超过基础值的30%或绝对值低于80mmHg者应及时处理。临床表现为少尿或代谢性酸中毒。严重者可出现器官灌注不足体征，如心肌缺血、中枢神经功能障碍等。麻醉过深可导致血压下降、脉压变窄，若麻醉前已有血容量不足者，表现更为明显。应在减浅麻醉的同时补充血容量。术中失血过多可引起低血容量性休克，应监测尿量、血红蛋白及血细胞比容（HCT），必要时监测CVP或PCWP以指导输液输血。过敏反应、肾上腺皮质功能低下及复温时，均可引起血管张力降低而导致低血压。治疗包括补充血容量，恢复血管张力（应用血管收缩药）及病因治疗。术中牵拉内脏时常可引起反射性血压下降，同时发生心动过缓。应及时解除刺激，必要时给予阿托品治疗。

（4）高血压：麻醉期间舒张压高于100mmHg或收缩压高于基础值的30%，都应根据原因进行适当治疗。常见原因有：①与并存疾病有关，如原发性高血压、嗜铬细胞瘤、颅内压增高等。②与手术、麻醉操作有关，如手术探查、气管插管等。③通气不足引起 CO_2 蓄积。④药物所致血压升高，如氯胺酮。处理原则：有高血压病史者，在全麻诱导前静注芬太尼 3 ~ 5μg/kg，可减轻气管插管时的心血管反应。术中根据手术刺激的程度调节麻醉深度。对于顽固性高血压者，可行控制性降压以维持循环稳定。

（5）心律失常：窦性心动过速与高血压同时出现时，常为浅麻醉的表现，应适当加深麻醉。低血容量、贫血及缺氧时，心率均可增快，应针对病因进行治疗。手术牵拉内脏（如胆囊）或心眼反射时，可因迷走神经反射致心动过缓，严重者可致心跳骤停，应请外科医师立即停止操作，必要时静注阿托品。发生期前收缩时，应先明确其性质并观察其对血流动力学的影响。房性早搏多与并存心、肺疾病有关，偶发房性早搏对血流动力学的影响不明显，无需特殊处理；频发房性早搏有发生心房纤颤的可能，应给予西地兰治疗；麻醉下发生的偶发室性早搏无需特殊治疗。因浅麻醉或 CO_2 蓄积所致的室性早搏，适当加深麻醉或排出 CO_2 后多可缓解；如室性早搏为多源性、频发或伴有 RonT 现象，表明有心肌灌注不足，应积极治疗。

（6）高热、抽搐和惊厥：常见于小儿麻醉。由于婴幼儿的体温调节中枢尚未发育完善，体温极易受环境温度的影响。如对高热处理不及时，可引起抽搐甚至惊厥。因此，小儿麻醉时应重视体温的监测，尤其是手术时间长者。一旦发现体温升高，应积极进行物理降温，特别是头部降温，以防发生脑水肿。恶性高热表现为持续肌肉收缩，$PaCO_2$ 迅速升高，体温急剧上升（1℃/5min），可超过 42℃。死亡率很高，应提高警惕。最容易诱发恶性高热的药物是琥珀胆碱和氟烷。欧美国家的发病率稍高，而国人非常罕见。

五、针刺麻醉

针刺麻醉是应用针刺穴位能够镇痛的原理，在病人的一些穴位上予以一定的刺激，使病人在清醒状态下接受手术的一种麻醉方法，简称针麻。自 1958 年创立以来，经过大量临床实践和实验研究，已了解它的一些规律，认为针刺镇痛是一种生理过程，针刺刺激兴奋了穴位上的多种感受器，产生针刺信号，通过不同的传入神经，在脑和脊髓内激活了某些镇痛机制，从而对痛觉信号的传递发挥抑制效应，产生了镇痛作用。实验研究已证实，针刺穴位后中枢性 5 - 羟色胺、乙酰胆碱、阿片样物质等增多，因而产生并提高了针刺镇痛效应。单纯针刺本身，大约能起到 10mg 吗啡所起的镇痛效应。

针麻具有一定镇痛效果，已应用于全身各个部位的各种手术，但以头颌部手术效果较好。由于针刺镇痛是生理过程，因而尚存在镇痛不全、肌肉松弛不够和内脏牵拉反应三大问题，特别是对深部手术作为主要麻醉又感不足，目前多采取针药结合或与其他方法相结合的复合麻醉，即在针麻同时，辅以镇痛药，直接与药物麻醉复合、与全麻、硬膜外麻醉复合，可减少麻醉药的用量，在一定程度上扩大了针麻的适应证。

1. 针麻特点　①使用安全，可避免药物麻醉过量中毒、过敏和麻醉意外，也不会出现药物麻醉对重要器官生理功能的抑制现象，是安全的麻醉方法，对危重病人更有利。②生理扰乱少，针麻具有调节人体机能提高防御能力的作用，麻醉过程中，病人血压、脉搏、呼吸较平稳；术后恢复较快，并发症少，对衰竭、重危或不宜施行药物麻醉的病人不失为良好的麻醉方法。③能充分发挥病人的主观能动作用，术中病人清醒，能配合手术，如甲状腺手术；可随时因病人发音，以免损伤喉返神经。④简便、经济、易于掌握，不需用特殊设备。

2. 针麻方法　针麻方法很多，应用最为广泛的是体针和耳针麻醉。

（1）术前准备：为使针麻手术顺利施行，术前必须充分做好精神和物质上的各项准备工作。

（2）解释工作：术前应向病人说明针麻方法、优点和术中可能出现的感觉，消除思想顾虑及紧张情绪，争取合作。

（3）试针：术前在病人身上选择一个至数个穴位扎针刺激，会产生酸、麻、胀的针感，同时也了解病人对针刺的耐受情况，称为试针。通过试针让病人在麻醉中接受适宜的刺激。

（4）麻醉前准备：以镇静和镇痛药为主。一般术前半小时肌注苯巴比妥钠0.1g或安定10mg，切皮前10分钟，静滴度冷丁（哌替啶）1mg/kg。一般情况下，不应使针麻病人神志消失，以免失去病人配合。

（5）其他：如练习呼吸，作深而慢的腹式呼吸运动，在切皮、开腹时，可减轻恶心呕吐；制订针麻手术方案，准备和检查针灸针及针麻仪等。

3. 穴位选择　目前尚无统一意见，其原则大体上根据脏腑经络理论和神经解剖生理学理论选取穴位。

（1）体针取穴

1）根据脏腑经络理论取穴：①循经取穴：根据“经脉所过，主治所及”的原理，选取通过手术切口或切口附近以及连属手术所及脏器的有关经络上的穴位。如胃手术时循足阳明胃经取足三里、上巨虚等穴。②辨证取穴：运用脏腑经络辨证的方法，依据病人自觉症状或术中可能出现的反应取穴。如眼科手术取足少阳胆经的络穴光明；胸腔手术取心包经的郄门穴等。③邻近取穴：按“以痛为腧”的原则，可在手术部位附近取穴，如阿是穴和切口旁穴。主要配合循经取穴和辨证取穴，以加强局部镇痛效果。

2）根据神经学说取穴：①同神经节段或近神经节段取穴：即选取与手术部位居于同一脊髓节段或邻近节段所支配的穴位。如甲状腺手术取扶突穴或合谷、内关穴。②远神经节段取穴：针感较强的穴位，其镇痛效果较好，镇痛范围也较广，故多用合谷、内关、足三里等针感强的穴位施行头面颈、胸、腹部手术。这些穴位与手术部位不属同一或邻近脊髓节段，故称远神经节段取穴。③刺激神经干：直接针刺支配手术区的神经干，目前多用于四肢矫形手术。如上肢手术刺激臂神经丛；下肢手术刺激腰神经丛、股神经或坐骨神经等。

（2）耳针取穴

1）按脏腑学说取穴：依“肺主皮，肾主骨”的说法，在耳部取手术脏器的对应穴，切皮时用肺穴，骨科手术用肾穴。

2）取对全身有镇痛和镇静作用的穴位：如神门、交感、皮质下等穴。

3）取手术部位穴：如胃手术取腹；甲状腺手术取咽喉、颈等。

4. 操作方法　针麻操作要掌握两个最基本的要素，即穴位和刺激。根据病人情况及手术要求，选择穴位，在穴位上给予一定的刺激，一般需刺激20～30分钟方可开始手术，这个时间叫诱导期。常用的刺激方法有：

（1）手法运针：用直刺快速或捻转进针，达到针感后采取捻、转、提、插等手法，使病人保持得气感。耳针不提插，捻转时应注意不要穿透。一般在诱导期、切皮、缝皮时较快，轻的步骤可稍慢或停止运针。

（2）电脉冲刺激：这是目前最常用的方法，扎针得气后，用针麻仪在针柄上通以一定量的电流。电脉冲刺激的强度应因人而异，一般以病人能耐受为度。

（3）穴位注射：也称水针麻醉。即在穴位点注射少量药液，如10%葡萄糖，维生素B、C、K，普鲁卡因，当归、红花或川乌液，度冷丁，东莨菪碱等。体穴每穴注射2ml左右，耳穴每穴注射0.1～0.2ml。此法可配合手法和电针以加强针麻效果，也可单独使用。

针麻虽然安全，但手术过程中病情变化及反应是经常发生的，应以高度责任感和严谨的科学态度仔细观察和记录病情变化及反应，及时发现问题，及时处理，以确保病人无痛及安全。在手术过程中，适当应用辅助药。保持针感，根据手术步骤增减刺激强度。手术者操作应稳、准、轻、快，减少一些不必要的重复动作和损伤，在不影响手术操作的情况下，切口要小，探查、牵拉要轻柔，只要病人、麻醉师及手术者密切配合，在针麻下是能够完成手术的。

第七节　围手术期处理

手术是治疗外科疾病的重要手段，但是手术和麻醉都具有创伤性。手术创伤及术后恢复过程，会加重病人的生理负担，而且接受手术治疗的病人，难免会产生不同程度的心理压力。因此，应全面检查病人，根据实际情况采取相应措施，做好术前准备，使病人具有充分的心理准备和良好的机体条件，以便更安全地耐受手术。手术后，要采取综合治疗措施，防治可能发生的并发症，尽快地恢复生理功能，促使病人早日康复。

【病因与分类】

术前准备与疾病的轻重缓急、手术范围的大小有密切关系。按照手术的急缓，大致可分为三种：①急症手术：例如外伤性肝破裂，需在最短时间内进行必要的准备，然后迅速实施手术。在呼吸道窒息、胸腹腔内大血管破裂等病情十分急迫的情况下，必须争分夺秒地进行紧急手术，以抢救病人生命。②限期手术：例如各种恶性肿瘤根除术，手术时间虽然也可以选择，但有一定限度，不宜过久而延迟手术时机，应在尽可能短的时间内作好术前准备。③择期手术：例如胃、十二指肠溃疡的胃大部切除术，一般的良性肿瘤切除术及腹股沟疝修补术等，应在充分的术前准备后进行手术。

手术前，不仅要注意外科疾病本身，而且要对病人的全身情况有足够的了解，查出可能影响整个病程的各种潜在因素，包括心、肺、肝、肾、内分泌、血液、免疫系统功能以及营养和心理状态等。因此，必须详细询问病史，全面地进行体格检查。除了常规的实验室检查外，还需要进行一些涉及重要器官功能的特殊检查，以便发现问题，估计病人对手术的耐受力，在术前予以纠正，术中和术后加以防治。

1. 一般准备　主要包括心理和生理两方面。

（1）心理准备：术前病人难免有恐惧、紧张、焦虑等情绪，或者对手术及预后有顾虑。因此，医务人员应从关怀、鼓励病人的角度出发，就病情、施行手术的必要性、可能取得的效果、手术的危险性、可能发生的并发症、术后恢复过程和预后，以及清醒状态下施行手术因体位造成的不适等，以恰当的言语和安慰的口气，对病人作适当的解释，取得病人的信任和配合，使病人能以积极的心态接受手术和术后治疗；同时，也应就疾病的诊断，手术的必要性及手术方式、术中和术后可能出现的不良反应、并发症及意外情况，术后治疗及预后估计等方面，向病人家属作详细介绍和解释。履行书面知情同意手续，取得病人家属的信任和同意，协助做好病人的心理准备，使整个治疗过程顺利进行。

（2）生理准备：指针对病人生理状态的准备。使病人能够在较好的状态下，安全渡过手术和术后的治疗过程。

1）适应手术后变化的锻炼：术前让病人习惯于床上大小便，在术前教会病人正确咳嗽和咳痰的方法。有吸烟习惯的病人，术前2周应停止吸烟。

2）输血和补液：施行大、中型手术者，术前应作好血型和交叉配血试验，备好一定数量的全血。凡有水、电解质及酸碱平衡失调和贫血的病人，均应在术前予以纠正。

3）预防感染：手术前，应采取多种措施提高病人的体质，预防感染。例如：及时处理龋齿或已发现的感染灶；病人在术前不与罹患感染者接触；杜绝上呼吸道感染者进入手术室；严格遵循无菌技术原则。手术操作轻柔，减少组织损伤。在下列情况下，要预防性应用抗生素：涉及感染病灶或切口接近感染区域的手术；肠道手术；操作时间长、创面大的手术；开放性创伤，创面已污染或有广泛软组织损伤；创伤至实施治疗的间隔时间较长、清创所用时间较长以及难以彻底清创者；癌肿手术；涉及大血管的手术；脏器移植术。

4）热量、蛋白质和维生素：术前准备、手术创伤和术后饮食限制，使机体消耗增加，而且会造成热量、蛋白质和维生素摄入不足，影响组织修复和创口愈合，削弱防御感染的能力。因此，对于择期或限期手术的病人，都应有一段时间（最好有1周左右），通过口服或静脉途径，提供充分的热量、蛋白质和维生素。

5）胃肠道准备：从术前12小时开始禁食，术前4小时开始禁止饮水，防止因麻醉或手术过程中的呕吐而引起窒息或吸入性肺炎，必要时可用胃肠减压。涉及胃肠道手术者，术前1~2日开始进流质饮食，对于幽门梗阻的病人，尚需在手术前洗胃。通常胃肠道手术，术前1~2日进流食。如果施行的是结肠或直肠手术，应在术前1日及手术当天清晨行清洁灌肠，并于术前2~3日开始口服肠道抑菌药物，以减少术后并发感染的机会。

6）其他：手术前日，应认真检查确定的各项准备工作。当晚可给予镇静剂，以保证良好睡眠。如发现病人有与疾病无关的体温升高，如妇女月经来潮等情况，应延迟手术日期。进手术室前，应排尽尿液；估计手术时间长的，或者施行的是盆腔手术，还应留置导尿管，使膀胱处于空虚状态，避免过度充盈。如果病人有可活动义齿，应予取下，以免麻醉或手术过程中脱落，造成误咽或误吸。

2. 特殊准备 除要做好一般的术前准备外，还应根据病人的具体情况，做好特殊准备。

（1）营养不良：营养不良的病人常伴有低蛋白血症，往往与贫血、血容量减少同时存在，因而耐受失血、休克的能力降低。低蛋白状况可引起组织水肿，影响愈合；营养不良的病人抵抗力低下，容易并发感染。因此，术前应尽可能予以纠正。如果血清蛋白测定值在30g/L以下，则需输入血浆、人体白蛋白制剂，以便在较短的时间内纠正低蛋白血症。

（2）高血压：病人血压在160/100mmHg（21.3/13.3kPa）以下，可不必做特殊准备。血压过高者，麻醉和手术刺激可并发脑血管意外和充血性心力衰竭等危险。术前应选用适当的降血压药物，使血压平稳在一定水平，但并不要求降至正常后才做手术。对于原有高血压病史，进入手术室血压急骤升高的病人，应与麻醉医师共同处理。根据病情和手术性质选择实施或延期手术。

（3）心脏病：伴有心脏疾病的病人，施行手术的死亡率无疑将高于非心脏病者。手术前准备的注意事项：①长期使用低盐饮食和利尿药物，有水和电解质失调的病人，术前应予纠正。②伴有贫血的病人，术前应少量多次输血矫正。③心律失常者，如有心房纤颤伴有心室率增快者，或冠心病出现心动过缓者都应通过有效的内科治疗，尽可能使心率控制在正常范围内。④急性心肌梗死病人发病后6个月内，不宜施行择期手术；6个月以上且无心绞痛发作者，可在良好的监护条件下施行手术；心力衰竭病人，最好在心力衰竭控制3～4周后，再施行手术。

（4）呼吸功能障碍：外科病人中，尤其老年与吸烟人群中，常伴有慢性呼吸道疾病。术后易出现呼吸道并发症。抽烟者术前准备应包括：①停止吸烟2周，鼓励病人多练习深呼吸和咳嗽，以增加肺通气量和排出呼吸道分泌物。②应用麻黄碱、氨茶碱等支气管扩张剂及异丙肾上腺素等雾化吸入剂，对阻塞性肺功能不全有较好作用，可增加肺活量；经常哮喘发作的病人，可应用地塞米松等药物，以减轻支气管黏膜水肿；脓液稠厚的病人，可采用蒸气吸入或口服药物，使痰液稀薄、易于咳出；常咳脓痰的病人，术前3～5天，应使用抗生素，并指导病人作体位引流，促使脓性分泌物排出。

（5）肝疾病：肝炎和肝硬化是最常见的肝疾病，有些病人并无症状。许多肝功能损害病人经过一段时间内科治疗后，多数能得到明显改善。例如：高糖、高蛋白、高维生素饮食改善营养状况；小量多次输给新鲜血液或人血清白蛋白制剂，可纠正低蛋白血症。一般来说，肝功能轻度损害，不影响手术耐受力；肝功能损害较严重或濒于失代偿者，手术耐受力显著削弱，必须经过较长时间严格准备，方可施行择期手术；至于肝功能有严重损害，除急症抢救外，多不宜施行手术。

（6）肾疾病：麻醉、手术创伤都会加重肾的负担。因此，凡有肾病者，都应进行肾功能检查，肾功能损害程度愈重，手术耐受力也愈差；对于轻、中度肾功能损害的人，经过适当的内科处理，都能较好地耐受手术；重度损害者，需要在有效的透析疗法处理后，才能实施手术。

（7）糖尿病：糖尿病病人的手术耐受力差，术前需控制血糖水平，纠正水、电解质代谢失调和酸中毒，改善营养情况。凡施行有感染可能的手术，术前都应使用抗生素。施行大手术前，糖尿病病人血糖以控制在轻度升高状态（5.6～11.2mmol/L）较为适宜，此时尿糖（±～+），这样既不至于因胰岛素过多而发生低血糖，也不致因胰岛素过少而发生酸中毒。如果病人应用长效胰岛素或口服降血糖药，术前均应改用胰岛素皮下注射，每4～6小时1次，使血糖及尿糖控制于上述水平；手术应在当日尽早履行，以缩短术前禁食时间，避免发生酮症酸中毒。取血作空腹血糖测定后，开始静脉输注5%葡萄糖溶液，取平时清晨胰岛素用量的1/3～2/3作皮下注射。术中，可按5∶1的比例（葡萄糖5g加胰岛素1U），在葡萄糖溶液中加入胰岛素。术后，根据每4～6小时血糖测定结果，确定胰岛素用量。

【术后处理】

1. 一般处理 包括卧位、活动和起床、饮食、引流物的处理等。

（1）卧位：应根据麻醉方法、手术部位和方式，以及病人的全身情况、疾病的性质等选择卧式，使病人处于舒适和便于活动的体位。全身麻醉尚未清醒的病人，取平卧位，头转向一侧，使口腔内分泌物或呕吐物易于流出，避免进入气管；蛛网膜下腔麻醉病人，应平卧或头低卧位12小时，以防头痛；全身麻醉清醒后、蛛网膜下腔麻醉12小时后、硬脊膜外腔麻醉、局部麻醉等病人，可根据手术需要安置卧式。施行颅脑手术后，如无休克或昏迷，以上身抬高15°～30°的斜坡位较好，可减轻脑水肿的发生。施行颈、胸手术后，多采用高半坐位卧式，便于呼吸及有效引流。腹部手术后，多取低半坐位卧式或斜坡卧位，以减少腹壁张力。脊柱或臀部手术后，可采用俯卧或仰卧位。休克病人，应取平卧位，或下肢抬高20°～30°、头部抬高20°～30°的特殊体位。肥胖病人可取侧卧位，有利于呼吸和静脉回流。

（2）活动和起床：在病人手术后，原则上应该早期床上活动，争取在短期内起床活动。早期活动有利于增加肺活量，减少肺部并发症，改善全身血液循环，促进伤口愈合，减少因静脉血流缓慢并发深静脉血栓形成的发生率。此外，尚有利于肠道蠕动和膀胱收缩功能的恢复，从而减少腹胀和尿潴留的发生。有休克、心力衰竭、严重感染、出血、极度衰弱等情况，以及施行过若干有特殊固定、制动要求的手术病人，则不宜早期活动。早期起床活动，应根据病人的耐受程度，逐步增加活动量。病人已清醒、麻醉作用消失后，就应鼓励在床上活动，加深呼吸、四肢主动活动及间歇翻身等。足趾和踝关节伸屈活动，下肢肌肉松弛和收缩的交替运动，有利于促进静脉回流。痰多者，应定时排痰。手术后第2～3日开始，就可试行离床活动。

（3）饮食：何时开始、进何种饮食与手术范围大小及是否涉及胃肠道有关，通常可以根据下列两种情况来掌握：①非腹部手术：视手术大小、麻醉方法和病人的反应，来决定开始饮食的时间。一般体表或肢体的手术，全身反应较轻者，术后即可进食。手术范围较大，全身反应较明显的，需待2～4日后方可进食。局部麻醉下施行手术又无任何不适或反应者，术后即刻随病人要求而给予饮食。蛛网膜下腔麻醉和硬脊膜外腔麻醉者，术后3～6小时可进饮食。全身麻醉者，待麻醉清醒，恶心、呕吐反应消失后，方可进食。②腹部手术：尤其是胃肠道手术后，一般需2～3日肛门排气后，可以进少量流质饮食，逐步增加到全流质饮食、半流质饮食，第7～9日可以恢复普通饮食。在禁食及少量流质饮食期间，应经静脉输液来供给水、电解质和营养。如禁食时间较长，需通过静脉提供高价营养液，以免内源性能量和蛋白质过度消耗。

（4）缝线拆除：拆线的时间，可根据切口部位、局部血液供应情况、病人年龄等因素来决定，一般头、面、颈部在4～5日拆线；下腹部、会阴部6～7日拆线；胸部、上腹部、背部、臀部7～9日拆线；四肢10～12日拆线（近关节处可适当延长）；减张缝线14日拆线。青少年病人可缩短拆线时间，年老、营养不良病人可延迟拆线时间，有时可采用间隔拆线。对于初期完全缝合的切口，拆线时应记录切口愈合情况。切口愈合情况可分为三类：①清洁切口（Ⅰ类切口）：指缝合的无菌切口，如甲状腺大部分切除术等。②可能污染切口（Ⅱ类切口）：指手术时可能带有污染的缝合切口，如胃大部切除术等；皮肤不容易彻底消毒的部位、6小时内的伤口经过清创术缝合、新缝合的切口再度切开者，都属此类。③污染切口（Ⅲ类切口）：指邻近感染区或组织直接暴露于感染物的切口，如阑尾穿孔的阑尾切除术、肠梗阻坏死的手术等。

切口的愈合也分为三级：①甲级愈合：用“甲”字代表，指愈合优良，无不良反应。②乙级愈合：用“乙”字代表，指愈合处有炎症反应，如红肿、硬结、血肿、积液等，但未化脓。③丙级愈合：用“丙”字代表，指切口化脓，需要作切开引流等处理。应用上述分类分级的方法，观察切口愈合情况并作出记录。如甲状腺大部切除术后愈合优良，则记以“Ⅰ/甲”；胃大部切除术后切口血肿，则记以“Ⅱ/乙”，余类推。

（5）引流物的处理：引流物的种类较多，可分别置于切口、体腔（如胸、腹腔引流管等）和空腔脏器（如胃肠减压管、导尿管等）。要经常检查术中放置的引流物，有无阻塞、扭曲等情况，换药时要注意将露在体外的部分妥善加以固定，以防落入体内或脱出，并应观察记录引流量和颜色的变化。待引流量减少后，即可拔除。乳胶片引流一般在术后 1～2 日拔除，烟卷式引流大都在 4～7 日拔除。引流管多用于渗液较多者，视具体情况决定拔除的时间。胃肠减压管一般在肠道功能恢复、肛门排气后，即可拔除。

2. 各种不适的处理 主要包括疼痛、恶心呕吐等消化道症状和尿潴留等。

（1）疼痛：麻醉作用消失后，切口皮肤受到刺激时会出现疼痛。例如咳嗽、翻身时会加剧切口疼痛，因此病人往往取比较合适的制动体位，不愿移动。切口疼痛在术后最初 24 小时内最剧烈，2～3 日后疼痛明显减轻；切口持续疼痛或在减轻后再度加重，可能是切口血肿、炎症乃至脓肿形成，应仔细检查，及时处理。处理原则：疼痛除造成病人痛苦外，重者还可以影响各器官的生理功能，必须有效地解除。首先应指导病人在咳嗽、翻身、活动肢体时，应用手按抚伤口部位，以减少因切口张力刺激引起的疼痛。大手术后 1～2 日内，常需用哌替啶作肌肉或皮下注射（婴儿禁用），必要时可间隔 4～6 小时重复使用。

（2）恶心、呕吐：术后恶心、呕吐的常见原因是麻醉反应，待麻醉作用消失后，即可停止。其他原因如颅内压增高、糖尿病酸中毒、尿毒症、低钾、低钠等。如腹部手术后，反复呕吐，有可能是急性胃扩张或肠梗阻。处理原则：除了应用镇静、镇吐药物减轻症状外，应着重查明原因，进行针对性治疗。

（3）腹胀：术后早期腹胀一般是由于胃肠道蠕动受抑制，肠腔内积气所致，随着胃肠道蠕动恢复，肛门排气后，即可自行缓解。如手术后已数日而仍未排气，兼有腹胀，没有肠鸣音，可能是腹膜炎或其他原因所致的肠麻痹。如腹胀伴有阵发性绞痛，肠鸣音亢进，甚至出现气过水声或金属音者，是早期肠粘连或其他原因（如腹内疝等）所引起的机械性肠梗阻，应作进一步检查和处理。严重腹胀可使膈肌升高，影响呼吸功能；也可使下腔静脉受压，影响血液回流。此外，对胃肠吻合口和腹壁切口的愈合，也将发生影响，故需及时处理。处理原则：可应用持续胃肠减压，放置肛管，以及高渗溶液低压灌肠等。如非胃肠道手术，亦可应用促进肠蠕动的药物，直至肛门排气。对于因腹腔内感染引起的肠麻痹，或已确定为机械性肠梗阻者，在严密观察下，经过非手术治疗不能好转者，尚需再次手术。

（4）呃逆：手术后发生呃逆者并不少见，多为暂时性，但有时可为顽固性。呃逆的原因可能是神经中枢或膈肌直接受刺激引起。处理原则：手术后早期发生者，可采用压迫眶上缘，短时间吸入二氧化碳，抽吸胃内积气、积液，给予镇静或解痉药物等措施；施行上腹部手术后，如果出现顽固性呃逆，要特别警惕吻合口或十二指肠残端漏，导致膈下感染之可能。此时，应作 X 线摄片或超声检查。一旦明确有膈下积液或感染，应及时处理。

（5）尿潴留：手术后尿潴留较为多见，尤其是老年病人。全身麻醉或蛛网膜下腔麻醉后排尿反射受抑制，切口疼痛引起膀胱和术后尿道括约肌反射性痉挛，以及病人不习惯在床上排尿等，都是常见原因。凡是手术后6~8小时尚未排尿，或者虽有排尿，但尿量甚少，次数频繁，都应在下腹部耻骨上区作叩诊检查，如发现有明显浊音区，即表明有尿潴留，应及时处理。处理原则：应安定病人情绪，焦急、紧张更会加重括约肌痉挛，使排尿困难。如无禁忌，可协助病人坐于床沿或立起排尿。下腹部热敷，轻柔按摩，用止痛镇静药解除切口疼痛，或使用可刺激膀胱壁层肌肉收缩药物，都能促使病人自行排尿。如采用上述措施无效，则可在严格无菌技术下进行导尿。尿潴留时间过长，导尿时尿液量超过500ml者，应留置导尿管1~2日，有利于膀胱逼尿肌恢复收缩力。有器质性病变，如骶前神经损伤、前列腺肥大等，也需要留置导尿管。

【术后并发症的处理】

术后可能发生各种并发症，掌握其发生原因及临床表现、如何预防、一旦发生后应采取的治疗措施，是术后处理的一个重要组成部分。术后并发症可分为两大类：一类是各种术后都可能发生的并发症；另一类是与手术方式相关的特殊并发症，如胃大部切除术后的倾倒综合征，后一类将在有关章节内介绍。

1. 术后出血　术中止血不完善、创面渗血未完全控制、原痉挛的小动脉断端舒张、结扎线脱落等，都是造成术后出血的原因。

临床表现和诊断：术后出血可以发生在手术切口、空腔脏器及体腔内。覆盖切口敷料被血渗湿时，就应疑及手术切口出血，此时，应打开敷料检查伤口，如有血液持续涌出，或在拆除部分缝线后看到出血点，诊断即已明确。体腔手术以后出血位置隐蔽，后果严重。腹部手术后腹腔内出血，如果不是较大的血管出血，早期的临床表现不一定十分明显，特别是没有放置引流物者。只有通过密切临床观察，必要时进行腹腔穿刺，才能明确诊断。如果是胸腔手术以后，从胸腔引流管内，每小时引流出血持续超过100ml就提示有内出血。拍胸部X线片，可显示胸腔积液。术后早期出现失血性休克的各种临床表现：病人烦躁，无高热、心脏疾患等原因的心率持续增快，往往先于血压下降之前出现；中心静脉压低于0.49kPa（$5cmH_2O$）；每小时尿量少于25ml；在输给足够的血液和液体后，休克征象和检测指标均无好转，或继续加重，或一度好转后又恶化者，都提示手术后出血。空腔脏器（如胃肠道）术后出血在相关章节介绍。

预防和治疗：手术时务必严格止血；结扎务必规范牢靠；切口关闭前务必检查手术野有无出血点；这些都是预防术后出血的要点。一旦确诊为术后出血，都必须再次手术止血。

2. 术后发热与低体温 发热是术后常见的症状，并不一定表示感染。非感染性发热的常见原因：手术时间长（>2 小时），广泛组织损伤，术中输血，药物过敏等。体温不超过 38℃不予处理，体温超过 38.5℃可对症处理。感染性发热的常见原因：切口感染、肺不张、肺部感染、尿路感染、腹膜炎等。

轻度低体温也是一个常见的并发症，对机体影响不大，与麻醉药的作用、手术热量散失、输注冷的液体等有关。术中注意监测体温，输入大量冷的液体时要加温。

3. 术后感染

（1）切口感染：是指清洁切口并发感染。切口感染的原因除了细菌侵入外，还与血肿、异物、局部组织血供不良、全身抵抗力削弱等因素有关。

临床表现和诊断：术后 3～4 日，切口疼痛加重，或减轻后又加重，并伴有体温升高，脉率加速，白细胞计数增高，即提示切口可能感染。检查可发现切口局部有红、肿、热和压痛，或有波动感等典型体征。有疑问时，可局部穿刺，或拆除部分缝线，使脓液流出。应作细菌学检查，以便明确诊断，并为选择有效的抗生素提供依据。

（2）肺不张：常发生在胸、腹部大手术后，多见于老年人、长期吸烟和患有急、慢性呼吸道感染者。这些病人肺的弹性回缩功能已有削弱；手术后，又由于呼吸活动受到限制，肺泡和支气管内容易积聚分泌物，如不能很好咳出，就会堵塞支气管，造成肺不张。

临床表现和诊断：多数为年老体弱者，尤其是长期吸烟的病人。表现为术后早期发热、呼吸和心率增快等。颈部气管可能向患侧偏移。胸部叩诊时，常在肺底部发现浊音或实音区，听诊时有局限性湿啰音，呼吸音减弱、消失或为管性呼吸音。血气分析中氧分压下降和二氧化碳分压升高，胸部 X 线检查出现典型的肺不张征象，就可确定诊断。继发感染时，体温明显升高，白细胞和中性粒细胞计数增加。

预防和治疗：保持顺畅的呼吸活动是主要的预防措施：①术前锻炼深呼吸。腹部手术者，需练习胸式深呼吸；胸部手术者，练习腹式深呼吸。②术后避免限制呼吸的固定或绑扎。③减少肺泡和支气管内的分泌液。病人如有吸烟习惯，术前 6 周应停止吸烟。鼓励咳痰，利用体位或药物以利排出支气管内分泌物。④防止术后呕吐物或口腔分泌物误吸。

若术后并发肺不张，要鼓励病人深吸气，帮助病人勤翻身，解除支气管阻塞，使不张的肺重新膨胀；教会病人咳痰的方法：用双手按住病人季肋部或切口两侧，限制腹部或胸部活动的幅度，在深吸气后用力咳痰，并作间断深呼吸。痰液黏稠不易咳出，可使用蒸气吸入、超声雾化器或口服稀释剂等，使痰液变稀，以利咳出。如痰量持续过多又不易咳出者，可经支气管镜吸痰，必要时可考虑作气管切开术，同时给予抗生素治疗。

（3）尿路感染：大多为革兰染色阴性的肠源性细菌引起，始为膀胱炎，上行感染引起肾盂肾炎。急性膀胱炎的主要表现为尿频、尿急、尿痛，有时尚有排尿困难。一般都无全身症状，尿液检查有较多的红细胞和脓细胞。急性肾盂肾炎多见于女性，主要表现为发冷发热、肾区疼痛、白细胞计数增高，中段尿作镜检可见大量白细胞和细菌。尿液培养不仅可以明确菌种，而且为选择有效抗生素提供依据。

预防和治疗：术后指导病人自主排尿，防止尿潴留。及时处理尿潴留是预防尿路感染的主要措施。尿路感染的治疗，主要是应用有效抗生素，维持充分的尿液，保持排尿通畅。

4. 切口裂开　切口裂开可以发生在全身各个部位，但多见于腹部及肢体邻近关节部位。主要原因有：①营养不良，组织愈合能力差。②切口缝合技术有缺点，如缝线打结不紧，组织对合不全等。③腹腔内压力突然增高的动作，如剧烈咳嗽或严重腹胀等。

临床表现和诊断：切口裂开常发生于术后1周左右。往往在病人一次腹部突然用力时，自觉切口疼痛和突然裂开，肠或网膜脱出，大量淡红色液体自切口流出。切口裂开分为完全和部分裂开：前者，切口全层裂开；后者，除皮肤缝线完整而未裂开外，深层组织全部破裂。

预防和治疗：除根据其原因采取适当措施外，对估计发生此并发症可能性很大的病人，可使用以下预防方法：①在依层缝合腹壁切口的基础上，加用全层腹壁减张缝线。②应在良好麻醉、腹壁松弛条件下缝合切口，避免强行缝合而造成腹膜等组织撕裂。③及时处理腹胀。④病人咳嗽时，最好平卧，以减轻咳嗽时横膈突然大幅度下降，骤然增加的腹内压力。⑤适当的腹部加压包扎，也有一定的预防作用。

切口完全破裂时，要立刻用无菌敷料覆盖切口，送手术室，在良好的麻醉条件下重予缝合，同时加用减张缝线。鉴于切口裂开后常有肠麻痹，所以应采取胃肠减压。切口部分裂开的处理，视具体情况而定。

第八节 疼痛治疗

一、概述

疼痛是人体的一种感觉和体验，是每一个人一生中都会遇到的，也是临床许多疾病最先表现的症状，因此成为医学中多学科共同研究的课题。从20世纪70年代开始，有关疼痛的研究在基础和临床两方面都取得了较快的发展，1975年在意大利召开了第一届国际疼痛研究会（IASP），标志着疼痛学作为一个新学科的兴起。关于疼痛的定义，1979年IASP解释为："疼痛是一种不愉快的感觉和情绪上的感受，伴随着组织损伤或潜在的组织损伤。疼痛往往是主观的，每个人在生命的早期就通过损伤的经历学会了表达疼痛的确切词汇。无疑这是身体局部或整体的感觉，而且也总是令人不愉快的一种情绪上的感受。"

【临床分类】

可根据疼痛的程度、起病的急缓和疼痛部位分类。

1. 根据疼痛的程度可分为 ①轻微疼痛；②中度疼痛；③剧烈疼痛。

2. 根据起病的急缓可分为 ①急性疼痛，如发生于创伤、术后等；②慢性疼痛，如慢性腰腿痛等。

3. 根据疼痛部位可分为 ①浅表痛，位于浅表或黏膜，以角膜和牙髓最敏感；②深部痛，内脏、关节、韧带等部位的疼痛，通常为钝痛，定位不明确。

【疼痛程度的评估】

疼痛是一种主观感觉，要客观判定疼痛的轻重程度比较困难，兹介绍两种常用的方法：

1. 语言描述评分法（verbal rating scale，VRS） 病人描述自身感受的疼痛状态，一般将疼痛分为四级：①无痛；②轻微疼痛；③中度疼痛；④剧烈疼痛。每级1分，如为"剧烈疼痛"，其评分为4分。此法虽很简单，病人也容易理解，但不够精确。

2. 视觉模拟评分法（visual analogue scale，VAS） 在纸上画一条直线，长度为10cm，两端分别标明有"0"和"10"的字样，"0"端代表无痛，"10"端代表最剧烈的疼痛。让病人根据自己所感受的疼痛程度，在直线上标出相应位置，然后用尺量出起点至记号点的距离长度（以cm表示），即为评分值。评分值越高，表示疼痛程度越重。此法是目前临床治疗疼痛时最常用的疼痛定量方法，也是比较敏感和可靠的方法。

【疼痛对生理的影响】

1. 精神情绪变化 急性疼痛引起病人精神兴奋、焦虑烦躁，甚至哭闹不安。长期慢性疼痛可使人精神抑郁、表情淡漠。

2. 内分泌系统 疼痛可引起应激反应，促使体内释放出许多激素，如儿茶酚胺、皮质激素、血管紧张素Ⅱ、抗利尿激素、促肾上腺皮质激素、醛固酮、生长激素和甲状腺素等。由于儿茶酚胺可抑制胰岛素的分泌和促进胰高血糖素分泌增加，后者又促进糖原异生和肝糖原分解，最后造成血糖升高和负氮平衡。

3. 循环系统 剧痛可兴奋交感神经，血中儿茶酚胺和血管紧张素Ⅱ水平的升高可使病人血压升高、心动过速和心律失常，对伴有高血压、冠脉供血不足的病人极为不利；而醛固酮、皮质激素和抗利尿激素的增高又可引起病人体内水钠潴留，进一步加重心脏负担。但剧烈的深部疼痛有时可引起副交感神经兴奋，引起血压下降、脉率减慢，甚至发生虚脱、休克。

4. 呼吸系统 胸、腹部手术后的急性疼痛对呼吸系统影响较大。因疼痛引起的肌张力增加，使总顺应性下降；病人呼吸浅快，肺活量、潮气量和功能余气量均降低，通气/灌流比值下降，易产生低氧血症。同时病人因疼痛而不敢用力呼吸和咳嗽，积聚于肺泡和支气管内的分泌物不能很好地咳出，易酿成肺炎或肺不张，这在老年人更易发生。因此术后疼痛是引起术后肺部并发症的重要因素之一。

5. 消化系统 慢性疼痛常引起消化功能障碍，食欲不振。强烈的深部疼痛可引起恶心、呕吐等。

6. 凝血机制变化 手术后急性疼痛等应激反应可改变血液黏稠度，使血小板粘附功能增强，纤溶功能降低，使机体处于一种高凝状态，利于血栓形成，这可导致某些术后病人发生致命的并发症。

7. 其他 由于肾血管反射性收缩，垂体抗利尿激素分泌增加，尿量减少；由于手术切口疼痛造成排尿困难，较长时间排尿不畅可引起尿路感染。疼痛可引起免疫功能下降，对防治感染及控制肿瘤扩散不利。

二、慢性疼痛

【诊疗范围】

在疼痛门诊中经常诊治的慢性疼痛有以下几种：①头痛：偏头痛、紧张性头痛；②颈肩痛和腰腿痛：颈椎病、颈肌筋膜炎、肩周炎、腰椎间盘突出症、腰椎骨质增生症、腰背肌筋膜炎、腰肌劳损；③四肢慢性损伤性疾病：滑囊炎、狭窄性腱鞘炎（弹响指等）、腱鞘囊肿、肱骨外上髁炎（网球肘）；④神经痛：三叉神经痛、肋间神经痛、灼性神经痛、带状疱疹和带状疱疹后遗神经痛；⑤周围血管疾病：血栓闭塞性脉管炎、雷诺综合征；⑥癌症疼痛；⑦心理性疼痛。

【治疗方法】

1. 药物治疗 是疼痛治疗最基本、最常用的方法。一般慢性疼痛病人需较长时间用药，为了维持最低有效的血浆药物浓度，以采取定时定量服用为好。如待疼痛发作时服用，往往需要较大剂量且维持时间较短，效果不够理想。

（1）解热镇痛药：此类药物常用的有阿司匹林、对乙酰氨基酚、保泰松、布洛芬。它们的镇痛作用都是外周性的，系通过抑制体内前列腺素的生物合成而发挥作用。此类药物不但镇痛，还有较强的消炎和抗风湿作用。

（2）麻醉性镇痛药：因这类药物很多有成瘾性，仅用于急性剧痛和生命有限的晚期癌症疼痛。常用的有吗啡、哌替啶、芬太尼、美沙酮、可待因、二氢埃托啡等。

（3）催眠镇静药：以苯二氮䓬类最常用。如地西泮、硝西泮和巴比妥类药物。多用苯巴比妥、异戊巴比妥、戊巴比妥和司可巴比妥等。此类药物反复应用可引起药物依赖性和耐药性，故不宜使用过多。

（4）抗癫痫药：苯妥英钠和卡马西平治疗三叉神经痛有效。

（5）抗抑郁药：病人因受长期慢性疼痛折磨，可出现精神忧郁、情绪低落、言语减少、行动迟缓等，需用抗抑郁药。常用的有丙米嗪、阿米替林、多塞平（多虑平）。

2. 神经阻滞 是治疗慢性疼痛的主要手段，当来自病痛区的疼痛传入冲动被阻断后，病人顿感疼痛全消。遇癌症疼痛或顽固性疼痛（如三叉神经痛）可用无水乙醇或5%～10%苯酚，以达到长期止痛目的。一些常用神经阻滞的方法见麻醉部分。许多疾病的疼痛与交感神经有关，可通过交感神经阻滞进行治疗，如偏头痛、灼性神经痛、雷诺综合征、血栓闭塞性脉管炎、带状疱疹等，能取得满意效果。例如用交感神经阻滞法治疗急性带状疱疹，不但可解除疼痛，使皮损迅速消退，而且还可减少后遗神经痛的发生率。常用的交感神经阻滞法有星状神经节阻滞和腰交感神经阻滞。

3. 椎管内注药 ①蛛网膜下腔注药：用无水乙醇或5%～10%酚甘油注入，治疗晚期癌症疼痛。②硬脊膜外腔注药：类固醇，主要治疗颈椎病和腰椎间盘脱出症；阿片类药物，常用吗啡，因有成瘾问题，在慢性疼痛的长期应用中仅限癌症疼痛；局麻药，除单独使用外，常与类固醇或阿片类药物合用。

4. 痛点注射　许多慢性疼痛疾病如腱鞘炎、肩周炎、肱骨外上髁炎、腰肌劳损等，疼痛处有明显的压痛点，即在按压时出现疼痛，比较固定集中。治疗可在每一痛点注射1%利多卡因或0.25%布比卡因1～4ml，每周1～2次，3～5次为一疗程，可取得良好效果。

5. 针灸疗法　针灸疗法在我国具有悠久的历史，可酌情选用。

6. 推拿疗法　推拿又称按摩，是祖国医学的重要组成部分。可酌情选用。

7. 物理疗法　简称理疗，在疼痛治疗中应用很广。它的方法很多，常用的有电疗、光疗、磁疗和石蜡疗法等。

8. 经皮神经电刺激疗法　采用电脉冲刺激治疗仪，通过放置在身体相应部位皮肤上的电极板，将低压的低频或高频脉冲电流透过皮肤刺激神经，以达到提高痛阈、缓解疼痛的一种方法。

9. 心理疗法　心理因素在慢性疼痛治疗中起着重要作用。心理疗法中的支持疗法就是医务人员采用解释、鼓励、安慰和保证等手段，帮助病人消除焦虑、忧郁和恐惧等不良心理因素，从而调动病人主观能动性，增强机体抵抗病痛的能力，并树立信心，为配合治疗创造良好条件。除支持疗法外，还有催眠和暗示、松静疗法（放松疗法）、认知疗法以及生物反馈法等。

【癌症疼痛治疗】

晚期肿瘤患者中，癌痛的发生率高达80%，严重影响了患者的生存质量，是很多临床医生经常面对的问题。

1. 癌痛的病因　主要是肿瘤的浸润或压迫：①肿瘤压迫神经根、神经干；②肿瘤浸润神经本身；③肿瘤引起骨折；④肿瘤浸润内脏使其腔隙堵塞；⑤肿瘤浸润血管使其堵塞，造成末梢灌注不足，产生致痛物质引起疼痛；⑥肿瘤侵及骨膜、筋膜等对疼痛敏感的组织。还有肿瘤治疗过程中产生的疼痛，肿瘤患者的疼痛有15%～25%发生在外科手术、化学治疗、放射治疗的过程中。

2. 癌痛的治疗　①药物治疗：1986年世界卫生组织提出了癌痛的三阶梯治疗方案，按此方法给药，70%～80%的患者疼痛可以得到缓解。第1阶梯：采用非阿片类镇痛药，如阿司匹林、扑热息痛等，必要时加辅助药如安定、三环抗抑郁药等；第2阶梯：第1阶梯治疗无效的患者改用弱阿片类镇痛药，如可待因，一般加用非阿片类镇痛药，必要时加辅助药。第3阶梯：以上治疗后疼痛不缓解者，应用强阿片类镇痛药，如吗啡、哌替啶等，也可与非阿片类镇痛药结合使用。以上三个阶梯的给药应遵循定时给药的原则，以维持血药浓度在恒定的治疗水平。给药途径应先口服，再逐步改为皮下、肌肉或静脉注射。有条件的可用病人自控镇痛（PCA）的方式给药，效果更好。②破坏性神经阻滞疗法：将神经破坏药注射到蛛网膜下腔、腹腔神经丛及脑垂体等，可使其支配区的疼痛消失。适用于预期生命不长，疼痛较局限者。

三、手术后疼痛

外科手术后出现的疼痛叫做手术后疼痛，属于急性疼痛的一种。它与手术创伤的大小、侵袭内脏器官的强度及手术时间的长短有密切的关系，同时也与患者的精神状态有关。

【术后疼痛的原因】

1. 切口疼痛 主要由皮肤感觉引起，疼痛表浅、局部。安静时表现为钝痛；当患者深呼吸、咳嗽或翻身时切口受到牵引，产生强烈的疼痛，这时的疼痛为钝痛和锐痛并存的混合痛。这种疼痛在有皮下血肿、切口炎症存在时更为严重。

2. 内脏疼痛 是由于手术对内脏器官的牵拉、撕扯造成的，表现为深在的、弥散的疼痛。开腹手术后胃、肠内气体的滞留，开胸手术后引流不畅，胸腔内积血、积液都可使疼痛加剧。

【术后疼痛的不良影响】

1. 通气不足 术后疼痛，特别是开胸及上腹部手术的疼痛可以影响呼吸运动。肺活量平均减少25%～30%，有时可达50%，是造成术后缺氧、二氧化碳蓄积的原因。

2. 肺部合并症的发生 通气不足的同时，因疼痛，患者尽量避免变换体位、深呼吸、咳嗽等，妨碍了气道内分泌物的排出和肺泡的扩张，是术后肺不张、肺内感染的原因。开胸术后疼痛还能反射性地引起支气管痉挛，增加气道内的分泌物。

3. 循环抑制 因疼痛引起的通气不足、肺不张等造成机体缺氧、二氧化碳蓄积，可发生循环抑制。若病人术前合并其他心肺疾患，病情将更为严重。

【术后疼痛的处理】

1. 镇痛药的使用 以阿片类镇痛药为主。传统给药方式多为单次肌注或静注。这种给药方式若想达到完全无痛，势必需要缩短给药间隔时间，增大药物总量。由于相应的药物副反应的增加，同时还有对成瘾性的顾忌，所以很难令患者满意。近年来开始应用的病人自控镇痛技术，让病人在感觉疼痛时通过由计算机控制的微量泵自行向体内注射既定剂量的药物，在遵循“按需镇痛”的原则下，使用最小的剂量，可以获得满意的镇痛效果。

2. 神经阻滞的应用　采用硬膜外穿刺置管，持续给予 0.5% 利多卡因或 0.25% 布比卡因。由于该浓度的局麻药仅阻滞感觉神经、交感神经，对运动神经几乎无阻滞作用，所以在不影响病人活动、咳嗽、咳痰的基础上，具有良好的镇痛作用。同时由于阻滞了交感神经，有促进胃肠蠕动的作用。该方法也可采用 PCA 的方式给药，是比较理想的术后镇痛方法。

第九节　心肺脑复苏术

随着医学的发展，复苏的内容和概念已发生变化，现代医学将有关抢救各种重危病人所采取的措施都称为复苏。早年所谓的“复苏”主要是指“心肺复苏”，即针对呼吸和循环骤停所采取的抢救措施。以人工呼吸替代病人的自主呼吸，以心脏按压形成暂时的人工循环并诱发心脏的自主搏动。但是，心肺复苏成功的关键不仅是自主呼吸和心跳的恢复，更重要的是中枢神经系统功能的恢复。从心脏停搏到细胞坏死的时间以脑细胞为最短，因此，维持脑组织的灌流是心肺复苏的重点。一开始就应积极防治脑细胞的损伤，力争脑功能的完全恢复，故将“心肺复苏”扩展为“心肺脑复苏”，并将其分为三个阶段：初期复苏、后期复苏和复苏后治疗。

脑复苏成功的关键是时间。在心脏停搏后 4 分钟内开始初期复苏、8 分钟内开始后期复苏者的恢复出院率最高。因此，早期开始复苏是提高成活率和脑功能完全恢复率的基础。

【初期复苏】

初期复苏又称心肺复苏，是呼吸、循环骤停时的现场急救措施。主要任务是迅速有效地恢复生命器官（特别是心脏和脑）的血液灌流和供氧。初期复苏的任务和步骤可归纳为 ABC：A（airway）指保持呼吸道顺畅，B（breathing）指进行有效的人工呼吸，C（circulation）指建立有效的人工循环。人工呼吸和心脏按压是初期复苏时的主要措施。

1. 人工呼吸　保持呼吸道通畅是进行人工呼吸的先决条件。因此，首先应保持呼吸道通畅，同时以耳靠近病人的口和鼻，以听或感觉是否有气流，并观察病人胸廓是否有起伏，以判断呼吸是否停止。如胸廓无起伏亦无气流，表示呼吸已经停止，应立即进行人工呼吸。昏迷病人很容易因各种原因而发生呼吸道梗阻，其中最常见原因是舌后坠和呼吸道内的分泌物、呕吐物或其他异物引起呼吸道梗阻。因此，在施行人工呼吸前必须清除呼吸道内的异物或分泌物，利用托下颌或（和）将头部后仰的方法消除由于舌后坠引起的呼吸道梗阻。有条件时（后期复苏）可通过放置口咽或鼻咽通气道、食管堵塞通气道或气管内插管等方法，以维持呼吸道通畅。

有效的人工呼吸，应该能保持病人的 PaO_2 和 $PaCO_2$ 接近正常。人工呼吸方法可分为两类：一类是徒手人工呼吸法，其中以口对口人工呼吸最适于现场复苏。另一类是利用器械或特制的呼吸器以求得最佳的人工呼吸，主要用于后期复苏和复苏后处理，需由专业人员使用。施行口对口人工呼吸时，先将病人的头后仰，并一手将其下颌向上、后方钩起以保持呼吸道顺畅；另一手压迫于病人前额保持病人头部后仰位置，同时以拇指和示指将病人的鼻孔捏闭。然后术者深吸一口气，对准病人口部用力吹入（图 2－1－20）。开始时可连续吹入 3～4 次，然后以每 5 秒钟吹气 1 次的频率进行。每次吹毕即将口移开并作深吸气，此时病人凭其胸肺的弹性被动地完成呼气。施行过程中应观察胸壁是否起伏，吹气时的阻力是否过大，否则应重新调整呼吸道的位置或清除呼吸道内的异物或分泌物。施行口对口人工呼吸的要领是每次深吸气时必须尽量多吸气，吹出时必须用力。这样可使吹出的气体中氧浓度较高，可达 16% 以上；病人所获得的潮气量成人可高达 800ml，对于原来肺功能正常者，PaO_2 可达 10kPa（75mmHg），SaO_2 高于 90%，这种方法的缺点是操作者易感疲乏。

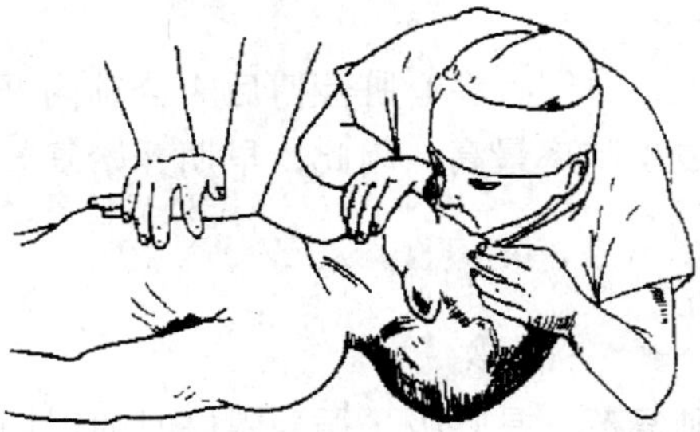

图 2－1－20　口对口人工呼吸及胸外心脏按压

2. 心脏按压　心脏按压是指间接或直接按压心脏以形成暂时的人工循环的方法。心脏停搏时丧失其排血能力，使全身血液循环处于停止状态。可表现为三种类型：①心室停顿（ventricular standstill），心脏完全处于静止状态；②心室纤颤（ventricular fibrillation），心室呈不规则蠕动而无排血功能；③电－机械分离（electro－mechanical dissociation），心电图显示有心电活动（心室复合波），但无机械收缩和排血功能。当病人的神志突然丧失，大动脉搏动消失（触诊颈总动脉或股动脉），无自主呼吸，即可诊断为呼吸循环骤停。切忌反复测血压或听心音、等待心电图，势必延迟复苏时间。心脏停搏使全身组织细胞失去血液灌流和缺氧，而脑细胞经4～6分钟的完全性缺血缺氧，即可引起不可逆性损伤。因此，尽早建立有效的人工循环对病人的预后有重大影响。有效的心脏按压能维持心脏的充盈和搏出，诱发心脏的自律性搏动，并可能预防生命重要器官（如脑）因较长时间的缺血缺氧而导致的不可逆性改变。心脏按压分为胸外心脏按压和开胸心脏按压两种方法。

（1）胸外心脏按压（external chest compression）：在胸外心脏按压时，胸内压力明显升高并传递到胸内的心脏和血管，再传递到胸腔以外的大血管，驱使血液流动。当按压解除时，胸内压下降并低于大气压，静脉血又回流到心脏，称为胸泵机制。近年来研究认为，压迫胸壁所致的胸内压改变起着主要作用，但无论其机制如何，只要正确操作，即能建立暂时的人工循环。动脉压可达80～100mmHg，足以防止脑细胞的不可逆损害。施行胸外心脏按压时，病人必须平卧，术者立于或跪于病人一侧。沿季肋摸到剑突，选择剑突以上4～5cm处，即胸骨上2/3与下1/3的交接处为按压点。将一手掌跟部置于按压点，另一手掌根部覆于前者之上。手指向上方翘起，两臂伸直，凭自身重力通过双臂和双手掌，垂直向胸骨加压，使胸骨下陷4～5cm，然后立即放松，使胸廓自行恢复原位，但双手不离开胸壁。如此反复操作，按压时心脏排血，松开时心脏再充盈，形成人工循环（图2－1－21）。按压与松开的时间比为1∶1时，心排血量最大，按压频率以80～100次/分为佳。单人、双人复苏时，均为心脏按压15次，进行口对口呼吸2次（15∶2）。如果已经气管内插管，人工呼吸频率为12次/分，可不考虑是否与心脏按压同步的问题。

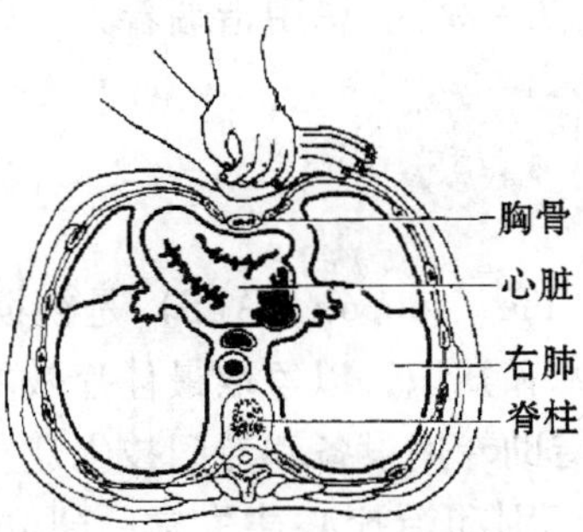

图2－1－21　胸外心脏按压法

心脏按压有效时可以触及颈动脉或股动脉的搏动。监测呼气末CO_2分压（$ETCO_2$）用于判断胸外心脏按压的效果更为可靠，$ETCO_2$升高表明心排出量增加，肺和组织的灌注改善。心脏按压过程中如果瞳孔立即缩小并有对光反射者，预后较好；如无药物的影响而瞳孔始终完全散大且角膜呈灰暗色者，预后一般不良。但瞳孔的变化只能作为复苏效果的参考，不宜根据瞳孔的变化来决定是否继续复苏。

胸外心脏按压较常见的并发症是肋骨骨折，肋骨骨折可损伤内脏，引起内脏的穿孔、破裂及出血等。尤以心、肺、肝和脾较易遭受损伤，应尽量避免。老年人由于骨质较脆而胸廓又缺乏弹性，更易发生肋骨骨折，应格外小心。

（2）开胸心脏按压（open chest compression）：虽然胸外心脏按压可使主动脉压升高，但右房压、右室压及颅内压也升高。因此冠脉的灌注压和血流量并无明显改善，脑灌注压和脑血流量的改善也有限。而开胸直接心脏按压更容易刺激自主心跳的恢复，且对中心静脉压和颅内压的影响较小，因而增加心肌和脑组织的灌注压和血流量，有利于自主循环的恢复和脑细胞的保护。但开胸心脏按压在条件和技术上的要求都较高，且难以立即开始，可能会延迟复苏时间。因此，对于胸廓严重畸形、胸外伤引起的张力性气胸、多发性肋骨骨折、心包填塞和胸主动脉瘤破裂需要立即进行体外循环者，以及心脏停搏发生于已行开胸手术者，应该首选开胸心脏按压。胸外心脏按压效果不佳并超过 10 分钟者，只要具备开胸条件，应采用开胸心脏按压。尤其在手术室内，应于胸外心脏按压的同时，积极作开胸的准备，一旦准备就绪而胸外心脏按压仍未见效时，应立即行开胸心脏按压。

开胸心脏按压一般在后期复苏进行，并应在无菌条件下操作。开胸的切口位于左侧第 4 肋间，起于距离胸骨左缘 2 ~ 2. 5cm 处，止于左腋前线。开胸后，术者将手掌伸进胸腔并将心脏托于掌心，以除拇指以外的四指握住心脏对准大鱼际肌群部位进行按压（图 2 – 1 – 22）。忌用指端着力，以免损伤心肌。按压频率以 60 ~ 80 次/分为宜。

【后期复苏】

后期复苏（advanced life support，ALS）是初期复苏的继续，是借助于器械和设备、先进的复苏技术和知识，以争取最佳疗效的复苏阶段。后期复苏的内容包括：继续生命支持；借助专用设备和专门技术建立和维持有效的肺泡通气和循环功能；监测心电图，识别和治疗心律失常；建立和维持静脉输液、调整体液、电解质和酸碱平衡失调；采取一切必要措施（药物、电除颤等）维持病人的循环功能稳定。因此，承担后期复苏的部门必须具备足够的复苏专用仪器设备和受过专门训练的专业人员。接诊时应首先检查病人的自主呼吸和循环是否已经恢复，否则应继续进行心肺复苏。然后进行必要的生理功能监测。根据监测结果进行更具有针对性的处理，包括药物治疗、电除颤、输液输血以及其他特殊治疗。

1. 呼吸道的管理　需行心肺复苏的病人中，约有90%的病人呼吸道都有不同程度的梗阻。托下颌的方法虽可保持呼吸道的通畅，但往往难以持久。放置口咽或鼻咽通气道，对维持呼吸道通畅较为容易、也较持久，但更适用于自主呼吸已恢复者。为了获得最佳肺泡通气和供氧，或需要行机械通气治疗者，应施行气管内插管。而对于不适宜气管内插管者，可施行气管切开术，以保持呼吸道的通畅。

2. 呼吸器的应用　利用器械或呼吸器进行人工呼吸，其效果较徒手人工呼吸更有效。凡便于携带于现场施行人工呼吸的呼吸器，称便携式人工呼吸器。呼吸囊－活瓣－面罩装置为最简单且有效的人工呼吸器（图2－1－23），已广泛应用于临床。应用时只需将面罩紧扣于病人口鼻部，另一手将呼吸囊握于手掌中挤压，将囊内气体吹入病人肺内；当松开呼吸囊时，胸廓和肺被动弹性回缩而将肺内气体“呼”出。由于单向活瓣的导向作用，呼出气体只能经活瓣排入大气。呼吸囊在未加压时能自动膨起，并从另一活瓣吸入新鲜空气，以备下次挤压所用。呼吸囊上还附有供氧的侧管，能与氧气源连接，借以提高吸入氧浓度。便携式呼吸器种类较多，有的以高压氧作为动力，也有以蓄电池作为动力，驱动呼吸器进行自动机械通气。其供氧和通气效果较好，也可节省人力。尤其适用于有气管插管者和病人的转运。多功能呼吸器是性能完善、结构精细的自动机械装置，可按要求调节多项呼吸参数，并有监测和报警系统，使用这种呼吸仪器不仅能进行有效的机械通气，而且能纠正病人的某些病理生理状态，起到呼吸治疗的作用。主要在重症监测治疗室或手术室等固定场所使用。

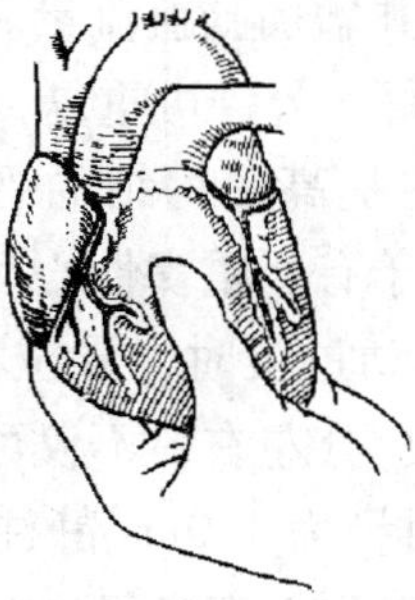

图2－1－22　单手心脏按压法

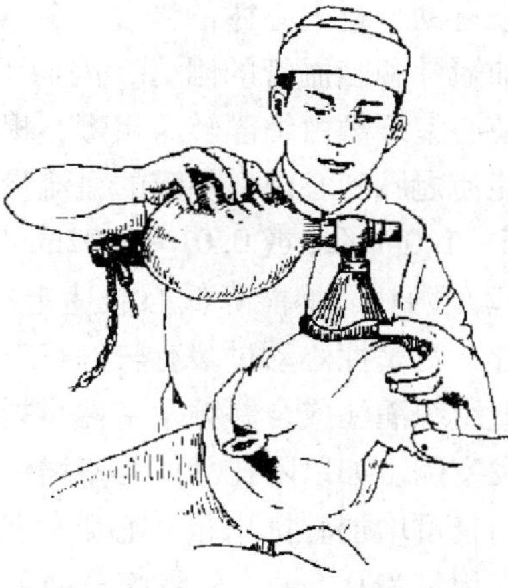

图2－1－23　用简易呼吸器人工呼吸

3. 监测 应尽快监测心电图。因为心脏停搏时的心律可能是心室停顿，也可能是心室纤颤。其临床表现虽然相同，但治疗却不相同。只有借助心电图（或开胸直视）才能对两者进行鉴别。在复苏过程中还可能出现其他心律失常，心电图监测可以明确其性质，为治疗提供极其重要的依据。在后期复苏期间，尤应重视呼吸、循环和肾功能的监测，在人工呼吸或机械通气时，都应维持 PaO_2 在正常范围，至少不低于 8kPa（60mmHg），$PaCO_2$ 在 4.8 ~ 5.3kPa（36 ~ 40mmHg）之间。应密切监测血压并维持其稳定，在条件允许时应监测直接动脉压，也便于采取动脉血样行血气分析。留置导尿管监测尿量、尿比重及镜检，有助于判断肾的灌注和肾功能改变，也为输液提供参考。对于循环难以维持稳定者，应放置中心静脉导管监测 CVP，便于给药和输液。

4. 药物治疗 复苏时用药的目的是为了激发心脏复跳并增强心肌收缩力，防止心律失常，调整酸碱失衡，补充体液和电解质。复苏时给药务必做到迅速准确，由于心内注射引起的并发症较多，如张力性气胸、心包填塞、心肌或冠状血管撕裂等，因而首选给药途径为静脉给药。如已有中心静脉置管，则应由中心静脉给药；如果没有中心静脉置管，应由肘静脉穿刺给药。如果已经气管内插管而开放静脉又困难时，应由气管内给药。肾上腺素、利多卡因和阿托品都可经气管内给药。一般先将以上药物的常规用量以注射用水稀释到 10ml，经气管内插管迅速注入。注药后立即行人工呼吸，使药物弥散到两侧支气管。借助一细导管经气管内导管深入到支气管内注药的效果更好。只有当静脉或气管内注药途径仍未建立时，才采用心内注射肾上腺素。

（1）肾上腺素：是心肺复苏中的首选药物，具有 α 与 β 肾上腺能受体兴奋作用，有助于自主心律的恢复。其 α 受体兴奋作用可使外周血管阻力增加，而不增加冠脉和脑血管的阻力，因而可增加心肌和脑的灌流量；能增强心肌收缩力，使心室纤颤由细颤转为粗颤，提高电除颤成功率，在心脏按压的同时用肾上腺素能使冠脉和心内、外膜的血流量明显增加，并增加脑血流量。每次静脉用量为 0.5 ~ 1.0mg/kg 或 0.01 ~ 0.02mg/kg，必要时每 5 分钟可重复 1 次。

（2）阿托品：能降低心肌迷走神经的张力，提高窦房结的兴奋性，促进房室传导，对窦性心动过缓有较好疗效，尤其适用于有严重窦性心动过缓合并低血压、低组织灌注或合并频发室性早搏者。严重心动过缓时，异位心电活动亢进，可诱发室颤。如以阿托品使心率增快达 60 ~ 80 次/分左右，不仅可防止室颤的发生，而且可增加心排出量。心脏停搏时阿托品用量为 1.0mg 静注，心动过缓时的首次用量为 0.5mg，每隔 5 分钟可重复注射，直到心率恢复达 60 次/分以上。

（3）氯化钙：可使心肌收缩力增强，延长心脏收缩期，并可提高心肌的兴奋性。交感神经兴奋药对心脏的作用也是通过钙离子起效的。如果使用肾上腺素和碳酸氢钠之后仍未能使心搏恢复时，可以静注氯化钙。尤其适用于因高血钾或低血钙引起的心脏停搏者；在电－机械分离时，氯化钙也有一定疗效。成人常用10%氯化钙2.5～5ml，缓慢静脉注射。

（4）利多卡因：是治疗室性心律失常的有效药物，尤其适用于治疗室性早搏或阵发性室性心动过速。对于除颤后又复心室纤颤而需反复除颤的病例，利多卡因可使心肌的应激性降低，缓解心室纤颤的复发。常用剂量为1～1.5mg/kg，缓慢静脉注射，必要时可重复应用，亦可以2～4mg/min的速度连续静脉滴注。

（5）碳酸氢钠：为复苏时纠正急性代谢性酸中毒的主要药物。呼吸、心搏骤停后可引起呼吸性及代谢性酸中毒，当pH低于7.20时，容易发生顽固性室颤，使心肌收缩力减弱；心肌对儿茶酚胺类药物的作用减弱，因而影响复苏效果。在复苏早期主要依靠过度通气来纠正呼吸性酸中毒，如果心脏停搏时间短暂（1～2分钟），则不需要用碳酸氢钠。如果心脏停搏发生之前已证实存在代谢性酸中毒，以碱性药物纠正对复苏是有利的。最好应根据血液pH及动脉血气分析结果来指导碱性药物的应用，当碱剩余（SBE）达到－10mmol/L以上时，才以碳酸氢钠来纠正。用量可按以下公式计算：碳酸氢钠（mmol）＝SBE×体重（kg）/4。

复苏期间若不能测知pH及血气分析，首次碳酸氢钠的剂量可按1mmol/kg体重给予，然后每10分钟给0.5mmol/kg体重。盲目大量使用碳酸氢钠对复苏不利，在有效的人工呼吸和心脏按压情况下，才考虑应用碳酸氢钠。静脉注射碳酸氢钠的速度不宜过快。一般主张静脉匀速输注，成人注射5%碳酸氢钠以15ml/min左右的速度为宜。在应用碳酸氢钠的同时，应进行过度通气，以免CO_2蓄积。

（6）其他：在复苏时应用其他血管活性药物务必慎重，一般只宜视为暂时性升高血压的措施，不宜作为长时间维持血压的办法。多巴胺适用于低血压或（和）心功能不全者。多巴胺对心血管的作用与用量有关，用量为1～3μg/（kg·min）时主要兴奋多巴胺受体，对肾及内脏血管有扩张作用，而不增加心率和血压；4～10μg/（kg·min）时主要兴奋β肾上腺能受体，可使心率增快，心肌收缩力增强和心排出量增加，外周及肺血管阻力增加不明显；10μg/（kg·min）以上时可兴奋α肾上腺能受体，明显增加外周和肺血管阻力，导致肾血管收缩、心动过速和心排出量降低。开始以2～5μg/（kg·min）的速度静脉输注，并根据血流动力学的改变进行调节。去甲肾上腺素适用于外周血管阻力降低合并明显低血压者，开始以0.04μg/（kg·min）速度静脉输注，并根据血压高低来调节。异丙肾上腺素主要用于治疗房室传导阻滞，以2～20μg/min的速度静脉输注，维持心率为60次/分左右即可。严重窦性心动过缓且对阿托品治疗无反应者，也可以异丙肾上腺素治疗。

5. 体液治疗 低血容量时可降低心脏充盈压，也严重影响心肌的收缩性。在心肺复苏过程中，低血容量对于自主心跳的恢复和维持循环稳定都是很不利的，对血管活性药也不敏感。由于血液循环停止而引起全身组织的缺血缺氧、无氧代谢增加和酸性代谢产物的蓄积，严重者可使血管平滑肌麻痹和血管扩张引起外周血管阻力降低，使毛细血管壁的通透性增加导致不同程度的血管内液外渗，结果引起相对或绝对的血容量不足。为了防治脑水肿而采取的脱水、利尿措施，则进一步加重低血容量。因此，积极恢复有效循环血容量是复苏工作中一项基本的、也是十分重要的任务。一般来说，心脏停搏后的病人适当扩容才能保持循环功能的稳定。监测 CVP 有一定指导意义，适当输入胶体，但一般不主张输血，除非有明显的失血。实际上适当的血液稀释可降低血液黏稠度，有利于改善组织灌流。

6. 心室纤颤和电除颤 心室纤颤或心室停顿，复苏的第一步都是进行人工呼吸和心脏按压。但在心脏停搏中以心室纤颤的发生率最高，在医院外发生心脏停搏者，85%以上的病人开始都有室性心动过速，很快转为室颤。而电除颤是目前治疗室颤的唯一有效方法，对于室颤者，如果除颤延迟，除颤的成功率明显降低，室颤后 4 分钟内、CPR 8 分钟内除颤可使其预后明显改善，发生室颤后数分钟内即可发展为心室停顿，复苏也更加困难。因此，凡具备除颤条件者，应尽快施行电除颤。室颤有用细颤和粗颤之分，如不能将细颤转变为粗颤，治疗效果不佳。初期复苏的各种措施再加注射肾上腺素，一般均能使细颤转变为粗颤。

电除颤是以一定量的电流冲击心脏使室颤终止的方法。如果已开胸，可将电极板直接放在心室壁上进行电击，称胸内除颤。将电极板置于胸壁进行电击者为胸外除颤。直流电除颤时，先将所需的电能储存于除颤器的电容器内，称为充电。然后将此电能通过导线和电极板导向病人放电，即电击。胸外除颤时将一电极板放在靠近胸骨右缘的第 2 肋间，另一电极板置于左胸壁心尖部。电极下应垫以盐水纱布或导电糊并紧压于胸壁，以免局部烧伤和降低除颤效果。胸外除颤所需电能成人为 200J，小儿为 2J/kg；胸内除颤成人为 20 ~ 80J，小儿为 5 ~ 50J。操作时先进行充电，并检查电极板放置无误后，令所有人员与病人脱离接触，然后按放电钮即完成一次电除颤。一次除颤未成功者，应立即行胸外心脏按压和人工呼吸。除颤器重新充电，准备重复除颤。再次除颤时应适当加大电能，最大可到 360 ~ 400J。对于足以影响血流动力稳定或（和）对其他治疗无反应的室上性或室性心动过速，可以电转复治疗，但所需要的电能较低。一般来说，治疗室性心动过速所需电能不超过 50J，治疗心房扑动只需 25J，治疗阵发性室上性心动过速和心房纤颤则需要 75 ~ 100J。

7. 起搏 起搏器是以电刺激波激发心肌收缩的装置；起搏已成为治疗严重

心动过缓、房室传导阻滞的重要手段，既可放置临时性起搏器，亦可放置永久性起搏器。起搏对于冲动形成或（和）传导障碍而循环功能仍存在者来说，具有重要治疗意义。心脏停搏后经过心肺复苏亦未能恢复自主心跳者，对人工起搏几乎没有反应。这时放置起搏器可造成不必要的心脏按压中断，因此起搏不应作为心肺复苏的常规治疗方法。如果已知病人发生心脏停搏前已存在完全性心脏传导阻滞，或心跳虽已恢复但必须以异丙肾上腺素方能勉强维持心率者，则可考虑使用起搏器。

【复苏后治疗】

心脏停搏使全身各组织器官立即缺血缺氧，但心、脑、肺、肾和肝脏缺氧损伤的程度对于复苏的转归起到决定性意义。心脏缺氧损害是否可逆，决定病人是否能存活，中枢神经功能的恢复取决于脑缺氧损伤的程度，而肺、肾和肝功能的损害程度决定整个复苏和恢复过程是否平顺。对于病情较轻，初期复苏及时（4分钟内）和非常有效者，其预后较好，无需特殊治疗。但必须加强监测，以防再次发生呼吸循环骤停。病情较重或初期复苏延迟者，其循环功能即使基本稳定，神志可能仍未恢复，呼吸功能可能存在不同程度的障碍，脑、心、肾、肺等重要器官的病理生理改变不仅难以恢复，而且可能会继续恶化，其中尤以脑的病变最为复杂，也最难处理。防治多器官功能衰竭和缺氧性脑损伤是复苏后治疗的主要内容。而在防治多器官功能衰竭时，首先应保持呼吸和循环功能的良好和稳定。

1. 维持良好的呼吸功能　心肺复苏后应对呼吸系统进行详细检查并检查胸肺X线片，以判断气管内插管的位置、有无肋骨骨折、气胸及肺水肿。如果自主呼吸未恢复、有通气或氧合功能障碍者，应进行机械通气治疗。并根据血气分析结果调节呼吸器，以维持良好的PaO_2、$PaCO_2$及pH。氧合功能对复苏后治疗（尤其是对心、脑功能的恢复）十分重要。如果发生低氧血症，可直接影响对心、脑的供氧，应对其原因进行判断，并作相应治疗。维持良好的通气功能有利于降低颅内压，可借助轻度过度通气，维持$PaCO_2$在3.3～4.7kPa（25～35mmHg）之间，以减缓脑水肿的发展。

2. 确保循环功能的稳定　循环功能的稳定是一切复苏措施之所以能奏效的先决条件，复苏后期必须严密监测循环功能。如循环功能不稳定，表现为低血压和组织器官灌流不足（如少尿、神经功能障碍），应对有效循环血容量及左心室功能进行评估，并及时纠正。血流动力学监测十分必要，重症病人应监测ECG、动脉压、CVP及尿量，必要时应放置Swan－Ganz漂浮导管监测PCWP和心排出量，以指导临床治疗。应避免发生低血压，即使轻度低血压也可影响脑功能的恢复。维持血压在正常或稍高于正常水平为宜，有利于脑内微循环血流的重建。复苏后期可能仍需要应用某些药物来支持循环功能，其目的是为了给其他更重要的治疗创造条件，但不能完全依赖药物，并应及早脱离这些支持。只有在不需要任何药物的支持下仍能保持循环功能正常时，才能认为循环功能确已稳定。

3. 防治肾衰竭 呼吸循环骤停可能损害肾功能，严重者可发生肾衰竭。肾衰竭常使整个复苏工作陷于徒劳，必须强调预防，最有效的预防方法是维持循环稳定，保证肾脏的灌注压。尽量避免应用使肾血管严重收缩及损害肾功能的药物，纠正酸中毒及使用肾血管扩张药物（如小剂量多巴胺）等都是保护肾功能的措施。复苏后应监测肾功能，包括每小时尿量、血尿素氮、血肌酐及血、尿电解质浓度等，以便早期发现肾功能的改变和及时进行治疗。

4. 脑复苏 为了防治心脏停搏后缺氧性脑损伤所采取的措施称为脑复苏。人脑组织按重量计算虽只占体重的2%，而脑血流量却占心排出量的15%～20%，需氧量占全身的20%～25%，葡萄糖消耗占65%。可见脑组织的代谢率高，氧耗最大，但能量储备很有限，当脑完全缺血10～15秒，脑的氧储备即完全消耗，病人意识丧失；20秒后自发和诱发脑电活动停止，细胞膜离子泵功能开始衰竭；1分钟后脑干的活动消失，呼吸几乎停止，瞳孔散大；4～5分钟内脑的葡萄糖及糖原储备和三磷酸腺苷（ATP）即被耗竭。大脑完全缺血5～7分钟以上者，发现有多发性、局灶性脑组织缺血的形态学改变。当自主循环功能恢复、脑组织再灌注后，缺血性改变仍然继续发展。脑细胞发生不可逆性损害是在再灌注后，相继发生脑充血、脑水肿及持续低灌流状态，结果使脑细胞继续缺血缺氧，导致细胞变性和坏死，称为脑再灌注损伤。脑细胞从缺血到完全坏死的病理变化过程是非常复杂的。有人观察到，在心跳停止5分钟后，以正常压力恢复脑的灌注，可见到多灶性"无再灌注现象"，可能与红细胞凝聚、血管痉挛、有害物质的释放等因素有关。因此，脑复苏的主要任务是防治脑水肿和颅内压升高，以减轻或避免脑组织的再灌注损伤，保护脑细胞的功能。

脑复苏的适应证，一方面取决于初期复苏是否及时和有效，另一方面更应参照复苏过程中神经系统的体征。心脏停搏距心肺复苏开始的时间一般较难准确估计，而神经系统的体征对于此段时间的推断更具有意义。体温升高及肌张力的亢进、痉挛、抽搐乃至惊厥，都是脑缺氧性损伤的体征，说明脑缺氧的时间较长。复苏过程中应对这些体征进行监测和观察。体温的上升常先于肌张力的改变，但如不连续监测，则未必能及时发现。对肌张力的改变也应反复检查。估计心肺复苏不够及时者，且已呈现明显的脑缺氧性损伤体征时，应立即进行脑复苏。对心脏停搏时间很短（4分钟以内）的病人盲目地进行脑复苏，很可能使本来能自然恢复的病程复杂化，甚至丧失恢复的机会。如果脑损伤的程度已使病人的肌张力完全丧失（即"软瘫"）时，病情往往已接近"脑死亡"的程度，目前的脑复苏措施还无法使其恢复。脑复苏的原则在于防止或缓解脑组织肿胀和水肿。脱水、降温和肾上腺皮质激素治疗是现今较为行之有效的防治急性脑水肿的措施。

脑复苏时的脱水应以减少细胞内液和血管外液为主，而血管内液不仅不应减少和浓缩，还应保持正常或高于正常并适当稀释。脱水应以增加排出量来完成，不应使入量低于代谢需要。脱水时应维持血浆胶体渗透压不低于 20kPa (15mmHg)，血浆清蛋白在 30g/L 以上，维持血液渗透压在 280 ~ 330mmol/L。脱水治疗一般以渗透性利尿为主，快速利尿药（如速尿）为辅助措施。甘露醇是最常用的渗透性利尿药，用量为每次 20% 甘露醇 0.5 ~ 1g/kg 静脉滴注，每日 4 ~ 6 次，必要时加用速尿 20 ~ 40mg 保持利尿有效。如发生颅内压突然剧增或疑有脑疝发生时，可一次快速注入 20% 甘露醇 50 ~ 60ml（1ml/kg），血浆清蛋白的利尿作用缓和且持续，可与甘露醇同时使用。清蛋白有利于维持血浆胶体渗透压和血容量，以缓解因脱水而使血容量紧缩的不利影响。高张葡萄糖也有渗透性利尿作用，但有加重脑水肿的可能，因而不作为脱水治疗的主要用药。一般于两次甘露醇用药之间，静注 50% 葡萄糖溶液 50ml，或可弥补甘露醇药效难以连续的不足。脑水肿一般在第 3 ~ 4 天达到高峰，因此脱水治疗应持续 5 ~ 7 日。

低温是脑复苏综合治疗的重要组成部分。低温可使脑细胞的氧需量降低，从而维持脑氧供需平衡，起到脑保护作用。体温每降低 1℃ 可使代谢率下降 5% ~ 6%。低温是一较复杂的技术，不宜认为凡是心脏停搏者都必须降温。心脏停博未超过 3 ~ 4 分钟或病人已呈软瘫状态时，不是低温的适应证。心跳停搏时间较久，或病人呈现体温升高或肌张力增高者，应予降温。如果心脏停搏的时间不明，应密切观察，若病人出现体温升高趋势或有肌紧张及痉挛表现时，应立即降温。如待体温升高达顶点或出现惊厥时才开始降温，疗效则难以满意。脑组织是降温的重点，头部以冰帽降温效果较好。将冰袋置于颈侧、腋窝、腹股沟和腘窝等大血管经过部位，可达到全身降温的目的。开始降温时宜将体温迅速降达预期水平，一般为 33℃ ~ 35℃。但在降温时易发生寒战反应，因此在降温之前即应开始使用氯丙嗪类、苯二氮䓬类、巴比妥类药，以防发生寒战反应。降温幅度可因病人而异，但以降温达足以使肌张力松弛、呼吸血压平稳为准。降温可持续到病人神志开始恢复或好转为止。复温时只需逐步减少冰袋，使体温缓慢回升即可。降温所用的辅助药则宜于体温恢复 1 ~ 2 日后再行停药。

肾上腺皮质激素在脑复苏的临床应用仍有争议，实验研究中激素能缓解神经胶质细胞的水肿，临床经验认为激素对于神经组织水肿的预防作用似较明显，但对于已经形成的水肿，其作用则难以肯定。激素的应用宜尽早开始，心脏停搏的即时可静点氢化可的松 100 ~ 200mg/24h，以后用地塞米松 20 ~ 30mg/24h。一般使用 3 ~ 4 日即可全部停药，以免发生并发症。

第二章 外科感染

第一节 概 述

感染是由于病原体侵入机体并在体内生长繁殖所引起的炎症反应。外科感染是指需要外科治疗的感染性疾病和并发于创伤、手术、烧伤后的感染。外科感染的特点为：①常为多种细菌所致的混合感染；②以内源性感染为主，即致病菌多来自于自身皮肤、口咽鼻腔、肠道和前泌尿生殖道；③常有明显而突出的局部症状；④局部病变为组织坏死、化脓，愈合后形成瘢痕组织，严重者引起功能障碍；⑤通常需要手术处理原发病灶才能有效控制其进展。

【病因】

外科感染是否发生，取决于机体抵抗力和病原菌数量以及细菌毒力等综合因素的影响。

1. 机体抗御感染的能力削弱 主要包括局部抵抗力和全身抵抗力两方面。

（1）局部抵抗力：当皮肤及黏膜屏障被破坏或局部组织血供障碍时，局部抵抗力降低，极易发生感染。导致局部抵抗力降低的常见原因：①皮肤或黏膜的屏障作用破坏：如各种开放性损伤、烧伤、胃肠道破裂、手术、穿刺等，使细菌易于入侵；②管腔阻塞，致使内容物淤积、压力升高，造成黏膜受损，病原菌滞留并繁殖侵袭组织。如乳腺导管阻塞致乳汁淤积所发生的急性乳腺炎；粪石或寄生虫阻塞阑尾腔所发生的急性阑尾炎等；③局部组织血供障碍或组织水肿、积液等，从而削弱机体局部防御和修复能力；④留置体腔内或血管内的导管处理不当，为病原菌入侵开放了通道；⑤皮肤或黏膜本身存在原发病变，如足癣常继发淋巴管（结）炎或丹毒，口腔溃疡继发的细菌或真菌感染。

（2）全身抵抗力：①严重的创伤、大面积烧伤或休克，使机体抗感染能力降低；②糖尿病、尿毒症、肝功能损害等，可降低机体免疫力；③长期使用免疫抑制剂、肾上腺皮质激素以及抗癌的化疗药物和放射疗法等，均可抑制和削弱抗感染的能力；④长期营养不良、维生素缺乏、贫血和低蛋白血症，以及白细胞减少症等易遭受感染；⑤高龄老人、婴幼儿免疫力不足，属易感染人群；⑥先天性或后天获得性免疫缺陷（艾滋病）等极易发生各类感染。

2. 致病菌因素　在外科感染的发生及发展中，致病菌起着主导作用。一般来说，侵入机体致病菌的种类越多、数量越大、毒力越强，感染的机会也就越高。其病原菌包括化脓性感染的病原菌和特异性感染的致病菌等两大类。现将常见的致病菌分述如下：

（1）葡萄球菌：呈革兰染色阳性，定植于人的鼻、咽部黏膜和皮肤及其附属腺体上。其中金黄色葡萄球菌的毒力最强，能产生多种毒素和血浆凝固酶，损害人体的防御功能，故而可引起多种感染。其特点是感染易于局限化，脓液为黄色、稠厚、无臭，若致全身性感染常伴有转移性脓肿。表皮葡萄球菌为条件致病菌，但在医院内的感染力很强，并对多种抗生素耐药，常引起尿路感染或全身性感染。

（2）链球菌：呈革兰染色阳性，广泛定植于人体的皮肤、上呼吸道、消化道、女性外生殖道等部位。链球菌的种类较多，根据其溶血与否和溶血的性质，将其分为溶血性链球菌、绿色链球菌和粪链球菌等三种。①溶血性链球菌的毒性最强，可产生溶血素和多种酶，如透明质酸酶、链激酶等，能溶解破坏细胞间质的透明质酸和纤维素，故使感染不易局限而迅速扩散。其脓液稀薄、量多、淡红色。常见的感染是急性蜂窝织炎、丹毒、淋巴管炎等。也可引起全身性感染，但一般不并发转移性脓肿。②绿色链球菌为条件致病菌，常引起急性扁桃体炎和亚急性心内膜炎，也可成为胆道感染或腹腔感染的病原菌。③粪链球菌（肠球菌），一般无致病性，但可成为肠道或阑尾穿孔后所致的混合感染的病原菌之一。

（3）大肠埃希菌：呈革兰染色阴性，大量存在于肠道内，参与维生素 K 合成。单独致病力并不大。单纯由大肠埃希菌感染所产生的脓液，黄色稠厚，并无臭味。但常和其他致病菌（如类杆菌、粪链球菌等厌氧菌）一起造成混合感染，此时脓液稠厚，并有特殊的粪臭。

（4）铜绿假单胞菌：革兰染色阴性，常存于肠道内和皮肤上。有极强的耐药性，故常为继发性感染的主要致病菌。常致大面积烧伤的创面感染和脓毒症。脓液的特点是淡绿色，有特殊的甜腥味。

（5）变形杆菌：革兰染色阴性，常广泛分布于周围环境中，并定植于人体肠道和前尿道。常为尿路感染、急性腹膜炎和大面积烧伤感染的病原菌之一。因其有广泛的耐药性，故在应用抗生素治疗混合感染后，可转变为单纯的变形杆菌感染。脓液具有特殊的恶臭。

（6）厌氧类杆菌：以类杆菌为主，属革兰染色阴性无芽孢专性厌氧菌。广泛存在于口腔、胃肠道和外生殖道。厌氧类杆菌是人体内源性感染最主要的致病菌，常与其他需氧细菌一起形成混合感染，为阑尾穿孔和胃肠道手术后感染的重要致病菌，亦可引起浅表感染和深部脓肿，或化脓性血栓性静脉炎和全身性感染等。脓液特点为灰褐色、较稠厚、有恶臭，涂片检查可见细菌，但普通培养则无细菌生长。

（7）破伤风杆菌：为革兰染色阳性厌氧性芽孢杆菌。侵入局部伤口内生长繁殖，产生毒素而致病，属特异性感染。

（8）产气荚膜梭状芽孢杆菌（气性坏疽杆菌）：为一类革兰染色阳性厌氧性梭状芽孢杆菌。该类病菌的毒性很强，一般侵入深部创口后可引起严重的局部感染和全身中毒症状。其特点是肌肉广泛坏死，并有水肿和产气，分泌物恶臭。常伴有全身中毒表现。

（9）结核杆菌：典型的病理特征为结核结节的形成和干酪样坏死，液化后可形成寒性脓肿（不发热、局部无压痛）。

（10）真菌：主要有放线菌、白色念珠菌等，前者常引起软组织慢性化脓性感染，其特征是常形成窦道或瘘管，并排出硫黄样颗粒；后者多因使用广谱抗生素或联合使用抗生素造成菌群失调或人体抵抗力降低时常见的继发性感染（二重感染或菌群交替症），常引起皮肤和黏膜浅部的感染。其典型表现是病程迁延，持续发热，口腔黏膜出现霉斑，一般抗生素治疗无效。

【分类】

1. 按致病菌种类和病变性质分类 可分为非特异性感染和特异性感染。

（1）非特异性感染：亦称为化脓性感染或一般感染，此类感染由化脓性细菌所引起，占外科感染的大多数。其特点为：①同一种致病菌可引起多种化脓性感染，而同一种化脓性感染疾病又可由多种细菌所致；②感染后一般先有急性炎症反应，继而发展为局部化脓；③防治原则和方法基本相似。常见有疖、痈、急性淋巴结炎、急性手部感染、急性乳腺炎、急性骨髓炎、急性腹膜炎等。手术后切口感染也多属此类。

（2）特异性感染：特异性感染不同于一般的化脓性感染。此类感染的特点是一种致病菌只能引起一种特定的感染，每一种特异性感染都有各自不同的致病菌，其病程演变和防治方法也各有特点。如结核病、破伤风、气性坏疽，以及人体抵抗力低下时所发生的真菌感染等。

2. 按病程分类　根据病程不同，外科感染可分为急性、亚急性和慢性感染三种：病程在3周之内，为急性感染，一般化脓性感染大多数属此类；病程超过2个月者为慢性感染；而介于两者之间者为亚急性感染。

3. 其他分类　按病原体来源及入侵的时间分为原发性感染、继发性感染。病原体来源于体表或外部环境造成的感染称外源性感染；原已存在于体内的病原体，经胃肠道、胆道、肺等造成的感染称内源性感染。感染也可按发生条件归类，如条件性（机会性）感染、二重感染（菌群交替症）、医院内感染（医院获得性感染）等。

【病理】

外科感染发生后的病理演变过程受诸多因素影响。但总的来说，人体抵抗力、细菌数量及毒力和治疗措施是否得当为影响病程的关键因素。且非特异性感染和特异性感染有所不同，其病理及病程表现如下：

1. 非特异性感染

（1）吸收、消散或局限化：若人体抵抗力占优势，加之及时有效的抗感染药物治疗，可使炎症吸收和消散，或者局限化形成脓肿。小的脓肿可自行吸收，较大的脓肿经破溃或切开引流排出脓液和坏死组织后，组织修复则得以愈合。

（2）感染扩散：当致病菌的数量和毒力超过人体抵抗力时，感染便可迅速扩散。病菌定植于血液中出现菌血症；如其在血液中持续生长繁殖，产生大量毒素，致使多种炎性介质和细胞因子释放，引起全身性炎症反应综合征（SIRS）或形成脓毒症，对机体造成极大伤害。

（3）转为慢性感染：人体抵抗力与致病菌的毒力处于抗衡状态时，感染既不能扩散，也不能完全吸收，炎症持续存在而转为慢性迁延；一旦抵抗力降低，感染又可重新急性发作。

2. 特异性感染　因病菌各有其特别的致病作用，其病理变化也不同于非特异性感染。

（1）破伤风和气性坏疽：两者虽都呈急性经过，但病变则完全不同。破伤风杆菌主要在伤口局部繁殖，产生大量毒素（痉挛毒素为主），引起全身肌肉强直痉挛。局部不造成明显炎症，甚至不影响伤口愈合。气性坏疽杆菌则产生多种毒素，可使肌细胞、血细胞迅速崩解，使组织水肿并有气泡，病变发展迅速，全身中毒严重。

（2）结核杆菌感染：由于结核杆菌产生的毒素为磷脂、糖脂、结核菌素等，不引发急性炎症而在局部形成浸润结节、肉芽肿、干酪样坏死等。

（3）真菌感染：常发生在病人抵抗力低下时，可侵及皮肤、黏膜和深部组织。局部可有炎症或形成肉芽肿、溃疡、脓肿、空洞。病变分布广而严重时，出现全身中毒反应。

【临床表现】

根据感染的性质、类型、轻重以及部位不同而有所不同。

1. 局部症状 炎症局部区域有红、肿、热、痛及功能障碍的急性化脓性感染的典型症状。一般病变范围小、炎症轻或位置较深的感染，则局部症状不明显；相反病变范围大而位置表浅或（和）炎症重的感染，则局部症状十分明显；浅部感染形成脓肿时，触诊可有波动感。特异性感染：如气性坏疽则表现为伤部剧痛，局部进行性肿胀并有气泡；结核病患者可发生寒性脓肿；真菌感染者局部可发生溃疡、脓肿、瘘管，其分泌物奇特。

2. 全身症状 感染轻者一般无全身症状。感染较重者，常有畏寒、发热、头痛、乏力、全身不适、食欲减退等感染中毒症状。病程长者，可出现营养不良、贫血、消瘦或低蛋白水肿。全身性感染，特别是革兰阴性杆菌所致的严重感染，极易引起水、电解质平衡失调和代谢性酸中毒，并可发展为中毒性休克，以及多器官功能不全综合征（MODS）。破伤风则表现为全身横纹肌持续收缩和阵发性痉挛等典型症状；结核病患者常有结核的中毒症状。

3. 其他表现 泌尿系感染时可有尿频、尿急；肝脓肿可出现肝区疼痛、黄疸；腹腔内脏器感染时常有恶心、呕吐等；破伤风表现为全身肌肉强直痉挛；气性坏疽因皮下积气可出现局部捻发感等。

【诊断】

1. 临床表现 浅部脓肿的主要诊断依据为波动感。即用示指轻按脓肿一侧，同时在水平线的对侧，用另一示指稍用压力或轻轻叩击，则原来一示指就感到有液体的波动感。在垂直方向再做一次。两个方向均有波动感者为阳性，表示浅部位的急性感染。但深部感染，因其局部表现不明显，这时可在局部压痛最明显部位作诊断性穿刺，有利于明确诊断。

2. 实验室检查 ①白细胞计数明显增加并有核左移，细胞内出现中毒颗粒。②脓液或分泌物作细菌涂片检查，以及细菌培养和药物敏感实验，不但可明确致病菌的种类，还可指导临床选用抗菌药物。③对疑有全身性感染的病人，应作血培养，一次培养结果阴性者，必要时可作多次培养检查；如若多次作血液细菌普通培养仍为阴性者，可抽血作厌氧菌培养，或者作尿液和血液真菌检查及培养。

3. 其他检查 对深部感染或内脏脓肿者，如采用一般方法其诊断仍有困难时，可酌情选用 X 线检查、B 型超声波、CT 或 MRI 等检查。

【治疗】

外科感染的治疗原则：消除感染病因和毒性物质（脓液、坏死组织等），增强人体的抗感染和修复能力。具体措施包括局部和全身疗法两个方面。一般轻症感染者仅用局部疗法便可治愈，但对于重症感染则需两者并重的综合治疗。

1. 局部疗法　主要包括以下几方面：

（1）保护患部和制动休息：保护患部不受挤压损伤，局部制动、抬高、休息，必要时加以固定，能减轻疼痛和减少毒素吸收，更有利于炎症消散或局限化。

（2）物理疗法：有改善局部血液循环，增强局部抵抗力，促进炎症吸收或局限化的作用。可酌情采用热敷、红外线、超短波等治疗。

（3）外敷药物：有改善局部血液循环、消炎止痛、加速感染局限化，以及促进肉芽组织生长等作用。该方法大多适用于浅部感染者，但有时也可用于部位深在的感染，并要尽早应用。常用方法：①新鲜蒲公英、紫花地丁、马齿苋、败酱草等捣烂外敷，在浅部感染初期有效。②硫酸镁溶液湿敷，可用于蜂窝织炎、淋巴结炎等。③金黄散、玉露散、双柏散等用醋调外敷，适用于浅部或稍深的感染初期或中期。④鲫鱼膏、千捶膏或鱼石脂软膏，适用于疖等较小的感染中期。⑤已破溃后，可用八二丹、生肌玉红膏、红油膏等。

（4）局部封闭或注药：某些急性化脓性感染的初期，如急性乳腺炎可采用普鲁卡因加抗生素溶液，于病灶周围和乳房后封闭；急性化脓性关节炎，可于关节腔穿刺抽脓后注入抗生素；对于寒性脓肿者，可于局部潜行穿刺抽脓后注入抗结核药物。

（5）手术疗法：①脓肿切开或穿刺置管引流术：急性化脓性感染，一旦形成脓肿应及时切开引流；某些位置较深在的脓肿，可在 B 型超声波或 X 线引导下穿刺置管引流；脓肿虽已破溃，但引流不畅者可行扩大引流术；对于颈部或肢体的感染，若虽未成脓，但局部炎症剧烈，扩展迅速或全身中毒症状明显者，可行切开减压以减轻局部或全身症状。②病灶切除术：将炎变或坏疽的脏器切除，常为控制外科感染的关键环节。③病灶清除术：多用于骨髓炎和结核病等。

2. 全身疗法　适用于感染较重，特别是全身性感染的病人。主要包括改善病人的全身情况和应用抗菌药物控制感染等两个方面。

（1）支持疗法：目的是改善病人的全身情况和增强抗病能力。主要有：①保证病人有充分的休息和睡眠，必要时用镇静、止痛药物。②高热量和易消化的饮食，补充多种维生素，尤其是维生素 B、C。③高热病人，宜用物理降温法（冷敷、冰袋、酒精擦浴）或针刺曲池穴降温，以减少身体的消耗。④不能正常进食的病人，应经静脉输液，补充机体所需的热量，并纠正水、电解质代谢和酸碱平衡失调。⑤有贫血、低蛋白血症或全身性消耗者，应予输血。特别是败血症时，多次适量的输入鲜血，可补充抗体、补体和白细胞等，对增强抵抗力、恢复体质有很大帮助。⑥有条件时，严重感染的病人可给予胎盘球蛋白、丙种球蛋白或康复期血清肌肉注射，以增加免疫力。⑦对严重感染，可考虑应用肾上腺皮质激素，以改善病人的一般情况，减轻中毒症状。但肾上腺皮质激素有使感染扩散的危险，并可掩盖临床症状，使用时必须同时给予足量有效的抗生素，并进行严密观察。

（2）应用抗菌药物：正确合理的应用抗菌药物是治疗和预防外科感染的重要措施。应用抗菌药物必须有一定的适应证，如使用不当，不仅使耐药菌株增加，还可引起过敏、中毒以及二重感染等严重并发症。对炎症较轻或较局限的感染，一般可不用抗菌药物。对炎症较重、范围广或有扩展的感染，才需全身用药。需强调的是抗菌药物不能取代外科治疗的基本原则。

1）适应证：①治疗性用药：通常用于全身性感染、深部感染或较重的感染而无局限趋势者，以及配合手术治疗。如急性蜂窝织炎、丹毒、急性淋巴管（结）炎、手部感染、急性化脓性骨髓炎与关节炎、急性腹膜炎、肝脓肿、脓毒症、气性坏疽等。对某些轻微或局部的感染而无全身症状者，可不用抗菌药物。②预防性用药：其适应证包括严重创伤或创口污染严重；空腔脏器破裂穿孔或严重烧伤；大肠手术前的肠道准备；急症手术病人而身体其他部位有化脓性感染者；营养不良、免疫功能低下以及全身情况极差、或正在使用激素、抗癌化疗药物而需手术治疗的病人；重大手术可能被细菌污染者；人造物植入术、心脏换瓣以及器官移植等手术。而对于大多数无菌手术的病人，预防性的使用抗菌药物是不必要的。

2）抗菌药物的选择：①目标治疗：一般应根据细菌培养和药物敏感实验的结果，有针对性的选择有效药物，才能确切消除病因而获得最佳效果。②经验性用药：如无条件作细菌培养或培养尚无结果时，可根据临床表现、脓液特点、感染来源和脓液涂片检查等来判断致病菌的种类，并根据药物的抗菌谱来选择有效的抗菌药物，见表2－2－1。如经治疗2～3日效果仍不明显者，应考虑更换抗生素种类，并检查引流是否畅通以及有无其他病灶存在。同时还应重视抗菌药物的吸收、体内分布和排泄特点，副作用以及药物间相互影响和病人的全身情况等。一般情况下，可单用者不联合用药；可用窄谱者不用广谱。还应考虑药源充足，价格低廉和有效抗菌药物。

3）给药方法：①给药时间：一旦确定外科感染，则应尽早给药。②给药剂量：一开始即应给以足够的剂量。如剂量不足，不仅疗效差，而且可导致细菌产生耐药性；但剂量过大，不仅造成药源浪费，还可增加抗菌药物的毒性反应。③给药途径：一般感染可通过口服或肌注途径给药；对于重症感染，应从静脉途径给药。④停药指征：急性感染一般宜在症状、体征消失，体温和白细胞计数恢复正常后3天酌情停药。

表2-2-1　抗菌药物的选用

致病菌	主要外科感染	首选药物	次选药物
葡萄球菌	软组织急性化脓性感染、骨髓炎、全身性感染	青霉素、磺胺甲噁唑+甲基苄啶、苯唑西林、氯唑西林万古霉素、左氧氟沙星	红霉素、克林霉素、加替沙星、头孢菌素Ⅰ、Ⅳ代
链球菌	急性蜂窝织炎、丹毒、急性淋巴管（结）炎、全身性感染	青霉素、磺胺甲噁唑+甲基苄啶、氨苄西林+庆大霉素	大环内酯类、头孢菌素Ⅰ、Ⅳ代、林可霉素、克林霉素
大肠埃希菌	胆道感染、尿路感染、腹膜炎、全身性感染	哌拉西林、庆大霉素、头孢菌素Ⅱ、Ⅲ代、加替沙星	氨苄西林、丁胺卡那、环丙沙星、头孢菌素Ⅳ代、左氧氟沙星
铜绿假单胞菌	烧伤创面或全身感染	羧苄西林+庆大霉素、哌拉西林、替卡西林、环丙沙星、头孢菌素Ⅲ、Ⅳ代	布妥霉素、阿米卡星、奈替卡星、左氧氟沙星
变形杆菌	烧伤创面感染、腹膜炎	哌拉西林、庆大霉素、头孢菌素Ⅱ、Ⅲ代	羧苄西林、阿莫西林、替卡西林、左氧氟沙星、头孢菌素Ⅳ代
厌氧类杆菌	腹膜炎、全身感染	甲硝唑、头孢菌素Ⅲ代、加替沙星、哌拉西林	克林霉素、林可霉素、氯霉素、红霉素、环丙沙星
结核杆菌	结核病	链霉素+异烟肼	丁胺卡那、利福平、利福定、乙胺丁醇
白色念珠菌	二重感染（局部或全身）	两性霉素B（全身感染）制霉菌素（局部感染）	氟胞嘧啶、氟康唑、硝酸咪康唑（局部感染）

【预防】

总的原则是增强机体抵抗能力，减少和杜绝病菌入侵的机会。

1. 加强劳动防护，防止和减少创伤发生；及时正确的处理伤口，彻底清创，酌情引流，促进伤口愈合，能有效的防止感染发生。

2. 开展卫生宣传，注意个人卫生，及时治疗各种瘙痒性皮肤病，以防止体表化脓性感染的发生。

3. 坚持适当的锻炼，改善病人的营养状态，增强自身的免疫能力；积极治疗抗感染能力低下病人，如糖尿病、尿毒症、白血病、大剂量激素疗法和抗癌疗法等均可削弱人体防御感染的能力，并要加强对这些病人的护理，以防严重感染的发生；必要时予以支持疗法或辅用免疫增强剂，有利于防止感染的发生。

4. 手术操作应严格无菌操作；爱护组织，彻底止血，防止渗血或渗液，可有效的防止围手术期感染。

5. 换药、气管切开、静脉内置管、留置导尿管及创伤病人的护理，均应严格遵循无菌操作规则，要特别警惕医院内感染的发生。

6. 应用免疫疗法，如采用破伤风类毒素或抗毒素预防破伤风。

7. 合理使用预防性抗菌药物。对严重创伤或伤口污染严重的病人，以及重大手术可能被细菌感染或人造物植入术者，预防性应用抗菌药物是必要的。但是，绝不能以抗菌药物来代替严格的无菌操作原则和必要的手术处理。

第二节　浅部组织的化脓性感染

一、疖

疖是单个毛囊及其所属皮脂腺的急性化脓性感染，常扩展到皮下组织。

【病因与病理】

疖的发生与皮肤不洁、损伤，以及机体抵抗力降低有关。致病菌大多为金黄色葡萄球菌或表皮葡萄球菌。病原菌自毛囊或汗腺侵入，引起毛囊及其所属皮脂腺的急性炎症，继而炎症扩展，组织、细胞破坏并混有菌体成分等而形成脓性物质。由于金黄色葡萄球菌所含凝固酶的毒性作用，故而脓栓形成是其病理特征。疖的好发部位为毛囊、皮脂腺丰富的头面、颈、背和臀部。多个疖同时反复发生于身体不同部位，称为疖病。常见于营养不良的患儿或糖尿病病人。

【临床表现】

初起局部皮肤出现红肿、疼痛的小硬节，以后逐步肿大呈锥形隆起，有时可自行吸收消散。或者在数日后，结节中央因组织坏死而变软，顶部出现黄白色的小脓栓，结节周围伴有炎症反应。再过数日，表面皮肤自行破溃，脓栓脱落，排除脓液，炎症逐渐消失而愈。疖一般无明显的全身症状，但有时可引起淋巴管（结）炎。

面部疖有一定危险性，特别是鼻、唇部（所谓“危险三角区”）的疖尤其危险，如遇挤压或挑刺，感染极易经内眦静脉和眼静脉进入颅内海绵窦，引起化脓性海绵窦炎，表现为眼部及其周围的组织进行性红肿、硬结和压痛，并出现头痛、寒战、高热、甚至昏迷等严重症状。

【诊断】

根据临床表现，一般诊断不难。如全身症状明显者，白细胞计数增高；对疖病患者还应酌情测定尿糖和血糖，以及作脓液或血液细菌培养及药物敏感试验，以指导治疗。

【治疗】

治疗原则为力争尽早消退炎症，成脓者及时排除脓液，切忌挤压，防止感染扩散。

疖以局部治疗为主。早期局部可采用热敷或其他物理疗法，外敷鱼石脂软膏或中草药制剂等，以促进炎症吸收消退。已有脓头时，可在其顶部点涂石炭酸烧灼，并用针头或刀尖将脓栓剔出；若有脓肿形成应切开引流，但面部疖应尽量避免作切开引流；切忌挤压病灶部位，以免造成感染扩散。

面部疖或有全身症状的疖病患者，均应给予抗菌药物治疗。如有糖尿病或免疫力低下者应同时积极治疗。

【预防】

改善环境，避免汗渍过多；注意卫生，勤洗澡和及时更换衣服；保持皮肤清洁和避免表皮损伤。

二、痈

痈是多个相邻毛囊及其周围组织的急性化脓性感染，或由多个疖融合而成。

【病因与病理】

致病菌常为金黄色葡萄球菌。感染的发生多与皮肤不洁、损伤、糖尿病等免疫力降低有关，以中老年人多见。痈好发于皮肤厚韧的颈、背部，也可发生于上唇和腹壁等处。感染常先从一个毛囊底部开始，由于皮肤的阻碍，此时的感染仅能沿着阻力较小的皮下组织向四周扩散，然后再向上侵及周围的毛囊群而形成多个脓栓，形同“蜂窝”。

【临床表现】

初发时皮肤表面呈现大片暗红色炎症浸润区、略高出皮肤、质地坚韧、界限不清、水肿及触痛明显。继而在中心部位出现多个脓栓，破溃后状似蜂窝。进而中央部皮肤坏死溶解、塌陷形成溃疡，形似火山口状，溢出脓血性分泌物。患处剧痛，区域性淋巴结肿大，全身症状也较为明显。炎症扩散极易并发全身性感染。发生在颈部和上唇的痈危险性更大，可发展为致命的颅内感染。

【诊断】

诊断主要依靠临床表现。血常规和尿常规是必要的化验检查。脓液或血液的细菌培养和药物敏感试验及尿糖和血糖测定，是诊断和指导临床治疗的重要方法。

【治疗】

1. 局部治疗 除唇痈外，大多数痈都因病变范围较大，坏死组织多，引流不畅，感染不易控制而需要及早作切开引流术。一般采用“+”字或“卄”字切开（图2-2-1）。切口的长度应超过病变皮肤边缘，深达筋膜，将皮瓣翻起，清除坏死组织，充分减压和排除脓液。创面用3%过氧化氢溶液冲洗后，填以碘伏或等渗盐水纱布，以后坚持换药直至愈合。如创面过大，可在健康肉芽组织形成后进行植皮，以加速伤口愈合。唇痈一般不宜手术，可在全身治疗的基础上，将病变处敷以药膏，待其自行破溃而排脓消肿。

2. 全身治疗 采用全身支持疗法和选用足量有效的抗菌药物。有糖尿病或白细胞减少症者给予相应治疗。

【预防】

痈的预防措施与疖相同。同时要重视对抗感染能力低下的糖尿病、白细胞减少症等病证的积极治疗。及时治疗疖，以防感染扩散，也是预防的重要环节。

三、急性蜂窝织炎

急性蜂窝织炎是指皮下、筋膜下、肌间隙或深部疏松结缔组织的急性弥漫性化脓性感染。

【病因与病理】

致病菌主要为溶血性链球菌，其次为金黄色葡萄球菌，也可为大肠埃希菌或厌氧类杆菌。感染可由皮肤、黏膜或软组织损伤后引起，也可由化脓性感染扩散，以及经血液或淋巴传播而发生。溶血性链球菌释放透明质酸酶和链激酶，以及厌氧类杆菌所产生的胶原酶和透明质酸酶等胞外酶，使炎症易于扩散则少有局限倾向。本病扩展迅速，有时可并发脓毒症等严重的全身性感染。

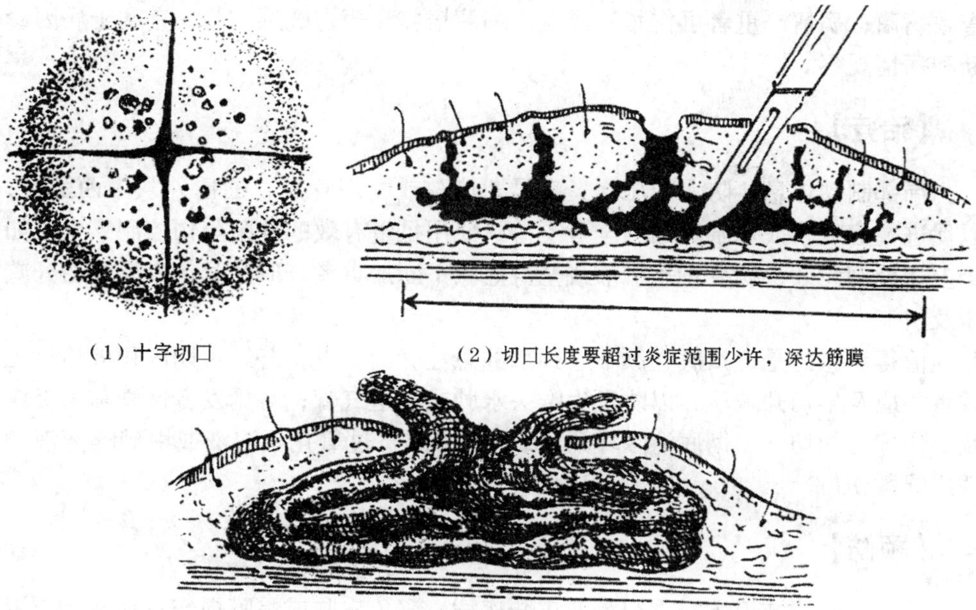

（1）十字切口　（2）切口长度要超过炎症范围少许，深达筋膜　（3）伤口内填塞纱布条

图2－2－1　痈的切开引流

【临床表现】

常因机体条件，致病菌的种类、毒力作用和感染部位的深浅不同而有所差异。浅表急性蜂窝织炎，局部明显红肿、剧痛，并迅速向四周扩散，与正常组织界限不清，中央部位因缺血常出现组织坏死；位置深在者，局部红肿多不明显，但局部水肿和深压痛却较为明显。病人常有畏寒、发热、头痛、乏力及白细胞计数增加，特别是深部感染者全身症状尤为突出。口底、颌下和颈部的蜂窝织炎，可发生喉头水肿或压迫气管，引起呼吸困难，甚至窒息。厌氧类杆菌以及多种肠道杆菌所致的蜂窝织炎，因局部产气，可有捻发音，又称之为捻发音性蜂窝织炎。多发生于被胃肠内容物污染的腹部或会阴部伤口，且病变扩展迅速，包括皮肤在内的局部组织进行性坏死，脓液恶臭，全身中毒症状较为严重。

【诊断】

根据病史并结合临床表现可做出诊断。局部穿刺检查可帮助明确诊断。必要时可作B型超声波检查，以便明确病变部位和范围；有脓性分泌物者可涂片检查致病菌；病情严重者可作脓液或血液细菌培养和药物敏感试验，有利于病因诊断和病情观察。

【治疗】

局部制动休息，防止受压，炎症早期热敷或物理疗法，酌情外敷中西药膏，以促进炎症吸收或局限。加强全身支持，使用足量有效的抗菌药物控制感染。如经上述处理无效，病变迅速扩散或全身症状不断加重者，应及时作广泛的切开减压及引流。

值得注意的是，口底、颌下、颈部的急性蜂窝织炎，若经短期内积极治疗无效者，应及早切开减压，以防发生喉头水肿或压迫气管；对捻发音性蜂窝织炎应及早作广泛的切开，彻底清除坏死组织，并用3%过氧化氢溶液或甲硝唑溶液冲洗或湿敷伤口。

【预防】

注意皮肤清洁卫生；重视治愈皮肤疾病，避免皮肤或黏膜损伤；在诊疗或手术中严格遵循无菌操作规则；注意增强机体的抗病能力。

四、丹毒

丹毒是皮内网状淋巴管的急性细菌感染。

【病因与病理】

致病菌主要为β-溶血性链球菌，好发于下肢（小腿）和面部。致病菌常从病人原有的皮肤、黏膜的破损处或糜烂处入侵而致病。其汇流病变区域的淋巴结常伴有炎症，并有明显的全身反应。丹毒蔓延极快，但很少发生组织坏死或化脓。

【临床表现】

丹毒起病急，病人常有寒战、高热、甚至谵妄等全身症状。初起时局部表现为片状红疹，色鲜红，压之退色，境界清楚，高于正常皮肤，局部有灼热及疼痛。红肿向四周蔓延，中央部位红色消退而呈棕黄色，常有轻度脱屑，有时可发生血性水疱。附近的淋巴结常有肿大和疼痛。发生在下肢的丹毒，应高度警惕足癣或血丝虫感染所致，若久治不愈或反复发作，则可导致淋巴管阻塞，从而引起下肢水肿，甚至形成象皮肿。

【诊断及鉴别诊断】

一般根据临床表现多可做出诊断。丹毒应与急性蜂窝织炎鉴别。丹毒仅限于皮肤，红肿及灼热明显，境界清楚；而后者常发生于皮下或深在组织，炎症范围较大，与正常组织的界限不清。

【治疗】

休息，患肢抬高制动，局部可用50%硫酸镁溶液湿热敷，并酌情外敷中草药膏。同时应用足量有效的抗生素治疗。在全身和局部症状消失后，仍需继续应用抗生素1周，以免复发。如患有足癣或其他相关病证应予以积极治疗。

【预防】

避免皮肤和黏膜损伤，积极治愈手、足癣，以及血丝虫病；凡与病变区域接触过的所有物品均应消毒灭菌，并将病人隔离治疗，以防接触传染。

五、急性淋巴管炎和淋巴结炎

急性淋巴管炎是指皮下管状淋巴管及其周围组织的急性炎症。

【病因与病理】

致病菌主要为金黄色葡萄球菌和溶血性链球菌。好发于四肢，以下肢居多。致病菌可从破损的皮肤及黏膜入侵，或从原发感染病灶（如疖或手足癣等）蔓延到邻近的淋巴管内引起急性炎症，致使淋巴管壁及其周围组织充血、水肿，管腔内充满细菌、凝固的淋巴液和脱落的内皮细胞。如炎症继续扩散，以及原发感染病灶中的细菌沿淋巴管侵及到淋巴结，则可引起急性化脓性淋巴结炎。

【临床表现】

急性淋巴管炎，按其发生部位可分为深浅两种：浅层淋巴管炎，常在感染灶近侧皮肤出现一条或数条“红线”，状如条索，硬而且有压痛；深层淋巴管炎，因其病变的淋巴管位置较深，一般不出现红线，仅表现为患肢肿胀、疼痛和压痛。两种淋巴管炎常伴有全身炎症反应，仅是程度不同而已。

急性淋巴结炎，轻者局部淋巴结肿大并有压痛；重者局部有红、肿、热、痛，并伴有明显的全身症状；如多个淋巴结发炎，可相互粘连成团，甚至坏死，形成脓肿。

【诊断】

急性淋巴管炎和淋巴结炎的诊断一般不难。然而不可忽略对原发病变的诊治。

【治疗】

积极治疗原发病变；患肢抬高，制动休息；发现皮肤有红线时，用呋喃西林等溶液湿敷；如红线向近心侧发展快，可于皮肤消毒后用粗针头，沿红线分点垂直刺入皮下，再用抗菌药液湿敷。全身感染症状明显者，应用足量有效的抗菌药物控制感染。一旦脓肿形成，及时切开引流。如果忽视原发病灶的治疗，急性淋巴结炎症可反复发作而转变成为慢性淋巴结炎症。

【预防】

积极治疗手足癣和预防皮肤及黏膜损伤或感染，可防止和减少急性淋巴管（结）炎发生。

六、脓肿

脓肿是在急性感染过程中，在组织或器官内发生的组织坏死、液化、脓液积聚，其周围有完整的纤维腔壁。

【病因】

致病菌多为金黄色葡萄球菌和溶血性链球菌，也可为厌氧类杆菌及多种肠道细菌所致的混合感染。脓肿常继发于急性蜂窝织炎、急性淋巴结炎、疖等化脓性感染；也可发生在损伤后形成的血肿或异物存留处，以及手术切口处；或由远处的原发感染病灶经血流或淋巴途径转移形成。

【临床表现】

浅表脓肿者，全身反应较轻，局部有红、肿、热、痛等表现，与正常组织分界清楚，局部隆起，压之剧痛，有波动感。深部脓肿者，局部压痛和波动感不明显，但局部疼痛和压痛较明显，常在疼痛区的某一部位出现凹陷性水肿；患处常有功能障碍，穿刺可抽出脓液；全身症状也较明显。

【诊断】

根据临床表现，可做出初步诊断。于波动感或压痛明显部位穿刺抽得脓液即可确诊；超声波、X线检查或CT检查等有助于深部、尤其是内脏脓肿的定位及诊断；脓液或血液细菌培养和药物敏感试验仍很重要。

【治疗】

脓肿尚未形成时的治疗同急性蜂窝织炎。一旦脓肿形成，应及时施行切开引流术，并选用3%过氧化氢或抗生素溶液冲洗脓腔，确保引流畅通；也可酌情采用穿刺置管冲洗和引流术的方法。同时给予全身支持和抗感染治疗。

引流切口要求：①切口要够大，并尽量选择在脓肿底部，以利于充分引流，必要时作对口引流；②脓腔纤维隔应全部破坏，避免包裹感染，引流不畅；③切口尽量与皮纹平行，减少瘢痕。与脓腔长轴平行，便于引流。与神经、血管走向平行，避免损伤。排尽脓液后，脓腔以油纱布填塞压迫、止血、引流。

第三节 全身性外科感染

病原菌侵入人体血液循环，并在其内生长繁殖和产生大量毒素，引起严重的全身性感染和中毒症状者，称全身性感染。以往，在全身性感染中惯用名词是“毒血症”、“菌血症”、“脓血症”、“败血症”，其概念模糊，含义不清。随着对感染病理生理的进一步认识，用词已有了变化。当前常用的名词是脓毒症和菌血症。

脓毒症：是指有明显的全身性炎症反应的表现，有体温、循环、呼吸等明显改变的外科感染的统称。

菌血症：为脓毒症中的一种病理类型。目前系指临床有明显感染症状的菌血症，即血培养检出病原菌者。

【病因】

全身性外科感染常继发于严重创伤后的感染和各种化脓性感染，如大面积烧伤的创面感染、开放性骨折合并感染、急性弥漫性腹膜炎、急性胆道感染和尿路感染等。常见的致病菌为革兰阴性杆菌和金黄色葡萄球菌，以及长期联合应用广谱抗生素治疗感染过程中，发生的全身性真菌感染。全身性外科感染是否发生，取决于致病菌数量的多少、毒力强弱、以及机体防御能力高低等三大因素。因此，有以下情况者易于发生全身性感染。

1. 人体抵抗力降低 如营养不良、贫血、低蛋白血症、糖尿病、尿毒症、肝硬化、晚期肿瘤病人，以及年老体弱者和小儿等。

2. 免疫功能紊乱 如长期或大量应用广谱抗生素、肾上腺皮质激素、免疫抑制剂或抗癌化疗药等，致原有的抗感染能力降低，和细菌的共生状态改变，使原非致病的某些细菌得以生长繁殖，转变为致病菌，从而引起全身性感染。

3. 局部病灶治疗不当 如脓肿未及时切开引流或引流不畅、清创不彻底、局部有异物或死腔存在，以及体内长期留置导管（如静脉导管或导尿管等），均可成为病原菌侵入血液的途径，导致脓毒症发生。

【病理生理】

全身性感染，不仅由于致病菌及产生毒素对机体直接造成损害，而且可介导多种炎症介质及细胞因子释放，如肿瘤坏死因子、组织胺、前列腺素 E、氧自由基、溶酶体酶、粘附分子、白介素（IL-1、IL-6、IL-8）、一氧化氮和缓激肽等，从而引起全身性炎症反应综合征（SIRS），导致体液平衡失调，进而影响组织微循环血液灌注，使组织细胞缺血、缺氧，脏器受损和功能障碍，严重者可发生感染性休克，甚至多器官功能不全综合征（MODS）。

【临床表现】

脓毒症主要表现为：①起病急骤，发展迅速。骤起寒战，继而高热可达 40℃~41℃，或体温不升，或低于正常。②全身症状，如头痛、恶心、呕吐、腹胀、面色苍白或潮红、大量出汗、表情淡漠、反应迟钝或烦躁不安、谵妄、甚至昏迷。③心率增快，脉搏细数，呼吸急促或困难。④肝脾可肿大，严重者出现黄疸或皮下淤血斑，尿中常有蛋白和管型。⑤白细胞计数明显增高或低于正常，并出现核左移和毒性颗粒。⑥寒战发热时抽血做病原菌培养多为阳性。

全身性外科感染根据致病菌的种类和临床表现，可分为三大类型。

1. 革兰阳性细菌脓毒症 主要的致病菌为金黄色葡萄球菌，该类细菌产生的毒素使周围血管扩张，外周阻力降低。常继发于严重的痈、急性蜂窝织炎、骨与关节化脓性感染等。其临床表现为：①一般无寒战，发热呈弛张热或稽留热。②病人面色潮红，四肢温暖、干燥，谵妄和昏迷。③常有皮疹、呕吐、腹泻。可出现转移性脓肿，易并发心肌炎。④病程较长，发生休克时间较晚，且少见。

2. 革兰阴性杆菌脓毒症 多为大肠埃希菌、铜绿假单胞菌、变形杆菌等所引起。常继发于泌尿生殖道、胆道、肠道疾病和大面积烧伤感染等。该类细菌产生的内毒素使组织释放出大量血管活性物质，导致外周血管收缩，血管壁通透性增加，微循环淤滞，微血栓形成，致使组织细胞缺血、缺氧，引发感染性休克。其临床特点为：①突发性寒战，发热可呈间歇热，严重者体温不升或低于正常。②白细胞计数增加不明显或减少。③休克发生早，持续时间长，病人四肢厥冷、发绀、少尿或无尿。④多无转移性脓肿。

3. 真菌性脓毒症　常见的致病菌为白色念珠菌。多系长期大量应用广谱抗生素治疗的基础上导致机体发生的“二重感染”，故发生时间较晚。其临床表现类似革兰阴性杆菌脓毒症。此外，还具有以下特点：①突然发生寒战高热。②全身情况迅速恶化，出现表情淡漠、嗜睡、血压下降和休克。③部分病人有消化道出血。④普通血培养基培养无病原菌生长，血液、脓液、痰液涂片可见真菌。⑤外周血象呈现类白血病反应，出现晚幼和中幼细胞，白细胞计数高达 $25\times10^9/L$ 以上。

【诊断】

全身性外科感染多为继发性。根据病史、原发感染灶的表现和脓液特点，一般不难作出初步判断。但要明确是何种病原菌所致，需作血和脓液细菌培养，阳性者即可确诊。但应注意，多数病人在发生脓毒症之前已经应用抗菌药物治疗，以至直接影响培养的结果。因此应多次抽血做细菌培养，抽血的时间最好选在发生寒战、高热时，可提高阳性率。必要时还可抽骨髓做细菌培养。对多次血液细菌培养阴性者，应警惕厌氧菌或真菌性脓毒症，此时可抽血做厌氧菌培养，或做尿液、血液真菌检查和培养，方能明确诊断。

【治疗】

全身性外科感染的治疗原则：积极处理原发感染病灶；增强机体抵抗力和消除致病菌。具体措施包括全身治疗和局部治疗两个方面。

1. 全身治疗

（1）支持疗法：卧床休息；加强营养，给予营养丰富和易于消化的饮食；补充维生素；补液，维持体液平衡，必要时可多次输给适量的新鲜血或血液成分制品，纠正贫血和低蛋白血症，有利于增强机体抵抗力。

（2）应用抗菌药物：先根据原发感染病灶的性质、脓液的特点来估计致病菌的种类，酌情选用两种有效的抗生素足量联合应用。然后再根据细菌培养和药物敏感试验的结果，来调整抗生素的种类和剂量。对真菌性脓毒症，应停用广谱抗生素，改用对原发感染疾病有效的窄谱抗生素，同时全身应用抗真菌药物。

（3）对症处理：如病员疼痛明显应镇静止痛；控制高热或体温过低，纠正水、电解质及酸碱平衡失调等。

2. 局部治疗 及时正确的处理原发感染病灶，防止病原菌继续入侵血液循环，为治疗全身性外科感染的重要措施。包括：①创伤要及时彻底清创，彻底清除伤口内的坏死组织和异物，消灭死腔。②如已形成脓肿，应及时切开并充分引流。③对于急性弥漫性腹膜炎、化脓性胆管炎和绞窄性肠梗阻等病人，应尽早手术治疗。④对于不能控制其发展的坏疽肢体应迅速截除；留置在体内的各种导管一旦发生感染，必须立即拔除或更换。

【预防】

及时处理各种损伤，防止发生感染；及时正确的处理各种化脓性感染，防止炎症蔓延扩散；在诊疗工作中严格遵守无菌操作的原则，提高手术技巧，减少组织损伤，避免形成死腔；正确合理的使用抗菌药物和皮质激素；提高机体素质和抗病能力，为预防全身性外科感染的根本措施。

第四节　手部急性化脓性感染

手部急性化脓性感染比较常见。易被忽视的微小损伤，如擦伤、刺伤、逆剥和切伤等，有时也可引起手的严重感染，甚至造成不同程度的病残，以致影响手部功能。所以，即使是细微的手部损伤，也应及时处理。

手的解剖特点决定了手部感染的特殊性。

1. 手的掌面皮肤表皮层厚，角化明显。因此，皮下脓肿穿入皮内层后，一般难从表面溃破，而可形成哑铃状脓肿。

2. 手的掌面皮下有很致密的纤维组织索，将皮肤真皮层连接固定于骨膜（在末节手指部位）、腱鞘（在近节、中节手指部位）或掌筋膜（在掌心部位）。这些纤维将掌面皮下组织分成许多坚韧密闭的小腔。感染化脓后很难向四周扩散，而往往向深部组织蔓延，引起腱鞘炎；在手指末节则直接延及指骨，形成骨髓炎。

3. 掌面组织较致密，手背部皮下组织较松弛，淋巴引流大部分从手掌到手背，故手掌面感染时，手背常明显肿胀，易误诊为手背感染。

4. 手部尤其是手指，组织结构致密，感染后组织内张力很高，神经末梢受压，疼痛剧烈。

5. 手部腱鞘、滑囊与筋膜间隙互相沟通，发生感染后常可蔓延全手，累及前臂。

一、甲沟炎

【病因】

指甲的近侧（甲根）与皮肤紧密相连，皮肤沿指甲两侧向远端延伸，形成甲沟。甲沟炎是甲沟及其周围组织的感染。多因微小刺伤、挫伤、倒刺（逆剥）或剪指甲过深等损伤而引起，致病菌多为金黄色葡萄球菌。

【临床表现】

初起时，指甲一侧的皮下组织发生红、肿、痛，有的炎症可自行消退，有的却迅速化脓。脓液自甲沟一侧蔓延到甲根部的皮下及对侧甲沟，形成半环形脓肿。甲沟炎多无全身症状。如不切开引流，脓肿可向甲下蔓延，成为指甲下脓肿，透过指甲可见甲下黄白色脓液，使该部指甲与甲床分离。由于指甲阻碍排脓，炎症可向深部蔓延形成指头炎；指甲下脓肿亦可因异物直接刺伤指甲或指甲下的外伤性血肿感染引起。如不及时处理，可成为慢性甲沟炎或慢性指骨骨髓炎。慢性甲沟炎时，甲沟旁有一小脓窦口，有肉芽组织向外突出；慢性甲沟炎有时可继发真菌感染。

【治疗】

炎症早期，治疗可用热敷、理疗、外敷鱼石脂软膏或三黄散等，应用磺胺药或头孢拉定等抗菌药物。已有脓液者，可在甲沟处作纵行切开引流。感染已累及指甲基部皮下组织时，可在甲根部对应两则甲沟各作纵行切口，将甲根上皮片翻起，切除指甲根部，置一小片凡士林纱布条或乳胶片引流（图2-2-2）。如甲床下已积脓，就将指甲拔去，或将脓腔上的指甲剪去。拔甲时，应注意避免损伤甲床，以免日后新生指甲发生畸形。慢性甲沟炎治疗则多行拔甲或削甲处理，因指甲的存在，可刺激炎性肉芽组织增长，而使炎症难以控制。

【预防】

剪指甲不宜过短。手指有微小伤口，可涂碘酊后，用无菌纱布包扎保护，以免发生感染。

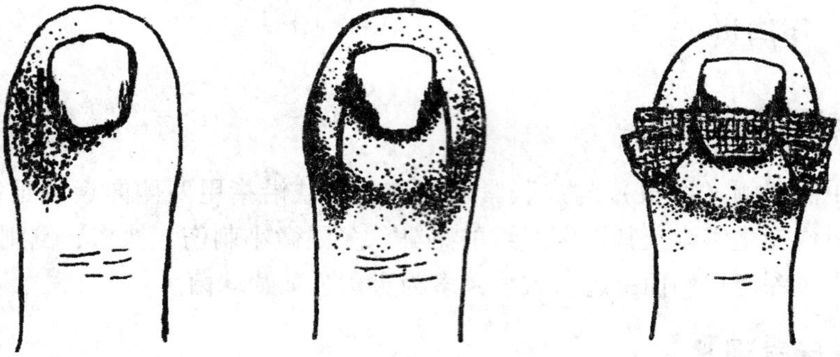

A　　B　　C

图2－2－2　甲沟炎的手术切口示意图

A. B. 沿甲沟作纵形切口　C. 凡士林纱条引流

二、脓性指头炎

【病因与病理】

脓性指头炎是手指末节掌面的皮下组织化脓性感染，多由刺伤引起。致病菌多为金黄色葡萄球菌。

由于手指末节掌面的皮肤与指骨骨膜间有许多纵形纤维索，将软组织分为许多密闭小腔，腔中含有脂肪组织和丰富的神经末梢网。在发生感染时，脓液不易向四周扩散，故肿胀并不显著。但形成的高压脓腔，不仅可以引起剧烈的疼痛，还能压迫末节指骨的滋养血管，引起指骨缺血、坏死。此外，脓液直接侵及指骨，也能引起指骨骨髓炎。

【临床表现】

初起阶段，指尖有针刺样疼痛。以后，组织肿胀，脓腔压力增高，迅速出现愈来愈剧烈的疼痛。若指动脉被压，疼痛转为搏动性跳痛，患肢下垂时加重。剧痛常使病人烦躁不安，彻夜不眠。指头红肿并不明显，有时皮肤反呈黄白色，但张力显著增高，触痛很明显。此时多伴有全身症状，如发热、全身不适、白细胞计数增加等。到了晚期，大部分组织缺血坏死，神经末梢因受压和营养障碍而麻痹，疼痛反而减轻，但这并不表示病情好转。脓性指头炎如不及时治疗，常可引起指骨缺血性坏死，形成慢性骨髓炎，伤口经久不愈。

【治疗】

当指尖初发疼痛，检查发现肿胀并不明显时，可用热盐水反复浸泡，每次约

20分钟；亦可用药外敷；酌情应用青霉素等抗菌药物。悬吊前臂平置患手，以减轻疼痛。经上述处理后，炎症常可消退。一旦出现跳痛，且指头的张力显著增高时，即应切开减压、引流，不能等待波动出现后才手术。切开后脓液虽然很少，或没有脓液，但可降低指头密闭腔的压力，减轻痛苦和并发症。

手术时，在患指侧面作纵形切口，切口尽可能长些，但不可超过末节指关节，以免伤及腱鞘和瘢痕愈合影响关节活动（图2－2－3）。切开时，将皮下组织内的纤维间隔用刀切断，并剪去突出切口外的脂肪组织，以免影响引流。如脓腔较大，可作对口引流。不应在指端作鱼口状切口，以免术后瘢痕影响患指触觉。切口内放置乳胶片作引流。切开引流时，如有死骨片，应将其取出。

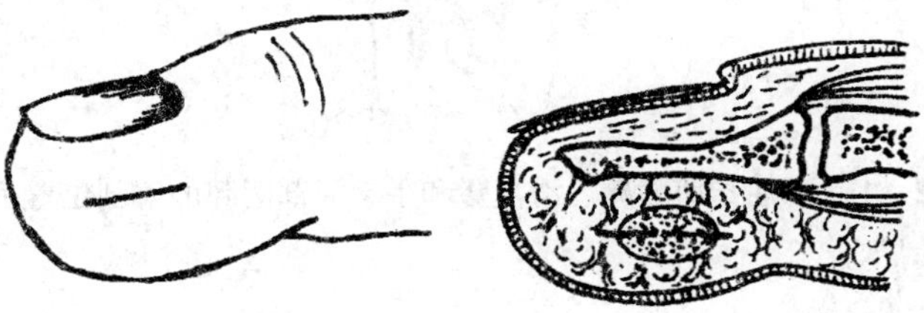

图2－2－3　脓性指头炎手术切口示意图

三、掌侧化脓性腱鞘炎、滑囊炎

手指和手掌的腱鞘、滑液囊、手的五个屈指肌腱在手指掌面，各被同名的腱鞘所包绕。在手掌处，小指的腱鞘与尺侧滑液囊相沟通，拇指的腱鞘则与桡侧滑液囊相通。而示指、中指和无名指的腱鞘则不与任何滑液囊相沟通。尺侧滑液囊与桡侧滑液囊有时在腕部经一小管也互相沟通。因此，拇指和小指发生感染后，感染可经腱鞘、滑液囊而蔓延到对方，甚至蔓延到前臂的肌间隙。示指、中指和无名指有腱鞘发生感染时，常局限在各自的腱鞘内，虽有时亦可扩散到手掌深部间隙，但不易侵犯滑液囊。

手掌深部的间隙，是位于手掌屈指肌腱和滑液囊深面的疏松组织间隙。其前为掌腱膜和肌腱，后为掌骨和骨间肌表面的筋膜，内界为小鱼际肌，外界为大鱼际肌。此间隙被掌腱膜与第三掌骨相连形成纤维中隔，分为尺侧和桡侧两个间隙。尺侧的称为掌中间隙，桡侧的称为鱼际间隙。示指损伤或示指腱鞘炎的脓液穿破后，可沿蚓状肌蔓延而引起鱼际间隙感染；中指与无名指腱鞘感染，则可沿各蚓状肌蔓延至掌中间隙（图2－2－4）。

手指和掌部毛细淋巴管网与淋巴管，除极少数引流到前臂外，大部分经指蹼间隙引流到手背部。因此，手掌部感染常使手背肿胀严重，而手掌部本身反不易发生肿胀波动。

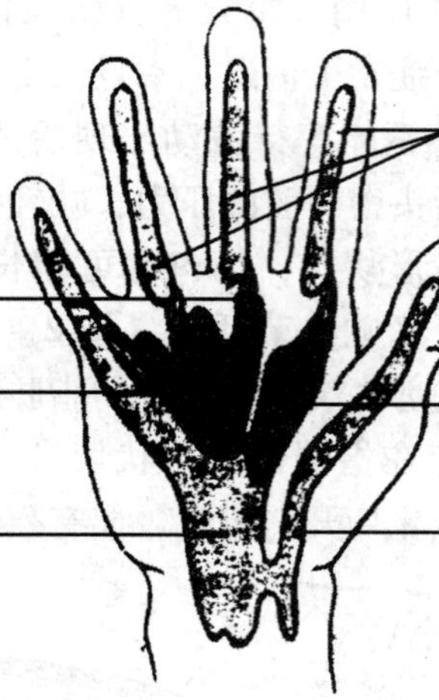

图 2－2－4　手屈指肌腱鞘、滑液囊和手掌深部间隙的解剖位置示意图

【病因】

手的掌面腱鞘炎多因深部刺伤感染后引起，亦可由附近组织感染蔓延。手背伸指肌腱鞘的感染少见。

【临床表现】

病情发展迅速，24 小时后，局部疼痛及炎症反应即较明显。典型的腱鞘炎体征为：①患指除末节外，余部明显的均匀性肿胀，皮肤极度紧张、苍白。②患指所有的关节轻度弯曲，使腱鞘处于松弛位置，以减轻疼痛。③任何微小被动的伸屈指运动，均能引起剧烈疼痛。④检查时，沿整个腱鞘均有压痛。化脓性炎症局限在坚韧的鞘套内，故无波动感出现。

由于感染发生在腱鞘内，与脓性指头炎一样，疼痛非常剧烈，病人彻夜不能入睡，同时多伴有全身症状。化脓性腱鞘炎如不及时切开引流或减压，鞘内脓液积聚，压力将迅速增高，以致发生肌腱坏死，造成患指功能丧失。炎症亦可蔓延到手掌深部间隙或经滑液囊扩散到腕部和前臂。

尺侧滑液囊和桡侧滑液囊的感染来源，分别由小指和拇指腱鞘炎引起。尺侧滑液囊感染表现为小鱼际处和小指腱鞘区肿胀及压痛，尤以小鱼际隆起与掌侧横纹交界处肿胀最为明显。小指及无名指呈半屈位，如试行将其伸直，则引起剧烈疼痛；桡侧滑液囊感染表现为拇指肿胀、微屈、不能外展和伸直，拇指及大鱼际处压痛。

【治疗】

早期治疗与脓性指头炎相同。如经积极治疗仍无好转，应早期切开减压，以防止肌腱受压而坏死。

切口应选择在手指侧面，与手指长轴平行，不能在掌面正中作切口，否则易使肌腱脱出，发生粘连和皮肤瘢痕挛缩，影响患指伸屈。手术时要小心认清腱鞘，不能伤及血管和神经。尺侧滑液囊和桡侧滑液囊感染时，切口分别位于小鱼际及大鱼际处（图2－2－5）。切口近端至少距腕横纹1.5cm，以免切断正中神经的分支。另一种方法是在腱鞘和滑囊上作两个小切口，排出脓液，然后分别插入细塑料管进行冲洗。术后可经细塑料管持续滴注抗生素溶液，另一根作为排出液体的通道，效果较好。

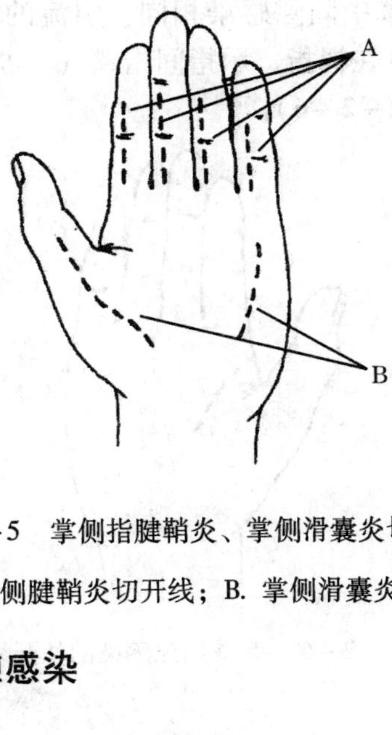

图2－2－5　掌侧指腱鞘炎、掌侧滑囊炎切开示意图

A. 掌侧腱鞘炎切开线；B. 掌侧滑囊炎切开线

四、手掌深部间隙感染

【病因】

手掌深部间隙感染可因直接刺伤而发生感染。掌中间隙感染也可以是中指和无名指的腱鞘炎破溃蔓延而引起；鱼际间隙感染则因示指腱鞘感染后破溃引起。致病菌多为金黄色葡萄球菌。

【临床表现】

1. 掌中间隙感染　手掌心正常凹陷消失、隆起、皮肤紧张、发白，压痛明显。中指、无名指和小指处于半屈位，被动伸屈指可引起剧痛。手背和指蹼的肿胀较掌心更明显。伴有全身症状，如高热、头痛、脉搏快、白细胞计数增加等。

2. 鱼际间隙感染 大鱼际和“虎口”（拇指与示指间指蹼）明显肿胀，并有压痛，但掌心凹陷仍在；拇指外展略屈，示指半屈，活动受限，特别是拇指不能对掌。伴有全身症状。

【治疗】

1. 掌中间隙感染 应用大剂量抗生素。初期局部处理可用短波或红外线理疗。如短期内无好转，应及早切开引流。纵行切开中指与无名指间的指蹼，切口不应超过掌横纹，以免损伤动脉的掌浅弓。用止血钳撑开皮下组织，即可达掌中间隙。切开后置入胶片引流。

2. 鱼际间隙感染 与掌中间隙感染相同。引流的切口可直接作在大鱼际最肿胀和波动最明显处。亦可在拇指、示指间指蹼（“虎口”）处作切口，或在第二掌骨桡侧作纵切口（图 2－2－6）。

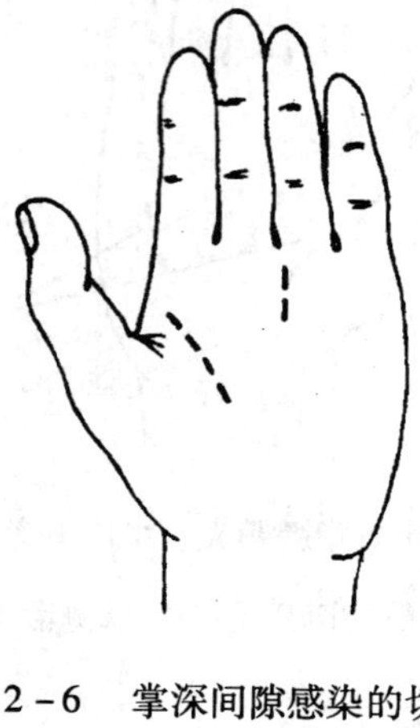

图 2－2－6　掌深间隙感染的切开线

第五节　急性乳腺炎

急性乳腺炎是指乳房的急性化脓性感染，绝大部分发生在产后哺乳的妇女，尤以初产妇多见，发病常在产后 3～4 周。

【病因】

急性乳腺炎的发生原因，除产后全身抵抗力下降外，尚有以下两大诱因。

1. 乳汁淤积　此为发病的重要诱因，淤积的乳汁为细菌的生长繁殖提供了有利条件。乳汁淤积的原因有：乳头发育不良（过小或内陷）妨碍哺乳；乳汁分泌过多或婴儿吸乳少，致乳汁不能完全排空；乳管不通，影响排乳。

2. 细菌侵入　乳头破裂，乳晕周围皮肤糜烂，致使细胞沿淋巴管侵入，这是感染的主要途径。婴儿口腔感染，吸乳或含乳头睡眠，致使细菌直接进入乳管也是感染的途径之一，致病菌以金黄色葡萄球菌为主。

【临床表现】

初期患侧乳房肿胀疼痛；患处出现压痛性硬块，表面皮肤红热等。随着炎症的继续发展，除上述症状加重外，同时可出现明显的全身症状，如寒战、高热、脉搏加快等。此时，局部疼痛可呈搏动性，患侧腋窝淋巴结常肿大，并有压痛。白细胞计数明显增高及核左移。炎症肿块常在数日内因组织坏死液化形成脓肿，表浅的脓肿可触及波动，深部的脓肿需穿刺才能确诊。乳房脓肿可为单房性的，也可因未及时引流而扩展为多房性的；或自行向外穿破皮肤，或脓肿破溃入乳管形成乳头溢脓；同一乳房也可同时存在数个病灶而形成多个脓肿。深部脓肿除缓慢向外破溃外，也可向深部穿至乳房与胸肌间的疏松组织中，形成乳房后脓肿。严重急性乳腺炎可导致乳房组织大块坏死，甚至并发脓毒血症。

【治疗】

1. 非手术治疗　治疗方法包括：①患侧乳房暂停哺乳，由于乳汁是细菌的良好培养基，因此，一旦感染发生应停止哺乳，以免炎症加重或扩散。这样可能会加重乳汁淤积并影响婴儿正常营养，故健侧乳房一般不停止哺乳，但患侧乳房应停止哺乳，并用吸乳器吸尽乳汁，使乳汁通畅排出。并托起乳房，改善乳房血液循环。②局部理疗、热敷，有明显水肿者可用25%的硫酸镁湿热敷。③可采用含有100万单位青霉素加生理盐水20ml在炎性肿块周围封闭，必要时可每4~6小时重复注射1次。亦可采用0.5%的普鲁卡因溶液60~80ml在乳房周围和乳房后作封闭，可减轻疼痛，促使早期炎症消散。④抗感染时可静脉注射青霉素、头孢菌素或红霉素等抗生素。⑤选用蒲公英、野菊花等清热解毒类药物。

2. 手术治疗　急性乳腺炎脓肿形成期，其治疗原则是及时切开引流，排出积脓。切开引流时除要有良好的麻醉外，还应注意如下几点：①若炎症明显而未见明显波动时，不应消极等待，应在压痛最明显处进行穿刺，以便及早发现深部脓肿。②为避免手术直接损伤乳管而形成乳瘘，切口应按轮辐方向作放射状切开，至乳晕处为止；乳晕下脓肿，应作沿乳晕边缘的弧形切口；深部脓肿或乳房后脓肿，可沿乳房下缘作弧形切口，经乳房后间隙引流，既可避免乳管损伤，亦有利于引流排脓。③脓肿切开后，应以手指深入脓腔，轻轻分离脓肿的多房纤维间隔，以利引流彻底。④为使引流通畅，可在探查脓腔时，找到脓腔的最低部位，另加切口作对口引流（图2－2－7，2－2－8）。⑤如局部感染严重或脓肿引流后并发乳瘘时，应停止哺乳。方法可用炒麦芽60g，用水煎后分两次服，每日1剂，连服2～3日。口服乙烯雌酚，1～2mg，每日3次，共2～3日；或溴隐亭1.25mg，每日2次，服用7～14日。肌肉注射苯甲酸雌二醇，每次2mg，每日1次，直至乳汁分泌停止。

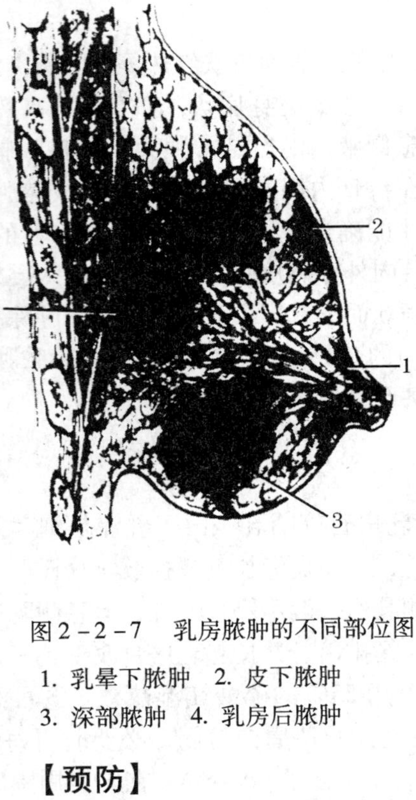

图2－2－7　乳房脓肿的不同部位图

1. 乳晕下脓肿　2. 皮下脓肿

3. 深部脓肿　4. 乳房后脓肿

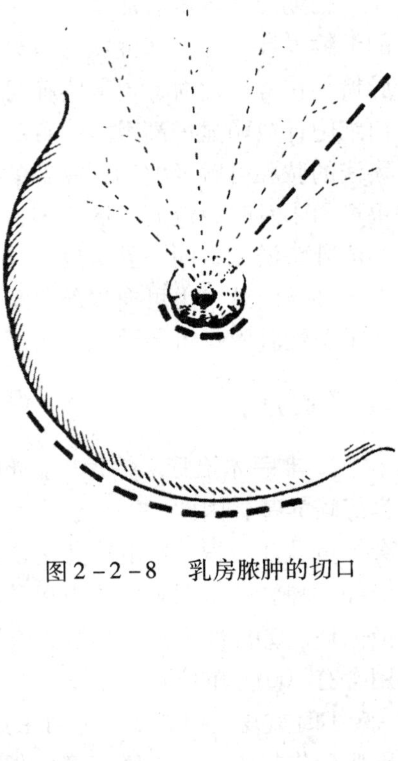

图2－2－8　乳房脓肿的切口

【预防】

关键在于避免乳汁淤积，同时防止乳头皮肤损伤，并保持局部清洁。产前期（尤其是初产妇）应经常用温水、肥皂水洗净两侧乳头；如乳头内陷，应经常挤捏、提拉矫正（个别需手术矫正）。哺乳期，要养成定时哺乳，婴儿不含乳头而睡等良好的哺乳习惯；每次哺乳应将双侧乳房的乳汁吸空，如有淤积，可借吸乳器或按摩以帮助排空乳汁。哺乳后应清洗乳头。发现乳头有破损或破裂，要及时治疗，可行间接哺乳（吸乳器吸出后喂养）。注意婴儿的口腔卫生并及时治疗其口腔炎症。

第六节　特异性感染

一、破伤风

破伤风是由破伤风杆菌入侵人体伤口，并在局部伤口内生长繁殖和产生毒素，所引起的一种急性特异性感染。典型表现为全身或局部肌肉持续性收缩和阵发性痉挛。

【病因及发病机制】

破伤风杆菌为革兰染色阳性的专性厌氧性梭状芽孢杆菌。广泛存在于泥土和人畜粪便中。其芽孢抵抗力极强，能耐煮沸，一般不易杀灭。

任何开放性损伤，都有可能发生破伤风杆菌的污染。尤其是局部伤口窄而深、缺血、坏死组织多或异物存留、引流不畅，绑扎过紧，以及合并其他需氧菌混合感染时，伤口缺氧或伤口内残留的氧气被消耗掉，则极易发生破伤风。值得注意的是，破伤风也可发生于烧伤、冻伤、虫蛇咬伤、木刺或锈钉刺伤后；此外，脐带消毒不严的新生儿、不洁人工流产、产后感染，甚至摘除异物、直肠或会阴部手术后也可发生。

【病理生理】

在局部缺氧环境中，破伤风杆菌在伤口内迅速生长繁殖产生大量外毒素，外毒素有两种，一种为痉挛毒素，对神经组织具有特别亲和力，是引起肌肉紧张和痉挛的主要毒素；另一种为溶血毒素，仅引起局部组织坏死和心肌损害。痉挛毒素进入血液循环后即与脊髓前角和运动细胞及脑干的运动神经核的联络神经细胞的突触结合，抑制突触释放抑制性神经介质。运动神经元因失去中枢抑制而兴奋性增强，从而引起具有特征性的全身随意肌持续收缩和阵发性痉挛。亦可阻断脊髓对交感神经的抑制，使交感神经兴奋，引起心率增快、血压升高、出汗、体温增高等。

【临床表现】

根据破伤风的临床演变过程，可分为三个阶段。

1. 潜伏期 潜伏期一般为7～14天，短者可在1～2日发病，长者可达数月或数年。潜伏期越短，其症状越重，预后越差。个别伤者可在数月或数年后因清除病灶或异物而发病。

2. 前驱期 是指最初出现前驱症状至典型发作的这一阶段，一般经历1～2日。前驱期主要表现为全身兴奋性增高，反射亢进等。病人感乏力、头痛、烦躁不安、咀嚼无力，局部肌肉有牵拉感，继之有咀嚼肌酸胀不适、张口不便等。

3. 典型表现 是以肌肉强直性收缩和阵发性痉挛为其典型症状。

（1）肌肉强直性收缩：首先发生于咀嚼肌，以后顺序为面肌、颈项肌、背、腹、四肢肌，最后是膈肌和肋间肌。出现相应的症状为：①病人开始感咀嚼不便，张口困难，随后牙关紧闭。②面部表情肌痉挛，而呈现独特的“苦笑”面容。③颈项肌持续收缩，则出现颈强直，头略后仰。④由于背腹肌同时收缩，因背肌收缩力强大，致使病人腰部前凸，头和足后屈，形似背弓，称为“角弓反张”。⑤四肢肌肉收缩时，因屈肌力量强大，形成屈膝、弯肘、半握拳等痉挛姿态。

（2）阵发性痉挛：重症病人在任何轻微刺激，如光、声音、触碰身体、饮水时，均可诱发抽搐发作致全身肌肉发生阵发性痉挛和抽搐。发作时病人面色紫绀，呼吸急促，口吐白沫，头频频后仰，四肢抽搐不止，大汗淋漓，病人神志始终清楚，表情极为痛苦。每次发作可持续数秒钟甚至数分钟，间歇期长短不等，病情重者发作频繁，持续时间长，间歇期短。持续的呼吸肌和膈肌痉挛，可造成呼吸骤停。强烈的肌痉挛收缩，可使肌肉、肌腱断裂，甚至骨折。膀胱括约肌痉挛，可引起尿潴留。

破伤风病程一般为3～4周，自第3周开始抽搐发作的次数逐渐减少，症状也有所减轻，缓解期历时约1周。某些肌群的紧张和反射亢进仍可持续一段时间。恢复期病人还可出现一些精神异常表现，如幻觉、行动错乱等。值得注意的是，少数病人仅表现为受伤部位肌肉持续性强直的局部破伤风。

破伤风病人的体温一般在38℃左右，如体温过高多为肺部感染所致；肺部感染、窒息、营养不良、循环衰竭等并发症是导致破伤风病人死亡的主要原因。

【诊断及鉴别诊断】

1. 诊断要点 根据病人受伤史和典型的临床表现，确立诊断不难。

2. 鉴别诊断

（1）化脓性脑膜炎：病人虽有“角弓反张”和颈项强直等症状，但无阵发性痉挛抽搐；病人有剧烈的头痛、高热、喷射性呕吐、有时神志不清；脑脊液检查有压力增高，脑脊液白细胞增多等。

（2）狂犬病：有疯狗、猫咬伤史，以咽肌痉挛为主。病人喝水不能咽下，大量流涎。听见水声或看见水，咽肌即发生痉挛，又称“恐水病”。

（3）颞颌关节炎：无外伤史，病程较长，局部肿胀压痛。表现为张口受限，无牙关紧闭、苦笑面容和全身抽搐。

（4）癔病：无外伤史，多与情绪变化有关，症状变化多端，不因声、光、风等刺激而抽搐发作，张口不困难。

【治疗】

治疗原则为控制和解除痉挛，确保呼吸道通畅，中和游离毒素和预防并发症发生。

1. 控制和解除痉挛 为治疗的重要措施，控制痉挛有利于减轻病人痛苦，降低人体的消耗和防止窒息等并发症发生。其措施如下：

（1）隔离治疗：病人入院后，应住进隔离室，保持环境安静，避免声、光等外界刺激，以防止和减少抽搐和痉挛发作。

（2）镇静、解痉：病情轻者可使用镇静剂或安眠药。一般首选地西泮 10～20mg，每日 1 次，肌肉注射或静脉点滴；苯巴比妥钠肌肉注射，每次 0.1～0.2g；病情较重者，每日可用冬眠合剂 1 号（氯丙嗪、异丙嗪各 50mg、哌替啶 100mg）加入 5%的葡萄糖溶液 250ml 中，从静脉缓慢滴注，但血容量过低者忌用；目前多主张使用地西泮 10～20mg/kg 加入 5% 葡萄糖溶液 500～1000ml 静脉滴注，每日 1 次。痉挛抽搐频繁难以控制者，可用 2.5% 硫喷妥钠 0.5～1.0g，肌肉注射或加入 5% 葡萄糖溶液中静脉滴注，应警惕发生喉肌痉挛和呼吸抑制。当上述措施仍不能控制抽搐时，可使用肌松剂，但须在气管切开和控制呼吸的前提下使用。

2. 应用破伤风抗毒素 目的是中和游离毒素。一旦毒素与神经组织结合，破伤风抗毒素则无中和作用，故应尽早使用。一般用量为 1 万～6 万 U，分别给予肌肉注射与静脉注射。静脉给药时应加入 5% 葡萄糖溶液中缓慢滴入。用药前应常规做过敏试验。连续或超剂量用药并无意义，且可发生过敏反应或血清病。人体破伤风免疫球蛋白在早期应用疗效显著，一般用 3000～6000U，深部肌肉注射 1 次即可。

3. 应用抗生素 大剂量抗生素既可杀灭破伤风杆菌，又可防治肺部感染。

首选青霉素，每次80万~160万U，肌肉注射，每4~6小时1次，或大剂量静脉滴注。其次可用甲硝唑每天2.5g，分次口服或静脉滴注，持续7~10天。如伤口为混合感染，则相应选用抗菌药物。

4. 伤口的处理 及时正确的伤口处理能消除毒素来源。应在控制痉挛和使用破伤风抗毒素之后，选择良好的麻醉，对伤口进行彻底清创，清除坏死组织和异物，伤口敞开充分引流，并采用3%过氧化氢溶液或0.1%高锰酸钾溶液冲洗或湿敷伤口。

5. 支持疗法 注意营养，补充维生素和多种氨基酸，维持体液平衡；重症病人可输全血或血浆，必要时可给予管饲，或采用深静脉肠外营养。还可利用高压氧舱辅助治疗。

6. 防治并发症 对频繁抽搐，可能发生窒息者，应尽早行气管切开，改善通气；防止发生坠床、骨折、咬伤舌头等。

【预防】

破伤风是可以预防的疾病。因此，伤后早期彻底清创，改善局部血循环，进行免疫注射等是预防破伤风发生的关键。

1. 正确处理伤口 伤后局部伤口及时彻底清创，清除一切坏死组织和异物；污染严重的伤口在清创后应将其敞开，并充分引流；创口也可采用3%过氧化氢溶液冲洗或湿敷。及时正确的处理伤口为预防破伤风的关键环节，是其他治疗不能代替的。

2. 被动免疫 多用于伤前未接受过自动免疫注射的病人。在伤后24小时内，皮下注射破伤风抗毒素（TAT）1500U，儿童与成人剂量相同。但被动免疫者血清中的抗体仅能维持10日左右，以后抗体浓度迅速下降。因此，对深部伤口或伤口污染严重，潜在厌氧细菌感染的伤口，注射剂量可加倍，必要时可在3~7日后重复注射1次。注射前应常规做皮内过敏试验；过敏试验阳性者，可酌情采用脱敏注射法。

可采用人体破伤风免疫球蛋白（TIG）进行被动免疫。1次肌肉注射250~500U。可在血液中维持4~6周，其免疫效能是破伤风抗毒素的10倍以上，且无过敏反应，预防破伤风较为理想。但此制剂来源困难，故而目前尚不能广泛应用。

3. 自动免疫 注射破伤风类毒素是预防破伤风发生的可靠有效方法，属自动免疫。类毒素刺激机体产生较多的抗体，并在较长时间内保持一定浓度，以中和进入体内的破伤风毒素，从而防止破伤风发生。我国已普及“百白破”三联疫苗注射，其效果确切。具体方法：皮下注射类毒素3次，每次间隔4~8周，第1次为0.5ml，以后每次各1ml，作为基础注射；1年后再注射1ml，作为强化注射；以后5~10年重复强化注射1ml，可使人体保持足够的免疫力。凡在10年内作过自动免疫注射者，伤后仅需注射类毒素0.5ml，即可有效地预防破伤风发生。此时不必再注射破伤风抗毒素。

二、气性坏疽

气性坏疽是由梭状芽孢杆菌所引起的一种严重急性特异性感染。

【病因及发病机制】

梭状芽孢杆菌为革兰阳性厌氧杆菌，其种类较多，引起发病的以产气荚膜杆菌（魏氏杆菌）、水肿杆菌和腐败杆菌为主，其次为产气芽孢杆菌和溶组织杆菌等。临床所见到的气性坏疽，通常是两种以上致病菌的混合感染。

梭状芽孢杆菌广泛存在于泥土和人畜粪便中，故伤后该类病菌污染伤口的机会较多，但并不一定发病。气性坏疽的发生，不单纯地决定于气性坏疽杆菌的存在，而更决定于人体抵抗力和伤口的情况，即需要一个利于气性坏疽杆菌生长繁殖的缺氧环境。因此，失水、大量失血或休克，又存在有伤口大片组织坏死、深层肌肉损毁，尤其是大腿和臀部的严重损伤，异物残留、开放性骨折或伴有主要血管损伤，使用止血带时间过长等情况，容易发生气性坏疽。

【病理生理】

气性坏疽的病原菌主要在伤口内生长繁殖，在局部产生多种对人体有害的外毒素和酶。α毒素、胶原酶、透明质酸酶、溶纤维酶和脱氧核糖核酸酶等，使红细胞破坏引起溶血、血红蛋白尿、尿少，组织水肿、液化，肌肉大片坏死，使病变迅速扩散、恶化。糖类分解产生大量气体，使组织膨胀；蛋白质的分解和明胶的液化，产生硫化氢、氮等，使肌肉组织发黑，伤口发生恶臭。由于局部缺血、血浆渗出及各种毒素的作用，伤口内的组织和肌肉，进一步坏死和腐化，有利于细菌的繁殖，使病情更为恶化。大量的组织坏死和外毒素的吸收，可引起严重的毒血症。某些毒素可直接侵犯心、肝和肾，造成局灶性坏死，引起这些器官的功能障碍。

【临床表现】

潜伏期可短至6~8小时，但一般为1~4天。

1. 局部表现　病人自觉患部沉重或疼痛，有包扎过紧感。以后，出现患部“胀裂样”剧痛，一般止痛剂不能缓解。患部肿胀明显，压痛剧烈。伤口周围皮肤水肿、紧张、苍白、发亮，逐渐变为紫红色或紫黑色，并出现大小不等的水疱。伤口内肌肉坏死，呈暗红色或土灰色，失去弹性，刀割时不收缩，不出血，犹如煮熟的肉。伤口周围按压时可有捻发音，常有气泡从伤口逸出，并有稀薄、恶臭的浆液样血性分泌物流出。

2. 全身症状 早期病人表情淡漠，有头晕、头痛、恶心、呕吐、出冷汗、高热、脉搏快速、烦躁不安、呼吸急促，并有进行性贫血。晚期有严重中毒症状，血压下降，最后出现黄疸、谵妄和昏迷、休克等。

【诊断及鉴别诊断】

1. 诊断要点 主要依据临床表现、伤口分泌物检查有革兰染色阳性粗大杆菌和X线检查组织间有积气。如损伤或手术后，伤口出现异常疼痛，局部肿胀迅速加剧，伤口周围皮肤有捻发音，并有严重的全身中毒症状，如脉搏加速、烦躁不安、进行性贫血，应考虑有气性坏疽的可能；伤口内的分泌物涂片检查有大量革兰染色阳性杆菌；X线检查伤口肌群间有气体，是诊断气性坏疽的重要依据。厌氧细菌培养和病理活检虽可确定诊断，但需一定时间，故不能等待其结果，以免延误治疗。

2. 鉴别诊断

（1）芽孢菌性蜂窝织炎：感染局限于皮下蜂窝组织内，沿筋膜间隙迅速扩散，不侵犯肌肉。起病较慢，潜伏期为3～5天。虽然也以伤口疼痛开始，伤口周围也有捻发音，但局部疼痛和全身症状较轻，皮肤很少变色，水肿也很轻。

（2）厌氧性链球菌感染：本病发展较缓慢，往往在伤后3天才出现症状。毒血症、疼痛、局部肿胀和皮肤改变均较轻。有气肿和捻发音出现，但气肿仅局限于皮下组织和筋膜。伤口周围仅有一般的炎性表现。渗出液呈浆液脓性，涂片检查有链球菌。

（3）大肠埃希菌性蜂窝织炎：可出现组织间气肿，且有高热和谵妄等中毒症状。但局部肿胀发展较慢，脓液具有大肠埃希菌感染的脓液特征，即脓液稀薄，呈浆液性。脓液涂片检查可发现革兰染色阴性杆菌。

【治疗】

气性坏疽发展迅速，如不及时处理，病人常丧失肢体，甚至死亡。故一旦确诊，应立即积极治疗。

1. 紧急手术处理 在抢救严重休克或其他严重并发症的同时，须紧急进行局部手术处理，手术前静脉滴注大剂量抗生素、输血等。宜采用全身麻醉，不用止血带。在病变区作广泛、多处切开（包括伤口及其周围水肿或皮下气肿区），手术中应充分显露探查，切除已坏死的肌组织。伤口内用大量3%过氧化氢溶液或1∶4000高锰酸钾溶液反复冲洗。术后保持伤口开放，用氧化剂冲洗、湿敷，每日更换敷料。

有下列情况者应考虑截肢：①整个伤肢各层组织均已感染且发展迅速；②肢体损伤严重，合并粉碎性开放骨折或伴大血管损伤；③经清创处理感染仍不能控制，并有严重毒血症者。截肢部位应在肌肉未受累的健康组织处。截肢残端不缝合，用过氧化氢液湿敷，待伤口愈合后再修整。

2. 应用抗生素　因气性坏疽杆菌对青霉素较为敏感，应为首选药物，但剂量需大，每天用量应超过1000万U以上，同时还可减少伤处因其他细菌繁殖消耗氧气所造成的缺氧环境。对青霉素过敏者，可改用红霉素，1.5～1.8g，每天分次静脉滴注；甲硝唑1.0g，每天分次静脉补给。

3. 高压氧疗法　在3个大气压纯氧下，以物理状态溶解在血内的氧比平时增加约20倍左右，可提高组织的氧含量，抑制气性坏疽杆菌的生长繁殖，并使其停止产生α毒素。一般在3天内进行7次治疗，每次2小时，间隔6～8小时。其中第一天作3次，第二、第三天各2次。在第一次治疗后，应检查伤口，并将已坏死的组织切除，但不宜作广泛的清创或切除至健康组织。以后，根据病情需要，可重复进行清创。通过这种治疗方法，不少患肢的组织得以保留，功能得以恢复。有资料报道，凡能在最初48小时内进行5次高压氧治疗的病人，几乎都能存活，但这需要有高压氧舱的设备。

4. 全身支持疗法　应少量多次输血；及时纠正水与电解质代谢失调；给予高蛋白、高热量饮食；止痛、镇静、退热等。

气性坏疽抗毒血清对气性坏疽的防治效果不佳，仅能起到暂时缓解毒血症的作用，而且有使病人发生过敏反应的危险，现已很少应用。

【预防】

及时彻底清创是预防创伤后发生气性坏疽的最可靠方法。如在伤后6小时内清创，几乎可完全防止气性坏疽的发生。即使受伤已超过6小时，在大量抗生素的使用下，清创术仍能起到良好的预防作用。故对开放性损伤，特别是有泥土污染和损伤严重、无生机的肌肉组织，都应及时进行彻底的清除，部分损伤严重的伤口，在清创后，应敞开引流，不作缝合；对疑有气性坏疽的伤口，可用3%过氧化氢或1∶1000高锰酸钾等溶液冲洗、湿敷；如已缝合的伤口，应将缝线拆去，敞开伤口；青霉素和四环素族等抗生素在预防气性坏疽方面有较好的作用，可根据创伤情况在清创前后应用，但不能代替清创术；应将病人隔离，病人用过的一切衣物、敷料、器材均应单独收集，进行消毒。煮沸消毒应在1小时以上，最好用高压蒸气灭菌，换下的敷料应销毁，以防交叉感染。

第三章 损 伤

第一节 概 述

损伤是指人体受各种致伤因子作用后发生组织结构破坏和功能障碍。无论平时或战时，损伤均多见，故在外科领域中占有重要地位。

【病因与分类】

1. 按致伤因素分类 ①机械性损伤：包括刃器伤、挤压伤、火器伤、冲击伤、爆震伤。②物理性损伤：如烧伤、冻伤、电击伤、放射伤。③化学性损伤：如强酸、强碱、黄磷、军用毒气致伤。④生物性损伤：如毒蛇、狂犬、毒虫咬螫致伤等。

2. 按受伤部位分类 一般分为颅脑伤、颌面颈伤、脊柱脊髓伤、胸部伤、腹部伤、骨盆伤、上肢和下肢伤等八个部位。如多个脏器或多部位损伤，则称为多发伤。

3. 按伤后皮肤完整性分类 伤部皮肤黏膜完整者称闭合伤，如挫伤、扭伤、挤压伤、冲击伤等。伤部皮肤黏膜破损者为开放伤，如擦伤、切割伤、撕裂伤、刺伤和火器伤等。

4. 按伤情轻重分类 可分为轻、中、重和特重伤。

【病理】

损伤后机体迅速发生各种局部和全身性防御性反应，这些反应有利于机体对抗致伤因子的有害作用，维持内环境的稳定和促进机体的康复。但如反应过于强烈，对机体也会造成有害的影响，需要在治疗中加以调整。

1. 局部反应 主要表现为局部炎症反应，其基本病理过程与一般炎症相同。

组织受伤后，局部有出血、血凝块、失活的细胞等，其周围未损伤的部分可发生炎症。炎症导致局部微血管扩张和充血，血管通透性增高，水分、电解质和血浆蛋白渗入组织间隙，而且白细胞（中性粒细胞、单核细胞等）可从内皮细胞间进入组织间隙和裂隙内。如果创伤外加细菌沾染和异物进入，炎症反应就较迅速、剧烈。这种组织变质、渗出和增生，先后出现，彼此联系，又互相影响，有利于清除坏死组织、杀灭细菌及组织修复。

创伤性炎症的发生机理是复杂的，至今尚在研究中，但已知有许多介质参与炎症反应。伤后血液中的激肽、补体和凝血因子等发生变化，可产生缓激肽、补体碎片（C_{3a}、C_{5a}）、纤维蛋白降解物（FDP）等。组织细胞可释出血管活性物质（组胺、5-羟色胺）、前列腺素（PG）、血栓质（TX）、白三烯（LT）、血小板活化因子（PAF）、肿瘤坏死因子（TNF）、白介素（IL）等，以及氧自由基、蛋白酶等。炎症介质的释出还可互相关联，导致上述的急性炎症组织改变。

2. 全身反应　损伤后全身反应与损伤性质、程度、机体状态和治疗等因素有关，主要是伤后人体神经内分泌系统活动增强而引发一系列功能和代谢变化的过程，是一种非特异性应激反应。在损伤初期由于疼痛、精神紧张、失血等，使下丘脑-垂体-肾上腺皮质轴和交感神经-肾上腺髓质轴产生大量的儿茶酚胺、促肾上腺皮质激素（ACTH）、抗利尿素（ADH）、生长激素（GH）和胰高血糖素；肾素-血管紧张素-醛固酮系统也被激活。表现为机体能量代谢、蛋白质和脂肪分解代谢均明显增加，糖异生作用加强，血糖升高，尿素氮排出增加，从而出现负氮平衡。机体消化系统功能暂时受抑制，免疫功能紊乱。这些反应大约持续1~4天，此后逐渐恢复至正常状态。

【损伤的修复】

组织修复的基本方式是伤后增生的细胞和细胞间质再生增殖、填充、连接或替代损伤后的缺损组织。理想的损伤修复，是组织缺损完全由原来性质的细胞修复，恢复原有的结构和功能，称完全修复。然而，人体各种组织细胞固有的增生能力有所不同，如表皮、黏膜、血管内膜等的细胞增生能力强，而心肌、骨骼肌等的增生能力弱。因此，各种组织创伤后修复情况不一。若组织损伤后不能由原来性质的细胞修复，而靠其他性质的细胞（常是成纤维细胞）增生代替，称为不完全修复。其形态和功能虽不能完全复原，但仍能修复创伤（纤维组织瘢痕愈合），有利于内环境稳定。现代外科已能用异体的组织（皮肤、骨等）或人造材料辅助修复某些创伤，但自身的组织修复功能仍是创伤治愈的基础。

1. 组织的修复过程　可分三个阶段：

（1）纤维蛋白充填：受伤后伤口和组织间隙先为血凝块所充填，继而发生炎症时继续有纤维蛋白附着其间。其作用首先是止血和封闭创面，可减轻损伤。

（2）细胞增生：创伤性炎症出现不久，即有新生的细胞在局部出现。伤后24～48小时有血管等共同构成肉芽组织，充填组织裂隙。而原有的血凝块、坏死组织等，被酶分解、巨噬细胞吞噬、吸收或从伤口排出。伤后局部成纤维细胞、肌成纤维细胞、血管内皮细胞、上皮细胞、成骨细胞等逐渐增多，形成肉芽组织，以后变为纤维组织（瘢痕组织），填充于断裂的组织之间，连接伤口。细胞增生可产生各种胶原纤维和氨基多糖，对组织修复也具有重要意义，胶原纤维能使新的组织具有较强的张力和韧性。氨基多糖类在胶原纤维间和细胞间可起连接作用。同时，还有上皮细胞从创缘向内增生，肌成纤维细胞使创缘周径收缩（伤口收缩）。于是伤口趋向愈合。

（3）组织塑形：经过细胞增生和基质沉积，伤处组织得以初步修复。然而所形成的新组织如纤维（瘢痕）组织、骨痂等，在数量和质量方面并不一定都适宜于生理功能需要。例如瘢痕内含胶原过多，形成瘢痕疙瘩，不利于修复处的活动。机体对新生的组织可以调整，如瘢痕内的胶原和其他基质有一部分被转化吸收，使瘢痕软化但仍保持张力强度。又如骨痂，可以在运动应力作用下，一部分被吸收，骨修复处的坚强性并不减弱或增强。

以上细胞增生和组织塑形的过程，有巨噬细胞和多种介质参与。巨噬细胞能释出多种因子（如纤维组织生长因子、上皮生长因子、转化生长因子等）促进细胞增生，而且能释出酶类影响基质的增减。血小板、淋巴细胞等其他细胞也释出各种因子参与组织修复过程。

2. 影响创口愈合的因素 凡是抑制创伤性炎症、破坏或抑制细胞增生和基质沉积的因素，都将阻碍创伤修复，使伤口不能及时愈合。

（1）感染：是破坏组织修复的最常见原因。金黄色葡萄球菌、溶血性链球菌、大肠埃希菌、铜绿假单胞菌等致病菌，都可损害细胞和基质，使局部成为化脓性病灶。

（2）异物存留或失活组织过多：伤处组织裂隙被此类物质充填，阻隔新生的细胞和基质连接，成为组织修复的不利因素。

（3）血液循环障碍：较重的休克使组织（包括伤处组织）处于低灌流，各种细胞受到不同程度损害，伤后组织修复势必延迟。伤口包扎或缝合过紧，使局部缺血。止血带使用时间过久，也可使远侧组织缺血。

（4）局部制动不够：组织修复需要局部稳定，否则新生的组织将受到继续损伤。

（5）全身性因素：①营养不良，如蛋白、维生素C、铁、铜、锌等微量元素的缺乏，使细胞增生和基质形成缓慢或质量欠佳。②使用皮质激素、消炎痛、细胞毒药物、放射线等，创伤性炎症和细胞增生受抑制。③免疫功能低下的疾病，如糖尿病、肝硬化、尿毒症、白血病或艾滋病等，使中性粒细胞、单核-巨噬细胞、淋巴细胞的功能降低，影响组织修复过程。

临床上处理创伤时，必须重视上述不利因素，采取相应的措施。

3. 创伤愈合的类型　可分为如下两种：

（1）一期愈合：组织损伤少，创缘整齐，无感染，经清创缝合后对合良好的开放伤；或无菌手术切口缝合后，上皮于术后1～2天可将创口覆盖，肉芽于伤后2～3天即可从创缘长出，约2～3周创口完全愈合，仅留一条线形瘢痕，此属一期愈合。

（2）二期愈合：如组织缺损较多，创缘不整齐，或有感染的创口，肉芽组织自底部和边缘生长将创口填平后，上皮细胞才开始迅速生长覆盖创面，此属二期愈合。其愈合时间显著延长，瘢痕明显。

【临床表现】

1. 局部表现

（1）疼痛：疼痛与受伤部位、创伤轻重、炎症反应强弱等因素相关。一般的创伤在2～3日后疼痛可缓解，疼痛持续或加重表示可能并发感染。疼痛部位有指示受伤部位的诊断意义，因此在诊断尚未确定以前应慎用麻醉止痛药，以免漏诊或误诊。

（2）肿胀：为局部出血和（或）炎性渗出所致。受伤部位较浅者，肿胀处可伴有触痛、发红、青紫或波动感（血肿表现）。肢体节段的严重肿胀，因其组织内张力增高，阻碍静脉血回流，可致远侧肢体也发生肿胀，甚至可影响动脉血流而致远端苍白、皮温降低等。一般在2～3周后逐渐消退。

（3）伤口或创面：为开放性创伤所共有。其形状、大小和深度不一，伤口有出血或血块。出血情况由受伤的血管口径或是否已止血所决定。伤口或创面还可能有泥沙、木刺、弹片等异物存留。

（4）功能障碍：组织结构破坏可直接造成功能障碍，例如：骨折或脱位的肢体不能正常运动；创伤性气胸使呼吸失常。局部炎症也可引起功能障碍，例如：咽喉部创伤后水肿可造成窒息；腹部肠穿孔后的腹膜炎可发生呕吐、腹胀、肠麻痹等。此外，局部疼痛常使病人运动受限。某些急性功能障碍可直接致死，如窒息、开放性或张力性气胸引起的呼吸衰竭，必须立即抢救。

2. 全身表现

（1）体温增高：一般在38℃左右。为损伤组织出血及其他组织成分的分解产物吸收所引起。体温过高，除了可由脑损伤引起（中枢性高热），一般为并发感染所致，应予重视。

（2）循环、呼吸的改变：伤后儿茶酚胺释放增多，可使心率和脉搏加快。周围血管收缩，故舒张压可上升，收缩压可接近正常或稍高，脉压缩小。但如发生大出血或休克，则心搏出量明显减少，血压降低，脉搏细弱。一般的创伤病人，呼吸多无明显改变。较重的创伤常使呼吸加快，其原因可能是换气不足使机体缺氧，失血多或休克等，也可能与精神紧张、疼痛等有关。

（3）其他变化：如口渴、尿少、疲惫、焦虑、失眠、食欲不振、肌肉无力等，妇女可发生月经失调。

3. 并发症

（1）感染：开放性创伤一般都有污染，如污染严重，处理不及时或处理不当，伤口很容易发生感染。感染的伤口有疼痛、红肿、触痛、脓性分泌物等，体温可增高，中性粒细胞可增多。闭合性创伤如伤及消化道或呼吸道等，也会并发感染。伤后还可能发生破伤风或气性坏疽，其后果相当严重。

（2）休克：早期因创伤而受强烈刺激，精神紧张，剧烈疼痛，可发生创伤性休克；伤后因失血失液，使血容量急剧减少，微循环障碍，发生低血容量性休克；部分病人还可能由于心包填塞、纵隔移位或摆动等，导致心输出量降低，血压下降，出现休克。休克愈重愈久，预后愈差。

（3）器官功能衰竭：重度创伤并发感染或（和）休克后可继发多系统器官功能衰竭，如成人呼吸窘迫综合征、急性肾功能衰竭、应激性溃疡等。

【诊断】

诊断主要应明确损伤部位、损伤性质、受伤程度、全身变化和并发症。为了对伤员作出及时全面正确的诊断，避免误诊、漏诊，必须详细询问病史，进行仔细全面的体格检查，必要时进行化验、放射线、穿刺等辅助检查，还需密切观察病情演变，以防延误诊断和治疗。

1. 详细询问病史 包括致伤原因、受伤时间、受伤地点、受伤时的姿势、伤后局部和全身表现（有无昏迷、抽搐等）、处理经过等。

2. 体格检查 先检查伤员的神志、呼吸、脉搏、血压等生命体征，然后对各系统作全面仔细检查，确定有无休克、重要脏器伤或多发伤。如伤员有危及生命的严重损伤或并发症，应先采取相应的急救措施，待伤情好转后再作全面检查。注意局部形态改变、解剖差异、功能丧失等情况，确定损伤部位、性质、程度和范围。对闭合伤要查明深部重要组织器官有无损伤。对开放伤要了解伤口形状、大小、深度、出血情况、污染程度、有无异物存留、以及深层重要组织器官损伤情况等。

3. 辅助检查　包括化验、X线检查、CT检查、超声波检查、各种穿刺等，根据伤员的具体情况及条件选择应用。

4. 严密观察伤情变化，及时作出判断，避免误诊或漏诊　检查创伤时应注意：①发现危重情况如窒息、大出血等，必须立即抢救，不应单纯为了检查而耽误抢救时机。②检查步骤应尽量简洁，询问病史和体格检查可以同时进行。检查动作必须谨慎轻巧，切忌在检查中加重损伤。③重视症状明显的部位，同时应仔细寻找比较隐蔽的损伤。④接收多个病人时，不可忽视不出声的病人。因为有窒息、深度休克或昏迷等的病人已不呼唤呻吟。⑤一时难以诊断清楚的损伤，应在对症处理过程中密切观察，争取及早诊断。

【急救与转送】

为使损伤急救更加有效，不断提高抢救技术，在整个急救过程中应强调争分夺秒，最重要的是评估和处理危及生命的紧迫问题。其原则是：先挽救生命、防止再损伤、及早转送。急救中体现“三快”，即：快抢、快救、快送。灵活应用通气、止血、包扎、固定、搬运五大救护技术。

1. 快抢　应迅速祛除致伤因素，避免继续损伤，如衣服着火应立即灭火；对因塌方或建筑物倒塌受挤压的伤员应立即移去挤压的物体，并迅速搬离现场至较安全的地方等。

2. 快救　在具体的处理中，首先抢救心跳骤停、窒息、大出血、开放气胸、休克、内脏脱出等，以挽救生命；伤口止血与包扎，对开放伤用消毒敷料或干净布类覆盖包扎伤口，以防进一步污染。对一般伤口出血，用较多敷料加压包扎即可，只有在四肢大动脉损伤用加压包扎无效时才慎重采用止血带止血，止血带结扎在伤口近心侧，不宜过紧，并标明结扎时间，每隔1小时放松1～2分钟，且结扎总时间不超过4小时；妥善固定，对有骨折或关节损伤的肢体用夹板或就地取材作临时固定。

3. 及时安全后送　根据伤情采用适当运输工具，迅速转送到就近的医疗单位进行后续治疗。

【治疗】

损伤治疗原则：①确保伤员生命安全。②尽可能保存或修复损伤的组织与器官，并恢复其功能。③积极防治全身与局部各种并发症。

1. 全身治疗　着重维持伤员的循环及呼吸功能，补充血容量，保持呼吸道通畅，维持体液及电解质平衡和能量代谢，保护重要组织器官功能等。

（1）体位和局部制动：较重损伤后伤员应卧床休息。半卧位利于呼吸，抬高受伤的肢体可减轻肿胀，受伤的局部适当制动，可缓解疼痛，且利于组织修复。有骨折、血管损伤、神经损伤、肌腱损伤等，更应重视制动。制动可选用绷带、夹板、石膏、支架等。

（2）积极抗休克，维持体液平衡和营养代谢：若伤后有口渴和尿少，提示体液不足，应及时检查和输液补充；失血较多者应考虑适当输血；伤后初期机体能量消耗增加和分解代谢加速，导致体质下降、组织修复迟滞和免疫功能降低，容易出现并发症。因此，如果伤后病人不正常进食，就应选用要素饮食或静脉营养法支持。

（3）镇痛、镇静和心理治疗：适当选用药物镇痛、镇静，使伤员可以安静休息和恢复生活起居。由于伤员多有恐惧、焦虑等，个别可发生伤后精神异常，适当进行心理治疗，利于康复。

（4）预防和治疗感染：凡有开放性创伤，均需重视感染的防治。腹内、胸内组织器官受损的闭合性创伤需选用有效抗生素，沾染较多和组织破坏较重的开放性损伤需选用有效抗生素并注射破伤风抗毒素血清。

（5）防治并发症：包括全身和局部的并发症，如休克、肾衰、感染等。重型损伤或限制功能时间过久者，还应进行必要的功能训练，才能达到完全康复。

2. 局部处理

（1）闭合伤处理原则：除合并有重要脏器伤或血管伤需紧急手术处理外，多无需特殊处理。早期局部冷敷以减轻肿胀，1～2 日后用热敷、理疗等，以促进消肿和损伤愈合。可口服或局部外敷活血化瘀、消肿止痛的中草药等。

（2）开放伤处理原则：对新鲜污染伤口应及时彻底清创，转化为闭合伤。对感染伤口要保持引流通畅，换药直到愈合。伤口分类及处理如下：①清洁伤口：通常是指“无菌手术”（如甲状腺切除术、腹股沟疝修补术等）的切口，缝合后一般都达到一期愈合。②污染伤口：是指伤口沾染有细菌、但尚未发展成感染的伤口，一般伤后 8 小时以内进行伤口处理。如伤口污染严重或细菌毒性强，在 4～6 小时即可变成感染，此时不宜按污染伤口处理。而头面部伤口，因局部血循环良好，伤后 12 小时或更多时间仍可按污染伤口处理。如果沾染较少、失活组织不多（如刀刃切伤）、伤后早期使用抗生素，伤后处理时间稍迟也仍可按污染伤口处理。处理污染伤口的方法称为清创术，目的是使其转变成或接近于清洁伤口，当即缝合或延期缝合，争取达到一期愈合。③感染伤口：包括延迟处理的开放性创伤、脓肿切开、手术切口感染等，有渗出液、脓液、坏死组织，周围皮肤常有红肿。伤口须经过换药逐渐达到二期（瘢痕组织）愈合。

第二节　颅脑损伤

颅脑损伤的发生率占全身各处损伤的10%～20%，仅次于四肢伤而居第二位，其死亡率却居首位。颅脑损伤常与身体其他部位的损伤复合存在。颅脑损伤的中心问题是脑损伤。

一、头皮损伤

（一）头皮血肿

【病因及类型】

头皮血肿多因钝器伤及头皮所致。按血肿出现于头皮内的具体层次分为：

1. 皮下血肿　因皮下组织与皮肤层和帽状腱膜层之间的连接紧密，故在此层内的血肿范围较局限。血肿周围软组织肿胀隆起，中央有凹陷感，易与凹陷骨折混淆，需行头颅X线摄片以作鉴别。

2. 帽状腱膜下血肿　由于帽状腱膜下层疏松，血肿易于蔓延至整个帽状腱膜下层，含血量可多达数百毫升。

3. 骨膜下血肿　多见于钝器伤所致颅骨损害。由于骨膜在颅缝处附着牢固，故血肿限于某一颅骨范围之内。

【治疗】

较小的头皮血肿，无需特殊处理，经过1～2周左右多能自行吸收。较大的血肿常需穿刺抽除积血，同时局部压迫包扎。穿刺治疗无效，血肿不消或继续增大时，可切开清除血肿并止血。对合并颅骨骨折的骨膜下血肿，不宜加压包扎，因有并发颅内血肿的可能。凡已经感染的血肿均需切开引流。

（二）头皮裂伤

【病因】

头皮裂伤多由锐器或钝器致伤。裂口大小、深度不一，创缘整齐或不整齐。由于头皮血管丰富，血管破裂后不易自行闭合，伤口出血也较多，甚至发生失血性休克。

【治疗】

急救时可加压包扎止血。尽早清创，除去伤口内异物，止血，术中注意有无颅骨骨折及脑膜损伤。对有头皮组织缺损者行皮下松解术或转移皮瓣等方法修复。对伤后 2～3 日以上的伤口，也宜清创，部分缝合，并加引流。

（三）头皮撕脱伤

【病因】

多因发辫受机械力牵扯，使头皮部分或整块自帽状腱膜下层或骨膜下撕脱，损伤重，出血多，易发生休克。

【治疗】

应在加压包扎止血、抗休克、抗感染、清创前提下，将撕脱的头皮于 12 小时内缝合。头皮整块撕脱者，可行小血管吻合，头皮再植，或将撕脱的头皮作成全厚或中厚皮片再植。小块撕脱可转移头皮瓣缝合。大面积头皮缺损或植皮失败，颅骨骨膜撕脱，可在颅骨裸露区多处钻孔至板障或将颅骨外板凿除，待肉芽组织生长后植皮。

二、颅骨骨折

颅骨骨折指颅骨受外力直接或间接作用所致颅骨结构的连续性改变。其形成取决于外力性质、大小和颅骨结构诸方面的因素。颅骨骨折分颅盖骨折和颅底骨折。两者发生率的比率为 4∶1。颅骨骨折可并发脑膜、血管、脑和颅神经损伤。

（一）颅盖骨折

【分类】

颅盖骨折按骨折形式分为：

1. 线性骨折　可单发或多发，后者可能是多处分散的几条骨折线，或为一处的多发骨折线交错形成粉碎骨折。骨折多系内板与外板全层破裂，也可为部分裂开。头颅 X 线摄片可以确诊。单纯的线形骨折无需特别治疗，但对骨折线通过硬脑膜血管沟或静脉窦时，应警惕并发颅内血肿。

2. 凹陷骨折　多为全层或仅为内板向颅腔凹陷，好发于颞骨和顶骨。轻者仅为局部压迫，重者损伤局部的脑膜、血管和脑组织，进而引起颅内血肿。有些凹陷骨折可以触知，但确诊常有赖于X线摄片检查。

【治疗】

治疗原则是手术复位。

1. 手术指征 ①骨折片陷入颅腔的深度在1cm以上。②大面积的骨折片陷入颅腔，因骨性压迫或并发出血等引起颅内压增高者。③骨折片压迫脑组织，引起神经系统体征或癫痫者。位于大静脉窦部的凹陷骨折如引起神经系统体征或颅内压增高者也应手术，反之则无需手术。

2. 手术操作 ①骨折片较完整，边缘无重叠者，可在骨折处附近钻孔，伸入金属撬杆撬拨凹陷中心部将骨片撬起复位。②凹陷骨折呈碎片，无法复位时，可将其摘除，视情况行颅骨成形术。③骨折片刺入脑内者，应切开硬脑膜探查，取出骨碎片。

（二）颅底骨折

【分类】

颅底骨折绝大多数是线形骨折，个别为凹陷骨折，按其发生部位分为：

1. 颅前窝骨折 常累及额骨眶板和筛骨，引起的出血经前鼻孔流出；或流进眶内，沿组织浸及眼睑皮下及球结合膜下形成淤血斑，称为“熊猫”眼征。骨折处脑膜破裂时，脑脊液可经额窦或筛窦由前鼻孔流出，形成脑脊液鼻漏，空气也可经此逆行进入颅腔内形成颅内积气。筛板及视神经管骨折可引起嗅神经和视神经损伤。

2. 颅中窝骨折 常累及颞骨岩部，脑脊液经中耳由鼓膜裂孔流出形成脑脊液耳漏；如鼓膜完好，脑脊液则经咽鼓管流往鼻咽部，常合并第Ⅶ或Ⅷ颅神经损伤。如骨折累及蝶骨和颞骨内侧，可伤及脑垂体和第Ⅱ、Ⅲ、Ⅳ、Ⅴ及Ⅵ颅神经。如果伤及颈内动脉海绵窦段，可形成颈内动脉海绵窦瘘而出现搏动性突眼；颈内动脉如在破裂孔或在颈内动脉管处破裂，则可发生致命性鼻出血或耳出血。

3. 颅后窝骨折 骨折累及颞骨岩部后外侧时，多在伤后1~2日出现乳突部皮下淤血（Battle征）。骨折累及枕骨基底部时，可在伤后数小时出现枕下部肿胀及皮下淤血；骨折累及枕大孔或岩骨尖后缘，可出现个别或全部后组颅神经（即Ⅸ~Ⅻ颅神经）损伤的症状。

【诊断】

颅底骨折诊断主要依据上述临床症状。颅骨X线平片检查仅30%~50%能显示骨折线，必要时行颅脑断层摄片或 CT 扫描等检查。

【治疗】

颅底骨折多数无需特殊治疗，而要着重处理合并的脑损伤和其他并发损伤。合并脑脊液漏者，需预防颅内感染，故不可堵塞或冲洗，取头高位卧床休息，不做腰穿，避免用力咳嗽、打喷嚏、擤涕，应给予抗生素。多数脑脊液漏能在两周左右自行停止。如持续 1 个月以上或伴颅内积气经久不消时，应及时手术，进行硬脑膜裂口修补。对碎骨片压迫引起的视神经或面神经损伤，应尽早手术去除骨片。

三、脑损伤

脑损伤可分为闭合性脑损伤和开放性脑损伤。闭合性脑损伤在临床诊治方面尤其重要。如诊治延误，可直接危及病员的生命安全。这里，我们重点介绍闭合性脑损伤。

闭合性脑损伤，可分为原发性脑损伤（脑震荡、脑挫裂伤、原发性脑干损伤等）和继发性脑损伤（脑水肿、颅内血肿等）。

（一）脑震荡

脑震荡表现为一过性的脑功能障碍，脑组织无肉眼可见的病理变化，显微镜下可以观察到神经组织结构紊乱。一般认为脑震荡与惯性力所致弥散性脑损伤有关。

【临床表现】

1. 意识障碍 伤后立即出现，表现为神志不清或完全昏迷。一般不超过半小时。

2. 逆行性遗忘 即清醒后大多不能回忆受伤当时乃至伤前一段时间内的情况。

3. 神经系统检查 一般无阳性体征，脑脊液压力正常或偏低，其成分化验正常。

4. 其他 伤后短时间内表现面色苍白、出汗、血压下降、心动徐缓、呼吸浅慢、肌张力降低、各种生理反射迟钝或消失。此外，有头痛、头昏、恶心呕吐等症状，短期内可自行好转。

【治疗】

一般需绝对卧床1～2周，注意观察生命体征，意识和瞳孔改变；给予对症处理；普通饮食。多数病人经数周后即可正常工作。

（二）脑挫裂伤

脑挫裂伤指主要发生在大脑皮层的损伤，也可发生在脑深部。损伤小者呈点状出血，大者可出现片状紫斑。通常为脑挫伤（脑皮质和软脑膜仍完整）和脑裂伤（脑实质破损、断裂，软脑膜亦撕裂）并存，临床上不易区分，故合称脑挫裂伤。脑挫裂伤的继发性改变，早期主要为脑水肿和出血或血肿形成。脑水肿主要为血管源性水肿，属血脑屏障破坏，血管通透性增加所致，伤后2～3日明显，3～7天达高峰。此期间导致颅内压增高或脑疝，严重者引起死亡。轻者水肿逐渐消退，颅内压也随之降低。局部病灶，由小胶质细胞清除并由星形细胞增生所修复。小者留下单纯的瘢痕，巨大者则可形成含有脑脊液的囊肿，后者可与脑膜或直接与头皮粘连，成为外伤性癫痫的原因之一。如蛛网膜与软脑膜粘连，可因脑脊液吸收障碍，形成外伤后脑积水。广泛性脑挫裂伤，可在数周后形成外伤性脑萎缩，脑室可相应扩大。

【临床表现】

1. 脑挫裂伤　①意识障碍：多较严重，持续时间常较长，短者数小时或数日，长者数周、数月，有的持续昏迷至死或植物样生存。②局灶症状与体征：伤后常立即出现与病灶相应的神经系统定位体征，运动区损伤则出现锥体束征或偏瘫。脑干损伤时，两侧瞳孔不等大或极度缩小，眼球位置不正、分离或同向偏斜，两侧锥体束征阳性，肢体肌张力增高及去脑强直等。某些“哑区”伤后不显示体征。③头痛与恶心呕吐：可能与颅内压增高、自主神经功能紊乱或外伤性蛛网膜下腔出血等有关。④颅内压增高与脑疝：为继发脑水肿或颅内血肿所致。若血肿体积不断增大，就可引起颅腔内压力分布不均，使脑组织从高压区向低压区移位，从而引起脑疝。幕上的脑组织（颞叶的海马回、钩回）通过小脑幕切迹被挤向幕下，称之为小脑幕切迹疝或颞叶海马钩回疝。幕下的小脑扁桃体及延髓经枕大孔被挤向椎管内，称之为枕大孔疝或小脑扁桃体疝。

2. 脑疝

（1）小脑幕切迹疝：①颅内压增高症状：剧烈头痛、频繁呕吐、烦躁不安等。②意识改变：表现嗜睡、昏迷。③瞳孔改变：压迫动眼神经，初期病侧瞳孔缩小，继之散大。晚期可出现双侧瞳孔散大。④运动障碍：压迫脑干，初期对侧偏瘫，晚期四肢肌张力增高，呈去大脑强直。⑤生命体征紊乱：表现为血压升高，脉搏、呼吸缓慢，体温升高。晚期，血压和体温下降，脉搏频而微弱。最后呼吸先停止，后心脏停搏而死亡。

（2）枕大孔疝：表现为剧烈头痛、频繁呕吐、生命体征紊乱和颈项强直、疼痛。其特点是呼吸循环障碍出现较早，而瞳孔变化和意识障碍出现较晚。常在没有瞳孔改变前呼吸先骤停。

【辅助检查】

1. 脑脊液检查 压力增高，有数量不等的红细胞，乳酸、蛋白和乙酰胆碱等增高。血液：血糖、乳酸和非蛋白氮增高，动脉和静脉血含氧量降低和二氧化碳含量增高等。

2. CT 检查 不仅可了解受伤部位和范围，还可以了解脑室受压情况及中线结构移位等。

【诊断】

根据脑外伤病史，结合临床表现和辅助检查即可作出诊断。

【治疗】

治疗原则：入院观察，绝对卧床休息；注意观察生命体征；注意意识和瞳孔改变；采取有效措施降低颅内压；预防感染；必要时手术治疗。

1. 保持呼吸道通畅 病人由于深昏迷、舌后坠、咳嗽和吞咽功能障碍，以及频繁呕吐等因素极易引起呼吸道阻塞，应及时清除呼吸道分泌物，对昏迷时间较长或合并严重胸部伤者应及时行气管切开，以确保呼吸道通畅。

2. 严密观察病情 伤后 72 小时内每半小时或 1 小时测呼吸、脉搏、血压 1 次，随时检查意识、瞳孔变化，注意有无新症状和体征出现。

3. 防治脑水肿，降低颅内压治疗 ①卧位：除休克者外取头高位。②限制入量：每 24 小时输液量为 1500～2000ml，保持 24 小时内尿量至少在 600ml 以上，纠正水、电解质代谢失调，并给予足够的维生素。③脱水治疗：目前常用渗透性脱水药和利尿药两类。常用供口服的药物有：双氢氯噻嗪 25～50mg，每日 3 次；乙酰唑胺 250mg，每日 3 次；氨苯蝶啶 50mg，每日 3 次；速尿 20～40mg，每日 3 次；50% 甘油盐水溶液 60ml，每日 2～4 次。常用供静脉注射的制剂有：20% 甘露醇 250ml，快速滴注，每日 2～4 次；30% 尿素转化糖或尿素山梨醇溶液 200ml，静脉滴注，每日 2～4 次；速尿 20～40mg，肌肉或静脉注射，每日 1～2次。此外，也可用浓缩 2 倍的血浆 100～200ml 静脉注射；20% 人血白蛋白

20～40ml 静脉注射，对消除脑水肿、降低颅内压有效。④持续脑室外引流，降低颅内压。⑤冬眠低温疗法：局部颅脑降温，有利于降低脑的新陈代谢，减少脑组织耗氧量，防止脑水肿的发生和发展，对降低颅内压能起一定作用。⑥巴比妥治疗：大剂量戊巴比妥或硫喷妥钠可降低脑的代谢，减少氧耗及增加脑对缺氧的耐受力，降低颅内压。⑦激素治疗：地塞米松 5～10mg 静脉或肌肉注射，每日 2～3次；氢化可的松 100mg 静脉注射，每日 1～2 次；强的松 5～10mg 口服，每日1～3次，有助于消除脑水肿，缓解颅内压增高。⑧过度换气：目的是使血 CO_2 分压降低，使脑血管适度收缩，从而使颅内压相应下降。

4. 神经营养药物的应用　这类药物有：克脑迷、谷氨酸、三磷酸腺苷（ATP）、细胞色素 C、辅酶 A、氯酯醒、胞二磷胆碱、γ－酪氨酸等。

5. 手术治疗　其目的在于清除颅内血肿等占位病变，以解除颅内压增高，防止脑疝形成或解除脑疝。

6. 防止并发症，加强护理　早期应以预防肺部和尿路感染为主，晚期则需保证营养供给，防止褥疮和加强功能训练等。

（三）原发性脑干损伤

原发性脑干损伤症状与体征在受伤当时即出现，无颅内压增高表现。常与弥散性脑损伤并存。病理变化可有脑干神经细胞组织结构紊乱、轴索断裂、挫伤或软化等。其特点是：昏迷程度深，时间长；瞳孔缩小，不等大，变化多，对光反应无常；出现病理反射，肌张力增高，中枢性瘫痪及去大脑强直等。伤及延髓则出现严重的呼吸循环功能紊乱。MRI 有助于明确诊断。

原发性脑损伤除上述几种外，还有弥散性轴索损伤（属惯性力所致的脑白质弥散性轴索损伤，病变分布在大脑半球、胼胝体、小脑或脑干。该病表现为持久昏迷、瞳孔散大、呼吸变化无常，无明确定位体征）、下丘脑损伤（常与弥散性脑损伤并存，表现为伤后早期意识或睡眠障碍、高热或低体温、尿崩症、水与电解质紊乱、消化道出血或穿孔及肺水肿等）。

（四）颅内血肿

颅内血肿为继发性病变，在闭合性颅脑损伤中占 10% 左右。在重型颅脑损伤中占 40%～50%。颅内血肿按血肿的来源和部位，可分为硬膜外血肿、硬膜下血肿及脑内血肿等（图 2－3－1）；按症状出现的时间分为三型：72 小时以内者为急性型，3 日至 3 周内为亚急性型，超过 3 周为慢性型。

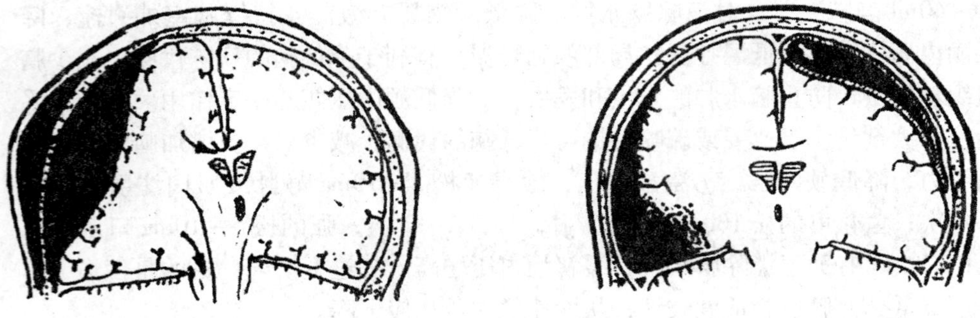

A. 硬膜外血肿

B. 两种硬膜下血肿
左侧为急性型，右侧为慢性型

图 2－3－1　颅内血肿示意图

1. 硬脑膜外血肿

（1）病因与病理：以急性型最多见，多因颅骨骨折或颅骨局部暂时变形，血管破裂，血液聚积于硬膜外间隙所致。多数单发，少数可在大脑半球的一侧或两侧，或在小脑幕上下同时发生，或与其他类型血肿同时存在。出血来源为硬脑膜中动脉和静脉、板障血管、静脉窦等损伤。因此血肿多位于颞部、额顶部和颞顶部。随着血肿扩大，可使硬脑膜自颅骨分离，又撕破一些小血管，出血越来越多，结果形成更大血肿。

（2）临床表现与诊断

1）颅脑损伤病史：颅盖部特别是颞部可有伤痕及血肿，颅骨 X 线摄片发现骨折线跨过脑膜中动脉沟。

2）意识障碍：血肿本身引起的意识障碍为脑疝所致，通常在伤后数小时至 1～2 天内发生。根据原发性脑损伤的程度不同，意识障碍类型亦有三种：①若原发脑损伤较轻（脑震荡或轻度脑挫伤），最初意识障碍时间很短，且血肿增大也不迅速，意识好转后（一般不超过 24 小时），因颅内出血使颅内压进一步上升，引起脑疝，发生再昏迷，称为“中间清醒期”；②原发性脑损伤很轻者，伤后无明显意识障碍，到血肿形成引起脑疝才陷入昏迷；③脑损伤较重或血肿增大迅速，则无中间清醒期。

3）瞳孔变化：当小脑幕切迹疝发生时，患侧瞳孔逐渐散大，对光反射逐渐消失，眼睑下垂等。

4）锥体束征：受伤对侧出现肌力减退或偏瘫等局灶症状。

5）生命体征变化：表现为进行性血压升高、心率和呼吸减慢，即“两慢一高”的库欣反应，体温升高。

（3）辅助检查：CT 检查可明确定位、计算出血量、了解脑室受压情况和中线结构移位以及脑挫裂伤等情况。

2. 硬脑膜下血肿　血肿发生在硬脑膜下腔，是颅内血肿中最常见的一类。常呈多发性或与其他颅内血肿并存。

（1）急性硬脑膜下血肿：根据其是否伴有脑挫裂伤而分为：①复合性血肿：由脑挫裂伤灶出血引起。发生部位常与脑挫裂伤灶一致；也可由对冲性脑挫裂伤所致，好发于额极、颞极及基底面。②单纯性血肿：少见，为桥静脉损伤所致，此类血肿可不伴有脑挫裂伤，血肿广泛覆盖于大脑半球表面。

由于多数有脑挫裂伤和继发性脑水肿并存，故病情多较严重。血肿发生后使原来的神经症状加重，进而出现急性颅内压增高及脑疝征象。伤后意识障碍进行性加深，无典型中间清醒期或意识好转表现。由于病情进展迅速，多很快出现血肿侧瞳孔散大，肌张力增高，去大脑强直等。

（2）亚急性硬脑膜下血肿：其形成机理与急性型相似，不同的是在于脑血管损伤相对较轻或出血较慢。其颅内压增高及脑疝征象在受伤72小时以后出现。这类血肿要与继发性脑水肿相鉴别。

（3）慢性硬脑膜下血肿：这类血肿常来自轻微头部损伤，有的外伤史不清楚，多数病人年龄较大。当头部受伤后，多由引流至上矢状窦的桥静脉被撕裂出血所致，而脑表面其他小静脉或小动脉破裂出血少见。由于出血缓慢，故在伤后较长时间才形成血肿。这类血肿通常是覆盖在大脑半球额、顶、颞的表面甚至更广泛，一般为单侧性，少数为双侧性。

临床表现可有：①慢性颅内压增高症状：头痛、呕吐和视乳头水肿等；②脑萎缩、脑供血不足：智力障碍，精神症状，记忆力和理解力减退；③局灶性症状：如偏瘫、失语、偏侧感觉障碍和局限性癫痫等；④CT检查：有助于明确诊断。可见颅骨内板下低密度的双凸镜形或新月形影像。

3. 脑内血肿　出血均来自脑挫裂伤灶，血肿部位多数与脑挫裂伤好发部位一致，少数发生在凹陷骨折处。一般可分为：①深部血肿：多见于老年人，位于白质深部，脑表面无明显挫伤。少数可自行吸收，或分解液化后形成囊肿。②浅部血肿：较多见，多由脑挫裂伤区皮层血管破裂所致，常与急性硬脑膜下血肿并存。

脑内血肿以进行性意识障碍加重为主，并可出现颅内压增高及脑疝症状。临床表现难与其他血肿或局部继发脑水肿相区别。

颅内血肿手术适应证：①意识障碍程度逐渐加深；②急性颅内压增高，颅内压在2.7kPa以上；③有局灶性脑损害体征；④CT扫描显示血肿较大（幕上者>40ml，幕下者>10ml）；⑤在非手术治疗中病情恶化者。

颅内血肿手术方式：①开颅血肿清除术：术前CT检查已明确部位者，可直接开颅止血，清除血肿；②去骨瓣减压术：用于重度脑挫裂伤合并脑水肿，有手术指征者，作大骨瓣开颅术减压；③颅骨钻孔探查术：伤后有手术指征，但因条件限制未能做 CT 检查，或情况紧急，没时间作 CT 检查，钻孔探查是有效的诊断和抢救措施；④脑室引流术：脑室内出血或血肿合并脑室扩大，应行脑室引流术；⑤钻孔引流术：对慢性硬膜下血肿，主要采取颅骨钻孔，切开硬脑膜达血肿腔，置管冲洗清除血肿积液。

第三节　胸部损伤

胸部所占体积大，目标明显，容易受伤。发生率虽然低于四肢伤和颅脑伤，居第三位，但在创伤致死原因中却居第一位。

一、肋骨骨折

肋骨骨折多发生在第 4 ~7 肋；第 1 ~3 肋粗短，又有锁骨、肩胛骨及肩带肌群的保护而不易伤折；第 8 ~10 肋连接于软骨肋弓上，有弹性缓冲，骨折机会减少；第 11 和 12 肋为浮肋，活动度较大，极少骨折。但是，当暴力强大时，这些肋骨都有可能发生骨折。

【病因及病理生理】

1. 直接暴力　暴力直接作用于胸部，使肋骨向内弯曲折断，其断端向内移位，可刺破肋间血管、胸膜和肺，产生血胸或（和）气胸。

2. 间接暴力　胸部受到前后挤压暴力时，骨折多在肋骨中段，断端向外移位，刺伤胸壁软组织，产生胸壁血肿（图 2 – 3 – 2）。

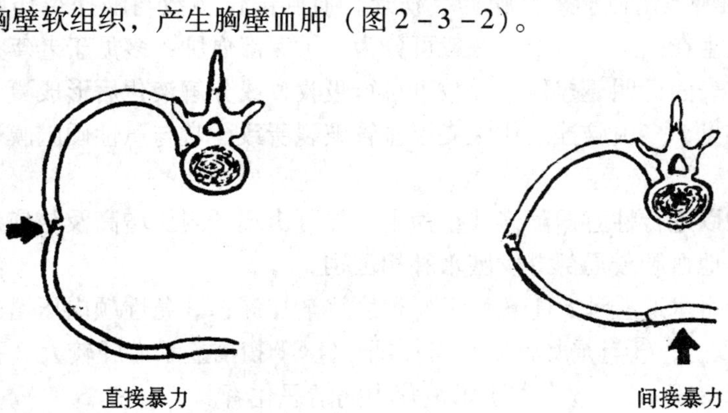

图 2 – 3 – 2　暴力引起肋骨骨折示意图

3. 病理生理　肋骨骨折可分为：①单根或多根、一处或多（双）处肋骨骨折。骨折发生后，除局部疼痛外，一般全身症状较少。②序列性多根多（双）处肋骨骨折，或多根肋骨骨折合并多根肋软骨骨骺脱离，或双侧多根肋软骨骨折合并多根肋软骨骨骺脱离，可致胸壁软化，又称为连枷胸。当吸气时，胸腔负压增加，软化部分胸壁向内凹陷；呼气时，胸腔压力增高，损伤的胸壁浮动凸出，造成严重的“反常呼吸运动”。同时可能伴有的肺挫伤可使肺泡和间质出血、水肿、肺泡破裂和不张，引起呼吸功能障碍（图 2-3-3）。

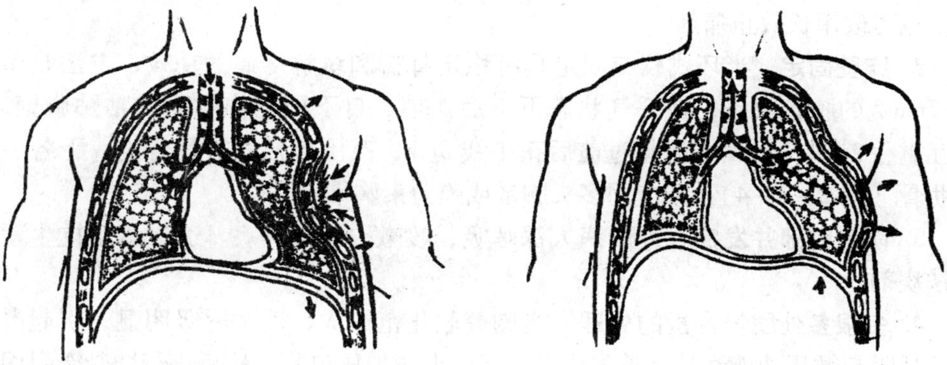

图 2-3-3　胸壁软化示意图

【临床表现及诊断】

1. 受伤史　胸部暴力挤压和撞击。

2. 临床表现

（1）症状：局部疼痛是肋骨骨折最明显的症状，且随咳嗽、深呼吸或身体转动等运动而加重。疼痛及胸廓稳定性受破坏，可使呼吸动度受限、呼吸浅快和肺泡通气减少，病人不敢咳嗽，痰液潴留，从而引起下呼吸道分泌物梗阻、肺湿变或肺不张。

（2）体征：①局部多有肿胀及皮下淤血；②胸廓畸形，肋骨骨折使胸廓支撑破坏，可出现胸廓形态改变；③按压胸部非骨折部位（胸廓挤压试验）出现骨折处疼痛（间接压痛），或直接按压肋骨骨折处出现直接压痛或出现骨擦音、手感觉到骨摩擦感和肋骨异常动度，很有诊断价值；④合并气胸、血胸时，有相应的临床发现。

3. 辅助检查　X 线检查可明确诊断肋骨骨折和了解有无血、气胸等并发症。但是，对于肋软骨骨折、“柳枝骨折”、骨折无错位或肋骨中段骨折在胸片上因两侧的肋骨相互重叠，均不易发现，应结合临床表现来判断，以免漏诊。

【治疗】

单纯性肋骨骨折的治疗原则是止痛、固定和预防肺部感染。

1. 止痛 肋间神经阻滞或痛点封闭有较好的止痛效果，且能改善呼吸和咳嗽排痰。①肋间神经阻滞，可用1%普鲁卡因5ml注射于脊柱旁5cm处的骨折肋骨下缘，注射范围包括骨折肋骨上、下各一根肋骨；②痛点封闭，将1%普鲁卡因直接注射于肋骨骨折处，每处10ml。必要时阻滞或封闭可12～24小时重复一次，也可改用长效止痛剂。

2. 胸壁固定 半环式胶布固定具有稳定骨折和缓解疼痛的功效，方法是用5～7cm宽的胶布数条，在呼气状态下自后而前、自下而上作叠瓦式粘贴胸壁，相互重叠2～3cm，两端需超过前后正中线3cm，范围包括骨折肋骨上、下各一根肋骨（图2－3－4）；或应用多头胸带或弹力束胸带。

3. 防治肺部并发症 鼓励病人深呼吸，咳嗽，辅助排痰。适量给予抗生素和祛痰剂。

4. 多根多处肋骨骨折的处理 当胸壁软化范围大，反常呼吸明显，引起严重的呼吸与循环功能紊乱，首先应及时予以夹垫加压包扎，然后进行肋骨牵引固定。多用巾钳钳住浮动区域肋骨（注意勿损伤肋间血管和胸膜），固定于胸壁牵引支架，方法简便，病人能够起床活动（图2－3－5）。目前也可使用电视胸腔镜直视下导入钢丝的方法固定连枷胸。对无力咳嗽、不能有效排痰或呼吸衰竭病人，需作气管插管或气管切开，施行辅助呼吸。具备手术指征而需开胸手术时，可在骨折断端钻孔，贯穿不锈钢钢丝固定肋骨断端。

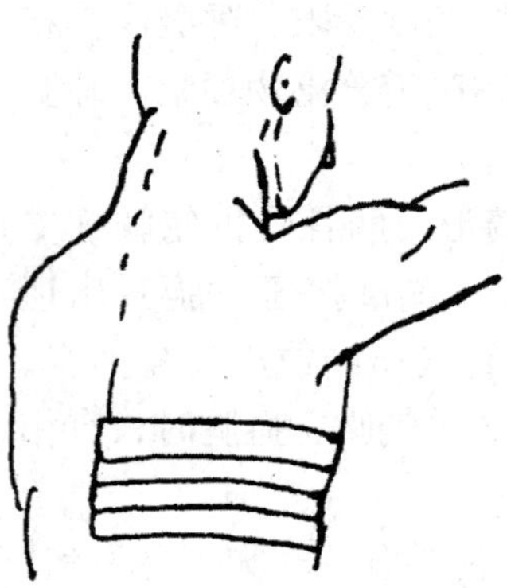

图2－3－4 肋骨骨折胶布固定法

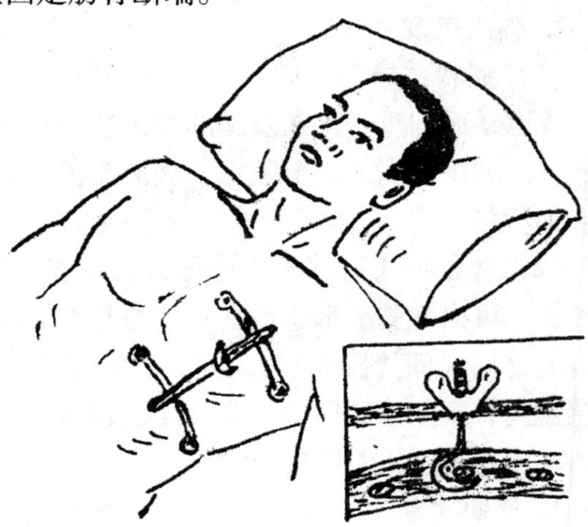

2－3－5 胸壁外固定肋骨牵引架

当胸壁软化范围小或位于背部时，反常呼吸运动可不明显或不严重，可采用局部夹垫加压包扎。

二、损伤性气胸

胸膜腔内积气称为气胸。气胸的形成大多数来源于肺组织、气管、支气管或食管破裂，空气逸入胸膜腔。亦可由锐器伤或火器伤穿通胸壁，导致胸膜腔与外界直接相通，外界空气进入所致。根据空气通道的状态以及胸膜腔压力的改变，气胸分为闭合性、张力性和开放性气胸三类。

【病因和病理】

1. 闭合性气胸　气胸多来源于钝性伤所致肺破裂，气体进入胸膜腔后，肺裂口即自行闭合，空气不再继续进入胸膜腔。也可由细小胸腔穿透伤引起肺破裂，或空气经胸壁小创口进入后随即创口闭合，胸膜腔仍与外界隔绝，胸膜腔内压力仍低于大气压。

2. 开放性气胸　外界空气经胸壁伤口或软组织缺损处，随呼吸自由进入胸膜腔，形成开放性气胸。如胸壁伤口较大，进气量多，使伤侧胸腔压力等于大气压，肺全部萎陷，丧失呼吸功能。健侧胸膜腔仍为负压，低于伤侧，使纵隔向健侧移位，健侧肺亦有一定程度的萎陷。同时由于健侧胸腔压力仍可随呼吸周期而增减，从而引起纵隔摆动（或扑动）和残气对流（或摆动气），导致严重的通气、换气功能障碍（图2－3－6）。

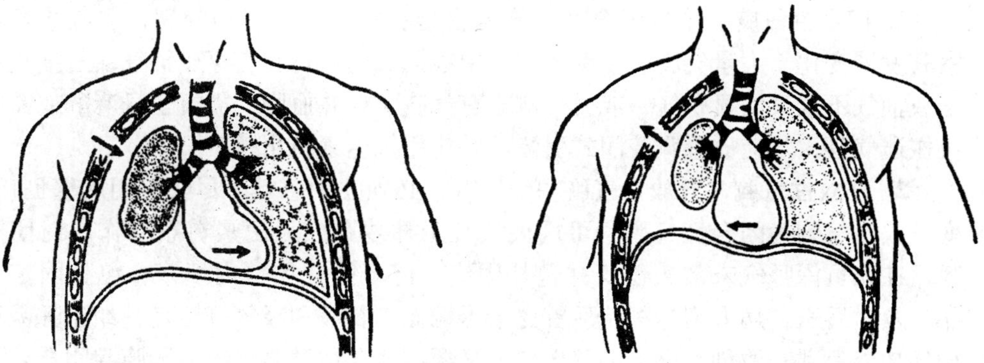

吸气　　　　　　呼气

图2－3－6　开放性气胸纵隔扑动

3. 张力性气胸　胸壁、肺、支气管或肺损伤处形成单向活瓣，与胸膜腔相交通，吸气时空气进入胸膜腔，呼气时活瓣关闭，空气不能从胸膜腔排出，致伤侧胸膜腔内压力不断增高，形成张力性气胸，又称高压性气胸。伤侧肺组织严重压缩，并将纵隔推向健侧，使健侧肺亦受压，使心脏大血管扭曲；胸腔压力增高压迫心脏及大静脉和肺血管，造成回心静脉血流受阻，心排出量减少，引起严重的循环功能障碍甚至休克。患侧胸腔压力不断增高，迫使气体进入裂口处软组织内，形成纵隔或胸壁皮下气肿。

【临床表现及诊断】

1. 闭合性气胸 小量气胸肺萎陷在30%以下，病人可无明显症状。大量气胸可出现胸痛、胸闷、呼吸急促和呼吸困难等表现。查体可见气管向健侧偏移，伤侧胸部叩诊呈鼓音，呼吸音明显减弱或消失。X线检查是诊断闭合性气胸的重要手段。胸腔穿刺可有助于诊断，也是治疗手段。

2. 开放性气胸 开放性气胸病人常在伤后迅速出现严重呼吸困难、鼻翼扇动、口唇发绀、颈静脉怒张甚至休克等。检查时可见胸壁有明显创口通入胸腔，并可听到空气随呼吸进出的声音。伤侧叩诊鼓音，呼吸音消失，有时可听到纵隔摆动声。

3. 张力性气胸 病人常表现有严重或极度呼吸困难、烦躁、意识障碍、紫绀；伤侧胸部胸壁饱满，肋间隙变平，叩诊为高度鼓音，听诊呼吸音消失；气管明显移向健侧；胸部、颈部和上腹部有皮下气肿，扪之有捻发音；胸膜腔穿刺，可有大量高压气体涌出。这些均具有确诊价值。

【治疗】

1. 闭合性气胸 小量闭合性气胸可自行吸收，不需特别处理，但应注意观察其发展变化。大量气胸应在患侧锁骨中线第二肋间行胸腔穿刺抽气；若抽吸不尽或抽气不久又明显积气，或另一侧亦有气胸、合并血胸、需行全身麻醉或需用机械通气等，均应放置胸腔闭式引流。并应用抗生素防止感染。

2. 开放性气胸 开放性气胸一经发现，必须立刻急救，尽快封闭胸壁创口，变开放性气胸为闭合性气胸。可用大块凡士林纱布或无菌塑料布制作成封闭敷料，在伤员深呼气末敷盖创口并包扎固定。但不能往创口内填塞；包扎固定牢靠，及时后送。病人到达医院后首先给予输血、补液和吸氧等治疗，纠正呼吸和循环功能紊乱；清创、缝合胸壁伤口，又要尽量保留健康组织，胸膜腔闭合要严密，并作胸腔闭式引流；给予抗生素，鼓励病人咳嗽排痰，预防感染；如有肺、支气管、心脏和血管等胸内脏器的严重损伤，应尽早剖胸探查处理。

3. 张力性气胸 张力性气胸的急救在于迅速行胸腔排气解压。可用大号针头在患侧锁骨中线第2或第3肋间刺入胸膜腔排气减压。将针头用止血钳固定后，在其尾端接上乳胶管，连于水封瓶，若未备有水封瓶，可将乳胶管末端置入留有约100～200ml盐水的输液瓶内底部，并用胶布固定于瓶口以防滑出，做成临时胸腔闭式引流。亦可在穿刺针尾端缚一橡皮指套，其顶端剪一裂口，制成活瓣排气针。若张力性气胸系胸壁上较小的穿透性伤口引起，应立即予以封闭、包扎及固定。

三、损伤性血胸

胸膜腔内积血称之为血胸。

【病因及病理】

单纯性血胸少见，多为血气胸。出血可来自：①肺组织破裂或裂伤出血。由于肺循环的压力低，一般出血缓慢，故出血可自行停止；②来自肋间动脉和乳内动脉的出血，常呈持续性大出血，不易自行停止，往往需要开胸手术止血；③心脏或大血管及其分支的出血，量多而猛，多在短时间内引起病人死亡。由于肺、心脏和膈肌的不断活动，对胸内积血有着去纤维蛋白作用，析出并沉积于脏、壁层胸膜表面，形成粗糙的纤维膜，故而胸膜腔内的积血一般不凝固。但如果出血较快且量多，去纤维蛋白作用不完全，积血就可发生凝固而成为凝固性血胸。血凝块机化后成为纤维板，限制肺的张缩以及胸廓和膈肌的运动。积血是良好的细菌培养基，细菌经伤口进入胸膜腔，发生感染而成感染性血胸，最终形成脓胸。

【临床表现及诊断】

血胸的临床表现取决于出血量和速度，以及伴发损伤的严重程度。急性失血可起循环血容量减少，心排出量降低。多量积血可压迫肺和纵隔，引起呼吸和循环功能障碍。一般而言，成人胸腔积血量在500ml以下为少量血胸，病人无明显症状和体征。X线检查可见肋膈角变浅，在膈肌顶平面以下；中量血胸积血量500～1500ml，病人可有失血的症状，如面色苍白，呼吸困难，脉细而弱，血压下降等。查体发现伤侧呼吸运动减弱，下胸部叩诊浊音，呼吸音明显减弱，X线检查可见积血上缘达肩胛角平面或膈顶上5～7cm；大量血胸积血量在1500ml以上，病人表现有较严重的呼吸与循环功能障碍和休克症状，如躁动不安、面色苍白、口渴、出冷汗、呼吸困难、脉搏细数和血压下降等。查体可见伤侧呼吸运动明显减弱，肋间隙变平，胸壁饱满，气管移向对侧，叩诊为浊实音，呼吸音明显减弱以至消失。X线检查可见胸腔积液超过肺门平面甚至全血胸。根据受伤史、内出血的症状、胸腔积液的体征，诊断性胸腔穿刺抽出不凝固的血液，结合X线胸片的表现，损伤性血胸的临床诊断一般不困难。诊断时应注意与肺不张、膈肌破裂及伤前就已存在的胸腔积液等相鉴别。

除明确血胸存在之外，尚需判定胸腔内出血是否已经停止和并发感染。有下列情况者应考虑为进行性血胸：①持续脉搏加快、血压降低，或经输血、补液等措施治疗，休克不见好转，或暂时好转后不久又复恶化。②胸腔闭式引流或胸腔穿刺出来的血液很快凝固，或胸腔穿刺抽出胸内积血后，很快又见积血增长。③血红蛋白量和红细胞计数进行性持续下降，引流出积血的红细胞计数和血红蛋白含量与体内血液接近。④胸腔闭式引流每小时引流量超过200ml，持续3小时以上。⑤连续X线检查胸部阴影逐渐扩大。

具备以下情况者应考虑为感染性血胸：①出现畏寒、高热、白细胞明显增高并伴有其他全身中毒症状。②溶血法检查：抽出的胸腔积血1ml放入试管内，加蒸馏水5ml，混合后放置3分钟，若溶液呈淡红色透明状，表示无感染；若混浊且有絮状物，则多已感染。③积血细胞计数：将抽出的积血涂片，行红、白细胞计数，正常红、白细胞之比例为500∶1，若低于比值即白细胞计数上升，达到100∶1时即认为有感染。④积血涂片染色找到细菌或细菌培养阳性，则确定感染，并可作抗生素敏感试验，为选用抗生素治疗作参考。

【治疗】

治疗原则：防治休克；及早清除胸膜腔积血以解除肺与纵隔受压和防治感染；对进行性血胸开胸探查，处理合并伤和并发症。小量血胸多能自行吸收，但要密切观察积血有无增加。中量血胸可行胸腔穿刺抽出积血。对于积血量较多的中量血胸和大量血胸或几次胸腔穿刺后又出现中量血胸，均应进行胸腔闭式引流术。对于进行性血胸，应在输血、补液及抗休克治疗下，及时进行开胸探查，根据术中所见，对胸廓的破裂血管予以缝扎；对肺裂伤进行修补；对严重肺裂伤或肺挫伤进行肺切除；对心脏或大血管破裂进行修复等。凝固性血胸应待伤员病情稳定后及早进行手术，清除血块和积血、剥除脏壁层胸膜表面的纤维膜、应用抗生素、行胸腔闭式引流。手术可提早在伤后2～3天进行。感染性血胸应及时改善胸腔引流，排尽感染性积血积脓。近年电视胸腔镜已用于凝固性血胸、感染性血胸的处理，具有疗效好、创伤小、费用低等优点。

第四节　腹部损伤

一、概述

腹部创伤较为常见。合并严重的内脏损伤可引起大出血与休克、感染与腹膜炎，病情多危重，如不及时诊治，可危及伤员的生命。

【病因及分类】

腹部损伤可分为开放伤和闭合伤两大类：

1. 开放伤　多见于利器伤所致，常伴有内脏的损伤。

2. 闭合伤　系由挤压、碰撞和爆震等钝性暴力等原因引起，可分为腹壁伤和腹腔内脏伤两类。与开放伤比较，闭合性损伤具有更为重要的临床意义。因为，开放性损伤即使涉及内脏，其诊断常较明确。闭合性腹部损伤，要确定有无内脏损伤，有时是很困难的。如延误诊断或处理不当，常危及生命。因此，确定有无内脏损伤是闭合性腹部损伤诊断和治疗的主要问题。

【临床表现】

1. 全身情况　伤员常处于过度精神紧张状态，面色苍白，出冷汗和皮肤发凉，一般并无意识障碍；如果伤后出现意识障碍，应考虑到是否并发颅脑损伤。腹部损伤的早期，即使无内脏伤，由于剧烈疼痛可出现脉率加快，血压暂时升高，但休息后可恢复正常。如果伤及内脏，则随着出血量的增加，脉搏又逐渐加快、变弱，血压也随之下降，最后出现休克。胃、十二指肠破裂，腹膜受化学性胃肠液的强烈刺激，早期出现脉率加快，血压下降甚至休克。胃肠道破裂，细菌进入腹腔引起细菌性腹膜炎，有发热、出汗、口渴、脉搏加快，甚至发生感染性休克。

2. 腹痛　腹部损伤除因严重脑外伤、休克者外，都具有腹痛症状。单纯性腹壁挫伤，腹痛部位局限，并逐渐减轻；如受伤后有持续难以忍受的剧痛，即说明腹腔内脏有严重损伤。疼痛最明显的部位，常是脏器损伤的部位，对诊断很有帮助。

3. 恶心、呕吐　空腔脏器破裂、内出血均可刺激腹膜，引起反射性恶心、呕吐；细菌性腹膜炎发生后，呕吐是肠麻痹的表现，多为持续性。

4. 腹胀及肠鸣音改变　早期无明显腹胀，后期由于腹膜炎产生肠麻痹，腹胀较明显。早期由于反射性肠蠕动受抑制，晚期由于腹膜炎肠麻痹，致肠鸣音减弱或消失。

5. 腹部压痛、反跳痛和肌紧张　除单纯脾破裂对腹膜刺激较轻外，其他腹内脏器伤有较明显的腹膜刺激征。压痛最明显处，往往是损伤脏器所在部位。

6. 肝浊音界改变　空腔脏器破裂，气体进入腹腔形成膈下积气，可有肝浊音界缩小或消失，对闭合伤有诊断意义。

7. 移动性浊音　伤后出现移动性浊音，表示有腹内出血或液体渗出。它具有一定的诊断价值。

8. 辅助检查

（1）诊断性腹腔穿刺及腹腔灌洗：对诊断腹腔内脏有无损伤和哪一类脏器的损伤有很大帮助，诊断性腹腔穿刺阳性率可达90%以上。只要怀疑有腹腔内脏损伤，一般检查方法难以明确诊断的情况下，均可进行此项检查。但在严重腹胀或有肠麻痹，或既往有腹腔严重感染及腹部大手术后，疑有广泛腹腔粘连的情况应慎重。腹腔穿刺的部位：①脐和髂前上棘连线的中、外1/3交界处；②脐水平线与腋前线交界处；③肋缘下腹直肌外缘（图2－3－7）。穿刺部位选定后，让病人先排空膀胱并向穿刺侧侧卧5分钟，然后在局麻下用普通8～9号针头或16～20号腰穿刺针进行腹腔穿刺。亦可用带针芯的套管针进行穿刺抽吸（图2－3－8）。

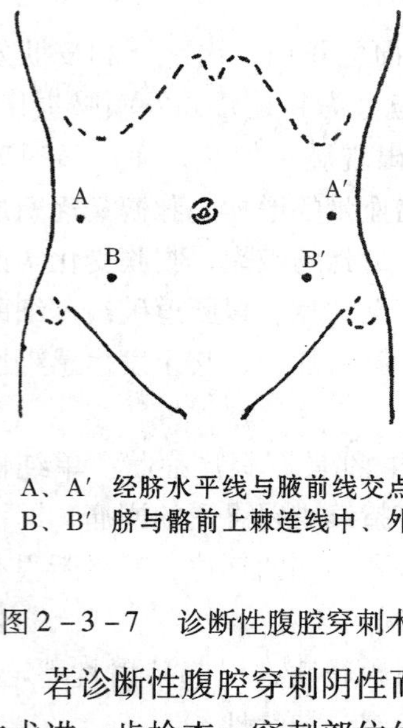

A、A′ 经脐水平线与腋前线交点
B、B′ 脐与髂前上棘连线中、外1/3交点处

图2－3－7　诊断性腹腔穿刺术进针点

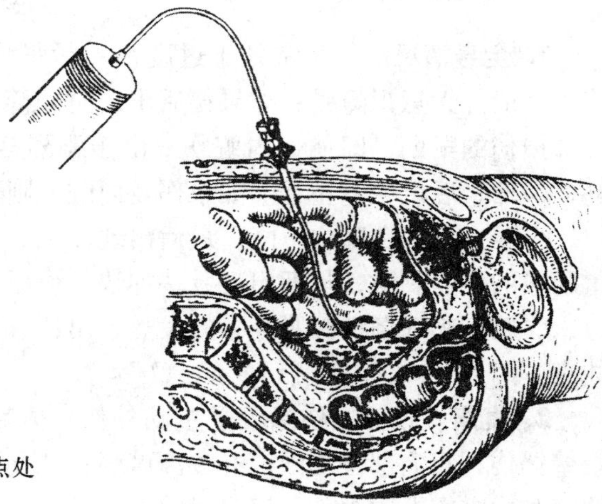

图2－3－8　诊断性腹腔穿刺术抽液方法

若诊断性腹腔穿刺阴性而又高度怀疑腹内有严重损伤，可采取诊断性腹腔灌洗术进一步检查。穿刺部位位于腹中线，在脐与耻骨联合连线上方处。穿刺方法与诊断性腹腔穿刺相同。用带针芯套管针刺入腹腔，将有侧孔的塑料管置入腹腔，塑料管尾端连接无菌输液瓶，将500～1000ml的生理盐水缓缓注入腹腔。当液体注入完毕后，把输液瓶转移至床面以下，借助虹吸作用使灌洗液流回输液瓶。

然后，取瓶中液体，分送化验检查红细胞与白细胞计数、淀粉酶测定、细菌培养及涂片染色查细菌。检查结果符合以下任何一项者，即为阳性：①肉眼见血液、胃肠道内容物、胆汁或尿液；②显微镜下红细胞计数超过$100\times10^9/L$或白细胞计数超过$0.5\times10^9/L$；③淀粉酶含量超过100索氏单位；④灌洗液中发现细菌。

（2）X线检查：腹部损伤的伤员，如条件允许均应行胸腹部的X线检查。胸部平片可观察到下位肋骨骨折。腹部平片可观察到膈下游离气体及某些脏器的大小、形态和位置的改变。这些对于腹内脏器损伤的诊断有一定帮助。如脾破裂时可见左膈升高，胃受压右移，胃结肠间距增宽，左侧下位的肋骨骨折等。有条件者还可行选择性动脉造影，对内脏出血的部位有一定的诊断价值。尿道膀胱造影可帮助诊断尿道膀胱损伤。

（3）B超检查：对实质脏器的外形、大小及腹腔内积液的检查有一定帮助。

（4）CT检查：对实质脏器损伤及其范围程度，具有重要的诊断价值。

此外，有条件的还可以进行选择性血管造影、放射核素扫描、腹腔镜检查、核磁共振（MRI）检查等。

【诊断】

了解受伤过程和检查体征是诊断腹部损伤的主要内容，但有时因伤情紧急，要求了解受伤史和检查体征与一些必要的治疗措施（如止血、输液、抗休克、维持呼吸道通畅等）同时进行。腹部损伤诊断不论是开放伤或闭合伤，应确定：①有无内脏损伤；②哪类脏器损伤和严重程度；③注意有无腹部以外的对生命威胁较大的多处损伤，以便早期作出正确诊断，及时治疗。

1. 有无内脏损伤　多数伤者由于伤后临床表现比较典型，要确定内脏是否受损一般并不困难。但是某些伤者诊断却并不容易，表现在腹部损伤的早期，有时腹内脏器损伤的症状不显著或体征尚不明显。因此，进行短时间的严密观察是十分必要的。值得注意的是，有些伤者在腹部以外另有较严重的合并损伤，致使腹腔内脏器损伤的表现可能被掩盖。例如，合并颅脑损伤时，伤者可因意识障碍而无法提供腹部损伤的自觉症状；合并胸部损伤时，因明显的呼吸困难，使人们的注意力被吸引至胸部。所以，当腹部受伤者出现以下情况之一时，应考虑有腹内脏器损伤：①早期出现休克征象者（尤其是出血性休克）；②有持续性或进行性加重的剧烈腹痛、恶心、呕吐和腹胀等症状者；③腹膜刺激征明显者；④有移动性浊音，肝浊音界消失和肠鸣音减弱或消失等表现者；⑤有呕血、便血或尿血者；⑥直肠指诊在直肠前壁有触痛，波动或指套有血迹者；⑦受伤当时临床症状不明显，但以后逐渐加重者。

2. 什么脏器损伤　要解决这一问题，宜先确定是哪一类脏器受损，然后考虑是什么脏器的损伤。外伤后腹部都有固定压痛区，常伴有不同程度腹肌紧张，可根据压痛部位来判断什么脏器损伤。实质脏器如肝、脾、肾等的损伤，主要表现为出血，出血量多时常有腹胀和移动性浊音，甚至发生休克；单纯实质脏器损伤时，腹痛一般不重，压痛和肌紧张也不很明显，因此，必须严密观察伤情及体征的变化，定期测量脉搏、血压、血象。空腔脏器如胃、肠、胆道及膀胱等损伤，主要表现为腹膜炎，临床上出现剧烈腹痛，恶心，呕吐，全腹有明显的压痛、反跳痛和肌紧张，肝浊音界消失，肠鸣音减弱或消失，白细胞增多等征象。以下表现对于确定哪一类脏器损伤有一定价值：①有恶心、呕吐、便血、气腹者多为胃肠道损伤，再结合暴力作用部位、腹膜刺激征最明显的部位和程度，确定损伤；②有排尿困难，血尿，外阴或会阴部牵涉痛者，提示泌尿系脏器损伤；③有肩部牵涉痛者，提示上腹部脏器损伤而引发膈面腹膜刺激征象，其中以肝和脾的破裂多见，可伴有下位肋骨骨折。

3. 是否有多发性损伤 如有以下情况为多发损伤：①腹内某一脏器有多处破裂。②腹内有两个或两个以上脏器受到损伤。③除腹部损伤外，尚有腹部以外的合并损伤。④腹部以外受损累及腹内脏器。无论哪一种情况，在诊断和治疗中都应注意避免漏诊，否则必将导致严重后果。

4. 剖腹探查 用以上方法尚不能对腹腔内脏器损伤作出诊断，或在观察期间出现以下情况时，应及时进行手术探查。①腹部症状和体征进行性加重者或范围扩大者；②腹胀明显或肠鸣音消失；③全身情况恶化，如病员烦躁、脉率增快，体温及白细胞计数上升者；④血红蛋白量和红细胞计数进行性下降者；⑤合并消化道大出血者；⑥积极抗休克治疗病情不见好转或继续恶化者。

【急救与后送】

腹部创伤伤员的急救与其他脏器损伤的急救一样，应先注意检查有无立即威胁生命的情况存在，并应迅速予以处理。当发现腹部有伤口时，应立即予以包扎；对有内脏脱出者，一般不可随便回纳以免污染腹腔，可用消毒碗覆盖保护，防止内脏受压，外面再加以包扎。如果脱出的肠管有绞窄可能，可将伤口扩大，将内脏送回腹腔，因此时的主要矛盾是肠坏死而不是感染。

脱出的内脏如有破裂，为防止内容物流出，可在肠破口处用钳子暂时钳夹封闭，将钳子一并包扎在敷料内，随伤员后送。如果腹壁大块缺损，脱出脏器较多，在急救时应将内脏送回腹腔，以免因暴露而加重休克。急救处理后，在严密的观察下，尽快后送。

【治疗】

1. 手术前处理

（1）卧床休息：病员应取半坐卧位，以利于腹腔引流。

（2）禁食和胃肠减压：对疑有内脏伤或拟行手术治疗时，一律禁食，必要时可实施胃肠减压。

（3）抗休克、补液：立即用粗针头作静脉穿刺或静脉切开，建立一条通畅的输液通路，并抽血行血型鉴定，交叉配血；立即静脉快速滴注平衡盐溶液或右旋糖酐500～1000ml，随即输血，多数病人血压能够回升。

（4）应用抗生素：术前使用有效的抗生素，开放性腹部外伤者，应注射破伤风抗毒素。

（5）导尿：安放留置导尿，记录每小时尿量。

2. 手术治疗 一般腹壁损伤的治疗，可按其他部位软组织损伤处理原则进行。腹腔内脏损伤常需要进行手术治疗，即剖腹探查术。

（1）麻醉选择：以气管内插管行全身麻醉较为安全，且能保证麻醉效果。一般损伤可行连续硬膜外阻滞麻醉。

（2）手术切口：一般剖腹探查多采用正中或旁正中切口，操作简单，出血少，便于探查，又可根据情况延长切口。

（3）探查步骤：剖腹探查手术要求动作迅速、准确、轻柔，既有重点，又要按一定次序进行，以免遗漏。特别要注意探查胃后壁，贲门附近，胰腺，十二指肠，升、降结肠后壁及外侧壁，结肠肝、脾曲部位，肠系膜连接处的肠壁等损伤。开腹后，可根据腹腔内容物判断哪一类内脏损伤，切开腹膜时，有大量血液自腹腔溢出，表示有实质性脏器或大血管破裂；有气体或消化道内容物溢出，表示胃肠道破裂；有胆汁样液体时，表示胆道系统或十二指肠破裂；有粪样液体或粪臭时，表示有回肠下端或结肠损伤；有尿液或闻到尿味时，表示有输尿管或膀胱损伤。内脏损伤的处理按“先止血，后修补”的原则，腹腔内的大量血液，应迅速吸出，并用手捧出血块，然后逐一检查实质脏器。探查的顺序是：脾、肝、肠系膜、盆腔脏器，再切开胃结肠韧带进入网膜囊检查胰腺；如发现出血来自腹膜后，应切开后腹膜清除血肿，并探查肾脏及腹膜后大血管，找出出血点，彻底止血。止血时，先用手指压迫出血点，迅速吸净腹腔积血，看清出血部位；然后结扎止血。切忌用止血钳盲目在血泊中钳夹止血，以免误伤重要器官。然后再顺序检查空腔脏器。先由胃贲门开始，胃前后壁，十二指肠、空肠、回肠，逐段向下，最后检查结肠或直肠，发现胃肠壁破裂时，应暂时用肠钳夹住裂口，防止更多的胃肠内容物流入腹腔，待检查完毕后再行处理。一般先处理结肠和末端回肠的裂口，因其内容物多为粪便，感染力强；然后再处理胃和空肠。对腹腔内的异物和失去活力的组织、血块均应清除，如污染严重，应用大量盐水冲洗腹腔，腹腔内置双套管引流负压吸引，并在腹膜外放置橡皮片引流。切口缝合，切口污染不严重者可分层缝合。切口污染严重，肠线缝合腹膜后，其余各层组织用金属线或粗丝线作全层减张缝合以利切口引流，又可防止切口裂开。腹壁有较大缺损无法缝合时，可用大网膜覆盖内脏，外用凡士林纱布缝于缺损腱膜、肌肉边缘，以保护内脏，待纱布下有新生肉芽覆盖，即可拆除纱布。

3. 术后处理

（1）体位：术后病员应取半坐卧位，便于腹腔引流，减轻全身中毒症状。

（2）禁食及胃肠减压：禁食期间要静脉输入适量的液体和电解质溶液，维持营养和水电解质平衡。有贫血和低蛋白血症者，要适当的输入血浆、全血或水解蛋白，待胃肠功能恢复后，才能逐步口服流质、半流质食物；腹部手术后，必须行持续胃肠减压，直到肠蠕动功能恢复为止。如果有胃肠造瘘，也应同时用吸引器负压吸引，吸引时间与前者相同，当造瘘目的完成后，造瘘管一般最早可在2周后拔除。

（3）抗感染：全身联合应用广谱抗菌药物，直至炎症消退。

（4）持续腹腔引流：腹腔引流物应在术后4～5天取出。如为止血用的填塞物，可在术后4～5天每天抽出一小段，10～12天完全取出。

（5）预防肠粘连：腹部手术后伤员，在病情稳定后，宜早期下床活动，以防术后肠粘连。

二、脾脏破裂

脾脏是腹腔内脏中最易受损伤的器官，脾脏破裂的发生率占各种腹部损伤的40%～50%。有慢性病理肿大（如血吸虫病、疟疾、黑热病、传染性单核细胞增多症、淋巴瘤等）的脾脏更易破裂。根据损伤的范围，脾破裂可分为中央型破裂（破在脾实质深部）、被膜下破裂（破在脾实质周边部分）和真性破裂（破损累及被膜）三种。前两种因被膜完整，出血量受到限制，故临床上并无明显出血征象而不易被发现。如未被发现，形成血肿，最终可被吸收。但有些血肿（特别是被膜下血肿）在某些微弱外力影响下，可以突然转为真性破裂，导致诊治中措手不及的局面。这种情况常发生于外伤后1～2周，应予警惕。

【临床表现及诊断】

临床所见脾破裂，约85%是真性破裂，破裂部位较多见于脾上极及膈面。破裂如发生在脏面，尤其是邻近脾门者，有撕裂脾蒂的可能，在这种情况下，出血量大，病人可迅速发生休克，甚至未及抢救已死亡。

诊断要点为：①左下胸及左上腹部外伤史；②左上腹部疼痛，若膈神经受激惹，可有左肩放射痛；③真性脾破裂出血量大，多有休克、腹部移动性浊音；单纯脾脏破裂致腹腔内出血，腹膜炎表现较轻，故腹部压痛、反跳痛、肌紧张不很明显；④诊断性腹腔穿刺抽出不凝固的血液；⑤中心型或被膜下破裂，左上腹出现固定而逐渐增大的浊音区，X线检查可见脾影加宽、左膈升高、活动受限，钡餐发现胃左前移位、胃大弯受压、结肠脾曲下移。B超检查显示脾影增大。

【治疗】

脾破裂一经诊断，原则上应紧急手术处理。因脾组织脆弱，破裂后不易止血、缝合或修补，故通常采用脾切除术。如脾脏裂口大而出血凶猛，可先捏住脾蒂以控制出血，然后快速清理手术野，充分显露，以便钳夹脾蒂。切忌在血泊中盲目钳夹，如果腹内确无其他脏器破裂，可收集未污染的腹内积血，过滤后进行自体输血。

近年来由于对人体免疫功能认识的不断深化，有人主张以裂口修补或脾部分切除术替代脾切除术，以免日后招致严重的全身感染（以肺炎球菌为主要病原的凶险感染）。这些手术方法已有成功的报道，对于表浅或局限的脾脏破裂，可以考虑试用。对于某些破损严重而难以修补或保留的粉碎性脾破裂，有人主张将切除的脾脏切成小薄片，移植于大网膜内，总量约占原脾的1/3，以恢复脾功能。对于这类保脾手术的评价，在儿童中已较为肯定；在成人，则有待进一步深入研究，目前尚无统一的意见。

三、肝脏破裂

肝外伤占各种腹部损伤的15%～20%。有肝硬化等慢性肝病时发生率较高。肝外伤破裂后临床以内出血征象为主，因胆汁外溢，腹膜刺激征较脾破裂明显，有时血液通过胆道进入十二指肠而出现黑便及呕血。

【临床表现及诊断】

诊断要点为：①右下胸、右上腹、右腰部受伤史。②被膜下肝破裂，伤者一般情况较好，或仅有右上腹痛，可有右肩放射性痛，肝浊音界扩大。③完全性肝破裂，伤者常发生休克。因血液、胆汁流入腹腔，腹膜所受刺激较强，腹痛、压痛、反跳痛、肌紧张均较明显，肠鸣音减弱或消失。④腹部可有移动性浊音，腹腔穿刺可抽出含胆汁的不凝固血液。⑤如血液经胆道进入十二指肠，可出现呕血或柏油样便排出。⑥B超、X线、CT检查有助于肝破裂，尤其是被膜下或中心型肝破裂的诊断。

【治疗】

肝破裂的处理原则是彻底清创，妥善止血，消除胆汁遗漏，建立通畅引流。

1. 手术适应证　①失血量超过全身血容量的40%；②生命体征经补充血容

量后仍不稳定；③伴有其他脏器损伤需要手术。

2. 手术方法

（1）单纯缝合：对肝脏损伤裂口不深或在肝缘，创缘较整齐者，在清创后可将裂口直接缝合；肝被膜下破裂，可将被膜打开清除积血再缝合。缝合需深达裂口的基底部，以免留有死腔。

（2）肝动脉结扎：对裂口较大、较深，裂口内有难以控制的动脉大出血，可考虑结扎肝总动脉或其分支，结扎前先试行阻断该动脉血流，观察其止血效果，确有效时方可进行结扎。肝脏裂口在清创后进行缝合并充分引流。

（3）肝切除：严重的肝挫裂伤或呈粉碎性肝破裂，可整块切除损伤的肝组织或行肝叶切除，应彻底切除所有坏死组织，结扎损伤的血管和胆管，手术中应尽可能地保留正常的肝组织。

（4）填塞止血：对于裂口较深或肝组织大块缺损，止血不满意，病情危重又无条件施行较大手术的情况下，可在肝脏创伤内用大网膜、明胶海绵、氧化纤维堵塞后，再用长纱条顺序填入裂口以压迫止血。纱条尾端自腹壁切口或另作腹壁戳孔引出作为引流。手术后第5天起，每日抽出纱条一段，7～10日取完，此期间必须给予抗生素治疗以防感染。

外伤性肝破裂不论哪种手术方式，在创面或肝周围应留置引流物进行通畅引流。

第五节　泌尿系统损伤

泌尿系统损伤以男性尿道损伤最为常见，肾、膀胱次之，输尿管损伤最少见。由于解剖上的原因，泌尿系统损伤相对较少；泌尿系统损伤多伴有胸、腹、腰部或骨盆的严重损伤，易被掩盖忽视。因此，当有其他脏器合并损伤时，应注意泌尿系统损伤。

泌尿系统损伤的主要表现为出血和尿外渗。如大出血可致休克，血肿和尿外渗可继发感染，亦可并发尿瘘或尿道狭窄。在治疗上，主要是及时处理出血、尿外渗和尽可能的保持尿路的连续性和通畅。

一、肾损伤

肾脏位于腰部脊柱两侧后腹膜间隙内，周围有较厚的脂肪垫，有一定的活动度。局部受脊柱、肋骨、腹内脏器及肌肉的保护，一般情况下不易受伤。肾创伤多见于青壮年男性，常为严重多发性损伤的一部分，其发病率也在逐渐上升。

【病因】

可分为开放伤和闭合伤，前者多见于火器伤、刀刃伤、戳刺伤等，多合并有胸腹脏器损伤；后者多由钝性直接暴力或间接暴力致伤。

1. 直接暴力　后腰或上腹部受撞击或挤压可造成肾脏损伤，多见于交通意外及坍塌事故等。、

2. 间接暴力　高处跌落，足部或臀部着地和紧急刹车产生的减速性损伤，因突然的暴力扭转可引起肾蒂的撕裂或肾盂输尿管交界处破裂。

此外，已有病理改变的肾脏（肾积水、肾肿瘤、肾结核等）受轻微外力作用亦可造成肾破裂，被称为自发性肾破裂。

【病理】

按肾脏损伤程度、范围及部位不同可分为（图 2－3－9）：

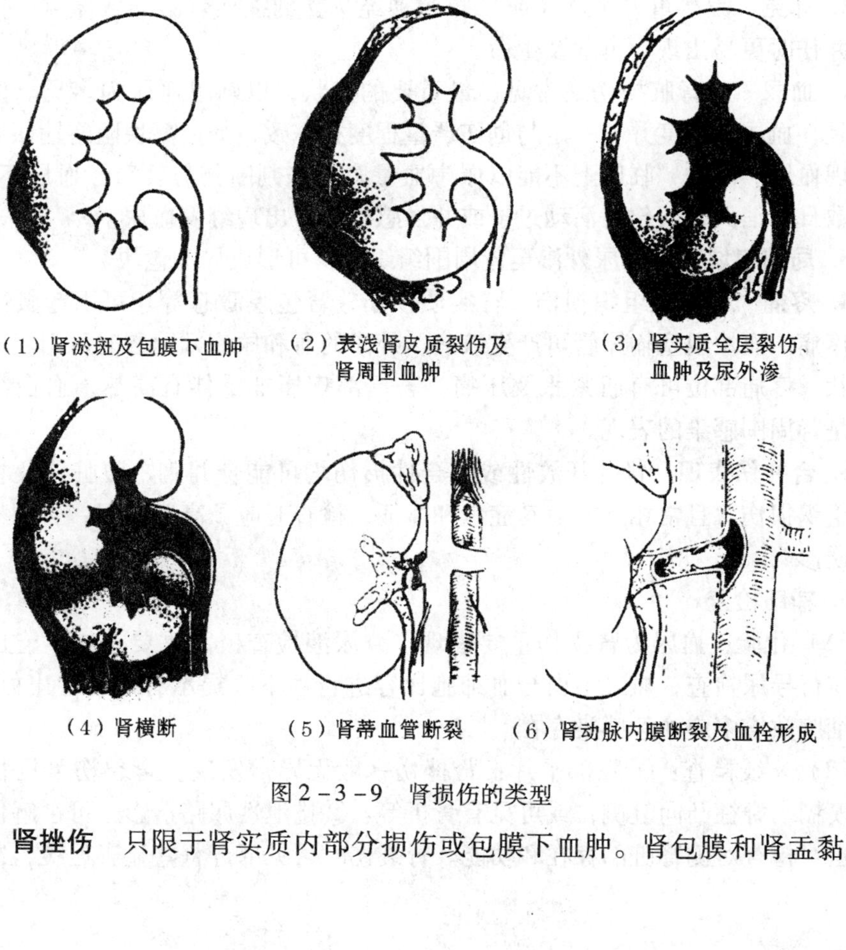

（1）肾淤斑及包膜下血肿　（2）表浅肾皮质裂伤及肾周围血肿　（3）肾实质全层裂伤、血肿及尿外渗

（4）肾横断　（5）肾蒂血管断裂　（6）肾动脉内膜断裂及血栓形成

图 2－3－9　肾损伤的类型

1. 肾挫伤　只限于肾实质内部分损伤或包膜下血肿。肾包膜和肾盂黏膜完

整，一般症状轻，可出现少量或暂时性血尿，经休息多可自愈。

2. 肾部分裂伤 除肾实质破裂外，伴肾包膜或肾盂肾盏黏膜破裂。可出现肾周血肿或明显血尿。通常不经手术治疗可自行愈合。

3. 肾全层裂伤 肾实质有较深裂口，伴被膜、肾盂黏膜破裂者。大量血及尿液外渗，在肾脏周围形成肾周血肿，亦可流入腹腔，同时血尿严重。X线腹部平片可见肾影增大，密度不匀。尿路造影可见造影剂外溢。伤势重者常导致休克。需及时手术治疗。

4. 肾蒂伤 如肾蒂血管完全断裂，常因大量出血来不及抢救而死亡。肾动脉血管内膜断裂有时可自行栓塞，肾功能丧失，动脉造影肾实质不显影。应迅速明确诊断，及时手术处理。

【临床表现】

因外力的强弱和肾实质损伤程度而异。

1. 休克 因严重失血及（或）腹腔神经丛受到强烈刺激导致休克。伴有胸腹合并伤时更易出现，可危及生命。

2. 血尿 为肾脏损伤最常见、最重要的症状，以肉眼血尿为多见。值得注意的是，血尿的程度并不一定与创伤严重程度相一致，如血凝块阻塞输尿管时可不表现血尿。因此，临床上不能以尿中血量多少来判断伤势轻重。血尿不重时，多在数日内消失，若伤后活动过早或并发感染，可出现继发血尿。

3. 局部包块 血和尿外渗至肾周围组织时，可形成局部包块。

4. 疼痛 伤部软组织损伤、肾实质损伤、肾包膜激惹等均可引起腰部或上腹部疼痛。血块阻塞输尿管可产生绞痛。外渗的血和尿流入腹腔时可引起腹膜刺激症状。疼痛部位可有肌紧张及压痛。若局部疼痛加重伴有高热，血白细胞增高，是肾周围感染的表现。

5. 合并伤表现 肾的开放性或闭合性损伤均可能合并胸、腹脏器及脊柱和其他组织损伤，且常相互掩盖其症状和体征，检查时应予高度警惕，否则易引起漏诊误诊。

6. 辅助检查

（1）化验：血尿为肾损伤重要表现，故尿液检查极为重要，如不能自行排尿，应行导尿检查；血红蛋白与血细胞比容进行性下降提示有活动性出血；尿、血白细胞数增多应注意感染存在。

（2）X线检查：①腹部平片：肾挫伤一般无异常发现。肾裂伤可见肾影增大或模糊，脊柱凸向健侧，或可见有骨折等。②排泄性尿路造影：可了解伤肾情况，也可检查对侧肾脏的存在和功能。肾裂伤时可见部分肾盏显影迟缓，造影剂外溢处即为肾实质裂伤部位。③肾动脉造影：不作为常规性检查，仅在肾盂造影失败不能明确诊断时才进行，尤对血管损伤诊断具有重要意义。④逆行肾盂造影：此法对集合系统创伤有诊断价值，作为一种补充检查。由于易遭致感染，不宜应用。

（3）B 超和 CT 检查：均可查出肾实质情况和血肿的部位、范围。

以外伤史为线索，根据查体的阳性发现及血尿存在，可初步确诊肾损伤。X 线平片及排泄性造影、B 超可作为常规检查，必要时可选择性地施行肾动脉造影、CT 检查以获得更精确的判断，为治疗方法选择提供依据。

（4）核素肾扫描：挫伤时扫描图上显示正常。裂伤可见肾外形不光整，血肿处呈放射性冷区。

【诊断】

1. 有腰、腹部受伤史。
2. 有伤侧腰痛、血尿、休克等症状，肾区叩击痛，腹膜刺激征明显。
3. 尿常规检查，可见大量的红细胞。
4. 血常规检查，血红蛋白和红细胞比容进行性下降。
5. B 型超声波、CT 检查、肾动脉造影提示肾脏损伤。

【治疗】

肾损伤的治疗原则是：及时消除危及伤者生命的因素；处理大出血、休克等；明确有无其他合并损伤；清除血肿和尿外渗；尽可能保存生机的肾脏。

1. 非手术疗法

（1）绝对卧床休息：至少 2～4 周，过早活动可加重损伤和（或）血凝块脱落继发出血。

（2）输血补液：应注意防治休克，及时补充血容量，必要时输血。维持水电解质平衡，保证尿量。

（3）镇静、止痛：消除病员紧张心理，如明确无明显腹腔脏器损伤、疼痛剧烈者，可给予镇静剂。

（4）止血药物应用：出血者可应用安络血、立止血等。

（5）预防感染：血肿和尿外渗易引起感染，应早期应用广谱抗生素。

（6）密切观察病情变化：定时检测生命体征、血红蛋白、红细胞压积、尿中血量及腹部包块大小的改变。

2. 手术治疗

（1）手术适应证：有下列情况之一者，应及时手术治疗：①经抗休克治疗未能纠正或经纠正后再度出现者；②血尿逐渐加重，或血红蛋白、红细胞进行性下降；③腰腹部包块逐渐增大；④局部疼痛加重、体温升高、血白细胞增高，提示有肾周围感染时；⑤胸或腹部合并伤体征出现；⑥较重的肾裂伤或粉碎伤及集合系统断裂有大量尿外渗时。

开放性伤，在伤员一般情况稳定时，采用手术治疗，探查肾及其他脏器创伤，给以适当的治疗。术后伤处引流。

（2）手术方法：探查闭合性肾创伤宜采取腹部切口，以便能探查腹内脏器有无合并伤，并能探查对侧肾脏情况。①肾区引流：有大量尿外渗伴有感染迹象时，清除血肿，给予腹膜外引流；②肾修补术：适用于肾实质裂伤，先阻断肾血流，清除血肿后，缝合肾包膜及肾实质；③肾部分切除：肾裂伤在肾的两极，修复有困难时，可行部分切除术；④肾切除术：手术处理原则应尽力保留伤肾，但若损伤肾脏无法修补、肾脏已缺血坏死、合并严重感染等，可行肾切除。伤肾切除前必须确定对侧肾脏功能良好。

3. 并发症处理 肾创伤后，早期并发症有继发性出血，肾及肾周围感染和尿瘘形成，应给予止血和充分引流。晚期并发症有肾积水、输尿管狭窄，需行肾切除或输尿管成形术。

二、膀胱损伤

膀胱位于骨盆腔内。若局部受到暴力作用时，若非充盈状态或合并骨盆骨折时，一般不易受到损伤。病理状态下的膀胱过度充盈，可发生自发性破裂。

【病因】

1. 闭合伤 膀胱充盈时，下腹部遭受直接暴力或骨盆骨折，均可造成膀胱损伤。难产时胎头的压迫亦可造成膀胱阴道瘘。

2. 开放伤 多见于战时火器伤，常合并腹内脏器损伤。

3. 医源性损伤 膀胱内器械操作如膀胱镜检查、输尿管镜操作、腔内碎石等，均可造成膀胱损伤。盆腔内手术、腹股沟疝修补术均有误伤膀胱可能。

【病理】

1. 挫伤 暴力不大，膀胱壁未破裂，仅伤及黏膜或肌层，无尿外渗，可出现血尿。

2. 膀胱破裂 膀胱壁全层破裂，有尿外渗，根据损伤破裂位置与腹膜关系，可分为：

（1）腹膜内型：膀胱充盈时，下腹部受直接暴力，使膀胱内压力骤然增高，导致膀胱壁顶部及后壁破裂，多为纵行撕裂。膀胱破裂伴腹膜破裂时，与腹腔相通，大量尿液溢入腹腔，引起腹膜炎。

（2）腹膜外型：多由骨盆骨折所引起。破裂口在无腹膜覆盖的前壁或颈部，通常裂口较小，尿液渗入膀胱周围组织及耻骨后间隙，引起严重的盆腔蜂窝组织炎。外渗的尿液亦可沿筋膜逐渐浸润腹壁、股部、阴囊及臀部，也可沿骨盆筋膜到盆底或沿输尿管周围组织延及肾周（图2-3-10）。

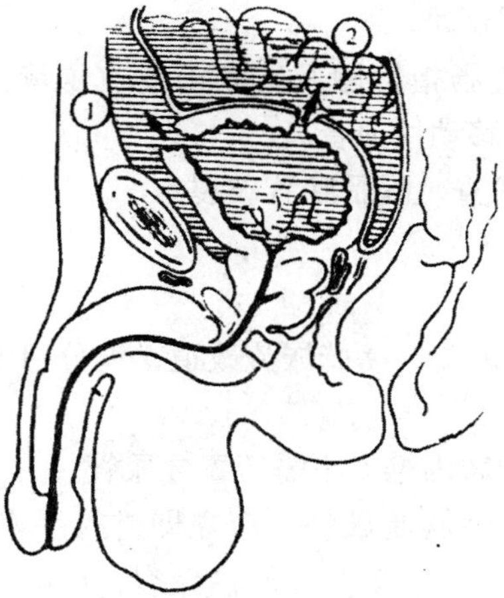

图2-3-10　膀胱损伤

①腹膜外损伤　②腹膜内损伤

【临床表现】

1. 休克　可因创伤所致剧烈疼痛或大出血导致休克，尤以合并骨盆骨折时易发生。

2. 疼痛　腹膜外破裂时，尿液外渗及血肿引起下腹部疼痛，直肠指检可触及肿块和疼痛；腹膜内破裂时，尿液流入腹腔引起腹膜炎，常伴有恶心、呕吐、腹胀等，可见压痛和移动性浊音。

3. 排尿困难和血尿　伤后有排尿感，但不能排尿或仅有少量鲜血尿。当血块阻塞尿道，或尿液外渗漏出，则无尿液自尿道排出。

4. 尿瘘　开放伤，伤口内可有尿持续流出。如与直肠、阴道相通，则经肛门、阴道漏尿。

5. 导尿及膀胱灌注试验　导尿管插入顺利，但无尿液流出或仅有少量血尿。经尿管注入约200ml无菌生理盐水后，片刻后回抽，盐水量明显减少或增多均提示膀胱破裂。

6. X线检查　腹部平片可见骨盆骨折或其他骨折。注入造影剂行膀胱造影，可见有造影剂外渗，拍片要注意从不同角度拍摄，以免外溢的造影剂为膀胱影所掩盖而漏诊。亦可注入少量空气，如发现膈下有游离气体，可明确腹膜内破裂诊断。

【诊断】

1. 有下腹部外伤史或骨盆骨折、手术及器械损伤史。

2. 腹痛、血尿及排尿困难。

3. 耻骨上区压痛，直肠指检触及直肠前壁有饱满感，或触痛；全腹压痛、反跳痛、肌紧张，腹部有移动性浊音。

4. 导尿实验及 X 线检查，提示膀胱破裂。

【治疗】

治疗原则：积极防治休克，膀胱尿流改道，充分引流外渗尿液，闭合膀胱壁裂口，防治感染。

1. 膀胱挫伤 如无排尿困难，不需留置导尿管。

2. 膀胱破裂 一旦诊断膀胱破裂，应立即进行手术探查。注意检查有无腹膜内破裂或其他腹内脏器损伤。如为腹膜内破裂，应吸尽腹腔内液体，分层修补膀胱裂口与腹膜，并作腹膜外耻骨上膀胱造瘘。如无异常，关闭腹膜后，再切开膀胱进行探查。腹膜外膀胱破裂，应清除和引流外渗尿液，修补缝合裂口，行耻骨上膀胱造瘘。

开放伤需手术探查，除处理膀胱创伤外，对合并伤作相应的处理。

三、尿道损伤

尿道损伤多见于男性。男性尿道分为前、后尿道。前尿道创伤多在球部尿道，后尿道创伤则多在膜部尿道。阴茎部尿道因活动度较大，创伤机会较少。女性尿道因其短而直，受伤机会较少。

【病因】

1. 前尿道损伤 最常见。会阴部骑跨于硬物上，将尿道压挤在耻骨联合下缘而致伤及球部尿道。可造成开放性尿道损伤。

2. 后尿道损伤 暴力造成骨盆骨折，骨折断端刺破尿道或骨折部移位使尿生殖膈剪切移位可导致尿道撕裂损伤，其伤部均在薄弱的膜部尿道。

3. 尿道内损伤 多为医源性损伤。各种尿道器械如尿道探子、金属导尿管，膀胱镜或经尿道电切镜、输尿管镜等使用不当，或患者自放异物或尿道内误注腐蚀性药品，均可造成尿道黏膜或全层损伤。

【临床表现】

1. 休克　球部尿道损伤一般不伴有休克。膜部尿道损伤因伴有骨盆骨折，出血量较多，约半数伤员出现休克。诊断时要注意观察。

2. 疼痛　伤后均有明显剧烈的疼痛。前尿道损伤排尿时疼痛加剧；后尿道损伤，因尿外渗可有下腹疼痛、局部压痛、肌紧张等。

3. 排尿困难　由于疼痛和括约肌痉挛以及尿道组织肿胀，出现排尿困难。接诊时不可强令伤员解尿，以免导致或加重尿外渗。尿道断裂时，伤后不能排尿，发生尿潴留。

4. 尿道流血　伤后由尿道外口流出鲜血，与排尿无关。如为开放性前尿道断裂，伤口局部可有出血或（和）滴尿。膜部尿道或完全断裂的创伤，经尿道外口出血机会较少。

5. 尿外渗　球部尿道损伤其血肿和外渗尿的部位在会阴部，可蔓延至阴囊及阴茎或至下腹壁皮下。膜部尿道损伤则其范围在尿生殖膈以上膀胱周围。直肠指检可发现直肠前壁饱满，有波动感。若为完全断裂伤，前列腺可浮动或移位（图2-3-11）。

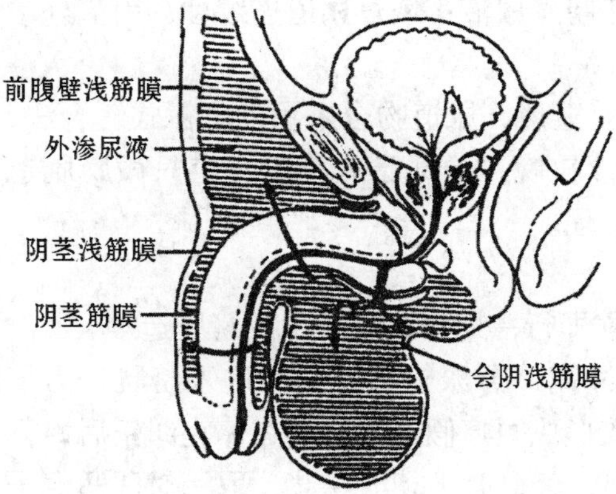

（1）尿道球部破裂的尿外渗

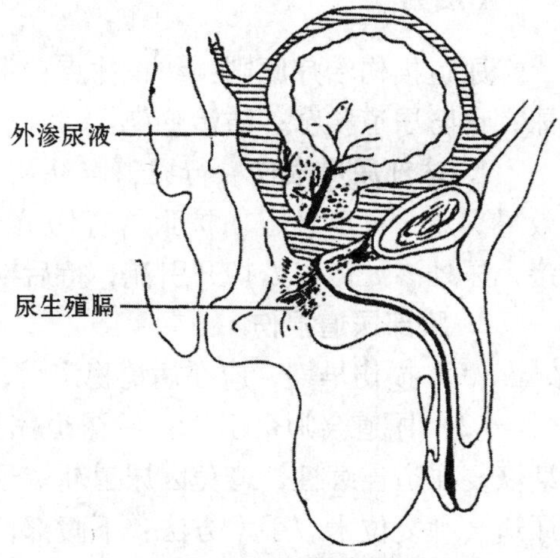

（2）后尿道损伤的尿外渗

图2-3-11　尿道损伤尿外渗示意图

6. 诊断性导尿　可在严格的无菌操作下进行诊断性导尿检查。如尿道部分断裂伤时，则导尿管在伤处受阻并有少量血液流出，但仍能放入膀胱，且出现前段血尿而后段为清澄的尿液，若导尿管能导入膀胱，则留置不拔，作为尿道创伤治疗措施之一。如不能置入膀胱，则提示尿道断裂，此时不可强行插入，以免加重损伤。

7. X 线检查　X 线平片可诊断骨盆骨折。由尿道口注入造影剂行尿道造影，可见造影剂由破损处外溢，从而可知损伤的部位和尿外渗范围。

【诊断及鉴别诊断】

1. 病史和体格检查　有会阴部骑跨伤或骨盆骨折后疼痛，或器械检查病史；有尿道口滴血、排尿困难、局部皮下尿外渗及膀胱膨胀。

2. 试插尿管受阻。

3. 直肠指检　后尿道损伤断裂时，直肠指检可发现前列腺有漂浮感，直肠前壁血肿或尿浸润感。

4. X 线检查　尿道造影提示膀胱破裂。

5. 骨盆骨折可造成膜部尿道创伤，也可造成膀胱腹膜外破裂，诊断时应注意鉴别：①膀胱破裂后、尿道外口无自行流血现象；②耻骨上区无充盈胀大的膀胱；③导尿管插入顺利但无尿液流出；④直肠指检前列腺位置正常，无浮动上移现象。尿道损伤则与上述各点相反。若两者损伤同时存在，难以判断或鉴别，常需借助手术探查来确诊。

【治疗】

尿道损伤治疗原则：纠正休克；引流膀胱尿液；恢复尿道连续性；引流外渗尿；预防尿道狭窄；防治感染。

1. 球部尿道损伤　行尿道修补及膀胱造瘘，尿道吻合采用外翻褥式缝合法，效果满意，可不必定期扩张。若伤员来诊较晚，局部已有感染，应只做膀胱造瘘，尿外渗处做多处切开引流，待后期处理。

2. 膜部尿道损伤

（1）损伤早期，应在病情稳定后，立即行一期尿道缝合术及膀胱造瘘。

（2）尿道会师牵引术：后尿道完全断离，导尿管不能顺利进入膀胱，为早期恢复尿道连续性，避免因尿道断端远离形成瘢痕假道，伤员在休克纠正后，行尿道会师复位术。手术方法：下腹部切口，经耻骨上切开膀胱，取一对凹凸探子操作，先将凹形探子经膀胱置于后尿道，再由尿道外口插入凸形探子，至凹凸探子嵌合，凸形探子即可引入膀胱。套一普通尿管在尖端，回拔探子，将尿管引出尿道外口，然后用细线将它与一多孔尿管相连并拉入膀胱。在尿道前方前列腺尖端处穿一粗尼龙线，其线两端穿出会阴部牵引固定于股内侧。尿道会师复位术后留置尿管 3 ~4 周，可通畅排尿，避免二期手术。

（3）伤后先行膀胱造瘘，3 个月后如有排尿困难，则行狭窄段切除，再行吻合术。

3. 防治尿道狭窄　尿道损伤后可因处理不当或合并严重感染，而引起尿道狭窄。多在3个月内即有症状出现。严重者可造成完全性尿潴留。为预防尿道狭窄，去除尿管后先每周扩张尿道一次，持续一个月后仍需定期实施尿道扩张术。尿道扩张失败或多次扩张不能改善时，应考虑手术治疗。根据狭窄段情况选取各种不同方法，如狭窄段切除再吻合、尿道施入法、采用皮瓣或膀胱黏膜行尿道成形术。

第六节　烧　伤

烧伤的原因很多，常见的热源烧伤如沸水、火焰、热金属、蒸气等；其次为化学烧伤，如强酸、强碱、磷等；再次为电烧伤；其他还有放射性烧伤，闪光烧伤等。严重烧伤不仅损伤皮肤、肌肉、骨骼，而且引起全身一系列病理变化，如不能及时正确的处理，常危及患者生命。其严重程度取决于烧伤的面积和深度。因此，正确地判断烧伤伤情，是决定治疗方案和估计预后的重要依据。

【伤情判断】

主要依据烧伤的面积和深度以及呼吸道损伤的程度，兼顾有无合并损伤等因素综合判断。

1. 面积估计

（1）中国新九分法：为便于记忆，将全身体表面积划分为若干9%的倍数来计算（表2－3－1）。此法适用于较大烧伤面积计算（图2－3－12）。

表2－3－1　中国新九分法

部位		成人体表面积（%）		小儿体表面积（%）
头颈部	发　部	3	1×9＝9	9＋（12－年龄）
	面　部	3		
	颈　部	3		
双上肢	双上臂	7	2×9＝18	9×2＝18
	双前臂	6		
	双　手	5		
躯干	躯干前面	13	3×9＝27	9×3＝27
	躯干后面	13		
	外　阴	1		
双下肢	双　臀	5*	5×9＋1＝46	46－（12－年龄）
	双大腿	21		
	双小腿	13		
	双　足	7*		

注：成年女性的臀部和双足各为6%。

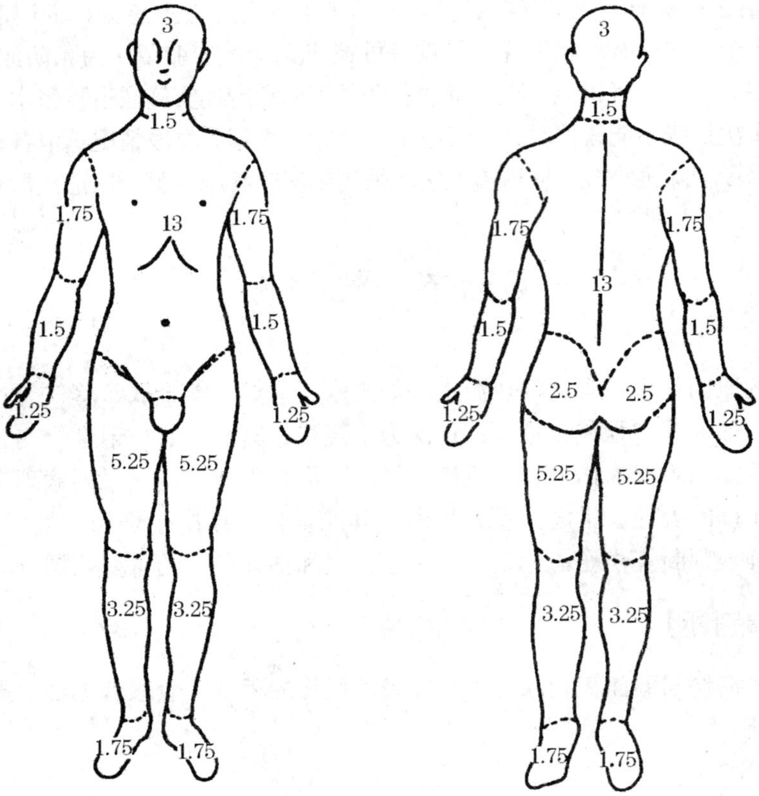

图 2－3－12　新九分法（成人体表面积计算法）

小儿头部比例较成人大而下肢短小，故其面积依年龄修正如下：

头颈部面积（%）＝9＋（12－年龄）

双下肢面积（%）＝46－（12－年龄）

（2）手掌法：不论年龄大小与性别，以伤员自己手掌（五指并拢）面积为其体表面积的1%，若五指自然分开时则为1.25%。此法适用于小面积的烧伤计算（图2－3－13）；大面积烧伤亦可以手掌法减去未烧伤的面积来计算。

2. 烧伤深度的识别　目前，一般采用三度四分法，即根据皮肤烧伤的深浅分为Ⅰ°、浅Ⅱ°、深Ⅱ°、Ⅲ°。深达肌肉、骨质者仍按Ⅲ°计算（图2－3－14）。临床上为表达方便，将Ⅰ°和浅Ⅱ°称为浅烧伤，将深Ⅱ°和Ⅲ°称为深烧伤（表2－3－2）。

3. 烧伤部位　身体的外露部分，如面部、手部和足部是最常见的烧伤部位。所谓特殊部位烧伤是指面、手、足、会阴部的烧伤以及呼吸道烧伤和眼球烧伤。因为这些部位烧伤后，会直接影响患者生命或器官功能的恢复，在烧伤救治中都必须加以注意。

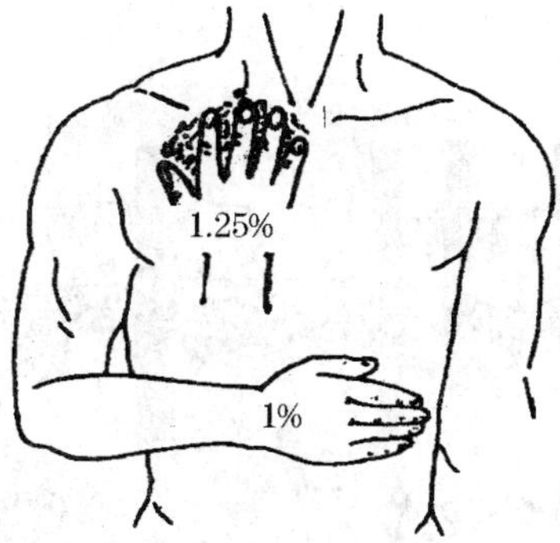

图2－3－13　手掌法（五指并拢1%，五指分开1.25%）

表2－3－2　**烧伤深度的鉴别及转归**

烧伤深度	伤及层次	临床特点	愈合过程
Ⅰ°（红斑型）	仅达表皮层	红斑、热、痛、感觉过敏	2～3日后愈合，无瘢痕
Ⅱ°（水疱型）浅Ⅱ°	达真皮浅层，生发层健在	剧痛，水疱大，疱皮薄，基底潮红，明显水肿，感觉迟钝	2周内痊愈，无瘢痕，可有色素沉着
Ⅱ°（水疱型）深Ⅱ°	达真皮深层，仅皮肤附件残留	水疱小，疱皮厚，基底苍白，拔毛痛，数日后可出现细小的网状栓塞血管	3～4周愈合，遗留瘢痕，并有色素沉着
Ⅲ°（焦痂型）	达皮肤全层，可深及皮下组织、肌肉和骨骼	感觉消失，创面焦黄炭化，干燥，皮革样，数日后可见粗大的树枝状栓塞血管	2～4周后焦痂脱落，出现肉芽创面，除小面积外，一般需要植皮方能愈合，并遗留瘢痕

4. 烧伤轻重程度的区分

（1）影响烧伤轻重程度的相关因素：烧伤的轻重，取决于烧伤面积、深度和特殊部位烧伤情况。面积越大、越深，特殊部位烧伤深，则病情越重；也与伤员的年龄、体质强弱、有无合并伤、有无慢性疾病以及救治时是否已发生休克有关。此外，①热油或汤所致的烫伤，因其黏附于皮肤，故比热水或高温气体造成的烫伤深；②强酸类物质作用于皮肤，致使蛋白质迅速凝固、脱水、坏死而形成焦痂，避免了深层组织的进一步损伤；③强碱类物质，因其具有较强的氧化作用和渗透性，致使皮肤蛋白质迅速溶解而形成碱性复合物，皮下脂肪组织发生皂化反应，招致烧伤逐渐加深；④电烧伤时其伤口外表与深层组织损伤的程度不一，深层组织常发生穿透性、缓慢性、广泛性损伤，造成伤口经久不愈；⑤胸部烧伤由于水肿和焦痂形成限制胸廓运动，可造成呼吸困难和肺部感染；⑥肢体环周性烧伤可引起伤肢血液循环和淋巴回流障碍，导致伤肢缺血、坏死。因此，烧伤伤情判断要从各方面去综合考虑。

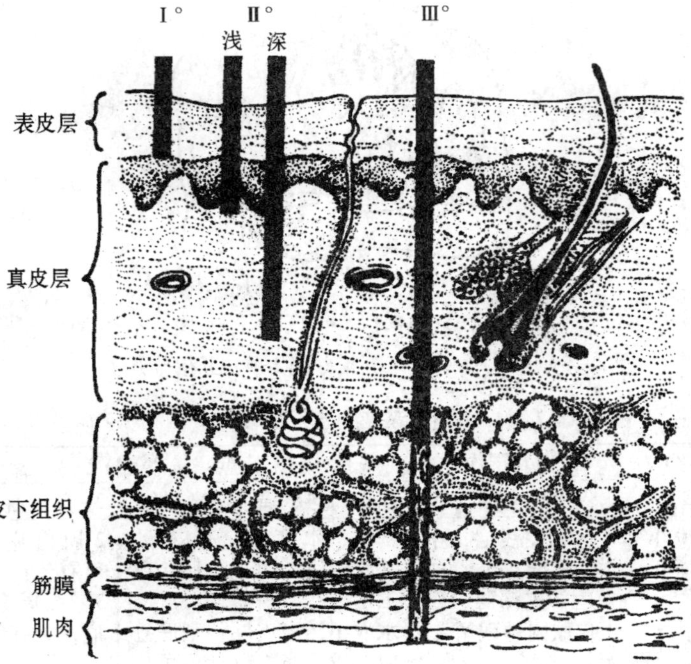

图 2－3－14　烧伤深度的三度四分法组织学示意图

（2）烧伤严重程度的分类

轻度烧伤：Ⅱ°烧伤面积在 9%（儿童 5%）以下。

中度烧伤：Ⅱ°烧伤面积为 10%～29%（儿童 5～15%），或Ⅲ°烧伤面积不足 10%（儿童 5%）。

重度烧伤：烧伤总面积为 30%～49%（儿童 16%～25%），或Ⅲ°烧伤面积为 10%～19%（儿童 6%～9%），或烧伤总面积虽未达到上述百分比，但已发生休克等并发症，以及呼吸道烧伤或伴有严重的复合伤等均属重度烧伤。

特重烧伤：总面积在 50%（儿童 25%）以上，或Ⅲ°烧伤在 20%（儿童 10%）以上，已有严重的并发症等均属特重烧伤。

【病理生理及临床经过】

临床上根据烧伤创面引起全身病理生理变化的特点，一般将烧伤病程经过大致分为三期，即休克期、急性感染期、修复期。各期有各自不同的特点，而又紧密联系、重叠，并非截然分开。

1. 休克期（体液渗出期） 组织烧伤后迅速发生体液渗出，一般持续36～48小时。小面积烧伤，体液渗出有限，通过机体代偿，不致引起机体有效循环血量急剧减少。大面积烧伤者，由于大量血浆样液体自血循环渗出到组织间隙形成水肿或自创面丢失，此时，循环血量明显下降和血液动力改变，进而发生低血容量性休克。特重烧伤在伤后2～4小时，重度烧伤在4～8小时即可陷入严重休克状态。烧伤后2～3小时体液渗出速度最快，8小时到达高峰，随后逐渐减慢。烧伤后24～36小时后水肿开始回收，皮肤发皱，尿量逐渐增多，临床上称之为水肿回收期。

烧伤休克期表现为：烧伤的局部或全身出现水肿，创面有大量渗出液，心率增快，血压下降，呼吸急促，四肢厥冷，口渴，尿少，烦躁不安等，甚至发生血红蛋白尿或多器官功能衰竭。

2. 急性感染期 烧伤创面的坏死组织和富于蛋白的渗出液都是细菌生长的良好培养基，因此在休克后或休克的同时，急性感染极易发生。致病菌主要来源于伤后的污染（包括环境、接触）及伤员本身呼吸道，消化道细菌污染等。细菌一经在创面立足，即迅速繁殖并向四周及深处蔓延。开始表现为急性蜂窝组织炎，3～5天自行消退。严重者感染可继续发展，甚至向深部健康组织侵入，形成烧伤创面脓毒症，或细菌进入血液循环导致脓毒血症。脓毒症的发生有3个高峰期：①早期脓毒症：多发生在伤后3～7日，由于渗液回吸收时，大量细菌和毒素也随之被回吸收所致；②中期脓毒症：多发生在伤后3～4周焦痂溶解期，此期由于创面裸露，病原菌趁机侵入所致；③后期脓毒症：多发生在烧伤1个月以后，由于伤员全身情况差，免疫力低下，创面经久不愈，极易发生再次感染。

烧伤脓毒症主要表现：①病情突然恶化，体温>39℃或<35.5℃，连续3日以上。②心率>120次/分。③呼吸窘迫，频率>28次/分。④白细胞计数>$12\times10^9/L$或<$4\times10^9/L$，其中中性粒细胞>80%或幼稚粒细胞>10%。⑤临床症状和体征：精神萎靡、烦躁或谵语；腹胀、腹泻或消化道出血；创面萎缩、肉芽色暗无光泽，糜烂、坏死、出血等；舌质红绛、毛刺、干而无津。

3. 修复期 伤后第5～8日开始，直到创面痊愈称为修复期。没有明显感染的浅Ⅱ°烧伤可在8～14日愈合。深Ⅱ°烧伤17～21日痂下愈合。Ⅲ°烧伤，面积很小的（直径在3～5cm以内者）可由四周的上皮长入而愈合，面积较大的需要经过植皮方可愈合。明显感染的深Ⅱ°烧伤的痂皮，或Ⅲ°烧伤的焦痂于2～3周开始与健康组织分离而自溶脱痂。脱痂后大片创面外露，体液渗出增多，细菌易侵入繁殖，仍可发生焦痂溶解期脓毒血症。因此，积极主动地清除坏死组织，及早植皮覆盖创面，才能从根本上控制感染，加速愈合。

【现场急救与后送】

1. 现场急救 烧伤的急救原则：让伤员迅速脱离险区，防止进一步遭受创伤；迅速消除烧伤原因；抢救生命和妥善处理复合伤；保护创面和对症治疗。急救的主要内容包括以下三个方面。

（1）迅速消除烧伤原因：要迅速采取有效措施尽快灭火，消除致伤原因。如火焰烧伤时应尽快脱去着火的衣服，或卧地翻滚或跳入清洁水池，以熄灭火焰。切勿奔跑或呼叫，以免火借风力烧得更旺而加重烧伤或引起呼吸道烧伤；热液烫伤应立即剪开并脱去衣服；凝固的油脂类烧伤须即刻用湿布敷盖灭火；化学烧伤时应迅速脱去衣服，并及时用清水彻底冲洗或用中和剂稀释；石灰烧伤时应首先将其干粉清除，然后再用大量清水冲洗；电烧伤时应首先脱离电源；磷及磷的氧化物除造成皮肤黏膜烧伤外，可经创面吸收，导致肝、肾损害及中枢神经系统中毒。处理磷烧伤的创面宜用湿布覆盖浸入水中，用1%硫酸铜溶液浸洗后移除黑色磷化铜颗粒，并用2% ~3%碳酸氢钠液中和磷酸。切忌将创面暴露于空气中，并忌用油膏包扎（磷溶于油脂类，溶解后被吸收）。用湿布掩盖口鼻能防止磷化物吸入呼吸道，如果用高锰酸钾液浸湿的布效果更好。

（2）现场急救要点：①抢救生命：对呼吸道烧伤并发呼吸道梗阻或窒息者，应及时作气管切开，确保呼吸道通畅；对心跳和呼吸骤停者，须立即进行心肺复苏处理；重症烧伤即使无休克症状出现，也应予以抗休克治疗。②保护创面：用清洁被单或布类简单包扎创面，可避免污染或再次损伤。③妥善处理复合伤：简单有效的处理复合伤，如迅速止血、包扎伤口、骨折或脱位的简单固定，开放性气胸的迅速闭合等特别重要。④补充液体：口服淡盐水、淡盐茶或烧伤饮料。如病情严重，有条件时应及早静脉输液（如生理盐水、右旋糖酐、血浆等）。切忌口服大量无盐水或单纯输入大量5%葡萄糖溶液，以免加重组织水肿。烧伤饮料：含食盐0.3g，小苏打0.15g，鲁米那0.05g，糖适量。溶于100ml水中即为烧伤饮料。⑤对症处理：稳定伤员情绪，镇静止痛，安慰伤员；对疼痛剧烈和烦躁不安者，可给予麻醉性止痛剂，但伴有呼吸道烧伤或颅脑损伤者禁用。⑥预防感染：应用破伤风抗毒素免疫注射和抗菌药物治疗，防止感染发生。

2. 转送的注意事项

（1）当从现场抢救出大批烧伤伤员时，对中小面积烧伤伤员，原则上应就近组织抢救，以便及时治疗，减轻痛苦。对于大面积烧伤伤员，也应就地抢救。对必须转送的伤员也应作好充分的准备后再行转送，如呼吸道烧伤者在转送途中可能发生窒息，宜在转送前作气管切开。转送伤员时，最好在伤后4小时内送达目的地。如不能即时送到，应就地治疗，防止休克发生。

（2）已出现休克者，应先予抗休克治疗，待病情稳定后，再由专人携带急救药品护送。途中应继续补液，并作好抢救准备和各种记录。

【治疗】

小面积烧伤对全身影响较小，重点在于处理好创面，防治感染，促进及早愈合；中度以上的烧伤因其伤情严重，在处理好创面的同时，必须兼顾全身治疗，防止并发症发生。

1. 创面的处理 能否正确处理创面是烧伤治疗成败的关键。当病人就诊时，如果是小面积烧伤或经液体复苏后病情平稳者，可行早期清创术，然后再根据病人的具体情况进行创面处理。一般原则为：Ⅰ°创面保持清洁，减轻疼痛；浅Ⅱ°创面应防止感染，促进愈合；深Ⅱ°创面尽早清除坏死组织，防止感染，保护残留的上皮组织，促进其愈合，以减少瘢痕形成；Ⅲ°创面应保持焦痂完整干燥，防止感染，为早期切痂和植皮创造良好条件。

（1）清创术：清创应待病情稳定后，在完善的止痛和严密的清毒下施行。具体方法：先剃去创面周围的毛发，并以肥皂水清洗健康皮肤，然后再用0.1%新洁尔灭或洗必泰溶液，或者碘伏轻拭消毒；小而未破的水疱可不予处理，巨大者可将其疱内液抽出或低位戳孔引流并保留疱皮；破损且污染严重的疱皮应予以清除；焦痂者涂以碘酊或碘伏即可。清创后可酌情采用包扎或暴露疗法。

（2）包扎疗法：适用于四肢或躯干的浅烧伤。该疗法具有保护创面、减少污染、引流渗液、便于护理等优点。具体方法和要求：①在清创和创面用药后，先用一层凡士林纱布或中草药浸渍的纱布覆盖创面，外加吸水性能好的无菌敷料覆盖，敷料应超出创缘5cm以上，并以绷带包扎；②包扎四肢时，应从远端开始，指（趾）端应暴露在外，以便观察末梢循环，指（趾）间必须用敷料隔开或分别包扎；③关节部位的创面包扎须固定于功能位，并抬高伤肢，以减轻水肿；④如无感染或敷料干净无异味，体温正常，不痛，则无需换药，可在伤后7~14天打开，在包扎期间，一旦发生疼痛加重、渗液浸透敷料或有异味等，为感染征象，应及时打开敷料并酌情处理创面。

（3）暴露疗法：适用于全身各部位的烧伤创面，尤其适用于头面部和会阴部的创面，以及大面积的烧伤。但该疗法需要一定的设备和条件。具有加速创面干燥和促进结痂形成，不利于病原菌的生长繁殖；避免再度损伤和污染，并有利于创面的观察和处理等优点。注意事项及要求：①病室的温度应保持在28℃~32℃之间；②严格无菌操作，室内的床架要定时消毒，床单和接触创面的所有物品都应灭菌；③创面除应用磺胺米隆、磺胺嘧啶银等抗菌及收敛药外，还可采用美宝或美宝康露等湿润剂外敷；④定期（时）翻身和更换体位。

(4) 焦痂的处理：有三种常用方法：①早期切痂植皮：适用于小面积的焦痂创面，一般于伤后3～5日，一次全部切除焦痂达正常组织为止，再采用自体网状皮片植皮，或采用异体皮、异种皮或人工皮覆盖创面，并用自体皮相间混合植皮。②分期切痂植皮：适用于面积较大的焦痂创面，待病情稳定后3～5日进行分期切痂植皮，每次切除焦痂的面积为1/4左右，间隔3～5日一次。③蚕食脱痂植皮：伤后2～3周已进入自然脱痂期，痂壳开始自溶分离，此时可分期分批的除去焦痂并予植皮。

(5) 感染创面的处理：创面感染的细菌以铜绿假单胞菌、金黄色葡萄球菌和大肠埃希菌多见，多为混合感染。对感染的创面要加强换药，及时清除脓液和坏死组织，充分引流，保持创面清洁；也可采用湿敷、半暴露或浸浴疗法。

2. 全身疗法

(1) 防治休克：伤后早期由于大量血浆急剧丢失，从而引起血容量严重不足。因此，防治休克的主要措施为尽早补充血容量。对于能口服的伤员可口服适量的烧伤饮料，然后尽快静脉补充液体，以恢复有效循环血量，避免休克发生。

1) 补液量的计算：以烧伤面积和伤员的体重作为计算依据。具体包括两个方面：①丧失量：Ⅱ°和Ⅲ°烧伤后，第一个24小时的液体补给，成人按每1%烧伤面积每公斤体重补给晶体液和胶体液共1.5ml，儿童为1.8ml，婴幼儿为2ml；晶体液与胶体液的比例一般为1∶1。②生理需水量：需补给每日的生理需水量，通常采用5%～10%葡萄糖溶液补给，成人为2000～2500ml，儿童为60～80ml/kg，婴幼儿为100ml/kg；伤后第二个24小时，应补给第一个24小时实际输入晶体液和胶体液的一半，生理需水量仍同第一个24小时；伤后第三个24小时，因渗液开始回吸收，为了减少并发症，可尽量少补或不补液。

2) 补液的种类和原则：晶体液包括等渗盐水、林格液、平衡盐液等；胶体液包括血浆、血浆代用品（如右旋糖酐、706代血浆）、全血或血液成分制品等。补液原则：先快后慢、先盐后糖、先晶后胶；做到两早一防：即早给碱性溶液，早给利尿剂，预防并发症。补液的速度：应在伤后的头8个小时内应输入补液量的一半，其余的一半可在16小时内完成。

3) 调节补液的临床指标：由于伤员的个体差异和伤情不同，补液过程中应灵活掌握，严密观察，对补液的量和速度进行调节。观察指标有：①尿量及尿比重：尿量是反映血容量是否足够、肾功能是否良好的客观标志。应留置导尿管观察尿量，成人每小时尿量应在30ml以上（儿童为20～25ml以上），尿比重应在1.010～1.020左右，尿pH值应维持在中性或碱性即可。尿量不足或比重过高，提示补液量不足，须加快补液。发生血红蛋白尿者，应尽早输入碱性药物并适量加快补液速度，以防止急性肾功能衰竭。②心率与血压：心跳及脉搏有力，成人心率要求在 120 次/分以下，收缩压维持在 90mmHg（12kPa）以上，脉压在 20mmHg（2.66kPa）以上。否则，应加快补液。③精神状态：伤员安静，或反应灵敏，是好的征象。若烦躁不安或反应迟钝提示血容量不足。④呼吸平稳，无明显口渴，说明血容量接近或恢复正常。此时可酌情调整补液速度和补液量。⑤周围循环状态：四肢温暖，毛细血管迅速充盈，表示血容量足够。⑥中心静脉压（CVP）：在补液中要求中心静脉压维持在 5～10cmH_2O（0.49～0.98kPa）之间。否则，应调节补液速度和补液量。⑦血红蛋白、红细胞计数、红细胞压积均应接近正常范围。

（2）防治烧伤脓毒症：烧伤后休克与感染是烧伤脓毒症发生和发展的重要诱因，而烧伤脓毒症则是导致病人死亡的主要原因，故应积极防治。其措施如下：①消毒隔离：做好病区与床旁隔离和严格的无菌操作，可避免和减少创面污染，特别是交叉感染。②正确处理创面：正确及时地处理创面，特别是深度烧伤的创面应早期切痂植皮，促进创面愈合。同时保持创面清洁干燥，是防治创面感染的关键。③增强机体抵抗力：加强营养，可通过口服、管饲、胃肠外静脉营养等途径来供给足够的营养；对于严重烧伤或营养不良、贫血、低蛋白血症，可适量多次输入新鲜血、血浆或血液成分制品等，以增强机体抵抗力；同时应维持体液平衡，积极的防治休克以及正确记录出入量。④正确应用抗菌药物：合理的应用抗菌药物是防治感染的有力措施。但在应用抗菌药物的同时，要高度警惕菌群失调及真菌感染。因此，细菌培养和药物敏感实验，是选用抗菌药物的主要依据。

（3）防治瘢痕挛缩：深度烧伤或创面严重感染者，当创面愈合之后，多有不同程度的瘢痕形成，重者影响容貌和关节功能，甚至残废，故应积极防治。预防的关键是防治创面感染，保持关节于功能位，早期切痂植皮和尽早进行功能锻炼。如已发生挛缩畸形而影响外观和功能者，应及时做矫形手术。

（4）防治并发症：重症烧伤并发症较多，并且相当严重，故应加强防治。常见的有：①肺部感染：多数发生于面部烧伤或呼吸道烧伤者。应保持口、鼻腔清洁，并鼓励和协助病人翻身、咳嗽、深呼吸；有呼吸困难者应予以氧气吸入，必要时可做气管切开。②消化道出血：由应激性溃疡所致，常发生于伤后 1 周左右。有效的抗休克和控制全身性感染为预防的关键环节。给予制酸剂、质子泵抑制剂和胃黏膜保护剂仍然必要。③急性肾功能衰竭：关键在于积极地防治休克，当发生血红蛋白尿、肌红蛋白尿时，应在积极碱化尿液的同时，给予利尿剂。④褥疮：保持床单清洁干燥，定时翻身变换体位，避免某一局部长时间受压；注意皮肤清洁卫生，给予理疗和按摩，促进局部血液循环以及补充营养等，为预防褥疮的基本措施和有效方法。

第七节　咬 螫 伤

一、毒蛇咬伤

【病因及蛇毒分类】

我国共有蛇类约 150 种，其中有毒蛇约 50 种，分布在我国南方广大地区，尤其广东、广西蛇害严重。每年蛇咬伤的发病率约为万分之二十五。毒蛇头部略呈三角形，身上有色彩鲜明的花纹，上颌长有成对的毒牙，可与无毒蛇相区别（图 2－3－15）。毒牙呈管状与毒腺相通，当毒蛇攻击咬伤人和动物时，毒腺周围的肌肉收缩，将蛇毒经导管排于毒牙，注入目标体内。蛇毒中含有透明质酸酶，能溶解细胞组织，在咬伤部位，蛇毒迅速的进入淋巴和血液，引起严重的全身中毒，必须急救治疗。

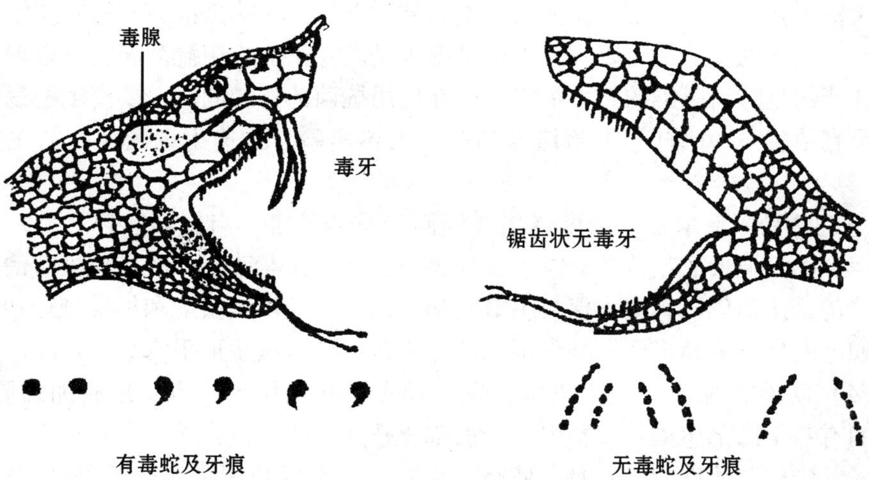

图 2－3－15　毒蛇与无毒蛇的区别

根据蛇毒的成分，大致可分成三大类：

1. 神经毒　代表蛇有金环蛇、银环蛇及海蛇等，毒液主要作用于神经系统，引起肌肉麻痹和呼吸麻痹。

2. 血液毒　代表蛇有竹叶青、蝰蛇和龟壳花蛇等，毒液主要影响血液及循环系统，引起溶血、出血、凝血及心脏衰竭。

3. 混合毒　代表蛇有蝮蛇、大眼镜蛇和眼镜蛇等，其毒液具有神经毒和血液毒的两种特性。

【临床表现与诊断】

1. 临床表现　被毒蛇咬伤后，病人出现症状的快慢及轻重与毒蛇种类、蛇毒的剂量与性质有明显的关系。且与咬伤的部位、伤口的深浅及病人的抵抗力也有一定的关系。

（1）神经毒致伤的表现：伤口局部出现麻木，知觉丧失，或仅有轻微瘙痒感。伤口红肿不明显，出血不多，约在伤后半小时后，出现头昏、嗜睡、恶心、呕吐及乏力。重者出现吞咽困难、声嘶、失语、眼睑下垂及复视。随后可出现呼吸困难、血压下降及休克，致使机体缺氧、发绀、全身瘫痪。如不及时救治，则最后出现呼吸及循环衰竭，病人可迅速死亡。神经毒吸收快，危险性大，又因局部症状轻，常被人忽略。伤后的第1～2天为危险期，一旦渡过此期，症状就能很快好转，而且治愈后不留任何后遗症。

（2）血液毒致伤的表现：咬伤的局部迅速肿胀，并不断向近侧发展，伤口剧痛，流血不止。伤口周围的皮肤常伴有水疱或血疱，皮下淤斑，组织坏死。严重时全身广泛性出血，如结膜下淤血、鼻衄、呕血、咳血及尿血等。个别病人还会出现胸腔、腹腔出血及颅内出血，最后导致出血性休克。病人可伴头晕、恶心、呕吐及腹泻，关节疼痛及高热。由于症状出现较早，一般救治较为及时，因此，死亡率可低于神经毒致伤的病人。但由于发病急，病程较持久，所以危险期也较长，早期不能及时治疗后果严重。治疗后常遗留局部肌肉萎缩、挛缩或伤口经久不愈等。

（3）混合毒致伤的表现：兼有神经毒及血液毒的症状。从局部伤口看类似血液毒致伤，如局部红肿、淤斑、血疱、组织坏死及淋巴结炎等。从全身来看，又类似神经毒致伤。此类伤员死亡原因仍以神经毒为主。

2. 诊断　诊断蛇毒咬伤时要考虑并解决以下问题：

（1）是否为毒蛇咬伤：主要靠特殊的牙痕、局部伤情及全身表现来区别。毒蛇咬伤后，伤口局部常留有一对或3～4个毒牙痕迹。且伤口周围明显肿胀及疼痛或麻木感，局部有淤斑、水疱或血疱，全身症状也较明显。无毒蛇咬伤后，局部可留两排锯齿形牙痕。

（2）是哪一种毒蛇咬伤：准确判断何种毒蛇致伤比较困难，从局部伤口的特点，可初步将神经毒的蛇伤和血液毒的蛇伤区别开来。再根据特有的临床表现来判断。如眼镜蛇咬伤病人瞳孔常常缩小，蝰蛇咬伤后半小时内可出现血尿，蝮蛇咬伤后可出现复视。

【毒蛇咬伤的救治】

毒蛇咬伤后现场急救很重要，应采取各种措施，迅速排出毒液并防止毒液的吸收与扩散。及时后送到有条件的医疗机构，继续采取综合措施，如彻底清创；内服及外敷有效的蛇药片；抗蛇毒血清的应用及全身的支持疗法。

1. 阻止毒液吸收 被毒蛇咬伤后，切忌慌张乱跑，否则会加速蛇毒吸收。通常蛇毒可在3～5分钟内就迅速进入体内，应尽早的采取有效措施，阻止毒液的吸收。

（1）伤肢制动：受伤后应减少走动，以减少毒素的吸收，最好是将伤肢临时制动后放于低位。保持病人安静。

（2）早期绑扎：是一种简便而有效的方法。即在被毒蛇咬伤后，立即用条带、手巾或绷带等物，在伤处近侧肢体5～10cm处或在伤指（趾）根部予以绑扎，其松紧度以阻止静脉及淋巴液的回流为度，从而达到暂时阻止蛇毒吸收的目的。在后送途中应每隔20分钟松绑一次，每次1～2分钟，以防止肢体淤血及组织坏死。伤口得到彻底清创处理和服用蛇药片3～4小时后，才能解除绑扎。

（3）冰敷法：有条件时，在绑扎的同时用冰块敷于伤处，使血管及淋巴管收缩，减慢蛇毒的吸收。也可将伤肢或伤指（趾）浸入冷水中，数小时后再改用冰袋冷敷，局部降温的同时要注意全身的保暖。

2. 促进蛇毒的排出及破坏 存留在伤口局部的蛇毒，应采取相应措施，促使其排出或破坏。最简单的方法是用嘴啜吸伤口，吸吮者口腔黏膜应无溃破病变，每次吐出后要用清水漱口。也可将伤口扩大后用吸乳器抽吸或拔火罐等方法，促使蛇毒吸出；伤口较深并有污染者，应彻底清创。消毒后应以牙痕为中心，将伤口作“+”或“++”形切开，使残存的蛇毒便于流出，但切口不宜过深，以免伤及血管。伤口扩大后，用1∶5000的高锰酸钾溶液及5%～10%的盐水反复冲洗伤口，或局部外敷30%盐水或明矾水，以达到破坏或中和蛇毒的目的。胰蛋白酶局部注射具有分解和破坏蛇毒作用，从而减轻或抑制病人的中毒症状。用法是将胰蛋白酶2000～6000U用生理盐水2～4ml溶解后，在伤口周围及近侧封闭，12～24小时后可重复注射。同时注射速尿、利尿酸钠或甘露醇等，以加速蛇毒从肾脏排出。

3. 抑制蛇毒作用

（1）各种蛇药片：目前用于临床的蛇药片已有10余种，使用时首先要弄清蛇毒种类，再选用相应的药片。要求用药要早、剂量要大、疗程要长，结合其他中西医的辅助治疗。临床上常用南通蛇药片（又称季德胜蛇药片）、广州蛇药片（何晓生蛇药片）等口服，或将药片加温开水调成糊状局部外敷。

（2）中草药：部分新鲜中草药对毒蛇咬伤有一定疗效，如半边莲、八角莲、七叶一枝花、白花蛇舌草等。

（3）抗蛇毒血清治疗：抗蛇毒血清对毒蛇咬伤有一定的疗效，单价血清比多价血清疗效高。故对已知毒蛇类咬伤时，应使用针对性强的单价血清。使用抗蛇毒血清之前应先作皮肤过敏试验，阳性者可采取脱敏注射。

4. 全身支持疗法　毒蛇咬伤后的数日内病情较重，中毒症状明显，常伴有不同程度的水、电解质紊乱和休克，严重者会出现呼吸衰竭、心力衰竭、急性肾功能衰竭、溶血性贫血。因此，应积极进行全身治疗和保护主要脏器的功能。血压低时应及时输血和补液，抗休克治疗；呼吸微弱时给以呼吸兴奋剂和吸氧，必要时进行辅助性呼吸；肾上腺皮质激素及抗组织胺类药物的应用，对中和毒素和减轻毒性症状有一定的作用；应用抗生素，常规注射TAT以预防破伤风等。

二、犬咬伤

犬、猫、猪等家畜或鼠、狼等野兽均可能咬伤人体，尤以犬咬伤较多见。其特点是：①有伤口及伤痕；②一般的咬伤伤口可继发细菌感染；③患狂犬病的犬、狼、猫等咬伤可将狂犬病毒带入人体组织，可导致狂犬病的发生。

【处理】

狂犬病病毒的毒力非常强，一旦因犬、猫咬伤而进入人体内，则主要攻击大脑和神经组织，并沿着人体神经的走向游走，所攻击的范围可迅速扩散到包括小脑、脊椎、肾、内脏等几乎所有的神经组织，导致中枢神经衰竭，以致无法抢救，一旦发病几乎是100%的死亡。所以，犬、猫（尤其患病犬、猫）咬伤后应就地、立即、彻底冲洗伤口，这是决定抢救成败的关键。咬伤后应以最快速度，就地用大量清水冲洗伤口。若附近一时无水源，则可先用人尿代替清水冲洗，然后再找水彻底冲洗伤口。狗咬伤后应设法把沾染在伤口上狗的唾液和伤口上的血液冲洗干净，尽可能扩大伤口，因狗咬伤的伤口往往是外口小里面深。冲洗的同时，用力挤压伤口周围软组织，这样可使狂犬病毒从被咬伤的组织中流出；有条件时也可用清水及20%肥皂水反复冲洗伤口至少20分钟，然后用2%～5%碘酊涂擦。较深的伤口需用3%过氧化氢冲洗，让伤口血液流出，以排出毒素。若伤口出血过多，应设法止血，然后再送医院急救。切记：伤口不要包扎，并于24小时内接种狂犬病疫苗和破伤风抗毒素。

三、虫螫伤

（一）蜈蚣咬伤

【诊断】

蜈蚣头部第一对足的末端，有毒液腺的开口，咬人时，毒液注入人体，引起局部的急性炎症、瘙痒和疼痛。部分病人局部呈广泛性丹毒样变，并可发生坏死，伴淋巴管炎和淋巴结炎。中毒症状严重时可出现头痛、眩晕、发热及恶心呕吐，甚至谵妄、抽搐及昏迷等全身症状。数日后，症状消失。成人预后较好，儿童可有生命危险。蜈蚣越大，注入毒液越多，症状也越重。

【处理】

蜈蚣咬伤后立即用碱性液体（如肥皂水、氨水及小苏打水）冲洗伤口，并进行局部冷敷。伤口周围组织用 0.25% 普鲁卡因封闭，可减轻疼痛及改善局部症状。剧痛者可肌注度冷丁、吗啡等止痛剂。南通蛇药片内服或外敷。全身应用抗生素。

（二）蝎螫伤

【诊断】

蝎子尾部有弯曲而锐利的钩刺与毒腺相通，当其刺入人体时，毒液随即进入体内，引起临床症状。蝎毒为神经性毒液，被蝎螫伤后局部出现大片红肿，局部出现水疱，甚至组织坏死，疼痛剧烈。不久可出现烦躁不安、出汗、流涎、肌肉强直、头痛头昏、寒战发烧、腹痛等全身中毒表现。严重者可出现抽搐、昏迷、心肌和呼吸麻痹。儿童患者，可迅速出现呼吸循环衰竭而死亡。

【处理】

蝎螫伤后，局部应切开引流，取出钩刺，并用氨水或高锰酸钾溶液冲洗。以 3% 依米丁 1ml 加 5ml 注射用水作伤处注射。应注意全身治疗，有呼吸困难者给予中枢兴奋剂并同时吸氧；为减轻脑水肿，可适量给予高浓度葡萄糖或甘露醇静滴；静脉注射地塞米松；肌肉注射抗蝎毒血清；有出血倾向者，适当输血。

（三）蜂螫伤

【诊断】

蜂的尾部有带毒腺的刺，刺入人体后，引起局部与全身症状。毒液的主要成分是蚁酸，也含有作用于神经系统的毒素。螫伤后，表现为局部疼痛和红肿，伤口周围可出现荨麻疹样改变，数小时后可自行消退，一般无全身症状。如蜂刺留在伤口内，在红肿的中心可见到一黑色小点，可引起局部化脓。被成群的黄蜂多处螫伤时，可出现全身症状，如头昏、头痛、发烧、呼吸困难、恶心、呕吐等，严重时出现休克、昏迷或迅速死亡。黄蜂刺伤的局部症状也较重。

【处理】

蜂螫伤后，立即设法拔出蜂刺，局部用肥皂水、10%氨水、5%小苏打水进行清洗。黄蜂刺伤后也可用食醋或0.1%稀盐酸湿敷伤口，中和蜂毒。局部症状严重者，可扩大伤处，采用火罐拔毒以及局部封闭，并给予止痛剂。中草药鲜夏枯草捣烂外敷，有消肿、镇痛作用。全身症状轻者，对症治疗即可；有过敏反应者，应迅速静脉注射肾上腺皮质激素和异丙嗪。发生蛋白血尿时，要碱化尿液，增加补液量以增加尿量，或用20%甘露醇利尿。有休克时，适当选用升压药物。对群蜂螫伤或伤口已化脓感染时，要加用抗生素。

（四）蚂蟥咬伤

【诊断】

蚂蟥又称水蛭，生长在水田、湖泊两岸和静止河流中，夏秋季特别活跃。蚂蟥靠顶端的吸盘吸附在人体外露的皮肤上，吸盘上的腭齿在咬伤皮肤的同时能分泌抗凝血作用的水蛭素，使伤口流血不止。局部可发生水肿性丘疹，中心有淤点，疼痛不明显，无全身症状。

【预防及处理】

1. 预防 野外劳作时，不要赤足，皮肤外露部位涂上清凉油、肥皂，可防止蚂蟥的吸附。

2. 处理 一旦发现蚂蟥已吸附在皮肤上，不能强行拉扯，避免吸盘断入体内。可用手轻拍吸附周围的皮肤，或用醋、酒及盐水、清凉油等涂擦，蚂蟥即能自行脱出。局部再涂擦碘伏或九一丹软膏，防止感染。伤口包扎止血，出血不止时可用止血药。

第四章 肿瘤

第一节 概 述

肿瘤是机体在致瘤因素长期作用下，某部易感细胞群发生过度增生和异常分化所形成的新生物。新生物一旦形成后，不因病因消除而停止生长。根据肿瘤对人体的影响，可分为良性与恶性，恶性者可转移到机体其他部位，治疗困难，常危及生命。我国最常见的恶性肿瘤，在城市依次为肺癌、胃癌、肝癌、肠癌与乳腺癌，在农村依次为胃癌、肝癌、肺癌、食管癌与肠癌。

【病因与分类】

目前认为肿瘤是环境与机体内外因素交互作用的结果。所有各种影响不外乎致癌因素与促癌因素，同时机体的内在因素在肿瘤的发生、发展中也起着重要作用，如遗传（遗传易感性）、内分泌与免疫机制等。体细胞中多基因改变并积累的结果使肿瘤形成。常见的致瘤因素包括：

1. 外界因素

（1）化学物质：①亚硝酸盐与食管癌、胃癌和肝癌的发生有关。②烷化剂如硫芥、乙酯杂满醇等可导致肺癌及造血器官肿瘤等。③多环芳香烃类化合物如沥青、煤焦油及煤炭不完全燃烧的产物可能与肺癌和皮肤癌的发生有关。④氨基偶氮类染料易诱发膀胱癌与肝癌。⑤黄曲霉素可致肝癌，也可致肾、胃与结肠的腺癌。⑥金属镍、铬、砷等可致肺癌。⑦氯乙烯能诱发肝血管肉瘤。三氮乙烷、苯可致肝癌。

（2）放射线与辐射：吸入放射性污染粉尘可致骨肉瘤和甲状腺肿瘤等。紫外线可引起皮肤癌，尤其对易感性个体如着色性干皮病作用明显。电离辐射可能损伤细胞中的 DNA 而致皮肤癌与白血病等。

（3）病毒：人类的某些癌肿与病毒关系较密切。如 EB 病毒与伯基特淋巴瘤、鼻咽癌有关，单纯疱疹Ⅱ型病毒、乳头瘤病毒与子宫颈癌有关，乙型肝炎病毒与肝癌有关。

（4）寄生虫病：华支睾吸虫病患者肝癌以及日本血吸虫病患者大肠癌的发病率明显增高。埃及血吸虫可致膀胱癌。

（5）慢性刺激：皮肤慢性溃疡可能致皮肤鳞癌。经久不愈的窦道和溃疡因长期刺激可引起组织增生而癌变。慢性胃溃疡、慢性溃疡性结肠炎等均可发生癌变。

（6）其他：烧伤深瘢痕的长期存在易致癌变，滑石粉与胃癌有关，石棉纤维与肺癌有关。

2. 体内因素　在肿瘤的发生、发展中起着重要的作用。

（1）遗传因素：人类的结肠息肉病、神经纤维瘤病、视网膜母细胞瘤有明显的遗传易感性。具有这种遗传素质的人在环境因素的作用下易发生癌变。

（2）免疫缺陷：先天或后天免疫缺陷者容易发生恶性肿瘤，如获得性免疫缺陷性疾病（HIV，艾滋病）易患恶性肿瘤。丙种球蛋白缺乏症病人易患白血病及淋巴造血系统肿瘤。肾移植术后长期使用免疫抑制剂的病人，肿瘤发病率明显增高。

（3）内分泌失调：某些激素与肿瘤的发生有关，例如催乳素和雌激素与乳腺癌有关，子宫内膜癌与雌激素有关，生长激素可以刺激癌的发展。

【病理】

1. 肿瘤的分类　根据肿瘤浸润和肿瘤对人体器官结构与功能影响的不同，将肿瘤分为良性与恶性两大类。良性肿瘤，一般称为“瘤”。恶性肿瘤来自上皮组织者称为“癌”；来源于间叶组织者称为“肉瘤”；胚胎性肿瘤常称母细胞瘤，如神经母细胞瘤、肾母细胞瘤等。但某些恶性肿瘤仍沿用传统名称“瘤”或“病”，如恶性淋巴瘤、精原细胞瘤、白血病、霍奇金病等。

在临床上除良性与恶性肿瘤两大类以外，少数肿瘤，形态上属良性，但常呈浸润性生长，切除后易复发，甚至可出现转移，从生物学行为上显示良性与恶性之间的类型，故称交界性或临界性肿瘤。

2. 肿瘤细胞的分化　恶性肿瘤的分化程度不同，其恶性程度也不一样，可分为高分化、中分化、低分化（或未分化）三类，或称Ⅰ、Ⅱ、Ⅲ级。高分化或Ⅰ级分化细胞接近正常分化程度，显示恶性程度低。未分化或Ⅲ级分化显示恶性程度高，核分裂较多。

3. 肿瘤的生长特点　由于机体对肿瘤细胞的分裂和分化失去调控的能力，使其细胞无限制的分裂增殖，失去分化成熟的能力，因而肿瘤细胞与其他疾病时细胞的病理改变有着显著的区别。良性肿瘤为膨胀性生长，有比较完整的包膜，挤压周围组织器官可出现压迫、阻塞等症状，生长缓慢（如在短期内生长迅速，则为恶变征兆），手术易完整切除，术后罕见复发。恶性肿瘤为浸润性生长，瘤细胞沿组织间隙和毛细淋巴管向外扩张，包膜不完整，境界不清，增殖较快，破坏所在器官的功能，肿瘤本身发生坏死、出血和感染。手术时易残留肿瘤细胞，术后极易复发。

4. 肿瘤的临床分期 国际抗癌联盟以肿瘤（T）、淋巴结（N）、转移（M）三项指标决定分期，即肿瘤的体积大小，区域淋巴结及远处有无转移。根据TNM的不同组合，将肿瘤分为1、2、3、4期。分期必须在病理确诊的基础上，而且一定要在治疗前确定。

5. 肿瘤的转移 良性肿瘤不转移，恶性肿瘤具有转移的特征。恶性肿瘤的转移有以下四种方式：①直接浸润：肿瘤细胞直接蔓延到相邻部位的组织器官。②淋巴转移：是癌的主要转移途径。多数情况为区域淋巴结转移。但也可出现跳跃式，不经区域淋巴结而转移至“第二、第三站”淋巴结。③血行转移：腹内肿瘤可经门静脉系统转移至肝，四肢肉瘤可经体循环静脉系统转移至肺，肺癌可经动脉系统而全身性播散到骨、脑，除此之外，常见的转移途径尚有经椎旁静脉系统的转移。④种植转移：胸、腹内脏器的癌细胞脱落后，可粘附在胸、腹其他部位的浆膜上，形成种植性癌结节。

【临床表现】

1. 局部症状

（1）肿块：是肿瘤细胞不断增生所形成。位于体表或浅在的肿瘤，肿块常是第一症状，相应的可见扩张增粗的静脉。因肿瘤性质而具不同硬度、移动度及有无包膜。检查时可在体表或深部触及肿物，也可发现肿瘤所在器官肿大。良性肿瘤边界清楚，表面光滑，与基底组织无愈着。恶性肿瘤边界不清，表面凹凸不平，常与基底组织愈着。无论良性或恶性肿瘤，使用抗感染药、外敷药等治疗，均不能控制肿瘤生长。

（2）溃疡：体表或胃肠道的肿瘤，若生长过快、血供不足可发生坏死，或因继发感染可致溃烂。在体表或内镜下观察，溃疡呈火山口或菜花状，有坏死组织及血性分泌物。

（3）出血：来自肿瘤的溃疡或肿瘤破裂。体表肿瘤出血可直接发现。体内肿瘤的少量出血可表现为血痰、黏液血便、血性白带多；大量出血可表现为咯血、呕血、血尿，柏油样便等。肿瘤一旦出血，常反复不止。

（4）疼痛：肿块的膨胀性生长、破溃或感染等压迫或刺激末梢神经或神经干，导致局部隐痛或刺痛、跳痛、灼热痛、放射痛，常难以忍受，尤以夜间更为明显。空腔脏器肿瘤可致痉挛而产生绞痛，例如肿瘤致肠梗阻的肠绞痛。疼痛为持续性，疼痛部位常无触痛。

（5）梗阻：良性或恶性肿瘤均可影响呼吸道、胃肠道、胆道、泌尿道的通畅，引起呼吸困难、腹胀、呕吐、黄疸、尿潴留等梗阻症状。

2. 全身症状　良性及早期恶性肿瘤，一般无明显的全身症状，或仅有非特异性的全身症状，如消瘦、贫血、低热、乏力等。如肿瘤影响营养摄入（如消化道梗阻）或并发感染等，则可出现明显的全身症状。恶病质常是恶性肿瘤晚期全身衰竭的表现；不同部位肿瘤，恶病质出现迟早不一，消化道者较早。

某些部位的肿瘤可表现出相应的功能亢进或低下，继发全身性改变。例如：甲状旁腺瘤引起骨质改变、肾上腺嗜铬细胞瘤引起高血压、颅内肿瘤引起颅内压增高和定位症状等。

【良性肿瘤与恶性肿瘤的区别】

根据肿瘤的生长特性、对人体的危害程度以及治疗效果，分为良性肿瘤和恶性肿瘤，它们的区别要点见表2－4－1。

表2－4－1　良性肿瘤与恶性肿瘤的区别要点

	良性肿瘤	恶性肿瘤
生长速度	慢	快
生长方式	膨胀性生长	浸润性生长
与周围组织的关系	有包膜，不侵犯周围组织，界限清，活动度大	无包膜，破坏周围组织，界限不清，活动受限
血液供应	血液供应充分，肿瘤完整，体积有时很大	血液供应不足，常在中央形成坏死，发生溃烂
转移	无	常有区域淋巴结转移，或侵犯邻近器官或经血行转移
全身影响	一般不影响全身情况，如体积巨大或发生于重要器官，亦可危及生命	晚期可极度衰弱，贫血，呈恶病质
治疗后	不容易复发	容易复发

【诊断】

早期诊断是提高恶性肿瘤治疗效果的关键。目前仍缺乏特异性强的早期诊断方法，尤其对深部肿瘤的早期诊断更为困难。结合病史与体格检查及各种辅助检查进行综合分析，是当前早期诊断的有效方法。

1. 病史　凡以肿块为主诉的病人，都应详细询问病史，如生活习惯、特殊嗜好、致癌物质接触史、家族史及既往史、年龄、病程等。对某些不明原因的食欲减退、消瘦、长期低热、出血、贫血、咳嗽、黄疸等应深入询问，并结合年龄、病程全面考虑。

2. 体格检查 既要系统全面，又要重点突出。如有肿块应注意其部位、大小、形态、硬度、活动度以及有无出血、溃疡等。还要注意心、肝、肺、肾等重要脏器的功能有无变化，表浅淋巴结有无转移等。

3. 辅助检查

（1）血、尿、粪、骨髓常规检查：胃癌病人可出现贫血及大便隐血。恶性肿瘤患者常可伴血沉加快。泌尿系统肿瘤可见血尿。大肠肿瘤可有黏液血便或大便隐血阳性。白血病血象明显改变。多发性骨髓瘤的病人血浆球蛋白增高，尿中出现 Bence－Jones（本－周）蛋白。常规化验的异常发现并不一定是恶性肿瘤特异的标志，但该类阳性结果可提供诊断的线索。

（2）血清学检查：用生化方法测定人体中由肿瘤细胞产生的分布在血液、分泌物、排泄物中的酶、糖蛋白、激素等，对恶性肿瘤的诊断有一定的价值。①酶学检查：如肝癌、骨肉瘤时碱性磷酸酶升高，前列腺癌时酸性磷酸酶升高。前列腺癌骨转移伴增生性骨反应者，酸性和碱性磷酸酶均可增高。肝癌及恶性淋巴瘤时乳酸脱氢酶可不同程度的增高。②糖蛋白检查：肺癌患者血清中 α 酸性糖蛋白增高。③激素类：不同激素器官肿瘤可出现不同激素分泌增加，出现内分泌－肿瘤综合征。绒毛膜促性腺激素在绒毛膜上皮癌时明显增高。垂体肿瘤出现抗利尿激素或生长激素过高。

（3）免疫学检查：由于发现某些胚胎抗原与肿瘤的关系，有些肿瘤可用极其简便的方法获得特异性很高的诊断效果，如原发性肝癌、卵巢睾丸胚胎癌，病人血中可出现甲胎蛋白，国内用此法普查原发性肝癌，阳性诊断率可达80%以上。测定绒毛膜促性腺激素诊断绒毛膜上皮癌和恶性葡萄胎。

（4）X 线检查：是常用的检查方法之一。通常采用透视、摄片、断层摄片和各种造影（钡剂造影、血管造影、注气造影、碘剂造影等）检查，以了解肿瘤的部位、范围、性质及与周围组织器官的关系，有助于诊断。

（5）电子计算机断层扫描（CT）：应用计算机图像处理技术，显示某部位横切面影像，根据显示的密度及 CT 值，以判断肿块性质，用于颅内肿瘤、实质性脏器肿瘤、实质性肿块及淋巴结等的诊断。

（6）超声显像：能确定肿块是囊性或实质性，对人体无任何损害。目前常用于肝、胆、胰、脾、颅脑、子宫及其附件等部位肿瘤的诊断和定位。

（7）放射性核素检查：放射性核素进入人体后，常选择性聚集于某一器官内，应用扫描仪测定某一脏器对放射性核素的吸收及分布情况，对某些占位性病变有一定的诊断意义。目前常用的放射性核素有^{99m}锝、^{131}碘、^{198}金、^{32}磷、^{133}氙、^{67}镓等。

（8）磁共振成像（MRI）：是利用人体内大量存在于氢原子核中的质子在强磁场下，被激发引起共振，产生的电磁波被接收线圈接收并作空间定位，形成MRI图像，显示人体组织的生理或病理状态下的图像，以供临床诊断，其中神经系统及软组织图像更为清晰。

（9）内镜检查：能直视空腔器官内肿瘤的病变范围，并可作活组织检查。目前广泛应用纤维光束内镜，诊断水平得到很大提高。常用的有支气管镜、食管镜、胃镜、膀胱镜、结肠镜、乙状结肠镜、子宫镜、阴道镜等。

（10）病理学检查：为诊断肿瘤最可靠的方法。常取病变部位的分泌物作细胞学检查，如宫颈、食管和直肠肿块的刮出物；胃液、痰液和尿液的沉淀物，涂片找癌细胞。也可切取、钳取或切除肿瘤作活组织病理切片检查，此法比较准确，但有使恶性肿瘤扩散的危险，故需在术前短期内或手术中进行。如有条件，可作冰冻切片检查。

【治疗】

良性肿瘤及临界性肿瘤的治疗：一般采用手术疗法，手术时，应将肿瘤整个切除（图2－4－1）。尤其临界性肿瘤必须彻底切除，否则极易复发或恶性变。术后常规作病理学检查。对易恶变和有恶变倾向的良性肿瘤，应尽早手术。

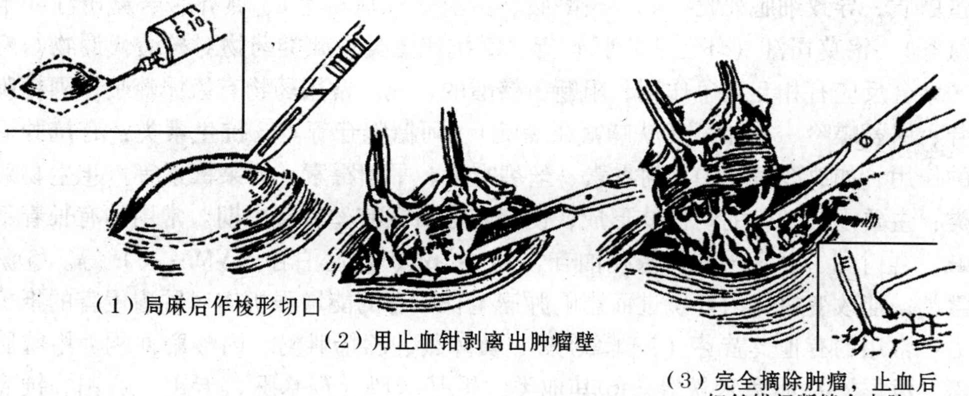

（1）局麻后作梭形切口

（2）用止血钳剥离出肿瘤壁

（3）完全摘除肿瘤，止血后细丝线间断缝合皮肤

图2－4－1　体表良性肿瘤切除术

恶性肿瘤的治疗：恶性肿瘤为一全身性疾病，常伴浸润和转移，仅局部治疗不容易根治，必须从整体考虑，制定综合治疗方案。恶性肿瘤第一次治疗的正确与否对预后影响很大。Ⅰ期者以手术治疗为主。Ⅱ期者以局部治疗为主，原发肿瘤切除或放疗，必须包括转移灶的治疗，辅以有效的全身化疗。Ⅲ期者采取综合

治疗，手术前、后及术中放疗或化疗。Ⅳ期以全身治疗为主，辅以局部对症治疗。

1. 手术治疗 是目前治疗恶性肿瘤的主要手段之一。

（1）根治性手术：多用于恶性肿瘤的早期。切除范围包括原发癌所在器官的部分或全部，连同周围正常组织和区域淋巴结整块切除，并应用不接触技术阻隔肿瘤细胞沾污或扩散，结扎回流静脉等措施。在此基础上适当扩大切除范围称超根治术，适当缩小切除范围称改良根治术。手术时应根据病人的具体情况选择应用。

（2）姑息性手术：适用于恶性肿瘤的晚期，以手术解除或减轻症状，维持营养，尽可能延长病人生命。例如：晚期胃癌伴幽门梗阻时行胃空肠吻合术。

（3）其他：激光手术切割或激光气化治疗，快速简便，出血少，对正常组织损伤少。多应用于头面部。超声手术切割亦有出血少、损伤少的特点，现已较成功地运用于颅内肿瘤及肝叶切除等手术。冷冻手术为应用液氮汽化后降温原理，应用于血管瘤、脑肿瘤，具有安全、出血少、组织反应较轻的特点。

2. 化学疗法 目前已能单独运用化疗药物治愈一些恶性肿瘤，如绒毛膜上皮癌、睾丸精原细胞癌、Burkitt 淋巴瘤、急性淋巴细胞白血病等。对某些肿瘤可获得长期缓解。

（1）常用的抗癌药分类：①烷化剂：主要作用于细胞的 DNA 和 RNA、酶、蛋白质，导致细胞死亡。如环磷酰胺、白消安（马利兰）、氮芥、卡莫司汀（卡氮芥）、洛莫司汀（环已亚硝脲）等。②抗代谢类：此类药物对核酸代谢物与酶的结合反应有相互竞争作用，阻断了核酸的合成。常用药物有氟尿嘧啶、阿糖胞苷、甲氨蝶呤、替加氟（呋喃氟尿嘧啶）、阿糖胞苷等。③抗生素类：有抗肿瘤的作用，如放线菌素 D、阿霉素、丝裂霉素、平阳霉素、博莱霉素等。④生物碱类：主要干扰细胞的纺锤体形成，使细胞停留在有丝分裂中期。常用的有长春新碱、喜树碱、羟喜树碱、依托泊苷（VP－16）、替尼泊苷（VM－26）等。⑤激素类：能改变机体内环境进而影响肿瘤生长，有的能增强机体对肿瘤侵害的抵抗力。常用的有他莫昔芬（三苯氧胺）、黄体酮、乙烯雌酚、丙酸睾丸酮、甲状腺素、泼尼松及地塞米松等。⑥其他类：甲基苄肼、羟基脲、卡铂、顺铂、抗癌锑、三嗪咪唑胺等。

（2）给药方式：抗癌药的用法一般是静脉点滴或注射、口服、肌肉注射。为了增高药物在肿瘤局部的浓度，有些药物可作局部涂抹、肿瘤内注射、腔内注射、动脉内注入或者局部灌注。

（3）化疗副作用：因为抗癌药对正常细胞也有一定的影响，尤其是生长增殖的正常细胞，所以用药后可能出现各种不良反应。常见的有：①白细胞、血小板减少；②消化道反应，如恶心、呕吐、腹泻、口腔溃疡等；③血尿；④毛发脱落；⑤免疫功能降低，容易并发细菌或真菌感染。

近年来开展的介入治疗为经动脉定位插管单纯灌注，亦可同时于皮下留置微泵。在肝癌、肺癌应用较多，经介入治疗肿瘤缩小后可采取手术切除，或多次治疗使肿瘤得以控制或缓解。

3. 放射疗法 治疗肿瘤的放射源有同位素（镭、^{60}钴、^{187}铯）、X线放射治疗机和粒子加速器（产生高能电子束、中子束等）。应用的方法有外照射（用各种治疗机）与内照射（如组织内插植镭针）。

各种肿瘤对放射线的敏感性不一，可归纳为三类：①高度敏感：淋巴造血系统肿瘤、多发性骨髓瘤、性腺肿瘤等低分化肿瘤。②中度敏感：鳞状上皮癌及一部分未分化癌，如基底细胞癌、宫颈鳞癌、乳腺癌、鼻咽癌、食管癌、肺癌等。③低度敏感：胃肠道腺癌、软组织及骨肉瘤等。

放疗的副作用：抑制骨髓（白细胞减少、血小板减少）、皮肤黏膜改变及胃肠道反应等。治疗中必须常规检测白细胞和血小板。发现白细胞降至3×10^9/L，血小板降至80×10^9/L时须暂停治疗。为了减轻放疗的不良反应，可用利血生、鲨肝醇、单核苷酸钠混合针剂等，以及使用养阴补肾、益气健脾的中药。

4. 生物治疗 是应用生物学方法治疗肿瘤病人，改善病人对肿瘤的应答反应及直接效应的治疗。生物治疗包括免疫治疗与基因治疗两大类。

（1）免疫治疗：肿瘤的非特异性免疫疗法，如接种卡介苗、短棒状杆菌、麻疹疫苗等。特异性免疫疗法有接种自身或异体的瘤苗、肿瘤免疫核糖核酸等。

（2）基因治疗：是应用基因工程技术，干预存在于靶细胞的相关基因的表达水平，以直接或间接地抑制或杀伤肿瘤细胞为目的的治疗方法。包括细胞因子、肿瘤疫苗、肿瘤药物基因疗法及调整细胞遗传系统的基因疗法，但大部分仍处于临床及实验研究阶段。

5. 中医中药治疗 中医药治疗恶性肿瘤，应用扶正、祛邪、化瘀、软坚、散结、祛湿、化痰、清热解毒等治法，以扶助正气、调理脏腑。配合化学治疗、放射治疗或手术治疗，可减轻毒副作用。

【预防】

癌症是由环境、营养和饮食、遗传、病毒感染和生活方式的选择等多种不同的因素相互作用而引起的。癌症的预防分为一级预防，二级预防及三级预防。一级预防是消除或减少可能致癌的因素，如戒烟，加强环境保护，预防污染及天然性、职业性、医源性、内源性等因素，多食纤维素、新鲜蔬菜水果，忌食高盐、霉变食物，防止癌症的发生。二级预防是指癌症一旦发生，如何早期发现，予以治疗，对高发区及高危人群定期检查，及时发现癌前病变，及时治疗。一级预防的目的是减少癌症的发病率；二级预防的目的则是降低癌症的死亡率；三级预防即诊断与治疗后的康复，提高生存质量及减轻痛苦、延长生命。

第二节　常见的良性肿瘤

一、甲状腺腺瘤

甲状腺腺瘤是最常见的甲状腺良性肿瘤。本病多见于40岁以下的妇女。男女比例约为1∶3。

【解剖生理概要】

甲状腺位于甲状软骨下方、气管的两旁，由中央的峡部和左右两个侧叶构成，峡部有时向上伸出一锥体叶。甲状腺由两层被膜包裹着：内层被膜叫甲状腺固有被膜，紧贴腺体并形成纤维束伸入到腺实质内；外层被膜包绕并固定甲状腺于气管和环状软骨上，外层被膜易于剥离，故又称外科被膜。甲状腺的主要功能单位是滤泡，由单层滤泡上皮构成，滤泡内充以类胶质，它的量和浓度与滤泡功能有关。甲状腺的主要功能是合成、贮存和分泌甲状腺素。

【病因与病理】

甲状腺腺瘤在形态上可分为滤泡状和乳头状囊性腺瘤两类。滤泡状腺瘤临床多见，周围有完整的包膜，是由甲状腺滤泡上皮发生而来的良性肿瘤。

【临床表现】

颈部出现圆形或椭圆形结节，多为单发。稍硬，表面光滑，无压痛，随吞咽上下移动。大部分病人无任何症状，腺瘤生长缓慢，当乳头状囊性腺瘤因囊壁血管破裂发生囊内出血时，肿瘤可在短期内迅速增大，局部出现胀痛。

【辅助检查】

病理学检查：肿瘤呈圆形或椭圆形，表面光滑。镜下可见完整包膜，细胞异形性不明显，可见巨核细胞，核分裂象少见。

【诊断及鉴别诊断】

1. 诊断要点　甲状腺腺瘤根据临床表现即可诊断，作病理学检查可确诊。

2. 鉴别诊断　甲状腺腺瘤与结节性甲状腺肿的单发结节在临床上较难区别，在诊断时注意：①甲状腺腺瘤较少见于单纯性甲状腺肿流行地区。②腺瘤经过数年，仍保持单发结节性，甲状腺肿的单发结节经过一段时间后，多演变为多发结节。③组织学上腺瘤有完整的包膜，周围组织正常，分界明显，而结节性甲状腺肿的单发结节包膜常不完整。

【治疗】

因甲状腺腺瘤有引起甲亢（发生率约 20%）和恶变（发生率约 10%）可能，故应早期行患侧甲状腺大部分或部分切除。切除标本必须立即行冰冻切片检查，以判定有无恶变。如发现恶性肿瘤细胞，应按甲状腺癌处理。

二、脂肪瘤

各年龄均可发病，中年女性稍多。发病部位遍及全身各处。

【病因】

脂肪瘤是由分化良好的脂肪组织构成。根据其他成分情况，可分成纤维脂肪瘤、血管脂肪瘤、血管平滑肌脂肪瘤等。

【临床表现】

大多数位于皮下组织中，为局限性肿块，无疼痛，生长缓慢，触诊瘤体柔软，境界清楚，有时可呈分叶状，一般与基底组织无愈着。皮下脂肪瘤多数为单发性，有的可为多发性，则其瘤体较小。

【辅助检查】

病理学检查：肿瘤大体多呈扁圆和不规则分叶状，黄色或黄白色，纤维包膜菲薄。镜下可见成熟的脂肪细胞与其他组织（纤维、血管、平滑肌等）间杂。

【诊断及鉴别诊断】

1. 诊断要点　根据临床表现及病理学检查，可明确诊断。

2. 鉴别诊断

（1）皮脂腺囊肿：是因皮脂腺管堵塞，导致皮脂潴留形成，好发于头面及臀部，其临床表现为单个，梨形，与皮肤粘连，顶部常见黑点，易继发感染。

（2）纤维瘤：来源于纤维结缔组织，发好于皮下，临床特点为单个结节状，无粘连，质硬，边界清楚，活动度大。

【治疗】

单发的皮下脂肪瘤可行手术切除。多发性小脂肪瘤则不必手术处理。因为它有自限性，或可自行消退。

三、纤维瘤

成人和儿童均可发病，多见于体表。

【病因】

纤维瘤由分化良好的纤维结缔组织构成。因纤维成分较多、硬韧而得名。

【临床表现】

无痛性包块，大多数位于皮下组织内，生长缓慢，其表面皮肤正常，触诊无压痛，境界清楚，质地较硬，光滑且较易活动。

【辅助检查】

病理学检查：纤维瘤大体呈结节状肿物，包膜完整，切面灰白色，编织状。镜下可见肿瘤主要由成纤维细胞、纤维细胞和胶原纤维构成。瘤细胞成分较少，分化良好，纤维成分较多，无核分裂象。

【诊断及鉴别诊断】

根据临床表现及病理学检查可明确诊断。在临床上应与脂肪瘤及皮脂囊肿鉴别（见前述），病理学检查可确诊。

【治疗】

纤维瘤在乳房常与腺组织结合成为纤维腺瘤，宜手术切除。术后常规作病理学检查。

四、血管瘤

【病因】

血管瘤由增生、扩张的血管或内壁衬以内皮细胞的充满血液的腔窦所构成。是血管发育畸形所致。

【临床表现】

1. 毛细血管瘤　多见于婴儿，大多数是女性。出生时或生后早期见皮肤有红点或小红斑，逐渐增大、红色加深并可隆起。如增大速度比婴儿发育更快，则为真性肿瘤。瘤体境界分明，压之可稍退色，松手后恢复红色，大多数为错构瘤，一年内可停止生长或消退。

2. 海绵状血管瘤　多数生长在皮下组织内，也可在肌肉，少数可在骨或内脏等部位。皮下海绵状血管瘤可使局部轻微隆起。皮肤正常，或有毛细血管扩张，或呈青紫色。肿块质地软而境界不清，有的稍有压缩性，可有钙化结节、触痛。肌肉海绵状血管瘤常使肌肉肥大、局部下垂，发生在下肢者久站或多走时有发胀感。

3. 蔓状血管瘤　可发生于皮下和肌肉，还常侵入骨组织，范围较大，甚至可超过一个肢体。血管瘤外观常见蜿蜒的血管，有明显的压缩性和膨胀性。或可听到血管杂音，或可触到硬结。在下肢者皮肤可因营养障碍而变薄、着色、甚至破溃出血。累及较多的肌群者影响运动能力。累及骨组织的青少年，肢体可增长、增粗。

【辅助检查】

1. 病理学检查　血管瘤按其结构分为三类：毛细血管瘤、海绵状血管瘤、蔓状血管瘤。毛细血管瘤主要由分化成熟的毛细血管构成；海绵状血管瘤主要由许多扩张、迂曲、壁厚薄不一的血管构成；蔓状血管瘤主要由高度迂曲、扩张的与动脉相通的厚壁静脉构成。

2. 血管造影　蔓状血管瘤及海绵状血管瘤在术前作血管造影检查，可明确血管瘤的范围。

【诊断】

根据临床表现即可作出诊断。但必要时应作血管造影，以明确肿瘤范围。

【治疗】

1. 毛细血管瘤 早期瘤体较小时容易治疗，施行手术切除或液氮冷冻治疗，效果均良好。瘤体增大时仍可用手术或冷冻治疗，但易留有瘢痕。也可用^{32}磷敷贴或X线照射，使毛细血管栓塞，瘤体萎缩。

2. 海绵状血管瘤 治疗应及早施行血管瘤切除术，以免增长过大，影响功能且增加治疗困难。术中要注意控制出血和尽量彻底切除血管瘤组织。辅助治疗可在局部注射血管硬化剂（如5%鱼肝油酸钠或40%的尿素等）。

3. 蔓状血管瘤 治疗应手术切除，术前作血管造影检查，详细了解血管瘤范围，设计好手术方案。必须作好充分准备，包括准备术中控制失血及大量输血等。

五、腱鞘囊肿

腱鞘囊肿是指关节囊或腱鞘内黏液增多而引起的囊性肿物。

【病因】

发病原因尚不肯定，女多于男。

【临床表现】

青少年及中年均可发病。腕背、足背等处腱鞘或关节囊周围为好发部位。皮色正常，呈半球形，表面光滑，质地较硬，无明显压痛，与皮肤无粘连，一般为无症状的肿物。

【辅助检查】

病理学检查：大多为单囊性，也可为多囊性。囊肿壁富有纤维外膜和灰白色光滑的内皮层，囊肿内容物是无色透明的胶状黏液。

【诊断】

根据临床表现即可作出诊断。

【治疗】

1. 压碎疗法 囊肿较大且张力性强者，术者可用拇指挤压囊肿；位于腕背部者使之屈曲增加张力后，用一厚书拍击使囊肿破裂，但日后易复发。

2. 糖皮质激素注射疗法 消毒后用注射器穿刺入囊肿内，尽量抽出黏液，注入醋酸氢化可的松或醋酸强的松龙，注射后 3～5 天即可消退，效果不好者 1 周后可重复 1 次。

3. 手术疗法　非手术治疗无效时，可在局部麻醉下手术摘除全部囊壁，注意连同疝出的囊颈部彻底切除，并将残余囊壁翻转缝于皮下，否则容易复发。

六、乳房纤维腺瘤

【病因】

本病产生的原因是小叶内纤维细胞对雌激素的敏感性异常增高，可能与纤维细胞所含雌激素受体量或质的异常有关。雌激素是本病发生的刺激因子，所以纤维腺瘤发生于卵巢功能期。

【临床表现】

本病是女性常见的乳房肿瘤，高发年龄是 20～25 岁，其次为 15～20 岁和 25～30岁。好发于乳房外上象限，约 75% 为单发，少数属多发。除肿块外，病人常无自觉症状。肿块增大缓慢，质似硬橡皮球的弹性感，表面光滑，易于推动。

【辅助检查】

病理学检查：肿瘤近圆形，边界清楚，切面灰白色，有光泽。常有完整包膜，以纤维组织为主，伴轻度乳管上皮增生。

【诊断】

根据临床表现及病理学检查可明确诊断。

【治疗】

乳房纤维腺瘤虽属良性，癌变可能性很小，但有肉瘤变可能，故手术切除是治疗纤维腺瘤唯一有效的方法。由于妊娠可使纤维腺瘤增大，所以在妊娠前或妊娠后发现的纤维瘤一般都应手术切除。应将肿瘤连同其包膜整块切除，以周围包裹少量正常乳腺组织为宜，术后必须作病理检查。

七、乳房囊性增生病

乳房囊性增生病，也称慢性囊性乳房病，该病好发于 20～40 岁的妇女，是女性乳房常见的病变。

【病因】

原因不明，症状与月经周期有一定关系，故一般认为本病的发生与卵巢功能失调有关，多表现为黄体素分泌减少，雌激素相对增多。

【临床表现】

1. 乳房胀痛 胀痛的程度不一，轻者不被病人注意，严重者可影响工作和生活。胀痛随月经周期而变化，月经期前胀痛更甚，月经来潮，胀痛即减轻。但有些病人并无此周期性变化。

2. 乳房肿块 乳房肿块可见于一侧，也可见于双侧，但一侧者多见；可局限于乳房的一部分，也可分散于全乳房。触诊时多呈结节状，大小不一，边界不清，无粘连而可被推动，月经过后肿块可缩小。同侧腋窝淋巴结不肿大。

3. 其他 有时可从乳头溢出少量黄棕色、棕色或血性液体。

【辅助检查】

病理学检查：乳管或腺泡的上皮增生及增生处乳管扩张形成囊肿，细胞核无分裂象。增生的上皮可形成乳头状体，腺管周围结缔组织增生。

【诊断】

根据典型临床表现及病理学检查，诊断即可明确。但有 2% ~3% 的病人可能发生恶变。因此，应嘱病人每 3 个月复诊一次。对单侧性、病变局限者，可进行活体组织切片检查。关于复查，除定期由医务人员进行外，还可教会病人自己进行检查。检查时注意，若肿块在短期内增大明显，或出现单个质地变硬的肿块，应高度怀疑恶变的可能。

【治疗】

1. 手术治疗 病变局限者，可手术切除；有乳腺癌家族史或病理切片检查发现上皮细胞增生活跃者，可行单纯乳房切除；已证实恶变者，应立即行乳腺癌根治术。

2. 非手术疗法 用乳罩托起乳房；口服 5% 碘化钾，每次 5ml，每日 3 次，或肌肉注射丙酸睾丸酮 25mg，每日 1 次，3 ~6 次为 1 个疗程，以抑制雌激素分泌；口服维生素 E 每日 300 ~600mg，亦有利于结节软化。治疗期间要注意随访。每 2 ~3 个月复查 1 次，若发现肿块迅速增大，应立即手术治疗。

3. 中药疗法 逍遥散有一定疗效。

第三节　常见的恶性肿瘤

一、食管癌

【食管的局部解剖】

食管起自环状软骨下缘，相当于第六颈椎体下缘，自咽部入口开始，穿胸腔及膈肌，止于胃的贲门部，相当于第十一胸椎体平面。根据临床上的需要，将食管分为上、中、下三段。在主动脉弓上缘平面以上为上段；主动脉弓上缘至下肺静脉平面为中段；下肺静脉平面以下至贲门为下段。

【病因】

食管癌的病因至今尚不明确。但对其致病因素已有一定的认识，根据流行病学调查及有关病因研究资料报道，可能与下列因素有关：①食物中亚硝酸胺含量高；②长期食用被霉菌污染的食物；③口腔不洁，长期饮烈性酒及粗硬食物等所致的食管慢性炎症和损伤；④饮水和土壤缺少钼等微量元素；⑤遗传易感因素等。

【病理】

食管癌主要为鳞状上皮癌，其次为腺癌。前者发生于食管黏膜，后者多发生于胃贲门部，且往往向上延伸累及食管下段。食管癌的部位分布，以中段食管癌最多，下段次之，上段较少。

早期食管癌病变多数限于黏膜表面（原位癌），未见明显肿块。肉眼所见为充血、糜烂、斑块或乳头状。至中、晚期癌肿长大，逐渐累及食管全周，肿块突入腔内，还可穿透食管壁全层，侵入纵隔和心包。

按病理形态，临床上食管癌可分为四型：①髓质型：此型最多，常均匀侵犯食管壁各层及全周，呈管状肥厚，恶性程度高。切面呈灰白色，状如脑髓，为均匀致密的实体肿块。②蕈伞型：瘤体呈椭圆形，突出如蘑菇，故名蕈伞。隆起的边缘外翻，与周围的黏膜境界清楚，表面多有浅表溃疡，外侵较少，切除率高。③溃疡型：癌肿呈深陷而边缘清楚的溃疡，穿入食管壁，侵入纵隔或支气管，易引起食管－气管瘘，阻塞程度较轻。④缩窄型（即硬化型）：瘤体形成明显的环行狭窄，累及食管全周，较早出现梗阻症状，其上端的食管扩张。

食管癌的扩散及转移方式：以局部浸润和淋巴转移为主。癌肿自黏膜或黏膜下向食管壁全周及上下蔓延，同时向肌层浸润，很容易穿过疏松的外膜侵入邻近器官。淋巴转移多见锁骨上淋巴结、纵隔淋巴结及胃小弯淋巴结增大。晚期可经纵隔转移至肝、肺、骨等。

【临床表现】

1. 早期表现 多不明显，时隐时现，易被忽视，但有下列症状者需予注意：①咽下食物时有轻微的梗噎或呃逆，进硬食或吞咽较快时出现。此症状间断出现。②进食时，胸骨后或剑突下隐痛、针刺样或摩擦样痛，食后症状减轻或消失。③病人有食管内异物感或胸骨后闷胀不适感。

2. 进展期表现 除有早期症状外，主要表现为进行性吞咽困难，开始是进干食物时咽下受阻，逐渐发展为咽半流质食物也困难，最后水和唾液也不能咽下。常吐黏液样痰，为下咽的唾液和食管的分泌物。咽下困难的程度与病理类型有关。如蕈伞型、溃疡型不明显，晚期才出现咽下困难；髓质型、缩窄型咽下困难出现较早。有时因癌肿及附近组织水肿、炎症消退及部分癌组织坏死脱落，可使咽下困难缓解。部分病人因食管癌组织的堵塞，可有呕吐症状。

3. 晚期表现 晚期病人，由于咽下困难及呕吐，可发生营养不良、脱水及电解质紊乱、消瘦、乏力、贫血和低蛋白血症等症状。若癌肿侵犯喉返神经，可出现声音嘶哑；侵犯食管外组织可引起胸、背痛；若蚀破气管，形成食管－气管瘘，可引起进食时呛咳及肺部感染；若蚀破主动脉，可发生大呕血。

【辅助检查】

食管癌的早期发现、早期诊断、早期治疗，是提高治疗效果的关键。对疑有食管癌的病人，应做以下检查。

1. 食管吞稀钡 X 线双重对比造影 早期可见：①食管黏膜皱襞增粗、断裂和迂曲；②局限于管壁的小的充盈缺损；③局限性管壁僵硬；④食管蠕动功能异常，钡剂滞留；⑤小龛影。中晚期有明显的狭窄和充盈缺损，管壁僵硬。有时狭窄上方食管有不同程度的扩张。

2. 食管细胞学检查 用带网气囊食管细胞采取器置入病人胃腔内，经管腔注入空气，使气囊充气膨胀，然后缓慢拉出，擦取食管黏膜细胞，进行涂片检查。对食管癌病人，多可查到癌细胞，其阳性率可达到 90% 以上。是一种简便易行的普查筛选诊断方法。

3. 内镜检查 是诊断食管癌最可靠的方法。对临床已有症状或怀疑而又未能明确诊断者，应尽早作纤维食管镜检查。在直视下钳取多块活组织作病理组织学检查，如发现癌细胞即可确诊。

4. 超声内镜检查　近年来采用超声内镜（EUS）来判断食管癌的浸润层次、向外扩展深度以及有无纵隔、淋巴结或腹内脏器转移等，对估计外科手术可能性有帮助。

【诊断及鉴别诊断】

1. 诊断要点　对疑有食管癌的病人，应及时作病理学检查，如发现癌细胞即可确诊。

2. 鉴别诊断

（1）食管炎：主要由外伤或感染引起。常在咽下热食或刺激性食物时有刺痛或灼热痛感。X线检查：食管有局限性黏膜中断或小龛影，食管管腔有激惹征，甚至可见管腔狭窄，与早期食管癌不易区别。应做细胞学检查或食管镜检查。

（2）食管憩室：常见者为牵引性憩室，由于食管壁与周围组织发生粘连，瘢痕收缩牵拉而成，常位于食管中段近前壁。病人可有胸闷和胸骨后烧灼痛。X线检查：食管中段前方常有幕状或小圆形突出，基底部较宽，边缘光滑，局部黏膜完整。

（3）食管静脉曲张：食管下段早期癌，应与之鉴别。食管静脉曲张主要由于门静脉高压引起，病人有门静脉高压症状及体征。钡餐检查可见食管黏膜呈皂泡样或蛇皮样改变，但食管伸缩度仍存在。

（4）食管良性肿瘤：比较少见，多为食管平滑肌瘤。基底较宽，附着于一侧的食管壁上，也有带蒂者。肿瘤较小，无明显自觉症状，钡餐检查时为边缘光滑的充盈缺损，局部食管管腔整齐，扩张良好，黏膜整齐，无中断及破坏现象。

（5）贲门痉挛：发病多见于青壮年，病程较长。梗阻症状时轻时重，呈间歇性，常与情绪波动有关，食冷或辛辣刺激性食物可使症状加重。X线检查可见食管下段至贲门呈漏斗状狭窄，或呈鹰嘴状，边缘光滑，狭窄上方明显扩张。

（6）食管良性狭窄：常因吞食强酸或强碱等腐蚀性物质引起，也可由慢性炎症或消化性溃疡所致。X线检查可见钡剂通过受阻，呈不规则细线状，或有粗细不等的影像直达胃部。

【治疗】

常用的治疗方法有：手术治疗、放射治疗、化学治疗。根据病变的位置、病程的早晚、病人的全身情况全面考虑，分别选用一种方法或综合应用多种方法。

1. 手术治疗　是治疗食管癌的首选方法，早期食管癌的病人，若全身情况允许，应积极争取外科手术治疗。其5年存活率可达75%以上。

（1）手术适应证：①早期食管癌，病变在3cm以内，无转移，全身情况好，能耐受手术，无严重心肺功能不全者；②中期食管癌，在中、下段，病变在5cm以内；③上段食管癌在3cm以内，无远处转移，全身情况良好者；④晚期食管癌，高度梗阻，病变无法切除，尚无明显远处转移时，可作短路手术以维持营养。

（2）手术禁忌证：①食管癌范围广泛，侵犯邻近器官和组织，已不能切除者；②年龄较大，有严重心肺功能不全，不能耐受手术者；③检查发现有远处转移，如锁骨上淋巴结转移、肝转移等；④病人极度衰竭，呈恶病质者。

（3）手术治疗方法：①根治性切除术：常规左后外侧开胸，切开纵隔胸膜，游离食管，分离肿瘤，距病变缘上端切除至少5cm，下端切至贲门，清扫肿大的淋巴结。彻底切除病变后，以胃、结肠或空肠作食管重建术（图2－4－2）。②姑息性手术：中晚期食管癌，病变在5cm以上，癌已外侵与周围器官粘连，且有淋巴转移，癌虽可勉强切除，但不彻底。术后必须配合放疗和化疗，以提高疗效。③姑息性减症手术：晚期病人的癌肿不能切除，为了减轻病人饮食困难，而施行食管胃转流吻合术、胃造瘘术、食管腔内置管术等，以延长其存活期。

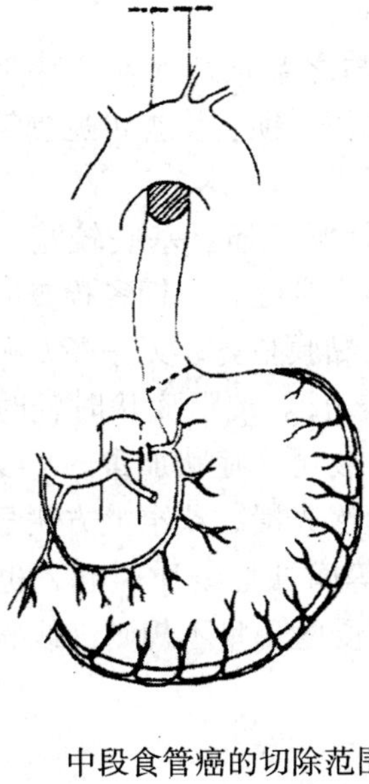

中段食管癌的切除范围

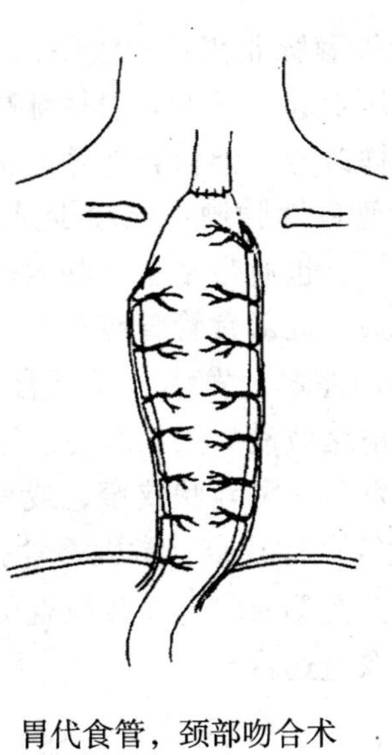

胃代食管，颈部吻合术

图2－4－2　食管癌切除术后胃代食管术

2. 放射治疗　上段食管癌病人，病灶局限，无远处转移，病人一般情况尚好者，因手术难度大，多采用放射治疗，放射治疗可与手术综合应用。术前进行放射治疗可使癌灶及周围转移的淋巴结缩小，并使癌肿浸润至邻近器官的癌性粘连纤维化，有助于提高手术切除率。术前放疗后，休息 2～3 周再作手术较为合适。也可用于对手术切除不够满意的病例，局部留银夹标记，在术后 2～4 周后作放射治疗，以提高手术治疗效果。

3. 药物治疗 采用化学药物、中医中药、免疫制剂等综合措施对食管癌进行治疗，可收到一定效果。常用药物有环磷酰胺、5－氟尿嘧啶、争光霉素、丙米腙、喜树碱、秋水仙碱等。鳞状上皮癌可选用环磷酰胺、争光霉素等；腺癌可选用 5－氟尿嘧啶、喜树碱、秋水仙碱等。

二、乳腺癌

乳腺癌是女性最常见的恶性肿瘤之一，其发病率在妇女中仅次于宫颈癌，且近年来有增高趋势。

【乳腺的解剖】

成人女性乳房位于胸大肌前方，在 3～6 肋骨之间，两侧自胸骨旁达腋中线。每一乳房内有 15～20 个腺叶，每一腺叶均有单独乳管，并呈放射状集中于乳晕，开口于乳头。乳房分五个区，即内上、外上、内下、外下、中央区（乳头和乳晕）。腺叶借纤维束连接深层的筋膜和皮肤，称库柏（Cooper）韧带。当病变侵及此纤维束时，可刺激使之收缩并引起该处皮肤凹陷。

乳房的淋巴网甚为丰富，其淋巴主要有以下 4 个途径输出（图 2－4－3）：①大部分淋巴液经胸大肌外缘淋巴管流向腋窝淋巴结，再流向锁骨下淋巴结，继而流向锁骨上淋巴结。但一部分乳房上部的淋巴液也可直接穿过胸大肌淋巴管流向锁骨下淋巴结；②一部分乳房内侧的淋巴液通过肋间淋巴管流向胸骨旁淋巴结，继而流至锁骨上淋巴结；③两侧乳房内侧之间在皮下尚有交通淋巴管，因此两侧乳房的淋巴液借该交通淋巴管互相沟通；④乳房深部淋巴网可与腹直肌鞘和肝镰状韧带的淋巴管相通，因而也可通向肝脏。

【病因】

乳腺癌发病的主要原因尚不清楚，但与内分泌、遗传、生育、哺乳和癌前期病变有关。其中内分泌因素较为重要。乳腺是多种内分泌激素的靶器官，如雌、孕激素及泌乳素等，其中雌激素与乳腺癌的发病有直接关系。一级亲属中有乳腺癌病史者，发病危险性比普通人群高 2～3 倍。未婚、未育、未授乳的妇女通常发病率较高。慢性囊性乳腺病、乳房纤维腺瘤与乳腺癌的发生也有一定关系。另外，脂肪饮食、营养过剩、肥胖，可加强或延长雌激素对乳腺上皮细胞的刺激，从而增加发病机会。

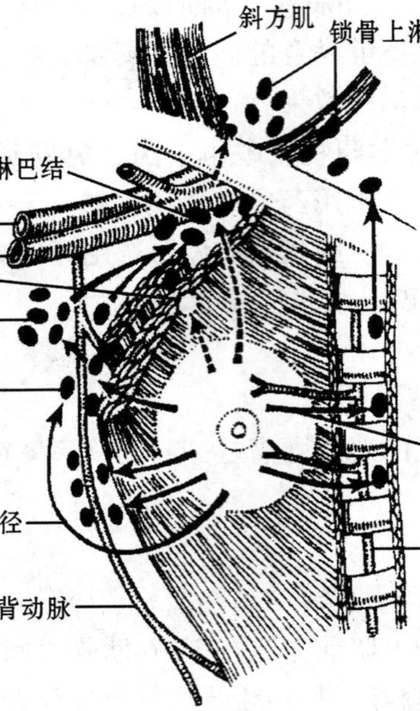

图2-4-3　乳房淋巴输出途径

【病理】

乳腺癌绝大多数发源于乳腺导管的上皮细胞，少数发源于腺泡。按癌细胞分化程度可分成两类，一类是恶性程度高、分化程度低的，如硬癌、髓样癌、胶样癌、炎性癌；另一类是属于恶性程度低、分化程度较高的，如腺癌、导管癌、乳头状癌和乳头湿疹样癌。临床上多见的是硬癌，其次是腺癌。

癌细胞可向浅层及深层组织直接浸润，或经淋巴途径转移。腋窝淋巴结最常受累，其次为锁骨下淋巴结及胸骨旁淋巴结。也可直接侵入血循环转移至肺，出现咳嗽、呼吸困难等。也可转移至骨，发生病理性骨折，X线检查可以确诊。如转移至肝则可出现肝肿大、黄疸等。

【临床表现】

早期乳腺癌可无任何自觉症状，常由病人洗澡或更衣时无意中发觉一无痛的质硬的小肿物，与周围界限不清，不易被推动；少数病人是医生在作常规检查时发现。乳腺癌逐渐增大，侵犯腺叶间库柏韧带，引起收缩，致使该处皮肤呈凹陷，即所谓的酒窝征。常成为乳腺癌晚期的重要征象。

癌块继续增大，如髓样癌或腺癌可在数月内迅速增大，隆起于乳房表面，尤其是老年乳房萎缩时更为显著。较大的硬癌常使乳房缩小、变硬。如癌块侵及乳头部，使邻近的乳管收缩，可将乳头牵向患侧；由于乳腺癌多发生在乳房的外上象限，常使乳头抬高。癌肿发生在乳头深部，则可使乳头内陷，两侧不对称。

晚期乳腺癌，癌肿侵入筋膜、胸肌，并与之固定，肿块则不能被推动。乳腺癌浸润皮肤，使皮肤的淋巴管阻塞，引起淋巴回流障碍，产生水肿，形成橘皮样外观。

有些类型乳腺癌的临床表现与一般乳腺癌不同，如炎性乳腺癌局部呈炎症性表现，开始时比较局限，不久即扩展至乳房大部分皮肤，皮肤出现发红、粗糙、增厚、水肿、表面温度增高，发展迅速，预后差。乳头湿疹样癌少见，可见乳头瘙痒、烧灼感，以后乳头及乳晕的皮肤变粗糙、糜烂如湿疹样，进而形成溃疡，有时覆盖黄褐色鳞屑样痂皮，恶性程度低，发展慢。

【辅助检查】

1. 活组织检查　细针穿刺抽吸活体组织或手术切除病变组织作病理学检查。如发现癌细胞或癌组织，应尽早行根治性手术。有条件者作快速冰冻切片，其准确性可达95%以上。

2. X线检查　从乳房侧面行X线摄片，有时可见乳腺中存在致密、边缘不规则、有如放射性毛刺状的肿块阴影，对诊断乳腺癌有帮助。

3. 其他检查　乳腺癌诊断已明确者，还应检查肺、骨骼、肝等，包括X线检查及化验检查，看是否有转移病灶。

【诊断及鉴别诊断】

1. 诊断要点　乳腺癌根据病史、临床表现及病理学检查可明确诊断。

2. 鉴别诊断　在早期乳腺癌诊断时，应与乳房良性疾病鉴别。

（1）纤维腺瘤：常见于青年妇女，生长缓慢，肿瘤多数为圆形或椭圆形，边界清楚，活动度大，一般易于诊断。

（2）乳房囊性增生病：多见于中年妇女，特点是乳房胀痛和包块呈周期性，与月经周期有关。肿块与周围乳腺组织分界不明显。可观察一至数个月经周期，如月经来潮后肿块缩小、变软，则可继续观察；如无明显消退，可作手术切除及活检。

（3）脂肪坏死：常发生在妇女乳房肥大者，多在外伤数月后发生，而外伤史可能已问不出。坏死脂肪成为无痛性肿块，常与皮肤粘连。需作活组织检查方能鉴别。

【治疗】

手术治疗是乳腺癌的主要治疗方法，目前总的趋势是缩小手术范围，同时辅以化学药物治疗、放射治疗、内分泌治疗及晚期的生物治疗。近年来有学者通过研究，提出乳腺癌的发病开始即是一个全身性疾病。因而力主缩小手术范围，而加强术后综合辅助治疗。

1. 手术治疗 目前使用的五种手术方式均为治疗性手术，而非姑息性手术。

（1）乳腺癌根治术：手术应包括整个乳房、胸大、小肌、腋窝及锁骨下淋巴结的整块切除。

（2）乳腺癌扩大根治术：即在上述切除的基础上，同时切除胸廓内动、静脉及胸骨旁淋巴结

（3）乳腺癌改良根治术：此种手术与一般乳腺癌根治切除术的区别是保留了胸大肌，或同时保留了胸大、小肌。该术式与乳腺癌根治术的生存率无明显差异，且该术式保留了胸肌，术后外观效果较好，目前已成为常用的手术方式。

（4）全乳房切除术：手术范围为切除整个乳腺，包括腋尾部及胸大肌筋膜。该术式适用于原位癌、微小癌、年迈体弱不宜作根治术者。

（5）保留乳房的乳腺癌切除术：手术范围包括完整切除肿块及清扫腋淋巴结。肿块切除时要求肿块周围包括适量正常乳腺组织。术后必须辅以放疗、化疗。

2. 化学药物治疗 一般认为辅助化疗应于术后早期应用，联合化疗的效果优于单药化疗，辅助化疗应达到一定剂量，治疗期不宜过长，以6个月左右为宜。

常用的有CMF方案（环磷酰胺、氨甲蝶呤、氟尿嘧啶），对肿瘤分化差、分期晚的病例可应用CAF方案（环磷酰胺、阿霉素、氟尿嘧啶）。用药期间要定期检查肝肾功能，每次化疗前要查白细胞计数，如白细胞小于3×10^9/升，应延长用药间隔时间。应用阿霉素者要注意其心脏毒性。

3. 内分泌治疗 ①乳腺癌与内分泌腺尤其是卵巢的关系密切，将病人的双侧卵巢切除，或用放射线照射消灭卵巢功能，对乳腺癌及其转移癌的生长有抑制作用，对骨转移也有较好疗效。②雄激素对乳腺癌的作用与疗效均与切除卵巢相同，通常用丙酸睾丸酮，每次100mg，每周3次，总计可用至4～5g。③他莫昔芬可在靶器官内与雌二醇争夺雌激素受体（ER），他莫昔芬、ER复合物能影响DNA基因转录，从而抑制肿瘤细胞生长。临床应用表明，该药可降低乳腺癌术后的复发与转移，对ER、PgR（孕激素受体）阳性的绝经后妇女效果尤为明显。他莫昔芬的常用量为每天20mg，服用3～5年。

4. 放射治疗　是乳腺癌局部治疗的手段之一。在保留乳房的乳腺癌手术后，放射治疗是治疗的重要组成部分，应于肿块局部广泛切除后给予较高剂量放射治疗。单纯乳房切除术后可根据病人年龄、疾病分期分类等情况，决定是否应用放疗。根治术后是否应用放疗，多数学者认为对一期病例无益，对二期以后病例可降低局部发生率。

三、胃癌

胃癌是最常见的恶性肿瘤之一，男多于女，好发年龄在50岁以上，男女比例约为2∶1。

【病因】

胃癌的病因尚未确定，一般认为某些胃病如胃溃疡、胃息肉、慢性萎缩性胃炎，可恶变致癌。此外，胃癌与环境因素、幽门螺杆菌感染、饮食因素、亚硝酸胺类化合物、长期吸烟、遗传因素等均有一定关系。

【病理】

1. 好发部位　最多见于胃窦部，其次为胃小弯侧和贲门部。

2. 病理类型

（1）大体分型：根据病程的不同，将胃癌分为早期胃癌和进展期胃癌。早期胃癌指胃癌仅限于黏膜或黏膜下层者，根据病灶形态可分三型：隆起型、浅表型、凹陷型。进展期胃癌表现为下列三型：①肿块型：肿块呈菜花状，突向胃腔内，表面常有溃疡、坏死、出血和感染。此型生长较慢，病变较局限，向深部组织浸润和转移较晚。②溃疡型：周边隆起，质硬，中央凹陷形成溃疡。并发穿孔及出血者较多，容易向胃壁深层和淋巴管内浸润。③浸润型：癌细胞弥漫浸润于胃壁各层，不呈局限性肿物。病变可累及胃的全部或大部，因而胃腔缩小，胃壁僵硬，呈“革袋状”，细胞分化差，恶性程度较高，淋巴转移发生较早。

（2）组织学分型：从组织学来看，胃癌绝大多数为腺癌。其他类型较少见，如腺鳞癌、鳞状细胞癌类癌、未分化癌等。

3. 转移途径

（1）直接蔓延：癌强胞向四周及深部组织浸润，可直接侵入邻近的器官或组织。

（2）淋巴转移：癌细胞可通过淋巴系统转移到周围及远处淋巴结，根据癌肿位置的不同，首先受侵犯的淋巴结位置也不同。一般情况下，胃癌的淋巴结转移按淋巴引流的顺序进行，但少数情况下也可有跳跃式转移。晚期可沿胸导管转移至左锁骨上淋巴结，或通过肝圆韧带淋巴管转移至脐周围。

（3）血行转移：癌肿晚期，通过血行可转移到肝、肺、骨、脑、肾等处。

（4）种植转移：癌肿侵至浆膜外面后，癌细胞可脱落种植于腹膜、网膜。若癌细胞脱落种植于直肠前凹陷腹膜时，直肠指诊可触及肿块。此外，还可因种植、血行或淋巴逆流转移导致卵巢癌。

【临床表现】

胃癌的早期症状不明显，无特异性表现，常被病人忽略，医生也经常以胃炎、溃疡病、消化不良、胃神经官能症等误诊、误治。

1. 症状 早期多数病人无明显症状，少数病人出现恶心、呕吐等上消化道症状，但无特异性。

（1）上腹痛：初起时病人可能只感到上腹不适、隐痛。有的病人可出现类似溃疡病的规律性疼痛。随着疾病的进展而疼痛加重。

（2）消化道症状：①食欲减退、消瘦、乏力等症状很常见，尤其是伴有上腹痛及体重下降者，更应引起注意。②早期可只表现为恶心、嗳气、反酸。如果是幽门窦部癌，肿块阻塞幽门可出现呕吐，吐出物多为食物和胃液。贲门部癌发生贲门梗阻，可有进食梗噎感，逐渐发生吞咽困难。

（3）呕血、黑便：约 1/3 的病人有此症状，因胃癌多有溃疡，故胃癌的早期可出现呕血、便血，小量出血表现为大便隐血实验阳性，大量出血可呕咖啡样物和排柏油样便。

2. 体征 胃癌早期无明显体征，有的病人可出现上腹部深压痛。上腹部肿块、腹水、左锁骨上淋巴结肿大等，是胃癌晚期的表现。

【辅助检查】

早期发现、早期诊断是提高治愈率的关键，所以对可疑的病人应该提高警惕，避免延误诊断。临床上对下列病人应进行详细的检查：①有胃痛或上腹胀满症状，近期疼痛加重。②有溃疡病史，近期疼痛规律有改变。③原因不明的消瘦、贫血、黑便或食欲不振、乏力等症状。检查方法包括：

1. X 线钡餐检查 是诊断胃癌的主要方法之一。常规的钡餐检查对中晚期胃癌诊断率较高，但对早期的胃癌诊断还有困难。近年来采用双重对比造影的方法，提高了早期胃癌的诊断率。方法是口服高浓度或低黏稠度的钡剂后，向胃内注入适量的空气或口服发泡剂，使胃腔膨胀，黏膜伸展对存在于黏膜和黏膜皱襞间的病变易于观察，能发现较早期的胃癌病灶。

2. 纤维胃镜检查 能直接观察胃的黏膜变化，并可在直接观察下取活组织做病理检查，是诊断早期胃癌和癌前病变的一项重要检查方法。

3. 胃脱落细胞学检查 是诊断率较高的一种检查方法，阳性率可达95%以上，早期胃癌的阳性率为75%。空腹时先用胃管吸尽胃内容物，然后注入温开水300ml反复冲洗以除去黏膜表面的黏液，吸出弃去，然后再注入300ml的醋酸缓冲液，冲洗后全部抽出，将沉淀物涂片检查。

【诊断及鉴别诊断】

晚期胃癌，根据胃痛、上腹肿块、进行性贫血、消瘦等典型症状，诊断并不困难。但是早期症状不明显，也没有特殊性，故早期诊断需将X线钡餐检查、胃镜及胃细胞学检查联合应用，才能提高检出率。确诊依据：纤维胃镜活检或胃细胞学检查发现癌细胞。胃癌在临床上常须与胃溃疡、胃良性肿瘤、胃肉瘤、慢性胃炎鉴别，纤维胃镜活检可资鉴别。

【治疗】

胃癌的治疗必须采用综合疗法，根据病变的早晚、全身情况的好坏，选择适当的治疗方法。

1. 手术治疗 手术治疗是目前治疗胃癌的主要方法。只要病人全身情况允许，又无明确手术禁忌证者均应手术探查，争取切除。手术的方式可分为：①根治性切除术：对胃窦部癌可行根治性远端胃大部切除术；对贲门癌、胃底癌可行根治性近端胃大部切除术；胃体癌可行根治性全胃切除术。切除胃的大部或全部，同时切除全部大小网膜及所属淋巴结，包括浅组及深组淋巴结，如癌肿已直接侵犯邻近脏器，如可能，应同时切除邻近脏器的受侵部分。②姑息性切除术：腹腔内已有其他脏器转移，腹膜转移或淋巴广泛转移，已超出所能切除的范围，而患者全身情况允许，原发肿瘤在解剖上能做到胃大部切除者，应做姑息性切除术。切除原发肿瘤，不仅可以改善症状，亦可为术后的综合治疗创造有利条件。③短路手术：原发肿瘤已不能切除，而有幽门梗阻者，可做胃空肠吻合术，解除梗阻。

2. 化学药物治疗 目前胃癌的化学药物治疗，尚无根治性效果。但与其他治疗方法综合应用，可获得一定的疗效。

（1）给药途径：有口服给药、静脉、动脉插管区域灌注给药、腹膜腔给药等。

（2）化疗药物：常用口服化疗药有替加氟（喃氟啶）、氟铁龙（去氧氟尿苷）、优福定（复方喃呋啶）等。常用的静脉化疗药有5－氟尿嘧啶（5－FU）、顺铂（CDDP）、丝裂霉素（MMC）、依托泊苷（VP－16）、阿霉素（ADM）、甲酰四氢叶酸钙（CF）、长春新碱等。为提高治疗效果、减轻药物的毒副反应，临床上常联合用药。

（3）化疗方案：①MFV（丝裂霉素、5－FU、长春新碱）方案：丝裂霉素6mg，静脉滴入；5－FU750mg，静脉滴入；长春新碱2mg，静脉滴入。每周一次，连用3周，休息一周，再连用3周为一疗程。第一疗程结束后6～8周，再开始第二疗程。②MFA方案（丝裂霉素、5－FU、阿霉素）方案：上述丝裂霉素、5－FU同第一方案，阿霉素40mg，于疗程的第1、29天用，其他用法同第一方案。

3. 其他治疗 包括放疗、免疫治疗、中医中药治疗等。目前多数是配合手术及化疗进行综合治疗。可以减少化疗的副作用和增强机体的抗病能力。胃癌的免疫治疗包括非特异性生物反应调节剂如卡介苗、短小棒状杆菌等，细胞因子如白介素、干扰素、肿瘤坏死因子等。据报道，半枝莲、白花蛇舌草、藤梨根等对胃癌可能有一定的抑制作用。因胃癌细胞对放射治疗并不很敏感，故放疗不常应用。

四、结肠癌

结肠癌是胃肠道中常见的恶性肿瘤，约占全消化道癌肿的5%～8%，占全部大肠癌的30%～40%。好发部位多见于乙状结肠，其次为盲肠、升结肠、降结肠和横结肠。男女比例约为2∶1，以40～50岁发病率较高。

【病因】

结肠癌发病原因不完全清楚，已知与下列因素有关：①良性肿瘤的恶变，如结肠腺瘤、乳头状瘤及息肉病等有恶变倾向。②结肠慢性炎症，如慢性溃疡性结肠炎有癌变的倾向。③血吸虫病引起的慢性肉芽肿，亦可转变为癌。④肠道中甲基胆蒽是已知的致癌物质，如有便秘，高浓度的甲基胆蒽与结肠黏膜长时间接触可致癌。⑤饮食习惯，以高蛋白、高脂肪、低纤维为主要膳食者，易诱发大肠癌。

【病理】

1. 病理分型 结肠癌约95%是腺癌，即结肠黏膜上皮形成的有腺体样结构的恶性肿瘤。根据肉眼观察，其形态可以分为以下三型：

（1）肿块型：癌肿向肠腔内生长，呈球形或半球形。易溃烂、出血、坏死。浸润性小且转移晚，好发于右半结肠，特别是盲肠部（图2－4－4）。

（2）溃疡型：癌肿表面呈溃疡状，边缘隆起外翻，呈蝶形，易出血和发生穿孔。好发于左半结肠，转移较早，预后不佳（图2－4－5）。

（3）浸润型：瘤体小，纤维组织多，癌组织主要沿肠壁浸润生长，容易发生肠腔狭窄并发肠梗阻，淋巴转移较早。好发于乙状结肠、降结肠（图2－4－6）。

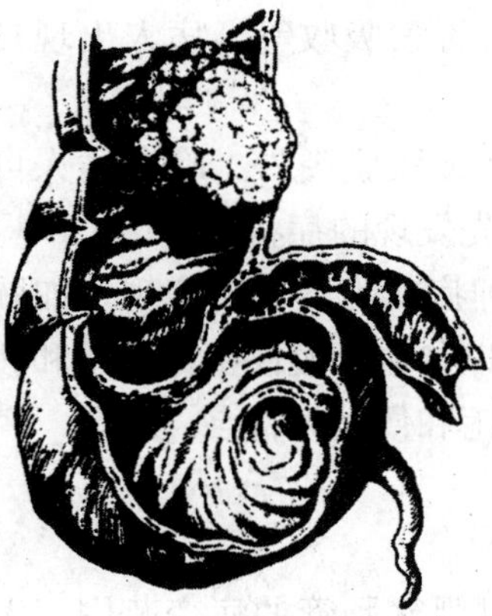

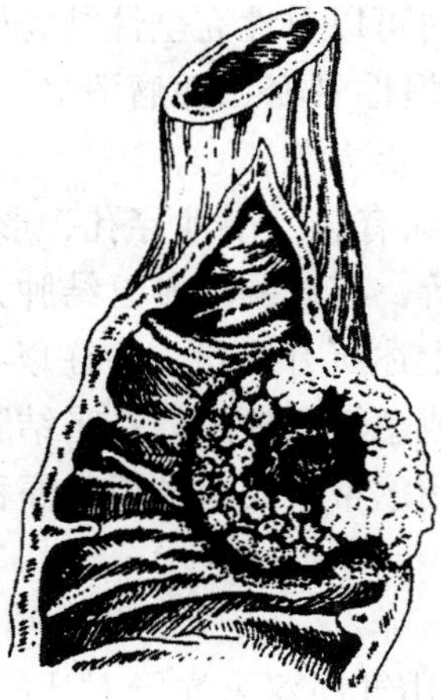

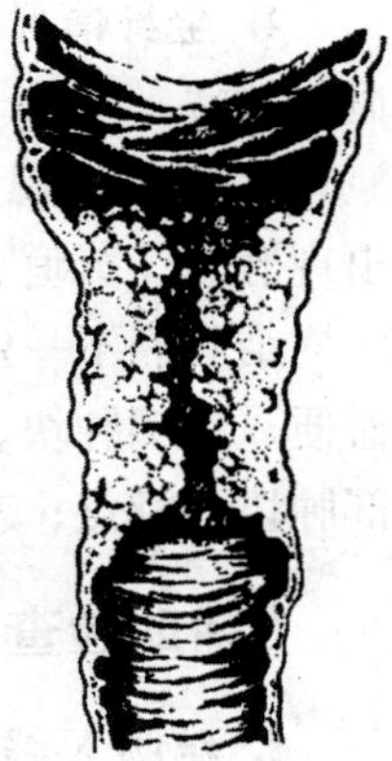

图2－4－4　肿块型结肠癌　图2－4－5　溃疡型结肠癌　图2－4－6　浸润型结肠癌

2. 转移途径　一般说来，结肠癌恶性程度较低，生长较慢，转移较迟，不同类型的结肠癌也有差异。其扩散转移有如下四种方式：

（1）直接蔓延：早期主要在黏膜及黏膜下层呈环形生长，后沿肠壁向周围浸润，但不沿长轴蔓延，晚期癌肿通过肠壁向邻近脏器浸润发展。

（2）淋巴转移：为结肠癌转移的主要方式。首先转移至病变处周围的淋巴结，再至系膜血管周围和系膜根部动脉的深淋巴结。

（3）血行转移：癌细胞浸润毛细血管及静脉，通过门静脉转移至肝，癌栓还可通过腰静脉、椎静脉转移至肺。各种原因的挤压可促使此种转移发生。

（4）种植转移：癌细胞脱落后可种植于大网膜、肠系膜和各部位的腹膜上，形成大小不等的癌结节。可继发腹水，有时呈血性，腹水中可找到癌细胞。

【临床表现】

结肠癌因其类型、生长部位和病程长短不同，临床表现可各有其特点，但也有其共同的症状。

1. 排便习惯与粪便性状的改变　常是最早出现的症状。排便次数增加，粪便带黏液、血液或呈脓血便是重要特点。

2. 腹部肿块　一般为癌肿本身的肿块，有时为继发感染和粪便淤积的结果。

肿块大多坚硬，形状不规则，表面呈结节状。如为横结肠和乙状结肠癌，可有一定的活动度。如癌肿穿透并发感染时，肿块固定，且有明显压痛。

3. 肠梗阻的症状 一般属结肠癌晚期的症状，多表现为慢性低位不完全肠梗阻，主要表现是腹胀和便秘，腹部胀痛或阵发性绞痛。当发生完全梗阻时，症状加剧。左侧结肠癌有时可以急性完全性结肠梗阻为首先出现的症状。

4. 全身情况 因有慢性贫血、肿瘤溃烂、感染、毒素吸收等，病人出现贫血，消瘦，低热，浮肿，乏力等。

5. 其他表现 癌肿除有急、慢性穿孔，形成内瘘或腹膜炎外，晚期病人可出现肝大、黄疸、腹水等。有时颈部淋巴结肿大是首先发现的症状。

结肠癌不一定具备上述所有症状，往往以1～2种症状为突出的表现，如脓血便、腹部肿块、贫血或急性肠梗阻。右半结肠癌常以贫血、慢性中毒症状和腹部肿块为特点；左半结肠癌常以肠道梗阻、便秘、腹泻和便血为特点。

【辅助检查】

1. 结肠X线检查 用气钡双重灌肠对比检查，可观察肠管的病变范围、大体形态，在癌肿处常可见到充盈缺损、黏膜破坏、肠壁僵硬、肠腔狭窄或梗阻现象。尤其对小肿瘤的诊断帮助较大。

2. 乙状结肠镜和纤维结肠镜检查 不但可直接观察病变情况，还可取活体组织作病理学检查。

3. 其他检查 B型超声扫描检查对腹内有无肿块及肝内有无占位性病变有一定准确性。CT扫描检查不能对大肠癌直接作出诊断，但可用于发现肝内有无癌转移病灶。

【诊断及鉴别诊断】

根据病史、体格检查及辅助检查，一般都能明确诊断。因此，对大便习惯异常、便血、黏液血便、体重减轻、贫血的病人，要尽早作X线及结肠镜检查以明确诊断。在鉴别诊断上除要和痢疾、结肠炎、慢性胆囊炎鉴别外，当右下腹触及包块时，还要与阑尾炎性包块、回盲部增殖型结核和血吸虫病肉芽肿等鉴别。上述病证各有特殊病史，粪便的检查或钡剂灌肠等对鉴别都有帮助。

【治疗】

治疗原则是以手术为主的综合治疗，配合化学药物治疗和放射治疗等。

1. 根治性手术治疗 切除范围应包括癌肿所在肠袢及其系膜和区域淋巴结，其术式有以下四种：

（1）右半结肠切除术：适用于盲肠、升结肠、结肠肝曲的癌肿。切除范围为回肠末段（15～20cm）、盲肠、升结肠和右半横结肠及其系膜和淋巴结，回肠与横结肠作端端或端侧吻合术（图2－4－7）。

（2）左半结肠切除术：适用于结肠脾曲和降结肠癌。切除范围包括左半横结肠、降结肠和乙状结肠（图2－4－8）及其系膜和淋巴结，切除后做结肠端端或结肠、直肠端端吻合术。

（3）横结肠切除术：适用于横结肠癌，切除整个横结肠（图2－4－9）及其系膜和淋巴结，然后行升结肠和降结肠端端吻合术。若因两端张力大而不能吻合，对偏左侧的横结肠癌，可切除降结肠，行升结肠、乙状结肠端端吻合术。

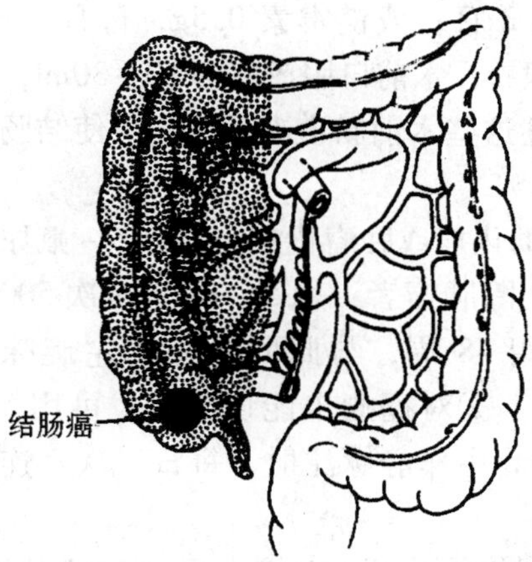

图2－4－7　右半结肠切除范围

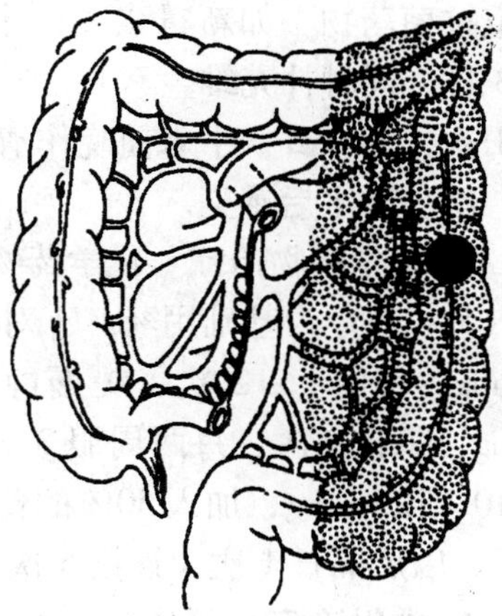

图2－4－8　左半结肠切除范围

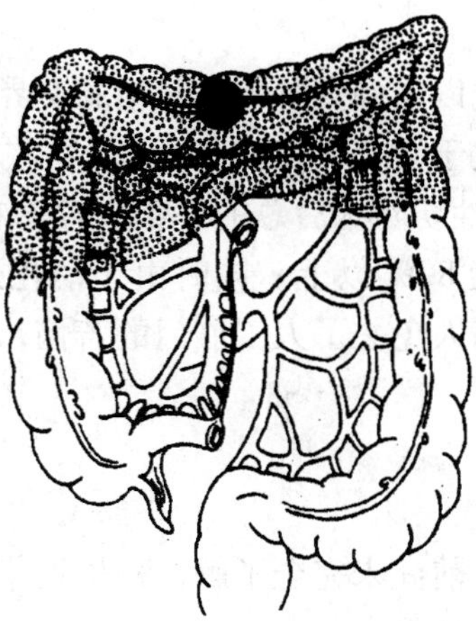

图2－4－9　横结肠切除范围

(4) 乙状结肠癌的根治切除术：要根据乙状结肠的长短和癌肿所在的部位，分别切除整个乙状结肠、部分降结肠和部分直肠，作结肠、直肠吻合术。

2. 姑息性手术治疗 如结肠癌有转移和扩散，不适于以上根治术者，可行姑息性切除，结肠造口或短路吻合术等。

由于肠道内细菌多，为了避免术中污染腹腔、伤口和有利于吻合口的愈合，肠道准备是术前的重要措施。常用方法：①全肠道灌洗，用36℃～40℃的灌洗液经胃管注入或口服，速度为3000～4000ml/h，引起容量性腹泻，直至排出清液，总灌洗量10000～12000ml。有肠梗阻的病人不宜采用。此法不影响病人营养及精力。不过对高龄病人、心脏病病人、肝硬化病人应谨慎使用。②术前口服肠道抗菌药物，如新霉素1g，每日4次，共2日；或链霉素0.5g，每日4次，共3日。同时补充维生素K。为了清除肠道积粪，术前口服蓖麻油10～30ml，每日1次，共2日，手术前晚作清洁灌肠。上述这些术前肠道准备措施可使结肠排空，减少手术后感染。

3. 化学药物治疗 化学药物治疗不论辅助化疗或肿瘤化疗，均以5－氟尿嘧啶（5－FU）为基础用药。①对已行手术并切除肿瘤者：用5－FU，每次500～700mg，每周1～2次，缓慢静脉注射，连用48周，与此同时应用左旋咪唑50mg，每日3次，每两周服3日，连用1年。②对癌瘤未能切除者：可用5－FU10～12mg/kg，加入50%的葡萄糖溶液40ml中作静脉注射，每日1次，连续5天，以后隔日1次，连续5次为1个疗程。

4. 放射治疗 可作为结肠癌辅助疗法。主要用于：①较大而固定的肿瘤；②术后切除部位有残留的癌组织；③有时对骨转移治疗有减轻疼痛的效果。

五、直肠癌

直肠癌是指直肠齿状线以上到直肠与乙状结肠交界处的癌，是消化道常见的恶性肿瘤之一，发病率仅次于胃癌。发病年龄40岁左右为最多，男女发病率之比为2～3∶1。直肠癌根治性切除术后总的5年生存率在60%左右，早期直肠癌手术后的病人5年生存率为80%以上。同时由于消化道缝合器的应用，使许多原来须作肠造口的直肠癌病人免去了人工肛门的苦恼，提高了直肠癌病人的生活质量。

【病因】

发病原因较为复杂，目前尚未完全了解，根据近年来的观察和研究，多数学者认为与以下因素有关。

1. 慢性炎症的刺激 如日本血吸虫病、溃疡性结肠炎等慢性炎症长期不愈的基础上，易发生癌变。

2. 腺瘤恶变 一种是息肉性腺瘤，如发生不典型增生可发生癌变；另外一种是乳头状腺瘤（即绒毛状腺瘤），癌变的可能性更大；还有多发性息肉一般也视为癌前期病变。

3. 饮食因素 长期高脂肪、高蛋白、低渣饮食，可引起胆酸分泌增加，胆酸被肠内厌氧菌分解为不饱和的多环烃，该物质可以致癌。

【病理】

直肠癌大多为腺癌，少数为腺鳞癌。

1. 病理分型 按病理的大体形态可分为三种：

（1）肿块型：亦称髓样癌、菜花型癌。癌肿形成菜花状或结节状肿块，向肠腔内生长，在肠壁上向周围浸润较少，肿块的界限较清楚。分化程度较高，预后较好。

（2）溃疡型：此型多见，肿块的中央凹陷，周边隆起，向周围浸润较显著，可累及肠壁全周，预后较差。

（3）浸润型：亦称硬癌或狭窄型。癌肿主要沿肠壁向周围浸润，引起较多的纤维组织反应，使肠壁增厚，肠腔缩小，所以容易发生肠梗阻。癌与周围正常组织界限不清，容易转移，预后最差。

2. 扩散与转移

（1）直接蔓延：癌在肠壁内的浸润，易于沿周径发展，沿肠管的长轴浸润较少，很少超过肿块边缘2～3cm，向深部浸润可侵犯肠壁全层，晚期可累及周围器官，如前列腺、膀胱、阴道、子宫、骶骨等。

（2）淋巴转移：是直肠癌的主要转移途径，癌肿侵犯肠壁越深，淋巴转移就越多，主要是沿着淋巴引流的方向，向上转移，如正常引流的淋巴途径受阻，可逆流向两侧或向下转移。

（3）血行转移：可以经过门静脉系统转移到肝，也可经过直肠下静脉、髂静脉而转移到肺、骨等。

【临床表现】

直肠癌早期，病变局限于黏膜层时，无任何明显症状，只在直肠指诊时能触及小硬结，所以早期诊断比较困难。当病变发展到一定程度时，方出现比较明显的临床症状。

1. 直肠刺激症状 便意频数，但排出量不多，总有排不尽的感觉。便前肛门有内坠感，里急后重，便秘与腹泻交替。

2. 便血 大多数病人有便血，一般量少，色鲜红或较暗，附着于大便表面。

3. 肠狭窄、肠梗阻 癌肿发展到一定程度，致肠腔变窄，粪条变形或变细，排便困难，进而肠腔堵塞而出现梗阻、腹痛、腹胀、停止排便、排气。

晚期可浸润周围组织，侵犯尿道、膀胱或前列腺时，出现尿频、尿痛、血尿。侵犯骶神经丛时，出现骶部和会阴部剧烈疼痛。晚期出现肝转移时可有腹水、肝大、黄疸、贫血、消瘦、浮肿以及恶病质。

【辅助检查】

1. 大便潜血实验 作为高危人群普查结、直肠癌的初筛手段。如大便潜血实验持续阳性者，再做进一步检查。

2. 直肠指检 是诊断直肠癌的最重要的方法之一。直肠指检，一般可扪及肛门以上 8 ~ 10cm。约 90% 的直肠癌，在指诊时可触及。要注意检查有无硬结、肿物、狭窄等。并确定肿物大小、范围、硬度、活动度。注意指套上是否沾有脓血和黏液。

3. 直肠镜或乙状结肠镜检查 可以直接观察病变和采取活组织做病理检查，对临床确诊有困难者，都应取活组织做病理检查，如病理检查结果与临床不符，应重复做活检。

4. 影像学检查

（1）钡剂灌肠检查：是结肠癌的重要检查方法，对直肠癌的诊断意义不大，用以排除结、直肠多发癌和息肉病。有肠腔明显狭窄时不宜作此项检查。

（2）腔内 B 超检查：用腔内探头可检测癌肿浸润的深度及有无侵犯邻近脏器，内镜超声也逐步在临床开展应用，可在术前对直肠癌的局部浸润程度进行评估。

（3）CT 检查：可以了解直肠癌盆腔内扩散情况，有无侵犯膀胱、子宫及盆壁，是术前常用的检查方法。腹部 CT 扫描可监测有无肝脏转移。

5. 其他检查 如男性患者有泌尿系统症状者，应做膀胱镜检查；女性病人癌肿在直肠前壁者应做阴道和盆腔检查。如有必要还可测定血清癌胚抗原（CEA），可预测直肠癌的预后和监测复发。

【诊断及鉴别诊断】

为了早期诊断，对于有排便习惯改变、血便的病人，应提高警惕，尽早作直肠指检及内镜检查，以明确诊断。尤其是 30 岁以上的病人更应引起重视。多数直肠肿瘤在进行直肠指诊时可触及肿物，但是应该除外以下病变：宫颈、盆腔脓肿和其他盆腔肿瘤（子宫肌瘤、盆腔肉瘤及宫颈、子宫、膀胱和前列腺肿瘤）

以及直肠良性肿瘤（绒毛状腺瘤）。并要特别警惕直肠癌与内痔、肛裂、慢性结肠炎及直肠息肉同时存在的可能性。

【治疗】

目前较好的治疗方法是以手术切除为主，放射治疗、抗癌药物和中草药治疗为辅的综合疗法。根治手术后5年生存率为50%～60%，所以要争取早期诊断，早期手术治疗。

1. 手术治疗　应力争做根治切除术，根治术的原则是将肿瘤和足够的远、近端两端肠段，所属淋巴结，以及被侵犯的周围组织和器官做整块切除。直肠癌侵及前列腺者、癌肿穿通肠壁与骶骨固定者，不宜做根治术。侵及阴道后壁而较局限者，可将阴道部分切除或同时切除子宫。

手术方式的选择，应该根据肿瘤的部位，恶性程度和转移的范围而定。大量临床病理学研究显示，只有不到3%的直肠癌向远端浸润超过2cm，这是手术方式选择的重要依据。

（1）腹会阴联合直肠癌根治术（Miles手术，图2－4－10）：原则上适用于腹膜返折线以下的直肠癌。切除范围包括乙状结肠远端、全部直肠、肠系膜下动脉及其区域淋巴结、全直肠系膜、肛提肌、坐骨直肠窝内脂肪、肛管及肛门周围约3～5cm的皮肤、皮下组织及全部肛门括约肌，于左下腹行永久性乙状结肠单腔造口。

（2）经腹直肠癌切除术（Dixon手术，图2－4－11）：是目前采用最多的直肠癌根治术，适用于距齿状线5cm以上的直肠癌，亦有更近距离的直肠癌行该手术的报道。但原则上是以根治切除为前提，要求远端切缘距癌肿下缘3cm以上。由于吻合口位于齿状线附近，在术后的一段时期内病人出现便次增多，排便控制功能较差。

（3）经腹直肠癌切除、近端造口、远端封闭手术：适用于因全身一般情况差，不能耐受Miles手术或急性梗阻不宜行Dixon手术的直肠癌病人。

2. 局部治疗　主要作为一种姑息性措施，用于不能耐受手术的病人。

（1）适应证：①癌肿直径不超过5cm，最好不超过2～3cm，但不适用于环绕肠周的癌肿。②癌肿位于直肠后壁或侧壁，不在前壁，距肛门较近。③直肠指诊时癌周无明显浸润。④活检证明癌细胞分化程度较高。

（2）治疗方法：有电灼和液氮冷冻（－196℃）两种。都需要在麻醉和充分显露病变的情况下进行。

3. 放射治疗　放射治疗作为手术切除的辅助疗法有提高疗效的作用。术前的放疗可以提高手术切除率，降低病人的术后复发率。术后放疗仅适用于晚期病人、手术未能达到根治或术后局部复发的病人。

4. 化学药物治疗 5－氟尿嘧啶治疗的效果较好，可用于手术治疗的前后，配合手术治疗，以提高手术疗效。亦可用于手术后复发和晚期不能手术治疗的病人。

用药方法：每公斤体重15mg加25%～50%葡萄糖20ml，静脉推注，每天1次，连续5天；然后改为每公斤体重7.5mg，隔日1次，每个疗程总量10g，用药期间注意检查白细胞及血小板计数。

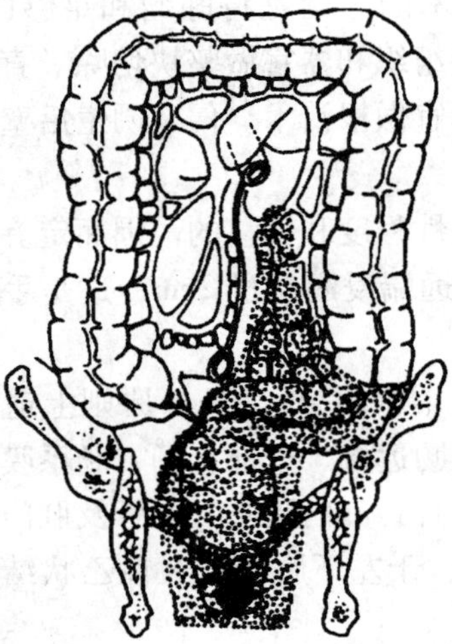

图2－4－10　Miles手术

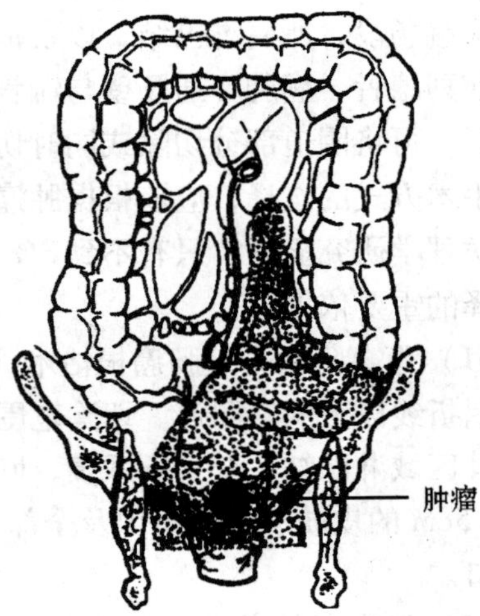

图2－4－11　Dixon手术

六、膀胱癌

膀胱癌是最常见的泌尿系统恶性肿瘤，绝大多数来源于上皮组织，其中95%以上为移行上皮癌。男多于女，约为4∶1，绝大多数年龄在40岁以上。

【病因】

引起膀胱癌的病因很多，一般认为与下列因素相关：

1. 长期接触某些致癌物质 现已肯定主要致癌物质是联苯胺、β－萘胺、4－氨基双联苯等。这些物质广泛应用于染料、纺织、印刷、橡胶、电缆及塑料工业，因此膀胱癌的发病有职业性。对致癌物质的易感性，个体差异很大。

2. 吸烟 大约有1/3的膀胱癌与吸烟有关，这可能与香烟中含有多种芳香胺的衍生物致癌物质有关。

3. 膀胱慢性感染与异物长期刺激 如埃及血吸虫病膀胱炎、膀胱结石等容易诱发膀胱癌，以鳞癌多见。

4. 其他　内源性色氨酸的代谢异常，长期大量服用镇痛药非那西丁等，均可能为膀胱癌的病因或诱因。

【病理】

常与肿瘤的组织类型、生长方式、细胞分化程度和浸润深度有关，其中细胞分化程度和浸润深度对预后的影响最大。

1. 组织类型　95%以上为上皮癌，其中绝大多数为乳头状移行细胞癌，鳞癌和腺癌各占2%～3%。约1/3的膀胱癌为多发性肿瘤。非上皮性肿瘤极少见，多数为肉瘤（如横纹肌肉瘤），好发于婴幼儿。

2. 生长方式　分为原位癌、乳头状癌及浸润性癌。原位癌局限在黏膜内，无乳头，亦无浸润基底膜的现象。移行细胞癌多为乳头状，低分化者常有浸润。鳞癌和腺癌为浸润性癌。不同生长方式可单独或同时存在。

3. 肿瘤分期　在临床上常根据肿瘤的浸润深度分为四期。第一期（T_1）：肿瘤浸润黏膜固有层；第二期（T_2）：肿瘤浸润肌层；第三期（T_3）：肿瘤侵犯膀胱肌层全层，或膀胱周围脂肪组织；第四期（T_4）：肿瘤已侵及盆壁或发生远处转移。

4. 肿瘤的扩散与转移　肿瘤的扩散主要向膀胱壁内浸润，直至累及膀胱外组织及邻近器官。淋巴转移是最主要的转移途径，主要转移到盆腔淋巴结。血行转移多在晚期，主要转移至肝、肺、骨和皮肤等处。肿瘤细胞分化不良者容易发生浸润和转移。

【临床表现】

1. 血尿　是膀胱癌最常见和最早出现的症状，约有80%的病人最早出现血尿。为无痛性、间隙性血尿，可自行停止，常反复发作，出血量可多可少，血尿严重时可有血块。

2. 疼痛和膀胱刺激症状　是最常见的晚期临床表现。肿瘤浸润至膀胱壁时，病人可感到耻骨上疼痛，排尿时加重。肿瘤产生溃疡或合并感染时，膀胱刺激症状更明显。

3. 排尿困难　多因大量出血，血块阻塞膀胱出口而引起排尿困难。当肿瘤广泛浸润膀胱壁时，影响膀胱壁收缩，排尿困难更加严重。

4. 梗阻　肿瘤浸润输尿管口时可引起梗阻，而致肾积水；如两侧输尿管口梗阻，常可致尿毒症。

5. 其他症状　肿瘤组织坏死脱落，可由尿排出。晚期可出现贫血、恶病质和转移癌的症状。

【辅助检查】

1. 尿液检查 在病人的新鲜尿液中，易发现脱落的肿瘤细胞，故尿细胞学检查可作为血尿的初步筛选。

2. 影像学检查 经腹壁B超简便易行，能发现直径0.5cm以上的肿瘤，可作为病人的最初筛选。能了解肿瘤部位、数目、大小及浸润深度，初步确定临床分期。CT和MRI多用于浸润性癌，可以发现肿瘤浸润膀胱壁深度以及局部转移肿大的淋巴结。

3. 膀胱镜检查 是诊断膀胱肿瘤比较可靠的方法，能直接观察肿瘤所在部位、数目、大小、形态等情况，初步估计基底部浸润程度。同时作肿瘤活检。

【诊断及鉴别诊断】

1. 诊断要点 中老年人出现无痛性肉眼血尿，应首先想到泌尿系肿瘤的可能，其中尤以膀胱肿瘤多见。应尽早作进一步检查以明确诊断。

2. 鉴别诊断

（1）肾结核：终末血尿，有明显尿路刺激症状，尿中可查到抗酸杆菌，伴有全身结核中毒症状，以中老年多见，膀胱内结核性肉芽肿可误诊为肿瘤，结合病史、活检及尿查抗酸杆菌可鉴别。

（2）肾盂及输尿管肿瘤：均有血尿，无膀胱刺激症状，不影响排尿，B超、CT检查可鉴别。

（3）尿石症：血尿一般较轻，常伴疼痛，很少伴膀胱刺激症状，膀胱结石可有尿线中断、排尿终末疼痛加重、滴沥血尿。

（4）非特异性膀胱炎：多数为女性，已婚，血尿突然发作，伴尿频、尿急、尿痛，B超、膀胱镜有助于诊断。

【治疗】

采用以手术治疗为主，其他治疗为辅的综合疗法。根据肿瘤的病理情况并结合病人全身状况，选择合适的手术方式。原则上表浅膀胱癌，可采用保留膀胱的手术。但侵及肌层及其以外的膀胱癌，以及浸润性鳞癌和腺癌，应行膀胱全切除术。

1. 手术治疗

（1）保留膀胱的手术：适用于表浅膀胱癌（原位癌、无浸润的乳头状癌、T_1）。以经尿道切除为主要治疗方法。如无电切设备，可作膀胱开放手术。表浅肿瘤也可用腔内激光或光动力学治疗。

保留膀胱的各种手术治疗，50%在两年内肿瘤可能复发，且常不在原来部位，实际上为新生肿瘤，约10%～15%的复发肿瘤恶性程度有增加趋势。对复发肿瘤治疗及时，仍有可能治愈。因此，任何保留膀胱手术后的病人都应密切随诊，每3个月作1次膀胱镜检查，2年无复发者，改为每半年1次。

（2）部分膀胱切除术：T_2期分化良好、局限的肿瘤可经尿道切除或膀胱部分切除术。T_3期肿瘤如分化良好，单个局限者也采用膀胱部分切除术。切除范围包括距离肿瘤边缘2cm以内的全层膀胱壁，如肿瘤累及输尿管口，切除后需作输尿管膀胱吻合术。缝合切口前使用无菌蒸馏水浸泡冲洗，可减少切口肿瘤种植。

（3）膀胱全切除术：是膀胱浸润性癌的基本治疗方法，切除范围包括全膀胱、前列腺和精囊，同时行尿流改道。一般采用非可控性回肠膀胱术或结肠膀胱术等，对年轻病人可选择可控性尿流改道术，以提高术后病人生活质量。年老体弱者亦可作输尿管皮肤造口术，手术简单，但输尿管口易发生狭窄。T_3期浸润性癌术前配合放射治疗，有可能提高5年生存率。

2. 化学药物治疗　适用于表浅膀胱癌、膀胱手术后局部灌注。膀胱全切除术后或晚期癌肿病人可选择静脉注射。

（1）膀胱灌注：较好的方法是在经尿道切除或经尿道电灼后，继以膀胱内灌注化学药物或卡介苗治疗，例如将噻替哌60mg溶于60ml等渗盐水中，在排空膀胱后用导尿管或直接由尿道注入膀胱内，保留两小时，每2～3天灌注1次，4～6次为1个疗程。

（2）静脉注射：多用于有转移的晚期病例，药物可选用噻替派、甲氨蝶呤、长春新碱、阿霉素、顺铂及5－氟尿嘧啶等，有一定疗效，但药物毒性反应较大。如噻替哌10mg溶于等渗盐水10ml中缓慢静脉注射，每日1次，总量为500mg。

在应用上述药物时，须定期检查血常规，若白细胞低于3×10^9/L时应即减量或暂停用药。

3. 放疗　与化疗一起作为辅助治疗，可缓解疼痛和减少出血，延长生存时间。

第五章 外科急腹症

第一节 概 述

急腹症是以急性腹痛为突出表现，需要早期诊断和及时处理的腹部疾患的总称。具有发病急、进展快、变化多、病情重、病因复杂的特点，一旦误诊，就会给病人带来严重危害，甚至危及生命。因此医务人员必须熟练掌握急腹症的诊治技术，并有高度的责任感，对病人细心观察，正确诊断和及时处理。

本章急腹症研究的主要内容包括：急性腹膜炎、胃十二指肠溃疡急性穿孔、急性阑尾炎、肠梗阻、胆道感染、胆石病、胆道蛔虫病。

【病因和病理】

引起急腹症的主要原因是消化道疾病及腹部疾病。其基本病因有炎症性、穿孔性、梗阻性、创伤等。病理变化则表现为功能障碍、梗阻和炎症，且彼此之间相互关联，并进而引起局部或全身的病理生理变化。而每一病证的病理特点又各不相同，但多与炎症和梗阻有关。

【临床表现】

1. 症状

（1）腹痛：是急腹症最主要和最早出现的症状。

1）腹痛发生的诱因：一般说来，进食油腻食物后出现腹痛多为胆囊炎、胆石症；暴饮、暴食、饮酒后腹痛，应考虑急性胰腺炎；胃、十二指肠溃疡穿孔在饮食后多见；剧烈活动后突然腹痛应考虑肠扭转之可能；外力直接作用于上腹部或季肋部，肝、脾破裂的可能性大等。

2）腹痛发生的缓急：腹痛开始较轻，以后逐渐加重，多为炎症性疾病。而实质脏器破裂、空腔脏器穿孔、梗阻、绞窄及扭转，腹痛多突然发生，迅速恶化。

3）腹痛的部位：一般来说，腹痛开始部位或最明显部位多为病变所在部位。因此，根据脏器的解剖位置，可以作出病变所在脏器的初步判断。如胃、十二指肠溃疡穿孔其腹痛始于上腹，后波及全腹；盆腔炎则始于下腹。但是，急性阑尾炎则是以转移性右下腹痛为最主要症状。

4）腹痛的性质：腹痛的性质反映了腹腔内脏器病变的性质，对疾病的鉴别诊断有重要意义。大体可分三种：①阵发性腹痛，多提示空腔脏器发生痉挛或阻塞性病变，如肠梗阻、胆道蛔虫病、胆石症、输尿管结石等；②持续性腹痛，多为炎症、穿孔、出血等引起，如急性阑尾炎、急性胰腺炎、肝破裂内出血等；③持续性腹痛伴阵发性加重，多提示炎症和梗阻并存，如胆石症合并胆道感染。

5）腹痛的放射：特殊部位的放射痛也有一定的诊断价值。如胆囊炎、胆石症出现右上腹或剑突下的疼痛，但同时有右肩及右肩胛下放射；胰腺炎可放射到腰背部或左肩；十二指肠后壁穿透性溃疡可致 11～12 胸椎右旁区放射痛。输尿管上段或肾结石呈腰痛，并有下腹部或腹股沟区放射痛，而输尿管下段结石则会出现会阴部的放射痛。

6）腹痛的程度：可反映腹腔内病变的轻重，但由于个体对疼痛的敏感程度及耐受程度不同而有差别，缺少客观的指标。一般地说，炎症刺激引起的腹痛较轻，而痉挛、化学刺激、嵌顿、绞窄及梗阻引起者，腹痛难忍，病人辗转不安，甚至拒绝医生检查。

（2）消化道症状：急腹症除腹痛外，常有不同程度的恶心、呕吐和排便情况改变等消化道症状。①厌食：小儿急性阑尾炎患者常先有厌食、后有腹痛发作。②恶心、呕吐：为急腹症的重要症状之一，常继腹痛后发生。腹痛后 3～4 小时出现呕吐，应考虑急性阑尾炎；急性胃肠炎则一般呕吐后才出现腹痛；高位小肠梗阻呕吐出现早且频，呕吐物多为胃、十二指肠内容物；低位小肠梗阻或结肠梗阻呕吐出现晚而少，呕吐物可呈粪汁样。呕吐物的颜色、内容及呕吐的量与梗阻的部位密切相关：呕吐物为宿食，不含胆汁，见于幽门梗阻；呕吐物含胆汁，提示梗阻部位在胆总管汇入十二指肠以下；呕血或呕吐物为咖啡样物，考虑上消化道出血；呕吐物呈咖啡色，有腥臭味，可能是急性胃扩张；吐蛔又有上腹钻顶样痛，应想到胆道蛔虫病；呕吐频繁并有血性内容物，可能有肠绞窄、肠坏死等。③排便情况：急腹症患者应注意有无排便及大便的颜色和性状改变。如腹痛后停止排便、排气，常为机械性肠梗阻；腹腔内急性炎症病灶抑制肠蠕动，可引起便秘；腹痛伴果酱样便是小儿肠套叠的特征；脐周疼痛、腹泻和腥臭味血便多提示急性坏死性肠炎。

（3）伴随症状：腹痛之后发热，提示腹腔内继发性感染，如化脓性阑尾炎、化脓性胆囊炎等。腹痛伴寒战、高热、黄疸者，常为胆道疾患，如胆囊炎、胆石症；有贫血、休克者，应考虑腹腔内出血或消化道出血；绞痛伴有尿频、尿急、尿痛、血尿、排尿困难者，应想到泌尿系疾病，如泌尿系感染或结石。

2. 体征　首先对病人全身情况作一般检查，然后对腹部作重点检查。

（1）一般检查：包括体温、血压、呼吸、脉搏、神志、表情、肤色、体位、疼痛或不适的程度、回答问题的能力等。如急腹症病人开始体温正常，以后逐渐升高提示炎症加重；腹腔内出血病人表情淡漠，面色苍白，呼吸急促，皮肤湿冷，血压低，脉压小，脉率在120次/分以上，提示病情危重，应予以立即抢救；胆道疾病可有巩膜及皮肤黄染。

（2）腹部检查：腹部检查是急腹症病人的重点检查内容，腹膜刺激征是急腹症的最主要体征。检查时，应按视、触、叩、听四个方面和先后顺序检查。但心肺检查也不容忽视。

视诊：应仔细观察有无手术瘢痕、出血点、淤斑及静脉曲张。腹型是否对称，腹式呼吸是否存在，有无胃肠型或蠕动波，两侧腹股沟区有无肿物或疝。如有腹部切口瘢痕可能是粘连性肠梗阻；脐周有青紫色斑应考虑急性胰腺炎；不对称的腹胀，可见于闭袢性肠梗阻、肠扭转；急性腹膜炎时，腹式呼吸运动减弱或消失；有上腹部胃蠕动波应想到幽门梗阻；有肠型或肠蠕动波应考虑机械性肠梗阻；腹股沟区明显疼痛且发现带蒂柄的梨形肿块首先应想到腹股沟斜疝嵌顿。

触诊：是腹部检查的最重要方法。触诊应着重检查腹膜刺激征，腹部压痛、肌紧张、反跳痛的部位、范围和程度。腹部压痛最显著的部位往往就是病变所在之处。如阑尾炎早期，主诉痛在脐周，但压痛点却在右下腹；溃疡病穿孔出现弥漫性腹膜炎时，压痛仍以上腹病变区最明显。肌紧张是壁层腹膜受刺激而引起的反射性腹肌痉挛所致，且不受病人的意志所支配，为腹膜炎的重要客观体征。早期炎症或腹腔内出血引起的肌紧张较轻，细菌感染、空腔脏器穿孔或坏疽引起的肌紧张明显。严重时腹壁呈“板状腹”，主要见于胃、十二指肠穿孔或胆道穿孔的早期，腹膜受胃液、胰液、胆汁的强烈化学性刺激所致。若腹膜炎时间长，支配腹膜的神经麻痹，腹肌紧张程度反而减轻。结核性腹膜炎病人腹部触诊为揉面感。应该注意的是，老年人、衰弱者、小儿、经产妇、肥胖者及休克病人，腹膜刺激征常较实际为轻。除腹膜炎体征外，触诊尚需注意有无异常肿块，并注意肿块的大小、位置、形状，表面是否光滑，硬度、活动度及有无压痛等。肝癌破裂出血的病人常可触及肝癌的肿块；急性绞窄性肠梗阻可扪及胀大的肠袢；扪及条索状包块多为蛔虫团；“腊肠样”包块多见于肠套叠；便秘病人可扪及粪块积聚的肠袢。同时应注意区别肿块是位于腹壁、腹腔内或是腹膜后。

叩诊：重点叩肝浊音界、有无移动性浊音及叩痛明显的部位。肝浊音界消失，提示有消化道穿孔。移动性浊音阳性是腹腔积液的体征。一般地说，叩痛最明显的部位往往是病变所在的部位。

听诊：腹部听诊有助于对胃肠蠕动功能作出判断。听诊部位一般选在右下腹近脐部或左下腹近脐部。主要听诊肠鸣音的强弱、频率及音调。肠鸣音活跃、音调高、音响较强、有气过水声伴腹痛，提示有机械性肠梗阻。腹膜炎、小肠缺血、绞窄性肠梗阻晚期或低血钾时，病人因肠麻痹而导致肠鸣音减弱或消失。腹部听到振水音，提示幽门梗阻或胃扩张的可能。

（3）直肠指检：对急腹症的病人是一项十分重要的常规检查方法。直肠指检时，注意肛门是否松弛，直肠温度，直肠内有无肿物、触痛，指套有无染血和黏液等。直肠右侧触痛，多考虑急性阑尾炎；指套有黏液血性分泌物，见于肠套叠、肠坏死或直肠癌；盆腔脓肿或积血时可查及直肠膀胱陷凹处饱满、有触痛及波动感。阴道双合诊可确定有无卵巢囊肿蒂扭转、异位妊娠、内出血等。

【辅助检查】

1. 实验室检查　可根据病情有针对性地选择。但血常规、尿常规、胸部透视是所有病人必须做的检查。白细胞计数检查可提示有无炎症、中毒；红细胞、血红蛋白、血细胞比容的连续观察用以判断有无腹腔内出血。血或尿淀粉酶增高，多考虑急性胰腺炎；尿中出现大量红细胞，提示肾、输尿管疾病；尿胆红素阳性说明存在梗阻性黄疸；腹腔脓性穿刺液涂片镜检，革兰阴性杆菌提示继发性腹膜炎，溶血性链球菌可能为原发性腹膜炎，革兰阴性双球菌提示淋菌感染；大便常规隐血试验多次阳性，提示胃肠道肿瘤、溃疡等。另外，人绒毛膜促性腺激素（HCG）测定对诊断异位妊娠可提供帮助。

2. X 线检查　是急腹症辅助诊断的重要检查项目之一。X 线胸腹透视或立位片可观察有无肺炎、膈下游离气体、腹腔内积液、液气平面、结肠内有无气体、有无阳性结石影等。膈下游离气体是消化道穿孔或破裂的证据。气体进入腹膜后，提示十二指肠或升、降结肠后壁穿孔。肠梗阻病人可见多个液气平面。钡灌肠透视在低位结肠梗阻中具有诊断价值。异常的钙化影包括胆结石、肾或输尿管结石、阑尾粪石、胰管内结石等，结合临床表现可协助诊断。

3. 超声检查　B 超或彩超检查是对肝、胆、胰、脾、肾、输尿管、阑尾、盆腔内病变迅速评价的首选方法。B 超检查对实质脏器的损伤、破裂、占位病变等具有重要的诊断价值。对胆囊结石、胆囊炎及胆总管结石，B 超检查可提供准确的诊断依据。对腹腔内出血和积液，不但可探测积血、积液的量，而且可在 B 超引导下作腹腔穿刺抽液。盆腔妇科疾病用 B 超检查可清楚地分辨病变的来源和性质。泌尿系结石可见患侧肾盂积水、输尿管扩张及结石影像。

4. CT 检查 在急腹症诊断中的应用迅速增加。其诊断速度与 B 超相似，且不受肠管内气体干扰。对实质性脏器自发破裂或创伤后破裂出血、急性胰腺炎的蜂窝织炎、液体积聚、出血坏死、囊肿形成等均具有重要诊断价值。

5. 内镜检查 如纤维胃镜、结肠镜检查，具有诊断、治疗双重作用。

6. 动脉造影 在疑有肝破裂出血、胆道出血或小肠出血等疾病时，均可采用选择性动脉造影明确诊断，部分出血性病变还可同时采用选择性动脉栓塞止血。

7. 诊断性腹腔穿刺或灌洗 对诊断不确切的急腹症，可采用此法协助诊断。对疑有内出血，全腹膜炎病因不清，病人不能清楚准确地陈述病史或表达症状者更为适用。但对诊断已明确或严重腹胀者不宜采用此方法。穿刺部位多在两侧脐和髂前上棘连线的中外 1/3 交界处。对疑有盆腔积脓、积血等病变，女性病人可经阴道后穹隆穿刺检查。必要时可作穿刺物涂片镜检，淀粉酶、胆红素的测定以及细菌培养，从而来帮助诊断和鉴别诊断。腹腔灌洗作为诊断措施，其应用指征已逐渐缩小。

【诊断和鉴别诊断】

1. 诊断要点 ①病史：客观全面地采集病史，在诊断过程中非常重要，既往史可以排除已根除的疾病，同时帮助提供诊断依据，如已作胆囊切除术者，可排除胆囊结石和胆囊炎；既往有溃疡病史者，支持消化道溃疡穿孔；既往有腹部手术史者，可考虑粘连性肠梗阻；因驱蛔不当而诱发的剧烈上腹痛，应想到胆道蛔虫病的可能。另外，对于有生育能力的妇女，勿忽视询问月经史、近期月经开始和终止日期，如宫外孕破裂多有停经史，卵巢滤泡或黄体破裂则常在两次月经的中期发病。②临床表现：以急性腹痛为主要症状，以腹膜刺激征为共有体征。除此以外，可伴有恶心、呕吐、排便异常等消化道症状以及发热、黄疸、贫血等全身症状。体格检查可有腹腔内异常肿块、肝浊音界改变、移动性浊音等阳性体征。③辅助检查：如血或尿淀粉酶测定、X 线胸腹透视或立位片、B 超或彩超检查、以及 CT 等检查内容可进一步明确诊断。

2. 鉴别诊断 常见急腹症如急性腹膜炎、胃十二指肠溃疡急性穿孔、急性阑尾炎、肠梗阻、胆道感染、胆石病、胆道蛔虫病等疾病在后文中都有详细讲述，故不再一一鉴别。

【治疗】

急腹症具有发病急骤、病因复杂多变的特点，在治疗上不能完全统一，主要根据病情和条件，选择适当的治疗措施，力争取得最佳的治疗效果。对于各类急腹症的处理，应根据疾病的性质和病情的发展选择适当的治疗方法。炎症性或穿孔性急腹症应早期手术，如发病超过48小时，病灶已局限包裹，全身情况好者，可行非手术疗法。梗阻性、绞窄性和扭转性急腹症，原则上经非手术治疗不能解除病因者应早期手术。

1. 非手术治疗

（1）四禁：禁用吗啡类镇痛药；禁饮食；禁服泻药；禁止灌肠。

（2）补液输血：禁食期间，在积极治疗原发病的同时，合理地制定预防和纠正水、电解质及酸碱平衡失调的治疗方案，有输血指征者应输血治疗。

（3）抗感染：选择应用适当的抗生素控制感染。

在非手术治疗期间，应密切观察患者的生命体征、神志变化和腹痛情况，做好术前准备，及时掌握手术时机，必要时紧急手术。

2. 手术治疗　手术是治疗急腹症的主要方法。具体的手术方法应根据疾病的性质而定。如急性阑尾炎的阑尾切除术、胃十二指肠溃疡穿孔的胃大部切除术、胆总管结石的胆总管切开取石加T管引流术、绞窄性肠梗阻时的肠切除肠吻合术等。当然术后的处理也应当遵循上述的一般处理原则。

第二节　急性腹膜炎

急性腹膜炎为外科常见的急腹症，是指腹膜的壁层和（或）脏层因各种原因受到刺激或损害而发生的急性炎症反应。腹痛为其最主要的症状，而腹膜刺激征则为其标志性体征。腹膜炎的出现标志着病情已趋严重，需要及时进行外科处理。其分类方法很多，按发病机制分为原发性腹膜炎和继发性腹膜炎；按腹腔内感染范围分为弥漫性腹膜炎和局限性腹膜炎；按病因可分为细菌性腹膜炎和非细菌性腹膜炎；按临床经过分为急性、亚急性和慢性腹膜炎。

【病因】

1. 继发性腹膜炎　继发性化脓性腹膜炎是临床最常见的腹膜炎。腹腔内空腔脏器穿孔、外伤引起的腹壁或内脏破裂是急性继发性化脓性腹膜炎最常见的原因，如胃十二指肠溃疡急性穿孔、急性胆囊炎胆囊壁穿孔、腹外伤后造成的肠管破裂、膀胱破裂等均可形成腹膜炎。腹腔内脏器炎症扩散也是急性继发性腹膜炎的常见原因，如急性阑尾炎、急性胰腺炎、女性生殖器官化脓性感染等也可在腹腔内扩散引起腹膜炎。其他如腹部手术中的腹腔污染，如胃肠道、胆管、胰腺吻合口渗漏；腹前、后壁的严重感染也可引起腹膜炎（图 2－5－1）。致病菌主要是胃肠道内的常驻菌群，其中以大肠埃希菌最为多见；其次为厌氧拟杆菌、链球菌、变形杆菌等。一般都是混合性感染，故毒性较强。

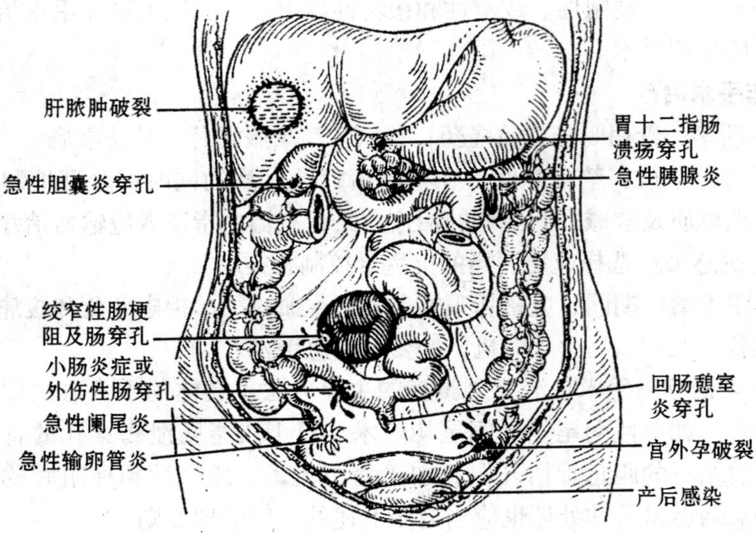

图 2－5－1　急性腹膜炎的常见原因

2. 原发性腹膜炎　又称自发性腹膜炎。指腹腔内无原发疾病或感染病灶存在而发生的腹膜炎。该病可通过血行播散、上行性感染、直接扩散、透壁性感染而致。致病菌多为溶血性链球菌、肺炎双球菌或大肠埃希菌。原发性腹膜炎感染范围很大，与脓液的性质和细菌的种类有关。

【病理】

腹膜分为相互连续的壁层腹膜和脏层腹膜两部分。壁层腹膜和脏层腹膜之间的潜在间隙称为腹膜腔。该间隙在男性是密闭的，女性则经输卵管、子宫、阴道与外界间接相通。腹膜腔分为大、小腹腔两部分，即腹腔和网膜囊，经由网膜孔相通。在正常情况下，腹腔内有 75～100ml 黄色澄清液体，起润滑作用。壁层腹膜贴附于腹壁、横膈脏面、盆壁的内表面，受体神经（肋间神经和腰神经的分支）支配，故痛觉敏感、定位准确，当出现急性腹膜炎时，可引起局部疼痛、压痛和腹肌紧张。当膈肌处腹膜受刺激时，可通过膈神经的反射引起肩部放射性疼痛和呃逆。脏层腹膜覆盖于腹腔脏器的表面，构成它们的浆膜层，受自主神经（交感神经和迷走神经末梢）支配，呈钝痛，定位不准确，但对膨胀、牵拉及压迫等刺激较敏感，刺激较重时可引起心率减慢、血压下降和肠麻痹。

当细菌或胃肠内容物进入腹膜腔后，腹膜受到刺激而发生充血水肿、失去光泽，并且产生大量的渗出液以稀释腹腔内毒素，同时因大量巨噬细胞、中性粒细胞的出现，加上坏死组织、细菌和凝固的纤维蛋白，使渗出液由清晰变混浊，最后成为脓液。

腹膜炎的结局取决于两个方面：一方面是病人全身的和腹膜局部的防御能力，另一方面是污染细菌的性质、数量和时间。若患者年轻力壮、抗病能力强、细菌毒力弱，加之治疗适当，可使病变局限而成为局限性腹膜炎。渗出液如能被完全吸收，腹膜炎可以痊愈；如不能被完全吸收，则可形成腹腔内脓肿。若患者抵抗力弱、细菌毒力强，而治疗又不及时，则可使感染迅速扩散而形成弥漫性腹膜炎，严重者可引起感染性休克。此外，腹内脏器浸泡在脓性液体中，易形成麻痹性肠梗阻，膨胀的肠管又可上抬膈肌而影响心肺功能，腹腔内、肠管内的大量积液，加之发热、呕吐等致有效循环血量减少，则可引起休克，进而导致死亡。

【临床表现】

腹膜炎的症状可以突然发生，也可逐渐出现。如空腔脏器损伤、破裂或穿孔引起的腹膜炎发病较突然，而阑尾炎、胆囊炎等引起的腹膜炎多先有原发病症状，以后才逐渐出现腹膜炎的表现。

1. 症状

（1）腹痛：是最主要的症状。疼痛的程度与发病的原因、炎症的轻重、身体素质等有关。多先由原发病变部位开始，逐渐扩散而延及全腹，但仍以原发病变部位较为显著。腹痛剧烈，呈持续性，深呼吸、咳嗽或变动体位时疼痛加剧，故病人常平卧或蜷曲侧卧，不愿改变体位。

（2）恶心、呕吐：为较早出现的症状。早期为反射性呕吐，呕吐物为胃内容物，是腹膜受到刺激所致。晚期如呕吐物为黄绿色、含胆汁，甚至棕褐色粪水样，则提示麻痹性肠梗阻。

（3）感染中毒症状：病人可表现为高热、大汗、口渴、脉速、呼吸浅快等中毒症状。后期可出现面色苍白、四肢厥冷、皮肤干燥、眼窝凹陷、呼吸急促、血压下降、神志不清、脉细微弱等重度脱水、代谢性酸中毒和感染性休克等症状。

2. 体征　主要表现为腹膜刺激征，即腹部压痛、反跳痛和腹肌紧张同时存在。

（1）视诊：腹部膨隆，腹式呼吸减弱或消失。腹胀加重是病情恶化的征象之一。麻痹性肠梗阻时全腹膨隆。

（2）触诊：腹部压痛、反跳痛和腹肌紧张是腹膜炎的标志性体征，称腹膜刺激征。弥漫性腹膜炎时，全腹肌紧张、压痛和反跳痛持续存在，但以原发病灶部位最为显著，并且腹肌紧张程度与病因和患者全身情况有关，如血液性刺激时腹肌紧张度较轻；而化学性刺激（如胃液、胆汁）时则腹肌紧张明显，可呈木板样强直，临床上称为“板状腹”。幼儿、老人或极度衰弱的病人腹肌紧张不明显，易被忽视。

（3）叩诊：腹部叩诊呈鼓音。胃肠道穿孔时肝浊音界可能缩小或消失；腹腔内积液较多时，可有移动性浊音。

（4）听诊：肠鸣音减弱或消失。

【辅助检查】

1. 实验室检查 白细胞计数和中性粒细胞比例显著增高，但病情危重或机体抵抗力低下时，白细胞计数可不增高，仅有中性粒细胞比例增高，并有中毒颗粒。

2. 影像学检查

（1）X线检查：腹部立位平片在肠麻痹时，可见小肠普遍胀气，并有多个小液平面；在胃肠穿孔时多可见膈下游离气体。

（2）B超检查：可显示腹腔积液及原发病灶，但不能鉴别液体的性质。另外，也可在B超引导下腹腔穿刺抽液或腹腔灌洗帮助诊断。

（3）CT检查：对诊断腹腔内实质性脏器病变和腹腔内渗液的评估帮助较大。还可在CT引导下，作经皮肤穿刺脓肿引流。

（4）磁共振成像（MRI）检查：可用于腹腔内脓肿诊断，但清晰度不如CT，对腹膜后病变检查效果较好。

3. 腹腔穿刺

（1）穿刺部位：脐与髂前上棘连线的中、外1/3处。

（2）病因分析：上消化道穿孔抽出物为黄绿色混浊液，含有胃液、胆汁；急性阑尾炎穿孔为稀薄带有臭味的脓液；绞窄性肠梗阻肠坏死，可抽出血性有异臭的液体；急性出血坏死性胰腺炎可抽出血性液体，且胰淀粉酶含量高；如抽出液为不凝血，提示腹腔内出血。另外，抽出液还可作涂片镜检及细菌培养。

4. 腹腔镜的应用 非典型腹膜炎诊断困难时，可考虑用腹腔镜协助诊断。必要时尚可处理腹腔病灶，清洗和引流。

5. 其他 直肠指检发现直肠前壁饱满、触痛，提示盆腔已有感染或形成脓肿。已婚女性病人可作经阴道检查或经后穹隆穿刺检查。

【诊断及鉴别诊断】

1. 诊断要点　①病史：腹腔内脏器穿孔、破裂、炎症或手术污染而引起腹痛、发热、呕吐，出现明显的腹膜刺激征时首先考虑继发性腹膜炎；儿童在上呼吸道感染期间突然发生腹痛、呕吐，出现明显的腹膜刺激征时要想到原发性腹膜炎的可能。②临床表现：有腹痛、恶心、呕吐和高热等症状以及腹部压痛、反跳痛和腹肌紧张的典型体征。③辅助检查：白细胞计数及中性粒细胞比例增高，腹部 X 线检查、B 超检查、CT 检查、MRI 检查以及腹腔镜应用等，对诊断急性腹膜炎均有一定的价值。

2. 鉴别诊断

（1）急性胃肠炎：该病多有明确的致病因素，如不洁饮食史、服药史、酗酒或急性应激状态等。表现为腹部不适、疼痛甚至剧痛，可伴有恶心、呕吐、畏食及水样稀便等。腹部压痛较轻且部位不固定，有肠鸣音亢进，但无反跳痛和腹肌紧张。

（2）急性肠系膜淋巴结炎：①儿童多见，先有上呼吸道感染史，先发热后腹痛；②腹部压痛部位偏向内侧，压痛范围大而不固定，并可随体位变化。

【治疗】

原发性腹膜炎应针对革兰染色阴性球菌给予相应的抗生素治疗。继发性腹膜炎则可选择非手术治疗和手术治疗，绝大多数需通过手术治疗。

1. 非手术治疗　对于病情较轻，或病程较长超过 24 小时，且腹部体征已减轻或有减轻趋势者，或伴有严重心肺等脏器疾患不能耐受手术者，可行非手术治疗。非手术治疗也可作为手术前的准备工作。

（1）体位：一般取半卧位，鼓励病人经常活动双腿，不时改变受压部位，以防下肢静脉血栓形成和褥疮发生。休克病人取平卧位或头、躯干和下肢各抬高约 20°的体位。

（2）禁食、胃肠减压：胃肠道穿孔的患者必须绝对禁食、禁口服药物，并采用胃肠减压抽吸肠内积气、积液，以减轻腹胀，促进胃肠道恢复蠕动。

（3）补液、输血：通过补液纠正缺水、电解质失调和酸碱平衡失调，病情严重的应多输血浆、白蛋白或全血，以补充因腹腔内渗出大量血浆引起的低蛋白血症和贫血。注意监测脉搏、血压、尿量、中心静脉压、心电图、血细胞比容、肌酐以及血气分析等，以调整输液的成分和速度，维持每小时尿量 30～50ml。并补充热量和营养，在输入葡萄糖供给热量的同时，也可根据病情输入氨基酸和脂肪乳。

（4）控制感染：继发性腹膜炎大多为混合性感染，在选择抗生素时，应考虑致病菌的种类。根据细菌培养的菌种及药敏结果选用抗生素是比较合理的。过去多主张大剂量联合应用抗生素，现在认为单一广谱抗生素治疗大肠埃希菌的效果可能更好。第三代头孢菌素足以杀死大肠埃希菌而无耐药性。需要强调的是，抗生素治疗不能替代手术治疗，有些病例单独通过手术就可获得痊愈。

（5）镇静、止痛、吸氧：已经确诊、治疗方案已确定的及手术后的病人，可用哌替啶类止痛剂。而诊断不清或需进行观察的病人，暂不用止痛剂，以免掩盖病情。

2. 手术治疗 通常适用于病情严重或非手术治疗无效者。

（1）适应证：①腹腔内原发病灶严重者，如坏疽性阑尾炎穿孔、绞窄性肠梗阻肠坏死；②弥漫性腹膜炎较重而无局限趋势者；③患者一般情况较差，腹腔积液多，肠麻痹严重，或中毒症状明显，尤其是有休克者；④经保守治疗6～12小时后，症状、体征不缓解反而加重者。

（2）手术方法：①处理原发病，如坏疽性阑尾炎行阑尾切除术、肠破裂行肠修补术、胃十二指肠溃疡穿孔行胃大部切除术或穿孔修补术等；②清理腹腔，消除病因后，尽可能吸尽腹腔内脓液，去除腹腔内异物，可用甲硝唑及生理盐水冲洗腹腔至清洁；③充分引流，防止腹腔感染和术后发生腹腔脓肿。应用引流管时，需放在病灶附近及最低位，防止折曲，并且其腹腔内段需剪多个侧孔，大小应与引流管内径接近，必要时要放两根以上引流管。

（3）术后处理：继续禁食、胃肠减压、补液、应用抗生素和营养支持治疗，保证引流管通畅。根据脓液的细菌培养和药物敏感试验结果，选用有效的抗生素。待病人全身情况改善，临床感染消失后，可停用抗生素。一般待引流量小于每日10ml、非脓性，也无发热、腹胀等症状时，表示腹膜炎已经控制，可拔除引流管。

第三节　胃、十二指肠溃疡急性穿孔

胃、十二指肠溃疡急性穿孔是胃、十二指肠溃疡的严重并发症，是指溃疡穿透胃或十二指肠前壁，与腹腔沟通，胃与十二指肠内容物流入腹腔的病理现象。该病以突发性上腹部剧痛、明显的腹膜刺激征为特点。因起病急、病情重、变化快，若诊治不当则可危及病人生命。十二指肠溃疡穿孔男性病人较多，胃溃疡穿孔则多见于老年妇女。

【病因与病理】

胃、十二指肠溃疡穿孔可分为游离穿孔与包裹性穿孔。游离穿孔时，胃与十二指肠的内容物进入腹膜腔引起弥漫性腹膜炎；包裹性穿孔是指溃疡孔洞为邻近脏器或大网膜封闭包盖，阻止了消化道内容物进入腹膜腔。如十二指肠后壁溃疡穿入胰腺，为胰腺组织所包裹，即所谓慢性穿透性溃疡。绝大多数的穿孔只有一处，90%的十二指肠溃疡穿孔发生在球部前壁，而胃溃疡穿孔60%发生在胃小弯，40%分布于胃窦及其他各部，穿孔直径一般在0.5cm左右。穿孔发生后，食物、胃酸、十二指肠液、胆汁、胰液等溢入腹腔，引起化学性腹膜炎。约经6~8小时后，转变为化脓性腹膜炎，甚至发生感染性休克。病原菌以大肠埃希菌、链球菌为多见。

【临床表现】

多数病人既往有溃疡病史，穿孔前数日溃疡病症状加剧。精神过度紧张、过于劳累、饮食过饱、嗜酒吸烟和长期服用损害胃黏膜药物（阿司匹林、水杨酸制剂、糖皮质激素药物等）等常为诱发因素。

1. 症状

（1）腹痛：穿孔多在夜间空腹或饱食后突然发生，表现为上腹部或右上腹部突发性刀割样或烧灼样剧烈疼痛，难以忍受，迅速波及全腹。疼痛可为持续性，也有阵发性加剧。当胃内容物沿右结肠旁沟向下流注时，可出现右下腹痛，疼痛也可放射至肩部。当腹腔有大量渗出液稀释漏出的消化液时，腹痛可略有减轻。由于继发细菌感染，出现化脓性腹膜炎，腹痛可再次加重。偶有溃疡穿孔与溃疡出血同时发生。

（2）恶心、呕吐：多数患者有此症状。早期为反射性的，后期为肠麻痹所致，可同时伴有腹胀、便秘等症状。

（3）休克：早期可因剧烈腹痛而出现轻度休克症状，如表情淡漠、面色苍白、出汗、肢冷、脉速而弱、血压下降等。穿孔3~5小时后腹痛减轻，休克症状可自行好转。如病情进一步发展，可出现感染性休克征象。

（4）发热：穿孔初期体温多正常，6小时以内很少超过38℃，6~12小时以后体温明显升高。

2. 体征

（1）视诊：早期可出现舟状腹，腹式呼吸减弱或消失。

（2）触诊：穿孔后全腹压痛、反跳痛，腹肌紧张呈“板样”强直，尤以右上腹部最为明显。

（3）叩诊：叩诊肝浊音界缩小或消失。腹腔内有积液者可出现移动性浊音。

（4）听诊：肠鸣音明显减弱或消失。

【辅助检查】

1. 实验室检查 可见白细胞计数和中性粒细胞比例明显升高；血清淀粉酶轻度升高。

2. X 线检查 站立位检查时，80% 的病人可见膈下新月状游离气体影。

3. 腹腔穿刺 可抽得混浊液体，呈酸性反应，内有胆汁或食物残渣。

【诊断及鉴别诊断】

1. 诊断要点 ①病人既往有溃疡病史。②突发上腹部剧烈疼痛，并迅速扩展为全腹疼痛，且伴有腹膜刺激征等上消化道穿孔的特征性临床表现，特别是肝浊音界缩小或消失。③X 线检查有膈下新月状游离气体影，即能确诊。必要时可行诊断性腹腔穿刺。

2. 鉴别诊断

（1）急性胆囊炎：①右上腹绞痛或持续性疼痛伴阵发性加剧，痛时向右肩放射，伴畏寒发热；②查体有局限性的右上腹压痛及反跳痛，Murphy 征阳性；③X 线检查无膈下游离气体，B 超提示胆囊炎或胆囊结石。

（2）急性胰腺炎：①多有胆石病病史；②腹痛发作一般不如溃疡急性穿孔者急骤，且腹痛多自左上腹开始，放射至左肩、左腰背部。左上腹压痛往往比右侧明显，肌紧张程度也略轻；③血清、尿液和腹腔穿刺液淀粉酶明显升高；④X 线检查无膈下游离气体。CT、B 超提示胰腺肿胀。

（3）急性阑尾炎穿孔：①阑尾炎一般症状较轻，体征局限于右下腹，无板状腹；②腹腔穿刺液内无胆汁或食物残渣；③X 线检查无膈下游离气体。

【治疗】

溃疡病穿孔的治疗有手术治疗和非手术治疗。一旦有手术指征者，应尽快手术治疗。治疗延迟，尤其是超过 24 小时者，死亡率和并发症发生率明显增加。

1. 非手术治疗 对于一般情况良好，症状体征较轻的空腹小穿孔；穿孔超过 24 小时，腹膜炎已局限者；或是经水溶性造影剂行胃、十二肠造影检查证实已封闭的病人，先行非手术治疗。治疗期间需严密观察病情变化，如治疗 6 ~ 8 小时后病情仍继续加重，应立即转行手术治疗。非手术治疗不适用于伴有出血、幽门梗阻、疑有癌变等情况的穿孔病人。主要治疗措施包括：

（1）禁食、持续胃肠减压：减少胃肠内容物继续外漏，利于穿孔的闭合和腹膜炎消退。

（2）输液：通过输液维持水、电解质平衡并给予营养支持。

（3）全身应用抗生素控制感染：选择抗生素时，应考虑致病菌的种类。根据细菌培养的菌种及药敏结果选用抗生素是比较合理的。

（4）静脉给予 H_2受体阻断剂或质子泵拮抗剂等制酸药物：该类药物能中和胃酸、缓解疼痛和促进溃疡愈合。

（5）中药：恢复期以大柴胡汤（双花、连翘、丹参、柴胡、黄芩、枳壳、白芍、甘草、大黄）加减。

痊愈的病人应作胃镜检查排除胃癌，根治幽门螺杆菌感染，并采用制酸剂治疗。

2. 手术治疗　为胃、十二指肠溃疡急性穿孔的主要疗法。可根据病人情况，结合手术条件，选择单纯穿孔缝合术或彻底性溃疡手术。

（1）单纯穿孔缝合术：该方法的优点是操作简便，手术时间短，安全性高。适用于：①穿孔时间超出 8 小时，腹腔内感染及炎症水肿严重，有大量脓性渗出液；②以往无溃疡病史，或有溃疡病史未经正规内科药物治疗，无出血、梗阻并发症，特别是十二指肠溃疡病人；③有其他系统器质性疾病不能耐受急诊彻底性溃疡手术者。需要注意的是，对于所有的胃溃疡穿孔病人，需作活检或手术中快速病理检查，除外胃癌后方可进行修补。若为恶性病变，应行根治性手术。

通常采用经腹手术，穿孔处以丝线间断横向缝合，再用大网膜覆盖，或用网膜补片修补。此外，尚有经电视腹腔镜行大网膜覆盖穿孔修补术，有条件医院可谨慎选择病例采用。需要注意的是，单纯穿孔缝合术术后溃疡病仍需内科治疗，部分病人因溃疡未愈仍需行彻底性溃疡手术。

（2）彻底性溃疡手术：优点是一次手术同时解决了穿孔和溃疡两个问题。适用于：①病人一般情况良好，胃、十二指肠溃疡穿孔在 8 小时内，或超过 8 小时但腹腔污染不严重；②慢性溃疡病患者特别是胃溃疡病人，曾行内科药物治疗，或药物治疗期间穿孔；③十二指肠溃疡穿孔修补术后再穿孔，有幽门梗阻、出血史者。

除胃大部切除术外，对十二指肠溃疡穿孔可采用选择性迷走神经切断术加胃窦部切除术，或穿孔缝合术加高选择性迷走神经切断术。由于操作复杂耗时，手术风险增大，对于有休克、化脓性腹膜炎或合并有其他严重疾病者不宜选用。

3. 术后并发症　胃、十二指肠溃疡手术术后可出现一些并发症，常见的并发症有：

（1）术后胃出血：手术后 24 小时内可从胃管抽出少许暗红色或咖啡色胃液，一般不超过 300ml。如 24 小时后仍未停止，则为术后出血，多为术中止血不彻底造成；若术后4～6天发生出血，常为吻合口黏膜坏死脱落而致；若术后10～20天发生出血，常为吻合口缝线处感染，黏膜下脓肿腐蚀血管所致；部分病例可因旷置的溃疡出血或是术中探查遗漏病变引起出血。多数患者可用非手术疗法止血；若无效，应及时再次手术止血。

（2）胃排空障碍：胃切除术后排空障碍属动力性障碍，发病机制尚不完全明了。术后拔除胃管后，病人出现上腹持续性饱胀、钝痛，并呕吐带有食物和胆汁的胃液。X线上消化道造影检查，见残胃扩张，无张力，蠕动波少而弱，胃肠吻合口通过欠佳。多数病人经保守治疗，禁食、胃肠减压、营养支持、给予胃动力促进剂等能好转，若无改善，应当考虑合并机械性梗阻因素的可能。

（3）胃壁缺血坏死、吻合口破裂或瘘：因缝合处张力过大或吻合口缝合不当，也可能因严重贫血、低蛋白血症、组织水肿等而发生。缺血坏死多局限于小弯黏膜层，发生较早的吻合口破裂有明显腹膜炎，发生较晚者可形成局限性脓肿。处理时可先禁食、胃肠减压、抗感染等，并严密观察，必要时应再次手术。

（4）十二指肠残端破裂：原因与十二指肠残端处理不当以及胃空肠吻合口输入袢梗阻引起十二指肠腔内压力升高有关。表现为突发性上腹部剧痛、发热、腹膜刺激征及白细胞计数增加，腹腔穿刺可有胆汁样液体。一旦确诊应立即手术。术中尽量妥善关闭十二指肠残端，行十二指肠造瘘与腹腔引流。术后给予肠内或肠外营养支持，全身应用抗生素。

（5）吻合口梗阻：原因为吻合口太小或胃肠壁内翻过多，表现为食后上腹饱胀、呕吐，呕吐物为食物，多无胆汁。若经保守治疗仍无改善，可手术解除梗阻。

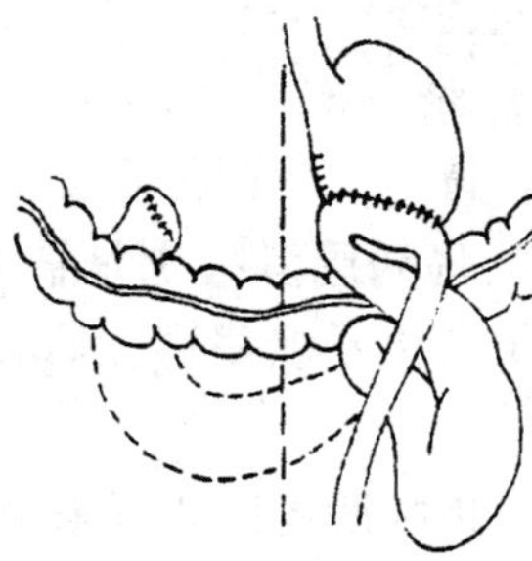

图2－5－2　输入段过长，穿入输出段与横结肠系膜的间隙孔，造成内疝

（6）空肠输入袢梗阻：有急、慢性两种类型。急性输入袢梗阻多因输出袢系膜悬吊过紧压迫输入袢，或是输入袢过长穿入输出袢与横结肠系膜的间隙孔形成内疝所致（图2－5－2）。临床表现为上腹部剧烈疼痛、呕吐伴上腹部压痛，呕吐物量少，多不含胆汁，上腹部有时可扪及包块。急性完全性输入袢梗阻属闭

袢性肠梗阻，易发生肠绞窄，病情不缓解者应行手术解除梗阻。慢性不全性输入袢梗阻产生的原因是输入袢过长扭曲，或输入袢受牵拉在吻合口处呈锐角影响到肠道排空（2－5－3）。表现为餐后半小时左右上腹胀痛或绞痛，伴大量呕吐，呕吐物为胆汁，几乎不含食物，呕吐后症状缓解消失。处理时先采用禁食、胃肠减压、营养支持等治疗，若无缓解，可行空肠输出、入袢间的侧侧吻合或改行Roux－en－Y型胃肠吻合解除梗阻。

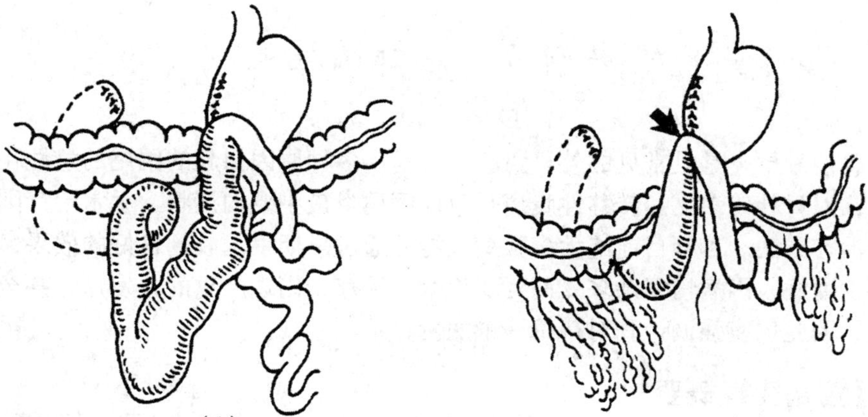

（1）　　　　（2）

图2－5－3　慢性不完全性输入袢梗阻

（1）输入段过长、扭曲　（2）输入段过短过紧，在吻合口处形成锐角

（7）空肠输出袢梗阻：多系术后粘连、大网膜水肿、炎性肿块压迫形成梗阻，或是结肠后空肠胃吻合，将横结肠系膜裂口固定在小肠侧，引起缩窄或压迫导致梗阻。临床表现为上腹部饱胀，呕吐含胆汁的胃内容物。钡餐检查可以明确梗阻部位。若非手术治疗无效，应手术解除病因。

（8）碱性反流性胃炎：常始于术后1～2年，因手术丧失幽门功能，胆汁反流入胃，破坏胃黏膜屏障所致。临床表现为典型三联征：①剑突下持续烧灼痛，食后加重，抗酸剂无效；②胆汁性呕吐；③体重减轻。胃镜检查示胃黏膜充血、水肿、糜烂、炎症、易出血。活检示慢性萎缩性胃炎。治疗可服用胃黏膜保护剂、胃动力药及胆汁酸结合药物考来烯胺（消胆胺）。症状严重者可行手术治疗，一般改行Roux－en－Y型胃肠吻合。

（9）倾倒综合征：原因是手术丧失了幽门功能，加上部分病人胃肠吻合口过大，导致胃排空过速所产生的一系列综合征。表现为进食，特别是进甜流质饮食后10～20分钟，自觉剑突下不适、心悸、乏力、出汗、头晕、恶心、呕吐以致虚脱，并有肠鸣和腹泻等，平卧几分钟后可缓解。治疗应少食多餐，少吃甜食，食后平卧10~15分钟，多数病人在1年内症状消失。如经2年以上仍未改善，可手术将毕罗Ⅱ式改为毕罗Ⅰ式或改作Roux-en-Y吻合。

（10）残胃癌：胃、十二指肠溃疡病人行胃大部切除术后5年以上，残余胃发生的原发癌称残胃癌。大多在手术后20~25年出现，表现为上腹部疼痛不适、进食后饱胀、消瘦、贫血等症状，胃镜及活检可以确诊。一旦确诊，应采用手术治疗。

第四节　急性阑尾炎

急性阑尾炎是最常见的外科急腹症，是由多种原因引起的阑尾的急性化脓性感染，以青壮年多见。转移性腹痛是急性阑尾炎最主要的症状，手术治疗则是主要的治疗方法。尽管目前绝大多数病人能够通过早期手术收到良好的效果，但是仍有少数病人因病情复杂多变而延误诊断和治疗，出现严重的并发症，甚至造成死亡，因此仍应强调认真对待每一个病例，不可忽视。

【解剖生理概要】

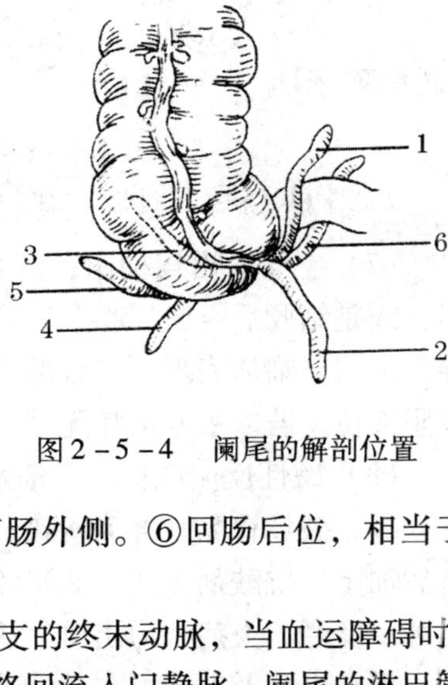

图2-5-4　阑尾的解剖位置

阑尾位于右髂窝部，起于盲肠根部，附于盲肠后内侧壁，沿三条结肠带向顶端追踪可寻到阑尾基底部。阑尾尖端指向有六种类型（图2-5-4）：①回肠前位，相当于0~3点位，尖端指向左上。②盆位，相当于3~6点位，尖端指向盆腔。③盲肠后位，相当于9~12点，在盲肠后方、髂棘前，尖端向上，位于腹膜后。④盲肠下位，相当于6~9点位，尖端向下。⑤盲肠外侧位，相当于9~10点，位于腹腔内，盲肠外侧。⑥回肠后位，相当于0~3点，但在回肠后方。

阑尾动脉系回结肠动脉的分支，是一种无侧支的终末动脉，当血运障碍时，易导致阑尾坏死。阑尾静脉与阑尾动脉伴行，最终回流入门静脉。阑尾的淋巴管与系膜内血管伴行，引流到回结肠淋巴结。阑尾的神经由交感神经腹腔丛和内脏小神经传入，由于其传入的脊髓节段在第10、11胸节，所以当急性阑尾炎发病开始时，常表现为脐周的牵涉痛，属内脏性疼痛。

阑尾是一个淋巴器官，参与B淋巴细胞的产生和成熟，起免疫监督作用。阑尾的淋巴组织在出生后2周就开始出现，12~20岁时达高峰期，有200多个淋巴滤泡。以后逐渐减少，30 岁后滤泡明显减少，60 岁后完全消失。故切除成人的阑尾，无损于机体的免疫功能。阑尾黏膜深部有嗜银细胞，是发生阑尾类癌的组织学基础。

【病因】

1. 阑尾管腔梗阻　是急性阑尾炎的最常见原因。淋巴滤泡的明显增生则是阑尾管腔梗阻的最常见原因，约占60%，多见于年轻人。粪石也是阻塞的原因之一，约占35%。而异物、炎性狭窄、食物残渣、蛔虫、肿瘤等则是较少见的病因。同时由于阑尾管腔细长、弯曲、盲管、蠕动缓慢等，均可造成阑尾管腔梗阻。阑尾腔梗阻后，腔内压力增高，导致水肿而发生炎症。

2. 细菌感染　阑尾腔发生梗阻后，细菌繁殖，产生内毒素和外毒素，损伤黏膜，加重感染。阑尾壁间质压力升高，妨碍动脉血流，造成阑尾缺血，最终造成梗死和坏疽。致病菌多为革兰染色阴性杆菌和厌氧菌。

【病理】

1. 急性单纯性阑尾炎　属轻型阑尾炎或病变早期。病变局限于黏膜或黏膜下层。阑尾轻度肿胀，表面充血，附有少量纤维素性渗出物，腔内少量渗液。临床症状和体征均较轻。体温和白细胞总数轻度升高。

2. 急性化脓性阑尾炎　亦称急性蜂窝织炎性阑尾炎。病变扩展到肌层及浆膜层，阑尾肿胀明显，浆膜高度充血，表面附有纤维素性渗出物，腔内有积脓。临床症状和体征较重。体温和白细胞总数明显升高。

3. 坏疽性及穿孔性阑尾炎　是重型阑尾炎，病情进一步发展而致阑尾管壁坏死或部分坏死，呈紫色或紫黑色，可合并穿孔而引起弥漫性腹膜炎，穿孔部位多在阑尾根部和尖端。此期症状体征明显加重。体温和白细胞总数显著升高。

4. 阑尾周围脓肿　急性阑尾炎化脓坏疽或穿孔后，可被大网膜和周围肠管包裹粘连，形成阑尾周围脓肿。

急性阑尾炎的转归有：①炎症消退：部分单纯性阑尾炎经及时药物治疗后炎症消退，不留解剖学上的改变。大部分转为慢性阑尾炎，容易复发。②炎症局限化：化脓、坏疽或穿孔性阑尾炎被大网膜包裹粘连，炎症局限，形成阑尾周围脓肿或局限性炎症包块。需用大量抗生素或中药治疗，治愈缓慢。③炎症扩散：急性阑尾炎在未被网膜包裹之前发生穿孔，可引起急性弥漫性腹膜炎；细菌栓子可随阑尾静脉回流至门静脉系统，进而发展为化脓性门静脉炎、细菌性肝脓肿、感染性休克等。

【临床表现】

1. 症状

（1）腹痛：转移性右下腹痛是急性阑尾炎的最主要的症状。70%～80%的病人具有这种特点。部分病例发病开始即出现右下腹痛。典型的过程是腹痛开始部位多在中上腹或脐周围，往往突然发生，呈阵发性，逐渐加重且移向脐部，数小时（6～8小时）后转移并局限在右下腹。不同类型的阑尾炎其腹痛性质也有差异，单纯性阑尾炎表现为轻度隐痛，化脓性阑尾炎呈阵发性胀痛和剧痛，坏疽性阑尾炎呈持续性剧烈腹痛，穿孔性阑尾炎腹痛可暂时减轻，但出现腹膜炎后，腹痛又会持续加剧。不同位置的阑尾炎，其腹痛部位也有区别，如盲肠后位阑尾炎疼痛在右侧腰部，盆位阑尾炎腹痛在耻骨上区，肝下区阑尾炎可引起右上腹痛，极少数左下腹部阑尾炎呈左下腹痛。

（2）胃肠道症状：早期可有恶心、呕吐，但程度较轻，呕吐均发生在腹痛后。盆位阑尾炎，炎症刺激直肠和膀胱，引起排便、里急后重症状。弥漫性腹膜炎时可以引起麻痹性肠梗阻。

（3）全身症状：早期一般无明显的全身症状，部分患者可有乏力、轻度头痛及咽痛等症状。病情重时出现中毒症状，如心率增快、发热等。单纯性阑尾炎，体温一般在37.5℃～38℃；化脓性阑尾炎、坏疽性阑尾炎合并穿孔后，常伴有高热，体温在38.5℃～39℃以上。如发生门静脉炎时，可出现寒战、高热和轻度黄疸。

2. 体征

（1）右下腹压痛：右下腹固定而明显的局限性压痛点是急性阑尾炎最常见的重要体征，尤其当腹痛尚未转移至右下腹以前，压痛已固定在右下腹，这在诊断上具有重要意义。压痛点通常位于麦氏点（McBurney点），即脐与右髂前上棘连线的中外1/3交界处，该点是阑尾切除时手术切口的标记点。压痛的程度与病变的程度有关。

（2）腹膜刺激征象：与压痛具有同样重要意义的是局部反跳痛，提示炎症已波及到壁层腹膜，见于化脓性、坏疽性或穿孔性阑尾炎，除上述体征外，可以有腹肌紧张、肠鸣音减弱或消失等。但在小儿、老人、孕妇、肥胖、虚弱者或盲肠后位阑尾炎时，腹膜刺激征可不明显。

（3）右下腹包块：如体检发现右下腹饱满，有压痛性包块，边界不清，固定，应考虑阑尾周围脓肿的诊断。

（4）其他体征：①结肠充气试验（Rovsing征）：病人仰卧位，检查者先以右手压降结肠，再用左手反复按压其近侧，引起右下腹痛为阳性；②腰大肌试验

(psoas 征)：病人左侧卧位，右大腿向后过伸，引起右下腹痛者为阳性，表明阑尾位于腰大肌前方，盲肠后位或腹膜后位；③闭孔内肌试验（obturator 征）：病人仰卧位，右髋、膝关节前屈并被动内旋，引起右下腹痛者为阳性，提示阑尾靠近闭孔内肌；④经肛门直肠指检：常在直肠右前方压痛，有盆腔脓肿时，可触及痛性包块；⑤阑尾穴压痛试验：该穴位在足三里下 2～4cm 处。左右侧穴位均可以出现压痛，但以右侧明显而多见。

【辅助检查】

1. 实验室检查　大多数急性阑尾炎病人有不同程度的白细胞计数和中性粒细胞比例增高。白细胞计数升高到（10～20）$\times 10^9/L$，可发生核左移。尿液检查一般无阳性发现，如尿中出现少量红细胞，说明炎性阑尾与输尿管或膀胱相接近。生育期有闭经史的妇女，应测定血清人绒毛膜促性腺激素（β－HCG）以排除异位妊娠所致腹痛。

2. 影像学检查

（1）X 线腹部平片：在无并发症的急性阑尾炎，腹部平片可能完全正常而无诊断意义，但在并发腹膜炎时，可见盲肠扩张和液平面，偶尔可见钙化的粪石。

（2）B 超检查：可以发现肿大的阑尾或脓肿。

（3）X 线钡剂灌肠：显示阑尾充盈状况以协助诊断。

（4）CT 扫描和聚焦螺旋 CT：是诊断急性阑尾炎的金标准，尤其是在阑尾周围脓肿的诊断上非常有帮助。但是必须强调这些特殊检查在急性阑尾炎的诊断中并不是必须的，当诊断不肯定时可选择应用。在有条件的医院，腹腔镜也可用于诊断阑尾炎并同时切除阑尾。

【诊断与鉴别诊断】

1. 诊断要点　①转移性右下腹痛。②右下腹固定而明显的局限性压痛点。③体温及白细胞计数升高。④B 超检查、CT 扫描和聚焦螺旋 CT 均可发现肿大的阑尾或脓肿。

2. 鉴别诊断

（1）胃、十二指肠溃疡穿孔：①病人多有消化性溃疡的病史。②表现为突然发生的上腹痛，呈持续性，伴阵发性加剧。③上腹有明显的压痛、反跳痛和腹肌紧张，可以出现板状腹，叩诊肝脏浊音界缩小或消失。④腹部 X 线检查可以发现膈下游离气体影。

（2）右侧输尿管结石：①多为突然发生的右下腹阵发性的绞痛，伴有向会阴部、大腿内侧或外生殖器放射。②尿液检查可以有多量红细胞。③B 超或 X 线摄片可以发现结石阴影。

（3）异位妊娠破裂：①病人近期有停经史和不规则的阴道出血史，此次腹痛发生突然伴腹内出血，易发生休克。②检查时宫颈举痛，后穹隆穿刺能抽出不凝血。

（4）右侧肺炎：由于刺激第 10、11、12 肋间神经，可引起右下腹痛，但应先有上呼吸道感染史，见发热、咳嗽、咳痰、胸痛等症，肺部听诊可闻及湿啰音，X 线检查表现为肺纹理增粗、增深或呈斑片状的致密影。

【治疗】

1. 手术治疗 急性阑尾炎在诊断明确后绝大多数应及早于 24 小时内行阑尾切除术（图 2－5－5）。因早期阑尾炎症尚处于管腔阻塞或仅有充血水肿阶段，此时手术操作比较简单，术后并发症少。如阑尾化脓坏疽或穿孔后再手术，操作困难且术后并发症明显增加。

（1）不同临床类型急性阑尾炎的手术方法不尽相同：①急性单纯性阑尾炎：行阑尾切除术，切口一期缝合。有条件的单位，也可采用经腹腔镜阑尾切除术。②急性化脓性阑尾炎或坏疽性阑尾炎：行阑尾切除术。腹腔如有脓液，应仔细清除，用湿纱布蘸净脓液后关腹。注意保护切口。③穿孔性阑尾炎：切除阑尾，清除腹腔脓液，根据情况放置腹腔引流，术后积极行支持疗法和抗感染治疗。④阑尾周围脓肿：脓肿尚未溃破穿孔时，应按急性化脓性阑尾炎处理。如阑尾穿孔已被包裹，形成阑尾周围脓肿，病情稳定，应用抗生素治疗或同时联用中药治疗促使炎症消散，待 2～3 个月以后酌情施行阑尾切除术。也可在 B 超引导下穿刺抽脓或置管引流。在保守治疗后脓肿扩大，症状明显，无局限趋势者，宜先行 B 超检查，确定切口部位后行手术切开引流，是否切除阑尾应视术中情况而定。术后加强支持治疗，合理使用抗生素。

（2）阑尾切除术的技术要点：①麻醉：一般采用硬脊膜外麻醉，也可采用局部麻醉。②切口：右下腹麦氏切口最常用，当急性阑尾炎诊断不明确或弥漫性腹膜炎疑为阑尾穿孔所致时，可采用右下腹经腹直肌切口。③寻找阑尾：部分病人阑尾就在切口下，容易显露。沿三条结肠带向盲肠顶端寻找，即能找到阑尾。另一种方法是沿末端回肠追踪盲肠，找到阑尾根部。如仍未找到阑尾，应考虑盲肠后位阑尾，可切开盲肠外侧腹膜寻找。④处理阑尾系膜：找到阑尾后，尽量将其置于切口中部或提出切口以外。如系膜菲薄，可于阑尾根部处结扎切断，若阑尾系膜肥厚或水肿明显，应分次钳夹、切断或缝扎系膜。阑尾系膜结扎要确实。⑤处理阑尾根部：在距阑尾根部 0.5cm 处结扎并切断，用碘酒、酒精涂擦处理，用荷包缝合并将其包埋于盲肠壁内。⑥近年来也有主张阑尾根部单纯结扎，不作

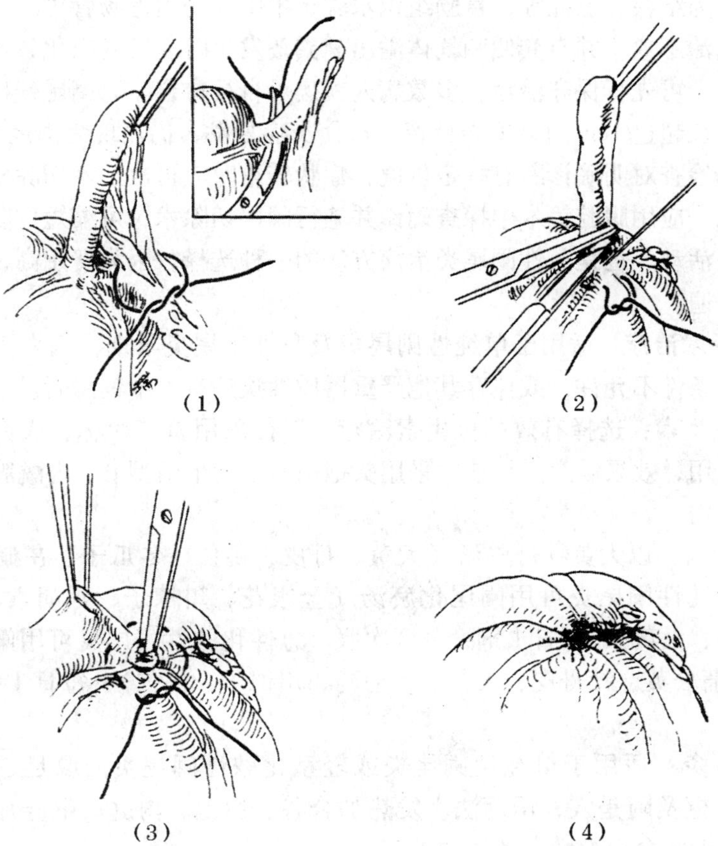

图2-5-5　阑尾切除术示意图
(1) 阑尾系膜结扎　(2) 切断系膜，作荷包缝合　(3) 阑尾切除，残端内翻 (4) 收紧荷包线结扎

荷包埋入缝合。

(3) 阑尾切除术后并发症：①出血：术后24小时内的出血为原发性出血，多因阑尾系膜止血不完善所致。主要表现为腹腔内出血的症状，如腹痛、腹胀、休克和贫血等，一旦发生，应立即输血补液，紧急再次止血。②切口感染：是术后最常见的并发症。在化脓性或穿孔性阑尾炎中多见，多发生在术后2~3天，也有在两周后才出现者。主要表现为切口跳痛，局部红肿伴压痛，体温再度上升。应立即拆线，引流伤口，清除坏死组织，定期换药，或待伤口内肉芽新鲜时二期缝合。③粘连性肠梗阻：也是阑尾切除术后较常见的并发症，与局部炎症重、手术损伤、术后卧床等多种因素有关。一般先行综合的保守治疗，无效时手术治疗。④粪瘘：很少见。产生的原因有多种，如阑尾残端单纯结扎，结扎线脱

落；盲肠原为结核、癌症等；盲肠组织水肿，术中损伤附近肠管等。主要表现为伤口感染久治不愈，并有粪便和气体溢出。粪瘘发生时多已局限化，不致发生弥漫性腹膜炎。可先行保守治疗，多数病人粪瘘可自行愈合。⑤阑尾残株炎：阑尾残端保留过长超过1cm时及粪石残留，可使炎症复发，仍表现为阑尾炎症状。X线钡餐灌肠检查对明确诊断有一定价值，症状较重时应再次手术切除阑尾残株。

近年来，应用腹腔镜术中探查确诊并施行阑尾切除术，可缩短住院时间，术后早期恢复活动，也是急性阑尾炎治疗方法的一种选择。因为费用高，用于阑尾切除尚不普遍。

2. 非手术治疗 适用于单纯性阑尾炎及急性阑尾炎早期，病人不接受手术治疗或客观条件不允许，或伴存其他严重器质性疾病有手术禁忌者。

（1）抗生素：选择有效的抗生素治疗，以往采用氨苄西林、庆大霉素与甲硝唑联合应用，效果满意。目前常采用头孢菌素或其他新型β－内酰胺类抗生素与甲硝唑联用。

（2）中药：以大黄牡丹皮汤（大黄、丹皮、桃仁、冬瓜子、芒硝）辨证加减。急性单纯性阑尾炎可用阑尾化瘀汤（金银花、川楝子、延胡索、牡丹皮、桃仁、木香、大黄），每日1剂，分两次服。急性化脓性阑尾炎可用阑尾清化汤（金银花、蒲公英、牡丹皮、大黄、赤芍药、川楝子、桃仁），每日1～2剂，分3～4次服。

（3）针灸：适用于单纯性阑尾炎或轻型化脓性阑尾炎。取足三里、阑尾（双侧）、天枢及阿是穴，用泻法。发热加合谷、曲池、内庭；呕吐加内关、中脘；腹胀加大肠俞、次髎；肿块加天枢。

第五节 肠梗阻

肠梗阻是指肠腔内容物不能正常运行或顺利通过肠道，是外科常见的急腹症之一，发病率仅次于急性阑尾炎和胆道疾病。临床病象复杂多变，发展迅速，若处理不及时，可危及生命。

一、概述

【病因和分类】

1. 按肠梗阻原因分类

（1）机械性肠梗阻：最为常见。是由各种原因引起肠腔狭窄，致使肠内容物通过发生障碍。可因：①肠腔堵塞，如大胆石、粪块、寄生虫、异物等。②肠壁病变，如肠套叠、炎症性狭窄、肿瘤、先天性肠道畸形等。③肠管受压，如腹腔内手术或炎症后产生的粘连带压迫或内疝形成、肠管扭转、受肿瘤压迫等。

（2）动力性肠梗阻：发病较上类为少。肠道本身无器质性病变，是由于神经反射或毒素刺激引起肠管麻痹或痉挛，以致肠内容物不能正常运行。可分为：①麻痹性肠梗阻，多由急性弥漫性腹膜炎、腹部大手术、腹膜后血肿或感染引起的。②痉挛性肠梗阻，可见于慢性铅中毒，但很少见。

（3）血运性肠梗阻：是由于肠系膜动脉或静脉栓塞或血栓形成，使肠管血运障碍，继而发生肠麻痹而使肠内容物不能运行。随着人口老龄化，动脉硬化等疾病增多，该病已不属少见。

2. 按肠壁有无血运障碍分类

（1）单纯性肠梗阻：仅肠内容物通过受阻，而肠管并无血运障碍。

（2）绞窄性肠梗阻：指的是梗阻并伴有肠壁血运障碍者，可由肠系膜血管受压、血栓形成或栓塞等引起。绞窄性肠梗阻如不及时解除，则很快出现肠壁坏死穿孔。

3. 按梗阻的部位分类

（1）高位梗阻：空肠上段梗阻。

（2）低位梗阻：回肠末段和结肠梗阻。

4. 其他分类方法　根据梗阻的程度可分为完全性和不完全性肠梗阻，根据发展过程的快慢可分为急性和慢性肠梗阻。若一段肠管两端均受压且不通畅者称闭袢性肠梗阻，易发生肠坏死和穿孔。

各种原因引起的不同类型的肠梗阻，在一定的条件下可以互相转化。

【病理】

肠梗阻发生后，肠管局部和机体全身将发生一系列的病理生理改变。

1. 局部改变　不同类型的肠梗阻的病理变化不完全一致。单纯机械性肠梗阻一旦发生，梗阻以上的肠管扩张，蠕动增强，而梗阻以下的肠管则瘪陷、空虚或仅存积少量粪便。扩张和瘪陷肠管交界处即为梗阻所在，对手术寻找梗阻部位至为重要。急性完全性肠梗阻时，肠管高度膨胀，肠壁变薄，腔内压不断升高，最终可出现静脉回流受阻，同时由于缺氧和毛细血管通透性增加，可导致肠壁水肿，肠腔和腹腔内渗出液增多。随着血运障碍的发展继而出现动脉血运受阻，最后肠管因缺血而坏死。

2. 全身改变　急性肠梗阻时，除了引起肠管本身的改变外，尚可引起全身病理生理改变：

（1）体液改变：肠梗阻发生后，由于不能进食、频繁的呕吐和第三间隙液体积聚的增多等原因，使体液大量的丢失，造成严重的缺水，并导致电解质紊乱和酸碱失衡。如有肠绞窄存在，则可丢失大量血液。

（2）感染和中毒：梗阻以上的肠腔内细菌大量繁殖而产生多种强烈的毒素，同时由于肠壁的血运障碍和失去活力，肠道细菌移位，细菌和毒素渗透至腹腔或肠壁血管内，引起严重的腹膜炎和中毒。

（3）休克：严重的缺水、血容量减少、电解质紊乱、酸碱平衡失调、细菌感染、中毒等均可引起休克。当肠壁坏死穿孔时，全身中毒尤为严重。

（4）呼吸和循环功能障碍：肠管膨胀，使腹内压增加，膈肌上升，腹式呼吸减弱，影响肺内气体交换，同时由于下腔静脉回流受阻，而致呼吸、循环功能障碍。

【临床表现】

1. 症状 肠梗阻共同表现为腹痛、呕吐、腹胀及肛门停止排便排气。概括起来可以用“痛”、“吐”、“胀”、“闭”表达。

（1）腹痛：机械性肠梗阻时一般表现为梗阻部位以上的阵发性绞痛，疼痛呈波浪式由轻而重，然后又减轻，缓解一段时间后再次发作。绞窄性肠梗阻为持续性腹痛伴有阵发性加剧。麻痹性肠梗阻多为持续性胀痛。

（2）呕吐：早期常为反射性呕吐，后期多为反流性。呕吐物的性质和量与梗阻的部位有关。高位肠梗阻时呕吐出现早而频繁，呕吐物主要为胃内容物；低位肠梗阻时，呕吐出现晚而少，呕吐物可以呈粪样。结肠梗阻到晚期才出现呕吐。闭袢性肠梗阻虽容易发生绞窄，但呕吐并不严重。绞窄性肠梗阻的呕吐物呈血性或咖啡样。麻痹性肠梗阻时，呕吐常为溢出性。

（3）腹胀：是肠梗阻的后期症状，其程度与梗阻部位和梗阻程度有关。如高位肠梗阻时，腹胀较轻；低位肠梗阻时，腹胀显著，遍及全腹，呈均匀性隆起。

结肠梗阻时，如果回盲瓣关闭良好，梗阻以上结肠可成闭袢，则腹周膨胀显著。腹部隆起不均匀对称，是肠扭转等闭袢性肠梗阻的特点。

（4）肛门停止排气排便：急性完全性肠梗阻者，病人多不再排气排便，该症状多具有诊断价值；但在梗阻早期，尤其是高位肠梗阻，因梗阻以下肠内尚残存少量粪便和气体，故仍可有少量的排气排便，不能因此而否定肠梗阻的存在。

2. 体征 早期一般无明显全身体征，但随病情进展可出现脱水、电解质失调和酸碱平衡紊乱征象。发生绞窄时则情况更严重，可导致休克。

（1）腹部体征

①视诊：机械性肠梗阻，常可见到肠型和蠕动波；麻痹性肠梗阻腹胀多均匀

对称，而肠扭转时腹部呈不对称隆起。除此而外，可见腹式呼吸减弱或消失。

②触诊：单纯性肠梗阻可有轻度压痛，而无反跳痛和肌紧张；绞窄性肠梗阻可有明显压痛、反跳痛和肌紧张。触及腹部包块对某些疾病也有重要意义，如触及条索状团块，应考虑蛔虫性肠梗阻；“腊肠样”包块多提示肠套叠；扪及痛性包块且有固定压痛和腹膜刺激征时，应想到绞窄性肠梗阻。

③叩诊：多为鼓音。绞窄性肠梗阻时可有移动性浊音。

④听诊：机械性肠梗阻时肠鸣音亢进，有气过水声或金属音；麻痹性肠梗阻时肠鸣音减弱或消失。

（2）直肠指诊：正常时直肠是空虚的。检查时，如触及肿块，应考虑直肠肿瘤或低位肠腔外肿瘤；若指套染血，则可能为结肠肿瘤、肠绞窄或肠系膜血管栓塞等。

【辅助检查】

1. 实验室检查　对肠梗阻的诊断并无帮助，但有助于估计病情和术前准备。血液浓缩时，血红蛋白和红细胞比积明显升高，白细胞计数和中性粒细胞明显增加，多见于绞窄性肠梗阻。血气分析和血电解质、肌酐、尿素氮检测，可显示不同程度的酸碱失衡、电解质紊乱和肾功能变化。

2. X 线及 CT 检查　在肠梗阻的诊断中具有较大的价值。立位或侧卧位透视或拍片，可见阶梯状的液平面及气胀肠袢，多出现于肠梗阻发生后 4～6 小时。但无上述征象，也不能排除肠梗阻的可能。因肠梗阻的部位不同，X 线显示也各有特点。当怀疑肠套叠、乙状结肠扭转或结肠肿瘤时，可作钡灌肠或 CT 检查以助诊断。

【诊断】

1. 诊断要点　①具有腹痛、呕吐、腹胀、肛门停止排气排便四大症状。②腹部可见肠型及蠕动波，触及条索状或“腊肠样”包块等，肠鸣音亢进、减弱或消失。③X 线检查显示肠管扩张，有多个气液平面。

在确定为急性肠梗阻后，进一步分析判断是机械性还是动力性肠梗阻；是单纯性或绞窄性肠梗阻；是高位或低位肠梗阻；是完全或不完全性肠梗阻，最终确诊其原因。有下列情况时，提示绞窄性肠梗阻的可能：①发病急，开始即为持续性剧烈腹痛，或在阵发性加重之间仍有持续性疼痛。有时出现腰背部痛，呕吐出现早、剧烈而频繁。②病情发展迅速，早期出现休克，抗休克治疗后改善不显著。③有明显腹膜刺激征，体温上升，脉率增快，白细胞计数增高。④腹胀不对称，腹部有局部隆起或触及有压痛的肿块。⑤呕吐物、胃肠减压抽出液、肛门排出物为血性，或腹腔穿刺抽出血性液体。⑥腹部 X 线检查见孤立、突出胀大的肠袢、肠袢固定，或有假肿瘤状阴影；或肠间隙增宽，提示有腹腔积液。⑦经积极非手术治疗而症状体征无明显改善。尤其应当注意的是，对已经明确诊断为绞窄性肠梗阻的病人，不必为了病因诊断而再进行复杂的诊断性检查，应及时手术治疗，以免耽误治疗时机。

2. 鉴别诊断

（1）胆道感染与胆石病：①以中、右上腹部疼痛为主，呈剧烈绞痛，并向右肩背部放射。②中、右上腹压痛，腹肌紧张，可伴有发热、黄疸等。③B 超检查可协助诊断。

（2）肾及输尿管结石：①以腰腹部阵发性剧烈绞痛为主，疼痛可向外生殖器放射。②腹部无肯定的压痛区，腰部叩击痛明显，或沿输尿管有轻压痛。③尿内有红细胞、白细胞。

（3）卵巢囊肿扭转：①一侧下腹部阵发性剧烈绞痛，腹部无肠型，肠鸣音不亢进。②患侧下腹部有压痛、反跳痛，盆腔检查可发现脓肿。

【治疗】

肠梗阻的治疗原则是矫正因肠梗阻所引起的全身生理紊乱和解除梗阻。具体的治疗方法要根据肠梗阻的类型、部位和病人的全身情况而定。西医治疗主要包括基础疗法和解除梗阻，中医治疗则可辨证施治。

1. 基础疗法 不论采用非手术或手术治疗均需应用。

（1）胃肠减压：是治疗肠梗阻的重要方法。通过胃肠减压，不但能吸出胃内的液体和气体，降低胃肠内的压力，减轻腹胀；还能减少肠腔内的细菌及毒素，改善局部和全身状况；又可根据病情通过胃管注入药物，避免服药引起呕吐。一般采用较短的单腔胃管。但对低位的肠梗阻，可应用较长的双腔 M－A 管，减压效果较好。

（2）禁食。

（3）液体疗法：液体疗法是治疗肠梗阻的重要一环。所补液体的量和性质应当根据病情，并结合血清钾、钠、氯和血气分析监测结果而定。

（4）防止感染和中毒：除早期单纯性肠梗阻外，均宜早期应用抗肠道细菌，包括抗厌氧菌的抗生素，特别是绞窄性肠梗阻以及手术治疗的病人，应该使用。

（5）对症治疗：单纯性肠梗阻的病人可经过胃管注入液状石蜡或通便泻下的中药，疼痛剧烈的病人可应用镇痛、止痉的药物，但必须遵循急腹症治疗的用药原则。

2. 解除梗阻 包括手术疗法和非手术疗法。

（1）手术疗法：绞窄性肠梗阻、肿瘤及先天性肠道畸形引起的肠梗阻，以及非手术治疗无效的病人，均应手术治疗。手术的原则和目的是：在最短的手术时间内，以最简单的方法解除梗阻、恢复肠腔的通畅。

手术可归纳为以下四种：

1）消除梗阻原因：如粘连松解术、肠内异物切开取出术、肠套叠或肠扭转复位术等。

2）肠切除肠吻合术：如切除肠管肿瘤、炎症性狭窄或局部已经坏死失活的肠袢等。梗阻原因解除后，判断肠管有无生机至关重要，下列几条提示肠管已无生机，应行肠切除：①肠壁呈黑色并塌陷；②肠壁已失去张力和蠕动能力，肠管麻痹、扩大、对刺激无收缩反应；③相应的肠系膜终末小动脉无搏动。

3）短路手术：当梗阻原因既不能简单解除、又不能切除时，可作梗阻近端与远端肠袢的短路手术。

4）肠造口或肠外置术：主要适合于病人病情危重或局部病变所限不能耐受复杂手术者。

（2）非手术疗法：主要适用于单纯性肠梗阻（特别是不完全性）、麻痹性或痉挛性肠梗阻、蛔虫或粪块堵塞引起的肠梗阻、肠结核等炎症引起的不完全性肠梗阻、肠套叠早期等。除前述基础疗法外，还包括中医中药治疗、口服或胃肠道灌注生植物油、针刺疗法，以及根据不同病因采用低压空气或钡剂灌肠，经乙状结肠镜插管，颠簸疗法等各种复位方法。

二、粘连性肠梗阻

粘连性肠梗阻是肠粘连或腹腔内粘连带所致的肠梗阻，临床较为常见。

【病因】

粘连性肠梗阻的直接原因是腹腔内粘连的存在，仅有粘连，并不一定就会发生梗阻，而肠功能紊乱、暴饮暴食、体位的突然改变往往是引起肠梗阻的诱因。病因可分为先天性或后天性两种。

1. 先天性因素　少见。主要因发育异常或胎粪性腹膜炎所致。

2. 后天性因素　多见。常由于腹腔内手术、炎症、创伤、出血、异物等引起。临床上以手术后所致的粘连性肠梗阻为最多。

【病理】

肠粘连必须在一定的条件下才会引起肠梗阻。如因肠袢间紧密粘连成团或固定于腹壁，使肠腔变窄；因肠管牵扯扭曲成角；粘连带压迫肠管（图2－5－6）；

肠袢套粘连带形成内疝；或因肠袢以粘连处为支点发生扭转等。

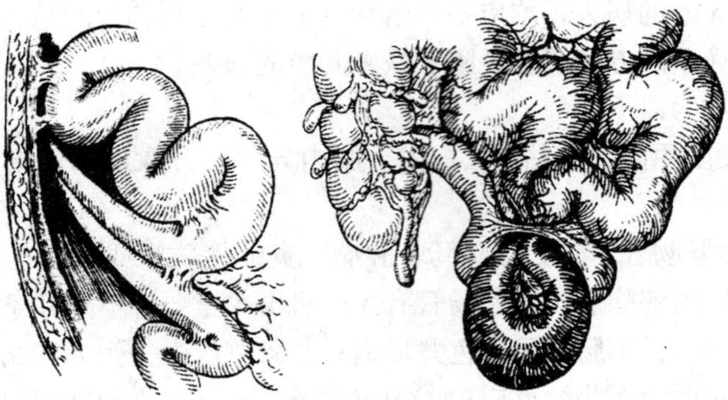

A. 粘连牵扯肠管成角　　B. 粘连带压迫肠管

图 2-5-6　粘连性肠梗阻

【临床表现】

急性粘连性肠梗阻主要是小肠机械性肠梗阻的表现。主要特点有：①多有腹部手术、外伤或炎症史。②反复发作。③发作时可为不完全性或完全性梗阻。

粘连性肠梗阻多为单纯性梗阻，但部分病人长期无症状，若突然出现急性梗阻症状，腹痛较重，并有腹部局限性压痛，甚至腹肌紧张者，即应考虑是粘连带等引起的绞窄性肠梗阻。

【辅助检查】

参见本节肠梗阻概述。

【诊断】

诊断要点为：①多有腹腔手术、创伤或感染的病史。②典型的机械性肠梗阻的表现。③腹部 X 线检查可见多个液平面。

【治疗】

1. 非手术治疗　目前认为是治疗粘连性肠梗阻的首选方法。因多为单纯性肠梗阻，一般采用禁食、胃肠减压、输液、应用抗生素治疗，必要时应用中医中药、口服或灌注生植物油、肥皂水灌肠等法，多能解除梗阻。

2. 手术治疗

（1）适应证：①粘连性肠梗阻经非手术治疗不见好转，甚至病情加重者。②绞窄性肠梗阻。③反复发作的粘连性肠梗阻。

（2）手术方法：①粘连带和小片粘连可施行简单的切断和分离。②广泛粘连但并未引起梗阻的肠管不分离；广泛粘连而屡次引起梗阻者，可采用小肠折叠排列术。③若一组肠管紧密粘连成团引起梗阻，可将此段肠管切除行肠吻合术，若无法切除，则将梗阻近、远端肠管行侧侧吻合。

【预防】

1. 及时、正确地治疗腹腔炎症。
2. 消除腹腔内血肿、防止肠管在腹腔外暴露过久、避免大块组织结扎等。
3. 术后早期活动和促进肠蠕动及早恢复。

三、肠蛔虫堵塞

肠堵塞是指由于蛔虫团、胆石、粪便或其他异物等堵塞肠腔。肠蛔虫堵塞则是指因蛔虫结聚成团并引起局部肠管痉挛而致的肠腔堵塞。该病多是一种单纯性机械性肠梗阻。多见于儿童，农村发病率较高。

【病因与病理】

驱虫治疗不当常为肠蛔虫堵塞的诱因（图2－5－7）。蛔虫团堵塞肠腔后，分泌毒素，刺激肠管而引起痉挛，故可引起阵发性腹痛和呕吐等症状。还有少数病人可因蛔虫团过大而引起肠壁坏死穿孔，大量蛔虫进入腹腔后又可引起腹膜炎。

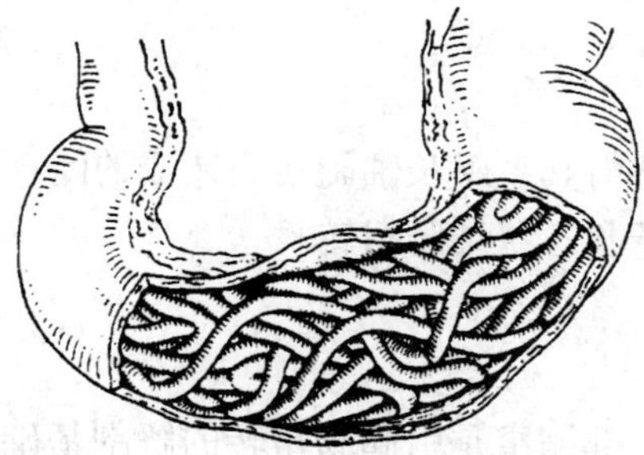

图2－5－7 肠蛔虫堵塞

【临床表现】

表现为脐周阵发性腹痛和呕吐。堵塞的部位常见于回肠，梗阻多为不完全性，一般腹胀不显著，也无腹肌紧张，腹部检查常可扪及可以变形、变位的条索状团块，并且可随肠管收缩而变硬，肠鸣音可亢进或正常，体温多正常。

【辅助检查】

1. 实验室检查 白细胞计数多正常。

2. X 线检查 腹部 X 线平片偶见小肠充气或有液平面，有时可见到肠腔内成团的虫体阴影。

【诊断及鉴别诊断】

1. 诊断要点 ①多有驱虫治疗不当的诱因，有便蛔虫或吐蛔虫病史。②脐周阵发性腹痛和呕吐，腹胀不显著。③无腹肌紧张，常可扪及可变形、变位的条索状团块，肠鸣音亢进或正常，体温多正常。④腹部 X 线平片偶见小肠充气或有液平面，或见到肠腔内成团的虫体阴影。

2. 鉴别诊断 本病需与肠套叠鉴别。

【治疗】

1. 非手术治疗 目前认为是治疗单纯性蛔虫堵塞的首选方法。除采用禁食、输液外，可口服生植物油，也可口服枸橼酸哌嗪等驱虫剂；腹痛剧烈，可用解痉剂，或配以针刺、腹部轻柔按摩等。症状缓解后驱虫治疗。

2. 手术治疗

（1）适应证：①经非手术治疗无效者；②并发肠扭转者；③出现腹膜刺激征时。

（2）手术方法：肠壁切开取虫术。需尽量取尽且术后应继续行驱虫治疗。

四、肠扭转

肠扭转是指一段肠袢沿其系膜长轴旋转而造成的闭袢型肠梗阻。常见的肠扭转有部分小肠、全部小肠和乙状结肠扭转。

【病因与病理】

肠袢过长而其系膜根部缩窄是引起肠扭转的解剖基础。肠内容物骤增、肠管蠕动异常、体位的突然改变等是肠扭转的常见诱因。肠扭转以顺时针方向旋转多见，扭转程度轻者在 360^0 以下，严重的可达 2 ~ 3 圈。由于系膜血管受压而使肠壁坏死，所以肠扭转多属于绞窄性肠梗阻。

【临床表现与诊断】

肠扭转表现为急性机械性肠梗阻，根据其发生的部位，临床上各有特点。

1. 小肠扭转（图 2－5－8）　①多见于青壮年，常在饱食后立即进行剧烈活动时发病。②表现为突然发作的脐周剧烈绞痛，常为持续性疼痛伴阵发性加重，可牵涉到腰背部。患者呕吐频繁，腹胀不显著或者某一部位特别明显，有时可扪及压痛的扩张肠袢，可以没有高亢的肠鸣音。严重者有明显的腹膜刺激征、移动性浊音、肠鸣音消失，很快即可发生休克。③腹部 X 线平片常显示有假肿瘤征、咖啡豆征和腹腔内积液等绞窄性肠梗阻的征象，定位检查可见空肠和回肠换位，或排列成多种形态的小跨度蜷曲肠袢等特有的征象。

2. 乙状结肠扭转（图 2－5－9）　①多见于男性老年人，常有便秘习惯，或以往有多次腹痛发作经排便、排气后缓解的病史。②临床表现主要为腹部绞痛和高度腹胀，呕吐一般不明显。如作盐水低压灌肠，灌入量往往不足 500ml 便不能再灌入。③腹部 X 线平片显示马蹄状巨大的双腔充气肠袢，圆顶向上，两肢向下；立位可见两个液平面。钡剂灌肠 X 线检查见扭转部位钡剂受阻，钡影尖端呈“鸟嘴状”阴影。

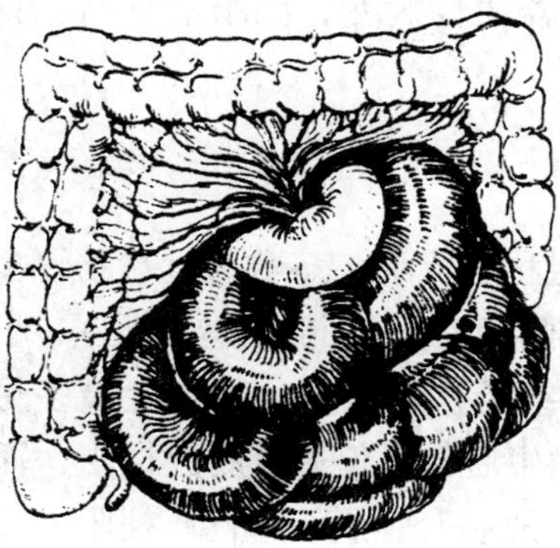

图 2－5－8　全小肠扭转

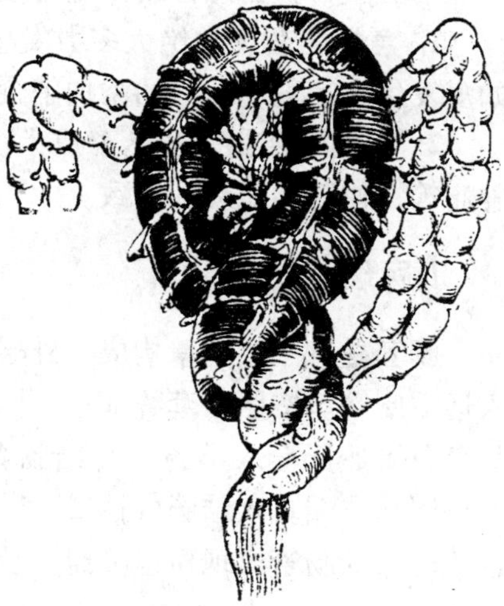

图 2－5－9　乙状结肠扭转

【治疗】

肠扭转是一种严重的机械性肠梗阻，可在短时间内发生肠绞窄、坏死，一般应及时手术治疗，仅少数患者可先试行非手术疗法。

1. 手术治疗　①扭转复位术：将扭转的肠袢按其扭转的相反方向回转复位。复位后若肠系膜血运恢复良好，肠管未失去生机，则尚需预防复发。如为移动性盲肠引起的盲肠扭转，可将其固定于侧腹壁；过长的乙状结肠可将其平行折叠，固定于降结肠内侧，也可行二期手术将过长的乙状结肠切除吻合。②肠切除术：小肠坏死可行一期切除吻合。乙状结肠坏死一般切除坏死肠段后行肠造口术，二期手术再行肠吻合术。

2. 非手术治疗 早期乙状结肠扭转，可在乙状结肠镜直视下，将肛管插过扭转部位以上扩张肠管进行减压，如有气体及粪便排出，症状迅速好转，可望肠管自行复位。但应用该法，必须在严密的观察下进行，一旦怀疑有肠绞窄，必须及时改行手术治疗。

五、肠套叠

一段肠管套入其相连的肠管腔内称为肠套叠。本病多发生于2岁以内的男性健壮儿童，偶尔也可发生于成年人。

【病因】

肠套叠可分为急性肠套叠与慢性肠套叠两类。

1. 急性肠套叠 绝大多数发生于婴幼儿。一般认为与小儿肠功能紊乱有关，如多发生在哺乳幼儿开始添加辅食或断乳之后。

2. 慢性肠套叠 多见于成人。常继发于肠道器质性病变，如肠道息肉、肠肿瘤等，使肠功能紊乱所致。

【病理】

肠套叠有三层肠壁构成，外层称鞘部，内二层称套入部，多数为近端肠管套入远端肠管。按照肠套叠部位不同，可分为回盲部肠套叠（回肠套入结肠）、小肠套叠（小肠套入小肠）与结肠套叠（结肠套入结肠）等类型。临床上最多见的是回肠末端套入结肠（图2－5－10）。肠套叠发生后，不仅造成肠腔梗阻，而且使套入的肠管出现血运障碍，从而发生肠坏死，故肠套叠属绞窄性肠梗阻。

【临床表现】

1. 急性肠套叠 以腹痛、呕吐、排黏液血便及腹部包块四大特点为主要表现。

（1）腹痛：为突然发作的、剧烈的阵发性腹痛。发作时病儿哭闹不安、面色苍白、出汗，可持续数分钟，间歇期又安静如常，也可表现为精神萎靡。

（2）呕吐：早期呕吐较频繁，呕吐物为胃内容物。患儿常拒乳或拒食。后期发展为完全性肠梗阻时，呕吐物可为带有臭味的粪样物。

（3）黏液血便：起病4～12小时后即可排出果酱样黏液血便，直肠指诊指

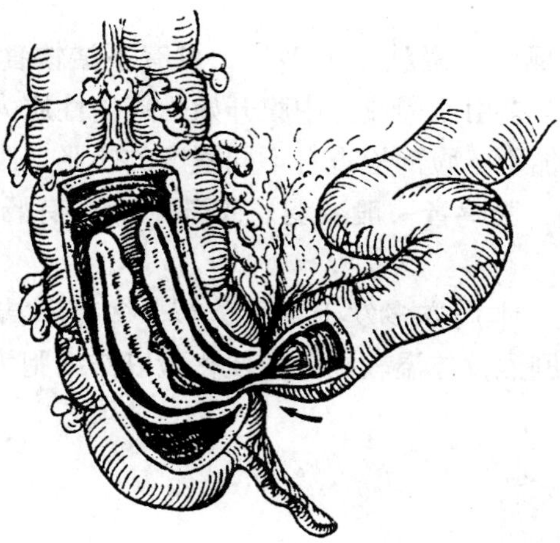

图 2－5－10 回盲部肠套叠

套上可染有血迹。

（4）腹部包块：患儿入睡时于腹部可扪及“腊肠样”肿块，表面光滑，质地较软，稍可活动。腹痛发作时，肿块明显，肠鸣音亢进，右下腹有“空虚感”。

2. 慢性肠套叠 多呈反复发作的不完全性肠梗阻。表现为阵发性腹痛发作，症状较轻，便血较少见，常伴有可消散的腹部痛性包块。套叠可自行复位而症状消失。

【辅助检查】

急性肠套叠行空气或钡剂灌肠 X 线检查，可见空气或钡剂在结肠受阻，受阻端钡剂呈“杯口状”阴影，甚至呈“弹簧状”阴影。而慢性肠套叠钡剂灌肠或纤维结肠镜检查，可发现套叠部位或肠道病变存在。

【诊断及鉴别诊断】

1. 诊断要点

（1）急性肠套叠：①多发于 2 岁以内的男性健壮儿童。②有腹痛、呕吐、排黏液血便及腹部包块四大特点。③空气或钡剂灌肠 X 线检查见空气或钡剂在结肠受阻，受阻端钡剂呈“杯口状”阴影，甚至呈“弹簧状”阴影。

（2）慢性肠套叠：①多见于成人，多呈反复发作的不完全性肠梗阻；症状较轻，便血较少见，套叠可自行复位而症状消失；③钡剂灌肠或纤维结肠镜检查可发现病变所在。

2. 鉴别诊断

（1）急性出血性肠炎：夏秋季节多发，可有不洁饮食史，儿童及青少年居多。表现为急性腹痛，多由脐周或上中腹开始，疼痛性质为阵发性绞痛，或者呈持续性疼痛伴阵发性加剧。腹部检查有不同程度的腹胀、腹肌紧张、压痛，不能扪及“腊肠样”肿块，肠鸣音一般减弱。腹部平片可有肠间隙增宽、肠黏膜粗乱等。

（2）细菌性痢疾：本病亦多发于夏秋季节，多有不洁饮食史。开始也有呕吐及血便，但腹痛不剧烈，体温较高，大便化验以脓细胞为主。

【治疗】

1. 急性肠套叠

（1）低压灌肠或钡剂灌肠：疗效可达 90% 以上。一般空气压力先用 8.0kPa（60mmHg）左右，经肛管灌入结肠内，在 X 线透视下明确诊断后，继续加压至 10.0kPa 左右，直至套叠复位，一旦复位即有大量气体和粪便喷射而出，患儿情况好转，安静入睡。

（2）推拿按摩：患者仰卧，术者双手掌涂上滑石粉，轻而有力地紧贴腹壁按摩。先按顺时针或逆时针方向进行短时间按摩，然后按病人自觉舒服、乐于接受的方向继续进行。如疼痛反而加剧，应立即改变推拿方向。

（3）颠簸疗法：患者取膝肘卧位，充分暴露腰部，术者双手掌轻托病人腹部两侧，由上至下或左右震荡，震度由小渐大，以患者能忍受为度，每次进行 5～10分钟，根据病情可反复应用。

（4）手术治疗

1）适应证：①空气或钡灌肠复位失败或复位后出现腹膜刺激征及全身情况恶化者。②病期已超过 48 小时，疑有肠坏死者。③反复多次发作的复发性肠套叠。

2）手术方法：①手术复位：开腹找到肠套叠部位后，将套入部肠管挤出，然后将其固定缝合在侧腹壁或附近的盲肠壁上。②肠切除吻合术：对已发生坏死的套叠肠管行肠切除一期吻合术；如患儿全身情况不良，则先行坏死近端肠管外置，以后择期行二期肠吻合术。

2. 慢性肠套叠 因多继发于肠道器质性疾病，故以手术治疗为主。对无坏死的肠套叠，先行手术复位后，检查如无器质性病变，可将复位后肠段靠拢缝合固定或固定在侧腹壁；如套叠肠段有器质性病变，或已发生坏死者，应一期切除，行肠吻合术。

第六节　胆道感染

胆道感染是常见疾病，按发病部位可分为胆囊炎和胆管炎两类；按发病缓急和病程经过又可分为急性、亚急性和慢性炎症三种。胆道系统感染和胆石病常为因果关系，如胆石病可引起胆道梗阻，导致胆汁淤滞，细菌繁殖，而致胆道感染；胆道感染的反复发作又是胆石形成的重要致病因素和促发因素。

一、急性胆囊炎

急性胆囊炎是指胆囊发生的急性化学性和（或）细菌性炎症，是一种常见的外科急腹症。发病率仅次于急性阑尾炎，居第二位。约95%的病人合并有胆囊结石，称结石性胆囊炎，女性多见；5%的病人未合并胆囊结石，称非结石性胆囊炎，男性多见。临床上发现急性非结石性胆囊炎形成胆囊坏死和穿孔的发生率高于急性结石性胆囊炎。本节内容主要讲述结石性胆囊炎。

【病因】

1. 胆囊管阻塞　最常见的原因是胆囊结石，其他因素为胆囊管扭转、狭窄和蛔虫堵塞等导致胆汁排出受阻，胆汁滞留，胆汁浓缩，高浓度的胆汁酸盐具有细胞毒性，引起细胞损害，加重黏膜的炎症、水肿，甚至发生坏死。

2. 细菌感染　多为继发性感染，通过胆道逆行感染，或经血行、淋巴途径形成感染。致病菌主要是革兰染色阴性杆菌，其中以大肠埃希菌最常见，其他有肠球菌、铜绿假单胞菌等。厌氧菌感染亦较常见。最近也有人报告幽门螺杆菌（HP）可引起胆道感染。

3. 创伤、化学刺激　部分发生于严重创伤、烧伤或手术后；也有的发生于脓毒症、结节性多发性动脉炎、多次输血和分娩后，以及恶性肿瘤压迫胆囊管所致梗阻后，称为急性非结石性胆囊炎。

【病理】

急性胆囊炎的病理变化，依炎症程度可分为：

1. 急性单纯性胆囊炎　为急性胆囊炎初期，胆囊肿大，腔内压力升高，胆囊黏膜层充血、水肿、渗出。

2. 急性化脓性胆囊炎　炎症累及胆囊壁各层，出现囊壁炎性增厚，血管扩张，甚至浆膜面也有纤维素和脓性渗出物。

3. 急性坏疽性胆囊炎 胆囊内压力继续上升，胆囊极度膨胀，压迫胆囊壁致血运障碍，引起坏疽。坏疽胆囊常发生穿孔，可致胆汁性腹膜炎。穿孔部位多在胆囊底部或颈部。

若急性胆囊炎病变过程中胆囊管梗阻解除，炎症可逐渐消退，大部分组织恢复原来结构。如反复发作，可呈慢性胆囊炎改变，甚至萎缩。急性胆囊炎可引起胆管炎或胰腺炎，亦可形成胆囊胃肠道内瘘，而使急性炎症症状迅速消退。

【临床表现】

1. 症状 多数病人发作前曾有胆囊疾病的表现，常在饱餐、进食油腻食物后或在夜间发病。主要表现为突发右上腹剧烈绞痛，阵发性加剧，且可向右肩部、右肩胛部和背部放射，并出现恶心、呕吐、厌食等消化道症状。几乎每个急性发作病人都有疼痛，如无疼痛可基本排除本病。病人常有轻度发热，通常无寒战，当合并感染化脓时可出现高热，体温可达40℃。胆囊坏死穿孔后，可出现弥漫性腹膜炎。

2. 体征 右上腹饱满，有不同程度的压痛、反跳痛和肌紧张，Murphy 征阳性，并在右上腹触到肿大的胆囊。很少出现黄疸或仅有轻度黄疸，若黄疸较重且持续，提示胆总管结石并梗阻可能。部分病人可表现为 Mirizzi 综合征，即反复发作的胆囊炎、胆管炎及梗阻性黄疸。

【辅助检查】

1. 实验室检查 多数病人血白细胞总数及中性粒细胞比例增高。血清转氨酶和血清总胆红素可升高。

2. B 超检查 为首选诊断方法，可显示胆囊增大，囊壁增厚（正常胆囊壁 $<$ 2mm），甚至有“双边”征，部分病人可探及胆囊内结石影像。

3. 其他 ^{99m}Tc－EHIDA 检查和 CT 检查对诊断都有一定帮助。

【诊断及鉴别诊断】

1. 诊断要点 ①曾有胆囊疾病的表现，常在饱餐、进食油腻食物后或在夜间发病。②突发右上腹剧烈绞痛，阵发性加剧，且可向右肩部、右肩胛部和背部放射；右上腹压痛、反跳痛和肌紧张，Murphy 征阳性。③血白细胞总数及中性粒细胞比例增高；B 超检查显示胆囊增大，囊壁增厚，甚至有“双边”征。

2. 鉴别诊断

（1）急性胰腺炎：本病腹痛为主要表现和首发症状，常伴有休克。腹痛部位多在左上腹，可放射至背部，右上腹肌肉紧张的现象不如胆囊炎明显，Murphy

征阴性。血清淀粉酶测定对确诊本病价值较大。

(2) 高位阑尾炎：高位的阑尾炎常误诊为急性胆囊炎，但结肠充气试验(Rovsing征) 有助于鉴别。此外，急性胆囊炎病人常有反复发作史，疼痛的性质为阵发性绞痛。

(3) 病毒性肝炎：多有肝炎接触史，有类似胆囊炎的腹痛和黄疸特点。但肝炎病人常有疲乏无力，食欲不振，低热，腹泻等症状。查体有肝肿大和肝触痛，肝功能异常。

(4) 原发性肝癌破裂：肝癌破裂出血，有明显的右上腹痛。查体肝脏明显肿大，可触到肿块。血清甲胎蛋白检测常为阳性，B超或CT检查肝内有占位性病变。

【治疗】

急性胆囊炎一经确诊，应积极治疗。目前对于该病的治疗方法主要是手术治疗。手术时机及手术方法的选择，应根据病人的具体情况而定。

1. 非手术治疗

(1) 适应证：①发病时间短、无全身中毒症状、局部体征轻者；②发病时间超过72小时、症状开始减轻、体征逐渐局限者。

(2) 治疗方法：既可用于治疗，又可作为术前准备。①禁食或进流质饮食，必要时行胃肠减压。②使用维生素K、解痉止痛药物如阿托品、654-2等，但不宜单独使用吗啡等止痛药。③输液、纠正水、电解质及酸碱代谢失衡，加强全身支持疗法。④选用对革兰阴、阳性细菌及厌氧菌均有作用的广谱抗生素或联合用药。⑤中药治疗，疏肝利胆，化湿清热，通里攻下，可用柴胡汤加减（柴胡、黄芩、半夏、木香、郁金、生大黄）。热重者加板蓝根、银花、连翘；便秘者重用大黄、芒硝、川朴；痛重加元胡、川楝；呕吐加半夏、竹茹。治疗期间密切观察病人全身和局部变化，以便随时调整治疗方案。大多数病人经非手术治疗后，病情能够控制，待以后行择期手术。

2. 手术治疗

(1) 适应证：①发病在48~72小时以内者。②经非手术治疗无效且病情恶化者。③有胆囊穿孔、弥漫性腹膜炎、急性化脓性胆管炎、急性坏死性胰腺炎等并发症者。对于年老体弱的高危病人，应争取在病人情况处于最佳状态时行择期手术。

(2) 手术方法：主要有胆囊切除术和胆囊造口术。如病人的全身情况和胆囊局部及周围组织的病理改变允许，应行胆囊切除术，亦可行腹腔镜胆囊切除术。但对高危病人，或局部炎症水肿、粘连严重，解剖关系不清者，特别是在紧急情况下，应选用胆囊造口术减压引流，3 个月后病情稳定时再行胆囊切除术。当胆囊壁广泛坏死无法切除或胆囊位置过深，周围广泛粘连，胆囊三角解剖关系不清时，可考虑胆囊部分切除或大部切除，但需注意清除残留胆囊黏膜。

二、急性梗阻性化脓性胆管炎

急性梗阻性化脓性胆管炎（AOSC），又称急性重症型胆管炎（ACST），是由细菌感染引起的胆道系统的急性炎症，大多在胆道梗阻的基础上发生。本病发病急骤，病情危重，常伴中毒性休克。如处理不及时，可导致死亡。

【病因】

急性梗阻性化脓性胆管炎是急性胆管梗阻和严重的胆道感染所致，是胆道感染疾病中的严重类型。

1. 急性胆管梗阻　胆管结石是最常见的梗阻因素，其次为胆道蛔虫和胆管狭窄，原发性硬化性胆管炎，胆肠吻合术后，经 T 管造影或 PTC 术后亦可引起。

2. 严重的胆道感染　致病菌主要为革兰染色阴性杆菌和厌氧菌。细菌入侵途径，大都为胆道逆行感染，亦可经血行、淋巴入侵。常并发败血症、胆源性肝脓肿、感染性休克及多器官功能不全综合征，因而发展迅速，病情凶险，死亡率较高。

【病理】

胆管完全性梗阻和胆管内化脓性感染是本病的病理改变基础。梗阻部位可在肝外和（或）肝内胆管。由于胆道梗阻，肝管内压升高，胆管黏膜充血水肿，黏膜上皮糜烂脱落，形成溃疡。肝脏充血肿大，晚期出现大片肝组织坏死和多发性肝脓肿。大量细菌及内毒素可经肝静脉进入体循环，引起全身化脓性感染和多脏器功能损害。细菌进入血流与胆道压力有关。当胆道内压力超过 1.96kPa（20cmH_2O）时，就有发生胆血返流的可能；当超过 2.45kPa（25cmH_2O）时，血培养阳性率明显高于胆压较低者。血液中的细菌主要为革兰染色阴性菌（大肠埃希菌、克雷伯菌、变形杆菌、假单胞菌）和革兰阳性菌（粪链球菌、肠球菌），合并厌氧菌感染者常见。

【临床表现】

大多数病人有胆道疾病发作史和胆道手术史。本病发病急骤，病情进展快。除具备一般胆道感染的夏柯三联征（腹痛、寒战高热、黄疸）外，还可出现休克、中枢神经系统受抑制表现，即瑞罗茨（Reynolds）五联征。主要表现为突发性剑突下或右上腹剧痛，疼痛可放射至腰背及肩部，常伴寒战、高热，恶心、呕吐等症状。病情发展迅速，多数病人有黄疸，有时在未出现黄疸前已发生神志淡漠、嗜睡、昏迷等症状。病情继续发展，出现全身紫绀、低血压性休克，并发多器官功能不全综合征，严重者可在短期内死亡。病人体温持续升高，达39℃～40℃或更高，脉搏快而弱，脉率达120～140次/分以上，血压降低，呼吸浅快。剑突下及右上腹有不同程度的压痛或腹膜刺激征。肝脏肿大，肝区叩击痛，有时可触到肿大的胆囊。

【辅助检查】

1. 实验室检查　血白细胞计数明显升高，可达 $20 \times 10^9/L$ 以上，中性粒细胞比例升高，胞内可出现中毒颗粒。血小板计数降低，最低可达（10～20）$\times 10^9/L$，表示预后严重；凝血酶原时间延长，肝功能有不同程度损害。部分病人血培养有细菌生长。尿中常有蛋白及管型，尿胆红素试验阳性。

2. 影像学检查　以B超最为实用，对诊断胆道梗阻部位和病变的性质以及肝内外胆管扩张情况有帮助。如病人情况允许，可行CT、MRCP检查。

【诊断及鉴别诊断】

1. 诊断要点　①病人有胆道疾病发作史和胆道手术史。②临床有典型的瑞罗茨（Reynolds）五联征表现。③有上述实验室及影像学检查的阳性结果。

对于不具备典型五联征者，若其体温持续在39℃以上，脉搏>120次/分，白细胞 $>20 \times 10^9/L$，血小板计数降低时，即应考虑急性梗阻性化脓性胆管炎。

2. 鉴别诊断

（1）重症肝炎：多数病人早期可表现为发热、食欲不振、恶心呕吐、尿色深，逐渐出现皮肤、巩膜黄染以及嗜睡、烦躁不安、神志不清、昏迷、腹水、凝血酶原时间延长、肝功能异常等情况。

（2）钩端螺旋体病：患者有与疫水接触史。有头痛、寒战、发热、腓肠肌痛、眼结膜充血、淋巴结肿大（腹股沟淋巴结明显）、黄疸、肝脾肿大；尿中有蛋白、红细胞及管型；血清补体试验及凝集溶解试验阳性。

【治疗】

治疗原则是紧急手术解除胆道梗阻并引流，及早而有效地降低胆管内压力。临床经验证实，只有解除胆管梗阻，才能控制胆道感染，制止病情进展。对病情较轻者也可选用非手术疗法，病情缓解后择期手术治疗。

1. 非手术治疗　既是治疗手段，又可作为术前准备。非手术时间一般应控制在6小时以内。如病情严重或治疗后病情继续恶化者，应紧急手术治疗。非手术治疗主要包括：①联合应用足量有效的抗生素；一般需两种以上抗生素联合应用，临床常用的有氨苄青霉素加庆大霉素加甲硝唑、环丙沙星加甲硝唑、第二代头孢菌素或第三代头孢菌素加甲硝唑。根据治疗效果并结合血、胆汁细菌培养及药物敏感试验结果，决定是否更换抗生素。②纠正水、电解质紊乱。③纠正休克，使用肾上腺皮质激素、维生素，必要时使用血管活性药物。④改善通气功能，纠正低氧血症。⑤对症治疗，如降温、支持治疗和吸氧等。

2. 手术治疗 首要目的是抢救病人生命，手术应力求简单有效。通常采用的是胆总管切开减压、T管引流。应注意的是引流管必须放在胆管梗阻的近侧，且保持引流通畅。多发性肝脓肿是本病严重而常见的并发症，及时发现和处理是防治感染性休克和多器官功能不全综合征的重要环节。

3. 非手术方法胆管引流 ①经内镜鼻胆管引流术（ENAD）：经十二指肠镜自十二指肠乳头插入引流管引流胆汁。如有结石嵌顿在胆总管末端，可切开括约肌，取出或推动结石，置管引流。②经皮肝穿刺胆道引流术（PTCD）：因有导致肝出血及胆汁性腹膜炎的危险，一般不主张做，仅在少数年老体衰、全身情况差而不能耐受剖腹术的病人施行。如经PTCD或ENAD治疗后，病人病情无明显好转，应及时进行手术治疗。

第七节 胆石病

胆石病是胆道系统内发生结石的总称。按解剖部位分为胆囊结石、肝外胆管结石和肝内胆管结石。本病是常见病、多发病，随着人民生活水平的提高，我国胆石病的特点发生了明显变化。70年代以前，原发性胆管结石占大多数，近年来胆囊结石明显增加。

胆石病按所含成分分为胆固醇结石、胆色素结石和混合性结石（图2-5-11)：①胆固醇结石：组成成分以胆固醇为主，含量占80%以上，主要存在于胆囊内。呈白黄、灰黄或黄色，形状和大小不一，圆形或椭圆形，质硬，表面多光滑，剖面呈放射性条纹状，X线检查多不显影。②胆色素结石：以胆色素为主要成分。松软不成形的胆色素结石，形似泥沙，又称泥沙样结石，主要发生于胆管内，常与胆道感染有关；另一种黑色素性结石，由不溶性的黑色胆色素多聚体、各种钙盐和黏液糖蛋白组成，几乎均发生于胆囊内，常见于肝硬化和溶血病病人。胆色素结石呈棕黑色或棕褐色，形状大小不一，质松软，易碎，一般为多发，剖面呈层状，可有或无核心。③混合性结石：由胆红素、胆固醇、钙盐等多种成分混合组成，约60%发生在胆囊内，40%发生在胆管内。根据其所含成分的比例不同而呈现不同的形状和颜色。剖面呈层状，有的为中心呈放射状而外周呈层状。因含钙盐较多，X线检查常可显影。

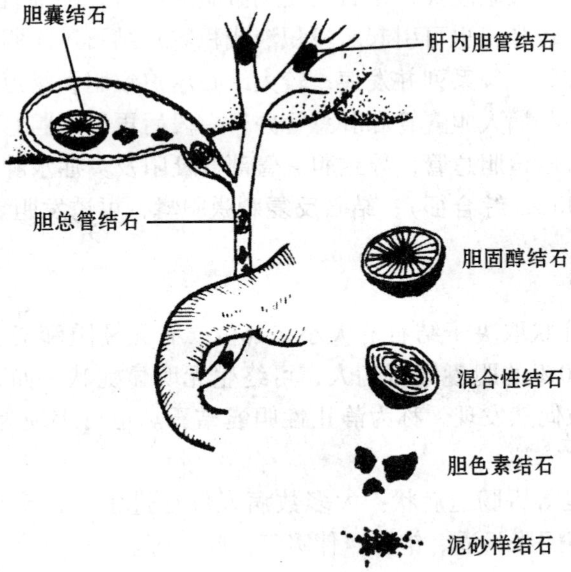

图2-5-11　胆石类型

一、胆囊结石

胆囊结石占全部胆石病总数的半数左右，主要为胆固醇结石或以胆固醇为主的混合性结石。主要见于成年人，女性多见，男女之比约为1∶3，尤以经产妇和服用避孕药者为常见。但随着年龄增长，其性别差异减少，50岁时男女之比为1∶1.5，老年人中男女发病率基本相等。这可能与雌激素在胆囊结石形成中的作用有关。

【病因】

胆囊结石的成因复杂，是综合性因素所致。目前认为其基本因素是胆汁的成分和理化性质发生了改变，导致了胆汁中的胆固醇呈过饱和状态，易于沉淀析出和结晶而形成结石。另外，胆囊结石病人的胆汁中可能存在一种促成核因子，可分泌大量的黏液糖蛋白促使成核和结石形成。此外，胆囊收缩能力减低，胆囊内胆汁淤滞也有利于结石形成。

【病理】

胆囊结石梗阻，使胆囊内容物不能充分排出，造成急性胆囊炎，演变后可化脓、坏疽、穿孔，导致腹膜炎；结石反复刺激胆囊壁后，纤维组织增生，囊壁增厚，可引起慢性胆囊炎，也可引起胆囊积液或积脓；结石进入胆总管，可引起急性胆管炎、急性胰腺炎等系列并发症；较大结石压迫致胆囊肠道瘘，结石进入肠道可致肠梗阻；一些病人胆囊管和肝总管并行一段后再汇入胆总管，如胆囊管或颈的结石嵌顿，可压迫胆总管，导致胆总管部分梗阻及炎症水肿，因而造成反复发作的胆管炎（Mirizzi 综合征）；结石反复刺激胆囊，可诱发胆囊癌。

【临床表现】

1. 症状 其症状取决于结石的大小、部位、有无梗阻和炎症以及胆囊的功能等。约 20% ~40% 的胆囊结石病人，可终生无明显症状，而在其他检查、手术或尸体解剖时被偶然发现，称为静止性胆囊结石。也可表现为胆绞痛或急性、慢性胆囊炎。

（1）消化不良等胃肠道症状：大多数病人仅在进食后，特别是进食油腻食物后，出现右上腹闷胀不适、饱胀，伴嗳气、呃逆等。

（2）胆绞痛：胆绞痛是其典型表现，只有当胆囊结石嵌顿于胆囊壶腹或颈部时，才会出现，大多发生于饱餐、油脂餐后或夜间。主要表现为上腹部或右上腹阵发性绞痛，可向右肩胛部和背部放射，多伴有恶心、呕吐，如合并感染可有发热。

（3）Mirizzi 综合征：结石持续嵌顿和压迫胆囊壶腹部和颈部，可引起肝总管狭窄或胆囊胆管瘘，以及反复发作的胆囊炎、胆管炎及梗阻性黄疸，称 Mirizzi 综合征（图 2 –5 –12）。解剖学变异，尤其是胆囊管与肝总管平行是发生本病的重要条件。

（4）胆囊积液：胆囊结石嵌顿不能解除，不但胆绞痛症状加剧，而且胆汁中的胆色素被胆囊黏膜吸收，并分泌黏液性物质而致胆囊积液。积液透明无色，称为“白胆汁”。

2. 体征 右上腹压痛、反跳痛和肌紧张，Murphy 征阳性；胆囊积液或积脓时，可在右上腹触到肿大的胆囊，局部压痛。

【辅助检查】

1. B 超检查 是首选方法，正确诊断率在 96% 以上，可发现胆囊内结石和胆囊壁水肿。

2. 口服法胆囊造影　对诊断有一定帮助，且可了解胆囊功能。

3. CT、MRI 检查　可较清晰显示胆囊结石，必要时可选择。

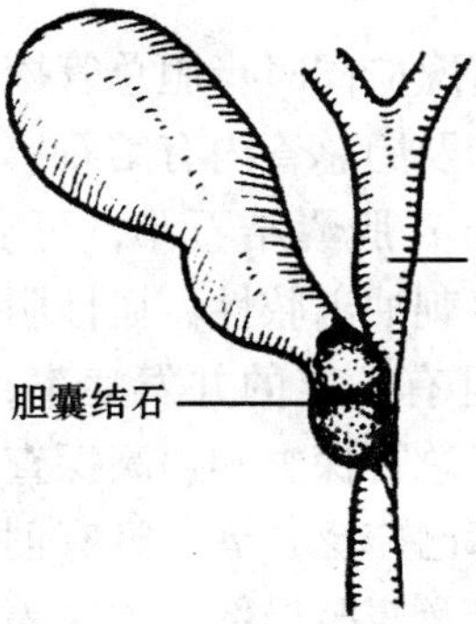

图 2－5－12　Mirizzi 综合征

【诊断及鉴别诊断】

1. 诊断要点　①进食油腻食物后，出现右上腹闷胀不适、饱胀、嗳气、呃逆等胃肠道症状。②上腹部或右上腹阵发性绞痛，可向右肩胛部和背部放射。右上腹压痛、反跳痛和肌紧张，Murphy 征阳性等。③B 超检查有助于确诊。

2. 鉴别诊断

（1）急性胰腺炎：多有暴饮暴食及饮酒史。主要表现为持续性上腹部剧痛，也可偏重于左上腹，并向左腰背部放射。查体上腹部有压痛和腹肌紧张。血尿淀粉酶升高。B 超可帮助确诊。

（2）溃疡病急性穿孔：以往有溃疡病病史。此次腹痛发生突然，疼痛剧烈，很快波及全腹，呈持续性刀割样疼痛。查体全腹有明显的压痛、反跳痛和腹肌紧张，可有板状腹，叩诊肝浊音界消失或缩小，X 线透视可发现膈下游离气体。

（3）冠心病：心绞痛之疼痛为压榨性、窒息性，伴出冷汗、面色苍白、血压下降等，心电图可资鉴别。

（4）右肾及输尿管上段结石：本病除右上腹部阵发性疼痛外，有典型的放射痛，可放射至下腹及腹内侧。体检时，右上腹压痛较轻，但肾区叩击痛明显，且无腹肌紧张。尿液检查有大量的红细胞。B 超检查可资鉴别。

【治疗】

1. 手术治疗　胆囊切除是治疗胆囊结石的首选方法，疗效确切，对于有症状和（或）并发症的胆囊结石，应及时行胆囊切除术。手术时机最好在急性发作后缓解期为宜。对于无症状的胆囊结石，一般认为不需立即行胆囊切除，只需观察和随诊，但有下列情况时应考虑手术治疗：①口服胆囊造影剂胆囊不显影；②结石直径超过2～3cm；③合并瓷化胆囊；④合并糖尿病者在糖尿病已控制时；⑤有心肺功能障碍者。

行胆囊切除时，如有下列情况应同时行胆总管探查术：①术前已证实或高度怀疑有胆总管结石。②手术中扪及胆总管内有结石、蛔虫或肿块；或发现胆总管扩张，直径1cm以上，管壁增厚；胆囊结石小，可通过胆囊管进入胆总管；或发现有胰腺炎表现；或行胆管穿刺抽出脓性、血性胆汁或泥沙样胆色素颗粒。因胆总管探查后需作T管引流，且有一定的并发症率，因此有条件者应常规行术中胆管造影，以减少不必要的胆总管探查和提高探查阳性率。

近年来，腹腔镜胆囊切除术已广泛开展，具有创伤小、不剖腹、痛苦轻、恢复快、住院时间短、对病人全身及腹腔局部干扰少等优点，该手术适用于无手术禁忌证的所有胆囊良性疾病。

2. 非手术治疗

（1）基础疗法：给予流质饮食，呕吐剧烈者应禁食；静脉补液，纠正缺水和代谢性酸中毒；补充维生素；一般不用抗生素，出现胆囊积液或积脓时，则应用抗生素。

（2）溶石疗法：主要适应证为：①胆囊结石直径在2cm以下；②结石为含钙少的X线能够透过的结石；③胆囊管通畅；④病人的肝功能正常，无明显的慢性腹泻史。该法主要治疗胆固醇结石，目前多采取熊去氧胆酸单用或与鹅去氧胆酸联用，不主张单用鹅去氧胆酸。熊去氧胆酸每天总量为8～10mg/kg，分3次餐后或晚餐后1次口服。鹅去氧胆酸每天总量为15mg/kg，分3次口服。疗程1～2年。但该类药物服药时间长，有肝毒性，价格贵，停药后易复发。

（3）碎石疗法：体外震波碎石（ESWL）是近年来开展治疗胆石病的一项新技术。主要适用于有临床症状、胆囊管通畅、胆囊内胆固醇结石直径不超过3cm，而且胆囊收缩功能良好者。应用该法治疗后，部分病人可发生急性胆囊炎或出现胆绞痛和急性胆管炎。

二、肝外胆管结石

肝外胆管结石根据其来源可分为原发性和继发性两种。原发性肝外胆管结石多位于胆总管下端，指原发于胆管系统内的结石，主要为胆色素结石或混合性结石；继发性胆管结石是指胆囊内结石排至胆总管者，主要为胆固醇结石。

【病因】

本病发生的原因比较复杂，主要与胆道感染、胆汁淤滞和胆道寄生虫等有关。

1. 胆道感染　主要致病菌为大肠埃希菌、厌氧菌。进入胆道的细菌可使胆汁变为酸性，使胆固醇容易沉淀；同时因为大肠埃希菌感染而产生大量的β-葡萄糖醛酸酶，将结合性胆红素水解成为非结合性胆红素，易聚结析出与钙结合，形成胆红素钙，促发胆色素结石形成。

2. 胆汁淤滞　由于胆道梗阻，胆汁排空受限，胆汁淤滞变稠，故易形成结石。

3. 胆道寄生虫　肠道蛔虫或华支睾吸虫进入胆道后，其虫体或虫卵多是结石形成的核心。

【病理】

肝外胆管结石指发生于左、右肝管汇合部以下的胆管结石。其病理变化主要有：

1. 胆管梗阻　一般为不完全性，梗阻近侧胆管有不同程度扩张和管壁增厚，常伴有胆汁淤滞，易致继发感染。

2. 继发感染　感染发生后，胆管组织充血、水肿，胆管梗阻程度加重，导致梗阻性化脓性胆管炎；胆管内压增高，脓性胆汁逆流入血而发生脓毒症，也可因胆管门静脉瘘导致胆道大出血。

3. 梗阻并感染可引起肝细胞损害，甚至发生肝细胞坏死及形成胆源性肝脓肿，也可导致胆汁性肝硬化。

4. 胆石嵌顿于壶腹时可引起胆源性胰腺炎。

5. 胆管长期受结石、炎症及胆汁中致癌物质的刺激可发生癌变。

【临床表现】

1. 症状　取决于有无感染及梗阻。一般平时可无症状，但当结石梗阻胆管并继发感染时，则出现典型的夏柯三联征，即腹痛、寒战高热和黄疸。

（1）腹痛：多发生于进食油腻食物和体位改变后，常位于剑突下或右上腹，呈阵发性绞痛，或持续性疼痛伴阵发性加剧，并向右肩背部放射，常伴有恶心、呕吐。这是由于结石嵌顿于胆总管下端或壶腹部，引起胆管梗阻，胆总管平滑肌及Oddi括约肌痉挛所致。

（2）寒战高热：约2/3的患者在胆管梗阻继发感染后可出现寒战高热，体温可达39℃~40℃，多表现为弛张热。这是因为胆管感染逆行扩散，致病菌和毒素通过肝窦反流入血而引起的全身感染中毒症状。

（3）黄疸：胆管梗阻后亦可出现黄疸，黄疸的轻重、持续时间取决于胆管梗阻的程度，是否并发感染，有无胆囊等因素。如梗阻为部分或间歇性，黄疸程度较轻且呈波动性；完全性梗阻，特别是合并感染时，则黄疸明显，且呈进行性加深；在有胆囊且功能良好者，即使胆管完全梗阻，也多在 48 ~72 小时出现黄疸；如胆囊切除或有严重病变，则在梗阻后 8 ~24 小时内发生黄疸。胆石梗阻所致黄疸多呈间歇性和波动性。

2. 体征 剑突下和右上腹部可有深压痛，右上腹腹直肌较紧张，有时可触到肿大的肝脏和胆囊。如并发肝内胆管感染时，可有肝区叩击痛。

【辅助检查】

1. 实验室检查 急性期，血白细胞计数和中性粒细胞升高；血清胆红素、碱性磷酸酶和胆固醇均增高；尿中胆红素升高，尿胆原降低或消失，粪中尿胆原减少。

2. 影像学检查 一般首选 B 超检查，可发现胆管内结石及胆管扩张影像。必要时可加行 MRCP 或 ERCP 或 PTC，可提示结石的部位、数量、大小，以及胆管梗阻的部位和程度。CT 一般只在上述检查结果有疑问或不成功时才考虑使用。

【诊断及鉴别诊断】

1. 诊断要点 ①典型的夏柯三联征，即腹痛、寒战高热和黄疸。②B 超检查发现胆管内结石及胆管扩张影像，必要时加行 MRCP、ERCP、PTC 或 CT 检查。

2. 鉴别诊断

（1）肾绞痛：疼痛始发于腰部或胁腹部，疼痛剧烈难忍，阵发性发作，并沿输尿管行径，放射至同侧腹股沟，还可累及同侧睾丸或阴唇，伴血尿，无发热，腹软，无腹膜刺激征，肾区叩击痛。腹部平片多可显示肾、输尿管区结石。

（2）肠绞痛：多以脐周为主。如为机械性肠梗阻，主要特点为阵发性腹部绞痛，伴有恶心，呕吐，腹胀，肛门排气排便停止。查体可见肠型，肠鸣音亢进。腹部平片发现有阶梯状液平面。

（3）壶腹癌和胰头癌：本病主要表现为腹痛、黄疸和消瘦。其中上腹疼痛不适是常见的首发症状，黄疸呈进行性加重，大便色浅，可呈白陶土色。一般无寒战高热，腹软无腹膜刺激征，晚期可有腹水及恶病质表现。内镜逆行胰胆管造影（ERCP）或磁共振胆胰管造影（MRCP）和 CT 检查有助于诊断。

（4）急性黄疸性肝炎：发病前一般有与肝炎患者密切接触史。早期可表现为发热、食欲不振、恶心、呕吐、周身乏力。发病后 4 ~7 天出现黄疸，其后体温下降，肝肿大，肝区有压痛，肝功能不正常。

【治疗】

1. 非手术治疗

（1）基础疗法：给予低脂、高糖、高维生素易消化的流质或半流质饮食，肝功能正常者可给予富含蛋白质饮食，较重者应禁食；静脉补液，维持水电解质和酸碱平衡；腹胀明显及需要手术者考虑胃肠减压；补充维生素B和维生素C，有黄疸和凝血机制障碍者应加用维生素K；某些病人，特别是曾经发生过胆源性休克者，术前应常规使用有效的广谱抗生素和激素。

（2）中药治疗

1）适应证：①肝内、外胆管泥沙样结石，或块状结石直径在1cm左右；②较大的胆总管结石，但无严重的并发症；③肝内广泛小结石，手术难以取尽者；④手术前、后用以排出泥沙样或小块结石，有利于手术进行并预防复发。

2）排石汤6号：枳壳、木香、元胡、栀子、虎杖、金钱草、大黄。临床和实验研究证明，排石汤具有利胆、抑菌、增加胆道排出胆汁频率和松弛胆道括约肌、开放乳头等作用（表2－5－1）。

表2－5－1　胆石总攻疗法方案

时　间	措　施	
8：30	排石汤6号200ml	口服
9：30	吗啡5mg	皮下注射
10：10	亚硝酸异戊酯1支	吸入
10：15	33%硫酸镁40ml	口服
10：20	0.5%稀盐酸30ml	口服
10：25	脂肪餐（油煎鸡蛋2~3个）	
10：30	电针：右胆俞（阴极），日月、梁门、太冲（阳极）半小时	

3）疗程：每次总攻约需2.5小时。总攻次数及间隔应根据病人体质及攻后反应决定。一般体质强、反应轻者可隔日总攻1次，每周2~3次；体质弱、反应重者可每周1次，总攻4~6次为1个疗程。

4）总攻排石规律：症状发作的初发阶段，宜采用总攻疗法。但发作时间长、局部炎症重者，则应先疏肝利胆、理气开郁、清热解毒或同时应用抗生素，然后总攻为宜。泥沙样结石排出时，多无任何反应。块状结石排出时，则有排石反应，如胆绞痛，随之出现发热，脉速。如果上述反应之后，腹痛突然消失，热度下降，乃属排石现象。

5）原理：首先服用疏肝利胆中药，增加胆汁的分泌；注射小剂量吗啡，使括约肌收缩以关闭胆总管下端，使胆道潴留大量胆汁，胆囊胀大，胆压升高；约在40分钟后，再用药物、脂肪餐及电针等以开放括约肌，同时收缩胆囊，使胆汁大量排出，一举攻下胆结石或加速排石。

2. 手术治疗 肝外胆管结石的治疗采用以手术治疗为主的综合性治疗。手术时机和手术方法根据病人病情和术中探查发现来决定。对于症状轻、初次发作、胆管不完全梗阻，经治疗后病情好转者，可待急性发作后择期手术治疗。对于反复发作或复发结石的病人，应在发作间歇期择期手术。但在结石发生完全梗阻、病人病情危重、非手术治疗不能控制时，应急症手术。手术治疗的原则是尽可能取尽结石，解除狭窄和梗阻，保证术后胆汁引流通畅，预防胆石再发。

（1）胆总管切开取石加T管引流术：可采用开腹手术或腹腔镜手术。适用于单纯胆管结石，胆管上、下端通畅，胆管无狭窄或其他病变者。有条件者可采用术中胆道造影、术中B超或纤维胆道镜检查，以避免结石残留。手术中应妥善固定T管，防止受压、扭曲或脱落。术后观察每日引流胆汁的量、颜色、性质及有无沉淀物并记录。T管引流胆汁量平均每天200～400ml，如超过此量，表示胆总管下端有梗阻，量过少可能因为T管阻塞或肝功能衰竭所致，如胆汁正常且流量逐渐减少，手术后10天左右，经夹管2～3天，如病人无腹痛、发热等不适，可先行经T管造影，如无异常发现，造影24小时后，可再次夹管2～3天，仍无症状可予拔管。注意：①拔T管前应常规行T管造影。②造影后开放T管引流24小时以上。③拔管时切忌使用暴力，以免撕裂胆管及瘘管。④对长期使用激素、低蛋白血症、营养不良，以及老年人或一般情况差者，应延迟拔管时间。⑤宜采用胶质T管，尽量不用硅胶T管。⑥如造影发现结石残留，则需保留T管6周以上，待窦道形成坚固后，再拔除T管，经窦道行纤维胆道镜取石。

（2）胆肠吻合术：亦称胆肠内引流术。适用于：①胆总管扩张≥2.5cm，下端有炎性狭窄等梗阻性病变，且难以用手术方法解除，但上段胆管必须通畅无狭窄。②结石呈泥沙样不易取尽，有结石残留或结石复发者。常用术式为胆管空肠Roux－en－Y吻合术（图2－5－13）。如病人年老体弱，而又需行胆肠内引流者，亦可行胆总管十二指肠吻合术，但术后易发生返流性胆管炎，且远期吻合口狭窄发生率较高。行胆肠内引流术时，无论胆囊有无病变，必须同时切除胆囊。

（3）Oddi括约肌成形术：适应证同胆肠吻合术，特别是胆总管扩张程度较轻而不适于行胆肠吻合术者。

（4）经内镜下括约肌切开取石术：适用于胆石嵌顿于壶腹部和胆总管下端良性狭窄，尤其是已行胆囊切除的病人。但若胆总管内结石数超过5个，或结石大于1cm，或狭窄段过长者，该手术效果不佳，宜行开腹手术。其禁忌证为：①已行BillrothⅡ式手术；②有出血倾向和凝血功能障碍者；③近期内发生过胰腺炎者；④乳头区及附近有十二指肠憩室者。

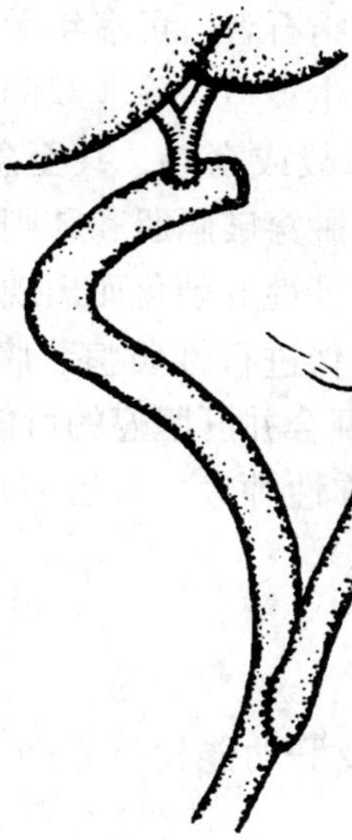

图 2－5－13　胆管空肠 Roux－en－Y 吻合术

三、肝内胆管结石

肝内胆管结石是指左右肝管汇合部以上的结石，几乎都是胆色素结石，多原发于肝内胆管系统，也可分布于某一肝叶或肝段胆管内。其好发部位是左外叶及右后叶。

【病因】

肝内胆管结石形成与肝外胆管结石相同，其原因亦与肝内感染、胆汁淤滞、胆道蛔虫等因素有关，具体请参阅肝外胆管结石。

【病理】

肝内胆管结石常合并肝外胆管结石，除具有肝外胆管结石的病理改变外，还有：①肝内胆管狭窄：肝总管上段及 1～2 级肝管狭窄常见，狭窄近端胆管可呈囊状、圆桶状、纺锤状，甚至呈哑铃状扩张，其内充满色素性结石及胆泥；②胆管炎：主要表现为慢性增生性或慢性肉芽肿性胆管炎，在此基础上易并发急性感染而发生急性化脓性胆管炎；③肝胆管癌：胆管长期受结石、炎症及胆汁中致癌物质的刺激，可发生癌变。

【临床表现】

1. 症状　临床症状多不具特异性，合并肝外胆管结石时，其临床表现与肝外胆管结石相似。未合并肝外胆管结石者，可多年无症状或仅有肝区和胸背部胀痛不适。肝内胆管结石一般不会发生黄疸，除非双侧肝内胆管有梗阻或胆汁性肝硬化晚期。当合并感染时可出现寒战或高热，甚至急性梗阻性化脓性胆管炎表现，也可引起胆源性肝脓肿，肝脓肿穿破膈肌和肺则可形成胆管支气管瘘，咳吐黄色味苦的胆汁样痰液。晚期因胆汁性肝硬化而出现门静脉高压症的表现。对病史较长，近期内频繁发作胆管炎，伴进行性黄疸、腹痛、发热、消瘦等症状者，特别是年龄在 50 岁以上者，应怀疑合并肝胆癌的可能。

2. 体征 主要表现为肝不对称性肿大，肝区有压痛及叩击痛。合并感染和并发症时，则出现相应的体征。

【辅助检查】

1. 实验室检查 血常规检查及肝功能检查有助于判断有无并发感染及肝功能改变。

2. 影像学检查 B 超、PTC 检查可显示肝内胆管结石的分布和肝胆管的狭窄和扩张情况，对确定诊断和指导治疗有重要意义，PTC 的 X 线特征有：①肝总管或左右肝管处有环形狭窄，狭窄近端胆管扩张，其中可见结石影；②左右肝管或肝内某部分胆管不显影；③左右叶肝内胆管呈不对称性、局限性、纺锤状或哑铃状扩张。CT、MRCP 也有重要诊断价值，特别是对于并发胆汁性肝硬化和癌变者。

【诊断及鉴别诊断】

1. 诊断要点 ①多与肝内感染、胆汁淤滞、胆道蛔虫等因素有关。②临床表现颇不典型，间歇期仅有右上腹持续不适或隐痛，急性发作期有畏寒发热和胀痛。晚期可出现门静脉高压的表现。③B 超、PTC 检查对确定诊断和指导治疗有重要意义。

2. 鉴别诊断

（1）肝炎：由肝炎病毒引起的传染病，病前有与肝炎患者密切接触史，或到过病毒性肝炎流行区，或半年内接受过血及血制品治疗等。主要表现为食欲减退、恶心、厌油、疲乏、巩膜黄染、肝脏肿大、肝区疼痛及肝功能异常等表现，肝穿刺病理检查对诊断有较大价值。

（2）胃炎：具有上腹部饱胀不适、疼痛和消化不良等症状，胃镜及活体组织检查可帮助确诊；当胃镜检查结果与病理组织学检查有误差时，应以病理检查为依据。

【治疗】

肝内胆管结石的治疗采用以手术为主的综合治疗。

1. 手术治疗　手术治疗的原则是尽可能在术中取净结石，解除胆管狭窄及梗阻，去除肝内感染性病灶，建立和恢复通畅的胆汁引流和预防复发。其中解除狭窄是手术治疗的关键。手术方法是：

（1）高位胆管切开取石：解剖肝门，在较高位置显露肝内胆管至1～2级肝管，直视下切开，矫正肝胆管狭窄及取出结石。对病损严重的肝段，可予以切除，切除后可经肝断面胆管开口与肝门区胆管切口会师取石。对远离肝门部的、可在肝表面触及的浅表性肝内胆管结石，可直接经肝实质切开肝管取石。如为泥沙样结石，可于肝断面胆管开口部或肝实质切开胆管处置管冲洗。

（2）胆肠内引流：常用的手术方式为肝管或肝（胆）总管与空肠Roux－en－Y胆肠内引流手术。应用该方法时，应确保胆肠吻合口上方无狭窄、梗阻及肿瘤存在，否则易发生肝内感染，结石再生，并使再次手术处理困难。需注意的是，胆肠内引流术决不能代替对胆管狭窄、结石等病灶的有效手术处理。

（3）切除肝内感染性病灶：肝内胆管结石反复并发感染而形成局限性病灶，同时有肝叶纤维化、萎缩和失功能者，可行病变肝叶切除术，常见于左外叶和右后叶。

2. 非手术治疗

（1）溶石治疗：对于术中无法取尽的肝内胆管结石，可在术后通过留置的T管，灌注各种溶石药物，如甲基叔丁醚、乙基叔丁醚、二甲亚砜、N－乙酰半胱氨酸等。该法有一定效果，但长期疗效不肯定，且有一定的不良反应。

（2）机械排石治疗：胆道手术后T管造影发现胆管内有残余结石，可通过T管窦道插入纤维胆道镜，用取石钳、网篮等直视下取石。如结石过大，可采用激光碎石、微波爆破碎石或其他方法将残石破裂成小块分别取出。

（3）中药治疗：在外科手术和其他综合治疗的同时，配合服用消炎利胆中药，详细内容请参阅肝外胆管结石。

第八节　胆道蛔虫病

胆道蛔虫病是肠道蛔虫钻入胆道所引起的一种常见的疾病。本病农村较为多见，常发生于儿童和青少年。随着卫生条件的改善和防治工作水平的提高，近年来本病发病率已有明显下降。

【病因】

1. 蛔虫寄生环境的改变 蛔虫常寄生于人体小肠中下段内，有喜碱恶酸和钻孔癖性。当寄生环境发生改变时，如高热、妊娠、腹泻、饥饿、胃酸降低、驱虫不当、手术刺激等可激惹蛔虫上窜，钻入胆道。

2. 胆道口括约肌舒缩功能失调 胆道口括约肌因炎症、结石、功能失常而处于松弛状态，更有利于蛔虫钻入。

【病理】

蛔虫钻入胆道后，刺激胆管（尤其嵌顿于十二指肠乳头部），引起 Oddi 括约肌强烈痉挛收缩，引起胆绞痛；损伤胆道黏膜引起胆道出血；堵塞胰管开口引起急性胰腺炎。同时，还把肠道细菌带入胆道内，可引起胆管炎、胆囊炎、肝脓肿等。后期蛔虫大多死在胆道内，其残尸碎片、虫卵将成为结石形成的核心。蛔虫还可经胆囊管钻入胆囊（称胆囊蛔虫病），引起胆囊穿孔。

【临床表现】

1. 症状

（1）腹痛：为最主要的症状。可反复发作，持续时间不一。多位于剑突下偏右方，突发而又可突然停止。发作时腹痛剧烈，呈钻顶样绞痛，可向右肩背部放射，疼痛难以忍受，但间歇期平息如常。

（2）恶心、呕吐：多与绞痛相伴发生，有时呕吐物中可含胆汁或吐出蛔虫。

（3）全身症状：病人常辗转不安，呻吟痛苦，大汗淋漓，早期无明显发热。当合并胆道感染时，出现胆管炎症状，严重者表现为重症型胆管炎。因蛔虫所致胆管梗阻多不完全，故黄疸少见或较轻。

2. 体征 剑突下方偏右有轻压痛。间歇期往往无压痛，无腹肌紧张。若并发胆道感染、胰腺炎、肝脓肿等，则会出现相应体征。

【辅助检查】

1. 实验室检查 血白细胞计数稍升高，嗜酸性粒细胞增高。大便中多能找到蛔虫卵。

2. 影像学检查 B 超检查是本病的首选检查方法，可显示胆总管内有平行强光带，偶可见蛔虫在胆管内蠕动，有确诊价值。ERCP 偶可见胆总管开口处有蛔虫，并可同时进行治疗。

【诊断及鉴别诊断】

1. 诊断要点　①上腹部阵发性绞痛，可突然缓解，间歇期如常人。②剑突下偏右方轻压痛的“病证不符”的特点。③B 超检查和 ERCP 检查结果。

2. 鉴别诊断　本病需与急性胆囊炎、胆石病以及急性胰腺炎相鉴别。

【治疗】

本病的治疗原则是解痉、镇痛、利胆、驱虫、控制感染和纠正水、电解质失调。绝大多数胆道蛔虫病经非手术治疗治愈，仅少数伴有严重并发症者需手术治疗。

1. 非手术治疗

（1）解痉止痛：应用阿司匹林、阿托品、654－2、维生素 K_1 和鲁米那等药，必要时肌肉注射哌替啶。另外，取穴上脘、足三里、太冲、肝俞、内关等进行针刺治疗，也有解痉止痛作用。

（2）利胆驱虫：发作时可口服 30% 硫酸镁、乌梅丸、食醋等。经胃管注入氧气也有驱虫和镇痛作用。驱虫最好在症状缓解期进行，可选用左旋咪唑、驱蛔灵等药物，直至粪便虫卵转阴。如症状缓解后 B 超检查发现胆管内有虫体残骸时，应继续服用消炎利胆药 2 周，以排出胆管内的蛔虫残骸及虫卵，预防结石形成。

（3）防治感染：选用氨苄青霉素、庆大霉素、甲硝唑等抗菌药物。

（4）ERCP 取虫：如发现蛔虫有部分在胆管外，可用取石钳将虫体取出。

2. 手术治疗

（1）手术指征：①经积极治疗 3～5 天以上，症状无缓解或反而加重者。②胆管内蛔虫较多，非手术疗法难以治愈，或蛔虫与结石并存者。③胆囊蛔虫病。④合并严重并发症，如急性重症胆管炎、急性坏死性胰腺炎、肝脓肿、胆汁性腹膜炎等。

（2）手术方式：无合并症者可采用胆总管探查取虫及 T 管引流。有合并症者，应根据病人情况选用适当术式。手术中和手术后均采用驱虫治疗，预防复发。

第六章 外科其他常见疾病

外科疾病种类繁多，临床表现各不相同，而每一疾病的诊断和处理也有区别。本章主要介绍下肢静脉曲张、血栓闭塞性脉管炎、动脉栓塞、腹股沟斜疝、多囊肾、上尿路结石、痔七种疾病。

第一节 下肢静脉曲张

下肢静脉由浅静脉、深静脉、交通静脉和肌肉静脉组成。①浅静脉，位于皮下，主要是大隐静脉和小隐静脉两条主干。大隐静脉是人体最长的静脉，起自足背静脉网的内侧，经内踝前方和大腿内侧上行至腹股沟韧带下方的卵圆窝注入股总静脉。在膝平面下，大隐静脉分别由前外侧和后内侧分支与小隐静脉交通；于注入股总静脉前，主要有5个分支：阴部外静脉、腹壁浅静脉、旋髂浅静脉、股外侧静脉和股内侧静脉（图2-6-1）。小隐静脉起自足背静脉网的外侧，逐渐转至小腿背侧中线并穿过深筋膜，多数注入腘静脉，少数上行注入大隐静脉。②深静脉，小腿深静脉由胫前、胫后和腓静脉组成。胫后静脉与腓静脉合成胫腓干后与胫前静脉合成腘静脉，进入大腿为股浅静脉。在小粗隆平面，股深静脉与股浅静脉汇合为股总静脉，在腹股沟韧带下方延续为髂外静脉（图2-6-2）。③小腿肌肉静脉，分为腓肠肌静脉和比目鱼肌静脉，直接汇入深静脉。④交通静脉，穿过深筋膜连接深、浅静脉。小腿内侧的交通静脉，多数位于距足底（13±1）cm，（18±1）cm和（24±1）cm处；小腿外侧的交通静脉大多位于小腿中段（图2-6-3）。大腿内侧的交通静脉大多位于中、下1/3。

传统观点认为，下肢静脉曲张主要系大隐静脉瓣膜功能不全致使血液倒流而引起，治疗多为大隐静脉高位结扎加剥脱术。但据大量临床病例追踪观察，术后多又复发，尤其80年代以来，X线静脉造影等新技术的应用和深入研究证明，下肢静脉曲张作为一种症状，单纯由大隐静脉病变（单纯性下肢静脉曲张）引起者较为少见，多数是由原发性深静脉瓣膜功能不全和下肢深静脉血栓形成所引起，是原发性深静脉曲张的共发病和下肢深静脉血栓形成的继发病。本节仅叙述单纯性下肢静脉曲张。

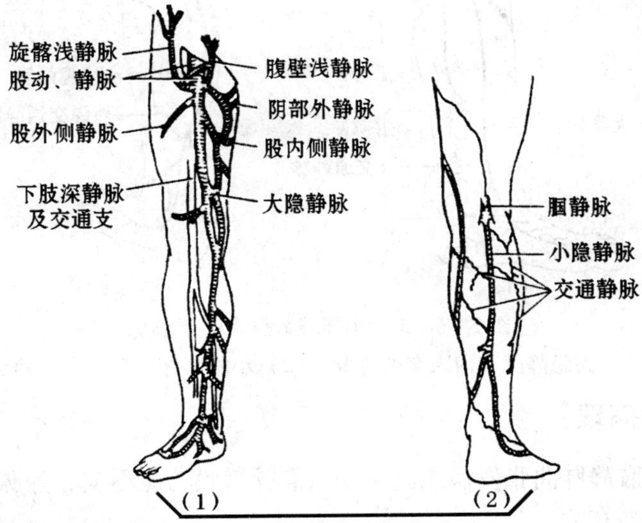

图 2－6－1　下肢浅静脉

（1）大隐静脉及其分支　　（2）小隐静脉及其分支

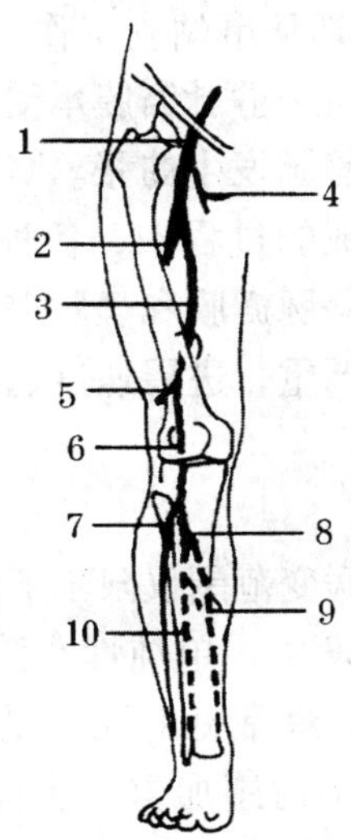

图 2－6－2　下肢深静脉

1. 股总静脉　2. 股深静脉　3. 股浅静脉

4. 大隐静脉　5. 小隐静脉　6. 腘静脉　7. 胫前静脉

8. 胫腓干静脉　9. 胫后静脉　10. 腓静脉

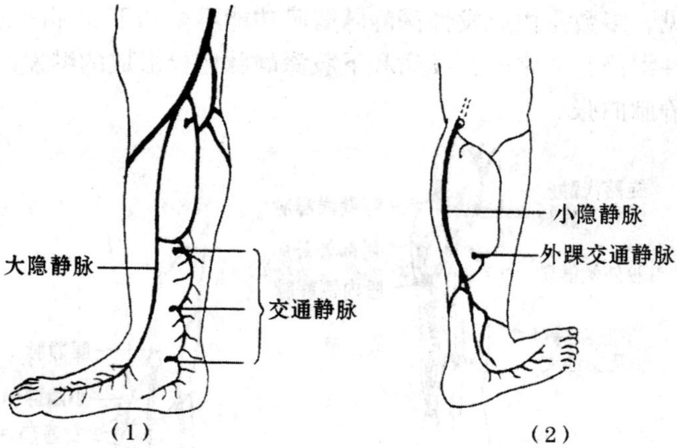

图2－6－3　小腿浅静脉和交通静脉
（1）大隐静脉和内踝交通静脉　（2）小隐静脉及外踝交通静脉

【病因和病理】

单纯性下肢静脉曲张发病原因主要与静脉瓣膜功能不全、静脉壁薄弱以及浅静脉内压力升高有关。

1. 静脉瓣膜功能不全和静脉壁薄弱　与遗传因素有关。在静脉压增高时，造成静脉发生扩张、弯曲或者血液倒流。

2. 浅静脉内压力升高　长期从事站立工作、重体力劳动、妊娠、慢性咳嗽、习惯性便秘、盆腔肿瘤等，都可因静脉瓣膜承受过度的应力而使正常闭合能力受到破坏，发生血液倒流，远侧静脉发生曲张。

在单纯性下肢静脉曲张形成的过程中，各种致病因素起着相互影响的作用，静脉离心愈远，则压力愈大、静脉瓣膜和静脉壁的强度愈差，因此小腿的静脉曲张常较早出现，而且比大腿的严重，进展速度远端的要比近端的迅速。

【临床表现】

单纯性下肢静脉曲张是指病变范围仅限于下肢浅静脉者。主要发生在大隐静脉，其次是大、小隐静脉同时发生，单纯性小隐静脉曲张较少见；以左下肢多见，但双侧下肢可先后发病。其最常见的症状是下肢疲劳、沉重、酸胀或疼痛，尤其在久站或久坐少动后下肢不适感加重。病程较长者，小腿前内侧浅静脉增粗、隆起、迂曲、扩张，甚至扭曲成团，站立时更加明显。如病程继续发展，当交通静脉瓣膜破坏后，可出现踝部轻度肿胀和足靴区皮肤营养性变化，包括皮肤萎缩、脱屑、瘙痒、色素沉着、皮肤和皮下组织硬结、湿疹和溃疡形成等。溃疡面可经久不愈，若出现恶臭、菜花样改变，提示有恶变可能。

【诊断及鉴别诊断】

1. 诊断要点　①与遗传有关的静脉瓣膜功能不全和静脉壁薄弱以及各种原因引起的浅静脉内压力升高。②下肢静脉迂曲、扩张、局部皮肤萎缩、脱屑、色素沉着以及溃疡等。③大隐静脉瓣膜功能试验（Trendelenburg 试验）：该法能较准确地检测大隐静脉瓣膜的功能。病人平卧，抬高下肢使静脉排空。在大腿根部扎止血带，阻断大隐静脉，但不要过紧，以免压迫深静脉，然后让病人站立，10 秒钟内释放止血带，若见大隐静脉自上而下迅速充盈，提示瓣膜功能不全。应用同样原理，在腘窝部扎止血带，可以检测小隐静脉瓣膜的功能。如在未放开止血带前，止血带下方的静脉在 30 秒内已充盈，则表明有交通静脉瓣膜功能不全。④深静脉通畅试验（Perthes 试验）：用以检查深静脉是否通畅。用止血带在大腿上部阻断浅静脉主干，嘱病人用力踢腿或作下蹬活动连续 10 余次，若充盈的浅静脉消退，表示深静脉通畅；若活动后浅静脉曲张更为明显，张力增高，甚至有胀痛，则表明深静脉不通畅。⑤交通静脉瓣膜功能试验（Pratt 试验）：专门用以检测交通支静脉瓣膜的功能。病人仰卧，抬高患肢，在大腿根部扎止血带。然后从足趾向上至腘窝缚缠第一根弹力绷带，再自止血带处向下，缠绕第二根弹力绷带。让病人站立，一边向下解开第一根弹力绷带，一边向下继续缚缠第二根弹力绷带，若在两条弹力绷带之间的间隙内出现曲张静脉，即表明该处有功能不全的交通静脉（图 2－6－4）。必要时选用超声多普勒检查、容积描记、下肢静脉压测定和下肢静脉造影等，可以更准确地判断病变性质。

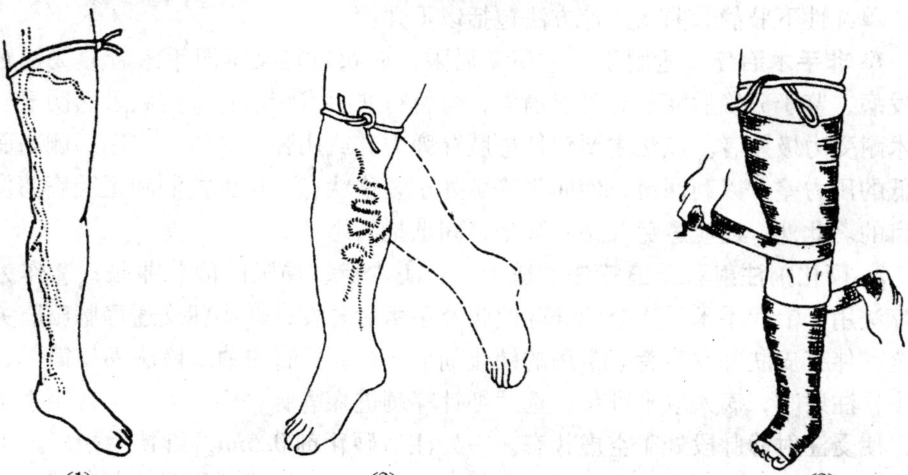

(1)　　(2)　　(3)

图 2－6－4　下肢静脉瓣膜功能试验

（1）Trendelenburg 试验　（2）Perthes 试验　（3）Pratt 试验

2. 鉴别诊断

(1) 原发性下肢深静脉瓣膜功能不全：①无其他明显原因，患肢有较严重的肿胀和沉重不适，行走时症状更加严重，只有在平卧时才能缓解；②早期即破坏交通支静脉瓣，迅速出现皮肤营养性障碍变化；③小隐静脉瓣膜破坏的情况远比单纯性下肢静脉曲张多见，因而指压和止血带试验常呈阳性；④X线造影检查，是最可靠的诊断方法，不仅能够观察深静脉和交通静脉的瓣膜功能，而且可以判断病变的部位和严重程度。

(2) 下肢深静脉血栓形成后综合征：①在深静脉血栓形成的早期，深静脉通畅试验阳性，浅静脉代偿性扩张；②待病程进入后期，可因血栓机化而完全再通，但瓣膜已受损，静脉血液逆流及静脉压升高导致浅静脉曲张，并且伴有活动后肿胀；③X线静脉造影或双功彩色超声多普勒检查能较准确地判断静脉是否通畅及静脉瓣膜的功能。

(3) 动静脉瘘：患肢增长，皮温升高，局部有时可扪及震颤或有血管杂音，静脉穿刺见鲜红色的含氧量增高的血液。

(4) 妊娠期下肢静脉曲张：该病系妊娠晚期子宫压迫下腔静脉和内分泌、站立等因素所致，并且分娩后曲张静脉自行消失。

(5) Klippel - Trenaunay综合征（K - T综合征）：本病特点为患肢增长增粗，浅静脉曲张，皮肤血管痣三联征。

【治疗】

单纯性下肢静脉曲张治疗方法包括以下几种：

1. 非手术治疗 适用于：①病变局限，症状较轻又不愿手术者；②妊娠期间发病，鉴于分娩后症状有可能消失，可暂行非手术疗法；③症状虽然明显，但手术耐受力极差者。该法主要包括患肢穿弹力袜或用弹力绷带，借助远侧高而近侧低的压力差，以利回流，使曲张静脉处于萎瘪状态，达到控制和延缓病情发展的目的。此外，还应避免久站、久坐，间歇抬高患肢。

2. 硬化剂注射和压迫疗法 适用于：①少量、局限的静脉曲张；②作为辅助疗法用于治疗手术后残余的静脉曲张及手术后复发；③小腿交通静脉瓣膜关闭不全，伴有皮肤并发症者。常用的硬化剂为5%鱼肝油酸钠。该法操作简单、创伤小，注射时，病人取平卧位，选用细针穿刺进入静脉，穿刺点上下各用手指压迫，使受注射静脉段处于空虚状态。一处注射硬化剂0.5ml，维持手指压迫1分钟，局部用纱布卷压迫，自足踝至注射处近侧穿弹力袜或缠绕弹力绷带后，立即开始主动活动。大腿部维持压迫1周，小腿维持压迫6周左右。应避免硬化剂渗漏造成组织炎症、坏死或进入深静脉并发血栓形成。

3. 手术治疗　手术是治疗下肢静脉曲张的根本方法。凡有症状且无禁忌证者（如手术耐受力极差等）都应手术治疗。手术基本方法有三种：①高位结扎大隐或小隐静脉；②剥脱大隐或小隐静脉；③结扎功能不全的交通支。切除不尽的扩张静脉，可采用硬化剂注射和压迫疗法。

4. 并发症处理

（1）血栓性浅静脉炎：曲张的静脉内血流缓慢，容易引起血栓形成，并伴有感染性静脉炎及曲张静脉周围炎。常用的处理方法有：①穿弹力袜，维持日常活动；②休息，应用抗生素及局部热敷治疗；③症状消退后，应施行静脉曲张的手术治疗。

（2）溃疡形成：踝上足靴区皮肤易发生营养性改变，在皮肤损伤破溃后引起经久不愈的溃疡，容易并发感染，且愈合后常复发。处理方法有：①抬高患肢，创面用3%硼酸溶液和等渗盐水湿敷；②有明显感染时应用抗生素；③炎症消退后可作手术治疗，必要时作清创植皮，以缩短创面愈合期。

（3）曲张静脉破裂出血：大多发生于足靴区及踝部。表现为皮下淤血，或皮肤破溃时外出血，因静脉压力高而出血速度快。处理方法为：抬高患肢和局部加压包扎，必要时可以缝扎止血，以后再作手术治疗。

【预防】

1. 从事久站或久坐职业的人员，应定时改变体位，坚持工间体操，多走动。从事强体力劳动者，经常穿用弹力袜套，争取减轻劳动强度，改善劳动环境和条件。

2. 有家族史的病人或尚健康的人，坚持适当体育锻炼，在增强体质的同时，也能加强静脉壁的坚实性。

第二节　血栓闭塞性脉管炎

血栓闭塞性脉管炎（Buerger 病），是一种累及血管的炎症性、节段性和周期性发作的慢性闭塞性疾病。本病起病隐匿，进展缓慢，常呈周期性发作，经过长时间后症状逐渐明显和加重。主要累及四肢中小动静脉，尤其是下肢血管。多发生于男性青壮年。

【病因】

血栓闭塞性脉管炎的确切病因至今尚不明确，相关因素可归纳为两方面：①

外来因素，主要有吸烟、寒冷与潮湿的生活环境、慢性损伤和感染、营养不良等。②内在因素，自身免疫功能紊乱、性激素和前列腺激素失调以及遗传因素等。上述诸因素中，主动或被动吸烟是参与本病发生和发展的重要环节。大多病人有吸烟史，而戒烟可使病情缓解，再度吸烟又可使病情复发。

【病理】

本病是一种周围血管的病变，血管壁全层呈炎症性反应伴有管腔内血栓形成和阻塞，主要有如下特征：①病变主要侵犯下肢血管，进展期可侵犯上肢，通常始于动脉，然后累及静脉，由远而近发展。②血管壁全层呈非化脓性炎症改变，节段性病变血管之间有内膜正常的管壁。③病变部位有淋巴细胞、内皮细胞或纤维细胞增生，偶见巨细胞。④病变后期炎症消退，血栓机化，新生毛细血管形成。动脉周围广泛纤维化，包绕静脉神经而形成纤维条索。⑤虽有侧支循环逐渐建立，但不足以代偿，因而神经、肌肉和骨骼等均可出现缺血性改变。

【临床表现】

主要由中小血管炎症产生的局部影响及动脉阻塞后血流减少引起。①患肢怕冷，皮肤温度降低。②皮肤色泽苍白或发绀。③感觉异常。④患肢疼痛，早期起因于血管壁炎症刺激末梢神经，后期出现间歇性跛行或静息痛，是动脉阻塞造成缺血所致。⑤长期慢性缺血导致组织营养障碍，严重缺血者，患肢末端出现缺血性溃疡或坏疽。⑥患肢的远侧动脉搏动减弱或消失。⑦患肢在发病前或发病过程中出现复发性游走性浅静脉炎。

动脉狭窄的程度和范围不同，患肢缺血性疼痛和皮肤营养性改变的严重程度随之而异。结合 Fontaine 分类法，临床上可以分为 4 期。

Ⅰ期：患肢无明显临床症状，或仅有麻木、发凉自觉症状，检查发现患肢皮肤温度较低，色泽较苍白，足背和（或）胫后动脉搏动减弱；踝／肱指数 $<$ 0.9。但是，患肢已有局限性动脉狭窄。

Ⅱ期：以患肢活动后出现间歇性跛行为主要症状。根据行走后出现疼痛的最大间歇性跛行距离，分为：Ⅱa，大于 200m；Ⅱb，小于 200m。患肢皮温降低、色泽苍白更为明显，可以出现皮肤干燥、脱屑、趾（指）甲变形、小腿肌肉萎缩等现象。足背和（或）胫后动脉搏动消失。下肢动脉狭窄的程度与范围较Ⅰ期严重，肢体依靠代偿而保持存活。

Ⅲ期：以缺血静息痛为主要症状。疼痛剧烈且为持续性，夜间更甚，迫使病人屈膝护足而坐，或辗转不安，或借助肢体下垂以求减轻疼痛。除Ⅱ期所有症状加重外，趾（指）腹色泽暗红，可伴有肢体远侧浮肿。动脉已有广泛、严重的狭窄，侧支循环已不能代偿静息时的血供，组织濒临坏死。

Ⅳ期：症状持续加重，患肢除静息痛外，出现趾（指）端发黑、干瘪、坏疽或缺血性溃疡。如继发感染，干性坏疽转为湿性坏疽，出现发热、烦躁等全身毒血症状。病变动脉完全闭塞，踝／肱指数 <0.3。侧支循环所提供的血流，已不能维持组织存活。

【辅助检查】

1. 超声多普勒检查　应用多普勒听诊器，根据动脉音的强弱，判断动脉血流的强弱。超声多普勒血流仪可以记录动脉血流波形，波形幅度降低或直线状，表示动脉血流减少，或动脉已闭塞。同时还可作节段性测压，了解病变部位和缺血严重程度。踝／肱指数，即踝压（踝部胫前或胫后动脉收缩压）与同侧肱动脉压之比，正常值 >1.0，如 >0.5、<1 应视为缺血性疾病；<0.5，即可确诊。超声多普勒显像仪可显示动脉的形态、直径和流速等。

2. 动脉造影　可以明确动脉阻塞的部位、范围、程度及侧支循环建立情况。患肢中小动脉多节段狭窄或闭塞是血栓闭塞性脉管炎的典型 X 线征象。最常累及小腿的 3 支主干动脉（胫前、胫后及腓动脉），或其中 1～2 支，后期可以波及腘动脉和股动脉。动脉滋养血管显影，形如细弹簧状，沿闭塞动脉延伸，是重要的侧支动脉，也是本病的特殊征象。

3. 肢体血流图　利用容积描记仪测定并记录搏动血流量；血流波形平坦或消失，表示血流量明显减少，动脉严重狭窄。

【诊断及鉴别诊断】

1. 诊断要点　①绝大多数患者是有吸烟嗜好的青壮年男子。②肢体有程度不同的缺血性表现。③患肢足背动脉、胫后动脉搏动减弱或消失。④有游走性浅静脉炎病史。⑤查不出有高血压、高血脂、糖尿病和其他脏器动脉硬化表现。

2. 鉴别诊断

（1）动脉粥样硬化性闭塞症：①患者大都为 45 岁以上；②常伴有冠状动脉粥样硬化、高血压、高脂血症或糖尿病；③病变常位于大、中动脉；④X 线检查可显示动脉壁有钙化斑块。

（2）多发性大动脉炎：①多见于青年女性；②病变活动期，常显示红细胞沉降率加快，免疫球蛋白升高；③动脉造影可见主动脉及其主要的分支开口处狭窄或阻塞。

（3）糖尿病足：由糖尿病造成的肢体坏疽，都有糖尿病病史及其临床表现，且有尿糖阳性、血糖升高等实验室检查的阳性发现。

【治疗】

治疗原则是防止病变进展，改善和促进下肢血液循环。

1. 一般疗法 严格戒烟，避免寒冷和外伤，适当保暖，但不能热疗，以免增加组织耗氧量而加重症状。疼痛严重者，可用止痛剂及镇静剂，慎用易成瘾的药物。患肢进行适度锻炼，以利于建立侧支循环。

2. 药物治疗

（1）中医中药：①脉络寒凝证，患趾（指）喜暖怕冷，肤色苍白冰凉，麻木疼痛，遇冷痛剧，步履不利，多走则疼痛加剧，小腿酸胀，稍歇则痛缓（间歇性跛行），苔白腻，脉沉细，趺阳脉减弱或消失。治宜温经散寒、活血通络，以阳和汤（熟地黄、白芥子、炮姜炭、麻黄、甘草、肉桂、鹿角胶）加减。②脉络血瘀证，患趾（指）酸胀疼痛加重，步履沉重乏力，活动艰难。患趾（指）肤色由苍白转为暗红，下垂时更甚，抬高则见苍白，小腿可有游走性红斑、结节或硬索，疼痛持续加重，彻夜不能入寐，舌质暗红或有瘀斑，苔白，脉弦或涩，趺阳脉消失，治宜活血化瘀、通络止痛，以活血通脉汤（当归、赤芍、土茯苓、桃仁、金银花、川芎）加减。③脉络瘀热证，皮肤干燥，毫毛脱落，趾（指）灼热肿痛，遇热加重，肌肉萎缩，趾（指）将有干性坏疽，舌红，苔黄，脉弦数，治宜清热利湿、活血化瘀，以四妙勇安汤（玄参、当归、金银花、甘草）加减。④脉络热毒证，患肢剧痛，日轻夜重，喜凉怕热，局部皮肤紫暗，肿胀，渐变紫黑，浸润蔓延，溃破腐烂，气味臭秽，创面肉色不鲜，甚则五趾相传，波及足背，或伴有发热等症，舌红，苔黄，脉弦细数，治宜清热解毒、凉血活血，以四妙勇安汤加减。⑤气血两虚证，面容憔悴，萎黄消瘦，精神倦怠，坏死组织脱落后疮面久不愈合，肉芽暗红或淡红而不鲜，舌质淡胖，脉细无力，治宜益气养血、活血止痛，以八珍汤（人参、白术、茯苓、甘草、当归、白芍、地黄、川芎）加减。

（2）血管扩张及抑制血小板聚集的药物：①前列腺素 E_1（PGE_1），具有舒张血管和抑制血小板聚集作用，能缓解疼痛且改善患肢供血。剂量 100～200μg 溶于 5% 葡萄糖溶液 500ml 中静脉滴注，每日 1 次，2 周为 1 个疗程。②α 受体阻滞剂和 β 受体兴奋剂，能扩张血管，解除痉挛。如妥拉苏林，25mg 口服，每日 3 次，或 25mg 肌注，每日 2 次。③硫酸镁溶液，能有效扩张血管。剂量为 2.5% 硫酸镁溶液 100ml 静脉滴注，每日 1 次，15 天为 1 个疗程，间隔 2 周后可再进行第 2 疗程。④低分子右旋糖酐，能降低血黏稠度，改善微循环，抑制血小板聚集。常用剂量 500ml 静脉滴注，每日 1 次，连用 10～15 天，隔 7 天，可重复使用。

（3）抗生素：溃疡并发感染者，应选用广谱抗生素，或根据细菌培养及药物敏感试验，选用有效抗生素。

3. 高压氧治疗 在高压氧舱内，通过血氧量的提高，增加肢体的血氧弥散，改善组织的缺氧状态。方法是每日1次，每次3~4小时，10次为1个疗程，间隔5~7日后，再进行第2疗程，一般可进行2~3个疗程。

4. 手术治疗 手术目的是促进血运和重建动脉供血，来改善缺血所引起的病变。

（1）腰交感神经切除术：适用于腘动脉远侧动脉狭窄的病人。切除范围应包括同侧2、3、4腰交感神经节和神经链。近期效果尚属满意，但远期疗效并不理想。

（2）动脉重建术：手术方法有两种：①旁路转流术，适用于主干动脉闭塞，但在闭塞动脉的近侧和远侧仍有通畅的动脉通道者。②血栓内膜剥脱术，适用于短段的动脉阻塞。

对于动脉广泛性闭塞，即腘动脉远侧三支动脉均已闭塞时，可试用以下术式：①大网膜移植术：手术原则是整片取下大网膜后裁剪延长，将胃网膜右动、静脉分别与股动脉和大隐静脉作吻合，经皮下隧道拉至小腿与深筋膜固定，借助建立侧支循环为缺血组织提供血运。②分期动、静脉转流术：原理是首先在患肢建立人为的动-静脉瘘，意图利用静脉途径逆向灌注，来为严重缺血肢体提供动脉血；4~6个月后，再次手术结扎瘘近侧静脉。尽管目前已取得不同程度成功，但应慎重考虑后方可试用。

5. 创面处理 干性坏疽创面，应予消毒包扎，预防继发感染。感染创面可作湿敷处理。组织已坏死而有明确界限者，或严重感染引起毒血症的需作截肢（趾、指）术。

【预防】

1. 预防吸烟是获得治疗效果和防止复发的首要措施。

2. 肢体注意防寒，尤其在寒冷季节要防止冻伤，鞋袜、手套保暖合适，不宜过紧，以免影响肢体血运。

3. 各种外伤是本病的一个诱发因素，故注意肢体保护，患者更应防止外伤，以免病情加重。

第三节　动脉栓塞

动脉栓塞是指血块或进入血管内的异物成为栓子，随着血流冲入并停留在口径与栓子大小相似的动脉腔内，造成血流阻塞，引起组织缺血的一种急性疾病。具有起病急骤，症状明显，进展迅速，预后严重的特点。在周围动脉栓塞中，下肢较上肢多见，依次为股总动脉、髂总动脉、腘动脉和腹主动脉分叉部位；而在上肢，则依次为肱动脉、腋动脉和锁骨下动脉。

【病因】

动脉栓塞的栓子以血栓最常见，此外，空气、脂肪、癌栓以及导管折断等异物也能成为栓子。栓子的主要来源有心源性、血管源性和医源性，其中以心源性最多见。①心源性，如风湿性心脏病、冠状动脉粥样硬化性心脏病、细菌性心内膜炎、二尖瓣狭窄、心房纤颤、心肌梗死和人工心脏瓣膜上的血栓脱落等，其中，又以风湿性心脏病最常见。②血管源性，如动脉瘤或人工血管腔内的血栓脱落、动脉粥样硬化斑块脱落等。③医源性，动脉穿刺插管导管折断，形成异物，或内膜撕裂继发血栓形成并脱落等。

【病理】

栓子可随血流冲入脑部、内脏和肢体动脉，一般停留在动脉分叉处。主要变化有：早期动脉痉挛，以后发生内皮细胞变性，动脉退行性变；动脉腔内继发血栓形成；严重缺血后 6～12 小时，组织可以发生坏死，肌肉及神经功能丧失。

【临床表现】

急性动脉栓塞的症状轻重取决于栓塞部位、栓塞程度、侧支循环的建立情况及对全身的影响。特征性的临床表现可以概括为 5 “P” 征，即疼痛（pain）、麻痹（paralysis）、感觉异常（paresthesia）、无脉（pulselessness）和苍白（pallor）。

1. 疼痛　是最早出现的症状，主要是由于栓塞动脉痉挛和近端动脉内压突然升高引起。疼痛部位从栓塞平面处开始，延及远侧，呈持续性剧痛。当被动活动或改变体位时可使疼痛加剧，故患肢体位呈强迫轻度屈曲位。但在已有良好侧支循环的病人，肢体疼痛可不明显。

2. 皮肤色泽和温度改变　由于动脉缺血，皮下静脉丛血液排空，皮肤呈苍白色，皮下静脉丛的某些部位如积聚少量血液，则有散在的小岛状紫斑，栓塞远侧肢体因供血不足，皮肤温度降低且有冰冷感觉。用手指自趾（指）端向近侧顺序检查，常可扪及骤然改变的变温带，其平面一般要比栓塞平面低一手宽的距离，对栓塞部位的定位有一定的临床意义。如腹主动脉末端栓塞者，约在双侧大腿和臀部；髂总动脉栓塞者，约在大腿上部；股总动脉栓塞者，约在大腿中部；腘动脉栓塞者，约在小腿中部（图2-6-5）。

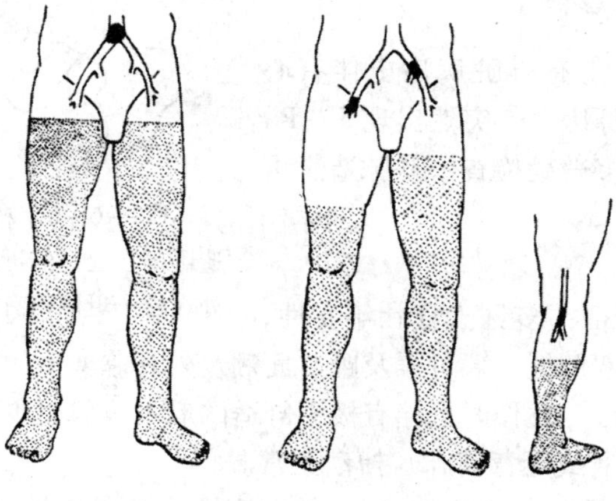

图2-6-5　不同位置动脉栓塞后皮肤温度的改变
阴影代表皮肤温度降低区，都较实际栓塞部位低

3. 动脉搏动减弱或消失　栓塞远端肢体动脉搏动明显减弱，以至消失；栓塞近侧的动脉搏动反而加强。

4. 感觉和运动障碍　由于周围神经缺血，引起栓塞平面远侧肢体皮肤感觉异常、麻木甚至丧失。严重缺血时出现麻痹，深感觉丧失，运动功能障碍以及不同程度的足或腕下垂。

5. 全身影响　栓塞动脉管腔愈大，全身反应愈严重。伴有心脏病者可出现血压下降、休克和心衰，甚至造成死亡。栓塞也可引起严重的代谢障碍，表现为高钾血症、肌红蛋白尿和代谢性酸中毒，最终导致肾功能衰竭。

【辅助检查】

1. 超声多普勒检查　不仅能探测动脉搏动，而且可以精确地作出栓塞的定位。

2. 动脉造影　这是确定栓塞部位的最准确的方法。能明确栓塞的部位，远侧动脉是否通畅，侧支循环状况，有否继发性血栓形成等情况。图2-6-6显示动脉栓塞的造影表现。

3. 皮肤测温试验　应用皮肤测温计，能精确指示皮温开始降低的位置，以及减低的幅度。

另外，尚需对能引起动脉栓塞的病因作相应的检查，如心电图、心脏 X 线、生化和酶学检查等，以利于制订全身治疗的方案。

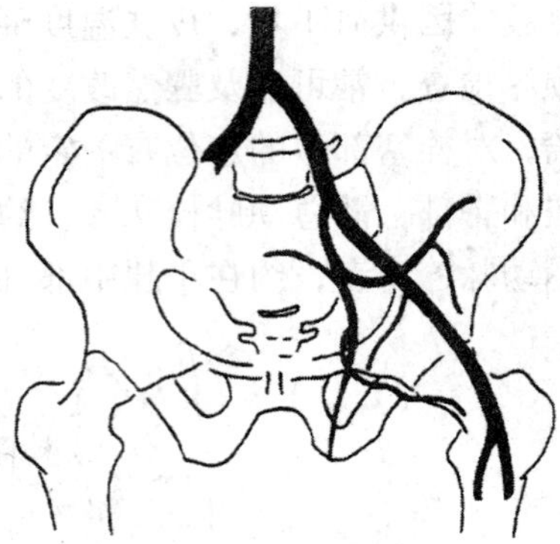

图 2-6-6　右髂总动脉栓塞

造影剂在栓塞的近端骤然中断，终止处在栓子近侧稍有充盈，形似圆顶状

【诊断及鉴别诊断】

1. 诊断要点　①有心脏病病史伴有心房纤颤或前述发病原因。②突然出现 5 "P" 特殊征象。③超声多普勒检查、动脉造影可帮助确诊。

2. 鉴别诊断

（1）雷诺综合征：多见于青壮年女性，好发于手指，常为双侧性，偶可累及趾、面颊及外耳。典型的临床表现是顺序出现苍白、青紫和潮红。发作时可伴有极不舒适的麻木，但很少有剧痛。指尖溃疡很少见到。桡动脉（或足背动脉）搏动正常。

（2）动脉粥样硬化性闭塞症：见血栓闭塞性脉管炎鉴别诊断。

【治疗】

本病进展迅速，后果严重，诊断明确后，必须立即采取积极有效的治疗措施。

1. 非手术治疗

（1）适应证：①小动脉栓塞，如下肢胫腓干远端动脉栓塞；上肢肱动脉远端的动脉栓塞。②全身情况严重，不能耐受手术者。③肢体已出现明显的坏死征象，手术已不能挽救肢体。

（2）治疗措施：保持患肢低于心脏平面，一般下垂 15°，不可热敷及冷敷，以免加重局部耗氧。争取在发病 3 天内使用溶栓、抗凝、扩血管药物。目前最常用的溶栓药物是尿激酶，40 万 U，每日 2 次，静脉内注射或栓塞动脉近端注射以及经动脉内导管利用输液泵持续给药。抗凝治疗先用肝素 3 ~5 天后，继以香豆素类衍化物维持 3 ~6 个月，可以防止继发血栓蔓延。

（3）注意事项：治疗期间，必须严密观察病人的凝血功能，及时调整用药剂量或中止治疗，防止重要脏器出血性并发症的发生。

2. 手术治疗　手术方法主要是取栓术。凡是动脉栓塞的病人，除非肢体已发生坏疽或有良好的侧支循环建立可以维持肢体的存活，只要病人全身情况允许，应及时作手术取栓。发病后 12 小时内手术效果最佳。发病时间越短，取栓效果越好。需要注意的是，由于动脉栓塞的病人常伴有严重的心血管疾患，因此，对于施行急症取栓术的病人，要重视手术前后处理，以期病人顺利康复。取栓术有两种方法：①切开动脉直接取栓；②利用 Fogarty 球囊导管取栓。导管取栓不仅简化操作，缩短手术时间，而且创伤小，只要备有球囊导管都应采用该法取栓。术后除了严密观察肢体的血供情况外，仍应适当选择抗凝、溶栓方案。一般选择肝素，辅以低分子右旋糖酐，共 1 周。尤其应重视肌病肾病性代谢综合征的防治，如不及时处理，将出现不可逆性肾功能损害。术后患肢出现肿胀，肌组织僵硬、疼痛，应及时作肌筋膜间隔切开术；肌组织已有坏死者，需作截肢术。

【预防】

1. 少食动物脂肪及含饱和脂肪酸类食物。多进食新鲜蔬菜、水果，多用植物油和植物蛋白，肥胖者或高血压者更应注意。忌烟、酒、浓茶。

2. 及时发现和治疗风湿性心脏病、冠状动脉粥样硬化性心脏病、细菌性心内膜炎等原发疾病。

第四节　腹股沟斜疝

体内某个脏器或组织离开其正常解剖部位，通过先天或后天形成的薄弱点、缺损或孔隙进入另一部位，即称为疝。腹腔内脏或组织连同腹膜壁层，经腹壁薄弱点和孔隙，向体表突出而形成局部肿块，称为腹外疝。腹股沟斜疝是最常见的腹外疝，其疝囊从腹股沟管深环（内环）突出，进入腹股沟管，再穿出腹股沟管浅环（皮下环），到达阴囊内或大阴唇。本病多数发生于男性，儿童及青壮年多见，男女发病率之比约为 15∶1。右侧比左侧多见。

【病因】

腹股沟斜疝有先天性和后天性两种。

1. 先天性腹股沟斜疝　胚胎早期，睾丸位于腹膜后第 2～3 腰椎旁，以后逐渐下降，在下降过程中，将腹膜向前推移，形成腹膜鞘状突，并随睾丸一并降入阴囊。在婴儿出生后不久，鞘状突即自行闭锁而遗留一纤维索带。如鞘状突不闭锁或闭锁不全，则与腹腔相通，在腹内压增高时，腹腔内脏器即可进入，其中形成先天性斜疝（图 2－6－7）。由于右侧睾丸下降比左侧略晚，鞘状突闭锁也较迟，因此右侧腹股沟斜疝较左侧多见。

2. 后天性腹股沟斜疝　后天性斜疝的发生与腹股沟区解剖缺损、腹壁薄弱以及腹横肌与腹内斜肌发育不全有关。当腹内压骤然增高时，不能发挥保护作用，内环处的腹膜向外突出而形成后天性斜疝（图2－6－8）。

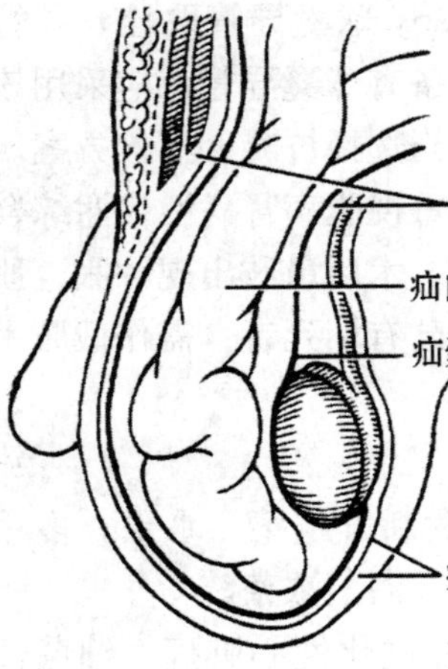

图2－6－7　先天性腹股沟斜疝

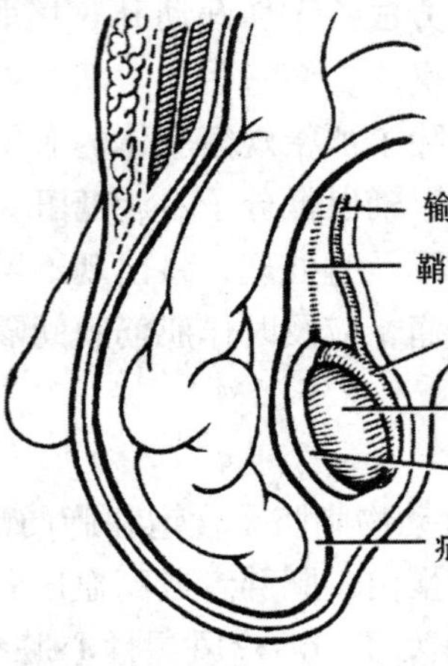

图2－6－8　后天性腹股沟斜疝

【病理】

1. 病理解剖　典型的腹股沟斜疝由疝环、疝囊、疝内容物和疝外被盖四部分组成。

（1）疝环：即腹壁薄弱和缺损处，是疝内容物向体表突出的门户，又称疝门。腹股沟斜疝的疝环即为腹股沟管深环。

（2）疝囊：是壁层腹膜的憩室样的突出部，由疝囊颈和疝囊体组成。疝囊颈是疝囊比较狭窄的部分，是疝囊与腹腔间的通道，其位置相当于疝环。

（3）疝内容物：是进入疝囊的腹内脏器或组织。最常见的是小肠，其次是大网膜，其他少见的是盲肠、阑尾、乙状结肠、横结肠、膀胱等。

（4）疝外被盖：指疝囊以外的腹壁各层组织，通常由筋膜、肌肉、皮下组织和皮肤组成。

2. 病理临床类型　腹股沟斜疝可分为以下四种类型：

（1）易复性疝：疝内容物很容易回纳入腹腔者，称为易复性疝。

（2）难复性疝：疝内容物不能回纳或不能完全回纳入腹腔者，称难复性疝。常因疝内容物反复突出，疝囊颈受摩擦损伤而产生粘连所致。这种疝的内容物多数是大网膜。

（3）嵌顿性疝：腹内压突然增高时，疝内容物可强行扩张囊颈而进入疝囊，随后因囊颈的弹性收缩又将疝内容物卡住而不能回纳入腹腔，称嵌顿性疝或钳闭性疝。

（4）绞窄性疝：嵌顿如不能及时解除，致使疝内容物发生缺血坏死，称为绞窄性疝。此时肠系膜动脉搏动消失，肠壁逐渐失去其光泽、弹性和蠕动能力，终于坏死变黑。儿童疝环组织一般比较柔软，疝嵌顿后很少发生绞窄。

【临床表现】

基本症状是腹股沟区有一突出的肿块。开始肿块较小，仅在站立、劳动、行走、咳嗽或婴儿啼哭时出现，多呈带蒂柄的梨形，并可降至阴囊或大阴唇，嘱患者平卧或用手向腹腔内回纳时疝块消失。回纳后，以手指通过阴囊皮肤伸入浅环，可感浅环扩大、腹壁软弱；此时嘱病人咳嗽，指尖有冲击感。如用手指紧压腹股沟管深环，然后嘱患者用力咳嗽，疝块并不出现，但一旦移去手指，则可见疝块由外上向内下鼓出。疝内容物如为肠袢，则肿块柔软、光滑，叩之呈鼓音；回纳时常先有阻力，一旦回纳，肿块即较快消失，并常在肠袢进入腹腔时发出咕噜声。若疝内容物为大网膜，则肿块坚韧，叩诊呈浊音，回纳缓慢。当发展为难复性斜疝时，疝块不能完全回纳，常伴有坠胀感。

强力活动或排便等腹内压骤增是嵌顿性斜疝的主要原因。临床上表现为疝块突然增大，并伴有明显疼痛，平卧或用手推送不能使疝块回纳。肿块紧张发硬，且有明显触痛。嵌顿内容物如为肠袢，不但局部压痛明显，还可伴有阵发性腹部绞痛、恶心、呕吐、停止排便排气、腹胀等机械性肠梗阻的临床表现；如为大网膜，则局部疼痛常较轻微。疝块一旦嵌顿，自行回纳的机会较少；多数病人的症状逐步加重。如不及时解除，将发展为绞窄性疝。但在肠管发生坏死、穿孔时，疼痛可因疝块压力骤减而暂时有所缓解，不可认为是病情好转。绞窄时间较长者，可发生疝外被盖的急性炎症，甚至发生脓毒症。

【诊断及鉴别诊断】

1. 诊断要点　①多发于男性，儿童及青壮年多见。②腹股沟管中有带蒂柄的梨形肿块，可降至阴囊或大阴唇。③肿块回纳后压住深环，疝块不再突出。

2. 鉴别诊断

（1）腹股沟直疝：腹股沟斜疝与直疝的鉴别要点见表2－6－1。

（2）睾丸鞘膜积液：肿块完全局限在阴囊内，上界可以清楚地摸到，无蒂，不能回纳；透光试验多为阳性，而疝块则不能透光。应该注意的是，幼儿的疝块，因组织菲薄，常能透光，勿与鞘膜积液混淆。腹股沟斜疝时，可在肿块后方扪及实质感的睾丸；鞘膜积液时，睾丸在积液中间，故肿块各方向均呈囊性而不能扪及实质感的睾丸。

表 2－6－1　　腹股沟斜疝与直疝的鉴别要点

	斜疝	直疝
发病年龄	多见于儿童及青壮年	多见于老年
突出途径	经腹股沟管突出，可进阴囊	由直疝三角突出，不进阴囊
疝块外形	椭圆或梨形，上部呈蒂柄状	半球形，基底较宽
回纳疝块后压住深环	疝块不再突出	疝块仍可突出
精索与疝囊的关系	精索在疝囊后方	精索在疝囊前外方
疝囊颈与腹壁下动脉的关系	疝囊颈在腹壁下动脉外侧	疝囊颈在腹壁下动脉内侧
嵌顿机会	较多	极少

（3）交通性鞘膜积液：肿块的外形与睾丸鞘膜积液相似。于每日起床后或站立活动时肿块缓慢地出现并增大。平卧或睡觉后肿块逐渐缩小，挤压肿块，其体积也可逐渐缩小。透光试验为阳性。

（4）精索鞘膜积液：肿块较小，在腹股沟管内，牵拉同侧睾丸可见肿块移动。

（5）隐睾：多位于腹股沟管内，肿块较小，边缘清楚，用手挤压时可出现特有的胀痛感觉。同时，患侧阴囊内睾丸缺如。

【治疗】

腹股沟斜疝随着疝块逐渐增大，将加重腹壁缺损而影响劳动力，又常可发生嵌顿或绞窄而威胁病人生命。因此，除极少数特殊情况外，一般应尽早施行手术治疗。

1. 非手术治疗　适用于：①半岁以下婴幼儿，婴幼儿成长过程中腹壁肌肉逐渐强壮，部分腹股沟斜疝有自愈可能，因此可暂不手术。可采用棉线束带或绷带压住腹股沟管深环（图 2－6－9）以防疝块突出。②年老体弱或伴有其他严重疾病而禁忌手术者，可配用疝带，以疝带一端的软压垫压迫内环处，阻止疝块突出，但长期使用疝带可使疝囊颈受到摩擦变得肥厚坚韧而增高嵌顿的发病率，并有促使疝囊与疝内容物发生粘连的可能。

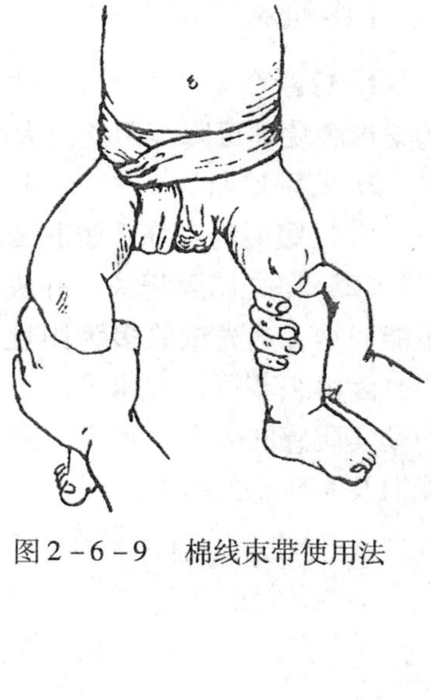

图 2－6－9　棉线束带使用法

2. 手术治疗　手术的基本原则是关闭疝门

即内环口，加强或修补腹股沟管管壁。应做好术前准备，积极治疗合并症如糖尿病、高血压和冠心病等，特别要预先处理能引起腹内压增高的情况，如慢性咳嗽、排尿困难、便秘等，避免和减少术后复发。

（1）单纯疝囊高位结扎术：指在内环水平，显露斜疝囊颈后，予以高位结扎或贯穿缝合。术中达到内环水平时，应以腹膜外脂肪为标志。本法多适用于婴幼儿患者和绞窄性疝因肠坏死而局部感染严重者，同时也可作为疝修补术的基本内容之一。

（2）疝修补术：单纯疝囊高位结扎术不足以预防成人腹股沟斜疝的复发，而疝修补术则是在疝囊高位结扎基础上，加强或修补薄弱的腹股沟管前壁或后壁，方能达到彻底治疗的目的。常用的手术方法有传统的疝修补术、新兴的无张力疝修补术和经腹腔镜疝修补术。

1）传统方法：修补腹股沟管前壁以 Ferguson 法最常用。该法适用于腹横筋膜无显著缺损、腹股沟管后壁尚健全的病例。它是在精索的前方将腹内斜肌下缘与联合肌腱缝至腹股沟韧带上，消灭腹内斜肌下缘和腹股沟韧带之间的间隙。修补或加强腹股沟管后壁常用的方法有四种：①Bassini 法：临床应用最广泛，在其后方把腹内斜肌下缘和联合肌腱缝至腹股沟韧带上，置精索于腹内斜肌与腹外斜肌腱膜之间。②Halsted 法：与上法相似，但把腹外斜肌腱膜也在精索后方缝合，从而把精索移至腹壁皮下层与腹外斜肌腱膜之间。③McVay 法：是在精索后方把腹内斜肌下缘和联合肌腱缝至耻骨梳韧带上。④Shouldice 法：高位结扎疝囊后将腹横筋膜自耻骨结节处向上切开，直至内环，然后将切开的两叶予以重叠缝合，先将外下叶缝于内上叶和腹内斜肌的深面，再将内上叶的边缘缝于腹股沟韧带上。然后按 Bassini 法将腹内斜肌下缘和联合肌腱缝于腹股沟韧带深面。

2）无张力疝修补术：是利用人工合成网片材料，在无张力的情况下进行修补术，克服了传统修补术的许多弊端，同时病人下床早、恢复快。1986 年该术式正式命名为无张力疝（填充式）修补术。但该方法有潜在的排异和感染的危险，加之手术材料昂贵，故目前不能普遍推广应用。

3）经腹腔镜疝修补术：该法具有创伤小、痛苦少、恢复快和美观等优点，并可同时发现和处理并发疝、双侧疝。尽管经腹腔镜疝修补术在临床上的开展日益增多，但因其对技术设备要求高、需全身麻醉、手术费用高等原因，目前临床上仍未广泛应用。

3. 嵌顿性疝和绞窄性疝的处理原则　应采取紧急手术治疗。手术的关键在于正确判断疝内容物的生命力，然后根据病情确定处理方法。但对于嵌顿时间在 3 ~4 小时以内，局部压痛不明显，没有腹部压痛和腹膜刺激症状，年老体弱或伴有其他较严重疾病而估计肠袢尚未绞窄坏死者，可以试行手法复位。复位方法是让病人取头低足高卧位，注射吗啡或哌替啶，以止痛和镇静，并松弛腹肌，然后托起阴囊，持续缓慢地将疝块推向腹腔，同时用左手轻轻按摩浅环以协助内容物回纳。需要说明的是，嵌顿性疝尽管已复位，但并未得到根治，大部分病人迟早仍需手术修补，且手法复位本身又带有一定的危险性，所以需要严格掌握手法复位的指征。如复位失败，应立即手术治疗。手术过程中，如证实肠管尚具有活力，可回纳腹腔；如肠管确已坏死，则在病人情况允许下行肠切除肠吻合术。凡施行肠切除肠吻合术的患者，只宜作疝囊高位结扎术，不宜作修补术，以免因感染导致手术失败。

【预防】

1. 手法复位要轻柔，切忌粗暴，复位后需严密观察腹部情况，如有腹膜炎或肠梗阻的表现时，应尽早手术。

2. 及时对围手术期出现的慢性咳嗽、排尿困难、便秘、腹水等进行处理。

第五节　多 囊 肾

多囊肾是一种先天性遗传性疾病，绝大多数为双侧病变。根据遗传方式不同，可分为常染色体显性多囊肾及常染色体隐性多囊肾。其中常染色体显性多囊肾最为常见，发病率约 1/1250；常染色体隐性多囊肾临床少见，发病率约为 1/10000。常染色体隐性多囊肾又称婴儿型多囊肾，因本病患者常于出生后不久死亡，极少数可存活至儿童期或成人，故本节不作详述，仅对常染色体显性多囊肾作进一步讲述。

【病因与病理】

常染色体显性多囊肾多为双侧性，其特点是囊肿在出生时即存在，初期肾内仅有少数几个囊肿，以后全肾布满大小不等的囊肿，进行性压迫肾实质后，可导致肾功能衰竭。

【临床表现】

常染色体显性多囊肾大都在 40 岁左右才出现症状，主要表现为腰背部或上腹部钝痛、胀痛或绞痛。此外可合并上尿路感染和肾结石，出现血尿、脓尿、发热、肾区疼痛等相应症状。1/3 的病人可合并肝囊肿，其出现时间一般比肾囊肿晚 10 年，但无肝功能变化。体格检查可在两侧肾区扪及巨大囊性感肾，表面不光滑。部分病人还可能伴有胰腺囊肿、脾囊肿及结肠憩室等消化道疾病。并发症包括尿毒症、高血压、心肌梗死和颅内出血。

【辅助检查】

1. 实验室检查　肾功能检查发现血肌酐随肾功能的丧失呈进行性升高。

2. 影像学检查　能确定诊断且提示肾实质的厚度。

（1）B 型超声检查：能清晰显示双肾多发、大小不等的囊性病变。

（2）CT 检查：能显示多数大小不等、壁薄、充满液体的囊肿，双肾增大，外形分叶状。

（3）静脉尿路造影检查：显示肾盂肾盏受挤压变形，似蜘蛛状，肾盏扁平而宽，盏颈拉长变细。

【诊断及鉴别诊断】

1. 诊断要点　①腰背部或上腹部疼痛。②能触及腹部包块。③有肾功能损害的表现。④B 型超声、CT 检查可确定诊断。

2. 鉴别诊断

（1）单纯性肾囊肿：任何年龄均可发生，60 岁以上多见，多为单侧和单发。大多数无临床症状，当囊肿生长到一定大小、有囊内出血、伴继发感染或压迫邻近肾实质时，可表现为侧腹部或背部疼痛，部分患者可有腰部剧痛、镜下血尿等症状。B 型超声为首选检查，典型表现为病变区无回声，囊壁光滑、边界清楚、回声增强。CT 能明确诊断，其特征是壁薄、光滑、边缘整齐、圆形或卵圆形均质肿块。静脉尿路造影有助于明确囊肿压迫肾脏或输尿管的程度。

（2）肾癌：常累及一侧肾脏，多单发。间歇无痛性肉眼血尿为常见症状，病人可伴有发热、高血压、血沉增快等特点，晚期可出现病理性骨折、咯血、神经麻痹及转移部位疼痛等症状。B 型超声是最简便的检查方法，表现为不均质的中低回声实性肿块。CT 对肾癌的确诊率高，是目前诊断肾癌最可靠的影像学方法，表现为肾实质内不均质肿块，平扫 CT 值略低于或与肾实质相似，增强扫描后，肿瘤不如正常肾实质增强明显。MRI 对肾癌诊断的准确性与 CT 相仿。

【治疗】

该病的治疗目前尚无特效的方法，应以早期发现，防止并发症发生，及时处理并发症为主。对肾功能正常的早期病人，重点在于控制血压、预防尿路感染及肾功能进一步损害，主要采用对症及支持疗法，包括休息、低蛋白饮食、避免劳累、应用药物治疗等。对中期病人采用囊肿去顶减压术，以减轻囊肿对肾实质的压迫，延缓肾功能的减退，缓解症状。晚期病人减压已无意义，可考虑长期透析或作同种异体肾移植术。合并严重高血压或出血、感染者，在施行肾移植前宜切除患肾。

第六节　上尿路结石

上尿路结石是指肾和输尿管结石，一般为单侧，多见于青壮年，男性多于女性。结石的主要成分为草酸钙，主要症状是疼痛和血尿。因结石可引起尿路梗阻及感染，最后导致肾实质破坏、萎缩、肾功能严重损害，故应早期发现，及时治疗。目前对于其治疗措施主要采用非手术治疗。

【病因】

1. 流行病学因素　包括年龄、性别、种族、职业、地理环境、水分摄入、饮食营养以及疾病等多种因素。上尿路结石多发于25～40岁之间的人群；有色人种比白人患尿石症的少；山区、沙漠、饮水少、高温环境长期工作等发病率较高；大量摄入动物蛋白、精制糖可增加上尿路结石形成的危险；代谢紊乱如甲状旁腺功能亢进、高草酸尿症以及尿路梗阻和感染等亦为结石形成的因素。

2. 尿液因素　①形成结石的物质排出过多：尿液中钙、草酸、尿酸排出量增加。长期卧床，甲状旁腺功能亢进、特发性高尿钙症等可使尿钙排出增加。痛风、慢性腹泻及噻嗪类利尿剂等，均使尿酸排出增加。内源性合成草酸增加或肠道吸收草酸增加，可引起高草酸尿症。②尿pH改变：尿酸结石和胱氨酸结石在酸性尿中形成。磷酸镁铵及磷酸钙结石在碱性尿中形成。③尿量减少，使盐类和有机物的浓度增高。④尿中抑制晶体形成和聚集的物质减少，如枸橼酸、焦磷酸盐、酸性黏多糖、镁等。⑤尿路感染时尿基质增加，使晶体粘附，形成结石。

3. 泌尿系解剖结构异常　尿路任何部位的狭窄、梗阻、憩室都可使尿液滞留，导致晶体或基质在该部位沉积，继发感染后形成结石。

【病理生理】

上尿路结石所致之病理生理改变，与结石部位、大小、数目、继发炎症和梗阻程度等因素有关。结石形成后可引起泌尿系统直接损伤、梗阻、感染，甚至可能引起局部组织恶变。结石在肾内逐渐增大，充满肾盂及部分肾盏或全部肾盏，形成鹿角形结石。

结石进入输尿管时，常停留或嵌顿于三个生理狭窄处，即肾盂输尿管连接处、输尿管跨过髂血管处及输尿管膀胱壁段（图2－6－10），其中以输尿管下1/3处最多见。

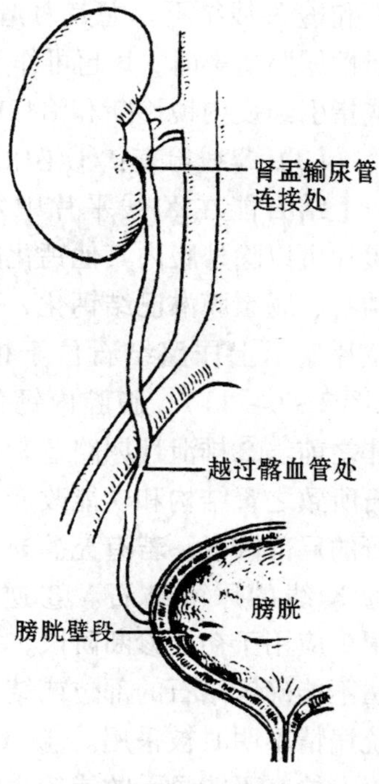

图2－6－10　输尿管生理狭窄

【临床表现】

肾和输尿管结石的主要临床表现是与活动有关的疼痛和血尿。其程度与结石部位、大小、活动与否及有无并发症及其程度等因素有关。

1. 疼痛　肾结石可引起肾区疼痛伴肋脊角叩击痛。结石越小，症状越明显。肾盂内大结石及肾盏结石可无明显临床症状，仅表现为活动后镜下血尿。若结石引起肾盏颈部梗阻，或肾盂结石移动不大时，可引起上腹或腰部钝痛。结石处于肾盂输尿管连接处或导致输尿管完全性梗阻时可引起肾绞痛，疼痛剧烈，难以忍受，伴有大汗、恶心、呕吐。疼痛部位及放射范围根据结石梗阻部位而有所不同。肾盂输尿管连接处或上段输尿管梗阻时，疼痛位于腰部或上腹部，并沿输尿管行径放射至同侧睾丸或阴唇和大腿内侧。当输尿管中段梗阻时，疼痛放射至中下腹部，右侧极易与急性阑尾炎混淆。结石位于输尿管膀胱壁段或输尿管口，常伴有膀胱刺激征及尿道和阴茎头部放射痛。

2. 血尿　根据结石对黏膜损伤程度的不同，可表现为肉眼血尿或镜下血尿，以后者更常见，有时活动后镜下血尿是上尿路结石的唯一临床表现。如果结石引起尿路完全性梗阻或结石固定不动（如肾盏小结石），则可能没有血尿。

3. 其他　结石继发急性肾盂肾炎或肾积脓时，可有发热、畏寒、寒战等全身症状。结石导致肾积水时，可扪及增大的肾。双侧上尿路结石引起双侧完全性梗阻或独肾上尿路结石完全性梗阻时，可导致无尿。

【辅助检查】

1. 实验室检查　①尿常规检查：可有镜下血尿或肉眼血尿，伴感染时有脓尿，有时可发现晶体尿。②尿细菌培养：感染性结石病人呈阳性。③血钙、磷、肌酐和尿酸测定：当怀疑病人与代谢状态有关时，可作上述检查，必要时作负荷试验。④肾功能测定：可以判断肾的功能状态。

2. 影像学检查

（1）B超检查：结石显示为特殊声影，可发现泌尿系平片不能显示的小结石和透 X 线结石。尤其对造影剂过敏、孕妇、无尿或肾功能不全者，不能作排泄性尿路造影时，B 超可作为诊断方法。此外，也可用于指引经皮介入肾造口术或指引经皮内镜诊断和治疗的路径。

（2）X 线检查：①泌尿系平片：95%以上结石能在 X 线平片中发现。正侧位摄片可以除外腹内其他钙化阴影，如胆囊结石、肠系膜淋巴结钙化、静脉石等。侧位片显示上尿路结石位于椎体前缘之后（图 2－6－11），腹腔内钙化阴影位于椎体之前。②排泄性尿路造影：可以评价结石所致之肾结构和功能改变，有无引起结石的局部因素。若有充盈缺损，则提示有透 X 线的尿酸结石。③逆行肾盂造影：很少应用于初始诊断阶段，往往在其他方法不能确定结石的部位或结石以下尿路系统病情不明时被采用。④CT 检查：很少作为结石病人的首选诊断方法，能发现以上检查不能显示的或较小的输尿中、下段结石。

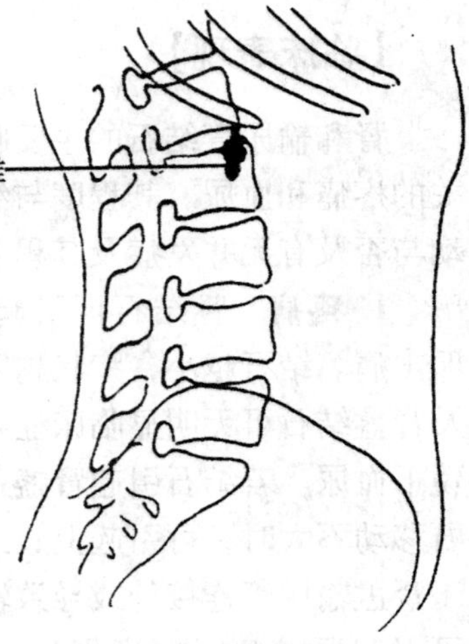

图 2－6－11　肾结石 X 线侧位平片

（3）放射性核素肾显像：评价治疗前受损的肾功能和治疗后肾功能恢复状况；确定双侧尿路梗阻病人功能较好的肾。

（4）内镜检查：包括肾镜检查、输尿管镜检查和膀胱镜检查。通常在泌尿系平片未显示结石，排泄性尿路造影有充盈缺损而不能确诊时，借助于内镜可以明确诊断和进行治疗。

【诊断及鉴别诊断】

1. 诊断要点　①与活动有关的腰腹部绞痛且伴有血尿；②尿常规检查可见镜下血尿；③B 超检查、泌尿系平片等可发现结石影。

2. 鉴别诊断　上尿路结石应与胆囊炎、胆石症、急性阑尾炎鉴别，具体内容请参阅“外科急腹症”。

【治疗】

根据结石的大小、数目、位置、肾功能和全身情况，有无确定病因，有无代谢异常，有无梗阻和感染及其程度，确定有效治疗方案。

1. 非手术治疗　结石直径小于 0.6cm，光滑，无尿路梗阻，无感染，纯尿酸结石及胱氨酸结石，可采用非手术治疗。直径小于 0.4cm 光滑的结石，90%

能自行排出。

（1）一般措施：①大量饮水：保持每天尿量在 2000ml 以上；②饮食调节：限制含钙、草酸成分丰富的食物，牛奶、奶制品、豆制品、巧克力等含钙量高，浓茶、番茄、菠菜、芦笋等含草酸量高，应控制食用，避免高动物蛋白、高糖和高脂肪饮食。尿酸结石患者不宜服用高嘌呤食物和动物内脏。

（2）药物治疗：①根据细菌培养及药物敏感试验选用抗菌药物，以控制感染；②口服枸橼酸钾、重碳酸钠等，以促使尿酸和胱氨酸结石的溶解和消失；氯化铵能防止感染性结石生长，卡托普利有预防胱氨酸结石形成的作用，应用氢氧化铝凝胶可限制肠道对磷酸的吸收；③中药金钱草、石韦、滑石、车前子、鸡内金、木通、瞿麦、扁蓄等和针刺肾俞、膀胱俞、三阴交、阿是穴等均有促进结石排出的作用；④发作时注射阿托品、哌替啶以解痉止痛，应用钙通道阻滞剂、消炎痛、黄体酮等可缓解肾绞痛，必要时静脉输液。

2. 体外冲击波碎石（ESWL）　通过 X 线或 B 超对结石进行定位，利用高能冲击波聚焦后作用于结石，使结石裂解。该法是一种无痛、安全而有效的非侵入性治疗。目前 95% 以上的上尿路结石采用此方法治疗。碎石效果与结石部位、大小、性质、是否嵌顿等因素有关。

适应证：适用于肾、输尿管上段结石。

禁忌证：结石远端尿路梗阻、妊娠、出血性疾病、严重心脑血管疾病、安置心脏起搏器者、血肌酐≥265μmol/L、急性尿路感染、育龄妇女输尿管下段结石等。碎石后，多数病人出现暂时性肉眼血尿，一般无需处理；如肾周围血肿形成，虽属少见，但应十分重视。碎石排出过程中，可引起肾绞痛。若碎石过多地积聚于输尿管内，可引起“石街”，出现腰痛或不适，有时合并继发感染。为提高疗效，减少近、远期并发症，除严格选择病人、正确定位外，应选用低能量和限制每次冲击次数。若需再次治疗，间隔时间必须不少于 7 天。

3. 手术治疗　随着腔内泌尿外科及 ESWL 的快速发展，绝大多数上尿路结石不再需要开放手术。手术前必须行静脉尿路造影，了解双肾功能，有感染时先行抗感染治疗。输尿管结石手术前需再次摄腹部平片作最后定位。有原发梗阻因素存在时，应同时予以纠正。

（1）非开放手术治疗：①经皮肾镜取石或碎石术（PCNL）：适用于大于 2.5cm 的肾盂结石及肾下盏结石。对结石远端尿路梗阻、质硬之结石、残余结石、有活跃性代谢疾病及需再次手术者尤为适宜。凝血机制障碍、对造影剂过敏、过于肥胖穿刺针不能到达肾或脊柱畸形者不宜采用此法。取石时，经腰背部细针穿刺直达肾盏或肾盂，插放肾镜，直视下取石或碎石。较小的结石通过肾镜用抓石钳取出，较大的结石无法直接取出者应将结石粉碎。术后常规放置造瘘管，必要时放置输尿管引流管。②输尿管镜取石或碎石术：适用于中、下段输尿管结石，泌尿系平片不显影结石，因肥胖、结石坚硬、停留时间长而用 ESWL 困难者，亦用于 ESWL 治疗所致的“石街”。下尿路梗阻、输尿管细小、狭窄或严重扭曲等不宜采用此法。取石时，通常经尿道插入膀胱，沿输尿管直视下采用套石或取石，若结石较大可用超声、液电、激光或气压弹道碎石。③腹腔镜输尿管取石：适用于输尿管结石大于 2cm，原来考虑开放手术，或经 ESWL、输尿管镜手术治疗失败者。手术途径有经腹腔和经后腹腔两种。取石后要安置双“J”管于输尿管腔内引流尿液。

（2）开放手术治疗：①肾盂切开取石术：适用于结石大于 1cm，或合并梗阻、感染的结石。②肾实质切开取石术：适用于肾盏结石，尤其是肾盂切开不易取出或多发性肾盏结石。③肾部分切除术：适用于结石在肾一极或结石所在肾盏有明显扩张、实质萎缩和有明显复发因素者。④肾切除术：因结石导致肾结构严重破坏，功能丧失或合并肾积脓，而对侧肾功能良好，可将患肾切除。⑤输尿管切开取石术：适用于嵌顿较久或其他的方法治疗无效的结石，根据结石部位选择手术入路。

（3）双侧上尿路结石的手术治疗原则：①双侧输尿管结石：先处理梗阻严重侧，条件许可时可同时行双侧输尿管取石。②一侧肾结石、对侧输尿管结石：先处理输尿管结石。③双侧肾结石：根据结石情况及肾功能决定，原则上应尽可能保留肾。一般先处理易于取出和安全的一侧；若肾功能损害严重，全身情况差，宜先行经皮肾造瘘，情况改善后再处理结石。④孤立肾上尿路结石或双侧上尿路结石：当出现急性完全性梗阻无尿时，在明确诊断后，若全身情况允许，应及时施行手术。若不能耐受手术，可先行输尿管插管引流，待病情好转后再选择适当的治疗方法。

【预防】

1. 大量饮水 可增加尿量，稀释尿中形成结石物质的浓度，减少晶体沉积。

2. 调节饮食 根据结石成分、代谢状态等调节食物构成。如高钙摄入者应减少含钙食物的摄入量，少食牛奶、奶制品、豆制品、巧克力、坚果类食品。草酸盐结石的病人应限制浓茶、菠菜、番茄、芦笋、花生等摄入。高尿酸的病人应避免高嘌呤食物如动物内脏。

3. 特殊性预防 在进行了完整的代谢状态检查后才可采用以下预防方法。①草酸盐结石患者可口服维生素 B_6 或氧化镁，以减少尿中草酸含量或增加尿中草酸溶解度。②尿酸结石病人可口服别嘌呤和碳酸氢钠，以抑制结石形成。③伴甲状旁腺功能亢进者，必须摘除腺瘤或增生组织。④尿路梗阻、尿路异物、尿路感染或长期卧床者，应及时得到治疗，以避免结石发生。

第七节　痔

痔是直肠下端黏膜静脉丛和肛管、肛门边缘的皮下静脉丛曲张形成的柔软的静脉团块，为常见的肛肠疾病。任何年龄均可发病，但随着年龄增长，发病率增高。肛垫的支持结构、静脉丛及动静脉吻合支发生病理性改变或移位为内痔，齿状线远侧皮下静脉丛的病理性扩张或血栓形成为外痔，内痔通过丰富的静脉丛吻合支和相应部位的外痔相互融合为混合痔（图2－6－12）。

【病因与病理】

本病的病因尚未完全明确，可能与多种因素有关，目前主要有以下学说。

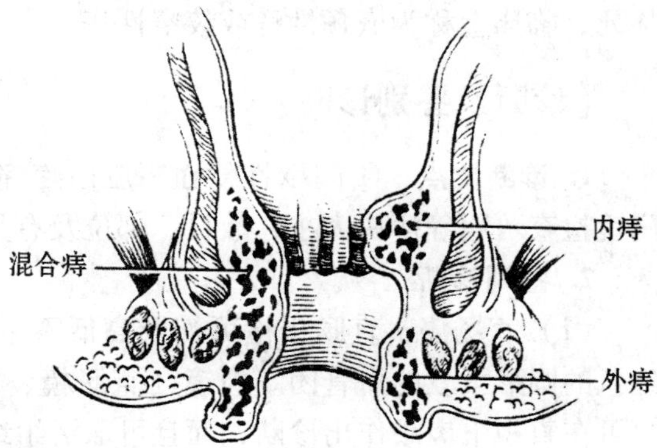

图2－6－12　痔的分类

1. 肛垫下移学说　认为在肛管黏膜的下方有一层特殊的组织，位于肛管的左侧、右前、右后，即截石位3、7、11点，形成三个区域，突向肛管内，由静脉（或称静脉窦）、平滑肌及结缔组织构成，称为肛管血管垫。正常情况下通过排便时腹内压改变和排便后的弹性回缩起闭合肛管、调节排便作用。如回缩作用减弱，肛垫则可充血、下移形成痔。

2. 静脉曲张学说　认为痔的形成主要由静脉扩张淤血所致。发生的主要原因有：①门静脉系统及其分支直肠静脉都无静脉瓣；②直肠上下静脉丛管壁薄、位置浅；③末端直肠黏膜下组织疏松；④存在可引起直肠静脉回流受阻的诸多因素，如长期坐立、便秘、妊娠、前列腺肥大、盆腔巨大肿瘤等。

3. 其他　如长期饮酒和进食大量刺激性食物、肛周感染、营养不良等，均可诱发痔的发生。

【临床表现】

1. 内痔　主要临床表现是出血和脱出。无痛性间歇性便后鲜血是内痔的常见症状。截石位3、7、11点为其好发部位。内痔可分为四度：

Ⅰ度：无痔脱出肛门外，表现为便时带血、滴血或喷射状出血，便后出血可自行停止。

Ⅱ度：排便时痔脱出肛门外，常有便血，肛门下坠感，便后痔块可自行回纳。

Ⅲ度：排便或久站、咳嗽、劳累、负重等增加腹压时，有痔脱出，偶有便血，需用手协助才能回纳。

Ⅳ度：痔长期在肛门外，偶有便血，痔脱出不能回纳或回纳后又脱出。

2. 外痔 主要临床表现是肛门不适，潮湿不洁，有时有瘙痒。外痔分血栓性、静脉曲张性、结缔组织性、炎性。其中血栓性外痔最常见。

3. 混合痔 临床表现为内痔和外痔的症状同时存在。内痔发展到Ⅲ度以上时多形成混合痔。混合痔逐渐加重，呈环状脱出肛门外，脱出的痔块在肛周呈梅花状时，称为环状痔。脱出的痔块若被痉挛的括约肌嵌顿，以至水肿、淤血甚至坏死，临床上称为嵌顿性痔或绞窄性痔。

【诊断及鉴别诊断】

1. 诊断要点 ①间歇性便血、肛门疼痛、瘙痒及痔脱出。②直肠指检和肛门镜检查可明确痔块大小、数目、部位及有无充血、水肿、溃疡等。

2. 鉴别诊断

（1）直肠癌：直肠指检可扪及高低不平的硬块，有坏死、溃疡；而痔为暗红色的圆形柔软的血管团。内镜（直肠镜、乙状结肠镜和纤维结肠镜）检查不仅可在直视下肉眼作出诊断，而且可取活组织进行病理检查。

（2）直肠息肉：本病多见于儿童，且息肉为圆形、实质性、有蒂、可活动。指检时在直肠内可触到质软、活动、外表光滑的球形肿物。直肠或乙状结肠镜可直接观察到息肉的形态。

（3）直肠腺瘤：无痛性便血，腺瘤圆形，质地实而软，脱出肛外。肠镜下可见瘤表面光滑，或有结节、绒毛、细颗粒，表面有浅溃疡。

【治疗】

应遵循三个原则：无症状的痔无需治疗；有症状的痔重在减轻、消除症状，而非根治；以保守治疗为主。

1. 一般治疗 在痔的初期和无症状静止期的痔，应调整饮食结构，多食纤维性食物，鼓励多饮水，避免辛辣刺激性食物，保持大便通畅，防治便秘和腹泻。温水坐浴，改善局部血液循环，坐浴时浴盆应大而深，水量3000ml左右，水温40℃～43℃。肛管内注入油剂或栓剂，可减轻局部的瘙痒不适症状。

2. 注射疗法 将硬化剂注射于痔核内黏膜下（图2－6－13），造成局部无菌性炎症而导致黏膜下组织纤维化，致使痔块萎缩。该法主要适用于Ⅰ、Ⅱ度出血性内痔。常用的硬化剂有5%石炭酸植物油、5%鱼肝油酸钠、5%盐酸奎宁尿素水溶液、4%明矾水溶液等，忌用腐蚀性药物。

注射方法为肛周局麻下使肛门括约肌松弛。先行指检，在齿状线上轻扪直肠左侧、右前及右后，感觉有无小动脉搏动，如能扪及搏动，则在其周围注射硬化剂2～3ml，注射后轻轻按摩注射部位。避免将硬化剂注入到黏膜层，以免导致组织坏死。当硬化剂注入到黏膜层时，黏膜立即变白，应将针进一步插深，但应避免进入肌层，回抽无血后注入硬化剂。如果1次效果不理想，可在1个月后重复1次。如果痔块较多，也可分2～3次注射。

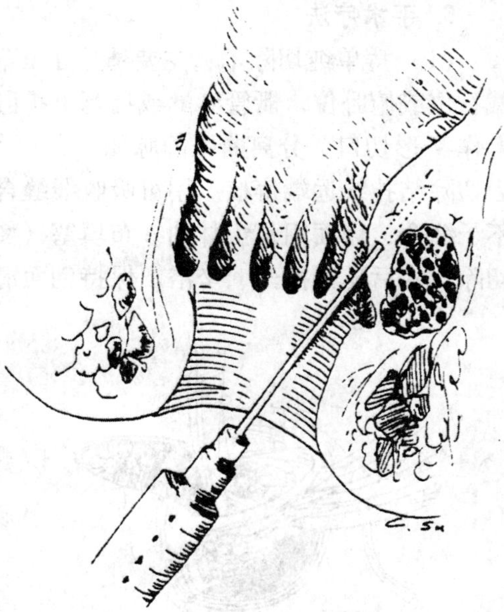

图2－6－13　内痔注射法

3. 红外线凝固疗法　适用于Ⅰ、Ⅱ度内痔。作用与注射疗法相似，通过红外线照射，使痔块发生纤维增生，硬化萎缩。但复发率高，目前临床应用不多。

4. 胶圈套扎疗法　适用于Ⅰ、Ⅱ、Ⅲ度内痔。利用胶圈的弹性，使套扎的痔块坏死、脱落而愈合。如无胶圈套扎器，可用两把血管钳替代（图2－6－14）。先将胶圈套在第一把血管钳分叉处，然后即用这把血管钳垂直夹住痔核的基底部，再用第二把血管钳夹住胶圈的一侧，拉大胶圈并绕过痔核的上端，套落在它的根部。注意痔块脱落时有继发出血的可能。Ⅱ、Ⅲ度内痔应分2～3次套扎，以免引起剧痛；Ⅰ度内痔可1次套扎完毕。

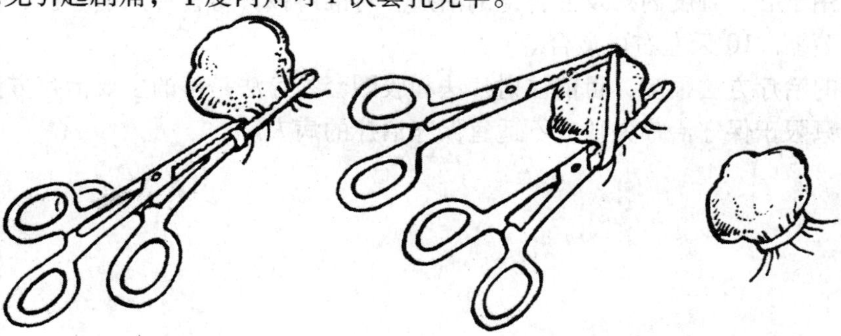

（1）　　（2）　　（3）

图2－6－14　内痔胶圈套扎术

5. 手术疗法

（1）痔单纯切除术：主要适用于Ⅱ、Ⅲ度内痔和混合痔的治疗。取侧卧位、截石位或俯卧位，骶管麻醉或局麻下扩肛后，显露痔块，在痔块基底部两侧皮肤上作V形切口，分离曲张静脉团至外括约肌，用血管钳钳夹基底部，贯穿缝扎后切除结扎线远端痔核。用可吸收线缝合齿状线以上黏膜，齿状线以下皮肤切口不予缝合，创面用凡士林油纱布填塞（图2－6－15）。嵌顿痔可用同样方法急诊切除。术后3天换药、坐浴。保持创面清洁。抗生素预防感染。

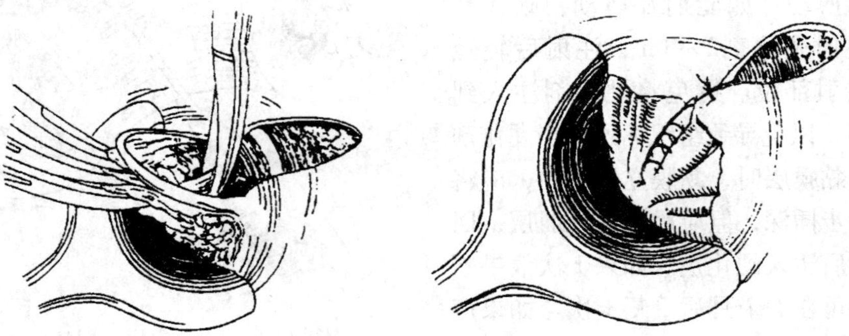

（1）　　（2）

图2－6－15　痔单纯切除术

（2）吻合器痔上黏膜环切术（PPH）：主要适用于Ⅱ、Ⅲ度内痔、环状痔和部分Ⅳ度内痔。其方法是环形切除齿状线上2cm以上的直肠黏膜2～3cm，使下移的肛垫上移固定。

（3）血栓外痔剥离术：用于治疗血栓性外痔。可于局麻下，在痔表面的皮肤上作梭形切除，摘除血栓，不缝合创口，用油纱布条填塞即可。

（4）激光治疗：近年来随着激光技术的发展，光凝法也可以用于治疗痔。主要适用于Ⅱ、Ⅲ度内痔及混合痔的治疗。对准痔核，每秒钟点射一次，至痔核变白、萎缩。10天左右可愈合。

痔的治疗方法很多，目前注射疗法和胶圈套扎疗法是痔的主要治疗方法，手术治疗只限于保守治疗失败或不适宜保守治疗的病人。

第三篇

妇产科基础与妇产科疾病

第一章　妇产科基础

第一节　女性生殖系统解剖与生理

【女性生殖系统解剖】

1. 外生殖器　女性外生殖器又称外阴，是指生殖器官的外露部分，包括两股内侧从耻骨联合到会阴之间的组织（图3－1－1）。

（1）阴阜：即耻骨联合前方的皮肤隆起。青春期该部皮肤开始生长阴毛，分布呈尖端向下的三角形。

（2）大阴唇：邻近两股内侧的一对纵长隆起的皮肤皱襞，起自阴阜，止于会阴。内有皮脂腺和汗腺。

（3）小阴唇：为大阴唇内侧的一对薄皱襞，富含神经末梢，非常敏感。

（4）阴蒂：位于两小阴唇顶端的联合处，含海绵体组织，具有勃起性。

（5）阴道前庭：为两小阴唇之间的菱形区。前为阴蒂，后为阴唇系带。

在此区域内，前方为尿道外口，后方为阴道口。此区域内尚有以下各部：

前庭球：位于前庭两侧，由具有勃起性的静脉丛构成。

前庭大腺：又称巴氏腺，位于大阴唇后部，左右各一。腺管开口于前庭后方小阴唇与处女膜之间的沟内。正常情况下不能触及此腺。

尿道口：位于阴道口前方，其后壁有一对并列腺体，称尿道旁腺。

阴道口及处女膜：位于前庭后部。其周缘覆有一层较薄的黏膜，称为处女膜。

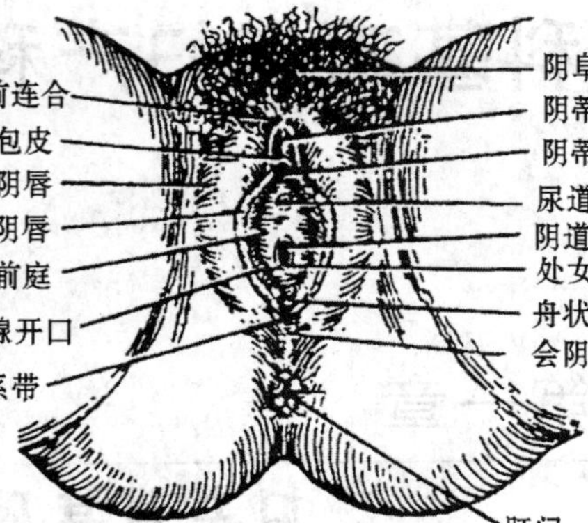

图 3-1-1　女性外生殖器示意图

2. 内生殖器　女性内生殖器包括阴道、子宫、输卵管及卵巢，后两者合称为子宫附件（图 3-1-2）。

（1）阴道：系性交器官，也是月经血排出及胎儿娩出的通道。呈上宽下窄形，前壁长 7~9cm，后壁长 10~12cm。前壁与膀胱和尿道相邻，后壁与直肠相邻。环绕宫颈周围的部分称阴道穹隆，其中后穹隆最深，与盆腔最低部位的直肠子宫陷凹紧密相邻，临床上可经此处穿刺或引流。

（2）子宫：系孕育胚胎、胎儿和产生月经的器官。子宫是有腔的肌性器官。

1）形态：子宫长 7~8cm，宽 4~5cm，厚 2~3cm，容积约 5ml。子宫分为宫体和宫颈，宫体上端隆突部分称宫底，宫底两侧为宫角，宫角与输卵管相通。宫腔为上宽下窄的三角形，两侧通输卵管，尖端朝下，通宫颈管。宫体与宫颈之间形成最狭窄的部分称子宫峡部。其上端因解剖上较狭窄，称解剖学内口；其下端因黏膜组织在此处由宫腔内膜转变为宫颈黏膜，称组织学内口。妊娠后期子宫峡部逐渐伸展变长，妊娠末期可达 7~10cm，形成子宫下段。宫颈内腔呈梭形，称宫颈管，成年妇女长 2.5~3.0cm，其下端称宫颈外口。宫颈下端伸入阴道内的部分称宫颈阴道部，在阴道以上的部分称宫颈阴道上部（图 3-1-3）。

2）组织结构

①宫颈：宫颈管黏膜为单层高柱状上皮，宫颈阴道部由复层鳞状上皮覆盖。宫颈外口柱状上皮与鳞状上皮交接处是宫颈癌的好发部位，宫颈癌普查过程中宫颈管涂片即为刮取此处之脱落细胞。

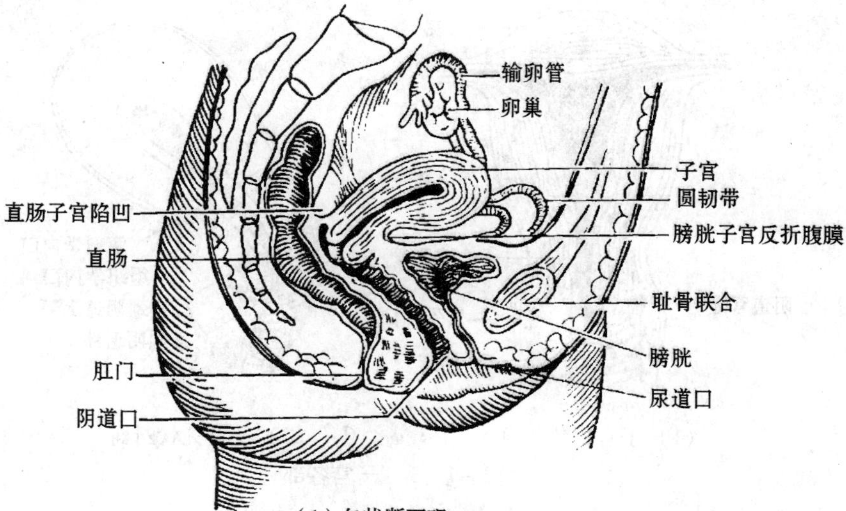

（1）矢状断面观

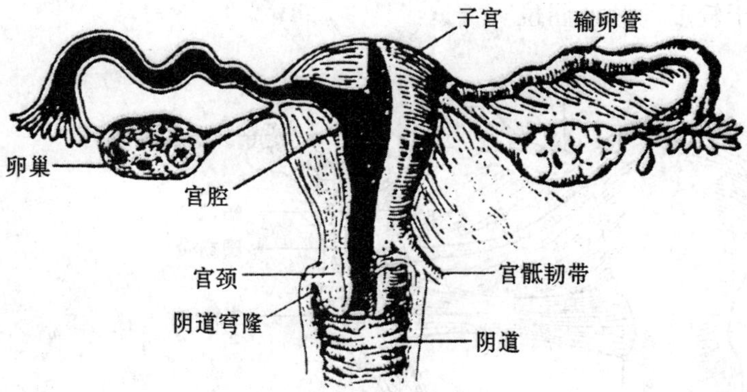

（2）后面观

图3－1－2　女性内生殖器示意图

②宫体：宫体壁由3层组织构成，由内向外可分为子宫内膜、肌层和浆膜层。子宫内膜是一层薄的、淡红色的绒样的膜，在生殖年龄的妇女，其子宫内膜的表面2/3发生周期性变化，即为月经周期，称为功能层；靠近子宫肌层的1/3内膜无周期性变化，称为基底层。子宫肌层由外环、内纵、中交叉三层走行不同的肌肉组成。肌层中含有血管，子宫收缩时可通过肌肉的钳制作用达到止血的目的。子宫浆膜层为脏层腹膜，在宫底与宫体前后壁与肌层紧贴，但在子宫前面近子宫峡部与子宫壁疏松结合，并向前方反折覆盖膀胱，形成膀胱子宫陷凹。在子宫后面则在宫颈后方及阴道后穹隆处折向直肠，形成直肠子宫陷凹，此处为腹腔最低部位，腹腔内积血、积液等易积存于该处，是阴道后穹隆穿刺的部位。

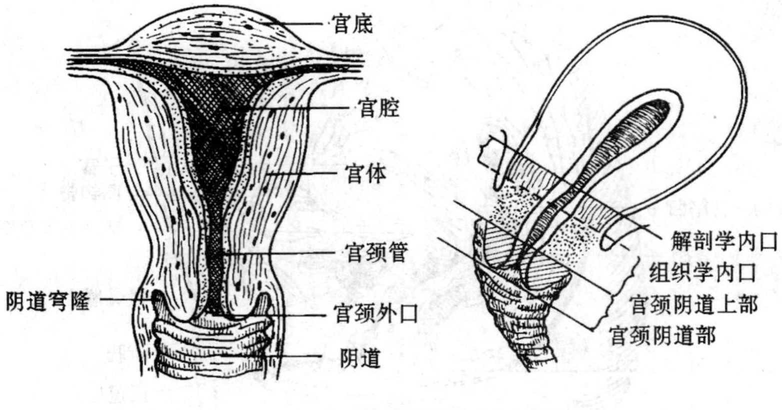

（1）子宫冠状断面　　（2）子宫矢状断面

图 3－1－3　子宫各部

3）子宫韧带：共有 4 对韧带（图 3－1－4），维持子宫处于盆腔中央，膀胱与直肠之间，处于轻度前倾前屈位。

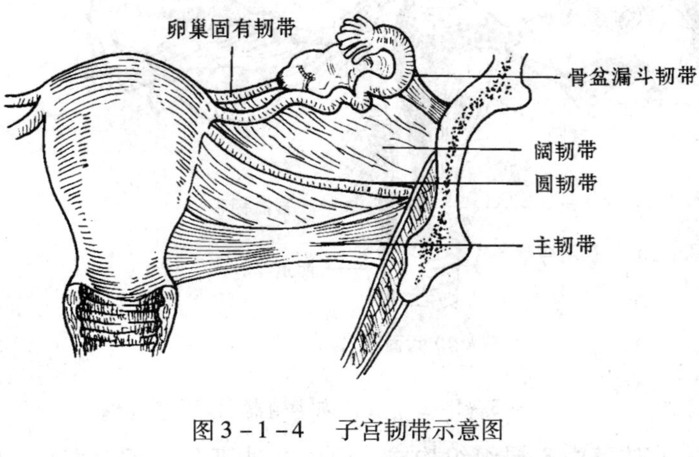

图 3－1－4　子宫韧带示意图

①圆韧带：呈圆索状，起于宫角前面、输卵管近端的下方，在腹膜外阔韧带上缘向外侧伸展穿过腹股沟管，止于大阴唇前端。有维持子宫成前倾位置的作用。

②阔韧带：为子宫两侧的双层腹膜皱襞，呈翼状，向两侧伸展达骨盆壁而成，可限制子宫向两侧倾倒。其上缘内 2/3 包裹输卵管，并形成输卵管系膜，外 1/3 移行为骨盆漏斗韧带，或称卵巢悬韧带，内有卵巢动静脉穿行。卵巢内侧与宫角之间的阔韧带稍增厚形成卵巢固有韧带或卵巢韧带。子宫动静脉和输尿管均从阔韧带基底部穿过。

③主韧带：在阔韧带的下部，横行于宫颈两侧和骨盆侧壁之间，为一对坚韧的平滑肌与结缔组织纤维束，是固定宫颈位置，保持子宫不致下垂的主要结构。

④宫骶韧带：从宫颈的后上部伸展并环绕直肠，附着于第2、3腰椎前面的筋膜。其作用是将宫颈向后上牵引，维持子宫处于前倾的位置。

（3）输卵管：输卵管是精子与卵子相遇受精的场所，也是向宫腔运送受精卵的通道。为一对细长而弯曲的肌性管道，位于阔韧带的上缘内，内侧与宫角相连通，外端游离，与卵巢接近，全长8～14cm。根据输卵管的形态由内向外分为4个部分：①间质部：为子宫壁内的部分，狭窄而短，长约1cm；②峡部：在间质部外侧，管腔狭窄，长2～3cm，此部为输卵管结扎部位；③壶腹部：在峡部外侧，管腔较宽大，长5～8cm，为精子和卵子结合的部位；④伞部：位于输卵管的末端，开口于腹腔，游离端呈漏斗状，有许多细长的指状突起，有“拾卵”作用。输卵管腔覆以黏膜，其在月经周期中所发生的组织变化，与子宫内膜相似。黏膜层由单层高柱状上皮覆盖，有些细胞具有纤毛，纤毛的摆动有助于运送卵子。

（4）卵巢：为一对扁椭圆形的腺体，其主要功能是产生和排出卵细胞，以及分泌甾体激素。成年妇女卵巢大小约4cm×3cm×1cm，重5～6g，青春期开始排卵后，随着卵子的排出，卵巢表面逐渐凹凸不平。至绝经期后，体积逐渐减小、变硬。卵巢位于输卵管的后下方，卵巢悬韧带（也称骨盆漏斗韧带）将卵巢连于骨盆壁，内有卵巢血管和神经通过。卵巢通过卵巢固有韧带在内侧与子宫相连。卵巢表面无腹膜，以利于卵巢排卵和输卵管“拾卵”。卵巢的表面是生发上皮，上皮的深面为一层致密的纤维组织，称卵巢白膜。再往内为卵巢实质，又分为皮质与髓质。皮质在外层，内有数以万计的始基卵泡及致密的结缔组织，髓质在中央，无卵泡，内有丰富的血管和神经、淋巴管及结缔组织（图3－1－5）。

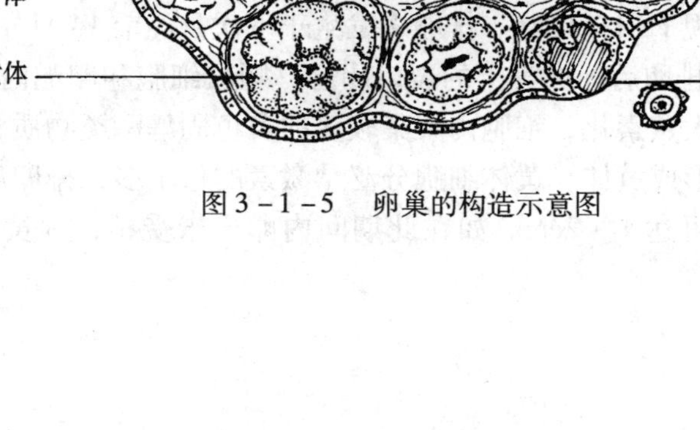

图3－1－5　卵巢的构造示意图

【女性生殖系统生理】

月经是指伴随卵巢周期性变化而出现的子宫内膜周期性脱落及出血。月经的出现是生殖功能成熟的标志之一。月经周期的计算是从此次月经周期的第一天到下次月经的第一天，一般平均28～30天为一个月经周期，21～36天为月经周期的正常范围。经期是指月经持续的时间，一般约为5～7天。青春期第一次出现的阴道流血称为月经初潮，年龄一般为12～14岁，迟至15～16岁。妇女一生中最后一次月经称之为绝经，一般在50岁前后。1994年WHO提出废除“更年期”一词，推荐采用“围绝经期”，并将其定义为从卵巢功能开始衰退直至绝经1年内的时期。在围绝经期由于雌激素水平降低，可出现血管舒缩障碍和神经精神症状，表现为潮热、出汗、情绪不稳定、心悸、失眠、抑郁或烦躁等，称为围绝经期综合征。

1. 卵巢的周期性变化

卵巢有两种功能，一为产生并排出卵子，另一为合成并分泌女性激素。这些功能都是在垂体分泌的FSH（卵泡刺激素）和LH（黄体生成激素）的控制下进行的，而垂体的FSH和LH的作用又受到下丘脑分泌的GnRH（促性腺激素释放激素）的影响。卵巢分泌的甾体激素通过血液又刺激子宫呈现周期性变化。在卵巢周期性变化的每个周期中，均有一批卵泡逐渐发育，但其中一般只有1～2个卵泡成熟并排出卵子。而另一些却在不同的发育阶段通过细胞凋亡机制而自行退化、闭锁。现将卵巢周期的各期变化分述如下：

（1）卵泡期：月经后，在月经周期的前半周期中，卵泡在FSH的作用下进一步发育，使卵巢中的始基卵泡发育为窦前卵泡。窦前卵泡在雌激素和FSH的持续影响下形成窦状卵泡。窦状卵泡在FSH和LH的协同作用下形成排卵前卵泡。此时的卵泡体积显著增大，直径可达15～20mm，卵泡向卵巢表面突出，呈排卵前状态。

卵泡期卵泡分泌雌激素逐渐增加，于排卵前迅速达高峰。这一时期，卵泡不分泌孕激素，只是在排卵前成熟卵泡的颗粒细胞在LH排卵峰的作用下黄素化，开始分泌少量孕酮。

（2）排卵期：卵细胞和它周围的卵丘颗粒细胞一起被排出的过程称排卵。排卵前，血液中出现FSH/LH峰。排卵多发生于下次月经前14日左右。

（3）黄体期：排卵后，卵巢上的裂口闭合，颗粒细胞和卵泡内膜细胞在LH的作用下进一步肥大黄素化，细胞内聚集较多的黄色固醇酯类物质，卵泡周围的纤维母细胞增生，形成黄体。黄体细胞分泌孕激素的量增多，排卵后9天渐达高峰，此时黄体直径可达1～2cm。如在此期间内卵子未受精，则黄体开始萎缩，黄体期仅限于 14 日。黄体退化时黄体细胞逐渐萎缩变小，周围的结缔组织及成纤维细胞侵入黄体，逐渐由结缔组织所代替，组织纤维化，外观色白，称白体。

2. 子宫内膜的周期性变化

子宫内膜分为基底层和功能层。基底层不受月经周期中卵巢激素变化的影响，而功能层则在卵巢分泌激素的周期性作用下发生周期性变化，并坏死脱落形成月经。在卵泡期，子宫内膜主要受雌激素的作用，内膜的上皮和间质细胞增生，称增生期。至黄体形成后，孕激素的作用使内膜呈分泌反应，称分泌期。月经周期以 28 天计算。

（1）增生期：约占 14 天，在此期内，根据内膜形态学的变化可分为早、中、晚三阶段：

1）增生期早期：约为周期的第 5 ~ 7 日。月经后，剥落后的子宫内膜变薄，厚度仅约 1 ~ 2mm，迅速由上皮细胞增生并覆盖。这时上皮细胞呈立方形或低柱状，有狭直而稀疏分散的腺体，间质组织致密，间质中小动脉较直，壁薄。

2）增生期中期：月经周期的第 8 ~ 10 日。内膜已较前增厚，腺体数增多、增长，呈弯曲形，腺体的上皮细胞表现活跃的增生活动，呈柱状。间质细胞仍呈梭形，组织中有水肿和增生的螺旋小动脉。

3）增生期晚期：月经周期第 11 ~ 14 日。此时内膜厚度可达 3 ~ 5mm。内膜表面上皮呈高柱状，腺体上皮仍继续增生，核分裂象增多，腺体更长，并形成弯曲状。间质细胞呈星形，并相互接合呈网状，组织内水肿明显，小动脉继续发育，略弯曲，管腔增大。

（2）分泌期：子宫内膜在前半期雌激素作用下增生的基础上，再受孕激素的影响，呈现分泌期变化。分早、中、晚三期。

1）分泌期早期：月经周期 15 ~ 19 日。此时内膜的腺体更长，屈曲更明显，腺腔开始扩大。此期特点为腺上皮细胞的核下开始出现含糖原的小泡，间质水肿，螺旋动脉继续增生。

2）分泌期中期：月经周期第 20 ~ 23 日。内膜较前更增厚。腺体进一步扩大，并呈锯齿状。腺体内的分泌上皮细胞顶端胞膜破碎，细胞内的糖原溢入腺腔，称顶浆分泌，为此期的特点。间质进一步水肿、疏松，螺旋小动脉更多增生、卷曲。

3）分泌期晚期：月经周期第 24 ~ 28 日。此期内膜可厚达 10mm，呈海绵状。内膜腺体开口面向宫腔，有糖原等分泌物溢出。间质更疏松、水肿，表面上皮细胞下的间质分化为肥大的蜕膜样细胞。此为这一期的主要特点。螺旋动脉的迅速增长远远超出内膜的厚度，故也更卷曲，血管腔也更扩张。

（3）月经期：月经周期第 1 ~ 4 日。此时雌、孕激素水平下降，使内膜中前列腺素的合成活化。前列腺素能刺激子宫肌层收缩而引起内膜功能层的螺旋小动脉持续痉挛，内膜血流减少，使子宫内膜缺血，组织变性、坏死，血管壁通透性增加，使血管破裂导致内膜底部血肿形成，促使组织坏死剥脱。变性、坏死的内膜与血液相混而排出，形成月经血。月经血中含有前列腺素及来自子宫内膜的大量纤溶酶。由于纤溶酶对纤维蛋白的溶解作用，故月经血不凝，只有出血多的情况下出现血凝块。

第二节　妊娠诊断与产前检查

【妊娠诊断】

1. 早期妊娠的诊断

（1）病史与症状

1）停经：生育年龄妇女，平时月经周期规则，一旦月经过期 10 日或以上，应疑为妊娠。若停经已达 8 周，妊娠的可能性更大。停经是已婚妇女可能妊娠最早与最重要的症状。但停经不一定就是妊娠，精神、环境因素也可引起停经，应注意鉴别。哺乳期妇女可停经，未恢复月经期间还可再次怀孕。

2）早孕反应：约半数妇女在停经 6 周前后出现头晕、乏力、嗜睡、流涎、食欲不振、偏食或恶心、晨起呕吐等现象，称为早孕反应。反应可能与体内 HCG 增多、胃酸分泌减少及胃排空时间延长有关，孕 12 周左右症状多自行消失。极少数孕妇出现持续恶心、呕吐，导致酸中毒及电解质紊乱，或肝功能异常，则需住院治疗。

3）尿频：早孕期妊娠子宫压迫膀胱引起尿频。孕 12 周以后，子宫体进入腹腔不再压迫膀胱时，尿频症状多自行消失。

（2）检查与体征

1）生殖器官的变化：于妊娠 6 ~ 8 周行窥器检查，可见阴道壁及子宫颈充血变软，呈紫蓝色。双合诊检查发现宫颈变软，子宫峡部极软，感觉宫颈与宫体似不相连，称为黑加征（Hegar sign）。随妊娠进展，子宫增大变软，初为前后径变宽略饱满，孕 5 ~ 6 周子宫体呈球形；孕 8 周子宫体约为非孕时子宫体的 2 倍，孕 12 周时约为非孕时子宫体的 3 倍。当子宫底超出盆腔时，可在耻骨联合上方触及。

2）乳房的变化：孕 8 周起，受增多的雌激素及孕激素影响，乳房渐增大，乳头增大，乳头、乳晕着色加深，周围有深褐色的蒙氏结节出现。

（3）辅助检查

1）妊娠试验：利用孕卵着床后滋养细胞分泌 HCG 进入血中，并经孕妇尿中排出的原理，用免疫学方法检测。若为阳性，表明受检者血中或尿中含有 HCG，可以协助诊断早期妊娠。

2）超声检查：①B 型超声显像法：妊娠 5 周可在增大的子宫轮廓中见到胚囊，6～8 周后可见胎体活动、胎心搏动、羊水平段和妊娠图像，可确诊为早期妊娠。②超声多普勒法：在增大的子宫区内，用超生多普勒仪能听到有节律、单一、高调的胎心音，胎心率多在 150～160 次/分，可确诊为早期妊娠且为活胎，最早可出现在 7 周时。

3）黄体酮试验：利用孕激素在体内突然撤退可引起子宫出血的原理，对可能早孕的妇女，每日肌注黄体酮 20mg，连用 3 日，停药 7 天内有阴道流血者可排除妊娠，超过 7 天仍未出现阴道流血，则早期妊娠的可能性很大。

2. 中、晚期妊娠的诊断

（1）病史与症状

1）停经：有停经史及早孕反应史。

2）胎动：孕 16～20 周开始，孕妇自觉胎动。

3）腹部膨大：随停经月份增加，孕妇自觉腹部日益膨大。

（2）检查与体征

1）子宫增大：子宫随妊娠月份逐渐增大。根据手测宫底高度或尺测耻上子宫长度可以初步判断妊娠周数，见表 3－1－1。

表 3－1－1　　不同妊娠周数的子宫底高度及子宫长度

妊娠周数	手测宫底高度	尺测耻上子宫长度（cm）
12 周末	耻骨联合上 2～3 横指	
16 周末	脐耻之间	
20 周末	脐下 1 横指	18（15.3～21.4）
24 周末	脐上 1 横指	24（22.0～25.1）
28 周末	脐上 3 横指	26（22.4～29.0）
32 周末	脐与剑突之间	29（25.3～32.0）
36 周末	剑突下 2 横指	32（29.8～34.5）
40 周末	脐与剑突之间或略高	33（30.0～35.3）

2）胎动：胎儿在子宫内冲击子宫壁的活动称胎动。孕妇在妊娠 16～20 周开始自觉胎动，每小时约 3～5 次。有时在孕妇腹部可看到胎动或触到胎动。妊娠周数越多，胎动越活跃，但至妊娠末期胎动渐减少。

3）胎体：妊娠 20 周后可经腹壁触到胎体。于妊娠 24 周后触诊可区分胎头、胎背、胎臀和胎儿肢体。胎头圆而硬，有浮球感。胎背宽而平坦（图 3－1－6）。

胎臀宽而软，形状不规则。胎儿肢体小且有不规则活动。随妊娠进展，胎体各部分日益明确，可通过四部触诊法查清胎儿位置。

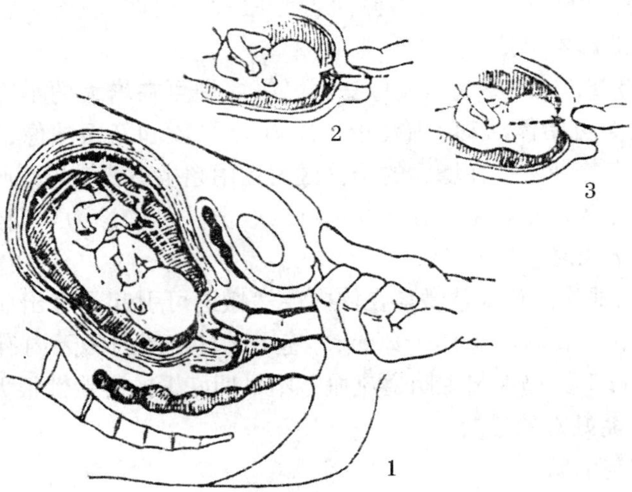

图 3－1－6　阴道检查浮沉胎动感

4）胎儿心音：于妊娠 12 周后，可用多普勒胎心听诊器听到胎儿心音。妊娠18～20周可用一般听诊器经孕妇腹壁听到胎心音。胎心音呈双音，似钟表“嘀哒”声，正常每分钟 120～160 次。妊娠 24 周前，胎心音多在脐下正中或偏左、右听到。妊娠 24 周后，胎心音多在胎背所在侧听得最清楚。胎心音应与子宫杂音、腹主动脉音、脐带杂音相鉴别。子宫杂音为血流通过扩大的子宫血管时出现的柔和的吹风样低音响。腹主动脉音为单调的“咚咚”样强音响，此两种杂音与孕妇脉搏一致。脐带杂音为脐带血流受阻出现的与胎心率一致的吹风样低音响，改变体位后可消失。

（3）辅助检查

1）超声检查：B 型超声检查不仅能显示胎儿数目、胎产式、胎先露、胎方位、有无胎心搏动及胎盘位置及分级、羊水量、胎儿有无畸形，还能测量胎头双顶径、股骨长度等多条经线，了解胎儿生长发育情况。

2）胎儿心电图：妊娠 12 周后即能显示较规律图形，国内常采用间接法检测。

3. 胎姿势、胎产式、胎先露、胎方位

胎儿在子宫内取一定的姿势和位置，妊娠 32 周以后，胎儿的姿势和位置相对固定，故有不同的胎产式、胎先露及胎方位。妊娠 28 周后应尽早确定胎儿在子宫内的位置，以便及时将异常胎位纠正为正常胎位。

（1）胎姿势：胎儿在子宫内的姿势称胎姿势。正常的胎姿势为胎头俯屈，颏部贴近胸壁，脊柱略前弯，四肢屈曲交叉于胸腹前，其体积及体表面积均明显缩小，整个胎体成为头端小、臀端大的椭圆体。

（2）胎产式：胎体纵轴与母体纵轴的关系称胎产式。两轴平行者称纵产式，占妊娠足月分娩总数的99.75%；两轴垂直者称横产式。两轴交叉成角度称斜产式，属暂时性的，在分娩过程中多数转为纵产式，偶尔转成横产式（图3－1－7）。

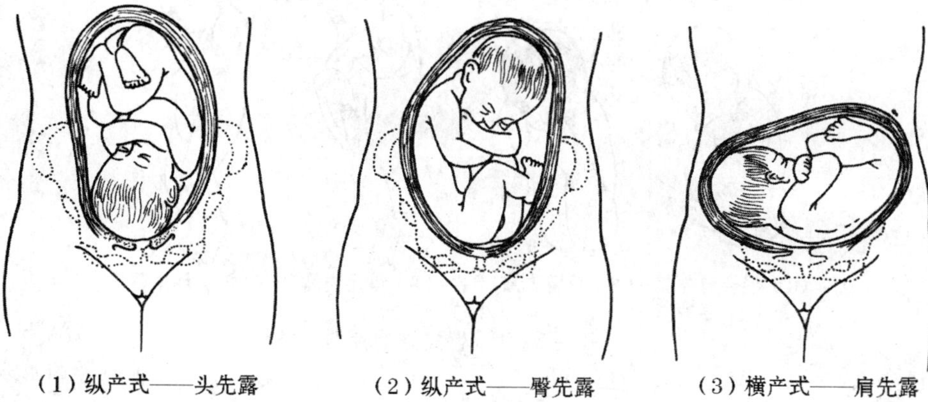

图3－1－7　胎产式

（3）胎先露：最先进入母体骨盆入口的胎儿部分称为胎先露。纵产式有头先露和臀先露，横产式为肩先露。头先露根据抬头屈伸程度不同，分为枕先露、前囟先露、额先露及面先露（图3－1－8）。臀先露因入盆的先露部分不同，又可分为混合臀先露、单臀先露、单足先露和双足先露（图3－1－9）。横产式时最先进入骨盆的是胎儿肩部，为肩先露。偶见胎儿头先露或臀先露与胎手或胎足同时入盆，称为复合先露（图3－1－10）。

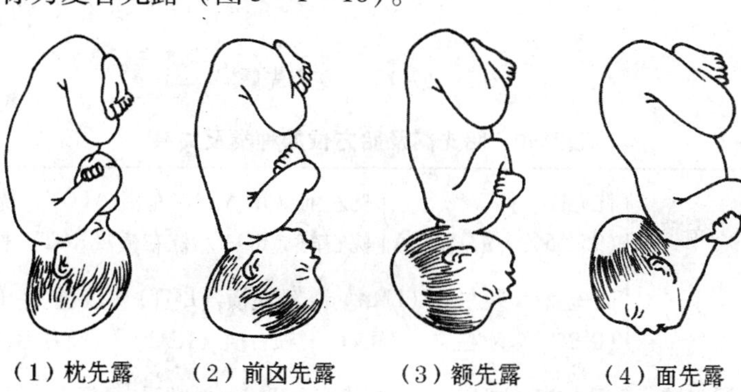

图3－1－8　头先露的种类

（4）胎方位：胎儿先露部的指示点与母体骨盆的关系称为胎方位（简称胎位）。枕先露以枕骨、面先露以颏骨、臀先露以骶骨、肩先露以肩胛骨为指示点。根据指示点与母体骨盆前、后、左、右、横的关系而有不同的胎位。例如：枕先露时，胎儿枕骨位于母体骨盆的左前方，称为枕左前位，余类推。胎产式、胎先露和胎方位的关系及种类见表 3－1－2。

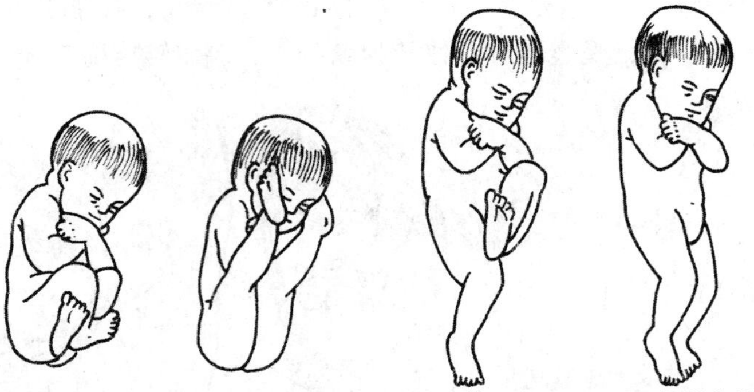

（1）混合臀先露　（2）单臀先露　（3）单足先露　（4）双足先露

图 3－1－9　臀先露的种类

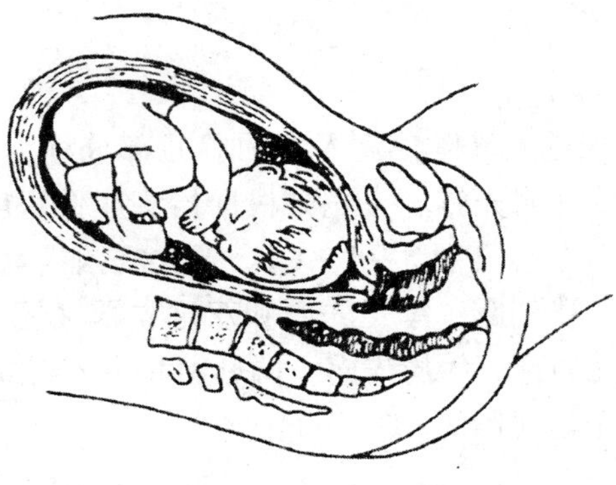

图 3－1－10　复合先露

表 3－1－2　胎产式、胎先露及胎方位的种类及关系

<table>
<tr><td rowspan="3">纵产式
(99.75%)</td><td rowspan="2">头先露
(95.75%～97.75%)</td><td>枕先露
(95.55%～97.55%)</td><td>枕左前（LOA）枕左横（LOT）枕左后（LOP）
枕右前（ROA）枕右横（ROT）枕右后（ROP）</td></tr>
<tr><td>面先露
(0.2%)</td><td>颏左前（LMA）　颏左横（LMT）　颏左后（LMP）
颏右前（RMA）　颏右横（RMT）　颏右后（RMP）</td></tr>
<tr><td colspan="2">臀先露
(2%～4%)</td><td>骶左前（LSA）　骶左横（LST）　骶左后（LSP）
骶右前（RSA）　骶右横（RST）　骶右后（RSP）</td></tr>
<tr><td>横产式
(0.25%)</td><td colspan="2">肩先露
(0.25%)</td><td>肩左前（LScA）　肩左后（LScP）
肩右前（RScA）　肩右后（RScP）</td></tr>
</table>

【产前检查】

1. 孕期检查的意义　妊娠是一个正常的生理过程，孕妇各系统将出现一系列相适应的变化。这些变化一旦超越生理界限或孕妇患病不能适应妊娠的变化，则孕妇或胎儿均可出现病理情况。通过产前检查可及早发现和治疗并发症（如妊高征、心脏病合并妊娠等），及时发现胎位异常和纠正异常胎位等，结合孕妇及胎儿的具体情况，决定分娩方式。在产前检查的同时进行孕期宣教及卫生指导，是贯彻以预防为主、保障孕妇和胎儿安全渡过孕产期的重要保健措施，对降低围产期死亡率，早期发现遗传性疾病和先天缺陷，具有重要意义。

2. 产前检查的内容和方法

（1）产前检查的时间：产前检查的时间应从确诊早孕时开始。应行双合诊并测量基础血压，检查心肺，测尿蛋白及尿糖。对有遗传病家族史或分娩史者，可以在妊娠早期行绒毛活检，也可在妊娠中期抽取羊水行染色体核型分析，以降低先天缺陷儿及遗传病儿的出生率。经上述检查未发现异常者，20 周起进行系列检查，于妊娠 20 ~ 36 周间每 4 周检查 1 次，自妊娠 36 周起每周检查 1 次，即于 20、24、28、32、36、37、38、39、40 周共做产前检查 9 次。高危孕妇酌情增加检查次数。

（2）首次产前检查的内容和方法：首次产前检查应详细询问病史，进行较全面的体格检查、产科检查及必要的辅助检查。

1）询问病史

①年龄：年龄过小容易发生难产；年龄过大，特别是 35 岁以上的初孕妇，容易并发妊高征、产力异常等。

②职业：接触有毒物质的孕妇，应检测血常规及肝功能。

③推算预产期（EDC）：问清末次月经（LMP），预算预产期。按末次月经第一日算起，月份减 3 或加 9，日数加 7，如末次月经是 2005 年 6 月 23 日，预产期应为 2006 年 3 月 30 日。若孕妇仅知农历日期，则应换算成公历计算预产期。若末次月经记不清或哺乳期无月经而妊娠者，则根据早孕反应、胎动开始时间、子宫底高度及 B 超胎儿大小来估计。预产期与实际分娩日期可相差 1 ~ 2 周。

④月经史及孕产史：应了解月经周期、末次月经日期，月经延长者的预产期须相应推迟；以往妊娠、分娩、产后情况；有无流产、难产史及难产原因；胎儿大小、所施手术、胎儿出生情况、有无产后出血等。凡有习惯性流产、死胎、死产及新生儿死亡者，则属高危妊娠。

⑤既往史和家族史：着重了解有无高血压、心脏病、糖尿病、结核病、血液病、肝肾疾病、手术史及多产史、有无遗传性疾病等。

⑥本次妊娠经过：了解妊娠早期有无病毒感染及用药史；早孕反应情况；胎动开始时间；有无阴道流血、头痛、心悸、气短、下肢浮肿等症状。

⑦丈夫健康状况：有无酗酒、吸毒史。有无遗传性疾病。

2）全身检查：注意孕妇发育、营养、身高、精神状态及有无畸形，身高145cm以下者常伴有骨盆狭窄；注意心脏有无病变，一年内未作过胸透者，必要时应在妊娠20周以后行胸部透视；检查脊柱及下肢有无畸形，乳房发育情况、乳头有无凹陷；注意有无水肿，孕后期可有踝部水肿，经休息后可消退，体重每周增加不超过500g，超过多者有水肿或隐性水肿；测量血压，孕妇正常血压不应超过140/90mmHg，超过者属病理状态，应及时处理。

3）产科检查：包括腹部检查、骨盆检查、阴道检查、肛门指诊。

①腹部检查：孕妇排尿后仰卧于检查床上，头部稍垫高，露出腹部，双腿略屈曲稍分开，使腹肌放松。检查者站在孕妇右侧进行检查。

视诊：注意腹形及大小，腹部有无手术瘢痕及水肿等。腹部过大、宫底过高者，应想到双胎、巨大胎儿、羊水过多的可能；腹部过小、宫底过低者应想到胎儿生长受限、孕周推算错误等；腹部宽、宫底位置低者应想到肩先露；尖腹或悬垂腹应想到骨盆狭窄的可能。

触诊：手测宫底高度，软尺测子宫长度及腹围值。四部触诊法检查子宫大小、胎产式、胎方位、胎先露及胎先露是否衔接（图3-1-11）。

第一步：检查者面向孕妇，两手置于宫底部，了解子宫外形并摸清宫底高度，估计胎儿大小是否与妊娠周数相符，然后以两手指腹相对交替轻推，判断宫底部的胎儿部分。胎头圆而硬、有浮球感，胎臀软而宽、形状不规则。

第二步：检查者两手分别置于孕妇两侧，交替向下按压，平坦饱满的部分为胎背，可变形、凹凸不平的部分为胎儿肢体。

第三步：检查者右手置于孕妇耻骨联合上方，拇指和其余四指分开，握住胎先露部，根据胎先露的形态及形状区分头臀，并左右晃动确定先露部是否衔接，先露部仍浮动表示未衔接入盆，若已衔接，则胎先露部不能被推动。

第四步：检查者面向孕妇足端，两手分别置于先露部的两侧，向骨盆入口处深压，核对胎先露部及其入盆程度。

听诊：胎心在靠近胎背上方的孕妇腹壁上听得最清楚。枕先露时，胎心在脐右（左）下方；臀先露时，胎心在脐右（左）上方；肩先露时，胎心在靠近脐部下方听得最清楚（图3-1-12）。

②骨盆测量：骨盆大小及形状对分娩有直接影响，是决定胎儿能否经阴道分娩的重要因素，初产妇和有难产史的经产妇都应作骨盆测量。

A. 骨盆外测量：间接判断骨盆大小及形状，常测的径线有：

髂棘间径：孕妇取伸腿仰卧位，测量两髂前上棘外缘的距离，正常值23～26cm（图3－1－13）。

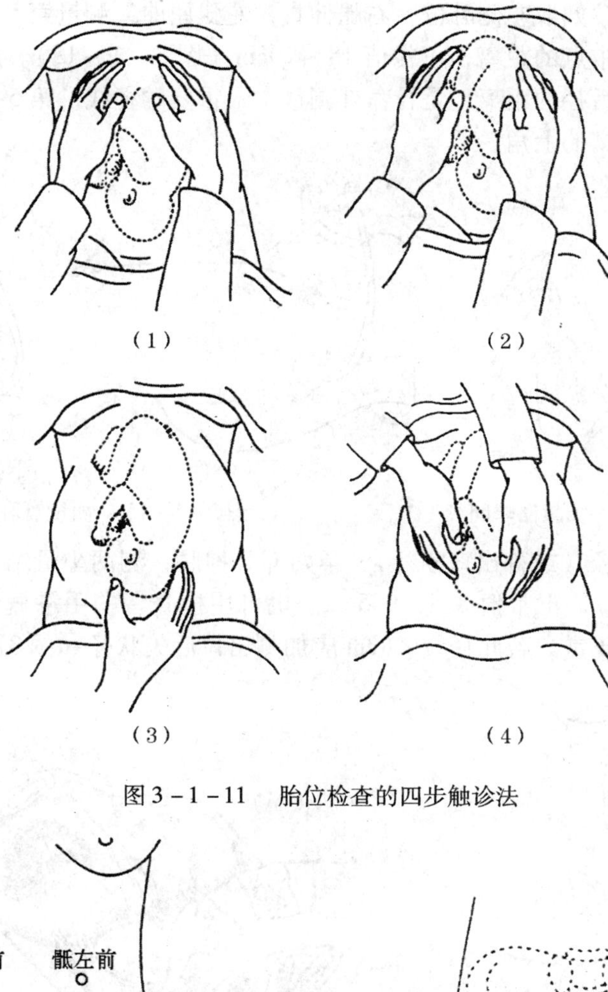

图3－1－11　胎位检查的四步触诊法

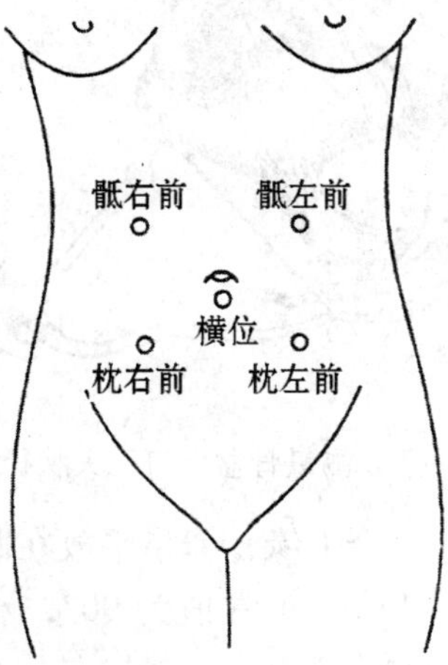

图3－1－12　不同胎位胎心音听诊部位

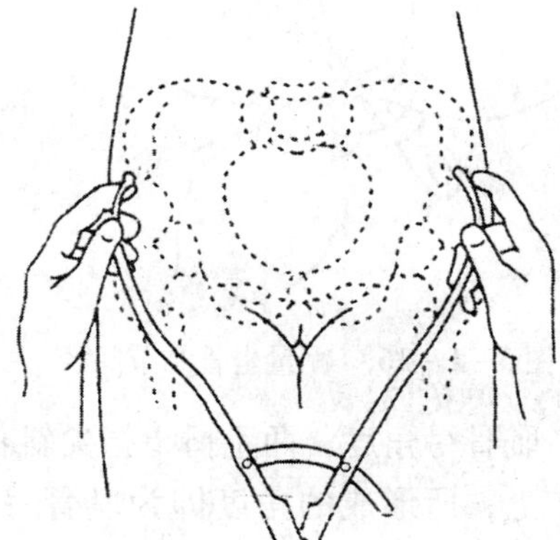

图3－1－13　测量髂棘间径

髂嵴间径：体位同上，测两髂嵴外缘间最宽的距离，正常值 25～28cm（图 3－1－14）。

骶耻外径：孕妇取左侧卧位，右腿伸直，左腿屈曲，测量第 5 腰椎棘突下缘至耻骨联合上缘中点的距离，正常值 18～20cm（图 3－1－15）。此径线可间接推测骨盆入口前后径的距离，是骨盆外测量中最重要的径线。第 5 腰椎棘突下缘相当于米氏菱形窝的上角。

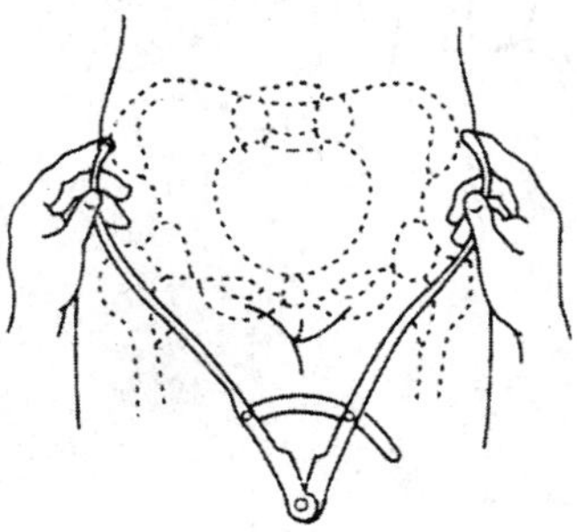

图 3－1－14　测量髂嵴间径

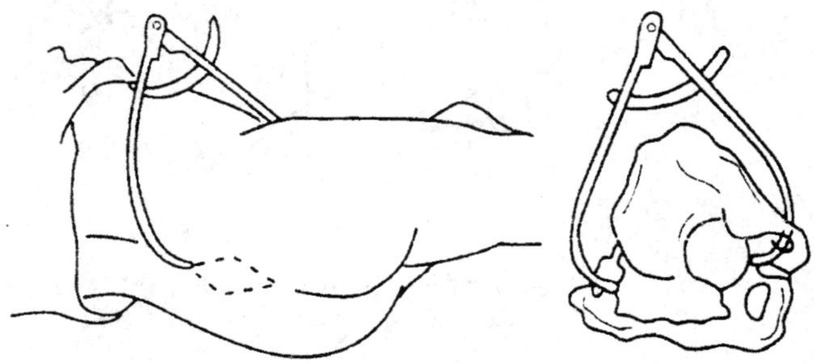

图 3－1－15　测量骶耻外径

坐骨结节间径（或称出口横径）：孕妇仰卧抱膝，测两坐骨结节内侧缘的距离（图 3－1－16），正常值 8.5～9.5cm。也可用检查者的手拳概测，能容纳成人横置手拳则属正常。若此径线 <8cm 应加测出口后矢状径（图 3－1－17）。

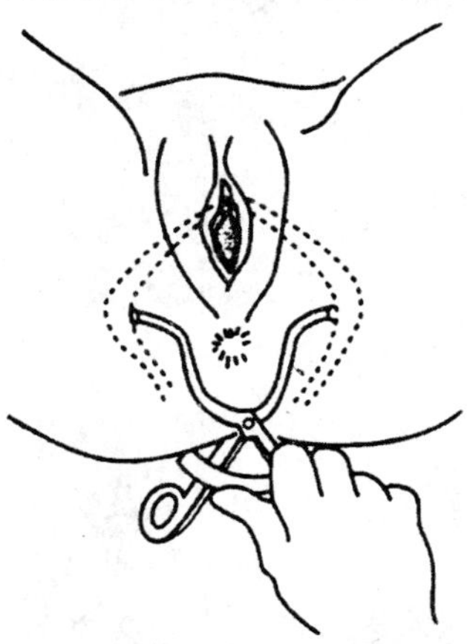

图 3－1－16　测量坐骨结节间径

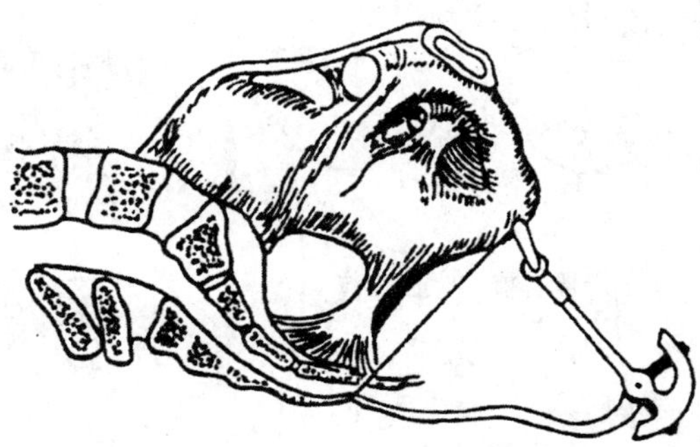

图 3－1－17　测量骨盆出口后矢状径

耻骨弓角度：两手拇指指尖斜着对拢放置在耻骨联合下缘，拇指平放在耻骨降支上，所形成的角度即为耻骨弓角度（图 3－1－18），正常值为 90°，小于 80°为不正常。

B. 骨盆内测量：测量时孕妇取仰卧截石位。

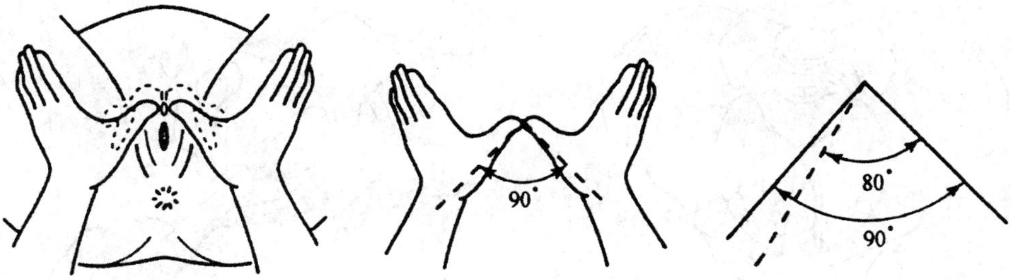

图 3-1-18 测量耻骨弓角度

对角径：为耻骨联合下缘至骶岬上缘中点的距离，正常值为 12.5 ~ 13cm，此值减去 1.5 ~ 2cm，即为骨盆入口前后径的长度，又称真结合径。方法是检查者将中、食指伸入阴道，用中指尖触到骶岬上缘中点，食指上缘紧贴耻骨联合下缘，另一手食指标记此接触点，测量其中指尖至此接触点的距离为对角径，正常值为 11cm。测量时中指尖触不到骶骨岬，表示对角径 > 12cm。测量的最佳时间为孕 24 ~ 36 周。近预产期测量容易引起感染（图 3-1-19）。

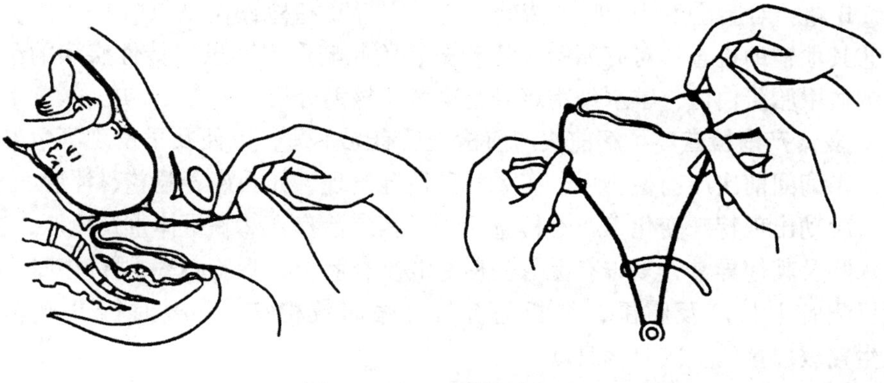

图 3-1-19 测量对角径

坐骨棘间径：测量两坐骨棘之间的距离，正常值为 10cm。方法为一手食、中指放入阴道内，触及两侧坐骨棘，估计其间的距离（图 3-1-20）。

坐骨切迹宽度：代表中骨盆后矢状径，其宽度为坐骨棘与骶骨下部间的距离，即骶棘韧带宽度。将阴道内的食指在韧带上移动，能容纳三横指为正常（约5.5 ~ 6cm），否则为中骨盆狭窄（图 3-1-21）。

③阴道检查：孕妇于妊娠早期初诊时，应行双合诊。妊娠 24 周以后，首次检查应测量对角径。于妊娠最后 1 个月内及临产后应避免阴道检查。

④肛门指诊：可以了解胎先露部、骶骨前弯曲度、坐骨棘间径、坐骨切迹宽度及骶尾关节活动度，并测量出口后矢状径。

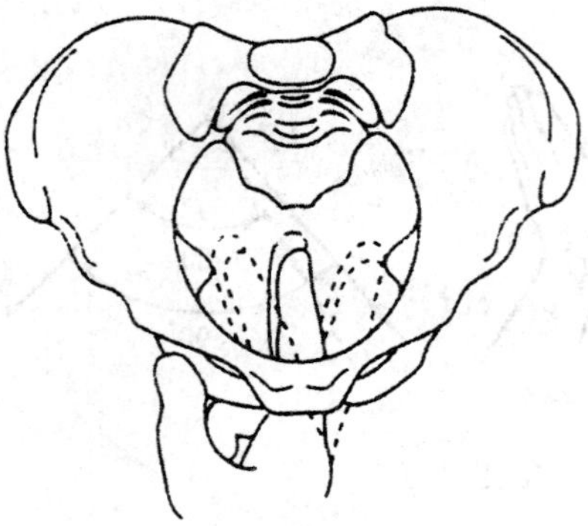

图 3-1-20　测量坐骨棘间径

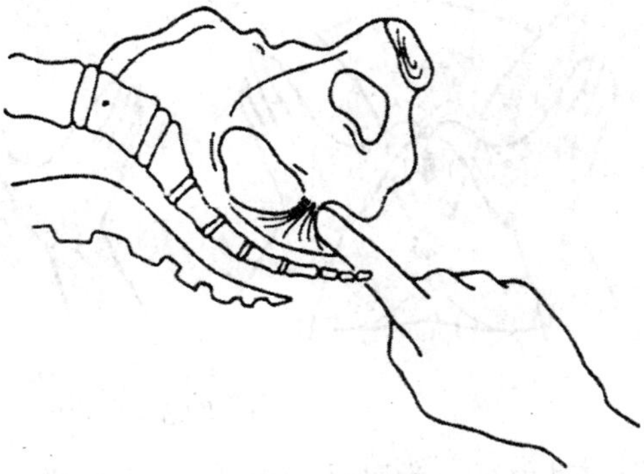

图 3-1-21　测量坐骨切迹宽度

4）辅助检查

①化验检查：查血常规、血型、尿常规、肝功能、乙肝五项等。发现有并发症者需进行相关检查，如血小板、血凝四项、甲胎蛋白、电解质测定等，必要时做胸透、心电图等。

②B 超：对胎位不清、听不清胎心者，应行 B 超检查。

③其他辅助检查：对有死胎、死产史、胎儿畸形史和患遗传性疾病的孕妇，应检测血甲胎蛋白值，羊水细胞培养行染色体核型分析。

3. 复诊产前检查　了解前次产前检查后有无不适，以便及早发现高危妊娠。包括：①询问前次产前检查后，有无特殊情况出现，如头痛、眼花、浮肿、阴道流血、胎动出现特殊变化等，经检查后给予相应治疗。②测量体重及血压，检查有无水肿及其他异常，复查有无尿蛋白。③复查胎位，听胎心率，并注意胎儿大小，尺测耻上长度及腹围，判断是否与妊娠周数相符。必要时行 B 超检查。④卫生宣教，预约下次复诊日期。

第三节　妇科病史及检查

【妇科病史】

病史是诊断疾病的重要依据之一，要求全面、准确、完整而系统。妇科病史除具有一般病史的基本内容外，还具有其本身的特殊内容。完整准确病史的获得，不但要熟悉有关疾病的基本知识，而且还要掌握采集病史的基本方法。在采集病史时，要注意妇女的生理和心理特点，在尊重患者隐私的情况下，将病史采集完整，切勿遗漏关键性病史内容，做到态度和蔼亲切，有耐心，善于启发和引导。妇科病史的主要内容包括以下几个方面：

1. 一般项目　包括患者姓名、性别、年龄、籍贯、职业、民族、住址、入院日期、病史记录日期、病史陈述者、可靠程度等。

2. 主诉　是指患者就诊的主要症状（或体征）及持续时间。妇科主要症状有阴道出血、白带异常、腹痛、腹部包块、不孕等。

3. 现病史　是指患者本次疾病的发生、演变、诊疗等方面的详细情况，为病史的主要组成部分，应按时间顺序书写。围绕主要症状，系统地记述主要症状的演变、有无伴随症状及伴随症状与主要症状之间的相互关系、发病后诊疗情况及结果、睡眠、饮食等情况，以及与鉴别诊断有关的阳性或阴性资料等。常见主要症状描述如下：

（1）阴道出血：阴道出血的日期、持续时间、血量、有无血块、颜色、有无组织排出及排出组织的性状、诱因、伴随症状、出血量与月经的关系、末次月经及前次月经的日期等。

（2）白带异常：发生时间、量、颜色、性状、有无异味、是否伴有外阴瘙痒以及和月经的关系等。

（3）腹部包块：包块发生的时间、部位、大小、活动度、硬度、增长速度、有无疼痛及伴随症状。

（4）腹痛：发生时间及持续时间、部位、性质、程度、是否放散及放散的部位、与月经的关系、有无诱因、全身反应及伴随症状等。

4. 既往史　是指患者过去的健康和疾病情况。包括以往的健康状况、疾病史、传染病史、手术外伤史、输血史、药物过敏史。

5. 月经史　包括初潮年龄、月经周期及经期持续时间、经量多少、经期伴随症状、末次月经时间（LMP），必要时还需询问前次月经时间（PMP）。若已绝经，应询问绝经年龄及绝经期、绝经后情况等。如 13 岁初潮，周期为 28 ~ 30 天，经期持续 5 天，可简写为 $13\frac{5}{28\sim30}$。

6. 婚育史　婚次及每次结婚年龄，是否近亲结婚。对方年龄、职业、健康状况、有无危险性生活史及性病史，双方性伴侣情况等。生育史可简写为：足月产数 - 早产数 - 流产数 - 现存子女数。如足月产 1 次，无早产，流产 2 次，现存子女 1 人，可简写为 1 - 0 - 2 - 1，亦可写为孕$_3$产$_1$（G_3P_1）。分娩方式、有无难产史、新生儿出生情况、产后有无大出血或感染史。自然流产或人工流产情况。末次分娩或流产日期。采用何种避孕措施及其效果和副作用。

7. 个人史　包括生活和居住情况，出生地和曾居住地区，有无烟酒等嗜好。

曾患何种疾病，药物过敏史和手术史等。

8. 家族史 家族中有无遗传病史，即可能与遗传有关系的疾病或传染病史。

【体格检查】

体格检查是诊断疾病的重要依据。妇科的体格检查包括一般检查、腹部检查及盆腔检查，盆腔检查又称妇科检查，是妇科特有的检查。

1. 一般检查 除测量体温、脉搏、呼吸、血压及必要时测身高、体重外，还应检查患者的精神状态、神志、发育及营养、体态、毛发分布、第二性征发育情况、皮肤、浅表淋巴结、头部器官、颈、乳房、心、肺及四肢。检查乳房时注意其发育、皮肤有无凹陷、有无包块及分泌物。

2. 腹部检查 观察腹部形态，有无隆起、瘢痕、妊娠纹等。触摸腹壁厚度，肝、脾、肾是否增大，腹部有无压痛、反跳痛及肌紧张，有无包块，包块的位置、大小、范围、软硬度、活动度、是否光滑、是否有压痛。叩诊有无移动性浊音。听诊了解肠鸣音情况。如合并妊娠，应检查宫底高度、胎位、胎心、胎儿大小等。

3. 盆腔检查 包括外阴、阴道、宫颈、宫体及双附件的检查。

（1）注意事项

1）所有检查器具必须消毒。

2）检查前患者需排空膀胱，直肠充盈者应排空大便。

3）每检查一人，应更换臀下垫单一次，以防交叉感染。

4）患者取膀胱截石位，臀部置于检查台缘，头略抬高，两手平放身旁，使腹肌尽量松弛。检查者面向患者，站立于患者两腿之间。

5）经期及阴道出血时应尽量避免进行阴道和窥器检查，必要时在严格消毒下进行。

6）未婚女性禁止作阴道和窥器检查，了解盆腔器官情况可做直肠－腹部诊。

7）如确需检查，应征得本人及家属签字同意后方可进行。

8）检查时要关心体贴患者，态度要严肃认真，动作要轻柔。男医生作妇科检查时，应有其他医护人员在场，以消除患者紧张心理和避免不必要的误会。

（2）检查内容及方法

1）外阴检查：观察外阴发育及阴毛多少和分布、阴阜、阴蒂、大小阴唇、会阴、前庭大腺情况，注意有无畸形、炎症、溃疡、瘢痕、肿瘤等，观察皮肤和黏膜色泽及质地，然后分开小阴唇，暴露阴道前庭、尿道口、处女膜及阴道口，注意黏膜色泽及有无赘生物，处女膜形态，有无损伤和畸形。嘱患者向下屏气，观察有无阴道前后壁膨出、子宫脱垂、尿失禁等。

2）阴道窥器检查：将阴道窥器两叶合拢，涂以润滑剂。检查者用左手食指及拇指分开两侧小阴唇，暴露阴道口，右手将窥器斜行沿着阴道后壁缓慢插入阴道内，边推进边将两叶转平（图3－1－22），缓慢张开两叶，充分暴露宫颈。旋转窥器清楚地显露阴道前后壁（即两侧壁）。注意两叶顶端勿碰伤宫颈，以防出血。观察阴道黏膜颜色、是否有阴道隔或双阴道等畸形，有无红肿、结节、溃疡、肿物、损伤、瘢痕。注意阴道内分泌物量、性质、色泽、气味等。阴道分泌物异常者应作滴虫、念珠菌、淋菌及线索细胞等检查。观察宫颈大小、颜色、外口形状，有无出血、糜烂、撕裂、外翻、腺囊肿、息肉、赘生物，宫颈管内有无出血或分泌物，必要时作宫颈刮片、宫颈管分泌物检查。

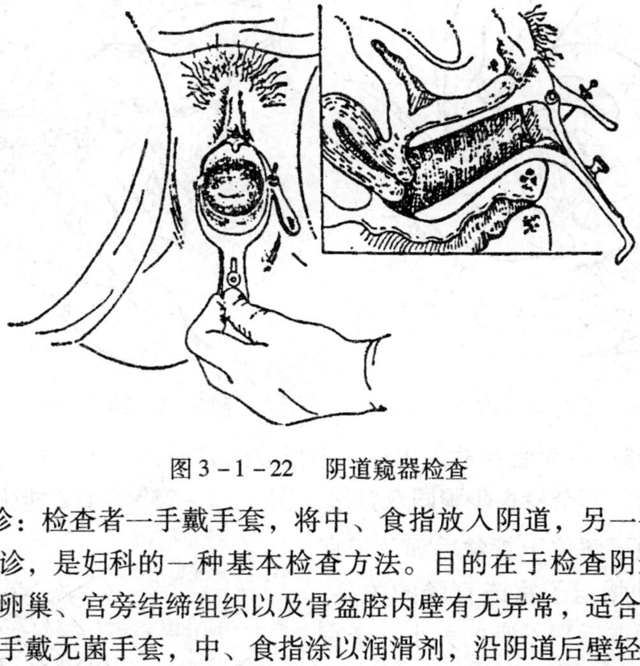

图3－1－22　阴道窥器检查

3）双合诊：检查者一手戴手套，将中、食指放入阴道，另一手在腹部配合检查，称双合诊，是妇科的一种基本检查方法。目的在于检查阴道、宫颈、宫体、输卵管、卵巢、宫旁结缔组织以及骨盆腔内壁有无异常，适合已婚妇女。

检查者一手戴无菌手套，中、食指涂以润滑剂，沿阴道后壁轻轻插入，检查阴道有无畸形、通畅度、深度、有无结节及肿块。阴道内手指经阴道前壁压迫尿道，注意尿道口有无脓液流出。检查后穹隆有无饱满及结节。再触摸宫颈，检查其大小、形态、硬度、长度、位置、宫颈外口情况及有无接触性出血。向上或向两侧摇动宫颈，患者感到疼痛时称为宫颈举痛。将阴道内两指放在宫颈后方，另一手掌心朝下，手指平放在患者腹部平脐处，当阴道内手指向上、向前方抬举宫颈时，腹部手指往下往后按压腹壁，并逐渐向耻骨联合部移动，通过内外手指协调抬举和按压，即可扪清子宫的位置、大小、形状、软硬度、活动度以及有无压痛（图3－1－23）。正常子宫位置一般是前倾略前屈。

“倾”指宫体纵轴与身体纵轴的关系，若宫体朝向耻骨称前倾，朝向骶骨称后倾。“屈”指宫体与宫颈的关系，若两者之间的纵轴形成的角度朝向前方为前屈，形成的角度朝向后方为后屈。扪清子宫情况后，将阴道内两指由宫颈后方移至一侧穹隆部，尽可能往上向盆腔深部扪触，同时另一手从同侧下腹壁髂嵴水平开始，由上往下按压腹壁，与阴道内手指相互对合，以触摸该侧附件区有无肿块、增厚或压痛（图 3－1－24）。若扪及肿块，应查清其位置、大小、形状、软硬度、活动度、与子宫的关系以及有无压痛等。正常卵巢偶可扪及，约 4cm × 3cm × 1cm 大小可活动的块物，触之有酸胀感。正常输卵管不能扪及。

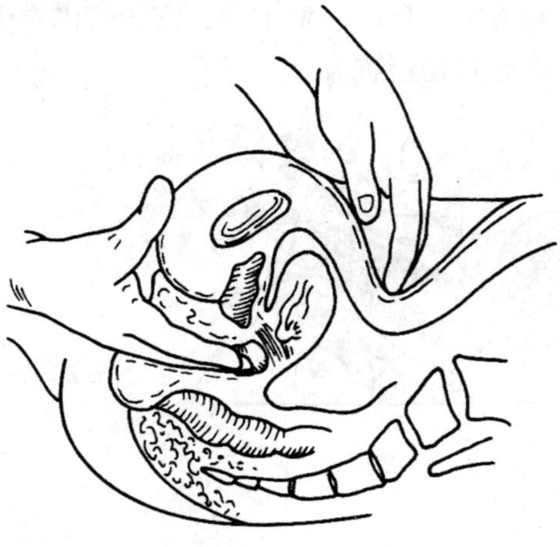

图 3－1－23　双合诊（检查子宫）

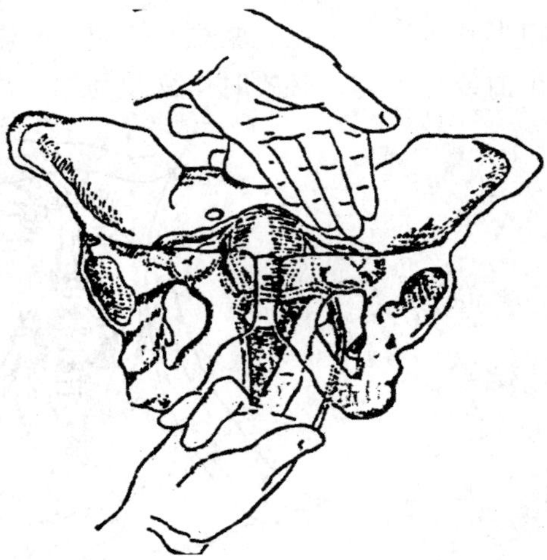

图 3－1－24　双合诊（检查附件）

4）三合诊：一手食指放入阴道，中指放入直肠，另一手在腹部配合检查的方法称三合诊。其余检查步骤同双合诊（图 3－1－25）。主要能弥补双合诊的不足，更清楚地了解位于骨盆后部及子宫直肠陷凹部肿物与子宫或直肠的关系，也可查清后倾或后屈子宫的大小、子宫后壁、宫底韧带及直肠的病变。对诊断盆腔肿物、子宫颈癌分期、子宫内膜异位症、盆腔炎、生殖器结核等盆腔病变，三合诊是必不可少的检查方法。

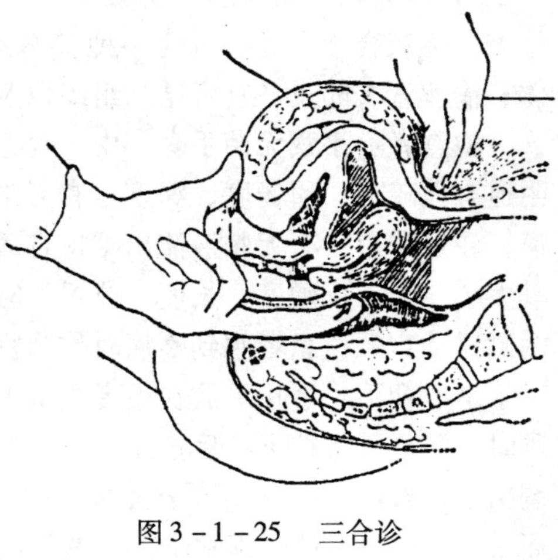

图 3－1－25　三合诊

5）直肠－腹部诊：一手食指伸入直肠，另一手在腹部配合检查的方法称为直肠－腹部诊。一般用于未婚、阴道闭锁或其他不宜进行双合诊及三合诊检查的患者。

记录：盆腔检查结果按生殖器解剖部位顺序记录。

外阴：发育，婚产式（未婚、已婚未产或经产式），异常情况。

阴道：是否通畅，黏膜情况，分泌物量、色、性状、气味，异常发现。

宫颈：大小、硬度、有否撕裂，光滑否，糜烂及程度，息肉，囊肿，接触性出血，举痛，异常发现。

子宫体：位置、大小、硬度、活动度、形态、压痛，异常发现。

附件：有无肿块、增厚或压痛。若扪及肿块，记录其位置、大小、硬度，表面光滑与否，活动度，有无压痛，与子宫、盆壁的关系等。要分别记录两侧附件的情况。

第二章 妇产科疾病

第一节 流　产

妊娠不足28孕周，胎儿体重尚未达到1000g即终止者，称为流产。发生于孕龄小于12周者称为早期流产。发生在12孕周以上至27孕周末期间者称为晚期流产。流产又分为自然流产和人工流产，本节仅讨论自然流产。自然流产的发生率占全部妊娠的15%左右，多数为早期流产。

【病因】

1. 遗传基因缺陷 夫妇任何一方的染色体异常遗传至子代都可以导致胚胎的自然流产，其中早期流产占50%～60%。染色体异常包括染色体数目异常和结构异常。染色体异常的胚胎即使少数妊娠至足月，出生后也会发生畸形或有功能缺陷。如发生流产，妊娠产物有时仅为一空孕囊或已退化的胚胎。

2. 母体因素

（1）全身性疾病：急性感染时病毒或细菌毒素可造成胚胎或胎儿死亡；高热可引起子宫收缩导致流产；孕妇患严重贫血或心力衰竭可致胎儿缺氧而致流产；孕妇患慢性肾炎、高血压引起胎盘梗死也可引起流产。

（2）生殖器官异常：子宫发育不良、子宫畸形、子宫肌瘤等，可影响胚胎发育而发生流产。宫颈重度裂伤、宫颈内口松弛常引起晚期流产。

（3）内分泌异常：黄体功能不全，体内孕激素不足，使子宫蜕膜发育不良，胚胎不能继续生长而流产。甲状腺功能减退症，严重糖尿病未能控制，均可导致流产。

（4）不良习惯：过量吸烟、酗酒、吸毒等也可导致流产。

（5）创伤刺激：严重休克、子宫创伤（如手术、外伤、性交过度等）、过度紧张、焦虑、恐惧等，均可引起流产。

3. 免疫功能异常　妊娠类似于同种异体移植，胚胎与母体间的免疫学上的不协调，如血型抗原、胎儿抗原等的异常，可导致流产。

4. 其他因素　随着社会的发展，各种各样的放射线、有毒化学物质的污染所引起的流产也越来越引起人们的关注。这些射线和化学物质也可导致流产的发生。

【病理】

孕8周前的早期流产，胚胎多先死亡，随后发生底蜕膜出血，造成胚胎绒毛与底蜕膜分离、出血，已分离的胚胎组织如同异物，引起子宫收缩而被排出。由于此时胎盘绒毛发育不成熟，与子宫蜕膜联系还不牢固，此时妊娠物可以完全排出，出血不多。早期流产的全过程为先出现阴道流血，而后出现腹痛。孕8~12周时胎盘绒毛发育茂盛，深植于蜕膜之中，与底蜕膜联系较牢固，但尚未形成完整胎盘，流产的妊娠物往往不易完全排出而部分滞留在宫腔内，影响子宫收缩，发生大量出血。孕12周后胎盘已完全形成，其流产过程常与足月分娩相似，流产时先出现腹痛，然后排出胎儿、胎盘。

【临床表现及处理】

流产的主要症状是停经、腹痛和阴道流血。其发病时间、病情缓急、治疗方法及预后与流产的类型和病程等有关。

自然流产的发展过程，简示如下：

先兆流产{继续妊娠；难免流产{完全流产；不全流产}}

按自然流产发展的不同阶段，分为以下临床类型。

1. 先兆流产　指妊娠28周前，先出现少量阴道流血，常为暗红色或血性白带，无妊娠物排出，相继出现阵发性下腹痛或腰酸，有时仅有阴道流血而无腹痛。妇科检查时，宫口未开，胎膜未破，子宫大小与停经月份相符。尿妊娠试验阳性，B超检查孕囊大小、胎心、胎动情况与妊娠月份相符。经休息及治疗，症状消失，可继续妊娠。若阴道出血增多或下腹痛加剧，可发展为难免流产。

处理：

（1）心理治疗：讲明病情，使患者情绪安定，增强信心。

（2）休息：卧床休息至出血停止3~5日后方可下床活动，禁止性生活。

（3）药物治疗：黄体功能不足者可给予黄体酮10~20mg，每日或隔日肌注一次，至阴道出血停止后 3 ~7 天。其次，维生素 E 及小剂量甲状腺片（适用于甲状腺功能低下者）也可应用。

经过 2 周治疗，如阴道流血停止，B 超提示胚胎存活，可继续妊娠。如症状加重，B 超发现胚胎发育异常，β - HCG 持续不升或下降，应终止妊娠。

2. 难免流产 一般由先兆流产发展而来，此时流产已不可避免。阴道流血量增多，阵发性下腹痛加剧，或出现阴道流液（胎膜破裂）。妇科检查宫口已扩张或有组织堵塞，子宫大小与停经月份相符或稍小。

处理：一旦确诊，应尽早使胚胎及胎盘组织完全排出。流血多者应迅速清除宫腔内容物以止血。早期流产及时行刮宫术，并仔细检查刮出物，送病理检查。晚期流产时，子宫较大，如出血多，可先用卵圆钳迅速将胚胎和胎盘组织夹出，同时应用宫缩剂，待子宫缩小后再行刮宫术；如出血不多，可用催产素 10U 加入 10% 葡萄糖液 500ml 中静脉滴注，促使胚胎及胎盘排出后再行清宫术。

3. 不全流产 指妊娠产物部分排出，部分仍残留在宫腔内。由于残留组织影响子宫收缩，导致大量出血，甚至发生失血性休克。妇科检查宫颈已扩张，宫颈口有组织物堵塞，有持续性血液流出，子宫小于停经月份。

处理：一经确诊，应及时行刮宫术或钳刮术，以清除宫腔内残留组织。出血多、有休克者应同时输液或输血，并给予抗生素预防感染。

4. 完全流产 指妊娠物已全部排出，阴道流血逐渐停止，腹痛逐渐消失。妇科检查宫颈口已关闭，子宫接近正常大小，无特殊情况时无需处理。

5. 三种特殊情况的流产

（1）稽留流产：指胚胎或胎儿已死亡而滞留宫腔内尚未自然排出者。胚胎或胎儿死亡后子宫不再增大反而缩小，早孕反应消失。若已到妊娠中期，孕妇腹部不再继续增大，胎动消失。妇科检查宫颈口未开，子宫较停经月份小，超声检查胎心消失。因胚胎死亡，有时胎盘组织机化，与宫壁组织紧密粘连，不易完全剥离，造成刮宫困难。稽留于宫腔内的坏死组织时间过久可发生凝血功能障碍，导致 DIC，造成严重出血。

处理：应及早使胎儿和胎盘排出，以防发生凝血功能障碍。处理前做好凝血功能检查及输血准备。若凝血功能正常，口服己烯雌酚 5mg，每日 3 次，连用 5 天，以增加子宫肌对缩宫素的敏感性。子宫小于妊娠 12 孕周者，可行刮宫术，术中肌注催产素，若胎盘机化并与宫壁粘连较紧，手术应特别小心，防止子宫穿孔，一次不能刮净，可于 5 ~7 日后再次刮宫。子宫大于 12 孕周者，应静脉滴注催产素或用前列腺素等引产。如有凝血功能障碍，尽早使用肝素、纤维蛋白原、新鲜血液等，待凝血功能好转，再行引产或刮宫。

（2）习惯性流产：自然流产连续发生 3 次或 3 次以上者，称习惯性流产。

每次流产往往发生于相同妊娠月份，流产经过与一般流产相同。早期流产的原因常为胚胎染色体异常、免疫因素异常、黄体功能不全、甲状腺功能低下等。晚期流产较常见的原因则为宫颈内口松弛、子宫畸形、子宫肌瘤等。

处理：原则上以预防为主。受孕前男女双方均应详细检查，包括女方基础体温、基础代谢率及生殖道检查，包括有无肿瘤、宫腔粘连，并作子宫、输卵管造影及宫腔镜检查，以确定子宫有无畸形与病变。男方应做精液检查，另外夫妇双方血型及染色体等检查也十分必要。一旦找到原因，妊娠前作针对性治疗，效果较好。已怀孕者，应在妊娠早期即按先兆流产处理，卧床休息，避免性生活，黄体功能不全者给予黄体酮治疗，每日10～20mg肌注，或HCG 3000U，隔日肌注1次，至孕10周或超过以往发生流产的月份再停止。宫颈内口松弛者，可于妊娠前做宫颈内口修补术，已怀孕者，可在妊娠14～16周时行宫颈内口环扎术，防止流产，预产期前2周拆线。

（3）流产感染：流产过程中，若阴道流血时间长，有组织残留于宫腔内或非法堕胎等，有可能引起宫腔感染，严重时感染可扩展到盆腔、腹腔甚至全身，并发盆腔炎、腹膜炎、败血症及感染性休克等，称流产感染。

处理：治疗原则为积极控制感染，尽快清除宫内残留物。若阴道流血不多，应用广谱抗生素2～3日，待控制感染后再行刮宫。若阴道流血增多，则应在静脉滴注抗生素及输血的同时，用卵圆钳将宫腔内大块残留组织夹出，使出血减少，切不可用刮匙全面搔刮宫腔，以免造成感染扩散。术后应继续给予广谱抗生素，待感染控制后再行彻底刮宫。若已合并感染性休克者，应积极抢救。若感染严重或有盆、腹腔脓肿形成，应行手术引流，必要时切除子宫。

【鉴别诊断】

流产的各种类型的鉴别诊断见表3－2－1。

表3－2－1　各种类型流产的鉴别诊断

	病史			妇科检查	
类型	出血量	下腹痛	组织排出	宫颈口	子宫大小
先兆流产	少	无或轻	无	闭	与妊娠周数相符
难免流产	中→多	加剧	无	扩张	相符或略小
不全流产	少→多	减轻	部分排出	扩张或有物堵塞或闭	小于妊娠周数
完全流产	少→无	无	全排出	闭	正常或略大

另外，流产还应与异位妊娠、葡萄胎、功能性子宫出血、痛经、子宫肌瘤等疾病相鉴别。

第二节　异位妊娠

受精卵在子宫体腔以外着床称异位妊娠，习称宫外孕，是妇科急症之一。依受精卵在子宫体腔外种植的部位不同，异位妊娠可分为：输卵管妊娠、卵巢妊娠、腹腔妊娠、阔韧带妊娠、宫颈妊娠（图 3－2－1）。

异位妊娠中以输卵管妊娠最为多见，本节以其为代表加以介绍。

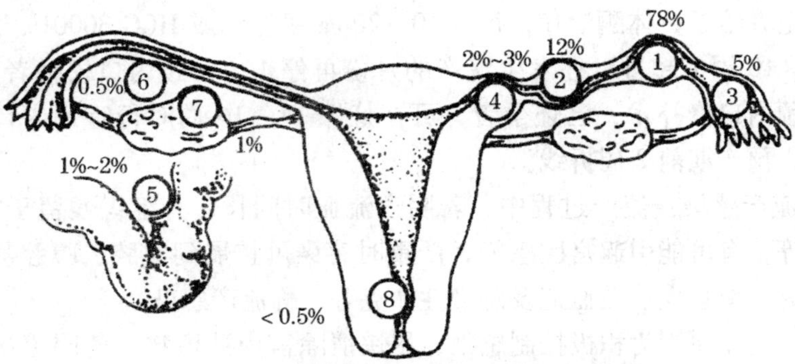

1. 输卵管壶腹部妊娠　2. 输卵管峡部妊娠
3. 输卵管伞部妊娠　4. 输卵管间质部妊娠　5. 腹腔妊娠
6. 阔韧带妊娠　7. 卵巢妊娠　8. 宫颈妊娠

图 3－2－1　常见异位妊娠的发生部位

【病因】

输卵管妊娠占异位妊娠的 95% 左右，其中壶腹部妊娠最多见，约占 78%，其次为峡部、伞部，间质部妊娠少见。任何影响受精卵进入子宫腔的因素，均可造成输卵管妊娠。

1. 输卵管炎症　是输卵管妊娠的主要原因。多由结核杆菌、淋球菌、沙眼衣原体等引起的感染所致。这些感染轻者可引起输卵管黏膜肿胀，纤毛缺损，管腔狭窄，妨碍受精卵的顺利通过和输送。重者输卵管黏膜皱襞粘连，管腔扭曲、堵塞，管壁僵硬，阻碍受精卵的正常运行。宫腔内操作、非法堕胎等往往是上述感染发生的常见原因。

2. 输卵管手术史　有输卵管绝育史及手术史者，输卵管妊娠发生率为 10% ~20%。行输卵管粘连分解术、输卵管吻合术等手术史者，再妊娠时，输卵管妊娠的可能性也增加。

3. 输卵管发育及功能异常　输卵管过长、过细，肌层发育不良，黏膜纤毛缺乏，双输卵管，输卵管憩室，副伞以及输卵管痉挛和蠕动异常均干扰受精卵的运送。

4. 避孕失败　宫内节育器避孕失败，使发生异位妊娠的几率增加。

5. 其他　输卵管肿瘤、子宫肌瘤、子宫内膜异位症等都可引起输卵管捡拾、运送卵子的功能异常，从而导致异位妊娠。

【病理】

1. 输卵管妊娠的结局　输卵管管腔狭小，管壁肌层薄弱，缺乏黏膜下组织，妊娠时不能形成完好的蜕膜，胚胎绒毛常侵蚀输卵管肌层，一方面限制、影响了孕卵的发育，另一方面又不能承受和维持继续妊娠，可发生以下几种结局。

（1）输卵管妊娠流产：多见于输卵管壶腹部妊娠。受精卵种植在输卵管黏膜皱襞后，由于蜕膜形成不完全，发育中的囊胚常向管腔突出，以发育不良的蜕膜组织为主形成的包膜难以承受其膨胀的张力，最终突破包膜而出血，囊胚与管壁分离，由于接近伞端，已被挤入腹腔，如囊胚全部完整地剥离流入腹腔，称为完全流产，往往出血不多。若囊胚剥离不完整，妊娠产物部分排出到腹腔，部分尚附着于输卵管壁，导致反复出血，形成输卵管血肿或输卵管周围血肿，血液不断流出并积聚于子宫直肠陷窝形成盆腔血肿，甚至可流入腹腔（图3－2－2）。

（2）输卵管妊娠破裂：多见于输卵管峡部妊娠破裂。受精卵着床于输卵管黏膜皱襞间，绒毛侵蚀肌层及浆膜，最终穿透浆膜。输卵管肌层血供丰富，短时间即可有大量血液流入腹腔，严重者很快进入休克状态。也可表现为反复出血，在阔韧带、盆腔、腹腔内形成较大的血肿。输卵管间质部妊娠时，由于间质部肌层较厚，血运丰富，因此破裂常发生于孕12～16周，一旦破裂出血极为严重，可危及生命（图3－2－3）。

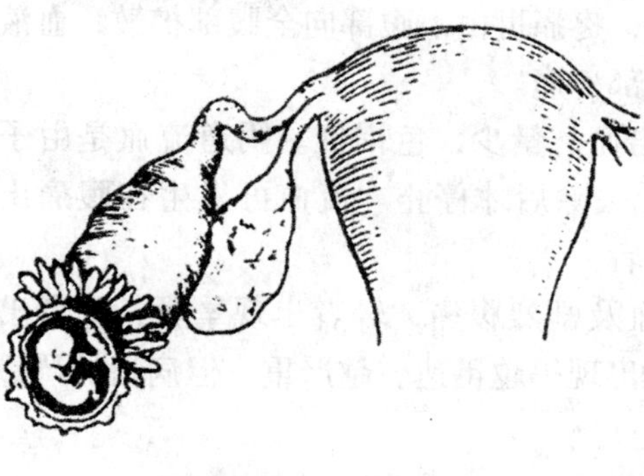

图3－2－2　输卵管妊娠流产示意图

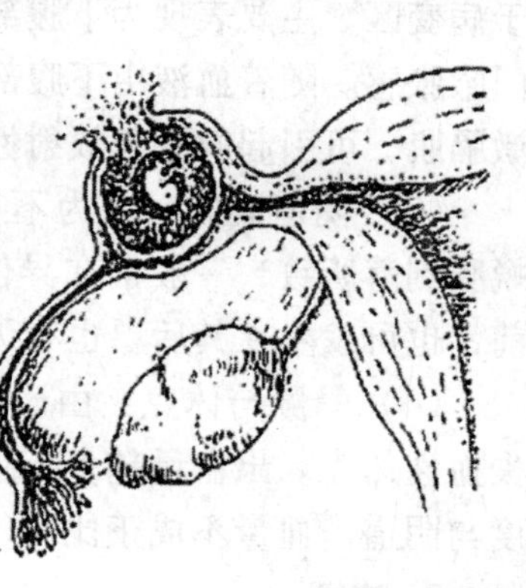

图3－2－3　输卵管妊娠破裂示意图

（3）陈旧性宫外孕：输卵管妊娠流产或破裂，若长期反复出血而形成盆腔血肿不消散，导致血肿机化变硬并与周围粘连，称陈旧性宫外孕。

（4）继发性腹腔妊娠：极少数输卵管妊娠流产或破裂后，胚胎排入腹腔，存活的绒毛组织附着于原位或重新种植于腹腔脏器而获得营养，可继续生长发育，形成继发性腹腔妊娠。

2. 子宫的变化 输卵管妊娠和正常妊娠一样，合体滋养细胞产生的 HCG 维持黄体生长，使甾体激素分泌增加，使子宫增大变软。而异位妊娠的子宫内膜的改变是多种多样的。在 HCG 的作用下，甾体激素分泌增加，子宫内膜发生蜕膜样变。若胚胎受损或死亡，滋养细胞活力消失，蜕膜自宫壁剥离而发生阴道出血。有时蜕膜可完整剥离，排出三角形蜕膜管型；有时子宫内膜可呈 A－S 反应（类似过度分泌型的子宫内膜）。失去激素支持的蜕膜发生退行性变和坏死，呈小片状脱落而出现不规则阴道出血，但排出的组织中见不到绒毛，子宫内膜可呈增生期或分泌期改变。

【临床表现】

输卵管妊娠的临床表现与受精卵的着床部位、有无流产或破裂、出血量多少以及时间长短等有关。典型的症状为腹痛与阴道流血。

1. 症状

（1）停经史：除输卵管间质部妊娠停经时间较长外，多有 6～8 周停经史。少数病例也可没有停经，或月经仅延迟数天。

（2）腹痛：为就诊的主要症状。在输卵管妊娠发生流产或破裂之前，由于胚胎在输卵管内逐渐增大，常表现为一侧下腹部隐痛或酸胀感。当发生输卵管妊娠流产或破裂时，突感一侧下腹部撕裂样疼痛，常伴有恶心、呕吐。若血液局限于病变区，主要表现为下腹部疼痛，当血液积聚于直肠子宫陷凹处时，可出现肛门坠胀感。随着血液由下腹部流向全腹，疼痛可由下腹部向全腹部扩散，血液刺激膈肌，可引起肩胛部放射性疼痛及胸部疼痛。

（3）阴道流血：多为不规则点滴出血，量少，色褐红。阴道流血是由子宫蜕膜剥落所致，一般常在异位妊娠病灶去除后才停止。流血可发生在腹痛出现前，也可发生在其后。也有无阴道出血者。

（4）晕厥与休克：由于腹腔内出血及剧烈腹痛，轻者出现晕厥，重者出现失血性休克。出血量越多、越快，症状出现得越迅速、越严重，但病情的严重程度与阴道出血量不成正比。

2. 体征

（1）一般情况：根据患者的内出血程度不同，患者可表现为贫血、脉搏快而弱、血压下降甚至休克等。

（2）腹部检查：根据患者腹部出血量的多少，可表现为局限性腹膜炎体征，尤其下腹部的压痛、反跳痛，并以患侧为重。腹腔内出血多时，可有弥漫性腹膜炎的表现，甚至有移动性浊音。有些患者可于下腹部触及包块，见于陈旧性宫外孕或异位妊娠反复出血而形成的血肿。

（3）盆腔检查：宫颈口可有少量暗红色血液流出，宫颈着色，有明显的抬举痛或摇摆痛，后穹隆饱满，有触痛，子宫稍大变软，内出血多时子宫有漂浮感。有血肿形成者，可于子宫后方或侧方触及大小不一的包块，边界不清，触痛明显。需要说明的是，往往有一些早期的输卵管妊娠的患者，仅有轻微的下腹痛，检查时仅有一侧的附件压痛或偶可触及胀大的输卵管，需要进行进一步细致的检查，必要时行后穹隆穿刺。

【诊断】

输卵管妊娠流产或破裂后诊断并不困难，但在未破裂前或症状不典型者，则容易误诊或漏诊。诊断困难时，可采用下列检查方法协助诊断。

1. 阴道后穹隆穿刺或腹腔穿刺　阴道后穹隆穿刺术为临床常用而可靠的方法。具体做法为：用18号腰穿针于阴道后穹隆刺入子宫直肠陷凹，抽吸，如抽出暗红色不凝的陈旧血液，说明腹腔内有内出血。但腹腔内无出血、内出血很少、血肿位置较高或子宫直肠陷凹有粘连时，可能抽不出血液，故穿刺阴性不能排除输卵管妊娠的可能。如腹腔内出血多、有移动性浊音时，可行腹腔穿刺。

2. 妊娠试验　可用尿HCG测定（定性）和血β-HCG测定（定量）。阳性反应或高于正常水平，支持异位妊娠的诊断，但阴性结果不能排除。如尿妊娠试验持续阳性或血β-HCG值居高不下，说明胚胎依然存活，滋养细胞仍有活力，有再出血的可能。

3. 超声检查　阴道B超优于腹部B超。子宫大小正常或稍大，宫内无妊娠囊回声，有时在子宫外可见到囊性或囊实性包块。极少数病例可在子宫外探到孕囊回声，甚至可见到胎心搏动，即可确诊。输卵管妊娠流产或破裂时，在腹、盆腔内见到大量液性暗区，也有诊断价值。

4. 腹腔镜检查　该检查不仅可作为诊断异位妊娠的金标准，且同时可以进行治疗。但不适用于腹腔大出血和休克患者。

5. 子宫内膜活检或诊断性刮宫　诊断性刮宫对本病诊断意义不大，仅用于对阴道流血较多的患者止血或排除宫内妊娠流产的诊断。

【鉴别诊断】

输卵管妊娠与流产、急性输卵管炎、黄体破裂及卵巢囊肿蒂扭转等的鉴别见

表3－2－2。

表3－2－2 输卵管妊娠的鉴别诊断

	输卵管妊娠	流产	急性输卵管炎	急性阑尾炎	黄体破裂	卵巢囊肿蒂扭转
停经	多有	有	无	无	多无	无
腹痛	突然撕裂样剧痛，自下腹一侧开始，全腹扩散	下腹中央阵发性坠痛	两下腹持续性疼痛	持续性疼痛，从上腹开始，经脐周转至右下腹	下腹一侧突发性疼痛	下腹一侧突发性疼痛
阴道流血	量少，暗红色，可有蜕膜管型排出	开始量少，后增多，鲜红色，有小血块或绒毛排出	无	无	无或有如月经量	无
休克	程度与外出血不成正比	程度与外出血成正比	无	无	无或有轻休克	无
体温	正常，有时低热	正常	升高	升高	正常	稍高
盆腔检查	宫颈举痛，直肠子宫陷凹有肿块	宫口稍开，子宫增大变软	举宫颈时两侧下腹疼痛	无肿块触及，直肠指检右侧高位压痛	无肿块触及，一侧附件压痛	宫颈举痛，卵巢肿块边缘清晰，蒂部触痛明显
白细胞计数	正常或稍高	正常	升高	升高	正常或稍高	稍高
血红蛋白	下降	正常或稍低	正常	正常	下降	正常
阴道后穹隆穿刺	可抽出不凝血液	阴性	可抽出渗出液或脓液	阴性	可抽出血液	阴性
β－HCG检测	多为阳性	多为阳性	阴性	阴性	阴性	阴性
B型超声	一侧附件低回声区，其内有妊娠囊	宫内可见妊娠囊	两侧附件低回声区	子宫、附件无异常回声	一侧附件低回声区	一侧附件低回声区，边缘清晰，有条索状蒂

【治疗】

异位妊娠的治疗方法有：手术治疗、药物治疗及期待疗法。

1. 手术治疗 分为保守手术和根治性手术。保守手术为保留患侧输卵管，根治手术为切除患侧输卵管。

(1) 根治手术：适用于内出血并发休克的急症患者。在积极纠正休克的同时，迅速打开腹腔，找到并钳夹出血部位，切除患侧输卵管，保留卵巢。输卵管间质部妊娠，应作子宫角部楔形切除，即患侧输卵管切除，必要时行子宫切除。

(2) 保守手术：适用于有生育要求的年轻妇女，特别是对侧输卵管已切除或有明显病变者。手术仅清除妊娠物而保留输卵管，或切开输卵管取出胚胎后缝合，或切除病灶再吻合输卵管。

(3) 腹腔镜手术：多数输卵管妊娠可在腹腔镜直视下穿刺输卵管的妊娠囊，吸出部分囊液后将药物注入，常用药物为甲氨蝶呤（MTX），常用50mg，1次注入妊娠囊内。

2. 药物治疗 指征为：①无药物治疗禁忌证；②输卵管妊娠未发生破裂或流产；③输卵管妊娠包块直径≤4cm；④血β-HCG<2000U/L；⑤无明显内出血。药物治疗可采用全身用药或局部用药。全身用药常用甲氨蝶呤（MTX）0.4mg/（kg·d），肌注，5日为1个疗程。单次剂量肌注常按1mg/kg或50mg/m^2计算，在治疗第4日和第7日测血清β-HCG值，若其值下降小于15%，可重复剂量治疗，然后每周重复，直至β-HCG降至5U/L，一般需3~4周。局部用药可在B超引导下穿刺注入药物。另外也可在中医辨证的基础上，应用活血化瘀、杀胚的方法治疗。但无论使用何种药物，在治疗的过程当中，都应严密监护，如病情无改善或出现输卵管破裂的症状应立即手术。

3. 期待疗法 少数输卵管妊娠可能发生自然流产或被吸收，症状较轻而无须手术或药物治疗。其指征为：①疼痛轻微；②无输卵管破裂的证据；③血β-HCG低于1000U/L，且继续下降；④输卵管妊娠包块<3cm或未探及；⑤无腹腔内出血。在期待的过程中，注意患者腹痛情况，并采用B超及血β-HCG监测。

第三节 妊娠期高血压疾病

妊娠期高血压疾病是妊娠期特有疾病，本病名强调生育年龄妇女发生高血压、蛋白尿等症状与妊娠之间的因果关系，过去称为妊娠高血压综合征。该病严重影响母婴健康，是孕产妇和围生儿死亡的主要原因。

【高危因素与病因】

1. 高危因素 初产妇、孕妇年龄小于18岁或大于40岁、多胎妊娠、妊娠期高血压病史及家族史、慢性高血压、慢性肾炎、抗磷脂综合征、血管紧张素基

因 T_{235} 阳性、糖尿病、营养不良、低社会经济状况等均为其高危因素。

2. 病因 病因尚不清楚，可能与以下因素有关。

（1）免疫机制：妊娠被认为是成功的自然同种异体移植，胎儿在母体内不受排斥是因胎盘的免疫屏障作用，胎膜细胞可抑制 NK 细胞对胎儿的损伤，母体内免疫抑制细胞及免疫抑制物作用，其中以胎盘的免疫屏障作用最重要。研究发现，本病患者的同种异体移植抗原超负荷，母胎免疫平衡失调，患者蜕膜细胞对 NK 细胞的抑制作用减弱等，可能与本病的发生有关。

（2）胎盘浅着床：即因胎盘滋养细胞浸润能力受损等因素使其着床变浅，常见于子宫张力过高及合并有全身血管病变的孕妇。

（3）血管内皮受损：细胞毒性物质和炎性介质可引起血管内皮损伤，从而引起血压升高等一系列病理变化。胎盘的血管内皮损伤可能先于全身其他脏器。

（4）遗传因素：妊娠期高血压疾病的家族多发性提示该病可能存在遗传因素。

（5）营养缺乏：已发现多种营养素的缺乏，如低蛋白血症、钙、镁、锌、硒等的缺乏与先兆子痫有关，若自孕 16 周开始每日补充维生素 E 400mg 和维生素 C 100mg，可使妊娠期高血压疾病的发生率下降 18%。

（6）其他因素：如胰岛素抵抗、血清抗氧化剂活性的改变等，正在研究之中。

【病理生理变化及对母儿的影响】

本病的基本病理生理变化是全身小血管痉挛，从而使全身各系统、脏器血液灌流减少，对母儿造成危害，甚至导致母儿死亡。

1. 脑 脑部血管痉挛引起脑组织缺血、缺氧、水肿，严重时可引起脑出血，出现头晕、头痛、恶心、呕吐等症状，甚至抽搐、昏迷，发生脑疝。

2. 肾脏 肾小球毛细血管痉挛缺氧，肾小球内皮细胞肿胀，纤维素沉积于内皮细胞下或肾小球间质，血浆蛋白自肾小球漏出，形成蛋白尿。蛋白尿的多少标志着妊娠期高血压疾病的严重程度。肾血流量减少，肾小球滤过率下降，出现尿少、水肿、蛋白尿及管型等，严重者可出现肾衰竭。另外，由于肾小球滤过率降低，肾小管对钠的再吸收功能增加，钠离子潴留于细胞外，引起水肿。

3. 肝脏 肝内小动脉痉挛可使肝细胞不同程度缺血坏死，并引起黄疸。肝动脉周围阻力增加，严重时门静脉周围坏死、出血。肝包膜下血肿形成，亦可发生肝破裂，危及母儿生命。

4. 心血管 心脏因冠状小动脉痉挛，心肌缺血，间质水肿，出现点状出血及坏死。血管痉挛，血压升高，外周阻力增加，加之组织间水钠潴留，血液黏稠度增加，加重心脏负担，可引起心力衰竭。

5. 血液 由于全身小动脉痉挛，血管壁渗透性增加，血液浓缩，红细胞比容上升。妊娠期高血压疾病患者伴有一定量的凝血因子缺乏或变异所致的高凝血状态，特别是重症患者可发生微血管病性溶血，主要表现为血小板减少、肝酶升高、溶血（即 LELLP 综合征）。子痫前期或子痫时出现微血管病性溶血，可伴有红细胞破坏的表现。

6. 子宫胎盘血流灌注　子宫血管痉挛致胎盘供血不足，胎盘供血下降，胎儿生长受限，胎儿窘迫。胎盘床血管破裂可致胎盘早剥，严重时母儿死亡。

7. 眼底　眼底视网膜小动脉痉挛，组织缺氧、水肿，出现视力障碍，视物不清，严重时可引起视网膜剥离，突然失明。

【分类与临床表现】

妊娠高血压疾病的分类与临床表现见表 3-2-3。

表 3-2-3　妊娠期高血压疾病分类与临床表现

分　类	临床表现
妊娠期高血压（gestation hypertension）	BP≥140/90mmHg，妊娠期高血压首次出现，并于产后 12 周恢复正常；尿蛋白（-）；患者可伴有上腹部不适或血小板减少，产后方可确诊
子痫前期（pre-eclampsia）	BP≥140/90mmHg，孕 20 周以后出现，尿蛋白≥300mg/24h 或（+）。可伴有上腹不适、头痛等症状。
轻度	BP≥160/110mmHg，尿蛋白≥2.0g/24h 或（++），血肌酐>106μmol/L
重度	血小板<100×10^9/L，微血管病性溶血（血 LDH 升高），血清 ALT 或 AST 升高；持续性头痛或其他脑神经或视觉障碍，持续性上腹不适
子痫（eclampsia）	子痫前期孕妇抽搐不能用其他原因解释，表现为抽搐、面部充血、口吐沫、深昏迷。随之深部肌肉僵硬，很快发展为典型的全身高张阵挛惊厥、有节律的肌肉收缩和舒张，持续约 1~1.5min，其间患者无呼吸动作。此后抽搐停止，呼吸恢复，但患者仍昏迷，最后意识恢复
慢性高血压并发子痫前期（Pre-eclampsia superimposed uponchronic hypertension）	高血压孕妇妊娠 20 周以前无蛋白尿，该期出现尿蛋白≥300mg/24h；高血压孕妇孕 20 周前突然尿蛋白增加，血压进一步升高或血小板<100×10^9/L
妊娠合并慢性高血压（chronichypertension）	BP≥140/90mmHg，孕前或孕 20 周以前或孕 20 周后首次诊断高血压并持续到产后 12 周后

【诊断】

1. 病史 了解患者有无本病的高危因素及上述临床表现，着重了解有无头痛、眼花、恶心、呕吐及上腹部闷胀等症状。

2. 症状和体征

（1）高血压：血压持续升高至收缩压≥140mmHg 或舒张压≥90mmHg，血压升高至少应出现 2 次以上，间隔≥6 小时。慢性高血压并发子痫前期，可在妊娠 20 周后血压持续上升。

（2）蛋白尿：蛋白尿的定义是在 24 小时内尿液中的蛋白含量≥300mg 或在至少相隔 6 小时的两次随机尿液检查中尿蛋白浓度达到 0.1g/L（定性 +），其准确率达 92%。应留取 24 小时尿作定量检查，最好取中段尿测定，避免阴道分泌物污染尿液，造成误诊。

（3）水肿：体重异常增加是许多患者的首发症状，孕妇体重突然增加≥每周 0.9kg，或每月 2.7kg 是子痫前期的信号。

本病患者水肿的特点是自踝部逐渐向上延伸的凹陷性水肿，经休息后不缓解。水肿局限于膝以下为“+”，延及大腿为“++”，延及外阴及腹部为“+++”，全身水肿或伴有腹水为“++++”。

3. 辅助检查

（1）血液检查：除血常规检查了解是否贫血外，还应了解患者血容量减少及血液浓缩程度，包括血细胞比容、血黏度、凝血功能等。

（2）血液生化检查

1）肝功能检查：肝功能受损可致 ALT、AST 升高，低蛋白血症，白/球蛋白比例倒置。

2）肾功能检查：肾功能受损时，血清肌酐、尿素氮、尿酸升高，肌酐升高与病情严重程度成正比。

3）血清电解质及二氧化碳结合力：测定血清钾、钠、氯、钙的水平，以尽早发现电解质紊乱，尤其警惕高钾血症的发生。测定二氧化碳结合力，以早期发现酸中毒并纠正。

4）尿液检查：测量尿比重、尿常规，当尿比重≥1.020 时说明尿液浓缩；尿蛋白（+）或尿蛋白含量≥300mg/24h 时，已达子痫前期，应特别注意。尿蛋白检查在重度妊娠期高血压疾病患者应每 2 日检查 1 次。

（3）眼底检查：视网膜小动脉的痉挛程度反映全身小血管的痉挛程度，并反映本病的严重程度。眼底检查可见视网膜小动脉痉挛，视网膜水肿，絮状渗出或出血，严重时可发生视网膜剥离。

（4）其他：必要时做心电图、超声心动图、胎盘功能、胎儿成熟度检查等。

【鉴别诊断】

妊娠高血压疾病应与慢性肾炎合并妊娠鉴别，子痫应与癫痫、脑炎、脑肿瘤、脑血管畸形破裂出血、糖尿病高渗性昏迷、低血糖昏迷等鉴别。

【预测】

预测的方法均在妊娠中期进行，预测为阳性者应密切随诊。

1. 平均动脉压测定（MAP）　计算公式为MAP =（收缩压 + 2 × 舒张压）/3。当MAP≥85mmHg表示有发生子痫前期的倾向；当MAP≥140mmHg时，易发生脑血管意外。

2. 翻身试验　有妊娠期高血压疾病发生倾向的孕妇，血管紧张素Ⅱ的敏感性增加，仰卧时妊娠子宫压迫腹主动脉，血压升高。测定方法为：孕妇左侧卧位测血压直至血压稳定后，翻身仰卧5分钟再测血压，若仰卧位舒张压较左侧位≥20mmHg时，提示有发生子痫前期的倾向。

3. 血液流变学试验　低血容量及血液黏度高是发生妊娠期高血压病的基础。当红细胞比容≥0.35，全血黏度>3.6，血浆黏度>1.6时，提示有发生子痫前期倾向。

4. 尿钙测定　妊娠期高血压疾病患者尿钙排泄量明显降低。尿Ca/Cr比值的降低早于妊娠期高血压疾病的发生，若≤0.04有预测子痫前期的价值。

【治疗】

1. 妊娠期高血压　可住院、也可在家治疗。

（1）休息、饮食和体位：保证充足的睡眠，左侧卧位休息，每天不少于10小时。左侧卧位可减轻胀大的子宫对腹主动脉和下腔静脉的压迫，使回心血量增加，有效改善子宫胎盘的血供。饮食要营养丰富，水肿患者适当限盐。

（2）镇静：一般不需用药。但对于精神紧张、睡眠欠佳、焦虑的病人可给予少量镇静剂，如地西泮2.5～5mg，每日3次，或5mg睡前服。

（3）密切监测母儿状态：询问孕妇是否出现头痛、视力改变、上腹不适等。每日测体重及血压，每两日查尿蛋白。定期监测血液、胎儿发育状况和胎盘功能。

（4）间断吸氧：可改善胎盘和全身脏器的供氧。

2. 子痫前期　应住院治疗。治疗原则为休息、镇静、解痉、降压、合理扩容和必要时利尿、密切监测母胎状况、适时终止妊娠。

（1）休息、饮食和体位：同妊娠期高血压。

（2）镇静：适当镇静可消除患者焦虑和精神紧张，达到降压、缓解症状及预防子痫发生的作用。

1）地西泮：具有较强的镇静、抗惊厥、肌肉松弛作用，对胎儿及新生儿的影响较小。用法为2.5～5mg，每日3次口服；或10mg，肌注。

2）冬眠药物：可广泛抑制神经系统，有助于解痉降压、控制子痫抽搐。用法：①哌替啶50mg，异丙嗪（非那根）25mg（度非合剂），肌肉注射，必要时12小时后可重复应用。②冬眠一号（哌替啶100mg，氯丙嗪50mg，异丙嗪50mg），病情紧急时，以1/3量溶于25%葡萄糖液20ml内，缓慢静推（>5分钟），另2/3量溶于25%葡萄糖液250ml内静滴，或全量加入10%葡萄糖500ml内静滴。注意：估计在6小时内分娩者，禁用哌替啶。由于氯丙嗪可使血压急骤下降，引起肾及子宫胎盘血供减少，引起胎儿缺氧、孕妇体位性高血压、母儿肝肾损害等，故仅限于硫酸镁治疗效果不佳者。

（3）解痉：首选硫酸镁，用于：①控制子痫抽搐及防止再抽搐；②预防重度子痫前期发展为子痫；③子痫前期临产前用药预防抽搐。

1）作用机制：①镁离子抑制运动神经末梢释放乙酰胆碱，阻断神经肌肉接头间的信息传导，使骨骼肌松弛；②镁离子刺激血管内皮细胞合成前列腺素，抑制内皮素合成，降低机体对血管紧张素Ⅱ的反应，缓解血管痉挛状态；③镁离子使血管平滑肌细胞内钙离子水平下降，从而解除血管痉挛，减少血管内皮损伤；④镁离子可以提高孕妇和胎儿血红蛋白的亲和力，改善氧代谢。

2）用药方法：①静脉给药：首次负荷量为25%硫酸镁20ml加入10%葡萄糖液20ml中，缓慢静注，5～10分钟注完；继之用25%硫酸镁60ml加入5%葡萄糖液500ml中静脉滴注，滴速为1～2g/h。②根据血压情况，决定是否加用肌肉注射，用法为25%硫酸镁20ml加2%利多卡因2ml，臀肌深部注射，每日1～2次，每日总量为25～30ml。

3）毒性反应及注意事项：正常孕妇血清镁离子浓度为0.75～1mmol/L，治疗有效浓度为1.7～3mmol/L，若血清镁离子浓度超过3mmol/L即可发生镁中毒。中毒首先表现为膝腱反射减弱或消失，继之出现全身肌张力减退、呼吸困难、复视、语言不清，严重者可出现呼吸肌麻痹，甚至呼吸、心跳停止，危及生命。因此，在用药前及用药过程中应注意：定时检查膝腱反射是否减弱或消失；呼吸不少于16次/分钟；尿量每小时不少于25ml或每24小时不少于600ml；硫酸镁治疗时需备钙剂，一旦出现中毒反应，立即静脉注射10%葡萄糖酸钙10ml（因钙离子与镁离子可竞争神经细胞上的受体，从而阻断镁离子的作用），肾功能不全时应减量或停用；有条件时监测血镁浓度；产后24小时停药。

（4）降压：降压药物选择的原则：对胎儿无毒副作用，不影响心脏的每搏输出量、肾血流量及子宫胎盘灌注量，不致血压急剧下降或降至过低。

1）肼屈嗪：扩张周围小动脉，使外周阻力降低，血压下降，同时增加心排血量、肾血流量及子宫胎盘血流量。用法：10～20mg，每日2～3次口服；或40mg加入5%葡萄糖液500ml内静脉滴注。有妊娠高血压疾病性心脏病心力衰竭者，不宜应用。副作用为头痛、心率加快、潮热等。

2）拉贝洛尔：为α、β肾上腺素能受体阻断剂，降压但不影响肾及胎盘血流量，并可对抗血小板凝聚，促进胎儿肺成熟。用法：首次剂量可给予20mg，若10分钟内无效，可给予40mg，10分钟内仍无效可再给予80mg，总剂量不能超过240mg/d。副作用为头皮刺痛及呕吐。

3）硝苯地平：钙离子通道阻断剂，可解除外周血管痉挛，扩张全身血管，降低血压。用法：10mg口服，每日3次，24小时总量不超过60mg。副作用为心悸、头痛，与硫酸镁有协同作用。

4）尼莫地平：钙离子通道阻滞剂，可选择性扩张脑血管。用法：20～60mg口服，每日2～3次；或20～40mg加入5%葡萄糖液250ml中静脉滴注，每日1次，每日总量不超过360mg，副作用为头痛、恶心、心悸及面色潮红。

5）甲基多巴：可兴奋血管运动中枢的α受体，抑制外周交感神经而降低血压，妊娠期使用较好。用法：250mg口服，每日3次。副作用为嗜睡、便秘、口干、心动过缓。

6）硝普钠：为强有力的速效血管扩张剂，通过扩张周围血管使血压下降。由于药物能迅速通过胎盘进入胎儿体内，并保持较高浓度，且其代谢产物（氰化物）对胎儿有毒性作用，故不宜在妊娠期使用。用法为：50mg加入5%葡萄糖液1000ml内，缓慢静脉滴注。用药不宜超过72小时。用药期间应严密监测血压及心率。

（5）扩容：一般不主张应用，仅用于严重的低蛋白血症、贫血，可选用白蛋白、血浆、全血等。

（6）利尿：一般不主张应用，仅用于全身性水肿、急性心力衰竭、肺水肿、血容量过多且伴有潜在性水肿者，常用的为呋塞米、甘露醇等。

（7）产科处理：适时终止妊娠是治疗妊娠期高血压疾病的有效措施。

1）终止妊娠的指征：①子痫前期患者经积极治疗24～48小时仍无明显好转者；②子痫前期患者孕周已超过34周；③子痫前期患者孕龄不足34周，胎盘功能减退，胎儿已成熟者；④子痫前期患者，孕龄不足34周，胎盘功能减退，胎儿尚未成熟者，可用地塞米松促胎儿肺成熟后终止妊娠；⑤子痫控制后2小时可考虑终止妊娠。

2）终止妊娠的方式：①引产：适用于病情已得到控制，宫颈条件成熟者。先行人工破膜。羊水清亮者，可给予缩宫素静脉滴注引产。第一产程密切观察产程进展情况，使产妇安静和充分休息。第二产程行会阴侧切、胎头吸引或低位产钳助娩以缩短产程。第三产程应预防产后出血。产程中加强监测，一旦出现头痛、眼花、恶心、呕吐等症状，病情加重，立即以剖宫产结束分娩。②剖宫产：适用于有产科指征者，宫颈条件不成熟，不能在短时间内经阴道分娩，引产失败，胎盘功能明显减退或有胎儿宫内窘迫征象者。

3. 子痫 子痫以产前子痫及产时子痫最常见，产后子痫多发生于产后 24 小时至 10 日内。

（1）处理原则：控制抽搐，纠正缺氧和酸中毒，控制血压，抽搐控制后终止妊娠。

1）控制抽搐：25% 硫酸镁 20ml 加入 25% 葡萄糖液 20ml 中静脉推注（> 5 分钟），继之以 2g/h 静脉滴注，以维持有效的血药浓度，同时应用有效的镇静药物，控制抽搐；20% 甘露醇 250ml 快速滴注以降低颅内压。

2）降血压：血压过高者给予降压药。

3）纠正缺氧和酸中毒：间断吸氧，根据血气分析给予药物以纠正电解质及酸碱平衡紊乱。

4）适时终止妊娠。

（2）护理：保持环境安静，避免声光刺激；防止摔伤、舌咬伤；昏迷时取头低侧卧位，预防窒息及吸入性肺炎；严密观察病情变化，注意观察患者的生命体征、神志、尿量等。

（3）密切观察病情变化：及早发现心力衰竭、脑出血、肺水肿、HELLP 综合征、肾衰竭、DIC 等并发症，并积极处理。

【预防】

1. 建立健全三级妇幼保健网，普及产前检查，定期检查血压、体重、尿蛋白，并详细记录。

2. 指导孕妇的合理饮食及休息，预防低蛋白血症和贫血的发生，注意补钙，均衡饮食。每日补钙 1 ~2g 可有效降低妊娠期高血压疾病的发生。

3. 提高对高危因素的认识，对有高危因素的孕妇要加强产前检查及监护。

第四节 功能失调性子宫出血

功能失调性子宫出血简称功血，是由于调节生殖的神经内分泌机制失常引起的异常子宫出血，经检查生殖器官无明显器质性病变及全身出血性疾病。可分为无排卵性功血及有排卵性功血两类，其中无排卵性功血约占85%。

一、无排卵性功能失调性子宫出血

【病因和病理生理】

无排卵性功血好发于青春期和绝经过渡期，但也可发生于生育期。青春期患者，由于其丘脑-垂体-卵巢轴激素间的反馈调节尚未成熟，大脑中枢对雌激素的正反馈作用存在缺陷，FSH呈持续低水平，无LH的峰状分泌，导致卵巢不能排卵。而在围绝经过渡期，卵巢功能衰退，卵巢对垂体促性腺激素的反应低下，卵泡在发育过程中因退行性变而不能排卵。生育期妇女有时因应激等因素干扰也可发生无排卵。无排卵可导致子宫内膜受单一雌激素刺激且无孕酮对抗而发生雌激素突破出血。低水平雌激素维持在阈值水平，可发生间断性少量出血，内膜修复慢，出血时间延长；高水平雌激素且维持在有效浓度，引起长时间闭经，因无孕激素参与，内膜增厚且不牢固，易发生急性突破出血，出血量大。无排卵性功血也可由于子宫内膜在单一的雌激素作用下持续增生，当雌激素波动时可使内膜失去激素支持而剥脱出血。

【子宫内膜病理变化】

1. 子宫内膜增生症 国际妇科病理协会（ISGP，1987年）分型如下：

（1）单纯型增生：因外观如瑞士干酪，故又称瑞士干酪样增生。镜下特点是腺体数量增加，腺腔囊性扩大，大小不一。腺上皮一般为单层或假复层，细胞呈高柱状，但无异型性。间质也有增生，将腺体分开。发展为子宫内膜癌的几率仅为1%。

（2）复杂型增生：腺体增生明显、拥挤、结构复杂，出现腺体与腺体相邻呈背靠背现象。由于腺上皮增生，可向腺腔内乳头状或向间质出芽样生长。腺上皮细胞呈柱状，可见复层排列，但无细胞异型性。由于腺体增生明显，使间质减少。约3%可发展为子宫内膜腺癌。

（3）不典型增生：指腺体增生并具有细胞不典型。表现为在单纯性或复杂性增生的基础上，腺上皮细胞增生，层次增多，细胞极性紊乱，体积增大，核浆比例增加，核深染，可见核分裂相。只要腺上皮细胞出现异型增生，应归类于不典型增生。约1/3可发展为子宫内膜腺癌，不典型增生不属于功血范畴。

2. 增生期子宫内膜 子宫内膜所见与正常月经周期中的增生期内膜无分别，只是在月经周期后半期甚至月经期，仍表现为增生期状态。

3. 萎缩型子宫内膜 子宫内膜萎缩菲薄，腺体少而小，腺管狭而直，腺上皮为单层立方形或低柱状细胞，间质少而致密，胶原纤维相对增多。

【临床表现】

月经紊乱的表现多种多样，可为接近正常的周期性出血，经量亦正常。但多数表现为周期异常，经期也异常，经量时多时少。有时先有数周或数月短暂的停经，继之大量出血，且流血持续1～3周，不易停止。一般不伴有腹痛，失血过多者可表现为贫血。妇科检查无明显异常。

【诊断】

1. 病史 详细询问月经史、发病时间、出血量、出血时间、出血前有无停经史、病程经过、有无伴随症状等，进一步了解患者的年龄、婚育史、避孕方法、激素类药物使用情况、一般健康状况，有无慢性病，如肝病、血液病、高血压、糖尿病等代谢类疾病，有无精神刺激及其他影响正常月经的因素。

2. 体格检查 包括全身检查和妇科检查，以排除全身性疾病及生殖器官疾病，不要因为阴道出血或患者拒绝而放弃妇科检查。

3. 辅助检查

（1）诊断性刮宫（诊刮）：适用于已婚妇女。通过诊刮，既可以迅速止血、又可以明确诊断。诊刮时要注意搔刮整个宫腔，同时注意子宫腔的大小，光滑否，以及刮出物的性质和量。

（2）B超检查：通过阴道B超检查，可以了解子宫的大小、形状，宫腔内情况，子宫内膜厚度等。

（3）宫腔镜检查：可在直视下观察宫腔的情况，并可有目的地进行活检。

（4）基础体温测定：基础体温呈单相型，提示无排卵（图3－2－4）。

（5）激素测定：测定血中雌、孕激素及促性腺激素水平，以了解垂体及卵巢功能。

（6）阴道脱落细胞及宫颈黏液检查：呈现高、中度雌激素影响。

（7）血常规及凝血功能测定：用以了解是否贫血及除外血液系统疾病。

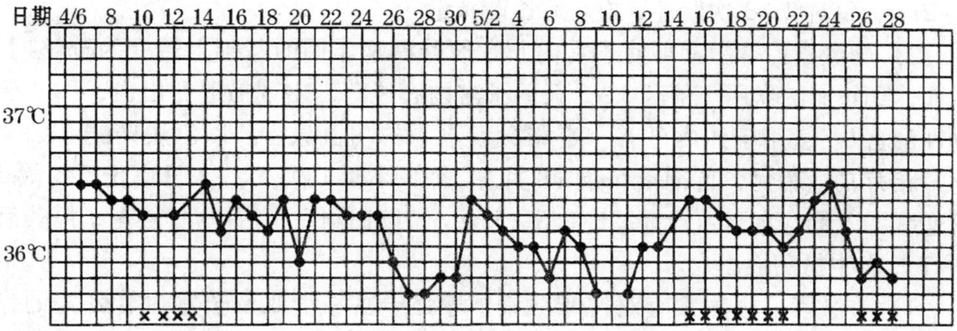

图3－2－4　基础体温单相型（无排卵性功血）

【鉴别诊断】

无排卵性功血需与异位妊娠、流产、葡萄胎、子宫内膜癌、宫颈癌、子宫肌瘤、卵巢肿瘤、子宫内膜炎、盆腔炎、宫内节育器引起的子宫出血、性激素类药物使用不当或各种血液病等鉴别。

【治疗】

1. 一般治疗　改善患者全身状况，贫血者纠正贫血，出血时间长者给予抗生素预防感染，加强营养，注意休息。

2. 药物治疗　青春期及生育期无排卵性功血，以止血、调整月经周期、促排卵为主，围绝经期以止血、调整月经周期、减少经量、防止子宫内膜病变为原则。

（1）性激素止血：对大量出血者，要求在治疗8小时内见效，24～48小时内出血基本停止。

1）联合用药：对于出血不太多和（或）轻度贫血的青春期患者，可口服复方低剂量避孕药，共21天，停药7天，28天为1个周期，连续3～6个周期。对急性大出血者，可应用复方单项口服避孕药，每6～8小时1片，血止后每3日递减1/3量，直至维持量（每日1片），自血止日算起，连用20天后停药。围绝经期患者可在雌、孕激素联合的基础上，加用雄激素，以达到快速止血的目的，如三合激素2ml肌注，每8～12小时1次，血止后逐渐递减至维持量（每3日1次），共20日停药。

2）雌激素：大剂量雌激素可促进子宫内膜增生修复，短期内修复创面而止血。急性大量出血时可应用大剂量雌激素止血：已烯雌酚1～2mg，每6～8小时1次，血止后每3日递减1/3量，维持量每日1mg，自血止之日算起服20天。部分患者口服大剂量雌激素时出现恶心、呕吐等反应，可改用苯甲酸雌二醇，

1～2mg，每日2～3次肌注，血止后逐渐减量。

3）孕激素：孕激素可使子宫内膜在原雌激素作用的基础上转变为分泌期，从而达到止血的作用。停药3～5天后子宫内膜脱落，出现撤退性出血，称"药物性刮宫"。适用于体内已有一定雌激素水平的功血患者。以乙炔诺酮（妇康片）治疗功血为例，首剂量5mg（8片），每8小时1次，2～3日血止后每隔3日递减1/3量，直至维持量每日2.5～5mg，持续用到血止后20日停药，停药后3～7日发生撤药性出血。

4）雄激素：雄激素有对抗雌激素、增强子宫平滑肌及子宫血管张力的作用，可减轻盆腔充血，减少出血量，适用于更年期功血。常用丙酸睾丸酮25～50mg，肌注，每日1次，共3～5天，以后改为每周1次或口服甲基睾丸素5mg，每日1～2次，共用20天。注意：每月总量不超过300mg。

（2）其他止血剂：安络血和止血敏可降低毛细血管通透性，6-氨基己酸、对羧基苄氨、止血环酸等可抑制纤维蛋白溶酶，均有减少出血量的辅助作用，但不能赖以止血。

（3）调整月经周期：是治疗功血的关键步骤。目的是模仿并调节卵巢的生理功能，促使下丘脑-垂体-卵巢轴的功能恢复正常。常用的调整月经周期的方法有：

1）雌孕激素序贯疗法（人工周期）：为模仿自然月经周期中卵巢的内分泌变化，将雌、孕激素序贯应用，使子宫内膜发生相应变化，引起周期性脱落，适用于青春期功血和生育期功血，内源性雌激素水平较低者。雌激素自血止周期撤药性月经第5日起用药，生理替代全量为妊马雌酮（倍美力）1.25mg或雌二醇2mg，每晚1次，连服20天，于服雌激素以后10天加用甲羟孕酮，每天10mg，连续3个周期为1个疗程（图3-2-5）。

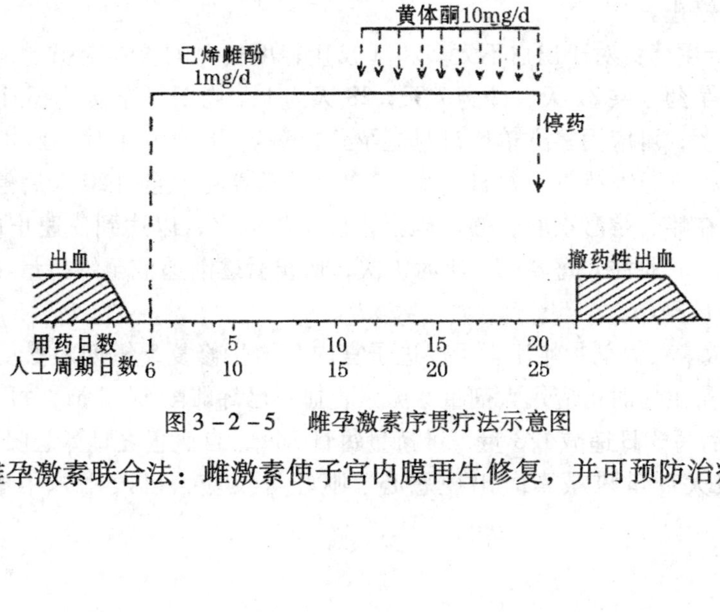

图3-2-5　雌孕激素序贯疗法示意图

2）雌孕激素联合法：雌激素使子宫内膜再生修复，并可预防治疗过程中孕激素的突破性出血，孕激素用以限制雌激素引起的内膜增生程度。适用于生育期功血，但内源性雌激素水平较高，或绝经过渡期功血。已烯雌酚0.5mg和甲羟孕酮（安宫黄体酮）4mg，于出血第5日起两药合用，每晚1次，连用20日。撤药后出现出血，血量较少。

3）后半周期疗法：于月经周期后半期（撤药性出血的第16～25日）服用甲羟孕酮10mg/d，连用10日为1个周期，共3个周期为1个疗程。

（4）宫内孕激素释放系统：通过在宫腔内放置含孕酮或左炔诺酮的宫内节育器，使孕激素在局部直接作用于子宫内膜，有减少经量的作用。放置12个月后，可使月经量减少97%。

（5）促排卵：适用于生育年龄的患者。

1）氯米酚：为一种具有弱雌激素作用的非甾体制剂，可促进卵泡发育而诱发排卵，适用于有一定内源性雌激素水平的无排卵者。给药方法为月经第5日始，每日50～100mg，连用5日。

2）促性腺激素：适用于氯米酚促排卵失败者。常用HMG/HCG（尿促性素/绒促性素）联合用药促排卵。HMG一般每日剂量为75～150U，于撤药性出血第3～5日开始，连续7～12日，待优势卵泡成熟时，再使用HCG 5000～10000U促排卵。并发症为多胎和卵巢过度刺激综合征。

3. 手术治疗

（1）刮宫术：适用于生育年龄和更年期功血患者。刮宫术不仅可以有效地止血，而且可以通过将刮出的组织送病理检查而明确诊断，包括明确功血的病理类型和及早发现子宫内膜的器质性病变。

（2）子宫内膜切除术：通过宫腔镜，使用金属套环、激光、滚动球电凝或热疗等方法，使子宫内膜组织凝固坏死。适用于经量多的绝经过渡期功血和经激素治疗无效且无生育要求的生育期功血。

（3）子宫切除术：患者经药物治疗效果不佳，反复发作并导致贫血者，可经患者同意施行子宫切除术。

二、排卵性月经失调（排卵性功能失调性子宫出血）

多发生于生育期妇女，患者有排卵，但黄体功能异常。常见黄体功能不足和子宫内膜不规则脱落两种类型。

【病因】

1. 黄体功能不足　月经周期中有卵泡发育及排卵，但黄体功能不足或过早衰退，导致孕激素分泌不足，使子宫内膜分泌反应不良，引起子宫出血。

2. 子宫内膜不规则脱落 黄体发育良好但萎缩过程延长，导致子宫内膜不规则脱落。

【病理】

1. 黄体功能不足 由于孕激素分泌不足，子宫内膜表现为分泌期反应不良、间质水肿不明显，或腺体与间质发育不同步。

2. 子宫内膜不规则脱落 正常月经第3～4日时，分泌期子宫内膜已全部脱落，但在黄体萎缩不全时，于月经第5～6日仍能见到呈分泌反应的子宫内膜，常表现为混合型子宫内膜。

【临床表现】

1. 黄体功能不足 一般表现为月经周期缩短，或卵泡期延长，黄体期缩短，以致患者不易受孕或在孕早期流产。

2. 子宫内膜不规则脱落 表现为月经周期正常，但经期延长，长达9～10日，经量多少不一。妇科检查无异常。

【诊断】

1. 黄体功能不足 根据月经周期缩短，反复早孕期流产或不孕，妇科检查无异常等可诊断。虽然基础体温呈双相型，但上升缓慢，幅度偏低，高温相持续时间少于11日。子宫内膜病理检查呈分泌反应不良（图3－2－6）。

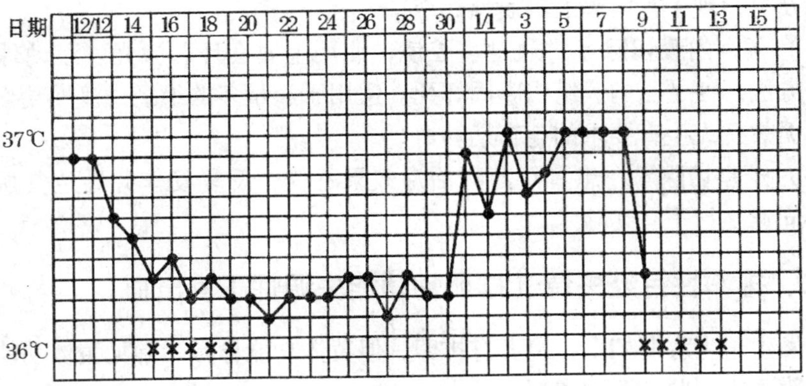

图3－2－6 基础体温双相型（黄体期短）

2. 子宫内膜不规则脱落 临床表现为经期延长，基础体温呈双相型，但体温下降缓慢、延迟在月经第5天，子宫内膜病理仍可见到分泌期变化（图3－2－7）。

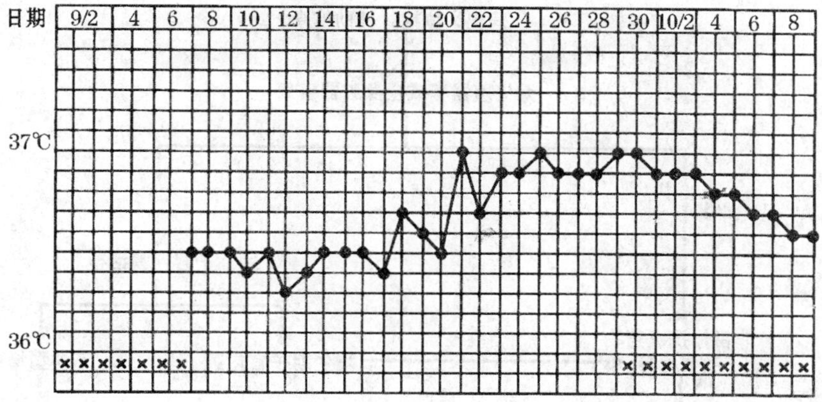

图3-2-7　基础体温双相型（黄体萎缩不全）

【治疗】

1. 黄体功能不足

（1）促进卵泡发育：①卵泡期使用低剂量雌激素：小剂量雌激素能协同FSH促进优势卵泡发育，可于月经第5日起每日口服妊马雌酮（倍美力）0.625mg，连续5~7日。②氯米酚：可通过与内源性雌激素受体竞争性结合而促使垂体释放FSH和LH，达到促进排卵的目的。可于月经的第5日起每日口服氯米酚50mg，共5日。

（2）促进月经中期LH峰形成：在监测到卵泡成熟后，使用HCG 5000~10000U一次或分两次肌注。

（3）黄体功能刺激疗法：于基础体温上升后开始，隔日肌注HCG 1000~2000U，共5次。

（4）黄体功能替代疗法：自排卵后开始，每日肌注黄体酮10mg，共10~14日。

2. 子宫内膜不规则脱落

（1）孕激素：孕激素可通过调节下丘脑-垂体-卵巢轴的反馈功能，使黄体及时萎缩，内膜按时完整脱落。方法：自排卵后1~2日开始，每日口服甲羟孕酮或肌注黄体酮10mg，连用10日。

（2）HCG：有促进黄体功能的作用。用法同黄体功能不足。

功血的诊断与治疗步骤简要归纳为图3-2-8。

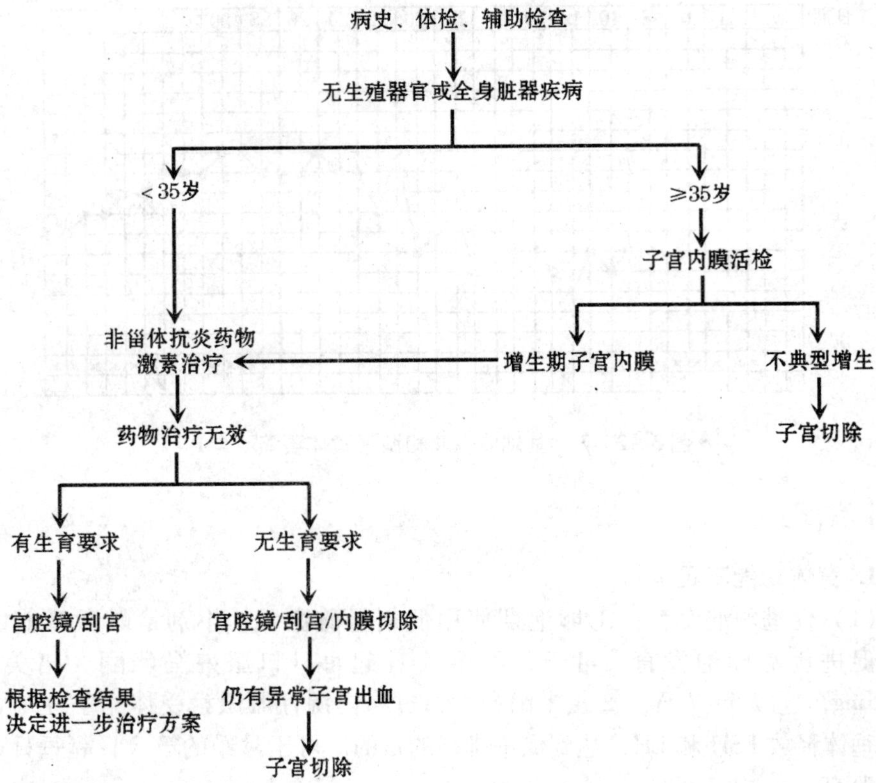

图 3－2－8　功血的诊断和治疗步骤

第五节　女性生殖器官炎症

一、前庭大腺炎

前庭大腺又称巴氏腺，位于两侧大阴唇后 1/3 深部，腺管开口于处女膜与小阴唇之间，因其解剖位置的特点，在性交、分娩或其他外阴部感染时，病原体易侵入而导致感染。

【病因及病理】

主要病原体为葡萄球菌、大肠埃希菌、链球菌、肠球菌等。近年来，淋病奈瑟菌及沙眼衣原体已成为常见病原体。急性炎症发作时，病原体首先侵犯腺管，导致前庭大腺导管炎，腺管开口往往因肿胀或渗出物凝聚而阻塞，脓液不能外流，积存而形成脓肿，称前庭大腺脓肿。急性炎症消退后，腺体内的脓液被吸收而变为透明液体，形成前庭大腺囊肿。如继发感染，可形成脓肿反复发作。

【临床表现】

炎症多为一侧。患者感外阴部肿胀、疼痛，灼热感，行走不便，脓肿形成时疼痛加剧，有时可有发热等全身不适。若脓肿破溃，可有脓性分泌物流出。检查可见患侧大阴唇红肿、皮肤发红，压痛明显。脓肿形成时，局部可触及波动感。若破溃，破口处有脓液流出。前庭大腺囊肿如无继发感染，患者可无症状或仅感外阴部坠胀感，局部可触及一囊性肿物，无继发感染时，无压痛。

【治疗】

急性炎症发作时，保持局部清洁，卧床休息。取脓液做细菌培养，根据病原体选择应用抗生素。局部用清热解毒中药坐浴。脓肿形成后行前庭大腺造口术。前庭大腺囊肿则多用造口术。

二、滴虫性阴道炎

滴虫性阴道炎由阴道毛滴虫引起，是常见的一种阴道炎。阴道毛滴虫不仅寄生于阴道，还常侵入尿道或尿道旁腺，甚至膀胱、肾盂以及男方的包皮皱褶、尿道或前列腺中。滴虫适宜在温度25℃～40℃，pH 值5.2～6.6的潮湿环境中生长，其滋养体能在3℃～5℃生存21天，在普通肥皂水中能生存45～120分钟，因此极易传播。月经前后阴道pH值发生变化，经后接近中性，此时滴虫易于繁殖，引起炎症发作。

【传播方式】

传播方式主要有两种：①经性交传播：男女双方有一方泌尿生殖道带有滴虫，均可传播给对方，但因男方感染后常无症状而成为传染源。②间接传播：经公共浴池、浴巾、浴盆、游泳池、坐便器、污染的衣物及器具等传播。

【临床表现】

主要症状是阴道分泌物增多及外阴瘙痒，间或有外阴灼热、疼痛或性交痛。分泌物的典型特点是稀薄脓性、黄绿色、泡沫状，有臭味。若合并尿道感染，可有尿频、尿痛、血尿等。阴道毛滴虫能吞噬精子，并阻碍乳酸生成，影响精子在阴道内存活，可导致不孕。

妇科检查可见阴道黏膜充血，严重者有散在出血点，宫颈甚至有出血斑点，形成“草莓样”宫颈。阴道内，特别是后穹隆部可见滴虫性阴道炎的典型白带，严重者白带中可混有血液。

部分带虫者可无症状，阴道黏膜亦无异常改变。

【诊断】

根据患者的典型病史、临床表现，加之用阴道分泌物悬滴法检查发现阴道毛滴虫，即可确诊。必要时可进行滴虫培养。悬滴法的方法是：滴一滴温生理盐水于玻片上，取后穹隆典型分泌物少许混于玻片盐水中，立即在低倍光镜下寻找滴虫。如有滴虫可见到呈波状运动的滴虫，其周围的白细胞被推移。对可疑患者，如多次悬滴法未能发现滴虫，可行滴虫培养。检查时须注意：取分泌物前 24～48 小时避免性交、阴道灌洗或上药；取分泌物时窥器不涂润滑剂；分泌物取出后应及时送检并注意保暖，否则滴虫活动力减弱，造成辨认困难。

【治疗】

1. 全身用药 由于滴虫性阴道炎可同时合并尿道、尿道旁腺、前庭大腺的滴虫感染，故需全身用药。可用甲硝唑 2g，单次口服；或 0.4g，每日 3 次，连服 1 周。服药后个别患者可出现胃肠道反应，如恶心、呕吐等，偶见头痛、皮疹、白细胞减少等。一旦发现应停药。由于甲硝唑能通过胎盘屏障和经乳汁分泌，故孕妇及哺乳期患者禁止全身用药，以局部治疗为主。

2. 局部治疗 应用清热解毒、杀虫止痒中药坐浴，然后应用甲硝唑阴道泡腾片，每日 1 次，10 日为 1 个疗程。月经期禁止坐浴。

3. 性伴侣的治疗 性伴侣应同时口服甲硝唑。

4. 注意事项 治疗期间患者的内裤及洗涤用毛巾需用沸水煮沸 5～10 分钟，然后在阳光下晒干；治疗期间禁止性生活；滴虫转阴后于下次月经后继续治疗 1 个疗程，以巩固疗效；治疗期间禁食辛辣食物。

5. 随访 滴虫性阴道炎往往于月经后复发，首次治疗失败者，可给甲硝唑 2g，每日 1 次，连服 3 天。

三、外阴阴道假丝酵母菌病

外阴阴道假丝酵母菌病（VVC）是常见外阴、阴道炎症，也称外阴、阴道念珠菌病。

【病因】

最常见的病原体为白假丝酵母菌，其次为光滑假丝酵母菌、近平滑假丝酵母菌、热带假丝酵母菌等。白假丝酵母菌为条件致病菌，部分正常妇女和孕妇阴道中有此菌寄生，但不引起症状。当全身及阴道局部细胞免疫力下降时，假丝酵母菌大量繁殖并转变为菌丝相，才出现症状。常见的发病诱因有妊娠、糖尿病、大量应用抗生素和免疫抑制剂等。妊娠及糖尿病时机体免疫力下降，阴道上皮细胞内糖原含量增加，使阴道内酸度增加，有利于假丝酵母菌生长；长期应用抗生素的患者，抑制了乳酸杆菌的生长，同时使阴道内的微生物失去了相互制约，从而利于假丝酵母菌生长；长期大量应用免疫抑制剂，可导致阴道局部抵抗力降低，也可导致假丝酵母菌生长。此外，患者有胃肠道假丝酵母菌、应用大量雌激素、应用避孕药、穿紧身化纤内裤、维生素缺乏、慢性消耗性疾病等也为此病的主要诱因。

【传播途径】

主要为内源性传染。假丝酵母菌除存在于阴道外，也可寄生于人的口腔、肠道，一旦条件适宜，则三个部位的假丝酵母菌可互相感染。其次为通过性交传染。另外也可经过接触感染的衣物而感染。

【临床表现】

主要表现为外阴瘙痒、灼痛，严重时坐卧不宁，痛苦异常，还可伴有泌尿系统症状。阴道分泌物增多，典型白带的特征为白色豆渣状或凝乳状。外阴常有充血、水肿，可伴有抓痕。阴道黏膜充血、水肿，小阴唇内壁和阴道壁黏膜上可附有白色块状物，擦掉后可见红肿的黏膜面，严重者可见糜烂及浅表溃疡。有的患者症状不典型，白带表现为水样或无异常，仅表现为外阴瘙痒。

外阴阴道假丝酵母菌病的临床分类见表 3－2－4。

表 3－2－4　　VVC 临床分类

	单纯性 VVC	复杂性 VVC
发生频率	散发或非经常发作	复发性或经常发作
临床表现	轻到中度	重度
真菌种类	白假丝酵母菌	非白假丝酵母菌
宿主情况	免疫功能正常	免疫力低下、应用免疫抑制剂、糖尿病、妊娠
治疗效果	好	欠佳

【诊断】

根据典型的临床表现不难诊断。在阴道分泌物中查到白假丝酵母菌即可确诊。具体方法为：取少许典型分泌物放在盛有10%氢氧化钾的玻片上，混匀后在显微镜下找到芽孢和菌丝即可诊断。必要时进行培养。同时有必要询问患者有无诱发因素，必要时查空腹血糖、尿糖及作糖耐量试验等。

【治疗】

1. 消除诱因 糖尿病患者控制血糖，禁止滥用抗生素、激素类药物；患者用过的内裤、盆及毛巾等要用开水烫洗；性伴侣如无症状可不必同时治疗；妊娠期患者应用局部治疗，禁止全身用药。

2. 局部用药 用2%～4%碳酸氢钠溶液坐浴，改变阴道酸碱度，抑制假丝酵母菌繁殖。咪康唑栓、克霉唑栓、制霉菌素栓任选一种，塞入阴道内，每晚1次，连用7～10天。

3. 全身用药 可用氟康唑150mg顿服，或伊曲康唑200mg，日1次，连用3～5日。

四、细菌性阴道病

【病因】

细菌性阴道病为阴道内正常菌群失调所致，临床及病理特征无炎症改变。此时，正常阴道内应该存在的乳酸杆菌减少甚至消失，从而使其他细菌大量繁殖，如加德纳菌、动弯杆菌、普雷沃菌、紫单胞菌等厌氧菌及人型支原体等。多与过度清洗外阴阴道、频繁性交、多个性伴侣等有关。

【临床表现】

部分患者无症状，有症状者常表现为阴道分泌物增多，有鱼腥味，尤其性交后加重，可伴有轻度外阴瘙痒或烧灼感。检查见阴道黏膜无充血等炎症表现，分泌物的特点为灰白色，均匀一致，稀薄，常粘附于阴道壁，但黏度低，容易将分泌物从阴道壁擦去。

【诊断】

下列4项中有3项阳性，即可临床诊断为细菌性阴道病：①匀质、稀薄、白色阴道分泌物，常粘附于阴道壁；②阴道pH值＞4.5；③胺臭味试验阳性：取阴道分泌物少许放在玻片上，加入10%氢氧化钾1～2滴，如产生一种烂鱼肉样腥臭气味，则为胺臭味试验阳性；④线索细胞阳性：取少许分泌物于玻片上，加一滴生理盐水混合，高倍镜下寻找线索细胞（线索细胞即阴道脱落的表层细胞，于细胞边缘贴附的颗粒状物即各种厌氧菌，尤其是加德纳菌，细胞边缘不清）。

【治疗】

治疗原则为选用抗厌氧菌药物，主要为甲硝唑、克林霉素。甲硝唑不影响乳酸杆菌生长，但对支原体效果差。

1. 全身用药　甲硝唑0.4g，日3次，口服，连服7日；或甲硝唑2g，单次口服；或克林霉素0.3g，日2次，连服7日。

2. 局部治疗　甲硝唑阴道泡腾片，0.2g，塞入阴道，每晚1次，连用7～10日。

3. 注意事项　妊娠期合并本病的患者多需用口服药物治疗，甲硝唑0.2g，每日3～4次，连服7日；或克林霉素0.3g，每日2次，连服7日。性伴侣不需治疗。

五、老年性阴道炎

【病因】

老年性阴道炎见于自然绝经及卵巢去势后妇女，此时体内雌激素水平低，阴道壁萎缩，黏膜变薄，上皮细胞内糖原含量减少，阴道pH值增高，局部抵抗力下降，致病菌容易侵入导致感染。

【临床表现】

主要症状为阴道分泌物增多、发黄或呈水样，严重时为血性甚至脓血性。外阴瘙痒、灼热感甚或出现泌尿系症状。检查见外阴及阴道呈老年性改变，上皮皱襞萎缩、菲薄，黏膜充血，可有散在小出血点或小出血斑，有时可见浅表溃疡。阴道内可见脓性或血性分泌物。长期慢性炎症、溃疡可使小阴唇、阴道壁发生狭窄、粘连，甚至闭锁，致使炎症分泌物引流不畅，形成阴道积脓或宫腔积脓。

【诊断】

根据绝经、卵巢手术史及临床表现，诊断并不难。但应进行以下检查：取阴道分泌物检查，除外滴虫性及假丝酵母菌性阴道炎；有血性分泌物者，须常规做宫颈刮片检查，必要时做诊断性刮宫，除外宫颈、子宫的恶性病变；阴道壁发现溃疡、新生物时，要行局部活组织检查，以除外阴道癌。

【治疗】

治疗原则为抑制病菌生长，增加局部抵抗力。

1. 抑制病菌生长 用1%乳酸或0.5%醋酸液冲洗阴道或坐浴后，取甲硝唑0.2g或氟哌酸1粒，放于阴道深部，日1次，共7～10日。

2. 增加局部抵抗力 可全身或阴道局部给予雌激素。局部可给己烯雌酚0.125～0.25mg，每晚放入阴道深部，7日为1个疗程；或用倍美力软膏。全身用药可口服尼尔雌醇，首次4mg，以后2～4周1次，每次2mg，维持2～3个月。注意：乳腺癌或子宫内膜癌患者慎用雌激素制剂。

六、慢性宫颈炎

慢性宫颈炎是妇科最常见的炎症，多由急性宫颈炎未治疗或治疗不彻底转变而来，主要病原体为葡萄球菌、链球菌、大肠埃希菌、厌氧菌，其次为性传播疾病的病原体，如淋病奈瑟菌、沙眼衣原体等。当分娩、流产、手术损伤宫颈后，或卫生不良、局部抵抗力差时，病原体可侵入宫颈而引起感染。

【病理】

1. 宫颈糜烂 宫颈外口处的复层鳞状上皮由于炎症、损伤、体内激素的影响等原因被宫颈管内的柱状上皮所取代，因柱状上皮菲薄，其下间质呈红色，故称为宫颈糜烂，因其并非真正的糜烂，故称假性糜烂。

宫颈糜烂根据糜烂深浅程度分为3型：炎症初期，糜烂面仅为单层柱状上皮所覆盖，表面平坦，称为单纯性糜烂；随后由于腺上皮过度增生并伴有间质增生，糜烂面凹凸不平呈颗粒状，称为颗粒型增生；当间质增生显著，表面不平现象更加明显呈乳突状时，称为乳突型糜烂。

根据糜烂面积占宫颈面积的比例，又将糜烂分为3度：轻度（Ⅰ度）：糜烂面小于整个宫颈面积的1/3；中度（Ⅱ度）：糜烂面占整个宫颈面积的1/3～2/3；重度（Ⅲ度）：糜烂面占整个宫颈面积的2/3以上（图3－2－9）。诊断宫颈糜烂应同时表示糜烂的面积和深度，如：重度糜烂、乳突型。

2. 宫颈息肉 慢性炎症长期刺激，使宫颈管局部黏膜增生并向宫颈外口突出而形成息肉。息肉为一个或多个不等，色红、质脆、易出血、蒂细长，根部多附于宫颈外口或宫颈管壁，直径一般约1cm，恶变率极低。

3. 宫颈管黏膜炎 炎症局限于宫颈管黏膜及黏膜下组织，宫颈阴道部外观光滑，宫颈外口可见脓性分泌物，有时可见宫颈口充血。

4. 宫颈腺囊肿（纳氏囊肿）　在宫颈糜烂愈合过程中，宫颈腺体腺管或腺管口被鳞状上皮覆盖，或由于腺管口周围的结缔组织增生、瘢痕形成压迫腺管，使腺体分泌物引流受阻，形成潴留性囊肿。检查时可见宫颈表面突出多个清白色小囊泡，内含无色液体。囊肿感染时，小囊泡则呈白色或淡黄色。

5. 宫颈肥大　由于慢性炎症的长期刺激，宫颈组织反复充血、水肿，腺体和间质增生，使宫颈呈不同程度的增生、肥大，硬度增加，但表面多光滑，有时可见纳氏囊肿。

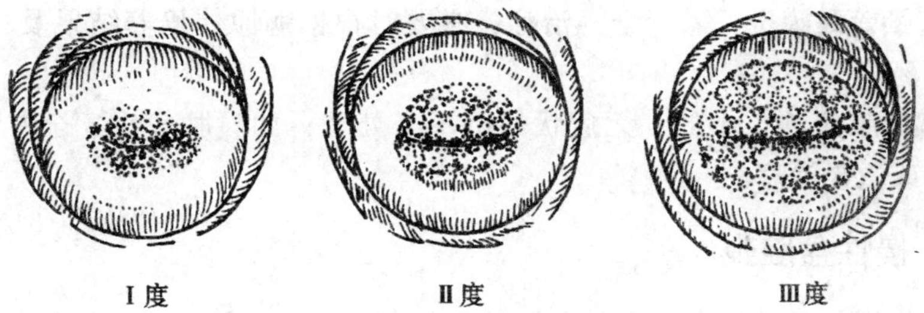

图3－2－9　宫颈糜烂分度

【临床表现】

主要症状是阴道分泌物增多。分泌物多呈乳白色黏液状，有时呈黄色脓性，可有血性或伴性交后出血，可出现腰骶部疼痛或下腹坠胀感，甚至出现泌尿系症状。妇科检查时可见宫颈有不同程度糜烂、肥大、充血、水肿，有时可见纳氏囊肿和宫颈息肉。

【诊断及鉴别诊断】

通过详细的妇科检查诊断并不难，为明确病原体，必要时可作相应的检查，如对高危患者做淋球菌、衣原体的检查等。宫颈炎应与宫颈上皮内瘤样变、宫颈癌、子宫黏膜下肌瘤等鉴别，注意做宫颈刮片等相应的检查。

【治疗】

慢性宫颈炎以局部治疗为主，根据患者的具体情况和不同的病理类型，选用不同的方法。

1. 宫颈糜烂

（1）物理治疗：是常用的一种方法。其原理是用各种物理方法将宫颈表面的单层柱状上皮破坏，使其坏死脱落后，被新生的假复层鳞状上皮所取代，创面愈合约4～8周。常用的方法有激光、冷冻、红外线凝结、微波等。

注意事项：①治疗前，应常规做宫颈刮片检查，以除外宫颈癌；②治疗应选择在月经干净后的3～7天内；③有急性生殖器官炎症者禁止施术；④手术8周内禁止盆浴、性交和阴道冲洗；⑤此手术有引起术后出血、宫颈管狭窄、不孕、感染的可能，故有生育要求的妇女尽量不做。

（2）药物治疗：多种中药制剂、银制剂、干扰素制剂等，有一定疗效。但疗程长。

2. 宫颈息肉 可行息肉摘除，术后送病理检验。

3. 宫颈管黏膜炎 需行全身治疗，必要时根据病原体培养结果及药敏试验来选择用药。

4. 宫颈腺囊肿 小的、无症状的可不必处理；如囊肿较大、合并感染者，可用微波或激光治疗。

七、慢性盆腔炎

慢性盆腔炎多因急性盆腔炎治疗不及时、不彻底，或因患者体质差，病情迁延所致。也可无急性盆腔炎病史。当机体抵抗力降低时，慢性盆腔炎可急性发作。部分慢性盆腔炎为急性盆腔炎所遗留的病理改变，并无病原体存在。

【病理】

1. 慢性子宫内膜炎 慢性子宫内膜炎常发生于产后、流产后或剖宫产后，因胎盘、胎膜残留或子宫复旧不良，导致子宫出血时间长，引发感染；也可见于绝经后雌激素低下的老年妇女，由于子宫内膜菲薄，且无周期性脱落，可导致子宫内膜炎，甚至引起宫腔积脓。表现为子宫内膜充血、水肿，间质有大量炎性细胞浸润。

2. 慢性输卵管炎、输卵管积水 慢性输卵管炎往往为双侧，慢性炎症可导致输卵管肿大，伞端可发生粘连甚至闭锁，导致管腔内的浆液性渗出积聚于管腔，或输卵管积脓中的脓液渐被吸收，浆液性液体继续自管壁渗出充满管腔，形成输卵管积水（图3－2－10）。

3. 输卵管卵巢炎、输卵管卵巢囊肿 输卵管发炎时累及卵巢，可使输卵管与卵巢相互粘连形成炎性肿块，或输卵管伞端与卵巢粘连并贯通，液体渗出形成输卵管卵巢囊肿，也可由输卵管卵巢脓肿的脓液被吸收后由渗出物替代而成（图3－2－10）。

4. 慢性盆腔结缔组织炎 宫旁结缔组织增生、变厚、变硬，可直达盆壁，严重者可使子宫固定，活动受限。蔓延至宫骶韧带时，韧带纤维组织增生、变硬。

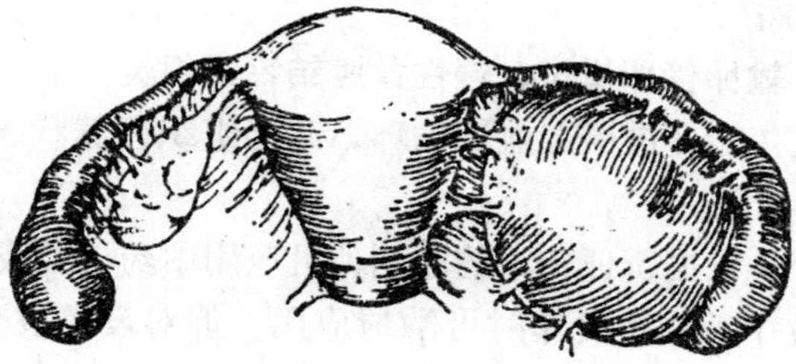

图3-2-10　输卵管积水（左）、输卵管卵巢囊肿（右）

【临床表现】

1. 症状　由于慢性炎症形成的瘢痕粘连及盆腔充血，患者常表现为慢性盆腔痛，即下腹部坠胀、疼痛、腰骶部酸痛，常于劳累、性交后、月经前后加重；由于输卵管炎症导致输卵管粘连阻塞，从而导致不孕或异位妊娠；由于盆腔淤血、卵巢功能损害，可导致月经量增多、月经失调及痛经；老年性子宫内膜炎可有脓血性分泌物；由于病程长，部分患者可出现神经衰弱、胃肠道症状，如易疲劳、周身不适、失眠等。

2. 体征　若为子宫内膜炎，则子宫增大、有压痛；若为输卵管炎，则在子宫一侧或两侧触及条索样增粗的输卵管，压痛；若为输卵管积水或输卵管卵巢囊肿，则在盆腔内可触及一囊性肿物，活动欠佳；若为盆腔结缔组织炎时，子宫多呈后位，活动受限，子宫一侧或两侧片状增厚、压痛，宫骶韧带增粗、变硬，触痛。

【诊断及鉴别诊断】

有急性盆腔炎病史，症状、体征明显者，诊断多无困难。但对叙述症状较多，且无急性盆腔炎病史、无阳性体征的患者，对慢性盆腔炎的诊断要慎重，以免增加患者的精神负担。诊断困难时，应行腹腔镜检查。

慢性盆腔炎需与子宫内膜异位症、盆腔淤血症、陈旧性异位妊娠、输卵管卵巢肿瘤、盆腔结核等鉴别。

【治疗】

多以综合治疗为主，包括心理治疗、合理的健康指导、西药、中药、物理治疗等。

1. 子宫内膜炎　对产后、流产后怀疑有胎盘胎膜残留者，应用抗生素治疗后行刮宫术；老年性子宫内膜炎须全身应用抗生素，宫腔积脓时，需行扩宫术，但要警惕子宫内膜癌。

2. 输卵管炎、输卵管卵巢炎、慢性盆腔结缔组织炎

（1）物理疗法：能促进局部血液循环，改善组织营养状况，提高新陈代谢，利于炎症的吸收和消散。

（2）中药治疗：根据辨证施治的原则，可应用中药口服或保留灌肠。

（3）抗生素治疗：急性发作时可酌情应用，但对反复发作、长期应用抗生素者，用药效果不佳。

（4）手术治疗：存在感染灶，反复引起炎症发作者，经综合治疗无效，可考虑手术。手术要求尽量清除病灶，并根据患者的年龄、生育状况、病情的程度等，决定手术的范围。

3. 输卵管积水、输卵管卵巢囊肿　如抗生素治疗无效，可考虑手术治疗。

第六节　女性生殖器官肿瘤

一、子宫肌瘤

子宫肌瘤是女性生殖器官最常见的良性肿瘤，主要由平滑肌细胞增生而成，其间有少量纤维结缔组织。多见于30～50岁妇女，据尸检资料，35岁以上妇女约20%有子宫肌瘤。

【病因】

子宫肌瘤的确切病因尚不清楚。细胞遗传学提示：部分子宫肌瘤有细胞遗传学异常。分子生物学研究提示：子宫肌瘤细胞中雌激素受体较高。雌激素可促进子宫肌瘤细胞增大，孕激素可刺激子宫肌瘤细胞核分裂，故子宫肌瘤多发生于生育年龄的妇女，而绝经后肌瘤停止生长，甚至萎缩。

【分类】

按肌瘤所在部位，可分为宫体肌瘤和宫颈肌瘤。根据肌瘤与子宫肌壁的关系，分为3类（图3－2－11）。

1. 肌壁间肌瘤　肌瘤位于子宫肌壁内，周围均被肌层包围，临床最常见。

2. 浆膜下肌瘤　肌瘤向子宫浆膜面生长，表面覆盖浆膜，突出于子宫表面，当瘤体继续向浆膜外生长，仅有一蒂与子宫肌壁相连，营养由蒂部血管供应，则成为带蒂的浆膜下肌瘤，若蒂部扭转断裂，肌瘤脱落至盆腹腔，形成游离性肌瘤。若肌瘤向阔韧带内生长，突入阔韧带两叶之间，称为阔韧带肌瘤。

3. 黏膜下肌瘤　肌瘤向宫腔内生长，突出于宫腔，表面被覆子宫内膜，称为黏膜下肌瘤。黏膜下肌瘤常使宫腔变形增大，但子宫外形多无明显变化，黏膜下肌瘤易形成带，在宫腔内生长如同异物，刺激子宫收缩，肌瘤可被挤出至宫颈外口，脱出至阴道内。

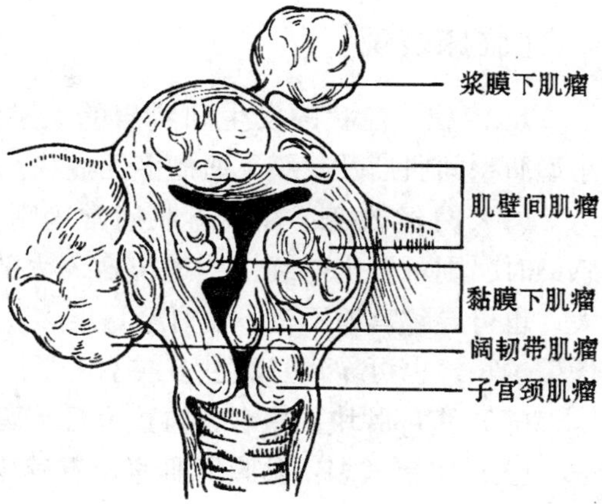

图 3－2－11　各型子宫肌瘤示意图

各种类型子宫肌瘤发生于同一子宫，称为多发性子宫肌瘤。

【病理】

1. 巨检　肌瘤为实质性球形结节，表面光滑，无包膜，但与周围组织有明显界限。肌瘤多为白色、质硬，切面呈漩涡状结构。肌瘤颜色与硬度多因其所含的纤维组织多少而不同，含平滑肌多，色略黄，质稍软；纤维组织多，则色较白，质较硬。

2. 显微镜检　子宫肌瘤来自子宫肌层的平滑肌细胞或肌层血管壁的平滑肌细胞。肌瘤由皱纹状排列的平滑肌纤维相互交叉组成，呈漩涡状，细胞大小均匀，呈卵圆形或杆状，核染色较深。

【肌瘤变性】

肌瘤失去其原有典型结构时称肌瘤变性。

1. 玻璃样变　肌瘤变性部分呈灰色，剖面的漩涡状结构消失，被均匀的透明样物质取代。镜下病变区肌细胞消失，为均匀粉红色无结构区。

2. 囊性变　常继发于玻璃样变。组织坏死、液化形成囊腔，囊内为清亮或胶冻状液体，囊壁内无上皮被覆。

3. 红色变　常见于妊娠期或产褥期，为一种特殊类型的坏死。肌瘤体积迅速改变，发生血管破裂，出血弥漫于组织内，并有溶血，有血红蛋白渗入肌瘤中，肌瘤剖面呈暗红色，质软，腥臭，漩涡状结构消失。

4. 肉瘤变　肌瘤恶变即为肉瘤变。少见，多见于年龄较大的妇女。肌瘤在短期内迅速增大，特别是绝经期妇女，要高度怀疑恶变。

5. 钙化　多见于蒂部狭小、血供不足的浆膜下肌瘤及绝经后妇女的肌瘤。

【临床表现】

1. 症状 症状的发生和肌瘤的大小、部位、生长速度、是否变性等有关。小型肌壁间肌瘤及浆膜下肌瘤多无症状，往往在妇科检查时发现。

（1）月经改变：黏膜下肌瘤常表现为月经过多。当肌瘤发生溃疡、坏死、感染时，则可发生持续性阴道出血。大的肌壁间肌瘤可使子宫内膜的表面积增大，也可导致宫缩不良，使月经量增多，经期延长。子宫肌瘤常合并有子宫内膜增生过长，也可导致月经过多或不正常出血。

（2）腹部肿块：患者常自述发现下腹部肿块，晨起未排尿时尤甚。

（3）白带增多：黏膜下肌瘤伴有感染时，尤其当黏膜下肌瘤脱出至阴道内时，可产生大量脓血性分泌物，伴臭味。大的肌壁间肌瘤，由于宫腔面积增大，内膜腺体分泌增多，多伴有盆腔充血致使白带增多。

（4）腰腹不适：常见症状为下腹坠胀、腰背酸痛等，经期加重。肌瘤较大可压迫盆腔组织及神经，引起下腹部不适；浆膜下肌瘤发生蒂扭转时，出现急性腹痛；肌瘤发生红色变性时，可发生腹痛、发热。

（5）压迫症状：如肌瘤较大，向前压迫膀胱可出现尿频、排尿困难等症状；向后压迫直肠，可出现便秘、大便不净等症状。

（6）不孕：可能由于肌瘤压迫或牵扯输卵管并使其扭曲，或使宫腔变形，不利于受精卵着床，可导致不孕。

（7）贫血：由于长时间阴道出血及月经量过多，可导致贫血。

2. 体征 肌瘤较大时，可在耻骨联合上方扪及质硬、不规则、结节状包块。妇科检查时子宫增大，有时可触及结节状肿块突出于子宫表面。浆膜下肌瘤可触及质硬的球状物，并有一蒂与子宫相连。黏膜下肌瘤脱出于宫颈口时，可见红色、质硬的块物脱出在阴道内，合并感染时，可有溃疡形成，排出脓血性液体。

【诊断及鉴别诊断】

根据病史、症状、体征，诊断多无困难。必要时可借助B超、宫腔镜、腹腔镜、子宫输卵管造影等协助诊断。子宫肌瘤需与妊娠子宫、卵巢肿瘤、子宫腺肌病、子宫腺肌瘤、盆腔炎性包块、子宫畸形中的双子宫或残角子宫等鉴别。

【治疗】

治疗方法须根据患者年龄、生育要求、症状、肌瘤大小等情况全面考虑。

1. 随访观察 如肌瘤小且无症状，可每3个月复查1次，如肌瘤无明显增大或近绝经期患者，不需特殊治疗。若随访期间肌瘤增长较快或出现其他明显症状时，则需进一步检查治疗。

2. 药物治疗　子宫大小在相当于妊娠2个月以内，症状不明显或较轻，患者年龄近绝经期或患者一般情况不良不宜手术者，可给予药物治疗。

（1）雄激素：如患者已近绝经期，阴道出血多者，可用雄激素治疗。雄激素可对抗雌激素，使子宫内膜萎缩，并作用于子宫平滑肌，使其收缩而减少出血。可用甲基睾丸素10mg，舌下含服，每日1次，月经后连服20天；或丙酸睾丸酮25mg，肌注，每5日1次，月经来潮时25mg肌注，每日1次，共3次，每月量不超过300mg，以免引起男性化。

（2）拮抗孕激素类药物：米非司酮，12.5～25mg，口服，日1次，连服3个月，但不宜长期服用。停药后往往肌瘤又恢复原来大小。

3. 手术治疗　若子宫大于妊娠2.5个月大小或症状明显，继发贫血者，或怀疑有恶变者，应手术治疗。

（1）肌瘤切除术：适用于要求保留生育功能的年轻患者。

（2）子宫切除术：适用于肌瘤较大，症状明显，经保守治疗无效，不需保留生育功能者或疑有恶变者。可经阴道或经腹部手术。手术方式有子宫全切和子宫次全切两种。

（3）经阴道肌瘤摘除术：脱出至阴道的肌瘤可行此手术。

二、卵巢肿瘤

卵巢肿瘤是女性生殖器官常见肿瘤。卵巢肿瘤不仅组织学类型繁多，而且有良性、交界性、恶性之分，卵巢恶性肿瘤是女性生殖器官三大恶性肿瘤之一。由于卵巢位置深在，故卵巢肿瘤的早期发现仍是一个急需解决的问题。

【组织学分类】

采用世界卫生组织（WHO，1973年）制定的卵巢组织学分类法，见表3-2-5。

卵巢上皮性肿瘤来源于卵巢表面的生发上皮，而生发上皮来自原始的体腔上皮，具有分化为各种苗勒上皮的功能。如向输卵管上皮分化，形成浆液性肿瘤；向宫颈黏膜分化，形成黏液性肿瘤；向子宫内膜分化，形成子宫内膜样肿瘤。

卵巢生殖细胞肿瘤中的生殖细胞有分化所有组织的功能。未分化者为无性细胞瘤，胚胎多能者为胚胎癌，向胚胎结构分化为畸胎瘤，向胚外结构分化为内胚窦瘤、绒毛膜癌。

表 3-2-5　　卵巢肿瘤组织学分类

- 一、上皮性肿瘤（良性、交界性、恶性）
  - (一)浆液性肿瘤
  - (二)黏液性肿瘤
  - (三)子宫内膜样肿瘤
  - (四)透明细胞中肾样瘤
  - (五)纤维上皮瘤
  - (六)混合性上皮瘤
  - (七)未分化癌
- 二、性索间
  - (一)颗粒细胞-间质细胞肿瘤
    - 1. 颗粒细胞瘤
    - 2. 卵泡膜细胞瘤-纤维瘤
      - (1)卵泡膜细胞瘤
      - (2)纤维瘤
  - (二)支持细胞-间质细胞肿瘤(睾丸母细胞瘤)
  - (三)两性母细胞瘤
- 三、生殖细胞肿瘤
  - (一)无性细胞瘤
  - (二)内胚窦瘤
  - (三)胚胎瘤
  - (四)多胚瘤
  - (五)绒毛膜癌
  - (六)畸胎瘤
    - 1. 未成熟型
    - 2. 成熟型
      - (1)实性
      - (2)囊性
        - ①皮样囊肿(成熟囊性畸胎瘤)
        - ②皮样囊肿恶变
    - 3. 单胚性和高度特异性
      - (1)卵巢甲状腺肿
      - (2)类癌
  - (七)混合型

性索间质肿瘤的性索向上皮分化形成颗粒细胞瘤或支持细胞瘤；向间质分化形成卵泡膜细胞瘤或间质细胞瘤。此类肿瘤常有内分泌功能，故又称为功能性卵巢肿瘤。

转移性肿瘤的原发部位常为胃肠道、乳腺及生殖器官。

【临床表现】

1. 卵巢良性肿瘤　早期多无症状，多于妇科体检时发现。肿瘤增大时，患者常能于腹部扪及肿块。妇科检查时，常于子宫一侧或两侧触及肿块，多为球形，囊性或实性，表面光滑，活动度好，肿瘤增大时，常出现压迫症状，如压迫膀胱出现尿急、尿频等，压迫直肠出现下坠感、排便不畅等。

2. 恶性肿瘤　早期常无症状，发展快，常先出现腹胀、腹部肿块、胃肠道症状、腹水等。妇科检查时常于盆腔触及一大小不等、质硬、不活动之肿物，表面凹凸不平，常伴有腹水，有时可在腹股沟、腋下等部位触及肿大之淋巴结。晚期时病人常表现为恶病质。

【并发症】

1. 蒂扭转　是妇科常见的急腹症，常发生于瘤蒂长、中等大小、活动度好、密度不均匀的肿瘤，如畸胎瘤。其主要症状为突发的下腹疼痛，呈绞痛，常伴恶心、呕吐等，妇科检查时可在盆腔内扪及一张力较大的肿物，有压痛，以瘤蒂部为明显。本病一经诊断，应立即手术（图3－2－12）。

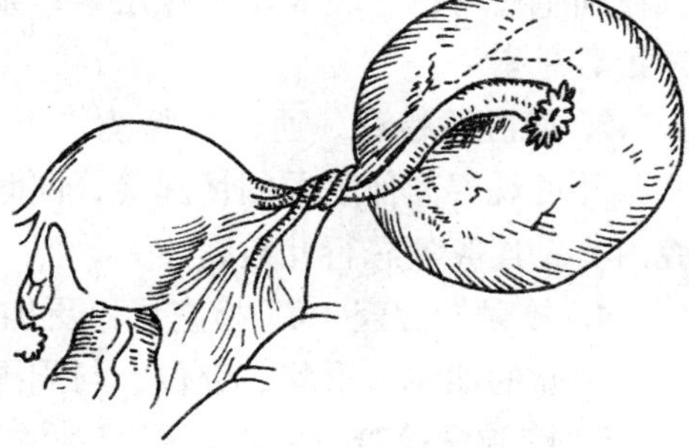

图3－2－12　卵巢肿瘤蒂扭转

2. 破裂　肿瘤破裂分为自发性破裂和外伤性破裂。其症状轻重取决于破裂口大小，流入腹腔的囊液的性质和量，小囊肿或浆液性囊腺瘤破裂时，患者仅感轻微腹痛；大囊肿或成熟畸胎瘤破裂后，常导致剧烈腹痛，伴恶心、呕吐，严重时出现内出血、弥漫性腹膜炎等。妇科检查可有相应的临床表现。应立即剖腹探查，切除肿物，冲洗盆腹腔，标本送病理检查。

3. 感染　临床表现为发热、腹痛、肿块及腹部压痛，白细胞升高。先应用抗生素，再手术切除肿物。如短期内感染不能控制，则立即手术。

4. 恶变　卵巢良性肿瘤可发生恶变，如短期内肿瘤生长迅速，尤其发现双侧卵巢肿瘤时，要及早手术。对确诊为卵巢肿瘤者，应尽早手术。

【诊断】

卵巢肿瘤无特异性症状，但根据病史、症状、体征、双合诊、三合诊检查结果，可以对卵巢肿瘤作出初步诊断，并对其良、恶性作出初步估计。若诊断困难时应行下列检查。

1. B超检查　可检测盆腔肿物的大小、部位、形状、囊实性质，观察肿物是否位于卵巢，有无腹水等，并能明确肿物与子宫的关系。

2. 肿瘤标记物测定　部分卵巢恶性肿瘤具有特殊的标记物，通过检测这些标记物可以帮助鉴别并诊断卵巢良恶性肿瘤，在一些卵巢恶性肿瘤的早期发现中具有重要作用。目前发现具有较大意义的肿瘤标记物有：①CA_{125}：80%卵巢癌患者血清CA_{125}水平高于35U/ml，90%以上患者CA_{125}水平的消长与病情的缓解或恶化相一致，可作为卵巢上皮性癌的患者病情监测的指标。②AFP：对卵巢内胚窦瘤诊断有特异性价值，在其他生殖细胞肿瘤的诊断中也有重要价值。③HCG：绒毛膜癌、卵巢绒癌及胚胎癌患者血清中均有升高。④CA_{19-9}：是消化道肿瘤的标记物，部分卵巢癌患者血清中此标记物升高。⑤性激素：卵巢卵泡膜颗粒细胞瘤可产生较高水平雌激素；浆液性、黏液性或纤维上皮瘤有时也分泌一定量雌激素。

3. 腹腔镜检查 通过腹腔镜检查可直视腹腔内情况，了解肿物的形态、性质，并可观察其他脏器的情况等，同时可以取活组织进行检查。但巨大肿块、腹腔内有粘连等禁忌行此检查。

4. 放射学检查 CT检查可以更加清晰地显示腹腔内肿瘤情况，并能进一步了解肿瘤的性质、形状、部位、与周围脏器的关系及腹盆腔淋巴结情况等。

5. 细胞学检查 腹水或腹腔冲洗液寻找癌细胞，对卵巢癌的诊断、分期及选择治疗方案具有重要意义。

【鉴别诊断】

1. 卵巢良、恶性肿瘤的鉴别，见表3-2-6。

2. 卵巢良性肿瘤需与卵巢瘤样病变、输卵管卵巢囊肿、子宫肌瘤、妊娠子宫、腹水等鉴别。

3. 卵巢恶性肿瘤需与子宫内膜异位症、盆腔结缔组织炎、结核性腹膜炎、生殖道以外的肿瘤、转移性卵巢肿瘤等鉴别。

表3-2-6　卵巢良、恶性肿瘤的鉴别

鉴别内容	良性肿瘤	恶性肿瘤
病　史	病程长，逐渐增大	病程短，迅速增大
体　征	单侧多，活动，囊性，表面光滑，通常无腹水	双侧多，固定，实性或半实半囊性，表面结节状不平，常伴腹水，多为血性，可能查到癌细胞
一般情况	良好	逐渐出现恶病质
B型超声	为液性暗区，可有间隔光带，边缘清晰	液性暗区内有杂乱光团、光点，肿块界限不清

【治疗】

1. 良性卵巢肿瘤的治疗 可行卵巢肿瘤剥除术或一侧卵巢切除术。

2. 恶性卵巢肿瘤的治疗 恶性卵巢肿瘤需行手术治疗。依据术中冰冻检查结果，决定手术范围及术后是否辅以相应的化学药物治疗或放射治疗。

【恶性肿瘤的预后】

其预后与临床分期、组织学分类及分级、患者年龄、治疗方式等有关。以临床分期最重要，期别越早疗效越好。低度恶性肿瘤疗效较恶性程度高者为佳，细胞分化良好者疗效较分化不良者好。对化疗药物敏感者疗效好。术后残余癌直径 $<1cm$ 者化疗效果明显。老年患者免疫功能低下，预后不如年轻患者。

【恶性肿瘤的随访与监测】

1. 随访时间　术后 1 年内可每月 1 次；术后第 2 年，每 3 个月 1 次；术后第 3 年，每 6 个月 1 次；3 年以上者，每年 1 次。

2. 监测内容　临床症状、体征、全身检查及盆腔检查等；B 超检查，必要时行 CT 或 MRI 检查；肿瘤标记物测定。

三、滋养细胞疾病

妊娠滋养细胞疾病是一组来源于胎盘滋养细胞的疾病，一般分为葡萄胎、侵蚀性葡萄胎、绒毛膜癌及胎盘部位滋养细胞肿瘤。

【病因与病理】

1. 葡萄胎　葡萄胎因妊娠后胎盘绒毛滋养细胞增生、间质水肿而形成大小不一的水疱，有细蒂相连成串，形如葡萄，故称为葡萄胎，也称水疱状胎块。葡萄胎的病因尚不十分清楚，但可能与营养状况、社会经济因素、孕卵缺陷、病毒感染等有关。

（1）完全性葡萄胎：大体形态见大小不一的葡萄状水疱，水疱直径大至数厘米，小至数毫米，其间有纤细的纤维素相连，常混有凝血块和蜕膜碎片。水疱状物充满整个宫腔，无胎儿及其附属物成分。镜下见绒毛体积增大，轮廓规则，弥漫性滋养细胞增生，间质水肿和间质内胎源性血管消失。

（2）部分性葡萄胎：仅部分绒毛变为水疱，常合并胚胎或胎儿组织。镜下可见部分绒毛水肿，轮廓不规则，滋养细胞增生程度较轻，且常限于合体滋养细胞，间质内可见胎源性血管及其中的有核红细胞，还可见胚胎和胎膜的组织结构。

完全性葡萄胎和部分性葡萄胎的形态学和核形鉴别要点见表 3－2－7。

2. 侵蚀性葡萄胎和绒毛膜癌　侵蚀性葡萄胎大体检查可见子宫肌层内有大小不等的水泡状组织，病灶接近子宫浆膜层时，子宫表面可见紫蓝色结节。镜下可于子宫肌层内见到与葡萄胎相似的绒毛结构和增生、分化不良的滋养细胞，并有血管壁坏死、出血。绒癌常位于子宫，肿瘤呈海绵样，暗红色，质软而脆，常伴有出血坏死。镜下滋养细胞不形成绒毛或水泡状结构，成片高度增生，并广泛侵入子宫肌层和破坏血管，造成出血坏死。

3. 胎盘部位滋养细胞肿瘤 胎盘部位滋养细胞肿瘤大体检查见子宫局限性增大，子宫肌层内有大小不一的结节，可突向宫腔或浆膜层，肿瘤切面呈黄褐色或黄色，有时见局部出血和坏死。镜下见肿瘤主要由中间型滋养细胞组成，无绒毛结构。肿瘤细胞多呈圆形、多角形或梭形，胞浆丰富，有异染性，核分裂较少。肿瘤细胞呈单一或片状侵入子宫纤维之间，仅有灶性坏死和出血。肿瘤细胞分泌低水平 HCG 和人胎盘生乳素（HPL），其免疫组化染色阳性。

表 3-2-7　完全性和部分性葡萄胎的形态学和核型比较

	完全性葡萄胎	部分性葡萄胎
胚胎或胎儿组织	缺乏	存在
绒毛间质水肿	弥漫	局限
滋养细胞增生	弥漫	局限
绒毛轮廓	规则	不规则
绒毛间质内血管	缺乏	存在
核型	双倍体	三倍体（90%），四倍体

【临床表现】

1. 葡萄胎

（1）完全性葡萄胎

1）停经：大多数患者有停经史，停经时间一般在 8～12 周。

2）阴道流血：阴道流血不规则，量多少不定，时出时止，反复发生，以后可导致大出血，甚至危及生命。排出的血液中可混有水疱状组织。反复大量出血可导致贫血和继发感染。

3）子宫异常增大、变软：由于葡萄胎迅速增长及宫腔内积血，子宫增大过快，使子宫体积大于停经月份。但也有部分患者子宫与停经月份相符或小于停经月份。

4）腹痛：由于葡萄胎迅速增生，子宫增大迅速，可使子宫发生阵发性疼痛，常发生于阴道出血之前。若发生卵巢黄素囊肿扭转或破裂，可出现急性腹痛。

5）妊娠剧吐：常发生于子宫异常增大和血 HCG 异常升高者，严重者可导致电解质紊乱。

6）卵巢黄素化囊肿：常为双侧性，也可为单侧，大小不等，一般不产生症状。偶尔可发生蒂扭转或破裂，可发生急性腹痛。黄素化囊肿常在水疱状胎块清除后2～4个月消失。

7）妊娠期高血压疾病征象：部分患者可出现妊娠期高血压疾病的症状。

8）甲状腺功能亢进征象：少数患者可出现甲状腺功能亢进的表现，葡萄胎清除后症状迅速消失。

9）贫血与感染：因反复出血可导致贫血及感染。

（2）部分性葡萄胎：有时诊断较困难，需与完全性葡萄胎和不全流产或过期流产等鉴别。

2. 侵蚀性葡萄胎和绒毛膜癌 多数侵蚀性葡萄胎发生在葡萄胎排空后6个月内。而继发于葡萄胎的绒癌则大多在1年以上，也可继发于流产和足月产后。侵蚀性葡萄胎和绒毛膜癌在临床表现、诊断和处理原则上基本相同，故两者一并论述。

（1）无转移性滋养细胞肿瘤

1）阴道出血：在葡萄胎排空、流产或足月产后，出现持续的阴道不规则出血。也可表现为一段正常的月经后出现阴道出血。严重者可出现贫血。

2）子宫增大：如葡萄胎排空后4～6周子宫仍未恢复至正常大小，或肌层内有病灶使子宫增大。

3）卵巢黄素化囊肿：在葡萄胎排空、流产或足月产后，黄素化囊肿持续存在。

4）腹痛：当子宫病灶穿透浆膜层时可引起急性腹痛及内出血症状。子宫病灶继发感染、黄素化囊肿扭转等均可引起腹痛。

5）假孕症状：由于体内高HCG的作用，使患者出现假孕的症状，如乳房增大、生殖器的变化等。

（2）转移性滋养细胞肿瘤：多见于绒癌，最常见转移灶为肺，其次为阴道、盆腔、肝、脑等，并出现相应的压迫或出血症状。

3. 胎盘部位滋养细胞肿瘤 发生于生育年龄，可继发于足月产、流产和葡萄胎，但后者相对少见，偶尔合并活胎妊娠。症状多表现为停经后不规则阴道流血或月经过多。体征为子宫均匀性或不规则增大。仅少数病例发生子宫外转移，受累部位包括肺、阴道、脑、肝、肾及盆腔和腹主动脉旁淋巴结。一旦发生转移，预后不良。

【诊断】

根据病史、症状及体征诊断多无困难，必要时需作如下检查：

1. 葡萄胎

（1）绒毛膜促性腺激素（HCG）测定：葡萄胎时由于滋养细胞高度增生，产生大量HCG，血清HCG滴度通常高于相应孕周的正常值，而且在停经12周以后随着子宫增大继续持续上升。但也有少数葡萄胎，HCG 值并不升高。常用的 HCG 测定方法有尿 β－HCG 酶联免疫吸附试验和血 β－HCG 放射免疫测定。

（2）B 超检查：可见到在明显增大的子宫内充满不均质密集状或短条状回声，呈"落雪状"；若水疱较大而形成大小不等的回声区，则呈"蜂窝状"；但在宫腔内见不到妊娠囊及胎心搏动。在子宫两侧常可见到两侧或一侧卵巢囊肿，多房，囊壁薄，内可见部分纤维分隔。彩色多普勒超声检查可见子宫动脉血流丰富，但子宫肌层内无血流或仅稀疏"星点状"血流信号。

部分性葡萄胎宫腔内可见由水疱状胎块所引起的超声图像及部分胎儿或羊膜腔的图像。

2. 侵蚀性葡萄胎和绒毛膜癌

（1）临床特点：根据葡萄胎排空后或流产、足月产、异位妊娠后出现阴道出血和（或）转移灶的症状和体征，应高度怀疑滋养细胞肿瘤，结合血或尿 HCG 测定持续阳性甚至胸部 X 线平片发现转移灶等即可确诊。葡萄胎排空半年内多诊断为侵蚀性葡萄胎，1 年以上者临床诊断为绒癌，半年至 1 年之间者，两者均有可能，但间隔时间越长，绒癌可能性越大。继发于流产、足月产和异位妊娠者，则为绒癌。

（2）血 β－HCG 测定：一般来讲，葡萄胎排空后 84～100 天血 β－HCG 降至正常值，人工流产和自然流产后分别约为 30 天和 19 天，足月妊娠分娩后为 12 天，而异位妊娠术后为 8～9 天。若超过上述时间，β－HCG 仍持续高值，或一度下降后又上升，排除妊娠物残留或再次妊娠，结合临床表现可以诊断。

（3）X 线诊断：由于绒癌和侵蚀性葡萄胎很早发生转移，尤以肺转移多见，因此，X 线检查很重要，转移的广泛程度常是临床分期及预后的依据。

（4）B 型超声和彩色多普勒超声检查：子宫正常大或增大，肌层内可见高回声团块，边界清但无包膜；或肌层内有回声不均区域或团块，边界不清且无包膜；也可表现为整个子宫呈弥漫性增高回声，内部伴不规则低回声或无回声。彩色多普勒超声可显示丰富的血流信号和低阻力型血流频谱。

（5）诊断性刮宫：通过病理检查诊断。

（6）CT 和 MRI 检查：对发现较小的病灶和转移灶具有意义。

（7）宫腔镜和腹腔镜检查：可在直视下检查宫腔和腹腔的情况并取活组织进行检查。

（8）病理诊断：在子宫肌层内或子宫外转移灶中若见到绒毛或退化的绒毛阴影，则诊断为侵蚀性葡萄胎；若仅见成片滋养细胞浸润及坏死出血，未见绒毛结构者，诊断为绒癌。若原发灶和转移灶诊断不一致，只要在任一组织切片中见有绒毛结构，均诊断为侵蚀性葡萄胎。

3. 胎盘部位滋养细胞肿瘤

（1）血β－HCG 测定：多数为阴性或轻度升高。

（2）HPL 测定：一般为轻度升高。

（3）超声检查：B 型超声表现为类似子宫肌瘤或其他滋养细胞肿瘤的声像图，彩色多普勒超声检查显示子宫和病灶血流丰富、舒张期成分占优势的低阻抗血流。

（4）组织学诊断：确诊靠组织学检查，通过刮宫标本可作出组织学诊断，但要全面、准确判断瘤细胞侵入子宫肌层的深度和范围，必须靠手术切除的子宫标本。

【鉴别诊断】

1. 葡萄胎需与流产、多胎妊娠、羊水过多等鉴别。

2. 侵蚀性葡萄胎、绒毛膜癌及葡萄胎、胎盘部位滋养细胞肿瘤、胎盘部位反应、胎盘残留的鉴别见表 3－2－8。

表 3－2－8　　绒毛膜癌、侵蚀性葡萄胎与其他疾病的鉴别

	葡萄胎	侵蚀性葡萄胎	绒毛膜癌	胎盘部位滋养细胞肿瘤	胎盘部位反应	胎盘残留
先行妊娠	无	葡萄胎	各种妊娠	各种妊娠	各种妊娠	流产，足月产
潜伏期	无	多在 6 个月以内	常超过 12 个月	多在 1 年内	无	无
绒毛	有	有	无	无	无	有，退化
滋养细胞增生	轻→重	轻→重，成团	重，成团	中间型滋养细胞	散在，不增生	无
浸润深度	蜕膜层	肌层	肌层	肌层	浅肌层	蜕膜层
组织坏死	无	有	有	无	无	无
转移	无	有	有	少	无	无
肝、脑转移	无	少	较易	少	无	无
HCG	+	+	+	+或－	－	+或－

【临床分期和预后评分】

现多采用 FIGO 于 2000 年颁布的分期和改良的预后评分系统，见表 3－2－

9、表3－2－10。

表3－2－9　　滋养细胞肿瘤解剖学分期（FIGO，2000年）

Ⅰ	病变局限于子宫
Ⅱ	病变扩散，但仍局限于生殖器官（附件、阴道、阔韧带）
Ⅲ	病变转移至肺，有或无生殖系统病变
Ⅳ	所有其他转移

表3－2－10　　改良FIGO预后评分系统（FIGO，2000年）

评　分	0	1	2	3
年龄（岁）	<40	≥40	–	–
前次妊娠	葡萄胎	流产	足月产	–
距前次妊娠时间（月）	<4	4～<7	7～<13	≥13
治疗前血HCG（IU/ml）	$<10^3$	$10^3 \sim 10^4$	$10^4 \sim 10^5$	$\geq 10^5$
最大肿瘤直径（cm）	–	3～<5	≥5	–
转移部位	肺	脾、肾	肠道	肝、脑
转移病灶数目	–	1～4	5～8	>8
先前失败化疗	–	–	单药	两种或两种以上联合化疗

【处理】

1. 葡萄胎

（1）清除宫腔内容物：葡萄胎一经确诊，即应在全身检查的同时，做好必要的辅助检查，如电解质、血凝、甲状腺功能等，在纠正贫血的同时，及时清除宫内容物。在输液、备血的情况下，选用大号吸管吸宫。子宫小于妊娠12周可以一次吸、刮净，子宫大于妊娠12周或术中感到一次刮宫有困难时，可于1周后行第二次刮宫。为减少出血和预防子宫穿孔，可在术中应用缩宫素静脉滴注。特别需要强调的是，每次刮出物均须送病理检查。

（2）卵巢黄素化囊肿的处理：多可自行消退，不需处理。当发生囊肿蒂扭转时，可在B超监测下行穿刺吸液，囊肿多能自行恢复，只有在囊肿扭转时间较长并发生坏死时，需行患侧附件切除术。

（3）预防性化疗：不作为常规治疗。但如有以下高危因素时，行预防性化疗：①年龄大于40岁；②子宫体积大于停经月份，或近期迅速增大；③血β－HCG > 10^6IU/L；④有咳血史；⑤伴有巨大黄素化囊肿；⑥清宫的组织以小葡萄组织为主；⑦随诊有困难者。

（4）子宫切除术：不作为常规。但对于年龄大于40岁、有高危因素、无生育要求者，可行全子宫切除、保留附件的手术。手术后仍需定期随访。

2. 侵蚀性葡萄胎和绒毛膜癌

治疗原则为化疗为主，手术和放疗为辅。

（1）化疗：要着眼于根治。所用药物包括氟尿嘧啶（5－FU）、放线菌素－D（更生霉素）、甲氨蝶呤（MTX）、环磷酰胺（CTX）、长春新碱（VCR）、依托泊苷（鬼臼乙叉苷，VP－16）等。用药原则：低度危险者可用单药治疗；中度危险者宜联合用药；高度危险或耐药病例则用 EMA－CO 方案。

（2）手术治疗：在特定的情况下应用。可用于控制大出血等各种并发症，消除耐药病灶，减少肿瘤负荷等。①病变在子宫，化疗效果不明显时，可行广泛子宫切除，年轻者可保留卵巢；②癌灶穿破子宫出现急腹症时，应立即手术；③肺转移灶局限于一个肺叶、化疗效果不显著时，可行肺叶切除术。

3. 胎盘部位滋养细胞肿瘤　手术是首选的治疗方法，手术范围为全子宫及双侧附件切除，年轻妇女应保留卵巢。

对于高危 PSTT 患者应考虑给予辅助性化疗，其高危因素为：①肿瘤细胞有丝分裂指数 >5 个/10HP；②距先前妊娠时间 >2 年；③有子宫外转移病灶。首选的化疗方案为 EMA－CO。而对于无高危因素的患者一般不主张辅助性化疗。

对于年轻、希望保留生育功能的低危患者，可用锐性刮匙反复刮宫，清除宫内全部病灶后，给予化疗。但需严密随访，发现异常应及时手术。

【随访】

1. 葡萄胎　定期随访极为重要，可及早发现滋养叶细胞肿瘤。随访应包括：①血 β－HCG 定量测定，清宫后每周 1 次，直至转为阴性。随后 3 个月内仍为每周 1 次，再后 3 个月内每 2 周 1 次，然后每月 1 次，持续半年。如第二年未孕，可每半年 1 次，共随访 2 年。②每次随访还应注意询问月经是否规则、有无异常阴道出血、有无咳嗽、咳血，并作妇科检查，必要时做 B 超及胸部 X 线检查。③患者随诊期间要用避孕套避孕，尽量不用避孕药，不应用宫内节育器。

2. 侵蚀性葡萄胎和绒毛膜癌　治疗结束后要严密随访，第 1 年每月随访 1 次，1 年后每 3 个月 1 次，直至 3 年，以后每年 1 次，共 5 年。随访内容同葡萄胎。

3. 胎盘部位滋养细胞肿瘤　和其他滋养细胞肿瘤一样，治疗后也应随访，随访内容同侵蚀性葡萄胎和绒毛膜癌。由于 PSTT 血清或尿 β－HCG 测定通常不高，所以临床表现和影像学检查在随访中的意义相对更重要。

四、子宫颈癌（宫颈癌）

宫颈癌是最常见的妇科恶性肿瘤，患者年龄分布呈双峰状，35～39 岁和 60～64 岁，由于宫颈易于暴露，可直接进行阴道细胞学及活体组织检查，且宫颈癌有较长癌前病变阶段，因此宫颈细胞学检查可使宫颈癌得到早期诊断与早期治疗。目前，由于我国广泛开展了宫颈脱落细胞学筛查，宫颈癌的发病率明显下降，死亡率也随之下降。

【病因】

宫颈癌的病因至今尚未明了。宫颈癌的危险因素包括性行为早、多个性伴侣、对方的性伴侣多、社会经济条件低下、父母或其性伴侣有性传播疾病史。目前，人们认为人乳头瘤状病毒（HPV）是本病的主要致病原。

【病理】

多数宫颈癌起源于宫颈移行带，从组织发生学上看，宫颈鳞癌占 80%～85%，腺癌约占 15%，腺鳞癌占 3%～5%。

1. 鳞状细胞癌

（1）巨检：可分为 4 种类型（图 3－2－13）：①外生型：病灶向外生长，状如菜花，又称菜花型。由息肉样或乳头样突起开始，逐渐形成菜花样新生物，触之易出血。②内生型：癌灶向宫颈深部浸润，宫颈肥大而硬，使子宫颈呈桶状。③溃疡型：上述两型癌灶继续发展，癌组织坏死脱落形成凹陷性溃疡或空洞样，形如火山口。④颈管型：癌灶发生在颈管外口内，隐蔽在宫颈管，侵入宫颈及子宫峡部供血层以及转移到盆壁的淋巴结。

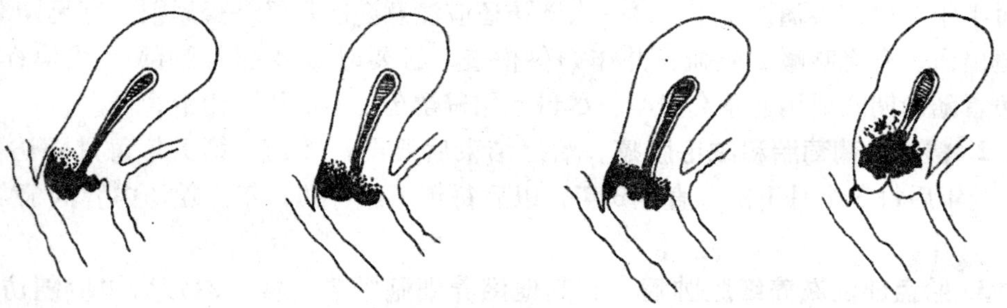

图 3－2－13　宫颈癌类型

（2）镜检：①镜下早期浸润癌：在原位癌的基础上，在镜下发现癌细胞小团呈泪滴状、锯齿状穿破基底膜，或进而出现膨胀性间质浸润（图3－2－14）。②宫颈浸润癌：指癌灶浸润间质的范围已超出早期浸润癌，呈网状或团块状融合浸润间质。根据细胞分化程度可分为3级：Ⅰ级：分化较好，为角化性大细胞型；Ⅱ级：中度分化，为非角化性大细胞型；Ⅲ级：多为未分化的小细胞，为小细胞型。

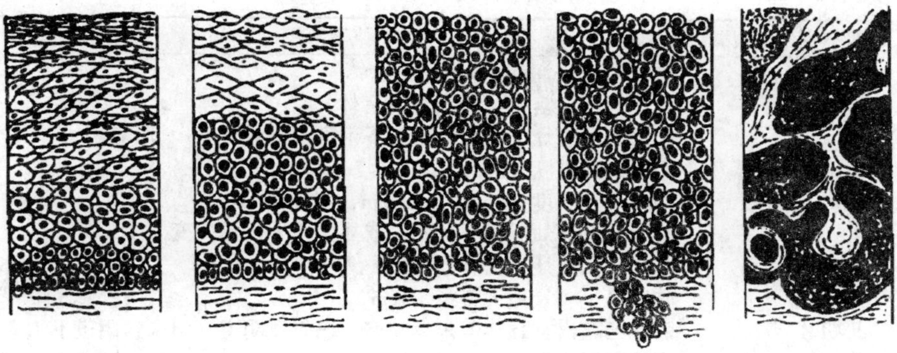

图3－2－14 宫颈正常上皮—上皮内瘤变—浸润癌

2. 腺癌

（1）巨检：来自宫颈管并浸润宫颈管壁，当癌肿长至一定程度即突向宫颈外口，常侵犯宫旁组织。癌肿呈乳头状、溃疡或浸润，也可类似于宫颈鳞癌的内生型。

（2）镜检：①黏液腺癌：最常见，来源于宫颈黏膜柱状黏液细胞，镜下可见腺体结构，细胞内含黏液。②宫颈恶性腺瘤：肿瘤细胞貌似良性，腺体由柱状上皮覆盖，细胞无异形性，表皮为正常宫颈管黏膜腺体，腺体多，大小不一，形态多样，常含点状突起，浸润宫颈壁深层，常伴有淋巴结转移。

3. 腺鳞癌 来源于宫颈黏膜柱状下细胞，同时含腺癌和鳞癌两种成分。

【转移途径】

1. 直接蔓延 最常见。癌组织局部浸润，并向邻近器官及组织扩散。可向阴道壁、宫腔、主韧带、阴道旁组织、骨盆壁、膀胱、直肠等侵犯。

2. 淋巴转移 最早转移的淋巴结为宫颈旁、闭孔、髂内、髂外淋巴结，其次为髂总、腹股沟深、骶前淋巴结，晚期达腹主动脉旁、锁骨上淋巴结。

3. 血行转移 少见。发生于肿瘤晚期，可发生远处转移，如肺、肝等。

转移途径中，主要为直接蔓延和淋巴转移，血行转移少见。

【临床分期】

采用国际妇产科联盟（FIGO，2000 年）修订的临床分期（表 3－2－11、图 3－2－15）。

表 3－2－11　　宫颈癌的临床分期（FIGO，2000 年）

期别	肿瘤范围
0 期	原位癌（浸润前癌）
Ⅰ期	癌灶局限在宫颈（包括累及宫体）
$Ⅰ_A$	肉眼未见癌灶，仅在显微镜下可见浸润癌
$Ⅰ_{A1}$	间质浸润深度≤3mm，宽度≤7mm
$Ⅰ_{A2}$	间质浸润深度＞3mm 至≤5mm，宽度≤7mm
$Ⅰ_B$	临床可见癌灶局限于宫颈，或显微镜下可见病变＞$Ⅰ_{A2}$
$Ⅰ_{B1}$	临床可见癌灶最大直径≤4cm
$Ⅰ_{B2}$	临床可见癌灶最大直径＞4cm
Ⅱ期	癌灶已超出宫颈，但未达盆壁。癌累及阴道，但未达阴道下 1/3
$Ⅱ_A$	无宫旁浸润
$Ⅱ_B$	有宫旁浸润
Ⅲ期	癌肿扩散盆壁和（或）累及阴道下 1/3，导致肾盂积水或无功能肾
$Ⅲ_A$	癌累及阴道下 1/3，但未达盆腔
$Ⅲ_B$	癌已达盆壁，或有肾盂积水或无功能肾
$Ⅳ_A$	癌播散超出真骨盆或癌浸润膀胱黏膜或直肠黏膜
$Ⅳ_B$	远处转移

【临床表现】

1. 症状　宫颈癌早期常无症状，可仅表现为性交后或妇科检查后少许出血，称为接触性出血。随着病情的加重，出现阴道出血、排液、疼痛等宫颈癌的主要症状。

（1）阴道出血：常表现为接触性出血，也可表现为经期、经量的改变。早期出血量少，晚期出血量多。

（2）阴道排液：常有阴道排液增多，白色或血性，稀薄如水样或米泔状，有腥臭味。随着癌组织破溃、坏死、感染，可有大量脓性或米汤样恶臭白带。

（3）疼痛等晚期癌的症状：根据癌症侵犯的部位不同可出现相应的症状，晚期出现恶病质。

2. 体征　镜下早期浸润癌和极早期浸润癌局部无明显病灶，宫颈光滑或轻度糜烂，似一般慢性宫颈糜烂的表现。随病情的进展，外生型可见宫颈上的赘生物向外生长，常呈菜花样，触之易出血。内生型可见宫颈肥大，质硬，宫颈管膨大呈桶状，晚期由于癌组织坏死脱落，形成凹陷性溃疡，表面覆有灰褐色坏死组织。阴道受累时，穹隆消失，阴道变硬。宫旁组织受侵时，检查时可发现宫旁组织增厚，结节状，质地与癌组织相似，有时浸润达盆壁，形成冰冻骨盆。

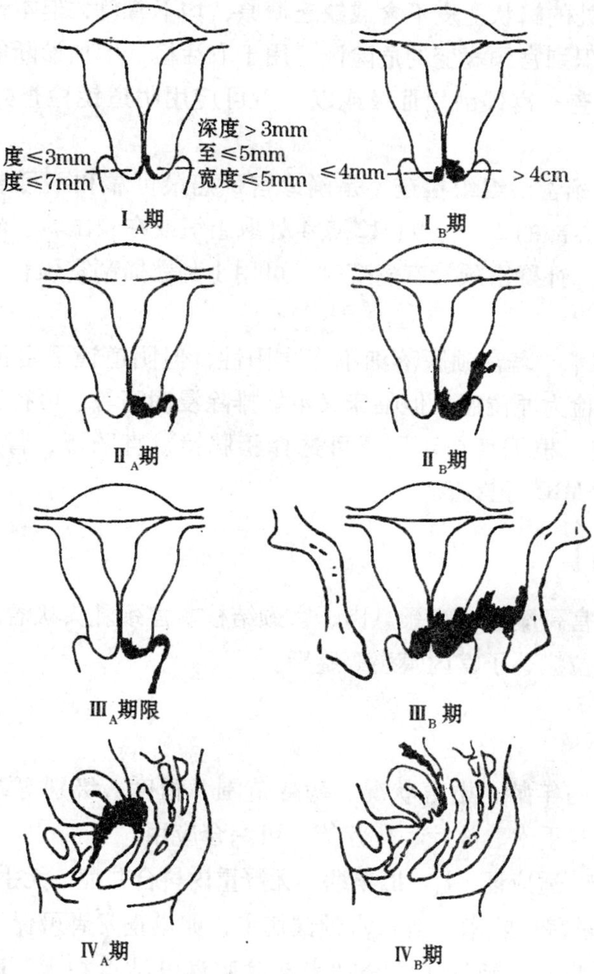

图 3－2－15　宫颈癌临床分期示意图

【诊断】

根据病史及体征，加之详细的妇科检查，特别是有宫颈接触性出血者，应想到宫颈癌的可能，同时应作如下检查：

1. 宫颈刮片细胞学检查　常用于筛检宫颈癌。必须在宫颈移行带刮片。可采用 TBS 或巴氏Ⅴ级分类法。巴氏Ⅲ、Ⅳ、Ⅴ级涂片者应重复刮片检查并行宫颈活组织检查，Ⅱ级涂片需先按炎症处理后重复涂片进一步检查。

2. 碘试验 将碘溶液涂于宫颈和阴道壁，观察其着色情况。正常宫颈阴道部和阴道鳞状上皮含糖原丰富，被碘溶液染为棕色或深褐色，而瘢痕、囊肿、宫颈炎或宫颈癌等处的鳞状上皮不含或缺乏糖原，均不着色，但本试验对宫颈癌无特异性，可用于识别宫颈病变的危险区，用于取活检，增加诊断的阳性率。

3. 阴道镜检查 宫颈刮片Ⅲ级或以上者可应用阴道镜检查并于异常点取活检。

4. 宫颈和宫颈管活组织检查 是确诊宫颈癌最可靠和不可缺少的方法。可在宫颈鳞－柱交界部的3、6、9、12点4处取组织或在碘试验、阴道镜下取活组织并送病理检查。怀疑宫颈管有病变时，可用小刮匙搔刮宫颈管，刮出物进行病理检查。

5. 宫颈锥切术 若宫颈脱落细胞多次阳性，但阴道镜下定位活检都未发现癌，宫颈多点活检为原位癌，但临床又不能排除浸润癌者，可行宫颈锥切术。

6. 其他检查 根据情况不同，可选择膀胱镜、直肠镜、肾盂造影等检查，必要时可行CT、MRI等检查。

【鉴别诊断】

宫颈癌需与宫颈糜烂、宫颈息肉、宫颈结核、宫颈乳头状瘤、子宫黏膜下肌瘤、子宫内膜异位症、子宫内膜癌等鉴别。

【治疗】

应结合病人的年龄、婚育状况、病变范围、程度、级别等综合考虑治疗措施，常用的方法有手术、放疗、化疗等，可综合应用。

1. 手术治疗 适应证：I_A～II_B早期，无严重内科合并症，无手术禁忌证者。

I_{A1}期：全子宫切除术，或行宫颈锥切术，卵巢正常者可保留。

I_{A2}～II_B早期：广泛性子宫全切术及盆腔淋巴结清扫术，卵巢正常者可予保留。

2. 放射治疗 适应证：II_B晚期、Ⅲ、Ⅳ期患者；不能耐受手术者。

3. 手术及放射综合治疗 适用于宫颈病灶较大者，术前先放疗，待癌灶缩小后再手术；或术后证实淋巴结或宫旁组织有转移或切除残端有癌细胞残留。放疗作为术后的补充治疗。

4. 化疗 越来越多的证据表明，所有需要放疗的宫颈癌患者在接受放疗的同时加用以顺铂为主的化疗，可明显改善预后。因此，放疗的同时加用以顺铂为主的化疗，已成为治疗宫颈癌的新标准。

【预后】

患者的预后与临床期别、病理类型及治疗方法有关，淋巴结无转移者预后好。晚期的病例主要的死亡原因有：尿毒症、出血、感染、恶病质等。

【随访】

宫颈癌患者出院后第1年，出院后1个月随访1次，以后每隔2~3个月复查1次。出院后第2年，每3~6个月复查1次。出院后3~5年，每半年复查1次。第6年开始，每半年复查1次。随访内容除临床检查外，应定期进行胸透和血常规检查。

五、子宫内膜癌

子宫内膜癌是原发于子宫内膜的上皮性恶性肿瘤，是妇科生殖系统最常见的恶性肿瘤之一。子宫内膜癌的发病年龄平均为61岁左右，大多数患者年龄在50~59岁，多发生于绝经后。

【病因】

确切病因不清，可能与下列因素有关。

1. 长期持续的雌激素刺激　雌激素刺激内膜增生，与内膜癌的发生关系密切。肥胖者体内内源性雌激素过高；月经初潮早、绝经晚、未产、长期不排卵（如多囊卵巢综合征的患者）等都因雌激素刺激时间过长而使子宫内膜癌的发病率升高；分泌雌激素的卵巢功能性肿瘤（如卵巢颗粒细胞瘤和泡膜细胞瘤）患者可并发内膜癌；服用外源性雌激素而无孕激素对抗者，子宫内膜癌的发生率增加8倍。

2. 体质因素　肥胖、高血压、糖尿病的妇女易患子宫内膜癌。

3. 遗传因素　约20%的子宫内膜癌患者有家族史。内膜癌患者近亲有家族肿瘤史者比宫颈癌患者高2倍。

子宫内膜癌可分为两类：雌激素依赖型和非雌激素依赖型。前者分化较好，预后良好，多发生于围绝经期妇女，与高雌激素水平有关；后者分化差，预后不良，多发生在年龄大的绝经后消瘦病人，与雌激素刺激或增生无关。

【病理】

1. 巨检　病变多见于两宫角附近，依病变形态和范围分为两种类型。①弥漫型：子宫内膜大部或全部为癌组织侵犯，癌组织呈菜花样生长并充满宫腔甚至脱出于宫口外。表面有溃疡、出血，但较少浸润肌层。②局限型：癌灶局限于宫腔某部位，多见于宫底或宫角，呈息肉或小菜花状，表面有溃疡，易出血，易侵犯肌层。

2. 镜检 有多种细胞类型，较常见的有内膜样腺癌、腺癌伴鳞状上皮分化；特殊类型包括浆液性腺癌、透明细胞癌等。其中内膜样癌最常见，约占75%，分化较好；乳头状浆液性癌约占内膜癌的5%～10%，恶性程度很高，早期即有深肌层、血管浸润及淋巴转移，易发生宫外扩散。

【转移途径】

1. 直接蔓延 癌灶沿子宫内膜蔓延生长，向上经宫角至输卵管，向下至宫颈管、阴道。也可向肌层浸润，甚至穿透浆膜达盆壁，并广泛种植在盆腔腹膜、直肠子宫陷凹及大网膜。

2. 淋巴转移 为内膜癌的主要转移途径。当癌肿浸润至深肌层，或扩散至宫颈管，或癌组织分化不良时，易发生淋巴转移，其转移途径与癌灶生长部位有关。

3. 血行转移 少见。只在晚期可经血行转移到肺、肝、骨等。

【临床分期】

国际妇产科联盟1971年的临床分期见表3－2－12，手术病人的手术病理分期见表3－2－13。

表3－2－12　子宫内膜癌临床分期（FIGO，1971年）

分期	肿瘤范围
0期	腺瘤样增生或原位癌（不列入治疗效果统计）
Ⅰ期	癌局限于宫体
$Ⅰ_A$期	宫腔长度≤8cm
$Ⅰ_B$期	宫腔长度＞8cm 根据组织学分类：$Ⅰ_A$期及$Ⅰ_B$期又分为3个亚期：G_1：高分化腺癌；G_2：中分化腺癌；G_3：未分化癌
Ⅱ期	癌已侵犯宫颈
Ⅲ期	癌扩散至子宫以外盆腔内（阴道或宫旁组织可能受累），但未超出真骨盆
Ⅳ期	癌超出真骨盆或侵犯膀胱黏膜或直肠黏膜，或有盆腔以外的播散
$Ⅳ_A$期	癌侵犯附近器官，如直肠、膀胱
$Ⅳ_B$期	癌有远处转移

表3-2-13 子宫内膜癌手术病理分期（FIGO，2000年）

分期	肿瘤范围
Ⅰ期	癌局限于宫体
$Ⅰ_A$	癌局限于子宫内膜
$Ⅰ_B$	侵犯肌层≤1/2
$Ⅰ_C$	侵犯肌层>1/2
Ⅱ期	癌扩散至宫颈，但未超出子宫
$Ⅱ_A$	仅累及宫颈管腺体
$Ⅱ_B$	浸润宫颈间质
Ⅲ期	癌局部或（和）区域转移
$Ⅲ_A$	癌浸润至浆膜和（或）附件，或腹水含癌细胞，或腹腔冲洗液阳性
$Ⅲ_B$	癌扩散至阴道
$Ⅲ_C$	癌转移至盆腔和（或）主动脉旁淋巴结
$Ⅳ_A$	癌浸润膀胱黏膜和（或）直肠黏膜
$Ⅳ_B$	远处转移（不包括阴道、盆腔黏膜、附件以及腹主动脉旁淋巴结转移，但包括腹腔内其他淋巴结转移）

【临床表现】

1. 症状

（1）阴道出血：是最主要的症状。约80%患者出现的第一个症状即为阴道出血。常表现为绝经后阴道出血，也可表现为月经周期紊乱，经期延长或经量多，或不规则少量阴道出血等。

（2）阴道排液：少数患者有阴道排液增多，早期多为浆液性或浆液血性液，晚期合并感染则有脓血性液，并有恶臭。

（3）疼痛：通常不引起疼痛。晚期癌肿浸润周围组织或压迫神经可引起下腹及腰骶部酸痛，并可向腿部放射，因子宫颈闭锁而致宫腔积脓者，下腹部可出现胀痛或痉挛样痛。

（4）全身症状：晚期患者可出现贫血、消瘦、恶病质等。

2. 体征 多有肥胖、高血压等。早期妇科检查无明显异常。随病情进展，子宫增大、变软，晚期偶见癌组织自宫口脱出，质脆，触之易出血。若合并宫腔积脓，子宫明显增大，质软。当癌组织向周围浸润，可在盆腔内扪及转移性结节或肿块。

【诊断】

子宫内膜癌的诊断主要根据病史、临床检查、病理检查和辅助检查做全面分析。

1. 病史 出现下列症状者，要想到子宫内膜癌的可能：围绝经期不规则阴道出血及绝经后阴道出血；阴道水样或血性排液，不能以一般生殖道炎症解释者；绝经后宫腔积脓者；年轻妇女持续无排卵者；卵巢颗粒细胞瘤、卵泡膜细胞瘤者；子宫内膜增生过长、长期服用雌激素或他莫西芬；绝经延迟等。

2. 临床检查 包括详细的体格检查和妇科的三合诊检查。

3. 辅助检查

（1）分段诊刮：是确诊子宫内膜癌最常用、最可靠的方法。先用小刮匙环刮宫颈管，再探宫腔深度，然后刮取宫内膜，所得的标本分别送病理检查。刮宫时要小心子宫穿孔。

（2）细胞学检查：从阴道后穹隆或宫颈管吸取分泌物作涂片寻找癌细胞，但阳性率低。可用宫腔吸管或宫腔刷在宫腔内取标本作病理检查。

（3）宫腔镜检查：可在直视下取标本作病理检查。

（4）其他：还可进行超声检查、CT、MRI、淋巴造影等检查和肿瘤标志物 CA_{125} 测定。

【鉴别诊断】

子宫内膜癌需与更年期功血、老年性阴道炎、子宫黏膜下肌瘤、子宫内膜息肉、原发性输卵管癌、老年性子宫内膜炎合并宫腔积脓、宫颈管癌、子宫肉瘤等鉴别。

【治疗】

主要的治疗方法为手术、放疗及药物治疗，需结合患者的情况、病理类型、病灶侵及的范围等综合考虑。

1. 手术治疗 为首选的治疗方法。手术方式根据分期和病理的不同采用全子宫切除术、全子宫加双附件切除术、全子宫双附件加盆腔淋巴结清扫术、广泛子宫切除加盆腔淋巴结及腹主动脉旁淋巴清扫术等。

2. 手术加放射治疗 术前放射治疗可降低手术中癌肿扩散的危险性，缩小或根治区域性淋巴结转移，减少复发率；术后放射治疗可补充手术治疗的不足，减少复发率，提高生存率。

3. 放射治疗 单纯放射治疗适用于有手术禁忌证或病情已不适宜手术者。

4. 孕激素治疗 对晚期或复发癌患者，不能手术切除或年轻、早期、要求保留生育功能者，均可用孕激素治疗。用药时要注意药物剂量要大，用药时间要长。

5. 抗雌激素制剂治疗 他莫西芬为非甾体类抗雌激素药物，同时有微弱的雌激素作用，其适应证与孕激素相同。

6. 化疗　晚期不能手术或治疗后复发者可考虑使用化疗。化疗方法同卵巢上皮性癌。

第七节　子宫内膜异位症

子宫内膜组织出现在子宫体以外的部位时，称子宫内膜异位症。子宫内膜异位症虽为良性病变，但具有恶性病变的远处转移和种植生长的能力。异位内膜最常见的种植部位为盆腔脏器和腹膜，最常侵犯卵巢，也可出现在子宫骶韧带、子宫直肠陷凹甚至远处的组织器官，如脐、膀胱、肾等（图3-2-16）。该病的发病率逐年升高，是目前常见的妇科疾病之一。子宫内膜异位症仅见于生育年龄妇女，是激素依赖性疾病。

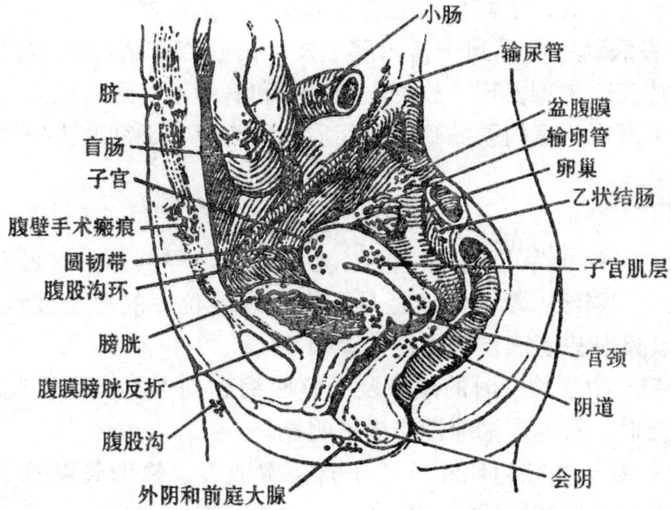

图3-2-16　子宫内膜异位症的发生部位

【病因及发病机制】

本病的病因及发病机制尚未完全阐明，有以下几种学说：

1. 子宫内膜种植学说　妇女在经期时子宫内膜腺上皮和间质细胞可随经血倒流，经输卵管进入腹腔，种植于盆腔脏器表面；或在手术过程中将子宫内膜组织种植于腹壁等部位；或子宫内膜经淋巴或静脉播散到远离盆腔部位的器官，如肺等。

2. 体腔上皮化生学说 卵巢表面上皮、盆腔腹膜都是由具有高度化生潜能的体腔上皮分化而来，在炎症等因素的持续刺激下，腹膜或卵巢生发上皮可转化为子宫内膜。

3. 诱导学说 未分化的腹膜组织在内源性生化因素诱导下可发展为子宫内膜组织。

【病理】

子宫内膜异位症的主要病理变化为异位的子宫内膜随卵巢的功能变化而发生周期性出血和其周围组织纤维化。子宫内膜异位症一般极少发生恶变。

1. 巨检 卵巢子宫内膜异位症最常见，卵巢内的异位内膜可因反复出血而形成单个或多个囊肿，称为卵巢子宫内膜异位囊肿，囊肿内含暗褐色黏糊状陈旧血，状似巧克力，又称为卵巢巧克力囊肿。子宫内膜异位于宫骶韧带、直肠子宫陷凹、子宫后壁下段等部位时，因出血而引起局部纤维组织增生，使局部产生颗粒状结节，随病变进展，子宫与周围组织可发生严重粘连。

2. 镜检 在病灶中可见到子宫内膜上皮、内膜腺体或腺样结构、内膜间质及出血，但上述变化较难发现，故可出现临床和病理不一致的现象。肉眼正常的盆腔腹膜在镜下发现子宫内膜的腺体和间质，称为镜下子宫内膜异位症。

【临床表现】

1. 症状 常见症状为下腹痛、痛经、性交痛和不孕。部分患者无症状。

（1）下腹痛和痛经：渐进性痛经是子宫内膜异位症的典型症状，但症状和体征并不平行。部分患者表现为慢性盆腔痛等。

（2）性交痛：由于性交时的碰撞及子宫收缩和向上提升而引起疼痛，一般表现为深部性交痛，月经来潮前性交痛更明显。

（3）不孕：由于盆腔组织粘连、子宫位置改变、输卵管粘连、伞端闭锁、蠕动减弱、卵巢功能失调等原因，患者的不孕率可高达40%。

（4）月经异常：可表现为各种月经不调，原因可能为卵巢无排卵、黄体功能不足等。

（5）其他：脐部、腹壁切口等处的子宫内膜异位症，可在月经期明显增大，出现周期性局部疼痛；肺部、肠道、膀胱的子宫内膜异位症，可发生周期性咯血、便血、血尿。

2. 体征 典型的子宫内膜异位症在盆腔检查时可因盆腔粘连造成子宫后倾固定，直肠子宫陷凹、宫骶韧带或子宫后壁下段等部位扪及痛性结节；子宫正常大小或略增大并有压痛；一侧或双侧附件区可触及与子宫相连的囊性包块，不活动，可有轻压痛；若病变累及直肠阴道膈，可在阴道后穹隆见到蓝色斑点，并可触及痛性结节。

【诊断】

凡生育年龄妇女，有继发性、进行性痛经和不孕史，妇科检查子宫位置后倾、固定，盆腔可触及痛性结节，子宫的一侧或两侧触及囊实性不活动的肿块等，即可初步诊断为子宫内膜异位症。但有些患者尚需做以下检查才可诊断，特别是腹腔镜检查和活组织病理检查为最终确诊的金标准。

1. 腹腔镜检查　是目前诊断子宫内膜异位症的最佳方法，通过腹腔镜检查不仅可以对可疑病变进行活组织检查诊断，而且还可以对病变进行临床分期，并可在检查中进行病灶清除、松解粘连、电凝小病灶等。

2. B 超检查　阴道和腹部 B 超检查明确结节、肿块的大小、位置、与周围组织的关系、卵巢巧克力囊肿的具体情况等。

3. 病理检查　检查发现的病灶，一经取下必须送病理检查，以明确病变性质，有助于诊断。

4. CA_{125}测定　中重度子宫内膜异位症患者血清 CA_{125} 可升高，但其值变化很大。CA_{125} 值还可用于监测子宫内膜异位症的治疗效果和复发情况，若药物或手术治疗有效，CA_{125} 值下降，复发时又升高。

【鉴别诊断】

子宫内膜异位症需与卵巢恶性肿瘤、盆腔炎性包块、子宫肌腺症、盆腔结核等鉴别。

【治疗】

子宫内膜异位症的治疗应根据患者的年龄、症状、病变部位、范围和对生育的要求等情况综合考虑。

1. 药物治疗　采用性激素抑制排卵，使体内的雌激素生成减少，使异位的子宫内膜萎缩以达到治疗的目的。

（1）口服避孕药：长期连续服用避孕药 9 个月造成类似妊娠的人工闭经，称假孕疗法。治疗目的是使子宫内膜和异位内膜萎缩，缓解痛经和减少经量。用法是每日 1 片，连用 6～12 个月。此疗法适用于轻度子宫内膜异位症者。

（2）孕激素：常用甲羟孕酮（安宫黄体酮），月经周期 6～25 天服药，每日 4～8mg，以抑制排卵，连用 3～6 个月。

（3）孕激素受体调节剂：米非司酮，每日口服 25～100mg，但长期疗效尚待证实。

（4）孕三烯酮：每周用药2次，每次2.5mg，于月经第1日开始服药，连用6个月。

（5）达那唑：200mg，每日2~3次，从月经第1日开始，持续用药6个月。

2. 手术治疗 适用于：药物治疗后症状不缓解，局部病变加剧或生育功能仍未恢复者；卵巢子宫内膜异位囊肿直径＞5~6cm，特别是迫切希望生育者。手术方式有：保留生育功能手术、保留卵巢功能手术和根治性手术。

（1）保留生育功能手术：切净或破坏异位内膜病灶，但保留子宫、双侧或一侧卵巢，适用于年轻有生育要求的患者，特别是采用药物治疗无效者。

（2）保留卵巢功能手术：将盆腔内病灶及子宫予以切除，保留至少一侧卵巢或部分卵巢。适用于年龄在45岁以下且无生育要求的重症患者。

（3）根治性手术：将子宫、双附件及盆腔内所有异位子宫内膜病灶予以切除和清除。适用于45岁以上的重症患者。

第四篇

儿科基础与儿科疾病

第一章　儿科基础

第一节　小儿生长发育

儿童生长发育是小儿不同于成人的重要特点。生长是指小儿整体和各器官的长大，可测出其量的增加；发育是指细胞、组织、器官的分化与功能的成熟，是质的改变。生长发育常统称为发育，是一个连续渐进的动态过程。在这个过程中，不同年龄阶段有其不同的特点，并表现出不同的规律性。因此，在实际工作中将其分为若干期，以利熟悉掌握。

一、小儿年龄分期

（一）胎儿期

从受精卵形成到胎儿出生为止，共40周，胎儿的周龄即为胎龄。此期生长发育迅速，营养完全依赖母体。母体的健康、营养、情绪、环境、疾病等对胎儿的生长发育影响极大，母体如受到外界不利因素的影响，包括感染、创伤、滥用药物、接触放射性物质、毒品以及缺乏营养、严重疾病和心理创伤等都可影响胎儿的正常发育，导致流产、畸形或宫内发育不良等。

（二）新生儿期

自出生后脐带结扎起至出生后 28 天内，称为新生儿期。此期时间实际上包含在婴儿期内。由于此期在生长发育和疾病方面具有明显的特殊性，是生命遭受最大危险的时期，因此将其单独列出。此期内外环境发生巨大变化，但其生理调节和适应能力不够成熟，发病率高、死亡率高。因此，加强护理、保健十分重要。

（三）婴儿期

自出生到满 1 周岁之前称为婴儿期，又称乳儿期。是小儿出生后生长发育最迅速的时期，对热量、蛋白质及其他各种营养素的需求量相对较高，如不能满足，易发生营养缺乏。但此时消化吸收功能尚不够完善，因此易发生消化紊乱和营养不良，提倡母乳喂养和合理的营养指导十分重要，后半年因其体内从胎盘所获得的被动免疫力逐渐消失，自身免疫功能尚未成熟，故易患感染性疾病。需要有计划地接受预防接种，完成基础免疫程序。

（四）幼儿期

1 周岁以后到满 3 周岁之前为幼儿期，此期生长发育速度较前减慢，但活动范围增大，智能发育迅速，语言、思维和应人应物能力增强，但对危险事物识别能力差，故应注意防止意外创伤和中毒。此期小儿饮食从乳汁为主逐渐向成人型饭菜过渡，营养的需求仍相对较高，而其消化功能仍不完善，故适宜的喂养仍然是保持正常生长发育的重要环节。由于活动范围增大而自身免疫功能尚不够健全，仍应注意防止传染病。

（五）学龄前期

自 3 周岁至 6～7 岁入小学前为学龄前期。此期生长发育速度较前减慢，处于稳步增长的时期，智能发育更趋完善，好奇心重，模仿力强，可塑性大。应注意良好的道德品质与生活习惯的培养。此期小儿抗病能力有所增强，但因接触面广，仍可发生传染病，且易患免疫性疾病，如急性肾炎、风湿热等。

（六）学龄期

从 6～7 岁入学起到 12～14 岁进入青春期为止称为学龄期。此期生长发育处于相对缓慢的稳步增长时期。除生殖系统外，其他器官发育均已接近成人。脑的形态发育基本完成，智能发育基本成熟，是接受文化教育的关键时期。此期应注意预防近视眼和龋齿。

（七）青春期

女孩从11～12岁开始到17～18岁，男孩从13～14岁开始到18～20岁称为青春期。但个体差异较大，也有种族差异，有的可相差2～4岁。此阶段由于性激素的作用，生长发育速度明显增快，体重、身高增长幅度加大，第二性征逐渐明显，生殖器官迅速发育趋向成熟。女孩出现月经，男孩发生遗精。此期由于神经内分泌调节不稳定，有时可出现良性甲状腺肿、高血压等，而且外界的影响越来越大，易引起心理及精神方面的不稳定，应进行生理、心理卫生和性知识教育，培养良好的道德情操，建立正确的人生观，保证青少年的身心健康。

二、小儿生长发育

（一）生长发育的规律性

1. 生长发育的连续性和阶段性　在整个小儿时期，生长发育不断进行，但各年龄生长发育速度并非一致，且各年龄阶段生长发育有一定的特点。如体重和身长在生后第一年，尤其在生后三个月增加很快，第一年为生后第一个生长高峰；第二年以后生长速度逐渐减慢，至青春期生长速度又加快，出现第二个生长高峰。

2. 各系统器官生长发育不平衡　各系统的发育遵循一定的规律，各有先后，快慢不同。如神经系统发育较早，生殖系统发育较晚，其他系统如心、肝、肾、肌肉的发育基本与体格生长相平行。

3. 生长发育的一般规律　生长发育遵循由上到下，由近到远，由粗到细，由低级到高级，由简单到复杂的规律。如出生后运动发育的规律是：先抬头、后抬胸、再会坐、立、行（自上而下），先抬肩、伸臂、再双手握物；先会控制腿再会控制脚的活动（由近到远）；先全掌抓握到手指拾取（从粗到细）；先会画直线后画圆圈、图形（简单到复杂）；先会看、听和感觉事物，认识事物，再发展到有记忆、思维、分析、判断（低级到高级）。

4. 生长发育的个体关系　儿童生长发育虽按一定的规律发展，但一定范围内由于受遗传、营养、环境、教育等因素的影响而存在较大的个体差异。体格上的个体差异随年龄增长而越来越显著，青春期差异更大。因此所谓评价生长发育的正常值不是绝对的，必须考虑个体的不同影响，才能作出正确的判断。

（二）影响生长发育的因素

小儿生长发育受多种因素影响，遗传因素和环境因素是两个最基本因素。

1. 遗传因素 小儿生长发育的特征、潜力、趋向、限度等都受种族、家族等父母双方遗传因素的影响，如皮肤和头发的颜色、面部特征、身材高矮、性成熟的早晚及对疾病的易感性等都与遗传有关。在异常情况下，严重影响生长的遗传代谢缺陷、内分泌障碍、染色体畸形等，更直接与遗传有关。

2. 环境因素

（1）营养：合理的营养是小儿生长发育的物质基础理论，年龄越小受营养的影响越大；包括宫内胎儿生长发育，也需要充足的营养等。如果宫内营养不良，不仅体格生长落后，脑的发育迟缓，生后营养不良，特别是第 1 ~ 2 年的严重营养不良，首先导致体重不增，甚至下降，继而影响身高的增长及智能发育，使机体的免疫、内分泌、神经调节等功能低下。另一方面，儿童摄入过多热量所致的肥胖也会对其生长发育造成严重影响。

（2）孕母情况：胎儿在宫内的发育受孕母生活环境、营养、情绪、健康状况等各种因素的影响。如妊娠早期感染风疹、带状疱疹、巨细胞病毒，可导致胎儿先天畸形；孕母患严重营养不良可引起流产、早产和胎儿体格生长以及脑的发育迟缓；孕母接受药物、放射线辐射、环境毒物污染和精神创伤等，均可使胎儿发育受阻。宫内发育阻滞可影响小儿出生后的生长发育。

（3）生活环境：良好的居住环境、卫生条件，如阳光充足、空气新鲜、水源清洁、无噪音、住房宽敞等能促进小儿生长发育，反之，则带来不良影响。健康的生活方式、科学的护理、正确的教养、适当的锻炼和完善的医疗保健服务都是保证小儿体格、神经心理发育达到最佳状态的重要因素。

（4）疾病：疾病对小儿生长发育的影响十分明显。急性感染常使体重减轻；长期慢性疾病则同时影响体重和身高的增长；内分泌疾病常引起骨骼生长和神经系统发育迟缓；先天性疾病，如先天性心脏病、21 – 三体综合征等，对体格和神经心理发育的影响更为明显。了解小儿生长发育规律及内、外因素的影响，可使医护人员根据不同年龄小儿的发育特点，创造有利条件，预防不利因素，同时又可较正确地判断和评价小儿生长发育情况，及时发现偏离和不足，追查原因予以纠正，以保证小儿正常生长发育。

3. 性别 性别也可造成生长发育的差异，如女孩的青春期开始约较男孩早两年，但至青春期末其平均身高、体重较同龄男孩为小。因为男孩青春期虽开始较晚，但延续的时间较女孩为长，故最终体格发育明显超越女孩；又如女孩的骨化中心出现较早，骨骼较轻，骨骼较宽，肩距较窄，皮下脂肪丰满，而肌肉却不如男孩发达。因此在评价小儿生长发育时应分别按男、女标准进行。

（三）体格生长

1. 体格生长常用指标

体格生长应选择易于测量、有较大人群代表性的指标来指示。一般常用的形态指标有体重、身高（长）、坐高（顶臀长）、头围、胸围、上臂围、皮下脂肪等。

2. 体格生长规律

（1）体重：体重为各器官、系统、体液的总重量。体重易于准确测量，是最易获得的反映儿童生长与营养状况的指标。儿科临床中用体重作为计算药量、静脉输液量的依据。

新生儿出生体重与胎次、胎龄、性别以及宫内营养状况有关。我国 1995 年九市城区调查结果显示平均男婴出生体重为 3.3 ±0.4kg，与世界卫生组织的参考值相近（男 3.3kg，女 3.2kg）。出生后体重增长应为胎儿宫内体重生长的延续。生后一周内如摄入不足，加之水分丢失、胎粪排出，可出现暂时性体重下降或称生理性体重下降，约在生后 3 ~4 日达最低点（下降 3% ~9%），以后逐渐回升，至出生后第 7 ~10 日应恢复到出生时的体重。如果体重下降超过 10% 或至第 10 天还未恢复到出生时的体重，则为病理状态，应分析其原因。如生后及时合理喂哺，可减轻或避免生理性体重下降的发生。小儿年龄越小，体重增长越快。我国 1975 年、1985 年、1995 年调查资料显示，正常足月婴儿生后第一个月体重增加可达 1000 ~1500g，生后 3 个月体重约等于出生时的体重的 2 倍；第一年内婴儿前 3 个月体重的增加值约等于后 9 个月内体重的增加值，即 12 个月龄时婴儿体重约为出生时的 3 倍（9kg），是生后体重增长最快的时期，系第一个生长高峰；生后第二年体重增加 2.5 ~3.5kg，2 岁时体重约为出生时的 4 倍（12kg）；2 岁至青春前期体重增长减慢，年增长值约 2kg。进入青春期后体格生长又加快，体重猛增，每年可达 4 ~5kg，约持续 2 ~3 年，呈现第二个生长高峰。正常儿童体重、身高估计公式见表 4 －1 －1。

表 4 －1 －1　　正常儿童体重、身高估计公式

年　龄	体重（kg）	年　龄	身高（cm）
3 ~12 个月	［年龄（月）+9］/2	12 月	
1 ~6 岁	年龄（岁）×2 +8		75
7 ~12 岁	［年龄（岁）×7 －5］/2	2 ~12 岁	年龄（岁）×6 +77

（2）身高（长）：身高指头部、脊柱与下肢长度的总和。多数 3 岁以下儿童

立位测量不易准确，应仰卧位测量，称为身长。立位与仰卧位测量值相差 1 ~ 2cm。身高（长）的生长受遗传、内分泌、宫内生长水平的影响较明显，短期的疾病与营养波动不易影响身高（长）的生长。身高（长）的增长规律与体重相似，年龄越小增长越快，也出现婴儿期和青春期两个生长高峰。出生时身长平均为 50cm，生后第一年身长增长最快，约为 25cm；前 3 个月身长增长约 11 ~ 12cm，约等于后 9 个月的增长值，1 岁时身长约 75cm；第二年身长增长速度减慢，约 10cm 左右，即 2 岁时身长约 85cm；2 岁以后身高每年增长 5cm 左右。2 ~ 10岁小儿身长（cm）可按下列公式计算：（年龄 -2） ×5 +85。

（3）坐高：由头顶至坐骨结节的长度称为坐高，3 岁以下儿童仰卧位测量称顶臀长。坐高代表头颅与脊柱的发育，其增长由于下肢生长速度随年龄增长而加快，坐高占身高的百分数则随年龄增加而下降，由出生时的 67% 降至 14 岁时的 53%。此百分数显示了身躯上、下部比例的改变，比坐高绝对值更有意义。

（4）指距：是两上肢水平伸展时两中指尖距离，代表上肢长骨生长。

（5）头围：经眉弓上方、枕后结节绕头一周的长度为头围。与脑的发育密切相关。胎儿时期脑发育最快，故出生时头围相对较大，约 33 ~ 34cm。头围在 1 岁以内增长较快，前 3 个月和后 9 个月都约增长 6cm，故 1 岁时约为 46cm。1 岁以后头围增长明显减慢，2 岁时为 48cm，5 岁时为 50cm，15 岁时为 54 ~ 58cm（接近成人头围）。头围测量在 2 岁前最有价值。较小的头围（ < X -2SD）常提示脑发育不良；头围增长过快则提示脑积水。

（6）胸围：沿乳头下缘水平绕胸一周的长度为胸围。胸围大小与肺、胸廓的发育密切相关。出生时胸围比头围小 1 ~ 2cm，约 32cm。1 岁时头围、胸围相等，以后则胸围超过头围，头围和胸围的增长曲线形成交叉。头围、胸围增长曲线的交叉时间与儿童营养和胸廓发育有关，肥胖儿由于胸部皮下脂肪厚，胸围可于 3 ~ 4 个月时暂时超过头围；营养较差、佝偻病、锻炼不够的小儿胸围超过头围的时间可推迟到 1.5 岁以后。1 岁至青春前期胸围超过头围的厘米数约等于小儿岁数减 1。

（7）上臂围：沿肩峰与尺骨鹰嘴连线中点的水平绕上臂一周的长度为上臂围，代表上臂骨骼、肌肉、皮下脂肪和皮肤的发育水平。常用以评估小儿营养状况。生后第 1 年内上臂围增长迅速，尤其前半年为快。1 ~ 5 岁期间增长缓慢。在测量体重、身高不方便的地区，可测量上臂围以普查 < 5 岁小儿的营养状况。评估标准为： > 13.5cm 为营养良好；12.5 ~ 13.5cm 为营养中等； < 12.5cm 为营养不良。

（8）身体比例与匀称性：在生长过程中，身体的比例与匀称性生长有一定规律。①头与身长比例：头的生长在宫内与婴幼儿期领先生长，而躯干、下肢生长则较晚，生长时间也较长。这样，头、躯干、下肢长度的比例在生长过程中发生变化。头长占身长（高）的比例在婴幼儿为1/4，到成人后为1/8（图4-1-1）。②体型匀称：表示体型（形态）生长的比例关系，如体重/身高（Weight-for height，W/H），胸围/身高（身高胸围指数），体重（kg）/身高（cm）×1000（Quetelet 指数），体重（kg）/身高（cm）^{2} ×10^4（Kaup 指数），年龄的体块指数（BMI/age）等。③身材匀称：以坐高（顶臀长）与身高（长）的比例表示，反映下肢的生长情况。坐高（顶臀长）占身高（长）的比例由出生时的0.67下降到14岁时的0.53。④指距与身高：正常时，指距略小于身高（长）。如指距大于身高1~2cm，对诊断长骨的异常生长有参考价值，如蜘蛛样指（趾），即马凡综合征。

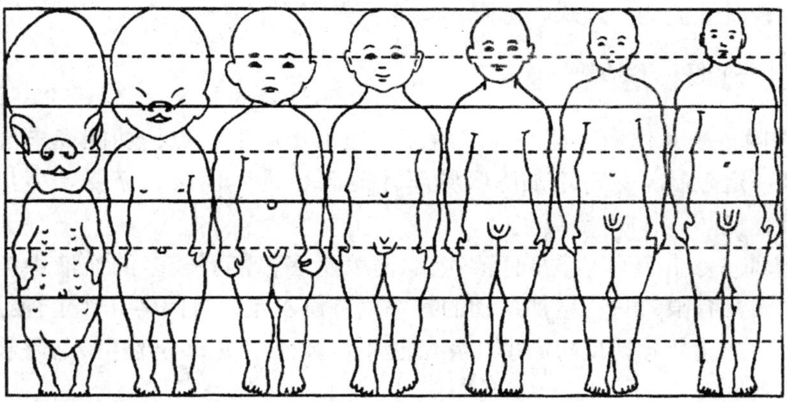

图4-1-1　头与身长比例

（四）骨骼的发育

1. 颅骨的发育　除通过头围的大小判断颅骨的发育情况外，还可通过囟门和骨缝的改变判断颅骨的发育情况。前囟为额骨和顶骨形成的菱形间隙，其两对边中点的连线长度出生时约1.5~2.0cm，生后数月随头围的增大而增大，6个月后逐渐骨化而变小，1~1.5岁时闭合；后囟是两顶骨和枕骨形成的三角形间隙，出生时有的已闭或很小，一般到生后6~8周即闭合；骨缝在出生时可稍分开，3~4个月时闭合。前囟检查在儿科临床有重要意义，早闭见于头小畸形；晚闭见于佝偻病、呆小病及脑积水。对于前囟未闭的婴儿还应检查是否凹陷或膨隆。前囟饱满膨隆，为颅内压增高的重要体征（中医谓之囟填，为惊风之先兆），见于脑炎、脑膜炎、脑积水等；凹陷见于脱水及严重营养不良。

2. 脊柱的发育　脊柱的增长反映脊椎骨发育的情况。生后一年内脊柱的增长较快，1 岁后增长的速度落后于四肢。新生儿的脊柱仅轻度后凸；生后 3 个月左右婴儿抬头时颈椎前凸，出现第一个弯曲；6 个月左右婴儿能坐时胸椎后凸，出现第二个弯曲；1 岁左右开始行走时腰椎前凸，出现第三个弯曲。在脊柱的发育过程中，出现的三个生理弯曲于 6～7 岁时被韧带固定，能保持身体的直立及平衡。脊柱发育不良（如佝偻病）和不良的姿势均可影响脊柱的正常弯曲，造成过度后凸、前凸或侧弯。

3. 牙齿的发育 牙齿的发育情况亦可反映骨骼的发育。小儿乳牙共 20 颗，一般萌出时间是 4～10 个月，最迟应在 2～2.5 岁时出齐，2 岁以内乳牙的颗数为月龄减 4～6。6 岁左右开始萌出恒牙，17～30 岁出齐，恒牙出齐共 32 颗。佝偻病、营养不良、呆小病等出牙延迟，且牙质欠佳。出牙是一种生理现象，个别小儿可有暂时性流涎、烦躁、睡眠不安及低热等症状。

（五）呼吸、脉搏、血压

1. 呼吸 小儿代谢旺盛，需氧量多，但由于解剖特点，功能尚未健全，使呼吸受到一定限制，只有增加呼吸频率才能满足机体代谢的需要。小儿年龄越小，呼吸越快。

2. 脉搏 小儿新陈代谢旺盛，组织需氧量多，需要较多的血液供应，而心脏每搏输出量有限，只有增加搏动的频率以补偿不足，且因婴儿迷走神经兴奋较低，故心搏加速。脉搏反映心率，年龄越小，脉搏越快。小儿年龄与呼吸、脉搏次数的关系见表 4－1－2。

表 4－1－2　小儿年龄与呼吸、脉搏的关系

年　龄	呼吸（次/分）	脉搏（次/分）	呼吸：脉搏
新生儿	40～45	120～140	1：3
<1 岁	30～40	110～130	1：3～4
2～3 岁	25～30	100～120	1：3～4
4～7 岁	20～25	80～100	1：4
8～14 岁	18～20	70～90	1：4

3. 血压 小儿心搏出量较小，血管口径相对较粗，动脉壁柔软，故血压较低，其后随年龄增长而逐渐升高。小儿年龄越小，血压越低。各年龄期小儿正常血压可用下列公式推算：

收缩压（mmHg）＝年龄×2＋80

舒张压为收缩压的 1/2～2/3。

（六）神经精神发育

1. 运动的发育　运动的发育与骨骼肌肉的发育及神经系统特别是中枢神经系统的发育密切相关。小儿运动的发育有一定的规律，即由上到下，由近及远，先正面后反面（如先会握物而后放手，先能前进而后能后退），由粗到细，由不协调到协调。小儿出生后一年内逐渐掌握各种运动的基本动作，通过这些基本动作出现的早迟，可以初步估计患儿运动功能的发育情况。新生儿开始有无规律、不协调的动作；2 个月在直立及俯卧时能抬头；4 个月时能扶坐；5 个月时能抓索物品并可两手各握持一物品；6 ~7 个月能独坐并能翻身；8 ~9 个月能站立；10 ~11 个月能爬并能扶椅行走；1 岁时可独自行走。以后随着年龄的增长而能跑步、跳跃、用汤勺吃饭、洗手、穿衣、穿鞋等，而且动作逐渐有力、准确、精细、协调。

2. 感觉的发育　新生儿即有瞳孔对光反射，能看清 15 ~20cm 内的物体；2 个月时能注视物品；3 个月头眼能随着寻视物体作协调运动；4 ~5 个月能分辨亲人及陌生人面容并能初步分辨颜色。新生儿于生后 3 ~7 天即有相当好的听力；3 个月即能转头向声源；7 ~9 个月能对语言有反应；1 岁后能分清自己及亲人的名字；4 岁时听觉发音完善。新生儿对甜、酸、苦等即有不同反应；4 ~5 个月对食物微小味道的改变已很敏感，此时应添加各类辅食以适应不同口味的食物。7 ~8 个月开始对芳香气味有反应。新生儿已有痛觉，但较迟钝；2 个月后才逐渐完善；2 ~3 岁才能通过皮肤的触觉分清物体的软硬、冷、热等属性。

3. 语言的发育　语言与智能密切相关，是儿童全面发育的标志。新生儿即可用哭声表达饥饿及不适；2 ~3 个月会笑；4 个月会笑出声音；5 ~6 个月发出“呀呀”的声音；7 ~8 个月会发“爸爸”、“妈妈”等复音；10 个月以上能懂比较复杂音的词意；1 岁后能说日常生活用字；2 岁左右能开始简单交谈。语言的发育不仅与神经发育密切相关，且与听觉、发音器官及教育、训练亦密切相关。

4. 神经反射的发育　新生儿即有先天性反射，如觅食、吸吮、拥抱、握持、踏步、躯颈矫正等反射。若神经系统有病变，以上反射可消失；若以上反射数月后仍不消失，说明大脑发育不全。新生儿和婴儿腱反射较弱，提睾反射和腹壁反射不易引出。3 ~4 个月前，小儿肌张力高，克匿格（Kernig）征可为阳性；2 岁以下小儿巴彬斯基（Babinski）征阳性亦为生理现象。

第二节　小儿喂养

一、婴儿的营养需要

（一）能量

碳水化合物、脂肪、蛋白质是人体依靠的供应能量的三大营养要素。小儿对能量的需要包括基础代谢、食物的特殊动力作用、活动所需、生长所需以及排泄消耗等 5 个方面，其总和即为总需热量。婴儿每日总需热量按体重算为 460kJ（110kcal）/kg，以后每 3 年递减 42kJ（10kcal）/kg，3 岁时每日 418kJ（100kcal）/kg，15 岁时约为每日 250kJ（60kcal）/kg。

（二）蛋白质

蛋白质是构成人体细胞和组织的基本成分。人体每天需要的热量约 10% ~ 15% 来自蛋白质。小儿生长发育迅速，对蛋白质的需要量相对较高。若蛋白质长期缺乏，可发生营养不良性疾病，使小儿生长发育迟缓、免疫功能低下。动物蛋白的利用率比植物蛋白利用率高，但蛋白质食物补充过多，可发生小儿消化不良和便秘。

（三）脂肪

脂肪是供给机体能量的重要来源，占人体每天所需总热量的 25% ~30%。脂肪可提供必须脂肪酸以防止皮肤角化、促使伤口迅速愈合、促进生长、保持心肌收缩力等功能；脂肪还可防止散热、协助脂溶性维生素的吸收、对机体起机械保护作用。但若脂肪食入过多，亦可引起消化不良，出现腹泻、厌食等症状。

（四）碳水化合物

碳水化合物是供给人体能量的主要来源，占人体每天所需总热量的 50% ~ 60%。它还能与脂肪酸或蛋白质结合，构成人体的细胞和组织。但若碳水化合物进食过多可发酵，刺激肠蠕动引起腹泻；长期过多进食碳水化合物可致肥胖症。

（五）维生素和矿物质

维生素和矿物质并不产生能量，但为维持人体正常生理功能所必须。脂溶性维生素有维生素A、D、E、K；水溶性维生素有维生素B族及维生素C。矿物质有铁、钙、磷、锌、铜、镁、碘等十余种，对构成骨骼及牙齿、造血、维持神经肌肉正常的兴奋性、促进食欲、提高机体免疫力以及调节机体内分泌功能都起重要的作用，各种维生素及矿物质存在于各种食物中，故婴幼儿应及时添加辅食，防止挑食及偏食，才能保证各种维生素及矿物质的合理供给，预防因其缺乏而导致的疾病。

（六）水

水是维持生命所必须重要营养素，是人体体液的主要成分，所有新陈代谢及体温调节都须有水的参与。小儿年龄越小，对水的需要量越大，正常婴儿每日需水量为100～150ml/kg；1～3岁每日需110ml/kg；以后每3年递减25ml/kg；成人需水量为每日50ml/kg。

二、婴儿的喂养

（一）母乳喂养

1. 母乳喂养的优点　母乳喂养是婴儿最佳的喂养，它的优点是：

（1）营养丰富，结构合理：母乳是营养最完全的食品，其蛋白质、脂肪、碳水化合物比例适当，且含有多种维生素、矿物质、酶及免疫成分。其中蛋白质以乳清蛋白较多，酪蛋白较少，因而在胃内形成凝块小，且脂肪颗粒小，含有脂肪酶，均使其易于消化吸收。

（2）具有抗感染作用：母乳的抗感染作用是因为：①母乳中碳水化合物主要是乙型乳糖，能促进双歧杆菌的生长并把乳糖分解为乳酸，使大便呈酸性，可抑制大肠埃希菌生长；②母乳中含有大量分泌型IgA（SIgA），此抗体不易被酶破坏，其抗病原微生物感染的能力可持续9个月之久；③母乳中含有乳铁蛋白、溶菌酶、补体、B及T淋巴细胞、双歧因子等，对大肠埃希菌、白色念珠菌有抑制作用。

（3）其他：①母乳不含过敏成分，不易产生过敏；②母乳温度适宜，不易污染，经济方便；③母乳喂养可促进母婴情感交流；④可及早发现婴儿的不适或疾病。

2. 母乳喂养的方法

（1）保持乳腺及乳头的卫生：母亲患急性乳腺炎或其他急慢性传染病、心肾疾病等应禁忌哺喂。

（2）按需哺乳：小儿出生半小时内即可开始哺喂，按需哺乳，不定时，不定量，以婴儿的需要满足为标准，但一般2个月以前每天哺喂6～7次；3～4个月每天6次左右；以后渐减。哺喂后能安静入睡或活动自如，吸吮时能听到咽奶的声音，体重逐渐增加，说明奶量充足，哺喂得当。

（3）哺喂姿势及注意事项：母亲取坐位，以食指和中指夹乳头两旁以免乳头堵注鼻孔，应先吸空一侧再吸另一侧。哺喂后应将小儿直抱并轻拍其背，使胃中空气排出，以免溢乳。

（4）断奶：母乳尽管有较多的优点，但不能完全满足小儿生长发育的需要，故应于4～5个月起添加辅食，特别是添加富含铁及维生素类食物，否则可发生营养不良性疾病。一般于1岁左右应完全断奶，患病或炎热季节可暂缓断奶，但最迟不宜超过1岁半。

（二）人工喂养

由于母乳缺乏或不能哺乳者，完全用牛奶或其他代乳品喂养的方法叫人工喂养。

1. 鲜奶喂养 最为常用，与母乳相比，其蛋白质含量多，含钙亦较丰富。但其蛋白质以酪蛋白为多，在胃中形成凝块大，不易消化吸收；含钙虽多，但钙磷的比例不适宜（牛奶为1：1，母乳为2：1），不利于吸收；含不饱和脂肪酸少，且缺少溶脂酶，脂肪不易消化；乳糖含量少，热量不足；含甲型乳糖多，有利于大肠埃希菌生长；缺乏各种免疫因子，且易受污染，故用牛奶喂养的小儿易发生胃肠道及其他传染病。牛奶的以上缺点可通过适当调配而克服。调配的方法是稀释、煮沸及加糖。稀释可使其中矿物质的浓度接近人乳，避免蛋白质在胃内形成较大的凝块，还可防止其在肠道内发酵。稀释可用水或米汤，若用米汤稀释，还能增加热量。稀释比例可根据小儿月龄的大小，生后1～2周用2：1奶（即2份牛奶、1份水），以后逐渐增加至3：1或4：1奶，满月后即可用全奶；加糖并非为了调味，而是为提高牛奶的热量，使牛奶中的营养要素比例接近母乳；便于吸收。一般100ml牛奶中加蔗糖5～8g；煮沸不仅可以灭菌，还可使其蛋白质变性，在胃中不易形成较大的凝块，易于消化吸收。但煮沸时间不宜过长，否则可使其中的酶及维生素遭到破坏。

婴儿每日所需奶量可按每日总需热量及总需水量计算。婴儿每天总需热量为110kcal/kg，每100ml牛奶加8g糖可产热量100kcal。婴儿每天总需水量为150ml/kg（应扣除全日所需奶量）。例如3个月婴儿，体重约为5kg，全日总需热量为110kcal/kg × 5kg = 550kcal，故需含8%糖的牛奶550ml。总需水量为150ml/kg × 5kg = 750ml，扣除全日所需奶量，除牛奶外还应另喂水200ml，可给温开水，亦可给果汁。全日奶量可分5次给予。

2. 全脂奶粉喂养 在无鲜奶供应的地区，可以用全脂奶粉加水稀释喂养。全脂奶粉经加工后变细，易于消化。稀释法可按容量或重量比。按容量为1∶4（即1份奶粉、4份水）；按重量为1∶8（即1份奶粉、8份水）即成全牛奶。按容量配制较方便。

3. 配方奶喂养 目前已有多种配方奶出售，适用于不同月龄的婴儿。其优点是调整了牛奶中的某些成分，如酪蛋白、无机盐等，以适应婴儿的消化能力和肾功能；并添加了一些重要的营养素，如乳清蛋白、不饱和脂肪酸、乳糖，强化婴儿生长时所需的微量元素，如核苷酸、维生素A、D、B，胡萝卜素和微量元素铁、锌等，使其接近于“人乳”。但价格较昂贵。

4. 其他代乳品 其他代乳品有代乳粉、豆浆、米浆等。其碳水化合物较多，脂肪及蛋白质含量不足，不宜长期单独应用；特别是3个月以下婴儿，因胰淀粉酶活性较低，故不宜过早喂淀粉类食物。

（三）混合喂养

由于母乳不足而加用牛奶或其他代乳品的喂养方法为混合喂养。混合喂养有补授法与代授法两种方式。

1. 补授法 因母乳不足，每次哺乳后再补充牛奶或其他代乳品的方法叫补授法，这种方法可因婴儿在每次吸吮时都能刺激母乳而维持母乳的分泌。

2. 代授法 因不能按时哺乳，可在两次哺乳期间增加一次其他乳品的方法叫代授法。亦可根据情况每日增加数次，但为了防止母乳因缺乏刺激而分泌减少，每天哺乳的次数不得少于3次。

（四）辅食的添加

不论是何种喂养方式，均应从出生2周后添加鱼肝油和维生素C，但不作辅食对待，4个月后应按时添加辅食，以满足婴儿生长发育营养的需要及预防各种营养性疾病，并可增强婴儿的消化吸收功能，为断奶打下基础。添加辅食应遵循由少到多、由稀到稠、由细到粗、由单一到多样的原则。具体实施时还应根据婴儿的消化情况而定。若有呕吐、腹泻等应暂停添加。出生后2周~3个月应服用鱼肝油及添加菜汤、水果汁以补维生素D及维生素C的不足，鱼肝油应服用到1.5~2岁，以预防佝偻病；4~6个月可添加米汤、米粥，还应注意补充含铁的食物，以预防营养性缺铁性贫血，如蛋黄、肉汤、动物血等；7~9个月可添加全蛋、鱼、肉、菜泥、水果泥、肝泥、米粥、烂面条、馒头、饼干、软饭等；10~12个月可加碎菜、碎果、肉末、全蛋、稀饭、面条、软饭等。

第三节　儿童医学特点

儿科学是一门研究小儿生长发育规律、提高小儿身心健康水平和疾病防治质量的医学科学。它的服务对象是体格和智能处于不断生长发育中的小儿，其生理、病理等方面都与成人有所不同，而且具有动态的特点。年龄愈小与成人的差别愈大，绝非成人的缩影。表现出的特点有三方面：个体差异、性别差异和年龄差异大；对疾病造成损伤的恢复能力较强；自身防护能力较弱。下面从基础和临床两个方面说明儿科学的主要特点。

一、儿童基础医学特点

（一）解剖

从出生到长大成人，小儿在外观上不断发生变化，如体重、身长（高）、头围、胸围、臂围等的增长，身体各部分比例的改变，骨骼发育，如颅骨缝、囟门的闭合，牙齿的萌出和更替均有一定的规律；内脏器官如心、肝、肾、脾等的大小、位置，以及皮肤、肌肉、神经、淋巴等系统均随年龄的增长而变化。只有熟悉并掌握小儿的正常发育规律，才能判断和识别异常，及时发现偏离，追溯发生原因，从而做好保健和医疗工作。

（二）机能

小儿各系统器官的机能随年龄增长不断发育成熟，不同年龄的小儿有不同的生理、生化正常数值，如心率、呼吸、血压常随年龄的增长而有所改变；新生儿期周围血的红、白细胞计数及白细胞分类的正常值有其特点。另外，某年龄阶段的机能不成熟常是疾病发生的内在因素。婴儿代谢旺盛而肾功能较差，故比成人容易发生水和电解质紊乱；小儿贫血时易出现髓外造血，恢复胎儿期的造血功能等。

（三）病理

机体对病原体的反应因年龄的不同而有差异，如：肺炎链球菌所致的肺部感染在婴儿常为支气管肺炎，而年长儿则发生大叶性肺炎；维生素 D 缺乏，婴儿生长发育迅速的骨骼即出现佝偻病病理改变，而成人则表现为骨软化症等。

（四）免疫

小年龄儿童的非特异性免疫、体液免疫和细胞免疫功能都不成熟，因此抗感染的能力比成人和年长儿低下，如婴儿时期 SIgA 和 IgG 水平均较低，容易发生呼吸道和消化道感染。因此适当的预防措施对小年龄儿童特别重要。

（五）心理

儿童时期是心理、行为形成的基础阶段，可塑性非常强。及时发现小儿的天赋气质特点，通过训练因势利导促进发育；根据不同年龄儿童的心理特点，提供合适的环境和条件，给予耐心的引导和正确的教养，可以培养儿童良好的个性和行为习惯。

二、儿童临床医学特点

（一）疾病种类

儿童疾病发生的种类与成人有很大的区别，如心血管疾病，儿童主要以先天性心脏病为主，而成人则以冠心病为多；此外，不同年龄儿童的疾病种类也有很大差距，如新生儿疾病常与先天遗传和围生期因素有关，婴幼儿疾病中感染性疾病占多数等。

（二）临床表现

其特殊性主要集中在小年龄儿童，小儿的病情发生发展较快，而且临床表现往往不典型，变化多端，病情易于恶化，必须密切观察，才能妥善处理。

（三）诊断

小儿病史的描述往往需要其父母或其他人代诉，常不准确或有一定的片面性，体格检查往往不能很好配合，所以对儿科疾病的临床诊断，必须详细地收集病史，全面准确地体格检查，还要结合发病年龄、季节、流行病学史等，全面考虑，综合判断，还要注意到不同年龄儿童的检查正常值常不相同。

（四）治疗

强调综合治疗，在治疗主要疾病时，不能忽略了并发症，有时并发症可能是致死的原因；要根据小儿药物治疗原则来选择药物，计算药量；密切观察全身情况，加强护理，及时发现病情变化，积极抢救。

（五）预后

儿童疾病往往来势凶猛，病情变化快，但如能及时救治，恢复也快，中医称之为“随拨随应”。因此，临床的早期诊断和治疗显得特别重要。

（六）预防

由于小儿免疫功能低下，易受感染，急性传染病较多，所以加强预防工作是降低小儿发病率和死亡率的重要环节，是儿科工作的重要方面。目前，许多成人疾病和老年疾病与儿童时期健康状况的关系已经引起广泛重视；成人后的心理问题也与儿童时期的心理卫生有关。因此，加强儿童时期健康保健非常重要。

第四节　小儿体液平衡的特点和液体疗法

一、小儿体液平衡的特点

体液平衡是维持生命的重要条件。体液中水、电解质、酸碱度、渗透压等的动态平衡依赖于神经、内分泌、肺，特别是肾脏等系统的正常调节功能。由于小儿各器官系统处于发育阶段，功能不成熟，易受不良因素影响而导致体液平衡紊乱。

（一）体液总量和分布

体液分布于3个区域，即血浆、间质和细胞内；前两者合称为细胞外液。年龄愈小，体液总量相对愈多，主要是间质液的比例较高，血浆和细胞内液量的比例则与成人相近。小儿不同年龄的体液分布见表4－1－3。

表4－1－3　不同年龄的体液分布（占体重的%）

年　龄	体液总量	细胞外液		细胞内液
		血　浆	间质液	
足月新生儿	78	6	37	35
1岁	70	5	25	40
2～14岁	65	5	20	40
成人	55～60	5	10～15	40～45

（二）体液的组成

小儿的体液组成与成人相似。细胞外液的电解质以 Na^+、HCO_3^- 等离子为主，其中 Na^+ 占该区阳离子总量的90%以上，对维持细胞外液的渗透压起主导作用。细胞内液以 K^+、Mg^{2+}、HPO_4^{2-} 和蛋白质等离子为主，体内的钾98%以上存在于细胞内，维持着细胞内的渗透压。但新生儿在生后数日内血钾、氯、磷和乳酸偏高以及血钠、钙和碳酸氢盐偏低。在正常情况下，阴阳离子总量呈平衡状态。

（三）水代谢的特点

1. 年龄越小，水的需要量越大 水的需要量与新陈代谢、摄入热量、食物性质、经肾排出溶质量、不显性失水和活动量成正比。小儿生长发育快，机体新陈代谢旺盛，摄入热量、蛋白质和经肾排出的溶质量均较高，体表面积大、呼吸频率快，不显性失水多（约为成人2倍），加之活动量大，故按体重计算，年龄愈小，每日需水量愈多。

2. 水的交换率显著高于成人 婴儿水的交换率为成人的3～4倍，每日体内外水的交换量相当于细胞外液的1/2，而成人仅为1/7。由于婴儿对缺水的耐受力差，若不能及时满足小儿机体对水的需求，容易出现脱水。

3. 体液调节功能不成熟 机体内每日液体的进出，一般都要保持平衡，主要靠肾脏的浓缩和稀释功能调节。小儿年龄愈小，肾脏的浓缩和稀释功能愈不成熟，新生儿和婴幼儿由于肾小管重吸收功能发育尚不够完善，故其最大的浓缩能力只能使尿液渗透压浓缩到约700mmol/L（比重1.020），在排出1mmol溶质时需要水1.0～2.0ml，而成人只需0.7ml，排泄同量溶质所需水量较成人为多，尿量相对较多。当入水量不足或失水量增加时，易于超过肾脏浓缩能力的限度，发生代谢产物潴留和高渗性脱水。另一方面，由于肾小球滤过率低，水的排泄速度较慢，若摄入水量过多又易致水肿和低钠血症。

二、小儿常见的水、电解质和酸碱平衡紊乱

（一）脱水

是指水分摄入不足或丢失过多所引起的体液总量尤其是细胞外液量的减少，脱水时除丧失水分外，尚有钠、钾和其他电解质的丢失。

1. 脱水程度 指患病后累积的体液丢失量，一般根据前囟、眼窝、皮肤弹性、循环情况和尿量等临床表现综合分析判断，将脱水分为轻、中、重三度。

(1) 轻度脱水：失水量为体重的5%（50ml/kg）。精神稍差，略有烦躁不安，皮肤稍干燥、弹性尚可。眼窝和前囟稍凹陷，哭时有泪，口唇黏膜略干，尿量稍减少。

(2) 中度脱水：失水量为体重的5%～10%（50～100ml/kg）。精神萎靡或烦躁不安，皮肤苍白、弹性较差，眼窝和前囟明显凹陷，哭时泪少，口唇黏膜干燥，四肢稍凉，尿量明显减少。

(3) 重度脱水：失水量为体重的10%以上（100～120ml/kg）。呈重病面容，精神极度萎靡，表情淡漠，昏睡甚至昏迷。皮肤发灰或有花纹、干燥、弹性极差。眼窝和前囟深凹陷，眼闭不合，两眼凝视，哭时无泪，口唇黏膜极干燥。因血容量明显减少，可出现休克症状，如心音低钝、脉细速、血压下降、四肢厥冷、尿极少或无尿等。

2. 脱水性质 指现存体液渗透压的现状。不同病因引起的脱水，其水和电解质（主要是钠）的丢失比例亦不同，因而导致体液渗透压发生不同的改变，据此可将脱水分为等渗性脱水、低渗性脱水、高渗性脱水。钠是决定细胞外液渗透压的主要成分，所以常用血钠浓度来判定细胞外液的渗透压。

(1) 等渗性脱水：临床最常见。水和电解质成比例地损失，血浆渗透压在正常范围内，血清钠浓度为130～150mmol/L。损失的体液主要为循环血容量和间质液，细胞内液量无明显改变，临床表现为一般脱水症状。呕吐、腹泻所致的脱水常见此类。

(2) 低渗性脱水：电解质损失比例比水分多，血浆渗透压较正常低，血清钠<130mmol/L。细胞外液呈低渗状态，水分渗入细胞内造成细胞外液容量减少，同时出现细胞内水肿（包括神经细胞水肿）。其脱水症状比其他两种类型严重，容易发生休克，在失水量相等的情况下并可出现神经系统症状。多见于营养不良伴慢性腹泻；腹泻时补充大量非电解质溶液。

(3) 高渗性脱水：电解质损失量比水分少，血浆渗透压较正常高，血清钠>150mmol/L。细胞外液呈高渗状态，水从细胞内向细胞外转移，使细胞内脱水，而细胞外液容量却得到部分补偿。故在失水量相等的情况下，其脱水征比其他两种类型轻，循环障碍症状也不明显，但在严重脱水时亦可发生休克。由于细胞外液渗透压增高和细胞内脱水，患儿除了一般脱水征兆外，还呈现黏膜和皮肤干燥、高热、烦躁不安、肌张力增高甚至惊厥；严重者出现神经细胞脱水、皱缩，脑脊液压力降低，脑血管破裂出血，亦可发生脑血栓。多见于病程较短的呕吐、腹泻伴高热者；不显性失水增多而给水不足（如昏迷、发热、呼吸增快、光疗）；口服或静脉注入过多的等渗或高渗液。

（二）低钾血症

血清钾低于3.5mmol/L时称为低钾血症。

1. 常见原因　主要由于钾的摄入不足、排出过多，或在体内的分布异常引起。如长期不能进食或进食量少，呕吐、腹泻及长期应用利尿剂，碱中毒时钾过多地移向细胞内等情况，均可使血钾过低。

2. 临床表现　表现的轻重与血钾的浓度及发生低钾的速度有关系。如体内含钾量虽有明显降低，但可因病情进展缓慢而使临床表现不甚显著。一般情况下，当血清钾<3mmol/L时，可出现典型症状：①主要是神经肌肉兴奋性减低的表现，如周身无力、严重者发生弛缓性瘫痪、肌腱反射减弱或消失、腹胀、肠鸣音减弱或消失。②由于心肌兴奋性增高，可出现心律失常、心肌受损时常有第一心音低钝。心电图显示T波低平、倒置或双向、出现u波，Q-T间期延长等。③长期低钾可致肾小管上皮细胞变性，浓缩功能降低，出现夜尿、多尿、口渴、多饮，还可并发低钾、低氯性碱中毒，伴有反常性酸性尿。

3. 治疗要点　除积极治疗原发病外，轻症多食入含钾丰富的食物，必要时口服氯化钾，每日3~4mmol/kg（22~30mg/kg）。重度患儿需通过静脉输液补钾，每日剂量为4~6mmol/kg（30~45mg/kg），均匀安排在全日静脉所需液体中，浓度在40mmol/L（0.3g%）以下，静滴时间不短于8小时。同时，注意待有尿液排出方能补钾，以免因肾功能障碍而影响钾的排出。在治疗期间应严密观察病情，监测血清钾的浓度。当患儿能经口进食时，尽快停止静脉输液的给药途径，而改为口服。一般补钾需持续4~6天，以协助细胞内钾的恢复。

（三）酸碱平衡紊乱

正常体液保持一定的［H^+］浓度（即pH值为7.35~7.45），称为酸碱平衡。正常情况下，主要通过体液的缓冲系统及肺、肾的调节作用，维持酸碱平衡，保证机体的生理功能。［HCO_3^-］与［H_2CO_3］是血液中最重要的一对缓冲物质，两者比值为20∶1，它们在维持细胞外液pH值中起决定作用。如某种因素使两者的比值发生变化，pH值也随之改变，即出现酸碱平衡紊乱的情况。出现酸碱平衡紊乱后，机体如能通过肺和肾的代偿调节，维持两者比值在正常范围，称为代偿性酸中毒或代偿性碱中毒；如果两者比值不能维持正常，则称为失代偿性酸中毒或失代偿性碱中毒。

1. 代谢性酸中毒　由于代谢紊乱，使血浆中［H_2CO_3］的量减少或［H^+］浓度增高而引起的体液pH值的改变，称为代谢性酸中毒，是小儿最常见的酸碱平衡紊乱。

（1）常见原因：腹泻、小肠和胆管引流或瘘管等造成体内碱性物质大量丢失；糖尿病酮症酸中毒、进食不足所致的饥饿性酮症等使体内产生过多的酸性代谢产物；氯化钙、氯化镁等酸性物质摄入过多等。

（2）临床表现：根据血［H_2CO_3］的测定结果不同，将酸中毒分为3度：轻度（18～13mmol/L）、中度（13～9mmol/L）及重度（<9mmol/L）。轻度酸中毒的症状、体征不明显，多通过血气分析发现并作出诊断。中度酸中毒即可出现精神萎靡或烦躁不安，呼吸深长，口唇樱桃红色等典型症状。重度酸中毒则表现为症状、体征进一步加重，恶心呕吐、心率加快、昏睡或昏迷。若血pH值在7.20以下时，心率转慢，心输出量减少，导致血压偏低，心力衰竭，甚至出现室颤。新生儿及小婴儿因呼吸代偿功能较差，常可仅出现精神萎靡、拒奶、面色苍白等一般表现，而呼吸改变并不典型。酸中毒时，实验室检查可出现血浆［HCO_3^-］和pH值降低，血浆游离钙增高。

（3）治疗要点：主要的措施为去除病因，加强原发病的治疗。轻度酸中毒经病因治疗，随循环情况及肾功能的改善可自行恢复，无须使用碱性液治疗。对中、重度酸中毒患儿则需要补充碱剂，碳酸氢钠作为首选药物，可直接增加碱储备，中和［H^+］。亦可应用乳酸钠，其作用缓和，需在体内有氧条件下经肝脏代谢转为［HCO_3^-］后具有纠酸功能，但新生儿肝功能不完善不宜使用。

当pH值<7.3时，即可使用碱性液。计算方法：①根据血气分析结果，用剩余碱（BE）值按公式计算，所需碱性溶液mmol数＝（－BE）×0.3×体重（kg）。因5%碳酸氢钠1ml＝0.6mmol，故需5%碳酸氢钠的ml数为（－BE）×0.3×体重（kg）×0.6。②根据CO_2结合力检测结果，按体液总量计算：所需碱性溶液mmol数＝（22－测得的CO_2CP值）mmol/L×0.6×体重（kg）。得出计算结果后，先给1/2的总需要量，再根据病情变化、治疗后的反应等调整剂量。由于机体的调节作用，多数患儿未经全量碱性溶液治疗即可恢复。临床应用碱性溶液时，一般应稀释为等张液体，即5%的碳酸氢钠稀释3.5倍为1.4%溶液；11.2%的乳酸钠稀释6倍为1.87%溶液。

紧急情况或无条件进行血气分析，可临时以提高血浆［HCO_3^-］5mmol/L计算，1.4%碳酸氢钠或1.87%乳酸钠3ml/kg可提高［HCO_3^-］约1mmol/L，必要时可间隔2～4小时重复应用。在纠酸同时，亦应注意血清钾与游离钙的变化及临床表现，浓度下降时应及时补充。

2. 代谢性碱中毒　由于体内［H^+］减少或［HCO_3^-］增高所引起的体液pH值的改变。

（1）常见病因：消化道丢失过多的［H^+］，如严重呕吐、先天性失氯性腹泻均可在胃肠液丢失的同时，损失大量的［H^+］；应用过多的碱性药物，使体内［HCO_3^-］增加；低钾时，降低了细胞外液［H^+］浓度等。

（2）临床表现：轻症表现不明显，重症时呼吸浅缓，躁动，继发血中游离钙减少时，神经肌肉兴奋性增加，出现手足搐搦。低血钾亦是碱中毒常伴有的症状。

（3）治疗要点：除治疗原发病外，轻症静脉点滴0.9%生理盐水用以替代［HCO_3^-］，多可恢复。pH值>7.6、［HCO_3^-］>40mmol/L、血［Cl^-］<85mmol/L的重症碱中毒患儿，可给予氯化铵纠正。但肝、肾功能不全者及呼吸性酸中毒合并代谢性碱中毒者禁用。计算公式为：氯化铵mmol数=（测得的HCO_3^-值-22）mmol/L×0.3×体重（kg），其中0.3为计算系数。一般先给计算量的1/2或1/3，配成0.9%等渗溶液，缓缓静脉滴注以后，根据临床症状和血气分析的变化予以调整，确定用量。

3. 呼吸性酸中毒 因通气障碍致使体内CO_2潴留及［H_2CO_3］增高而引起的体液pH值的改变。

（1）常见病因：某些急慢性肺疾患导致的呼吸道阻塞；气胸、胸腔积液等胸廓、胸腔病变；呼吸肌麻痹及呼吸中枢功能减退或抑制等都可造成通气障碍。

（2）临床表现：除缺氧作为主要症状外，其他均为原发病表现。

（3）治疗要点：以去除病因为主，积极采取措施改善通气，解除呼吸道阻塞。根据患儿病情需要，可行气管插管或气管切开人工辅助呼吸、低流量氧气吸入等。对有呼吸中枢抑制者酌情给予呼吸兴奋剂。

4. 呼吸性碱中毒 因通气过度致使体内CO_2减少过多，［H_2CO_3］下降而引起。

（1）常见病因：剧烈啼哭、高热、中枢神经系统疾病、水杨酸制剂中毒及肺炎等所致的通气过度，均可使血中CO_2过度减少。

（2）临床表现：突出表现为呼吸深快，其他症状与代谢性碱中毒相似。

（3）治疗要点：积极消除病因，碱中毒随呼吸改善而逐渐恢复。对伴有其他电解质紊乱者应采取相应措施，予以纠正。

三、液体疗法常用的溶液

（一）非电解质溶液

常用5%和10%葡萄糖液，前者为等渗溶液，后者为高渗溶液。葡萄糖输入体内后逐渐被氧化成水和CO_2，故为无张力溶液，仅用于补充水分和部分热量，不能起到维持渗透压的作用。

（二）电解质溶液

用于补充液体容量，纠正体液渗透压和酸碱失衡。

1. 0.9%氯化钠溶液（生理盐水）和复方氯化钠溶液 均为等渗液，生理盐水含［Na^+］及［Cl^-］各154mmol/L，其中［Na^+］含量与血浆相仿，［Cl^-］含量比血浆含量（103mmol/L）高1/3，不含［HCO_3^-］，大量输注可使血浆［HCO_3^-］被稀释，血［Cl^-］增高，发生稀释性酸中毒（尤其在肾功能不佳时）。复方氯化钠溶液除氯化钠外尚有与血浆含量相同的［K^+］和［Ca^{2+}］，其作用和缺点与生理盐水基本相同。但大剂量输注不会发生低血钾与低血钙。

2. 3%氯化钠 用于纠正低钠血症，含［Na^+］约为0.5mmol/ml。

3. 碱性溶液 用于纠正碱丢失性酸中毒（见酸中毒治疗）。

4. 10%氯化钾 用于补充钾，使用时要严格掌握稀释浓度，不可静脉直接推注，以免发生心肌抑制而死亡。

（三）混合溶液

根据对不同情况时输液的需要，常把各种等张溶液按不同比例配制成混合溶液应用，一般将溶液中电解质所具有的渗透压作为溶液的张力，常用溶液成分及混合液的简便配制见表4-1-4、4-1-5。

表4-1-4 常用溶液成分

溶液	每100ml含溶质或液量	NH_4^+	Na^+	K^+	Cl^-	HCO_3^- 乳酸根	Na^+ : Cl^+	电解质渗透压
血浆			142	5	103	24	3:2	300mmol/L
①0.9%氯化钠	0.9g		154		154		1:1	等张
②5%或10%葡萄糖	5g或10g							
③5%碳酸氢钠	5g		595			595		3.5张
④1.4%碳酸氢钠	1.4g		167			167		等张
⑤11.2%乳酸钠	11.2g		1000			1000		6张
⑥1.87%乳酸钠	1.87g		167			167		等张

（续表）

溶液	每100ml含溶质或液量	NH_4^+	Na^+	K^+	Cl^-	HCO_3^- 乳酸根	Na^+ : Cl^+	电解质渗透压
⑦ 10% 氯化钾	10g			1342	1342			8.9张
⑧0.9% 氯化铵	0.9g	167			167			等张
1:1含钠液	①50ml，②50ml		77		77		1:1	1/2张
1:2含钠液	①35ml，②65ml		54		54		1:1	1/3张
1:4含钠液	①20ml，②80ml		30		30		1:1	1/5张
2:1含钠液	①65ml，④或⑥35ml		158		100	58	3:2	等张
2:3:1含钠液	①33ml，②50ml④或⑥17ml		79		51	28	3:2	1/2张
4:3:2含钠液	①45ml，②33ml④或⑥22ml		106		69	37	3:2	2/3张

表4-1-5　　几种混合液的简便配制

溶液种类	5%或10%葡萄糖（ml）	加入的溶液	
		10%氯化钠（ml）	11.2%乳酸钠或5%碳酸氢钠（ml）
2:1等张含钠液	500	30	30（47）
1:1液［①:③］	500	20	-
1:2液［同上］	500	15	-
1:4液［同上］	500	10	-
2:3:1液	500	15	15（24）
4:3:2液	500	20	20（33）

注：为了配制简便，加入的各液量均为整数，配成的是近似的溶液。

（四）口服补液盐（ORS）

是世界卫生组织推荐用以治疗急性腹泻合并脱水的一种溶液，经临床应用取得良好效果。其理论基础是基于小肠的 Na^+ -葡萄糖耦联转运吸收机制：小肠上皮细胞刷状缘的膜上存在着 Na^+ -葡萄糖共同载体，此载体上有 Na^+ 和葡萄糖两个结合位点，当 Na^+ 和葡萄糖同时与结合位点相结合时即能运转，并显著增加钠和水的吸收。口服补液盐中各种电解质浓度为 Na^+ 90mmol/L，K^+ 20mmol/L，

Cl^- 80mmol/L，HCO_3^- 30mmol/L；可用 NaCl 3.5g，$NaHCO_3$ 2.5g，枸橼酸钾 1.5g，葡萄糖 20.0g，加水到 1000ml 配成；其电解质的渗透压为 220mmol/L（2/3 张）。此液中葡萄糖浓度为 2%，有利于 Na^+ 和水的吸收，Na^+ 的浓度90mmol/L，适用于纠正累积损失量和粪便中的电解质丢失量，且含有一定量的钾和碳酸氢根可补充钾和纠正酸中毒；用于补充继续损失量和生理需要量时需适当稀释。

四、液体疗法

液体疗法的目的在于纠正体液的水、电解质和酸碱紊乱，维持机体的正常生理功能。由于体液成分失衡的原因和性质非常复杂，故在制定方案前必须全面掌握病史、体检和有关实验室资料，结合个体差异进行综合分析，确定合理的输液方案。在输液过程中要密切观察病情变化，充分重视机体自身的调节能力。在一般情况下，只要输入的液体基本适合病情需要，不超过肾脏的调节范围，机体就能留其所需，排其所余，恢复体液的正常平衡；但在某些疾病（如肺、肾、心血管、内分泌疾患等）引起机体调节功能障碍时，则应根据其病理生理特点严格选择液体种类，控制输液量和速度，并根据病情随时调整。液体疗法包括补充累积损失量、继续损失量和生理需要量 3 个部分。

（一）生理需要量

生理需要量涉及热量、水和电解质。维持液量和电解质直接与代谢率相关，代谢率的变化可通过碳水化合物、脂肪和蛋白质氧化影响内生水的产生。肾脏的溶质排出可影响到水的丢失，由于 25% 的水是通过不显性失水丢失的，能量的产生必然会影响到水的丢失，故正常生理需要量的估计可按能量需求计算，一般按每代谢 100kcal 能量需 100 ~ 150ml 水；年龄越小需水相对越多。

电解质的需求包括每日出汗、正常大小便、生理消耗的电解质等，变化很大。平均钾、钠、氯的消耗量约 2 ~ 3mmol/100kcal。生理需要量应尽可能口服补充，不能口服或不足者可以静脉滴注 1/4 ~ 1/5 张含钠液，同时给予生理需要量的钾。

（二）补充累积损失量

根据脱水程度及性质补充；即轻度脱水 30 ~ 50ml/kg，中度为 50 ~ 100ml/kg，重度为 100 ~ 150ml/kg。通常对低渗性脱水补 2/3 张含钠液，等渗性脱水补 1/2 张含钠液，高渗性脱水补 1/3 ~ 1/5 张含钠液。如临床上判断脱水性质有困难，可先按等渗性脱水处理。补液的速度取决于脱水程度，原则上应先快后慢。对伴有循环不良和休克的重度脱水患儿，开始应快速输入等渗含钠液（生理盐水或

2：1含钠液）按20ml/kg于30分钟至1小时内输入。其余累积损失量补充常在8～12小时内完成。在循环改善出现排尿后应及时补钾。酸碱平衡紊乱及其他电解质异常的纠正见本节“酸碱平衡紊乱”。对于高渗性脱水，需要缓慢纠正高钠血症，以防血钠迅速下降（参照“小儿腹泻”）。

（三）补充继续损失量

在开始补充累积损失量后，腹泻、呕吐、胃肠引流等损失大多继续存在，以致体液继续丢失，如不予以补充又将成为新的累积损失，应根据病情及时予以补充。

第二章 儿科常见疾病

第一节 营养不良

营养不良指蛋白质－能量营养不良（PEM），是由于缺乏能量和（或）蛋白质所致的一种营养缺乏症，主要见于3岁以下婴幼儿。临床上以体重明显减轻、皮下脂肪减少和皮下水肿为特征，常伴有各器官系统的功能紊乱。急性发病者常伴有水、电解质紊乱，慢性者常有多种营养素缺乏。临床常见三种类型：以能量供应不足为主的消瘦型，以蛋白质供应不足为主的浮肿型以及介于两者之间的消瘦－浮肿型。

【病因】

1. 摄入不足 小儿处于生长发育的阶段，对营养素尤其是蛋白质的需要相对较多，喂养不当是导致营养不良的重要原因，如母乳不足而未及时添加其他富含蛋白质的食品；奶粉配制过稀；突然停奶而未及时添加辅食；长期以淀粉类食品（粥、米粉、奶糕）喂养等。或因不良的饮食习惯，如偏食、挑食、吃零食过多、不吃早餐等引起。

2. 消化吸收不良 消化吸收障碍，如消化系统解剖或功能上的异常，如唇裂、腭裂、幽门梗阻、迁延性腹泻、过敏性肠炎、肠吸收不良综合征等，可影响食物的消化和吸收。

3. 需要量增加 急、慢性传染病（如麻疹、伤寒、肝炎、结核）的恢复期、生长发育快速阶段等均可因需要量增多而造成营养相对缺乏；糖尿病、大量蛋白尿、发热性疾病、甲状腺功能亢进、恶性肿瘤等均可使营养素的消耗量增多而导致营养不足；先天不足和生理功能低下，如早产、双胎，因追赶生长而需要量增加可引起营养不良。

【病理生理】

1. 新陈代谢异常

（1）蛋白质：由于蛋白质摄入量不足或蛋白质丢失过多，使体内蛋白质代谢处于负平衡。当血清总蛋白浓度 < 40g/L、白蛋白 < 20g/L 时，便可发生低蛋白性水肿。

（2）脂肪：能量摄入不足时，体内脂肪大量消耗以维持生命活动的需要，故血清胆固醇浓度下降。肝脏是脂肪代谢的主要器官，当体内脂肪消耗过多，超过肝脏的代谢能力时可造成肝脏脂肪浸润及变性。

（3）碳水化合物：由于食入不足和消耗增多，故血糖偏低，轻度时症状并不明显，重者可引起低血糖昏迷甚至猝死。

（4）水、盐代谢：由于脂肪大量消耗，故细胞外液容量增加，低蛋白血症可进一步加剧而呈现浮肿；PEM 时 ATP 合成减少可影响细胞膜上 $Na^+ - K^+ -$ ATP 酶的运转，钠在细胞内潴留，细胞外液一般为低渗状态，易出现低渗性脱水、酸中毒、低钾、低钠、低钙和低镁血症。

（5）体温调节能力下降：与下列因素有关：①热能摄入不足；②皮下脂肪菲薄，散热快；③血糖降低；④氧耗量低、脉率慢和周围循环量减少。

2. 各系统功能低下

（1）消化系统：由于消化液和酶的分泌减少、酶活力降低，肠蠕动减弱，菌群失调，致消化功能低下，易发生腹泻。

（2）循环系统：心脏收缩力减弱，心搏出量减少，血压偏低，脉细弱。

（3）泌尿系统：肾小管重吸收功能减低，尿量增多而尿比重下降。

（4）神经系统：精神抑郁，时有烦躁不安、表情淡漠、反应迟钝、记忆力减退、条件反射不易建立。

（5）免疫功能：非特异性（如皮肤黏膜屏障功能、白细胞吞噬功能、补体功能）和特异性免疫功能均明显降低。患儿结核菌素等迟发性皮肤反应可呈阴性，常伴 IgG 亚类缺陷和 T 细胞亚群比例失调等。由于免疫功能全面低下，患儿极易并发各种感染。

【临床表现】

体重不增是营养不良的早期表现，随之体重逐渐下降，久之身高也低于正常。患儿主要表现为消瘦，皮下脂肪逐渐减少以至消失，皮下脂肪层消耗的顺序首先是腹部，其次为躯干、臀部、四肢、最后为面颊。皮下脂肪层厚度是判断营养不良程度的重要指标之一。随着病情加重，骨骼生长减慢，身高亦低于正常。

皮肤干燥、苍白、逐渐失去弹性，额部出现皱纹如老人状，肌张力逐渐降低，肌肉松弛、萎缩呈“皮包骨”，四肢可有挛缩，可有精神萎靡，反应差，体温偏低，脉细无力，无食欲，腹泻、便秘交替。合并血浆白蛋白明显下降时，可有凹陷性浮肿、皮肤发亮，严重时可破溃、感染形成慢性溃疡。重度营养不良可有重要脏器功能损害，如心脏功能下降，可有心音低钝、血压偏低、脉搏变缓、呼吸浅表等。

【并发症】

1. 营养性贫血 以小细胞低色素性贫血最为常见，贫血与缺乏铁、叶酸、维生素 B_{12}、蛋白质等造血原料有关。

2. 维生素缺乏 尤以脂溶性维生素 A、D 缺乏常见。在营养不良时，维生素 D 缺乏的症状不明显，在恢复期生长发育加快时症状比较突出。

3. 各种感染 如反复呼吸道感染、鹅口疮、肺炎、结核病、中耳炎、尿路感染等。

4. 自发性低血糖 患儿可突然表现为面色灰白、神志不清、脉搏减慢、呼吸暂停、体温不升，但无抽搐，若不及时诊治，可致死亡。

【辅助检查】

血清白蛋白浓度降低是最重要的改变，但其半衰期较长（19～21 天），故不够灵敏。视黄醇结合蛋白（半衰期 10 小时）、前白蛋白（半衰期 1.9 天），甲状腺结合前白蛋白（半衰期 2 天）和转铁蛋白（半衰期 3 天）等代谢周期较短的血浆蛋白具有早期诊断价值。胰岛素样生长因子 1（IGF1）不仅反应灵敏且受其他因素影响较小，是诊断蛋白质营养不良的较好指标。

【诊断】

1. 诊断要点

（1）3 岁以下婴幼儿并有喂养不当史。

（2）有体重下降、皮下脂肪减少、全身各系统功能紊乱及其他营养素缺乏的临床症状和体征。

（3）血清白蛋白浓度降低，血浆蛋白如视黄醇结合蛋白、前白蛋白等和胰岛素样生长因子 1（IGF1）异常。

2. 分型和分度

（1）体重低下：其体重低于同年龄、同性别参照人群值的均数减 2 个标准差。低于均数减 2～3 个标准差之间为中度，低于均数减去 3 个标准差为重度。

（2）生长迟缓：其身长低于同年龄、同性别参照人群值均数减2个标准差。低于均数减2~3个标准差之间为中度，低于均数减去3个标准差为重度。

（3）消瘦：其体重低于同性别、同身高参照人群值的均数减2个标准差。低于均数减2~3个标准差之间为中度，低于均数减去3个标准差为重度。

临床常综合应用以上指标来判断5岁以下患儿营养不良的类型和严重程度。上述三项指标可以同时存在，也可仅符合其中一项。只要符合一项即可诊断营养不良。

【治疗】

营养不良的治疗原则是积极处理各种危及生命的并发症、祛除病因、调整饮食、促进消化功能。

1. 处理危及生命的并发症　严重营养不良常发生危及生命的并发症，如腹泻时的严重脱水和电解质紊乱、酸中毒、休克、肾功能衰竭、自发性低血糖、继发感染及维生素A缺乏所致的眼部损害等。有真菌感染的患儿，除积极给予支持治疗外，要及时进行抗真菌治疗及其他相应的处理。

2. 祛除病因　在查明病因的基础上，积极治疗原发病，如纠正消化道畸形、控制感染性疾病、根治各种消耗性疾病、改进喂养方法等。

3. 调整饮食　PEM患儿的消化道因长期摄入过少，已适应低营养的摄入，过快增加摄食量易出现消化不良、腹泻，故饮食调整的量和内容应根据实际的消化能力和病情逐步完成，不能操之过急。轻度营养不良可从每日250~330kJ/kg（60~80kcal/kg）开始，中、重度可参考原来的饮食情况，从每日165~230kJ/kg（40~55kcal/kg）开始，逐步少量增加；若消化吸收能力较好，可逐渐加到每日500~727kJ/kg（120~170kcal/kg），并按实际体重计算热能需要。母乳喂养儿可根据患儿的食欲哺乳，按需哺喂；人工喂养儿从给予稀释奶开始，适应后逐渐增加奶量和浓度。除乳制品外，可给予蛋类、肝泥、肉末、鱼粉等高蛋白食物，必要时也要添加酪蛋白水解物、氨基酸混合液或要素饮食。蛋白质摄入量从每日1.5~2.0g/kg开始，逐步增加到3.0~4.5g/kg，过早给予高蛋白食物，可引起腹胀和肝肿大。食物中应含有丰富的维生素和微量元素。

4. 促进消化　其目的是改善消化功能。

（1）药物治疗：可给予B族维生素和胃蛋白酶、胰酶等以助消化。蛋白质同化类固醇制剂，如苯丙酸诺龙，能促进蛋白质合成，并能增加食欲，每次肌注10~25mg，每周1~2次，连续2~3周，用药期间应供给充足的热量和蛋白质。对食欲差的患儿可给予胰岛素注射，降低血糖，增加饥饿感以提高食欲，通常每日1次皮下注射正规胰岛素2~3单位，注射前先服葡萄糖20~30g，每1~2周为1个疗程。锌制剂可提高味觉敏感度，有增加食欲的作用，每日可口服元素锌0.5～1mg/kg。

（2）中医治疗：中药参苓白术散能调整脾胃功能，改善食欲；针灸、推拿、抚触、捏脊等也有一定疗效。

5. 其他 病情严重、伴明显低蛋白血症或严重贫血者，可考虑成分输血。静脉点滴高能量脂肪乳剂、多种氨基酸、葡萄糖等也可酌情选用。此外，充足的睡眠、适当的户外活动、纠正不良的饮食习惯和良好的护理亦极为重要。

【预防】

营养不良对小儿生长发育影响很大，其影响的程度取决于营养不良的发生年龄、持续时间及其程度，其中尤以发病年龄最为重要，年龄愈小，其远期影响愈大，尤其是认知能力和抽象思维能力易发生缺陷。应采取综合措施预防其发生。

1. 合理喂养 大力提倡母乳喂养，对母乳不足或不宜喂养者应及时给予指导，采用混合喂养或人工喂养并及时添加辅助食品；纠正偏食、挑食、吃零食的不良习惯，小学生早餐要吃饱，午餐应保证供给足够的能量和蛋白质。

2. 合理安排生活作息制度 坚持户外活动，保证充足睡眠，纠正不良的卫生习惯。

3. 防治传染病和先天畸形 按时进行预防接种；对患儿有唇裂、腭裂及幽门狭窄等先天畸形者应及时手术治疗。

4. 推广应用生长发育监测图 定期测量体重，并将体重值标在生长发育监测图上，如发现体重增长缓慢或不增，应尽快查明原因，及时予以纠正。

第二节 小儿肥胖症

小儿肥胖症是由于长期能量摄入超过人体的消耗，使体内脂肪过度积蓄、体重超过一定范围的一种营养障碍性疾病。体重超过同性别、同身高参照人群均值的20%即可称为肥胖。小儿肥胖症在我国呈逐步增多的趋势，目前约占5%～8%。肥胖可延续至成人，不仅影响儿童的健康，还将成为成人高血压、糖尿病、冠心病、胆石症、痛风等疾病的诱因。对本病的防治应引起社会及家庭的重视。

【病因】

1. 单纯性肥胖 占肥胖的95%～97%，不伴有明显的内分泌和代谢性疾病。

（1）能量摄入过多：摄入的营养超过机体代谢需要，多余的能量便转化为脂肪贮存体内，导致肥胖。

（2）活动量过少：活动过少和缺乏适当的体育锻炼是发生肥胖症的重要因素，即使摄食不多，也可引起肥胖。肥胖儿童大多不喜爱运动，形成恶性循环。

（3）遗传因素：肥胖有高度的遗传性，目前认为肥胖与多基因遗传有关。肥胖双亲的后代发生肥胖者高达70%～80%；双亲之一肥胖者，后代肥胖发生率约为40%～50%；双亲正常的后代发生肥胖者仅10%～14%。

（4）其他：如进食过快，或饱食中枢和饥饿中枢调节失衡以致多食；精神创伤（如亲人病故或学习成绩低下）以及心理异常等因素亦可致儿童过量进食。

2. 继发性肥胖　约有3%～5%的肥胖症小儿继发于各种内分泌代谢病和遗传综合征，他们不仅体脂的分布特殊，且常伴有肢体或智能异常。

【病理生理】

引起肥胖的原因为脂肪细胞数目增多或体积增大。人体脂肪细胞数量的增多主要在出生前3个月、生后第一年和11～13岁三个阶段，若肥胖发生在这三个时期，即可引起脂肪细胞数目增多性肥胖，治疗较困难且易复发；而不在此脂肪细胞增殖时期发生的肥胖，脂肪细胞体积增大而数目正常，治疗较易奏效。肥胖患儿可有下列代谢及内分泌改变。

1. 体温调节与能量代谢　肥胖儿对外界体温的变化反应较不敏感，用于产热的能量消耗较正常儿少，使肥胖儿有低体温倾向。

2. 脂类代谢　肥胖儿常伴有血浆甘油三酯、胆固醇、极低密度脂蛋白（VLDL）及游离脂肪酸增加，但高密度脂蛋白（HDL）减少。故以后易并发动脉硬化、冠心病、高血压、胆石症等疾病。

3. 蛋白质代谢　肥胖者嘌呤代谢异常，血尿酸水平增高，易发生痛风症。

4. 内分泌变化　内分泌变化在肥胖小儿较常见。包括甲状腺功能、甲状旁腺激素及维生素D代谢、生长激素、性激素、糖皮质激素、胰岛素与糖代谢的变化等。

【临床表现】

肥胖可发生于任何年龄，但最常见于婴儿期、5～6岁和青春期。患儿食欲旺盛且喜吃甜食和高脂食物。明显肥胖儿童常有疲劳感，用力时气短或腿痛。严重肥胖者由于脂肪的过度堆积限制了胸廓和膈肌运动，使肺通气量不足、呼吸浅快，故肺泡换气量减少，造成低氧血症、气急、紫绀、红细胞增多、心脏扩大或出现充血性心力衰竭甚至死亡，称肥胖－换氧不良综合征。

体格检查可见患儿皮下脂肪丰满，但分布均匀，腹部膨隆下垂，严重肥胖者可因皮下脂肪过多，使胸腹、臀部及大腿皮肤出现皮纹；因体重过重，走路时两下肢负荷过重可致膝外翻和扁平足。女孩胸部脂肪堆积应与乳房发育相鉴别，后者可触到乳腺组织硬结。男性肥胖儿因大腿内侧和会阴部脂肪堆积，阴茎可隐匿在阴阜脂肪垫中而被误诊为阴茎发育不良。

肥胖小儿性发育常较早，故最终身高略低于正常小儿。由于怕被别人讥笑而不愿与其他小儿交往，故常有心理上的障碍，如自卑、胆怯、孤独等。

【实验室检查】

肥胖儿甘油三酯、胆固醇大多增高，严重患者血清β脂蛋白也增高，常有高胰岛素血症，血生长激素水平减低，生长激素刺激试验的峰值也较正常小儿为低。肝脏超声波检查常有脂肪肝。

【诊断】

小儿体重超过同性别、同身高参照人群均值的10%～19%者为超重；超过20%以上者便可诊断为肥胖症；超过20%～29%者为轻度肥胖；超过30%～49%者为中度肥胖；超过50%者为重度肥胖。

体重指数（BMI）是评价肥胖的另一种指标。BMI是指体重（kg）/身长的平方（m^2），小儿BMI随年龄性别而有差异，评价时可查阅图表，如BMI值在$P_{85}-P_{95}$为超重，超过P_{95}为肥胖。应与可引起继发性肥胖的疾病鉴别。

【鉴别诊断】

1. 伴肥胖的遗传性疾病

（1）Prader－Willi综合征：呈周围型肥胖体态、身材矮小、智能低下、手脚小、肌张力低、外生殖器发育不良。本病可能与位于15q12的SNRPN基因缺陷有关。

（2）Laurence－Moon－Biedl综合征：周围型肥胖、智能轻度低下、视网膜色素沉着、多指趾、性功能减低。

（3）Alstrom综合征：中央型肥胖、视网膜色素变性、失明、神经性耳聋、糖尿病。

2. 伴肥胖的内分泌疾病

（1）肥胖生殖无能症：本症继发于下丘脑及垂体病变，其体脂主要分布在颈、颏下、乳房、下肢、会阴及臀部，手指、足趾显得纤细，身材矮小，第二性征延迟或不出现。

（2）其他内分泌疾病：如肾上腺皮质增生症、甲状腺功能减低症、生长激素缺乏症等虽有皮脂增多的表现，但均各有其特点，故不难鉴别。

【治疗】

肥胖症的治疗原则是减少产生热能食物的摄入和增加机体对热能的消耗，使体内脂肪不断减少，体重逐步下降。饮食疗法和运动疗法是两项最主要的措施，药物或外科手术治疗均不宜用于小儿。

1. 饮食疗法　鉴于小儿正处于生长发育阶段以及肥胖治疗的长期性，故多推荐低脂肪、低碳水化合物和高蛋白食谱。低脂肪饮食可迫使机体消耗自身的脂肪储备，但也会使蛋白质分解，故需同时供应优质蛋白质。碳水化合物分解成葡萄糖后会强烈刺激胰岛素分泌，从而促进脂肪合成，故必须适量限制。食物的体积在一定程度上会使患儿产生饱腹感，故应鼓励其多吃体积大而热能低的蔬菜类食品，其纤维还可减少糖类的吸收和胰岛素的分泌，并能阻止胆盐的肠肝循环，促进胆固醇排泄，且有一定的通便作用。萝卜、胡萝卜、青菜、黄瓜、番茄、莴苣、苹果、柑橘、竹笋等均可选择。

良好的饮食习惯对减肥具有重要作用，如避免晚餐过饱、不吃夜宵、不吃零食、少吃多餐、细嚼慢咽等。

2. 运动疗法　适当的运动能促使脂肪分解，减少胰岛素分泌，使脂肪合成减少，蛋白质合成增加，促进肌肉发育。肥胖小儿常因动作笨拙和活动后易累而不愿锻炼，可鼓励和选择患儿喜欢和有效且易于坚持的运动，如晨间跑步、散步、做操等，每天坚持至少运动 30 分钟，活动量以运动后轻松愉快、不感到疲劳为原则。运动要循序渐进，不要求之过急。如果运动后疲惫不堪、心慌气促以及食欲大增，均提示活动过度。

【预防】

孕妇在妊娠后期要适当减少摄入脂肪类食物，防止胎儿体重增加过重。要宣传肥胖儿不是健康儿的观点，使家长摒弃“越胖越健康”的陈旧观念。父母肥胖者更应定期监测小儿体重，以免小儿发生肥胖症。

第三节　维生素D缺乏性佝偻病

维生素 D 缺乏性佝偻病是由于儿童体内维生素 D 不足致使钙、磷代谢失常的一种慢性营养性疾病，以正在生长的骨骺端软骨板不能正常钙化，造成骨骼病变为其特征。维生素 D 不足使成熟骨钙化不全，则表现为骨质软化症。婴幼儿，特别是小婴儿生长快、户外活动少，容易发生维生素 D 缺乏，故本病主要见于 2 岁以下婴幼儿。近年来，随着我国卫生保健水平的提高，维生素 D 缺乏性佝偻病的发病率逐年降低，且多数患儿属轻症。我国北方冬季较长，日照短，佝偻病患病率高于南方。

【维生素 D 的来源、转化及生理功能】

1. 来源及转化 天然维生素 D 可来源于植物和动物，其生理作用基本相同。人类和动物皮肤中的 7－脱氢胆固醇经日光中紫外线照射变为胆骨化醇，即内源性维生素 D_3，为人类维生素 D 的主要来源。植物中麦角固醇经紫外线照射后变为可被人体吸收的麦角骨化醇，即维生素 D_2。这两种形式的维生素 D 均无生物活性，它们被摄入血循环后与血浆中的维生素 D 结合蛋白（DBP）结合转运至肝，经肝细胞 25－羟化酶的羟化作用转变为 25－羟维生素 D［25－（OH）D］，方有抗佝偻病活性，但作用不强，需再转移至肾，在近端肾小管上皮细胞线粒体内 1－α 羟化酶的作用下再次羟化，生成 1，25－二羟维生素 D［1，25－$(OH)_2D$］，有很强的抗佝偻病活性，可经血液循环作用于主要靶器官（肠、肾、骨）。

2. 主要功能 25－（OH）D 和 1，25－$(OH)_2D$ 的主要功能有：①促进小肠黏膜对钙磷的吸收；②促进旧骨溶解，增加细胞外液钙磷的浓度，有利于骨盐沉着；③促进肾小管对钙磷的重吸收，减少尿磷的排泄。

【病因】

1. 日照不足 皮肤内 7－脱氢胆固醇需经紫外线照射始能转化为维生素 D_3，若缺乏户外活动、高大建筑阻挡日光照射、大气污染如烟雾、尘埃等均会减少紫外线吸收，容易造成维生素 D 缺乏。

2. 摄入不足 天然食物中含维生素 D 较少；乳类含维生素 D 量甚少，母乳中钙磷比例适宜，钙易被吸收，但母乳喂养儿若缺少户外活动，或不及时补充鱼肝油、蛋黄、肝泥等富含维生素 D 的辅食，亦易患佝偻病。

3. 生长过速 早产或双胎婴儿体内贮存的维生素 D 不足，且出生后生长速度快，需要维生素 D 量多，易发生维生素 D 缺乏性佝偻病。

4. 疾病因素 多数胃肠道或肝胆疾病，如婴儿肝炎综合征、先天性胆道狭窄或闭锁、脂肪泻、胰腺炎、慢性腹泻等均影响维生素 D 的吸收；严重肝、肾损害亦可致维生素 D 羟化障碍、生成量不足而引起佝偻病。

5. 药物影响 长期服用抗惊厥药物，如苯妥英钠、苯巴比妥等，可提高肝细胞微粒体氧化酶系统的活性，使维生素 D 和 25－（OH）D 加速分解为无活性的代谢产物；糖皮质激素会对抗维生素 D 转运钙的作用，从而发生佝偻病。

【发病机制】

维生素 D 缺乏性佝偻病可以看成是机体为维持血钙水平而对骨骼造成的损害。维生素 D 缺乏造成肠道吸收钙、磷减少和低血钙症，以致甲状旁腺功能代偿性亢进，甲状旁腺素（PTH）分泌增加以动员骨钙释出使血清钙浓度维持在正常或接近正常的水平；但 PTH 同时也抑制肾小管重吸收磷，使尿磷排出增加、血磷降低，骨样组织因钙化过程发生障碍而局部堆积，成骨细胞代偿增生，碱性磷酸酶分泌增加，临床即出现一系列佝偻病症状和血生化改变。

【病理】

维生素 D 缺乏性佝偻病的病理改变是由于细胞外液中钙、磷浓度不足（乘积 < 40），骨钙化过程受阻，破坏了软骨细胞增殖、分化和凋亡的正常程序，骨骺端骨样组织堆积，临时钙化线失去正常的形态，成为参差不齐的阔带，骺端增厚、向两侧膨出，形成临床所见的肋骨“串珠”和“手、足镯”等征。扁骨和长骨骨膜下的骨质也钙化不全，骨皮质被骨样组织替代，骨膜增厚，骨质疏松，容易受肌肉牵拉和重力影响而发生弯曲变形；颅骨骨化障碍表现为颅骨变薄和软化、颅骨骨样组织堆积出现“方颅”。

【临床表现】

好发于 3 个月 ~2 岁小儿，主要表现为生长中的骨骼改变、肌肉松弛和非特异性神经精神症状。骨骼变化在维生素 D 缺乏几个月后出现，患有骨软化症乳母哺喂的小儿可在生后 2 个月内即出现佝偻病表现。重症佝偻病患儿可见消化功能紊乱、心肺功能障碍并可影响智能发育及免疫功能等。佝偻病在临床上分为初期、激期、恢复期、后遗症期，其中初期和激期统称为活动期。

1. 初期　多于 3 个月左右发病，主要表现为非特异性神经精神症状，易激惹、烦躁、唾眠不安、夜间惊啼。常伴与室温季节无关的多汗，尤其头部多汗，致婴儿常摇头擦枕，出现枕秃。此期常无明显骨骼改变。

血生化检查：血钙浓度正常或稍低，血磷浓度降低，钙磷乘积稍低（30 ~ 40），碱性磷酸酶可增高也可正常，血清 25 -（OH）D_3 可降低。此期可持续数周或数月，若未经适当治疗，可发展为激期。

2. 激期　除初期症状外，主要表现为骨骼改变和运动机能发展迟缓。因小儿身体各部骨骼的生长速度随年龄不同而异，佝偻病骨骼改变往往在生长快的部位最明显，故不同年龄有不同骨骼表现。

（1）骨骼系统改变

1）头部：①颅骨软化：最常见于3～6月婴儿，以手指轻压颞骨或枕骨中央部位时可感觉颅骨内陷，随手放松而弹回，似压乒乓球的感觉，低体重儿尤易早期患佝偻病并有颅骨软化；在约1岁时，尽管佝偻病仍在进展，颅骨软化逐渐消失。②方颅：多见于8～9个月以上患儿，由于骨样组织增生致额骨及顶骨双侧呈对称性隆起，形成方颅，重者可呈鞍状、十字状颅形。③前囟增大及闭合延迟：重者可延迟至2～3岁方才闭合。④出牙延迟：可迟至1岁出牙，3岁才出齐，有时出牙顺序颠倒，牙齿缺乏釉质，易患龋齿，正在钙化过程中的恒牙也可受到影响，恒切牙、尖牙、第1磨牙常缺乏釉质。

2）胸廓：胸廓畸形多见于1岁左右小儿。有如下变化：①肋骨串珠：肋骨和肋软骨交界处可触及或看到钝圆形隆起，系该处骨样组织堆积膨大所致，以两侧第7～10肋最明显，上下排列如串珠状；因膨大的肋软骨向胸腔内隆起而压迫肺组织，故患儿易罹患肺炎。②肋膈沟（郝氏沟）：膈肌附着处的肋骨受膈肌牵拉而内陷，同时其下部因腹部膨隆而外翻，形成一条沿肋骨走向的横沟。③鸡胸或漏斗胸：由于肋骨骺部内陷，以至胸骨向外突出，形成鸡胸，如胸骨剑突部向内凹陷，则形成漏斗胸，两者均影响呼吸功能。

3）四肢：①腕踝畸形：多见于6个月以上小儿，在手腕、脚踝处可扪及甚至看到肥厚的骨骺，形成钝圆形环状隆起，称为佝偻病手镯或脚镯。由于此种腕踝畸形由软骨及未钙化的骨样组织形成，因而X线片不能清楚显示。②下肢畸形：见于小儿开始站立、行走后，由于骨质软化和肌肉关节松弛，在立、走的重力影响下可出现股骨、胫骨、腓骨弯曲，形成严重膝内翻（“O”形腿）或膝外翻（“X”形腿）。因1岁内小儿可有生理性弯曲和轻微的姿势变化，如足尖向内或向外等以后会自然矫正，须予以鉴别。

4）其他：小儿学坐后可致脊柱后突或侧弯；重症者骨盆前后径变短，形成扁平骨盆，女婴成年后可致难产。

（2）全身肌肉改变：患儿肌发育不良，肌张力低下，韧带松弛，表现为头项软弱无力，坐、立、行等运动机能发育落后；肝、脾韧带松弛，常能触及肝脾肿大，但肝上界下移；大关节易过度伸展，腹肌张力低下致腹部膨隆如蛙腹。

（3）其他：重症患儿脑发育亦受影响，条件反射形成缓慢，患儿表情淡漠，语言发育迟缓，免疫力低下，常伴发感染，可有贫血、脾大等表现。

活动期患儿血清钙稍降低，血磷明显降低，钙磷乘积亦低（常＜30），碱性磷酸酶较初期更为增高。干骺端临时钙化带模糊或消失，呈毛刷样，并有杯口状改变，骨骺软骨明显增宽，骨骺与干骺端的距离加大，骨质普遍稀疏，密度减低，可有骨干弯曲或骨折。

3. 恢复期　经适当治疗后患儿临床症状减轻或消失，精神活泼，肌张力恢复。

血清钙磷浓度数天内恢复正常，钙磷乘积也渐恢复正常。碱性磷酸酶约4～6周恢复正常。X线表现于2～3周后即有改善，临时钙化带重新出现，逐渐致密并增宽，骨质密度增浓，逐步恢复正常。

4. 后遗症期　多见于3岁以后小儿，临床症状消失，血生化及骨骺X线检查正常，仅遗留不同程度的骨骼畸形。轻中度佝偻病治疗后很少留有骨骼改变。

【诊断及鉴别诊断】

1. 诊断要点　结合病史资料、临床表现、血生化检测结果和骨骼X线检查进行综合判断。血清25－（OH）D在早期明显降低，是可靠的诊断标准。其正常值为25～125nmol（10～50μg/ml），当＜8μg/ml时即为维生素D缺乏症。

2. 鉴别诊断　本病需与以下疾病鉴别：

（1）先天性甲状腺功能低下：出生3个月后呈现生长发育迟缓，体格明显矮小，出牙迟，前囟大而闭合晚，神情呆滞，腹胀及食欲不振等。患儿智能低下，有特异面容。血清TSH、T_4测定可资鉴别。

（2）软骨营养不良：本病出生时即可见四肢粗短、头大、前额突出、腰椎前突、臀部后突。根据特殊的体态（短肢型矮小）和骨骼X线检查可作出诊断。

（3）与其他病因所致的佝偻病的鉴别。

1）家族性低磷血症：本病多为X连锁遗传病，其有关基因已定位于Sp22.1p22.2，亦可为常染色体隐性遗传，也有散发病例；原发缺陷为肾小管吸收磷和25－（OH）D羟化过程障碍。佝偻病症状多发生在1岁以后，因而在2～3岁后仍有活动性佝偻病表现。血钙多正常，血磷明显降低，尿磷增加。对用常规维生素D治疗剂量治疗佝偻病无效的患儿应与本病鉴别。

2）远端肾小管酸中毒：为远曲小管泌氢不足，从尿中丢失大量钠、钾、钙，继发甲状旁腺功能亢进，骨质脱钙，出现佝偻病症状。患儿骨骼畸形显著，身材矮小，有代谢性酸中毒，多尿，碱性尿（尿pH＞6），除低血钙、低血磷之外，血钾亦低，血氯增高，并常有低钾症状。

3）维生素D依赖性佝偻病：为常染色体隐性遗传。可分为两型：Ⅰ型为肾脏1－α羟化酶缺陷，使25－（OH）D转变为1，25－$(OH)_2D$的过程发生障碍，血中25－（OH）D浓度正常；Ⅱ型为靶器官1，25－$(OH)_2D$受体缺陷，血中25－（OH）$2D_3$浓度增高。两型在临床上均表现为重症佝偻病，血清钙、磷显著降低，碱性磷酸酶明显升高，并继发甲状旁腺功能亢进。Ⅰ型患儿还可有高氨基酸尿症；Ⅱ型患儿的一个重要特征为脱发。

4）肾性佝偻病：由于先天或后天原因所致的慢性肾功能障碍会导致钙磷代谢紊乱，血钙低，血磷高；甲状旁腺继发性功能亢进使骨质普遍脱钙，骨骼呈佝偻病改变。体征多于幼儿后期逐渐明显，形成侏儒状态。

5）肝性佝偻病：肝功能不良可使25－（OH）D_3生成障碍。若伴有胆道阻塞，不仅影响维生素D吸收，而且由于钙皂形成，会进一步抑制钙的吸收。急性肝炎、先天性肝外胆管缺乏或其他肝脏疾病时，循环中25－（OH）D_3可明显降低，出现低血钙、抽搐和佝偻病征象。

【治疗】

目的在于控制病情活动、防止骨骼畸形。治疗应以口服维生素D为主，剂量为每日50～100μg（2000～4000IU），或1，25－（$OH)_2D_3$（罗钙全）0.5～2.0μg，视临床和X线骨片改善情况于2～4周后改为维生素D预防量，每日10μg（400IU）。对有并发症的佝偻病，或无法口服者可一次肌肉注射维生素$D_3$20万～30万IU，2～3个月后口服预防量。治疗1个月后应复查效果，如临床表现、血生化检测和骨骼X线改变无恢复征象，应与维生素D依赖性佝偻病鉴别。对已有严重骨骼畸形的后遗症期患儿可考虑外科手术矫治。

除采用维生素D治疗外，应注意加强营养，及时添加其他食物，坚持每日户外活动。如果膳食中钙摄如不足，应适当补充钙剂。

【预防】

营养性维生素D缺乏性佝偻病是一种自限性疾病，充足的日光照射和每日补充生理剂量的维生素D（400IU即预防量）即可保证体内的25－（$OH)_2D$和1，25－（$OH)_2D_3$浓度正常。因此，孕妇应多作户外运动，饮食应含丰富的维生素D、钙、磷和蛋白质等营养物质；新生儿在出生2周后应每日给予生理量维生素D；处于生长发育高峰的婴幼儿更应采取综合性预防措施，即保证一定时间的户外活动和给予预防量的维生素D并及时添加辅食。

第四节　急性上呼吸道感染

急性上呼吸道感染主要用于上呼吸道局部感染定位不确切者，系由各种病原体引起的上呼吸道炎症，简称上感，俗称“感冒”，是小儿常见病，有一定的传染性。主要侵犯鼻、鼻咽和咽部。

【病因】

1. 感染因素　各种病毒和细菌均可引起，90%以上为病毒，主要有鼻病毒、呼吸道合胞病毒、流感病毒、副流感病毒、腺病毒等。细菌主要为溶血性链球菌，其次为肺炎链球菌、流感嗜血杆菌等，近年来肺炎支原体亦不少见。

2. 其他　维生素D缺乏性佝偻病，亚临床维生素A、锌或铁缺乏症等以及护理不当、气候改变和环境不良等因素，均易反复发生上呼吸道感染。

【临床表现】

年长儿症状较轻，婴幼儿则较重。

（一）一般类型上感

1. 症状

（1）局部症状：鼻塞、流涕、喷嚏、干咳、咽部不适和咽痛等，多于3～4天内自然痊愈。

（2）全身症状：发热、烦躁不安、头痛、全身不适、乏力等。部分患儿有食欲不振、呕吐、腹泻、腹痛等消化道症状。

婴幼儿起病急，以全身症状为主，伴发热，体温可达39℃～40℃；年长儿则以局部症状为主，全身症状较轻，有轻度发热。

2. 体征　体检可见咽部充血，扁桃体肿大。有时可见下颌和颈淋巴结肿大。肺部听诊一般正常，肠道病毒感染者可见不同形态的皮疹。

（二）特殊类型上感

1. 疱疹性咽峡炎　病原体为柯萨奇A组病毒。好发于夏秋季。起病急骤，临床表现为高热、咽痛、流涎、厌食、呕吐等。体检可发现咽部充血，在咽腭弓、软腭、悬雍垂的黏膜上可见数个至十数个2～4mm大小灰白色的疱疹，周围有红晕，1～2日后破溃形成小溃疡，疱疹也可发生于口腔的其他部位。病程为1周左右。

2. 咽－结合膜热　以发热、咽炎、结膜炎为特征。病原体为腺病毒3、7型。好发于春夏季，散发或发生小流行。临床表现为高热、咽痛、眼部刺痛，有时伴消化道症状。体检发现咽部充血，可见白色点块状分泌物，周边无红晕，易于剥离；一侧或双侧滤泡性眼结膜炎，可伴球结膜出血；颈及耳后淋巴结增大。病程1～2周。

【并发症】

以婴幼儿多见，可引起中耳炎、鼻窦炎、咽后壁脓肿、扁桃体周围脓肿、颈淋巴结炎、喉炎、支气管炎及肺炎等。年长儿若患 A 组溶血性链球菌咽峡炎，可引起急性肾小球肾炎和风湿热。

【辅助检查】

1. 实验室检查 病毒感染者白细胞计数正常或偏低，中性粒细胞减少，淋巴细胞计数相对增多。细菌感染者白细胞可增高，中性粒细胞增高，在使用抗菌药物前行咽拭子培养可发现致病菌。链球菌引起者于感染 2～3 周后 ASO 滴度可增高。

2. 其他检查 病毒分离和血清学检查可明确病原。近年来应用免疫荧光、免疫酶及分子生物学技术等可做出早期诊断。

【诊断及鉴别诊断】

根据临床表现一般不难诊断，但需与以下疾病鉴别：

1. 流行性感冒 由流感病毒、副流感病毒引起。有明显的流行病史，局部症状较轻，全身症状较重。常有高热、头痛、四肢肌肉酸痛等症状，病程较长。

2. 急性传染病早期 上感常为各种传染病的前驱症状，如麻疹、流行性脑脊髓膜炎、百日咳、猩红热等，应结合流行病史、临床表现及实验室资料等综合分析，并观察病情演变加以鉴别。

3. 急性阑尾炎 伴腹痛者应注意与急性阑尾炎鉴别。该病腹痛常先于发热，腹痛部位以右下腹为主，呈持续性，有固定压痛点、反跳痛及腹肌紧张、腰大肌试验阳性等体征，白细胞及中性粒细胞增高。

【治疗】

1. 一般治疗 注意休息、保持良好的周围环境、多饮水和补充大量维生素 C 等。防止交叉感染及并发症。

2. 抗感染治疗

（1）抗病毒药物：三氮唑核苷（病毒唑），10～15mg/kg · d，口服或静滴，每日 6 次，3～5 日为 1 个疗程。亦可试用潘生丁，5mg/kg · d，分 2～3 次口服，3 日为 1 个疗程。

（2）抗生素：常选用青霉素类、复方新诺明及大环内酯类抗生素。咽拭子培养结果有助于指导抗菌治疗。若证实为链球菌感染，或既往有风湿热、肾炎病史者，青霉素疗程应为10～14日。

3. 对症治疗

（1）高热：可口服对乙酰氨基酚或布洛芬，亦可冷敷、温湿敷或酒精浴降温。

（2）高热惊厥：可予镇静、止惊等处理。

（3）咽痛：可含服咽喉片。

【预防】

加强体格锻炼，增强抵抗力；提倡母乳喂养；防治佝偻病及营养不良；避免去人多拥挤的公共场所。

第五节　毛细支气管炎

毛细支气管炎是由多种致病原感染引起的急性毛细支气管炎症，以喘憋、三凹征和喘鸣为主要临床特点。临床上很少发现未累及肺泡与肺泡间壁的纯粹毛细支气管炎，故国内学者认为是一种特殊类型的肺炎，有人称之为喘憋性肺炎。

【病因】

主要由呼吸道合胞病毒（RSV）引起，副流感病毒、某些腺病毒及肺炎支原体也可引起本病。最近两年发现人类偏肺病毒（hMPV）也是引起毛细支气管炎的病原体。

【发病机制】

研究较多的是免疫学机制，几个事实可以表明在RSV引起的毛细支气管炎的发病机制中存在免疫损害：①恢复期的毛细支气管炎婴儿的分泌物中发现有抗RSV IgE抗体。②近来对感染RSV的婴儿与动物模型的研究表明，在RSV感染时有大量的可溶性因子的释放（包括白介素、白三烯、趋化因子），导致炎症与组织破坏。③经胃肠道外获得高抗原性、非活化的RSV疫苗的儿童，在接触野毒株RSV时比对照组更容易发生严重的毛细支气管炎。

目前认为具有过敏体质者，发生RSV或其他病毒感染时，更易于引起毛细支气管炎。毛细支气管炎患者日后发生反复喘息发作，甚至形成哮喘的机制尚不完全清楚。

【病理】

毛细支气管上皮细胞坏死和周围淋巴细胞浸润，黏膜下充血、水肿和腺体增生，黏液分泌增多。毛细支气管管腔狭窄甚至堵塞，导致肺不张，出现肺通气和换气功能障碍。

【临床表现】

本病仅发生于2岁以下小儿，多数在6个月以内。

1. 症状 呼气性呼吸困难为其突出表现，可呈阵发性，间歇期消失。呼气相延长伴喘鸣。严重发作者，可表现为发热、面色苍白、烦躁不安、口周和口唇发绀等。

2. 体征 呼吸浅而快，60～80次/分，甚至100次/分，伴鼻翼扇动和三凹征；心率加快，可达150～200次/分。肺部叩诊呈鼓音，听诊可及哮鸣音，喘憋缓解期可闻及中、细湿啰音。

本病高峰期在呼吸困难发生后的48～72小时，病程一般约为1周至2周。

【辅助检查】

1. 实验室检查 白细胞总数及分类大多在正常范围内。血气分析可发现动脉血氧分压（PaO_2）降低，二氧化碳分压（$PaCO_2$）升高，动脉血氧饱和度（SaO_2）降低。

2. 病原学检查 采集鼻咽拭子或分泌物使用免疫荧光技术、免疫酶技术及分子生物学技术可明确病原。

3. X线检查 胸部X线检查可见不同程度肺气肿或肺不张，也可以见到支气管周围炎及肺纹理增粗。

【诊断及鉴别诊断】

根据呼气性呼吸困难、呼吸浅快、鼻翼扇动、三凹征阳性及哮鸣音和X线检查等内容，本病诊断不难，但须与以下疾病鉴别。

1. 婴幼儿哮喘 婴儿的第一次感染性喘息发作，即为毛细支气管炎，但若3次以上，则应考虑为婴幼儿哮喘的可能。

2. 粟粒型肺结核 有时呈发作性喘憋，但一般可听到啰音。可有结核中毒症状，结核菌素试验阳性，结合X线改变可以鉴别。

【治疗】

毛细支气管炎的治疗主要为氧疗、控制喘憋、病原治疗及免疫疗法。

1. 氧疗　所有本病患儿均有低氧血症，因此重症患儿可采用不同方式吸氧，如鼻前庭导管给氧、面罩给氧等。

2. 控制喘憋　异丙嗪和氯丙嗪每次各1mg/kg肌注或口服，具有止喘、镇咳和镇静的作用。也可用氨茶碱口服、静脉滴注或保留灌肠。重症患儿可用沙丁胺醇（喘乐宁）雾化吸入。糖皮质激素用于严重的喘憋发作或其他治疗不能控制者，琥珀酸氢化可的松5～10mg/（kg·d）或甲基泼尼松龙1～2mg/（kg·d），数小时内静脉滴入。

3. 抗病原体药物治疗　如系病毒感染所致，可用三氮唑核苷静脉滴注或雾化吸入；亦可试用α－干扰素肌注，但其治疗均不肯定。怀疑支原体感染者可应用大环内酯类抗生素，有细菌感染者应用适当的抗生素。

4. 生物制品治疗　静脉注射免疫球蛋白（IVIG）400mg/（kg·d），连续3～5天，可缓解临床症状。静脉注射抗合胞病毒免疫球蛋白（RSV－IVIG）的疗效与IVIG相当。

5. 其他　保证液体摄入量、纠正酸中毒，并及时发现和处理呼吸衰竭及其他生命体征危象。

第六节　支气管肺炎

支气管肺炎是指病原体由呼吸道入侵，少数经血行入肺后所出现的双侧性小叶性肺炎。该病2岁以内儿童多发。全年均可发病，冬春寒冷季节及气候骤变时更易发生。

【病因】

1. 感染因素　最常见为细菌和病毒感染，也可由病毒、细菌“混合感染”。发达国家中小儿肺炎病原以病毒为主，发展中国家则以细菌为主，细菌感染仍以肺炎链球菌多见，近年来肺炎支原体、衣原体和流感嗜血杆菌有增加趋势。

2. 其他因素　居住环境差或营养不良、维生素D缺乏性佝偻病、先天性心脏病等及低出生体重儿、免疫缺陷者均易发生本病。

【病理】

以肺组织充血、水肿、炎性细胞浸润为主。肺泡内充满渗出物，经肺泡壁通道（kohn 孔）向周围组织蔓延，呈点片状炎症灶。若病变融合成片，可累及多个肺小叶或更广泛。当小支气管、毛细支气管发生炎症时，可导致管腔部分或完全阻塞引起肺气肿或肺不张。

不同的病原造成的肺炎病理改变亦有不同；细菌性肺炎以肺实质受累为主；而病毒性肺炎则以间质受累为主，亦可累及肺泡。临床上支气管肺炎与间质性肺炎常同时并存。

【病理生理】

主要变化是由于支气管、肺泡炎症引起通气和换气障碍，导致缺氧和二氧化碳潴留，从而造成一系列病理生理改变。

1. 呼吸功能不全 由于通气和换气障碍，血液含氧量下降，PaO_2和SaO_2降低，致低氧血症。当$SaO_2 < 85\%$，还原血红蛋白 > 50g/L 时，则出现发绀。此时$PaCO_2$升高，当$PaO_2 < 50mmHg$、$PaCO_2 > 50mmHg$、$SaO_2 < 85\%$时即为呼吸衰竭。为增加呼吸深度，以吸进更多的氧，呼吸辅助肌也参加活动，因而出现鼻翼扇动和三凹征。

2. 循环系统 病原体和毒素侵袭心肌，引起心肌炎；缺氧使肺小动脉反射性收缩，肺循环压力增高，使右心负荷增加。肺动脉高压和中毒性心肌炎是诱发心衰的主要原因。重症患儿常出现微循环障碍、休克甚至弥散性血管内凝血。

3. 神经系统 严重肺炎缺氧CO_2潴留使脑血管扩张、血管通透性增加，致使颅内压增加，形成脑水肿。病原体毒素作用亦可引起脑水肿。

4. 消化系统 低氧血症和病原体毒素可使胃肠功能紊乱，甚至发生中毒性肠麻痹。毛细血管通透性增高，可致消化道出血。

5. 酸碱平衡失调及电解质紊乱 严重缺氧时，体内需氧代谢发生障碍，无氧酵解增加，加上高热、进食少等因素，常引起代谢性酸中毒。同时由于CO_2排出受阻，可产生呼吸性酸中毒。因此，严重者存在不同程度的混合性酸中毒。

【临床表现】

2 岁以下的婴幼儿多见，起病多数较急，发病前数日多先有上呼吸道感染，主要临床表现为发热、咳嗽、气促、肺部固定性的中、细湿啰音。

1. 主要症状 ①发热：热型不定，新生儿、重度营养不良患儿体温可不升或低于正常。②咳嗽：较频繁，在早期为刺激性干咳，极期咳嗽反而减轻，恢复期咳嗽有痰。③气促：多在发热、咳嗽后出现。④全身症状：精神不振，食欲减退，烦躁不安，轻度腹泻或呕吐。

2. 体征 ①呼吸增快：40～80次/分，并可见鼻翼扇动和三凹征。②发绀：口周、鼻唇沟和指趾端发绀，轻症病儿可无发绀。③肺部啰音：早期不明显，可有呼吸音粗糙、减低，以后可闻及较固定的中、细湿啰音，以背部两侧下方及脊柱两旁较多，于深吸气末更为明显。肺部叩诊多正常，病灶融合时，可出现实变体征（语颤增强，叩诊浊音，呼吸音减弱或有管性呼吸音）。

3. 重症肺炎的表现 重症肺炎由于严重的缺氧及毒血症，除呼吸系统改变外，可发生循环、神经和消化系统功能障碍。

（1）循环系统：可发生心肌炎和心力衰竭。

1）心肌炎：表现为面色苍白、心音低钝、心律不齐，心电图显示ST段下移和T波低平、倒置。

2）心力衰竭则表现为：①呼吸突然加快，大于60次/分。②心率突然>180次/分。③突然极度烦躁不安、明显发绀、面色发灰，指（趾）甲微血管充盈时间延长。④心音低钝、奔马律，劲静脉怒张。⑤肝脏迅速增大。⑥尿多或无尿，颜面眼睑或双下肢水肿。具有前五项即可诊断为心力衰竭。

（2）神经系统：发生脑水肿时出现烦躁或嗜睡、意识障碍、惊厥、前囟隆起、球结膜水肿、瞳孔对光发射迟钝或消失，呼吸节律不齐甚至呼吸停止。

（3）消化系统：食欲减退、呕吐和腹泻。发生中毒性肠麻痹时表现为严重腹胀、膈肌升高，加重了呼吸困难。听诊肠鸣音消失，重症患儿还可呕吐咖啡样物，大便潜血阳性或柏油样便。

发生DIC时，可表现为血压下降，四肢凉，脉速而弱，皮肤、黏膜及胃肠道出血。

【并发症】

早期合理治疗者并发症少见。若延误诊断或病原体致病力强者可引起并发症，如脓胸、脓气胸、肺大疱等。

1. 脓胸 常由金黄色葡萄球菌引起，革兰阴性杆菌次之。临床表现为：高热不退；呼吸困难加重；患侧呼吸运动受限；语颤减弱；叩诊呈浊音；听诊呼吸音减弱，其上方有时可听到管性呼吸音。当积脓较多时，患侧肋间隙饱满，纵隔和气管向健侧移位。胸部X线（立位）示患侧肋膈角变钝，或呈反抛物线阴影。胸腔穿刺可抽出脓汁。

2. 脓气胸 肺脏边缘的脓肿破裂与肺泡或小支气管相通，即造成脓气胸。表现为突然出现呼吸困难加剧，剧烈咳嗽，烦躁不安，面色发绀。胸部叩诊积液上方呈鼓音，听诊呼吸音减弱或消失。若支气管破裂处形成活瓣，气体只进不出，形成张力性气胸，可危及生命，必须积极抢救。立位 X 线检查可见液气面。

3. 肺大疱 由于细支气管形成活瓣性部分阻塞，气体进的多、出的少，或只进不出，肺泡扩大，破裂而形成肺大疱，可一个或多个。体积小者无症状，体积大者可引起呼吸困难。X 线可见薄壁空洞。

以上三种并发症多见于金黄色葡萄球菌肺炎和某些革兰阴性杆菌肺炎。

【辅助检查】

1. 外周血检查

（1）白细胞检查：细菌性肺炎白细胞升高，中性粒细胞增多，并有核左移现象，胞浆可有中毒颗粒。病毒性肺炎的白细胞大多正常或偏低，亦有少数升高者，时有淋巴细胞增高或出现变异淋巴细胞。

（2）四唑氮蓝试验（NBT）：激活的中性粒细胞吞噬和氧化 NB 染料，形成棕色颗粒，细菌感染时阳性细胞数升高（$>10\%$），病毒感染不升高。

（3）C 反应蛋白（CRP）：细菌感染时血清 CRP 浓度上升，而非细菌感染时则上升不明显。

2. 病原学检查

（1）细菌培养和涂片：采取气管吸取物、肺泡灌洗液、胸水、脓液和血标本细菌培养和鉴定，同时进行药物敏感试验，是明确细菌性致病菌最标准的方法。亦可作涂片染色镜检，进行初筛试验。

（2）病毒学检查：①病毒分离和血清学试验：取气管吸取物、肺泡灌洗液接种于敏感的细胞株，进行病毒分离，是诊断病毒性病原体的金标准。于急性期和恢复期（14 天后）采取双份血清测定特异性 IgG 抗体水平，若抗体升高≥4 倍为阳性。②快速诊断检测抗原：采取咽拭子、鼻咽分泌物、气管吸取物或肺泡灌洗液涂片，或快速培养后可发现特异性病毒抗原。检测抗体：血清中 IgM 抗体阳性说明是新近感染。

（3）其他病原学检查：肺炎支原体、衣原体、真菌等均可通过特殊分离培养方法获得相应病原诊断。

3. X 线检查 早期肺纹理增强，透光度减低，以后两肺下野、中内带出现大小不等的点状或小片絮状影，或融合成片状阴影。有肺气肿、肺不张。伴发脓胸、脓气胸或肺大疱者则有相应的 X 线改变。

【诊断及鉴别诊断】

1. 诊断 支气管肺炎的诊断比较简单，一般有发热、咳嗽、呼吸短促的症状，肺部听到中、细湿啰音或X线有肺炎的改变均可诊断为肺炎。

确诊支气管肺炎后应进一步了解引起肺炎的可能病原体。若为反复发作者，还应尽可能明确导致反复感染的原发疾病或诱因，如原发或继发性免疫缺陷病、呼吸道局部畸形或结构异常、支气管异物、先天性心脏病、营养性障碍和环境因素等。

2. 鉴别诊断

（1）急性支气管炎：一般不发热或低热，全身状况好，以咳嗽为主要症状，肺部可闻及干湿啰音，多不固定，随咳嗽而改变。X线示肺纹理增多、排列紊乱。若鉴别困难，则按肺炎处理。

（2）支气管异物：有异物吸入史，突然出现呛咳，可有肺不张和肺气肿，可资鉴别。但有的病程迁延，有继发感染则类似肺炎或合并肺炎，需注意鉴别。

（3）支气管哮喘：婴幼儿和儿童哮喘可无明显喘息发作，主要表现为持续性咳嗽，X线示肺纹理增多、排列紊乱和肺气肿，易与本病混淆。患儿具有过敏体质，肺功能激发和舒张试验有助于鉴别。

（4）肺结核：一般有结核接触史，结核菌素试验阳性，X线示肺部结核病可资鉴别。

【治疗】

采用综合治疗，原则为控制炎症、改善通气功能、对症治疗、防止和治疗并发症。

（一）一般治疗

室内空气要流通，温度18℃～20℃，湿度60%为宜。给予营养丰富的饮食，重症患儿进食困难者，可给予肠道外营养。经常变换体位，以减少肺部淤血，促进炎症吸收。注意隔离，以防交叉感染。应注意水和电解质的补充，纠正酸中毒及电解质紊乱。

（二）抗感染治疗

1. 抗生素治疗

（1）选择抗生素：①肺炎链球菌：青霉素敏感者首选青霉素或羟氨苄青霉素（阿莫西林）；青霉素低度耐药者仍可首选青霉素，但剂量要加大，青霉素过敏者选用红霉素类。②金黄色葡萄球菌：甲氧西林敏感者首选苯唑西林钠或氯唑西林钠，耐药者选用万古霉素或联用利福平。③流感嗜血杆菌：首选阿莫西林加克拉维酸（或加舒巴坦）。④大肠埃希菌和肺炎杆菌：首选头孢曲松或头孢噻肟，铜绿假单胞菌肺炎首选替卡西林加克拉维酸。⑤肺炎支原体和衣原体：首选大环内酯类抗生素，如红霉素、罗红霉素及阿奇霉素。

（2）用药时间：一般应持续至体温正常后5～7天，症状、体征消失后3天停药。支原体肺炎至少使用抗菌药物2～3周。葡萄球菌肺炎在体温正常后2～3周可停药，一般总疗程≥6周。

2. 抗病毒治疗 ①三氮唑核苷（病毒唑）：可滴鼻、雾化吸入、肌注和静脉点滴，肌注和静点剂量为10～15mg/（kg · d），可抑制多种RNA和DNA病毒。②α－干扰素（IFN－α）分为人白细胞α－干扰素和基因工程α－干扰素；常用基因工程α－干扰素肌注，5～7天为1个疗程，亦可雾化吸入。

（三）对症治疗

1. 氧疗 有缺氧表现，如烦躁、口周发绀时需吸氧，多用鼻前庭导管给氧，经湿化的氧气的流量为0.5～1L/min，氧浓度不超过40%。新生儿或婴幼儿可用面罩、氧帐、鼻塞给氧，面罩给氧流量为2～4L/min，氧浓度为50%～60%。

2. 保持呼吸道通畅 ①祛痰剂：复方甘草合剂。②雾化吸入：α－糜蛋白酶可裂解痰液中的黏蛋白，使痰液易排出。

3. 防治心力衰竭 除镇静、给氧外，要增强心肌的收缩力，减慢心率，增加心搏出量；减轻体内水钠潴留，以减轻心脏负荷。

4. 防治腹胀 伴低钾血症者应及时补钾。如系中毒性肠麻痹，应禁食、胃肠减压，皮下注射新斯的明，每次0.04mg/kg；亦可联用酚妥拉明（0.3～0.5mg/kg）及阿拉明（0.25mg/kg），加入5%葡萄糖20～30ml静滴，2小时后可重复应用，一般2～4次可缓解。

5. 其他 高热患儿可用物理降温，如35%酒精擦浴，冷敷，冰袋放在腋窝、腹股沟及头部，口服扑热息痛等。若伴烦躁不安可予氯丙嗪、异丙嗪，每次各0.5～1mg/kg。

（四）应用糖皮质激素

1. 适应证 中毒症状明显；严重喘憋；伴有脑水肿、中毒性脑病、感染性休克、呼吸衰竭及胸膜有渗出的病例。

2. 常用药物 琥珀酸氢化可的松5～10mg /（kg · d），或地塞米松0.1～0.3mg /（kg · d），加入适量液体中静滴，疗程3～5日。

第七节　口腔白色念珠菌病

口腔白色念珠菌病即鹅口疮，又称雪口病，为白色念珠菌感染在黏膜表面形成白色斑膜的疾病。多见于新生儿和婴幼儿，营养不良、腹泻、长期使用广谱抗生素或激素的患儿常有此症。新生儿多由产道感染或因哺乳时奶头不洁及污染的乳具感染。

【临床表现】

可见口腔黏膜表面覆盖白色乳凝块样小点或小片状物，可逐渐融合成大片，不易擦去，周围无炎症反应，强行剥离后局部黏膜潮红、粗糙、可有溢血，不痛，不流涎，一般不影响吃奶，无全身症状；重症则整个口腔均被白色斑膜覆盖，甚至可蔓延到咽、喉头、食管、气管、肺等处而危及生命。重症患儿可伴低热、拒食、吞咽困难。取白膜少许放玻片上加10%氢氧化钠1滴，在显微镜下可见真菌的菌丝和孢子。

【治疗】

一般不需口服抗真菌药物。可用2%碳酸氢钠溶液于哺乳前后清洁口腔，或局部涂抹10万~20万U/ml制霉菌素鱼肝油混悬溶液，每日2~3次。亦可口服肠道微生态制剂，纠正肠道菌群失调，抑制真菌生长。预防应注意哺乳卫生，适当增加维生素B_2和C。

第八节　疱疹性口腔炎

疱疹性口腔炎为单纯疱疹病毒I型感染所致。多见于1~3岁小儿，发病无明显季节差异。从患者的唾液、皮肤病变和大小便中均能分离出病毒。

【临床表现】

起病时发热可达38℃~40℃，1~2天后，齿龈、唇内、舌、颊黏膜等各部位口腔黏膜出现单个或成簇的小疱疹，直径约2mm，周围有红晕，迅速破溃后形成溃疡，有黄白色纤维素性分泌物覆盖，多个溃疡可融合成不规则的大溃疡，有时累及软腭、舌和咽部。由于疼痛剧烈，患儿可表现出拒食、流涎、烦躁，所属淋巴结经常肿大，有压痛。体温在3～5天后恢复正常，病程约1～2周。局部淋巴结肿大可持续2～3周。

本病应与疱疹性咽峡炎鉴别，后者大都为柯萨奇病毒所引起，多发生于夏秋季。常骤起发热及咽痛，疱疹主要发生在咽部和软腭，有时见于舌，但不累及齿龈和颊黏膜，此点与疱疹性口腔炎迥异。

【治疗】

保持口腔清洁，多饮水，禁用刺激性药物。局部可涂疱疹净抑制病毒，亦可喷撒西瓜霜、锡类散等。为预防继发感染可涂2.5%～5%金霉素鱼肝油。疼痛严重者可在餐前用2%利多卡因涂抹局部。食物以微温或凉的流质为宜。发热时可用退热剂，有继发感染时可用抗生素。

第九节　小儿腹泻

小儿腹泻，或称腹泻病，是一组由多病原、多因素引起的以大便次数增多和大便性状改变为特点的消化道综合征。是我国婴幼儿最常见的疾病之一。6个月～2岁婴幼儿发病率高，是造成小儿营养不良、生长发育障碍和死亡的主要原因之一。

【病因】

（一）感染性因素

1. 病毒感染　80%婴幼儿腹泻由病毒感染引起。主要为轮状病毒（rota-virus），其次有肠道病毒（包括柯萨奇病毒、埃可病毒、肠道腺病毒）、诺伏克病毒、冠状病毒、星状和杯状病毒等。

2. 细菌感染（不包括法定传染病）　①致腹泻大肠埃希菌：根据能引起腹泻的大肠埃希菌的不同致病毒性和发病机制，已知的菌株可分为5组。包括：致病性大肠埃希菌、产毒性大肠埃希菌、侵袭性大肠埃希菌、出血性大肠埃希菌、黏附-积聚性大肠埃希菌。②空肠弯曲菌。③耶尔森菌。④其他：沙门菌（主要为鼠伤寒和其他非伤寒、副伤寒沙门菌）、嗜水气单胞菌、难辨梭状芽孢杆菌、金黄色葡萄球菌、铜绿假单胞菌、变形杆菌等均可引起腹泻。

3. 真菌　致腹泻的真菌有念珠菌、曲菌、毛霉菌，小儿以白色念珠菌多见。

4. 寄生虫　常见为蓝氏贾第鞭毛虫、阿米巴原虫和隐孢子虫等。

（二）非感染因素

1. 食饵性腹泻　多为人工喂养儿，常因喂养不定时，饮食量不当，突然改变食物品种，或过早喂给大量淀粉或脂肪类食品引起。

2. 症状性腹泻　如患中耳炎，上呼吸道感染、肺炎、肾盂肾炎、皮肤感染或急性传染病时，可由于发热和病原体的毒素作用而并发腹泻。

3. 过敏性腹泻　如对牛奶或大豆（豆浆）过敏而引起腹泻。对牛奶过敏者较多。

4. 其他　原发性或继发性双糖酶缺乏，活力降低（主要为乳糖酶），肠道对糖的消化吸收不良，使乳糖积滞引起腹泻；气候突然变化、腹部受凉肠蠕动增加；天气过热消化液分泌减少等都可能诱发消化功能紊乱致腹泻。

（三）其他因素

1. 消化系统发育尚未成熟　胃酸和消化酶分泌少，酶活力偏低，不能适应食物质和量的较大变化；生长发育快，所需营养物质相对较多，胃肠道负担重，容易发生消化道功能紊乱。

2. 机体防御功能差　①婴儿胃酸偏低，胃排空快，对进入胃内的细菌杀灭能力较弱。②血清免疫球蛋白（尤其是 IgM、IgA）和胃肠道分泌型 IgA 均较低。③新生儿出生后尚未建立正常肠道菌群，或由于使用抗生素等引起肠道菌群失调时，均易患肠道感染。

3. 人工喂养　家畜乳中虽有一些体液因子（SIgA、乳铁蛋白）、巨噬细胞和粒细胞，但在加热过程中被破坏，而且人工喂养的食物和食具极易受污染，故人工喂养儿肠道感染发生率明显高于母乳喂养儿。

【发病机制】

（一）感染性腹泻

病原微生物随污染的食物或饮水进入消化道，或可通过污染的日用品、手、玩具或带菌者传播。能否引起肠道感染，取决于宿主防御机能的强弱、感染菌量的大小及微生物的毒力。

1. 细菌性肠炎　肠道感染的病原菌不同，发病机制亦不同。

（1）肠毒素性肠炎：各种产生肠毒素的细菌可引起分泌性腹泻，如霍乱弧菌、产肠毒素性大肠埃希菌、空肠弯曲菌、金黄色葡萄球菌、产气荚膜杆菌等。病原体侵入肠道后，一般仅在肠腔内繁殖，黏附在肠上皮细胞刷状缘，不侵入肠黏膜。细菌在肠腔中释放2种肠毒素，一种为不耐热肠毒素；另一种为耐热肠毒素，使肠上皮细胞减少Na^+和水的吸收、促进Cl^-分泌。两者均使小肠液总量增多，超过结肠的吸收限度而发生腹泻，排出大量无脓血的水样便，导致患儿脱水和电解质紊乱。

（2）侵袭性肠炎：各种侵袭性细菌感染可引起渗出性腹泻，如志贺菌属、沙门菌属、侵袭性大肠埃希菌、空肠弯曲菌、耶尔森菌和金黄色葡萄球菌等均可直接侵袭小肠或结肠肠壁，使黏膜充血、水肿、炎症细胞浸润引起渗出和溃疡等病变。患儿排出含有大量白细胞和红细胞的菌痢样粪便；结肠由于炎症病变而不能充分吸收来自小肠的液体，且某些致病菌还会产生肠毒素，故亦可发生水样泻。

2. 病毒性肠炎 各种病毒侵入肠道后，在小肠绒毛顶端的柱状上皮细胞上复制，使细胞发生空泡变性和坏死，绒毛肿胀变短，脱落，致使小肠黏膜回吸收水分和电解质的能力受损，肠液在肠腔内大量积聚而引起腹泻。同时，发生病变的肠黏膜细胞分泌双糖酶不足，活性降低，使食物中糖类消化不全而积滞在肠腔内，并被细菌分解成小分子的短链有机酸，使肠液的渗透压增高；双糖的分解不全亦造成微绒毛上皮细胞钠转运的功能障碍，两者均造成水和电解质的进一步丧失。

（二）非感染性腹泻

主要由饮食不当引起，当进食过量或食物成分不恰当时，消化过程发生障碍，食物不能被充分消化和吸收而积滞在小肠上部，使肠腔内酸度降低，有利于肠道下部的细菌上移和繁殖，使食物发酵和腐败（即所谓内源性感染），使消化功能更为紊乱。分解产生的短链有机酸使肠腔内渗透压增高（渗透性腹泻），并协同腐败性毒性产物刺激肠壁使肠蠕动增加导致腹泻、脱水和电解质系紊乱。

【临床表现】

不同病因引起的腹泻其临床特点和临床过程常不同，临床上可根据其病程长短、病情轻重来观察。连续病程在2周以内的腹泻为急性腹泻，病程在2周~2个月以内的腹泻为迁延性腹泻，病程在2个月以上的为慢性腹泻。

（一）急性腹泻

1. 轻型 常由饮食因素及肠道外感染引起，起病可急可缓，以胃肠道症状为主，食欲减退，溢奶，大便次数增多，每日数次到10次左右，稀便或带少量水分，淡黄或绿色，稍有酸味，有时有少量黏液，精神尚好，无脱水及全身中毒症状，偶有低热、恶心、呕吐，体重不增或略降，有时尿少。

2. 中型与重型　多由肠道内感染引起。常急性起病，也可由轻型腹泻逐渐加重转变而来，除有较重的胃肠道症状外，还有较明显的脱水、电解质紊乱和全身中毒症状。

（1）胃肠道症状：腹泻频繁，每日大便十数次至数十次，多为黄色水样便或蛋花样便，量多，每次数毫升至数十毫升，常有呕吐，每日1~2次至十数次，个别严重者可吐咖啡样沉渣，早期食欲减退，以后加重，严重者拒食，多数有发热。

（2）水、电解质及酸碱平衡紊乱症状

1）脱水：①脱水程度：可分为轻度、中度和重度脱水三种类型。其中轻度脱水失水量约为体重的3%~5%（50ml/kg），病儿精神较差或不安，皮肤稍干燥，弹性稍差，眼窝及前囟略凹陷，哭有泪，口腔黏膜干燥，尿量稍减少。中度脱水失水量约为体重的5%~10%（50~100ml/kg），病儿精神萎靡或烦躁不安，皮肤苍白，干燥，弹性较差，眼窝及前囟凹陷明显，哭时泪少，口腔黏膜干燥，四肢稍凉，脉速，尿量明显减少。重度脱水失水量约为体重的10%以上（100~120ml/kg），病儿精神极度萎靡、表情淡漠、嗜睡、朦胧或昏迷、皮肤发灰、干燥、四肢发凉、脉细数微弱、皮肤出现花纹等休克征。②脱水性质：有等渗性、低渗性和高渗性脱水三种。其中等渗性脱水病儿烦躁，嗜睡，眼窝及前囟凹陷，皮肤弹性低，黏膜干燥，血压下降，脉搏增快，四肢发凉，尿量减少。患儿大多营养状况良好，腹泻时间短，血钠为130~150mmol/L。低渗性脱水：患儿虚弱，嗜睡，惊厥，昏迷，眼窝前囟凹陷明显，皮肤弹性极差，黏膜略干燥，血压极低，脉快细弱，四肢发凉，尿量减少或无尿。大多营养较差，吐泻严重，病程长，血钠低于130mmol/L。高渗性脱水：患儿烦躁不安，剧烈口渴，高热，肌张力高，惊厥，眼窝前囟稍凹陷，皮肤弹性尚好，黏膜明显干燥，血压稍低，四肢热或冷，尿少而比重高。多发生于病程短，供水不足，出汗或曾口服大量含钠液的情况下，血钠高于150mmol/L。

2）电解质失调：①低钾血症：表现为精神萎靡，四肢无力，肌张力低下，腱反射消失，严重者表现为瘫痪。肠蠕动减少，故肠鸣音弱，腹胀，严重者肠麻痹可致肠梗阻。心音低钝，心率减慢，心律不齐，严重者心力衰竭、心脏扩大。心电图改变多见：T波低平，ST段下移，Q-T间期延长，出现U波。②低钙血症：表现为烦躁，惊跳，手足搐搦或惊厥。③低镁血症：极少数久泻和营养不良的患儿出现缺镁症状，常在脱水及电解质紊乱纠正后出现，表现为烦躁，震颤，惊厥，血清镁低于0.75mmol/L。

3）酸碱平衡紊乱：主要是代谢性酸中毒，患儿表现为精神萎靡，呼吸深快，但无鼻翼扇动，新生儿及小婴儿呼吸改变不明显，口唇樱红；如有循环衰竭，可表现为口唇紫绀，严重者可致昏迷。

3. 几种常见类型肠炎的临床特点

（1）轮状病毒肠炎：常发生于秋季，又称秋季腹泻，呈散发或小流行。经粪－口传播，也可通过气溶胶形式经呼吸道感染而致病。潜伏期1～3天，多发生在6～24个月的婴幼儿，4岁以上者少见。起病急，常伴发热和上呼吸道感染症状，无明显感染中毒症状。病初即有呕吐，常先于腹泻；大便次数多，量多，水分多，黄色水样或蛋花样便，带少许黏液，无腥臭味；常并发脱水、酸中毒及电解质紊乱。近年有报道，轮状病毒感染可有神经系统症状和心肌酶谱异常等。本病为自限性疾病，数日后呕吐渐停，腹泻减轻，不喂乳类的患儿恢复更快，自然病程一般7～10天，少数较长。大便镜检偶有少量白细胞；感染后1～3天即有大量病毒自大便中排出，最长可达6天；血清抗体一般在感染后3周上升。

（2）大肠埃希菌肠炎：多发生在5～8月气温较高季节，可在新生儿室、托儿所甚至病房内流行。营养不良儿、人工喂养儿或更换饮食时更易发病。致病性大肠埃希菌肠炎和产毒性大肠埃希菌肠炎大便呈蛋花样或水样，混有黏液，常伴呕吐，严重者可伴发热、脱水、酸中毒及电解质紊乱；侵袭性大肠埃希菌肠炎可排出痢疾样黏液脓血便，常伴恶心、呕吐、腹痛和里急后重，可出现严重的全身中毒症状甚至休克；出血性大肠埃希菌肠炎开始为黄色水样便，后转为血水便，有特殊臭味，伴腹痛，大便镜检有大量红细胞，一般无白细胞。

（3）空肠弯曲菌肠炎：多发生在夏季，可散发或暴发流行，6个月～2岁婴幼儿多见，为人畜共患的疾病，以侵袭性感染为主，发病急，症状与细菌性痢疾相似，表现为恶心、呕吐、腹痛、排黏液脓血便，有腥臭味，大便镜检有大量白细胞及数量不等的红细胞。

（4）耶尔森菌小肠结肠炎：多发生在冬春季节，以粪－口途径传播为主，常累及婴儿和较大儿童，可散发或暴发流行；症状因年龄而异，可有水样便、黏液脓血便伴里急后重，大便镜检有红细胞及白细胞。可引起淋巴结肿大，产生肠系膜淋巴结炎，症状可与阑尾炎相似，也可引起咽痛和颈淋巴结炎。

（5）鼠伤寒沙门菌小肠结肠炎：夏季发病率高，多见于2岁以下的婴幼儿，尤其是新生儿和1岁以内的婴儿，常引起暴发流行。发病较急，临床表现轻重不一，有恶心、呕吐、腹痛、腹泻、腹胀、发热；每日大便数次至数十次，呈稀糊状、带有黏液甚至脓血，性质多变，有特殊臭味，镜检有红细胞、白细胞和脓细胞。

（6）抗生素诱发的肠炎：由于不恰当地滥用抗生素，引起肠道菌群紊乱，微生态失衡，肠道内耐药的金黄色葡萄球菌、铜绿假单胞菌、变形杆菌、某些梭状芽孢杆菌和白色念珠菌大量繁殖而引起肠炎。营养不良、免疫功能低下、长期应用肾上腺皮质激素者更易发病。婴幼儿病情多较重。其中金黄色葡萄球菌肠炎中毒症状重，典型大便为暗绿色，量多带黏液，少数为血便。大便镜检有大量脓细胞和成簇的 G^+ 球菌，培养有葡萄球菌生长。真菌性肠炎多为白色念珠菌感染，2 岁以下婴幼儿多见。常并发于其他感染，或肠道菌群失调时。病程迁延，常伴鹅口疮。大便次数增多，黄色稀便，泡沫较多带黏液，有时可见豆腐渣样细块（菌落）。大便镜检有真菌孢子和菌丝。

（二）慢性腹泻

病因复杂，多因肠道感染未得到控制，长期滥用各种广谱抗生素引起肠道菌群失调和继发真菌感染；或因喂养不当，胃肠功能紊乱等引起。有些患儿可因营养物质过敏、酶缺陷、免疫缺陷、药物因素、先天畸形等引起。

其临床表现为腹泻迁延不愈，病情反复，腹泻次数和性状常不稳定。吐泻频繁时可出现水、电解质紊乱。持续日久病人可伴有慢性营养紊乱、精神萎靡、食欲低下、消瘦、贫血、多种维生素缺乏，容易发生呼吸道、中耳、泌尿道、皮肤等继发感染。

【诊断】

根据大便呈水样稀便、黏液便或脓血便（必备条件），大便次数增多等临床表现即可作出腹泻的诊断。无条件者可根据大便性状、粪便镜检、发病年龄及流行季节估计最可能的病原，以作为用药的参考依据。有条件者应进行细菌、病毒、寄生虫及原虫病原学检查，作出明确的病原学诊断。另外，还应根据病程作出急性腹泻或慢性腹泻的诊断。

【治疗】

腹泻病的治疗原则是：调整饮食；预防和纠正脱水；合理用药；加强护理，预防并发症。

（一）急性腹泻的治疗

1. 饮食疗法　应强调继续饮食，满足生理需要，补充疾病消耗，以缩短腹泻后的康复时间，应根据疾病的特殊病理生理状况、个体消化吸收功能和平时的饮食习惯进行合理调整。母乳喂养的婴儿继续哺乳，暂停辅食；人工喂养儿可喂以等量米汤或稀释的牛奶或其他代乳品，由米汤、粥、面条等逐渐过渡到正常饮食。有严重呕吐者可暂时禁食 4 ~6 小时（不禁水），待好转后继续喂食，由少到多，由稀到稠。病毒性肠炎多有双糖酶缺乏（主要是乳糖酶），对疑似病例可暂停乳类喂养，改为豆制代乳品、或发酵奶、或去乳糖奶粉以减轻腹泻，缩短病程。腹泻停止后继续给予营养丰富的饮食，并每日加餐一次，共2周。

2. 纠正水、电解质紊乱及酸碱失衡

（1）口服补液：ORS可用于腹泻时预防脱水及纠正轻、中度脱水。轻度脱水口服约50～80ml/kg，中度脱水约80～100ml/kg，于8～12小时内将累计损失量补足。脱水纠正后，可将ORS用等量水稀释按病情需要随时口服。因ORS为2/3张液，故有明显呕吐、腹胀、休克、心肾功能不全等患儿不宜采用口服补液。

（2）静脉补液：适用于中度以上脱水、吐泻严重或腹胀的患儿。输用溶液的成分、量和滴注持续时间，必须根据不同的脱水程度和性质决定，同时要注意个体化，结合年龄、营养状况、自身调节功能而灵活掌握。

第一天补液：①总量：包括补充累积损失量、继续损失量和生理需要量，一般轻度脱水约为90～120ml/kg、中度脱水约为120～150ml/kg、重度脱水约为150～180ml/kg，对少数营养不良，肺炎、心肾功能不全的患儿应根据具体病情分别做较详细的计算。②溶液种类：溶液中电解质溶液与非电解质溶液的比例应根据脱水性质（等渗性、低渗性、高渗性）分别选用，一般等渗性脱水用1/2张含钠液、低渗性脱水用2/3张含钠液、高渗性脱水用1/3张含钠液。若临床判断脱水性质有困难时，可先按等渗性脱水处理。③输液速度：主要取决于脱水程度和继续损失的量和速度，对严重脱水有明显周围循环障碍者应先快速扩容，20ml/kg等渗含钠液，30～60分钟内快速输入。累积损失量（扣除扩容液量）一般在8～12小时内补完，约每小时8～10ml/kg。脱水纠正后，补充继续损失量和生理需要量时速度宜减慢，于12～16小时内补完，约每小时5ml/kg。若吐泻缓解，可酌情减少补液量或改为口服补液。④纠正酸中毒：因输入的混合液中已含有一部分碱性溶液，输液后循环和肾功能改善，酸中毒即可纠正。也可根据临床症状结合血气分析测定结果，另加碱性液纠正。对重度酸中毒可用1.4%碳酸氢钠扩容，兼有扩充血容量及纠正酸中毒的作用。⑤纠正低钾：有尿或来院前6小时内有尿即应及时补钾；补钾的量约0.2～0.3g/（kg·d），即10%氯化钾2～3ml/（kg·d），用其1/2量加入溶液中静脉滴注，浓度一般为0.2%～0.3%，一般不超过0.3%，即每100ml溶液中最多加10%氯化钾3ml；输入速度不宜过快，约每分钟10滴，每日静脉补钾时间，不应少于8小时；切忌将钾盐静脉推入，否则易导致高钾血症，危及生命。细胞内的钾浓度恢复正常要有一个过程，因此纠正低钾血症需要有一定时间，一般静脉补钾要持续4～6天。能口服时可改为口服补充。⑥纠正低钙、低镁：出现低钙症状时可用10%葡萄糖酸钙（每次1～2ml/kg，最大量≤10ml）加5%～10%葡萄糖20～40ml稀释后缓慢静注。低镁者用25%硫酸镁每次按0.1ml/kg深部肌肉注射，每6小时1次，每日3～4次，症状缓解后停用。

第二天及以后的补液：经第一天补液后，脱水和电解质紊乱已基本纠正，第二天及以后主要是补充继续损失量（防止发生新的累计损失）和生理需要量，继续补钾，供给热量。一般可改为口服补液。若腹泻仍频繁或口服量不足者，仍需静脉补液。补液量需根据吐泻和进食情况估算，并供给足够的生理需要量，用1/3～1/5张含钠液补充。继续损失量是按“丢多少补多少”、“随时丢随时补”的原则，用1/2～1/3张含钠溶液补充。将这两部分相加于12～24小时内均匀静滴。仍要注意继续补钾和纠正酸中毒的问题。

3. 药物治疗

（1）控制感染：①水样便腹泻（约占70%）多为病毒或产毒素性细菌感染，一般不用抗生素。②如伴有明显中毒症状不能用脱水解释者选用抗生素治疗。③黏液脓血便患者（约占30%）多为侵袭性细菌感染，可选用口服庆大霉素、多粘菌素E、黄连素、氯霉素、痢特灵、复方新诺明、丁胺卡那霉素等。一般只选用一种，不主张联用。如用药48～72小时病情未见好转，可能有耐药，再考虑换另一种抗生素。婴幼儿选用氨基糖苷类及其他副作用较明显的抗生素时应慎重。④金黄色葡萄球菌肠炎、伪膜性肠炎，应立即停用原用抗生素，选灭滴灵、万古霉素、利福平等口服。真菌性肠炎首先停用抗生素，选用制霉菌素、酮康唑或克霉唑等抗真菌药物。⑤阿米巴痢疾及蓝氏贾第鞭毛虫肠炎采用灭滴灵口服。⑥隐孢子虫肠炎采用大蒜素口服。

（2）微生态疗法：有助于恢复肠道正常菌群的生态平衡，抑制病原菌定植和侵袭，有助于控制腹泻。常用双歧杆菌、嗜酸乳杆菌和粪链球菌制剂。

（3）肠黏膜保护剂：能吸附病原体和毒素，维持肠细胞的吸收和分泌功能；与肠道黏液糖蛋白相互作用可增强其屏障功能，阻止病原微生物的攻击，如蒙脱石粉。

（4）避免用止泻剂：如洛派丁醇，它可抑制胃肠动力，增加细菌繁殖和毒素的吸收，对于感染性腹泻有时是很危险的。

（二）迁延性与慢性腹泻的治疗

1. 病因治疗　因迁延性与慢性腹泻常伴有营养不良和其他并发症，病情较为复杂，必须积极寻找病因，针对病因进行治疗，切忌滥用抗生素，避免顽固的菌群失调，同时预防和治疗脱水、纠正水电解质和酸碱平衡紊乱。

2. 营养治疗　此类患儿多有营养障碍，继续喂养对促进疾病恢复、肠黏膜损伤的修复、胰腺功能的恢复、微绒毛上皮细胞双糖酶的产生等有益，是必要的治疗措施，禁食是有害的。

（1）继续母乳喂养。

（2）调整饮食：6个月以下婴儿用牛奶加等量米汤或水稀释，或用发酵奶（即酸奶），也可用奶－谷类混合物，每天喂6次，以保证足够热卡。6个月以上婴幼儿可用已习惯的平常饮食，如选用加有少量熟植物油、蔬菜、鱼末或肉末的稀粥、面条等，由少到多，由稀到稠。双糖不耐受（也称糖原性腹泻）患儿可采用豆浆（每100ml鲜豆浆加5～10g葡萄糖）、酸奶或去乳糖配方奶粉。应用无双糖饮食后腹泻仍不改善时，需考虑过敏性腹泻的可能性，如对牛奶或大豆蛋白过敏，应改用其他饮食。

（3）要素饮食：是肠黏膜损伤患儿最理想的食物，由氨基酸、葡萄糖、中链甘油三酯、多种维生素和微量元素组合而成。即使在严重黏膜损害、胰消化酶、胆盐缺乏的情况下仍能吸收与耐受，应用时的浓度和量视患儿临床状态而定。

（4）静脉营养：少数严重患儿不能耐受口服营养物质，可采用静脉高营养。

3. 药物治疗

（1）抗生素：仅适用于分离出特异病原的病例，并要根据药物敏感试验结果选择药物。

（2）微生态疗法：目的在于恢复肠道正常菌群的生态平衡，抵御病原菌定殖侵袭，有利于控制腹泻，可选用促菌生、回春生、增菲康、乐托尔等。

（3）补充微量元素与维生素：锌、铁、维生素PP、A、B_{12}和叶酸，有助于肠黏膜的修复。

4. 中医治疗 中医辨证论治有良好疗效，并可配合推拿、捏脊、针灸和磁疗等。

【预防】

1. 提倡母乳喂养，合理喂养，及时、正确添加辅食。
2. 对于生理性腹泻小儿，应避免不适当的药物治疗。
3. 养成良好卫生习惯，注意食品及食具卫生，严格水源管理。
4. 避免滥用抗生素。
5. 发现患儿早隔离治疗，以免传播。
6. 轮状病毒肠炎已有口服疫苗，接种疫苗是理想的预防方法。

第十节　室间隔缺损

室间隔缺损指先天心室之间有一异常交通，是最常见的先天性心脏病，在我国约占小儿先天性心脏病的一半。它可单独存在，也可与其他心脏畸形同时存在。根据缺损位置的不同，可分为以下4种类型：①位于室上嵴上方，肺动脉瓣或主动脉瓣下，又称干下型缺损；②位于室上嵴下方；③位于三尖瓣的后方；④位于室间隔肌部。②③两型又称室间隔膜部缺损。缺损可以只有一个，也可同时存在几个缺损。

【病理生理】

由于左心室压力高于右心室，室间隔缺损所引起的分流是自左向右，所以一般无青紫。分流导致肺循环血量增加，使左心房和左心室的负荷加重。随着病情的发展或分流量大时，可产生肺动脉高压。此时自左向右分流量减少，最后出现双向分流或左向右分流而呈现青紫。当肺动脉高压显著，产生自右向左分流时，临床出现持久性青紫，称艾森曼格综合征。

【临床表现】

临床表现取决于缺损的大小。

小型缺损（缺损<0.5cm），因分流量较小，患儿可无明显症状，生长发育不受影响。体检于胸骨左缘第3~4肋间听到响亮粗糙的全收缩期杂音，肺动脉第二音稍增强（有部分缺损可自然关闭）。

中型缺损（缺损约0.5~1.0cm），左向右分流多，体循环血流量减少，影响生长发育，患儿消瘦、乏力、气短，易患肺部感染，体检心界扩大，胸骨左缘第3~4肋间可闻及Ⅲ~Ⅳ级粗糙的全收缩期杂音，向心前区广泛传导，并可在杂音最响处触及收缩期震颤，肺动脉第二音增强，易导致心力衰竭。

大型缺损（缺损>1.0cm）伴有肺动脉高压者，右心室压力亦显著增高，此时右心室肥大较明显，分流减少，当出现右向左分流时，患儿呈现青紫，此时心脏杂音较轻而肺动脉第二音明显亢进。

室间隔缺损易并发支气管炎、支气管肺炎、充血性心力衰竭、肺水肿和亚急性细菌性心内膜炎。膜部和肌部的室间隔缺损有自然闭合的可能（约20%~50%），一般发生在5岁以下，尤其是1岁以内。干下型室间隔缺损未见自然闭合者。

【辅助检查】

1. 胸部X线检查 小型缺损者无明显改变。中、大型缺损者心脏增大，以左心室增大为主，左心房也常增大，晚期可出现右心室增大。肺动脉段突出，肺血管影增粗。

2. 心电图 小型缺损者正常或轻度左心室肥大。中、大型缺损者左心室肥大或伴有右心室肥大。

3. 超声心动图 可见左心室、左心房和右心室内径增大，主动脉内径缩小。二维超声心动图可显示室间隔回声中断，并可提示缺损的位置和大小。多普勒彩色血流显像可直接见到分流的位置、方向和区别分流的大小，还能确诊多个缺损的存在。

4. 右心导管检查 右心室血氧含量明显高于右心房，右心室和肺动脉压力升高。少有心导管可通过缺损进入左心室。

【治疗要点】

缺损小者不一定需要治疗，但应定期随访。中型缺损临床上有症状者宜于学龄前期在体外循环心内直视下做修补术。大型缺损在6个月以内发生难以控制充血性心力衰竭和反复罹患肺炎、生长缓慢者应予以手术治疗。6个月~2岁的婴幼儿，虽然心力衰竭能控制，但肺动脉压力持续升高、大于体循环的1/2，或2岁以后肺循环血量与体循环血量的比>2∶1，亦应及时手术修补缺损。

第十一节　房间隔缺损

房间隔缺损是指两心房间隔有异常交通。约占先天性心脏病发病总数的20%~30%，女性较多见。由于小儿时期症状较轻，不少患者到成年后才被发现。根据解剖病变的不同可分为卵圆孔未闭、第1孔未闭型缺损、第2孔未闭型缺损，以后者常见。房间隔缺损可合并其他心血管畸形，较常见的有肺静脉畸形引流入右心房。

【病理生理】

出生后随着肺循环血量的增加，左心房压力超过右心房压力，分流自左向右，分流量的大小取决于缺损的大小和两侧心室顺应性。分流造成右心房和右心室负荷过重而产生右心房和右心室增大，肺循环血量增多和体循环血量减少。分流量大时可产生肺动脉压力升高，晚期当右心房压力大于左心房压力时，则可产生右向左分流，出现持续性青紫。第一孔未闭型缺损伴有二尖瓣关闭不全时，左心室也增大。

【临床表现】

房间隔缺损的症状随缺损的大小而不同。缺损小者可无症状，仅在体检时发现胸骨左缘第2~3肋间有收缩期杂音。缺损大者由于体循环血量减少而表现为气促、乏力和影响生长发育，当哭闹、患肺炎或心力衰竭时，右心房压力可超过左心房，出现暂时性青紫。体检：可见体格发育落后、消瘦，心前区隆起，心尖搏动弥散，心浊音界扩大，胸骨左缘2~3肋间可闻及Ⅱ~Ⅲ级收缩期喷射性杂音，肺动脉瓣区第二音增强或亢进，并呈固定分裂。

【辅助检查】

1. 胸部X线检查　心脏外形呈轻至中度扩大，以右心房、右心室增大为主，肺动脉段突出，肺门血管影增粗，可见肺门“舞蹈”征，肺野充血，主动脉影缩小。

2. 心电图检查　典型心电图表现为电轴右偏和不完全性右束支传导阻滞，部分病例尚有右心房和右心室肥大。第一孔未闭伴二尖瓣关闭不全者，则左心室亦增大。

3. 超声心动图检查　示右心房和右心室内径增大。二维超声心动图可见房间隔回声中断，并可显示缺损的位置和大小。多普勒彩色血流显像可观察到分流的位置、方向且能估测分流的大小。

4. 心导管检查　可发现右心房血氧含量高于上、下腔静脉平均血氧含量。心导管可由右心房通过缺损进入左心房。

【治疗要点】

缺损较大，影响生长发育者，宜于学龄前做房间隔缺损修补术。亦可通过介入性心导管用扣式双盘堵塞装置、蚌状伞或蘑菇伞关闭缺损。

第十二节　动脉导管未闭

动脉导管未闭约占先天性心脏病发病总数的15%~20%，女性较多见。小儿出生后，随着呼吸的开始，肺循环压力降低，血氧分压提高，动脉导管于生后10~15小时在功能上关闭。多数婴儿于生后3个月左右解剖上亦完全关闭。若持续开放并出现左向右分流者，即为动脉导管未闭。

【病理生理】

根据未闭的动脉导管大小、长短和形态，一般分为三型：①管型；②漏斗型；③窗型。分流量的大小与导管的粗细及主、肺动脉之间的压差有关。由于主动脉压力高于肺动脉压力，故无论收缩期还是舒张期，血液自主动脉向肺动脉分流，肺循环血量增加，回流到左心房和左心室的血量也增多，出现左心房和左心室扩大，室壁肥厚。分流量大者，长期高压冲击造成肺动脉管壁增厚，肺动脉压力超过主动脉时，即产生右向左分流，肺叶的静脉血经动脉导管流向主动脉，动脉导管开口于降主动脉，故上半身无明显变化而造成下半身青紫，亦称差异性紫绀。

【临床表现】

临床症状取决于动脉导管的粗细。导管口径较细者，分流量小，临床可无症状，仅在体检时发现心脏杂音。导管较大者，分流量大，表现为气急、咳嗽、乏力、多汗、生长发育落后等。偶见扩大的肺动脉压迫喉返神经而引起声音嘶哑。

体检：可见患儿多消瘦，轻度胸廓畸形，胸骨左缘第2肋间可闻有粗糙响亮的连续性机器样杂音，占据整个收缩期和舒张期，向左上和腋下传导，可伴有震颤，肺动脉瓣区第二心音增强或亢进。婴幼儿期及合并肺动脉高压或心力衰竭时，主动脉与肺动脉舒张期压力差很小，可仅有收缩期杂音。因动脉舒张压降低，脉压多大于40mmHg，可有水冲脉、毛细血管搏动和股动脉枪击音等周围血管征。有显著肺动脉高压者可出现下半身青紫。

【辅助检查】

1. 胸部X线检查　导管口径较细、分流量小者可无异常发现。导管粗、分流量大者有左心室和左心房增大，肺动脉段突出，肺门血管影增粗，肺野充血。有肺动脉高压时，右心室亦增大，主动脉弓往往有所增大。

2. 心电图检查　导管细的心电图正常，导管粗和分流量大的可有左心室肥大和左心房肥大，合并肺动脉高压时右心室肥大。

3. 超声心动图检查　示左心房和左心室内径增宽，主动脉内径增宽，左心房内径/主动脉内径＞1.2，二维超声心动图有时可显示肺动脉与降主动脉之间有导管的存在，多普勒彩色血流显像可直接见到分流的方向和大小。

4. 右心导管检查　肺动脉血氧含量高于右心室，说明肺动脉部位有由左向右的分流。肺动脉和右心室的压力可正常或不同程度升高。部分患者心导管可通过未闭的动脉导管，由肺动脉进入降主动脉。

【治疗要点】

手术结扎或切断缝扎导管即可治愈，宜于学龄前施行，必要时任何年龄均可手术。近年来有应用非开胸治疗，可选择微型弹簧伞堵塞动脉导管以达到治疗目的。

第十三节 法洛四联症

法洛四联症是存活婴儿中最常见的青紫型先天性心脏病，其发病率占各类先天性心脏病的10%～15%。

法洛四联症由以下4种畸形组成：①肺动脉狭窄：以漏斗部狭窄多见；②室间隔缺损；③主动脉骑跨：主动脉骑跨于室间隔之上；④右心室肥厚：为肺动脉狭窄后右心室负荷增加的结果。以上4种畸形中以肺动脉狭窄最重要，对患儿的病理生理和临床表现有重要影响。

【病理生理】

由于肺动脉狭窄，血液进入肺循环受阻，引起右心室代偿性肥厚，右心室压力增高；狭窄严重时，右心室压力超过左心室，此时为右向左分流，血液大部分进入骑跨的主动脉。由于主动脉骑跨于两心室之上，主动脉除接受左心室的血液外，直接接受一部分来自右心室的静脉血，因而出现青紫。另外由于肺动脉狭窄，肺循环进行气体交换之血流量减少，更加重了青紫的程度。

【临床表现】

1. 症状 临床症状的严重程度与肺动脉狭窄程度成正比，主要表现为青紫，有些在生后不久即有青紫，以唇、球结合膜、口腔黏膜、耳垂、指（趾）等毛细血管丰富的部位明显。由于血氧含量下降，稍一活动，如吃奶、哭闹、走动等，即出现气急和青紫加重，患儿多有蹲踞症状，每于行走或活动时，因气急而主动下蹲片刻再行走。蹲踞时下肢屈曲，使静脉回心血量减少，减轻了心脏负荷，同时下肢受压，体循环阻力增加，使右向左分流减少，缺氧症状暂时得以缓解。由于患儿长期缺氧，致使指、趾端毛细血管扩张增生，局部软组织和骨组织也增生肥大，随后指（趾）末端膨大如鼓槌状，称杵状指（趾）。少数患儿由于脑缺氧可有头晕、头痛。婴儿有时在吃奶或哭闹后出现阵发性呼吸困难，严重者可引起突然昏厥、抽搐，这是由于在肺动脉漏斗部狭窄的基础上，突然发生该处肌肉痉挛，引起一时性肺动脉梗阻，使脑缺氧加重所致，称缺氧发作。此外由于长期缺氧、红细胞增加，血液黏稠度高，血流变慢引起脑栓塞，若为细菌性血栓，则易形成脑脓肿。

2. 体征 可见患儿发育落后，重者智能亦落后。心前区可隆起，胸骨左缘第2～4肋间可闻及Ⅱ～Ⅲ级喷射性收缩期杂音，一般以第3肋间最响，其响度取决于肺动脉狭窄度。狭窄重，流经肺动脉的血液少，杂音则轻而短。肺动脉第二音减弱或消失。

3. 并发症 常见并发症为脑血栓、脑脓肿和亚急性细菌性心内膜炎。

【辅助检查】

1. 实验室检查 周围血红细胞增多，血红蛋白和红细胞压积增高。

2. 胸部X线检查 心脏大小正常或稍增大。典型者心影呈靴形，系由右心室肥大，使心尖上翘和漏斗部狭窄使心腰凹陷所致。肺门血管影缩小，肺纹理减少，透亮度增加。

3. 心电图 心电轴右偏，右心室肥大，也可见右心房肥大。

4. 超声心动图 二维超声心电图可显示主动脉内径增宽并向右移位。右心室内径增大，流出道狭窄。左心室内径缩小。多普勒彩色血流显像可见右心室直接将血液注入骑跨的主动脉。

5. 心导管检查 导管较易从右心室进入主动脉，有时能从右心室入左心室。心导管从肺动脉向右心室退出时，可记录到肺动脉和右心室之间的压力差。根据压力曲线可判断肺动脉狭窄的类型。股动脉血氧饱和度降低，证明有右向左的分流存在。

6. 心血管造影 造影剂注入右心室，可见主动脉和肺动脉几乎同时显影。主动脉影增粗且位置偏前、稍偏右。此外，尚可显示肺动脉狭窄的部位、程度和肺血管的情况。

【治疗要点】

以根治手术治疗为主。手术年龄一般在2～3岁以上。在体外循环下作心内直视手术，切除流出道肥厚部分，修补室间隔缺损，纠正主动脉右跨。如肺血管发育较差不宜作根治手术，则以姑息分流手术为主，以增加肺血流量。待年长后一般情况改善时再作根治术。

缺氧发作时的紧急处理原则：发作轻者，置患儿于膝胸位即可缓解；重者需给予皮下注射吗啡0.1～0.2mg/kg，并及时吸氧和纠正酸中毒等处理，此外可口服普萘洛尔（心得安）1～3mg/kg预防其发作。

第五篇

其他临床科疾病

第一章　眼科基础与眼科疾病

第一节　眼科基础

眼科学是研究视觉器官（包括眼球、眼附属器、视路和视觉中枢）及其疾病发生、发展、诊断及治疗的临床学科。眼科疾病与全身疾病有密切的关系。眼科学基础包括眼的解剖学、组织胚胎学、生理学、生物化学、微生物学、免疫学、遗传学和流行病学等。

一、眼的应用解剖与生理

眼为视觉器官，包括眼球、视路和附属器三部分。眼球和视路完成视觉功能，眼附属器则起保护、运动等辅助作用。

（一）眼球

眼球（eye ball）近似球形，正常成年人眼球的前后径平均为24mm。垂直径较水平径略小，前后径最长。其前面较小部分是透明的角膜，其余大部分为乳白色的巩膜。

眼球位于眼眶前部，借眶筋膜与眶壁联系，周围有眶脂肪垫衬，以减少眼球震动。眼球前面有眼睑保护，后部受眶骨壁的保护。

正常眼球向前方平视时，一般突出于外侧眶缘 12 ~ 14mm。其突出度受人种、颅骨发育、眼屈光状态等因素影响。但两眼间相差通常不超过 2mm。由于眶外缘较上、下、内缘稍偏后，使眼球外侧部分暴露在眼眶之外，故易受外伤。

眼球由眼球壁和眼球内容物组成。临床上，通常将眼球含晶状体平面以前的部分称为眼前段（anterior segment），其后为眼后段（posterior segment）。

1. 眼球壁 眼球壁分为三层，外层为纤维膜，中层为葡萄膜，内层为视网膜。

（1）外层：前 1/6 为透明的角膜，后 5/6 为乳白色的巩膜，两者之间的移行处为角膜缘。

1）角膜（corner）：为透明的横椭圆形组织，位于眼球前极中央，略向前凸，横径约为 11.5 ~ 12mm，垂直径约 10.5 ~ 11mm。角膜前表面的曲率半径约为 7.8mm，后表面的曲率半径约为 6.8mm。角膜厚度中央部约 0.5 ~ 0.55mm，周边部约 1mm（图 5 - 1 - 1）。

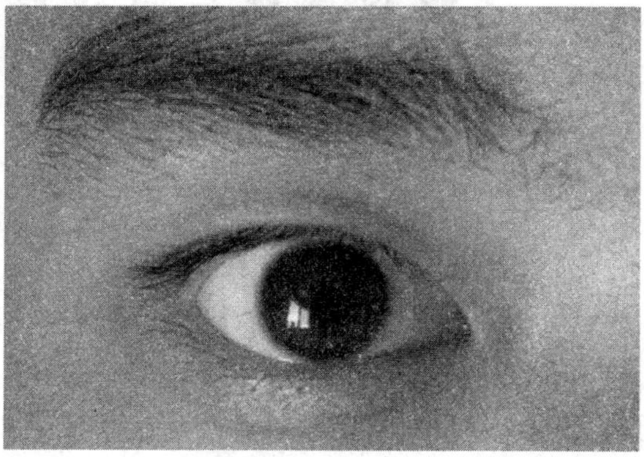

图 5 - 1 - 1　上眼睑、下眼睑、角膜、虹膜、瞳孔

角膜在组织学上分为 5 层，由前向后依次为：①上皮细胞层：厚约 35μm，约占整个角膜厚度的 10%，由 5 ~ 6 层鳞状上皮细胞组成，无角化，排列特别整齐，易与其内面的前弹力层分离。②前弹力层（Bowman's membrane）：厚约 12μm，为一层无细胞成分的均质透明膜。③基质层：厚约 500μm，约占角膜厚度的 90%，由 200 层排列规则的胶原纤维束薄板组成，其间有角膜细胞和少数游走细胞，并有黏蛋白和糖蛋白填充。④后弹力层（Descemet's membrane）：为较坚韧的均质透明膜，后弹力层坚固。成年人厚约 10 ~ 12μm。⑤内皮细胞层：厚约 5μm，为一单层六角形扁平细胞构成，细胞顶部朝向前房，基底面向后弹力层（图 5 - 1 - 2）。

2）巩膜（sclera）：质地坚韧，不透明，呈乳白色，由致密而相互交错的胶原纤维组成。巩膜向前与角膜相接，眼球后部与视神经交界处的巩膜分内、外两层，外 2/3 移行于视神经鞘膜，内 1/3 呈网眼状，称巩膜筛板，视神经纤维束由此处穿出眼球。巩膜厚度各处不同，眼外肌附着处最薄，仅为 0.3mm，视神经周围最厚，约为 1.0mm（图 5-1-3）。

巩膜在组织学上，自外向里分为 3 层：①表层巩膜：含有致密的血管结缔组织，角膜缘后的区域有巩膜内血管丛（房水静脉）。②巩膜实质层：几乎无血管。③棕黑板层。

巩膜表面被眼球筋膜（Tenon's capsule）所包裹，前面被球结膜覆盖。角膜、巩膜、结膜和筋膜在角膜缘处相互连接附着。

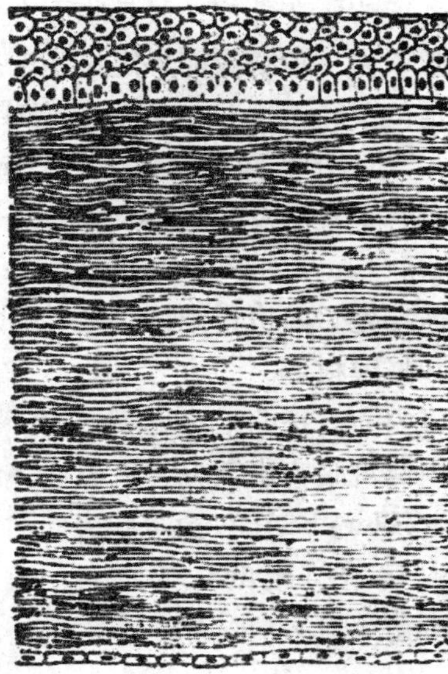

图 5-1-2　角膜组织学分层

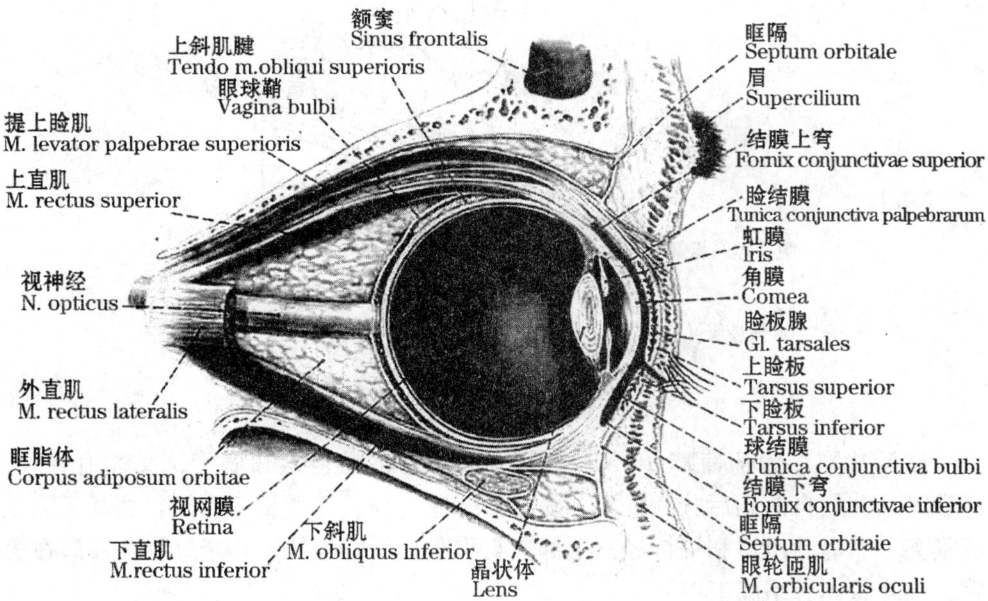

图 5-1-3　眼的解剖

3）角膜缘（limbus）：是角膜和巩膜两者的移行区。由于透明的角膜嵌入不透明的巩膜内，并逐渐过渡到巩膜，所以在眼球表面和组织学上没有一条明确的分界线。角膜缘在组织学上，是角膜干细胞所在之处，在解剖结构上，是前房角及房水引流系统的所在部位，又是临床上许多内眼手术切口的标志部位，因此十分重要。通常认为，角膜缘前界定位于连接角膜前弹力层止端与后弹力层止端的平面，后界定位于经过房角内的巩膜突或虹膜根部并垂直于眼表的平面，宽约1.5～2.5mm。外观上，角膜缘部为约1mm宽的前部半透明区，以及后部的白色巩膜区，包含有小梁网及Schlemm管等组织结构。

4）前房角（anterior chamber angle）：是前房的周边部分，位于周边角膜与虹膜根部的连接处。前房角结构包括：Schwalbe线、小梁网和Schlemm管、巩膜突、睫状带和虹膜根部。

在角膜缘内面有一凹陷称巩膜内沟，沟内有网状组织（小梁网）及Schlemm管。沟的后内侧巩膜突出部分为巩膜突。前房角的前外侧壁为角膜缘，从角膜后弹力层止端（Schwalbe线）至巩膜突；后内侧壁为睫状体的前端和虹膜根部。

前房角是房水排出的主要通道。前房内的房水通过前房角的小梁网及Schlemm管外流（图5－1－4）。

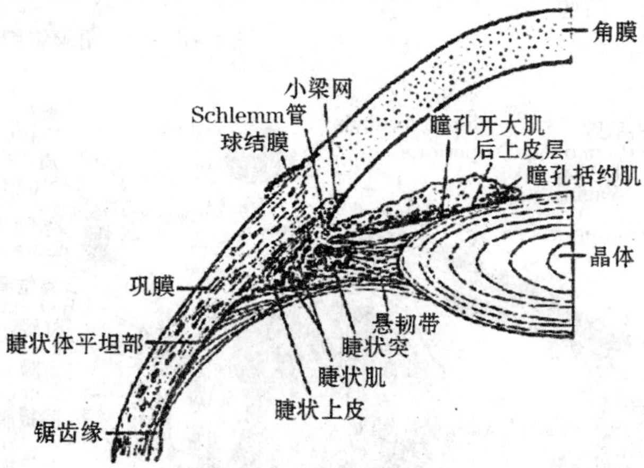

图5－1－4　前房角结构

（2）中层：为葡萄膜（uvea），因含有丰富的黑色素和血管，又称血管膜、色素膜。此层自前到后分为虹膜、睫状体和脉络膜，三者相互衔接。葡萄膜除在巩膜突、涡静脉出口和视神经三个部位与巩膜牢固附着外，其余处均存在潜在腔隙，称睫状体脉络膜上腔。

1）虹膜（iris）：是葡萄膜的最前部，位于晶状体前面，为一圆盘状膜，虹膜的中央有一个2.5～4mm的圆孔，称为瞳孔（pupil）。虹膜自睫状体伸展到晶状体前面，将眼球前部腔隙隔成前、后房，虹膜即悬在房水中。虹膜表面有辐射状凹凸不平的皱褶称虹膜纹理和隐窝。距瞳孔缘约1.5mm的虹膜上有一环形齿轮状隆起称为虹膜卷缩轮，此轮将瞳孔分为瞳孔区和睫状区。虹膜周边与睫状体连接处为虹膜根部，此部很薄，当眼球受挫伤时，易从睫状体上离断。由于虹膜位于晶状体的前面，当晶状体脱位或手术摘除后，虹膜失去依托，在眼球转动时可发生虹膜震颤。

虹膜主要由前面的基质层和后面的色素上皮层构成。①基质层：是由疏松结缔组织和虹膜色素细胞所组成的框架网，神经、血管走行其间。瞳孔括约肌（平滑肌）呈环形分布于瞳孔缘部的虹膜基质内，受副交感神经支配，司缩瞳作用。基质中色素上皮细胞内的色素含量决定虹膜的颜色，棕色虹膜色素致密，蓝色虹膜色素较少。②色素上皮层：分前后两层，两层细胞内均含致密黑色素，因此虹膜后面颜色深黑。在前层的扁平细胞前面分化出肌纤维，形成瞳孔开大肌（平滑肌），受交感神经支配，司散瞳作用。后层的色素上皮在瞳孔缘可向前翻转呈一条窄窄的环形黑色花边，称瞳孔领。

2）睫状体（ciliary body）：是葡萄膜的中间部分，位于虹膜根部与脉络膜之间，为宽约6～7mm的环状组织，其矢状面略呈三角形，巩膜突是睫状体基底部附着处。睫状体前1/3较肥厚，称睫状冠（pars plicata），宽约2mm，富含血管，内表面有70～80个纵行的放射状嵴样皱褶，称睫状突（ciliary processes）；后2/3薄而平坦，称睫状体扁平部（pars piana）。扁平部与脉络膜连接处呈锯齿状，称锯齿缘（ora serrata），为睫状体的后界。

睫状体主要由睫状肌和睫状上皮细胞组成。睫状肌由外侧的纵行、中间的放射状和内侧的环形三组肌纤维构成。纵行肌纤维向前分布可达小梁网。睫状肌是平滑肌，受副交感神经支配。睫状上皮细胞层由外层的色素上皮和内层的无色素上皮两层细胞组成。

3）脉络膜（choroid）：为葡萄膜的最后部，位于视网膜与巩膜之间，含有丰富的血管和黑色素细胞。前起锯齿缘，后止于视乳头周围，覆盖眼球后部。

脉络膜平均厚度0.25mm，脉络膜的血管因粗细可分为三层：外侧的大血管层；中间的中血管层；内侧的毛细血管层，借玻璃膜（Bruch's membrane）与视网膜色素上皮相连。睫状后长动脉、睫状后短动脉、睫状神经均经脉络膜上腔通过。血管神经穿过巩膜处，脉络膜与巩膜黏着紧密。

（3）内层：为视网膜（retina），是一层透明的薄膜，位于脉络膜的内侧。

视网膜是由胚胎时期神经外胚叶形成的视杯发育而来，视杯外层形成单一的视网膜色素上皮（retinal pigment epithelium，RPE）层，视杯内层则分化为视网膜神经感觉层（neurosensory retina），两者间有一潜在间隙，临床上视网膜脱离即由此分离。

视网膜后极部有一中央无血管的凹陷区，解剖上称为中心凹（fovea），因该区含有丰富的叶黄素，临床上称之为黄斑（macula lutea）。黄斑中央有一小凹（foveola），称为黄斑中心凹（fovea centralis），是视网膜上视觉最敏锐的部位。黄斑区色素上皮细胞含有较多色素，因此在检眼镜下颜色较暗，中心凹处可见的反光点，成为中心凹反射。距黄斑鼻侧约3mm处有一约1.5mm×1.75mm大小、境界清楚的橙红色圆形盘状结构，称为视乳头（optic papilla），又称视盘（optic disc），是视网膜上视觉神经纤维汇集组成视神经向视觉中枢传递穿出眼球的部位。视盘中央有一小的凹陷区，称为视杯或杯凹（optic cup）。视盘上有视网膜中央动、静脉通过。

RPE为排列整齐的单层六角形细胞，黄斑部较厚，周边部变薄。RPE细胞呈极性排列，基底部与脉络膜的Bruch膜紧密连接，细胞顶部有较多微绒毛，将光感受器的外节包埋于黏多糖间质中。

视网膜神经感觉层由外向内分别是：①视锥、视杆层：由光感受器细胞（视锥、视杆细胞）的内、外节组成。②外界膜：为一薄网状膜，由邻近的光感受器和Müller细胞的接合处形成。③外核层：由光感受器细胞核组成。④外丛状层：为疏松的网状结构，是视锥、视杆细胞的终球与双极细胞树突及水平细胞突起相连接的突触部位。⑤内核层：主要有双极细胞、水平细胞、无长突细胞及Müller细胞的细胞核组成。⑥内丛状层：主要是双极细胞、无长突细胞与神经节细胞相互接触形成突触的部位。⑦神经节细胞层：由神经节细胞核组成。⑧神经纤维层：由神经节细胞轴突即神经纤维构成。⑨内界膜：为介于视网膜和玻璃体间的一层薄膜，属于Müller细胞的基底膜（图5-1-5）。

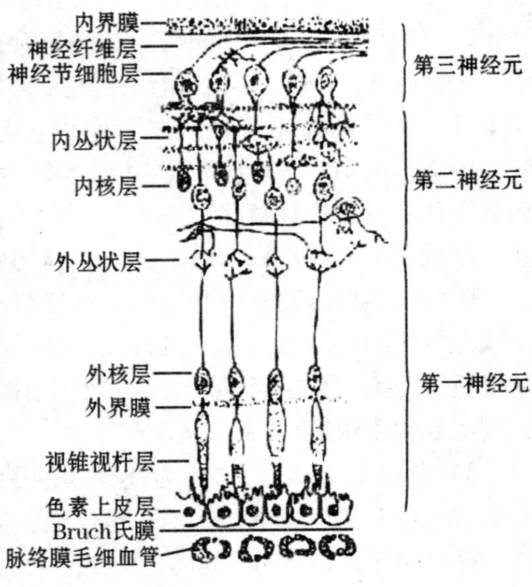

图5-1-5　视网膜结构层次

光感受器（photoreceptors）的组织结构包括外节、连接绒毛、内节、体部和突触五部分。每个外节由约700个扁平的膜盘堆积组成。视杆细胞外节为圆柱形，视锥细胞的外节呈圆锥形。膜盘不断脱落和更新。

光感受器的神经冲动经双极细胞传至神经节细胞。由神经节细胞发出的神经纤维（轴突）向视盘汇集。黄斑区纤维以水平缝为界，呈上下弧形排列到达视盘颞侧，此纤维束称视盘黄斑纤维束（简称盘斑束）。颞侧周边部纤维亦分成上下部分，分别在盘斑束之上、下进入视盘。视网膜鼻侧上、下部的纤维直接向视盘汇集。

2. 眼球内容　包括房水、晶状体和玻璃体三种透明物质，是光线进入眼内到达视网膜的通路，它们与角膜一并构成眼的屈光系统（图 5－1－6）。

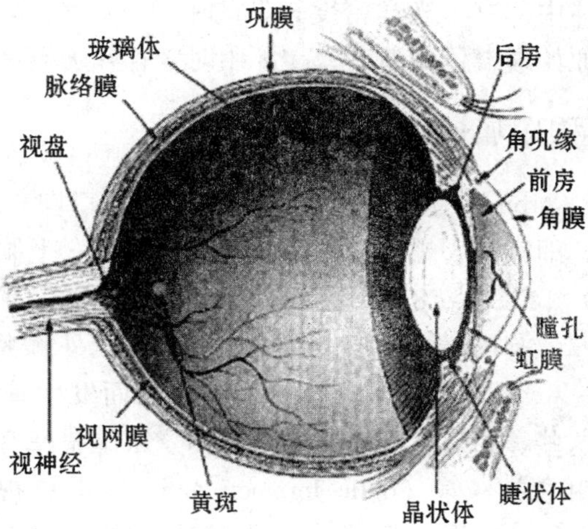

图 5－1－6　眼球

（1）房水（aqueous humor）：由睫状突产生，主要成分为水，约占总量的 98.75%，为眼内透明液体，充满前房与后房。前房（anterior chamber）指角膜后面与虹膜和瞳孔区晶状体前面之间的眼球内腔，容积约 0.2ml。前房中央部深约 2.5～3mm，周边部渐浅。后房（posterior chamber）为虹膜后面、睫状体内侧、晶状体悬韧带前面和晶状体前侧面的环形间隙，容积约 0.06ml。房水处于动态循环中，总量约占眼内容积的 4%。

（2）晶状体（lens）：为富有弹性的透明体，形似双凸透镜，位于瞳孔和虹膜后面，玻璃体的前面，由晶状体悬韧带与睫状体的冠部联系固定。晶状体直径约 9mm，晶状体前面的曲率半径约为 10mm，后面的曲率半径约 6mm。前、后两面交界处称晶状体赤道部，两面的顶点分别称晶状体前极和后极。

晶状体由晶状体囊和晶状体纤维组成。囊为一层具有弹性的均质基底膜，前囊比后囊厚约一倍，后极部最薄约为 4μm，赤道部最厚达 23μm。前囊和赤道部囊下有一层立方上皮，后囊下缺如。晶状体纤维为赤道部上皮细胞向前后极伸展、延长而成。一生中晶状体纤维不断生成并将旧的纤维挤向中心，逐渐硬化而形成晶状体核，晶状体核外较新的纤维称为晶状体皮质。晶状体富有弹性，随年龄增长晶状体核逐渐浓缩、增大，弹性逐渐减弱。

（3）玻璃体（viterous body）：为无色透明的胶质体，其主要成分为水，约占99%，充满玻璃体腔内，占眼球内容积的4/5，约4.5ml。玻璃体前面有一凹面称玻璃体凹，以容纳晶状体。其他部分与视网膜和睫状体相贴，其间以视盘边缘、黄斑中心凹周围及玻璃体基底部（即锯齿缘前2mm和后4mm区域）粘连紧密。玻璃体前表面和晶状体后囊之间有圆环形粘连，在青少年时粘连较紧密，老年时变松弛。玻璃体中部有一光学密度较低的中央管，称Cloquet管，从晶状体后极至视盘前，为原始玻璃体的遗留，在胚胎时曾存在玻璃体血管。

（二）眼眶及眼附属器（图5-1-3）

1. 眼眶 眼眶（orbit）为四边锥形的骨窝。其开口向前，尖朝向后略偏内侧，由7块骨构成，即额骨、蝶骨、筛骨、腭骨、泪骨、上颌骨和颧骨。成人眶深为40~50mm，容积为25~28ml。眼眶有四个壁：上壁、下壁、内侧壁和外侧壁。眼眶外侧壁较厚，其前缘稍偏后，眼球暴露较多，外侧视野开阔，但也增加了外伤机会。其他三壁骨质较薄，较易受外力作用而发生骨折，且与额窦、筛窦、上颌窦毗邻，这些鼻窦病变有时可累及眶内。眼眶骨壁有下列主要结构：

（1）视神经孔和视神经管（optic foramen and canal）：视神经孔为位于眶尖部的圆孔，直径4~6mm，视神经管由此孔向后内侧、略向上方通入颅腔，长4~9mm，管中有视神经、眼动脉及交感神经纤维通过。

（2）眶上裂（superior orbital fissure）：在眶上壁和眶外壁的分界处，位于视神经孔外下方，长约22mm，与颅中窝相通，有第Ⅲ、Ⅳ、Ⅵ颅神经、第Ⅴ颅神经第一支、眼上静脉和部分交感神经纤维通过。此处受损则累及通过的神经、血管，出现眶上裂综合征。

（3）眶下裂（inferior orbital fissure）：位于眶外壁和眶下壁之间，有第Ⅴ颅神经第二支、眶下神经及眶下静脉等通过。

（4）眶上切迹（或孔）与眶下孔：眶上切迹位于眶上缘的内1/3处，有眶上神经、第Ⅴ颅神经第一支（眼支）及血管通过。眶下孔位于眶下缘内1/3、离眶缘约4mm处，有眶下神经、第Ⅴ颅神经第二支通过。

此外，眶外上角有泪腺窝，内上角有滑车窝，内侧壁前下方有泪囊窝。泪囊窝前缘为泪前嵴，是泪囊手术的重要解剖标志。

眼眶内容纳眼球、眼外肌、泪腺、血管、神经和筋膜等组织，其间有脂肪填充，起软垫作用。眶内无淋巴管和淋巴结。眼眶前部有一弹性的结缔组织膜，连接眶骨膜和睑板，与眼睑形成隔障，称眶隔（orbital septum）。

2. 眼睑 眼睑（eye lids）位于眼眶前部，覆盖于眼球前部，分上睑和下睑，其游离缘称睑缘（palpebral margin）。上、下睑缘间的裂隙称睑裂（palpebral fissure)，其内外连接处分别称内眦和外眦。正常平视时睑裂高度约 8mm，上睑遮盖角膜上部 1～2mm。内眦处有一小的肉样隆起称泪阜，为变态的皮肤组织。睑缘有前唇和后唇。前唇钝圆，有 2～3 行排列整齐的睫毛，毛囊周围有皮脂腺（Zeis 腺）及变态汗腺（Moll 腺）开口于毛囊。后唇呈直角，与眼球表面紧密接触。两唇间有一灰色线，是皮肤与结膜的交界处。灰线与后唇之间有一排细孔，为睑板腺的开口。上、下睑缘的内侧端各有一乳头状突起，其上有一小孔称泪点。

（1）眼睑的层次：在组织学上，从外向内分为 5 层。

1）皮肤层：是人体最柔薄的皮肤之一，易形成皱褶。

2）皮下组织层：为疏松结缔组织和少量脂肪。肾脏疾病和局部炎症及出血时易出现水肿。

3）肌层：包括眼轮匝肌和提上睑肌。眼轮匝肌是横纹肌，肌纤维走行与睑裂平行呈环形，由面神经支配，司眼睑闭合。提上睑肌由动眼神经支配，提起上睑，开启睑裂。此肌起自眶尖视神经孔周围的总腱环，沿眶上壁至眶缘呈扇形分成前、中、后三部分：①前部为薄宽的腱膜穿过眶隔，止于睑板前面，部分纤维穿过眼轮匝肌止于上睑皮肤下，形成重睑；②中部为一层平滑肌纤维（Müller 肌），受交感神经支配，附着于睑板上缘（下睑 Müller 肌起于下直肌，附着于睑板下缘），在交感神经兴奋时睑裂开大；③后部亦为一腱膜，止于穹隆部结膜。

4）睑板层：为致密结缔组织所形成的半月状结构，两端借内、外眦韧带固定于眼眶内外侧眶缘上。睑板内有若干与睑缘垂直方向排列的睑板腺（Meibomian 腺），是全身最大的皮脂腺，开口于睑缘，分泌类脂质，参与泪膜的构成，对眼表面起润滑作用。

5）结膜层：紧贴睑板后面的透明黏膜，临床上称为睑结膜。

（2）眼睑的血供：有浅部和深部两个动脉血管丛，分别来自颈外动脉的面动脉分支和颈内动脉的眼动脉分支。离睑缘约 3mm 处形成睑缘动脉弓，睑板上缘处形成较小的周围动脉弓。浅部（睑板前）静脉回流到颈内和颈外静脉，深部静脉最终汇入海绵窦。由于眼睑静脉没有静脉瓣，因此，化脓性炎症有可能蔓延到海绵窦，从而导致严重的后果（图 5－1－7）。

（3）眼睑的淋巴：与静脉回流平行，眼睑外侧引流到耳前、腮腺淋巴结；眼睑内侧引流至颌下淋巴结。

（4）眼睑的感觉：三叉神经第一和第二支分别司上睑和下睑的感觉。

3. 结膜　结膜（conjunctiva）是一层薄的半透明黏膜，柔软光滑且富有弹性。结膜覆盖于眼睑后面（睑结膜）、部分眼球表面（球结膜）以及睑部到球部的反折部分（穹隆部分）。这三部分结膜形成一个以睑裂为开口的囊状间隙，称结膜囊（conjunctival sac）。近年研究认为，穹隆部结膜以及睑缘部结膜可能是结膜干细胞所在之处。

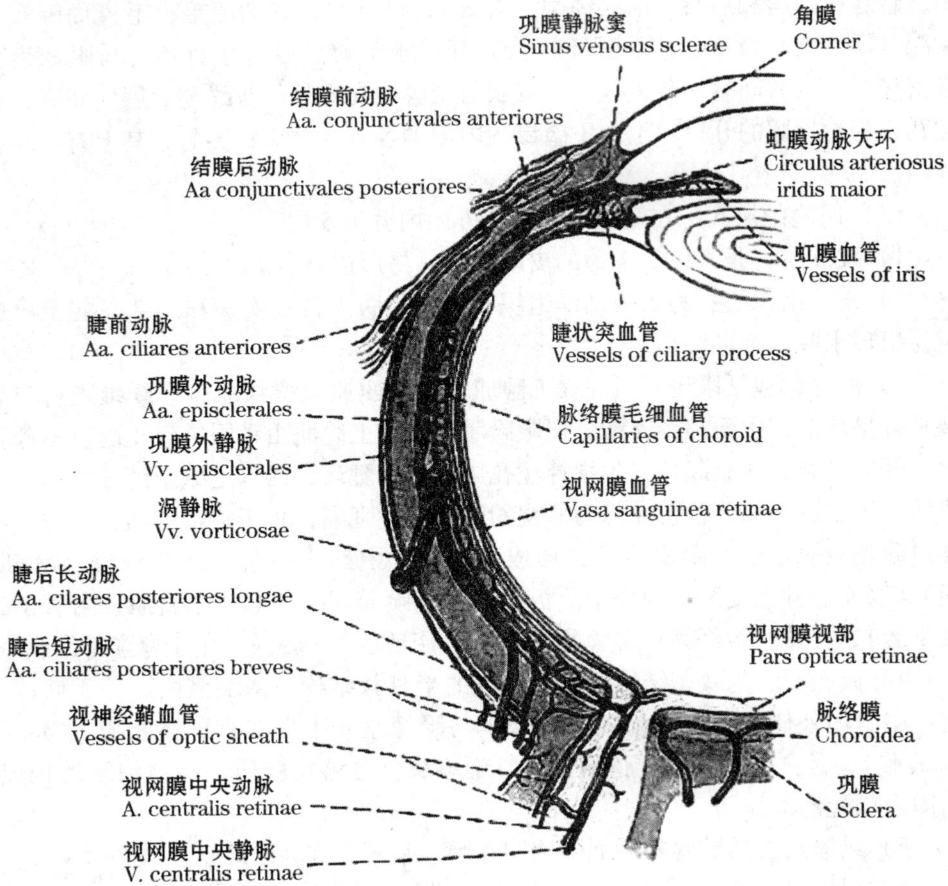

图 5－1－7　眼部主要血管分布

（1）睑结膜（palpebral conjunctiva）：与睑板牢固黏附，不能被推动。正常情况下可见小血管走行和透见部分睑板腺管。上睑结膜距睑缘后唇约 2mm 处，有一与睑缘平行的浅沟，称睑板下沟，此处较易存留异物。

（2）球结膜（bulbar conjunctiva）：与眼球筋膜疏松相连，易被推动。覆盖于眼球前部巩膜表面，止于角膜缘，是结膜的最薄和最透明部分。球结膜与巩膜间有眼球筋膜疏松相连，在角膜缘附近 3mm 以内与球筋膜、巩膜融合。在泪阜的颞侧有一半月形球结膜皱褶称半月皱襞，相当于低等动物的第三眼睑。

（3）穹隆结膜（fornical conjunctiva）：此部结膜组织疏松，多皱褶，便于眼球活动。上方穹隆部有提上睑肌纤维附着，下方穹隆部有下直肌鞘纤维融入。

结膜属于黏膜，在组织学上由不角化的鳞状上皮和杯状细胞组成，分为上皮层和固有层。①上皮层为2~5层，各部位的厚度和细胞形态不尽相同。睑缘部为扁平上皮，睑板到穹隆部由立方上皮逐渐过渡成圆柱形，球结膜呈扁平形，角膜缘部渐变为复层鳞状上皮，然后过渡到角膜上皮。杯状细胞是单细胞黏液腺，多分布于睑结膜和穹隆结膜的上皮细胞层内，分泌黏液。②固有层含有血管和淋巴管，分腺样层和纤维层。腺样层较薄，在穹隆部发育较好，含 Krause 腺、Wolfring 腺，分泌浆液。该层由纤细的结缔组织网构成，其间有大量淋巴细胞，炎症时易形成滤泡。纤维层由胶原纤维和弹力纤维交织而成，睑结膜缺乏纤维层。

结膜血管来自眼睑动脉弓及睫状前动脉。睑动脉弓穿过睑板分布于睑结膜、穹隆结膜和距角结膜缘4mm以外的球结膜，充血时称球结膜充血。睫状前动脉在角膜缘3~5mm处分出细小的巩膜上支组成角膜缘周围血管网，并分布于球结膜，充血时称睫状充血。两种不同充血对眼部病变部位的判断有重要意义。

第Ⅴ颅神经司结膜的感觉。

4. 泪器 泪器（lacrimal apparatus）包括泪腺和泪道两部分。

（1）泪腺（lacrimal gland）：位于眼眶外上角的泪腺窝内，长约20mm，宽约12mm。借结缔组织固定于眶骨膜上。提上睑肌外侧肌腱从中通过，将其分隔成较大的眶部泪腺和较小的睑部泪腺，正常时泪腺从眼睑不能触及。泪腺的排出管开口于外侧上穹隆结膜，约10~12根。泪腺是外分泌腺，产生浆液，每一腺体含腺细胞和肌上皮细胞。血液供应来自眼动脉分支的泪腺动脉。

泪腺神经有三种成分，其中第Ⅴ颅神经眼支的分支为感觉纤维，来自面神经中的副交感神经纤维和颅神经丛的交感神经纤维，司泪腺分泌。此外，尚有位于穹隆结膜的 Krause 腺和 Wolfring 腺，分泌浆液，称副泪腺。

（2）泪道（lacrimal passage）：是泪液的排出通道，包括上、下睑的泪点、泪小管、泪囊和鼻泪管。

1）泪点（lacrimal puncta）：是泪液引流的起点，直径为0.2~0.3mm的小孔。位于上、下睑缘后唇、距内眦约6.0~6.5mm的乳头状突起上，与眼球表面贴附（图5-1-8、图5-1-9）。

2）泪小管（lacrimal canaliculi）：是连接泪点与泪囊的小管，直径为0.3~0.5mm。从泪点开始后的1~2mm泪小管与睑缘垂直，然后呈一直角转为水平位，长约8mm。到达泪囊前，上、下泪小管多先汇合成泪总管，之后进入泪囊中上部，亦有直接进入泪囊的。

3）泪囊（lacrimal sac）：为一膜状囊，位于内眦韧带后面、泪骨的泪囊窝内。其上方为盲端，下方与鼻泪管相连接，长约10mm，宽约3mm。

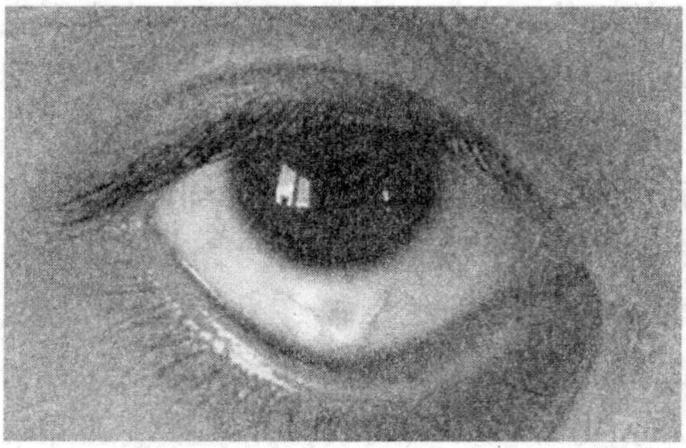

图 5－1－8　下泪小点

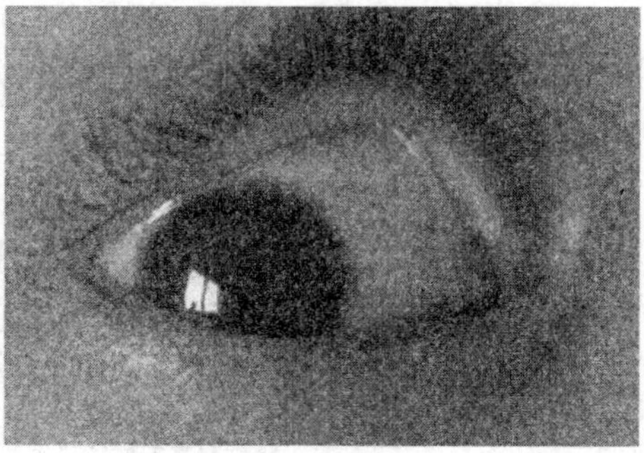

图 5－1－9　上泪小点

4）鼻泪管（nasolacrimal duct）：为泪囊下方的延续部分，位于骨性鼻泪管内，上接泪囊，向下后稍外走行，开口于下鼻道，全长约 18mm。鼻泪管下端的开口处有一半月形瓣膜，称 Hasner 瓣，有阀门作用。

泪液排出到结膜囊后，经眼睑瞬目运动分布于眼球的前表面，并汇集于内眦处的泪湖，再由接触表面的泪点和泪小管的虹吸作用，进入泪囊、鼻泪管到鼻腔，经黏膜吸收。在正常状态下，泪液每分钟分泌 0. 91 ~ 2. 2μl，如超过 100 倍，即使泪道正常，也会出现泪溢。当眼部遭到外来有害物质刺激时，则反射性地分泌大量泪液，以冲洗和稀释有害物质。

5. 眼外肌（extraocular muscles）　是司眼球运动的肌肉。每眼有 6 条眼外肌，包括 4 条直肌和 2 条斜肌。①4 条直肌为上直肌、下直肌、内直肌和外直肌，它们均起自眶尖部视神经孔周围的总腱环，向前展开越过眼球赤道部，分别附着于眼球前部的巩膜上。直肌止点距角膜缘不同，内直肌最近为 5. 5mm，下直肌为 6. 5mm，外直肌为 6. 9mm，上直肌最远为 7. 7mm。内、外直肌的主要功能是使眼球向肌肉收缩的方向转动。上、下直肌走向与视轴呈 23°角，收缩时除有使眼球上、下转动的主要功能外，同时还分别有内转内旋、内转外旋的作用。②2 条斜肌是上斜肌和下斜肌。上斜肌起自眶尖总腱环旁蝶骨体的骨膜，沿眼眶上壁向前至眶内上缘，穿过滑车向后转折，经上直肌下面到达眼球赤道部后方，附着于眼球的外上巩膜处。下斜肌起自眼眶下壁前内侧上颌骨板近泪窝处，经下直肌与眶下壁之间，向后外上伸展，附着于赤道部后外侧的巩膜上。上、下斜肌的作用力方向与视轴呈 51°角，收缩时的主要功能是分别使眼球内旋和外旋，其次要作用，上斜肌为下转、外转，下斜肌为上转、外转。

眼外肌为横纹肌。外直肌受第Ⅵ颅神经、上斜肌受第Ⅳ颅神经支配，其余眼外肌均受第Ⅲ颅神经支配。眼外肌的血液供应来自眼动脉分出的上、下肌支，泪腺动脉和眶下动脉。除外直肌由泪腺动脉分出的一支血管供给外，其余直肌均有两条睫状前动脉供给，并与睫状体内的动脉大环交通。

二、眼的生理生化及代谢

（一）泪膜

泪膜（tear film）为覆盖于眼球前表面的一层液体薄膜，为眼表结构的重要组成部分。分眼球前泪膜（结膜表面）和角膜前泪膜（角膜表面）。

1. 泪膜的结构 由外至内分为三层。①脂质层：为泪膜的最外层，主要有睑板分泌形成；②水液层：为泪膜的中层，是三层中最厚的一层，主要由泪腺和副泪腺分泌形成；③黏蛋白层：为泪膜的内层，主要由眼表上皮细胞及结膜的杯状细胞分泌形成。

2. 泪膜的成分 泪膜厚约 7μm，总量约 7.4μl，以每分钟 12% ~16% 速度更新，pH 值 6.5 ~ 7.6，渗透压（296 ~ 308）mOsm/L，含有 IgA、溶菌酶、β 溶素、乳铁蛋白、电解质等成分。

3. 泪膜的生理作用 润滑眼球表面，防止角膜结膜干燥，保持角膜光学特性，供给角膜氧气，以及冲洗、抵御眼球表面异物和微生物。

泪膜的成分改变、眼球表面的不规则以及眼睑与眼球间的运动不协调均可导致泪膜质或量的异常，从而造成泪膜的功能障碍。

（二）角膜

为维持角膜功能，需要充分的营养和代谢。

1. 角膜屈光作用 角膜是眼的主要屈光介质，相当于 43D 的凸透镜；角膜具有透明性，其组织结构排列非常规则有序；角膜含有丰富的感觉神经，感觉十分敏锐，因此具有良好的自我保护和修复特性。

2. 角膜的营养代谢 角膜无血管，角膜的营养代谢主要来自房水、泪膜和角膜缘血管网。上皮细胞的氧供来自泪膜，内皮细胞的氧供来自房水。能量物质主要是葡萄糖，大部分通过内皮细胞从房水中获取，约 10% 由泪膜和角膜缘血管供给。

3. 角膜各层修复作用 ①角膜上皮细胞具有极强的再生能力，损伤后修复快且不留痕迹，但如果累及到上皮细胞的基底膜，损伤愈合时间将大大延长。角膜缘处角膜上皮的基底细胞层含有角膜缘干细胞，在角膜上皮的更新和修复过程中起到重要作用。②前弹力层是胚胎期由基质中角膜细胞分泌形成，损伤后不能再生。③角膜基质层主要由Ⅰ型胶原纤维（直径 24 ~ 30mm）和细胞外基质组成，其规则有序的排列可使 98% 的入射光线通透。通常认为，基质层损伤后，组织修复形成的胶原纤维，其直径和纤维之间间隙改变，失去原先的交联结构，造成瘢痕。④后弹力层由内皮细胞分泌形成，系Ⅳ型胶原纤维，富有弹性，抵抗力较强，损伤后可再生，出生时较薄，随年龄增长变厚。⑤内皮细胞约100万个，随年龄增长而减少。细胞间形成紧密连接，组织房水进入细胞外间隙，具有角膜－房水屏障功能，能主动泵出水分，维持角膜相对脱水状况。内皮细胞几乎不进行有丝分裂，损伤后主要依靠邻近细胞的扩张和移行来填补缺损区。若角膜内皮细胞损伤较多，则失去代偿功能，将造成角膜水肿和大泡性角膜病变。

（三）虹膜睫状体

1. 虹膜的主要功能 是通过瞳孔反射路，使瞳孔缩小或扩大，以调节进入眼内的光线，保证视网膜成像清晰。瞳孔大小与年龄、屈光状态、精神状态、药物等因素有关。虹膜组织血管丰富，炎症时以渗出反应为主。

瞳孔光反射（light reflex）：是瞳孔检查的主要部分。它代表着虹膜和神经的功能是否正常。瞳孔光反射为照射一侧眼瞳孔时，光照侧的瞳孔缩小，称瞳孔直接光反射；对侧的瞳孔缩小称间接光反射。

光反射路径有传入和传出两部分：①传入路：光反射纤维开始与视觉纤维伴行，在外侧膝状体前离开视束，经四叠体上丘臂至中脑顶盖前核，在核内交换神经纤维后，一部分纤维绕中脑导水管，到同侧 Edingger－Westphal 核（E－W核），另一部分经后联合交叉到对侧 E－W 核。②传出路：两侧 E－W 核发出的纤维，随动眼神经入眶至睫状神经节，交换神经元后，由节后纤维随睫状短神经到眼球内瞳孔括约肌。

感觉神经：虹膜睫状体都含有感觉神经（三叉神经的眼支），通过睫状后长和后短神经发出分支，炎症时可引起疼痛。

瞳孔近反射（near reflex）：检查时先令被检查者向远方注视，然后令其注视近处15cm的物体，可见被检查者双眼向内集合，瞳孔同时缩小，称为近反射。此系大脑皮质的协调作用。其传入路与视路伴行达视皮质。传出路为视皮质发出的纤维，经枕叶－中脑束至中脑的 E－W 核和动眼神经的内直肌核，再随动眼神经到达瞳孔括约肌、睫状肌和内直肌，完成瞳孔缩小、调节和集合作用。

2. 睫状体的主要功能 ①睫状上皮细胞分泌和睫状突超滤过、弥散形成房水；②睫状肌舒缩，通过晶状体起调节作用。此外，还具有葡萄膜巩膜途径的房水外流作用。睫状上皮细胞间的紧密连接，是构成血－房水屏障（blood－aqueous barrier）的重要部分。

（四）房水

1. 房水的生成　房水由睫状体通过主动转运（约占75%）、超滤过和弥散等形式产生，生成速率约为1.5～3μl/min。

2. 房水的功能　具有维持眼内组织（晶状体、玻璃体、小梁网等）的代谢和调节眼压的作用。因睫状上皮细胞的血－房水屏障作用，房水中无血细胞，仅有微量蛋白，因此成为透明的屈光介质。血－房水屏障破坏时，房水中细胞、蛋白含量明显增加。

3. 房水的成分　房水中含有乳酸、维生素C、葡萄糖、肌醇、谷胱甘肽、尿素以及钠、钾、氯等，蛋白质含量甚微（仅0.2mg/ml）。此外，还含有一些生长调节因子，如TGF－β_1、TGF－β_2、aFGF、bFGF等。房水的氧分压约55mmHg，二氧化碳分压约40～60mmHg，pH值7.5～7.6。房水的流出速度约0.22～0.28μl/（min·mmHg）。

4. 房水的循环　房水由睫状体产生，进入后房，经瞳孔到达前房，再从前房角的小梁网进入Schlemm管，然后通过集液管和房水静脉，汇入巩膜表面的睫状前静脉，进入血循环。另有少部分从房角的睫状带经由葡萄膜巩膜途径引流（约占10%～20%）以及通过虹膜表面隐窝吸收（约占5%）。

（五）脉络膜

1. 脉络膜血循环　脉络膜血管丰富，血容量大，约占眼球血液总量的65%。它是由睫状后短动脉供血，涡静脉回流。其内层的毛细血管壁有小孔，通透性高，使营养和代谢产物容易透过，病原体也易经此扩散。在眼底血管造影中，小分子的荧光素易于渗漏，而大分子的吲哚菁绿造影剂不易渗漏，能较好显示脉络膜血管造影。

2. 脉络膜的作用　①营养视网膜外层；②因脉络膜富含黑色素，对眼球起到遮光和暗房的作用；③因丰富的血液供给，对眼部温度具有调节作用。

（六）晶状体

1. 晶状体的营养和代谢　晶状体是富有弹性的无血管透明组织，其营养主要来自房水和玻璃体。主要通过无氧糖酵解途径来获取能量。晶状体囊在代谢转运方面起重要作用。当晶状体囊受损或房水代谢变化时，晶状体代谢紊乱，透明度降低，晶状体将发生混浊，形成白内障。

2. 晶状体的功能　①晶状体是重要的眼屈光介质之一，相当于约19D的凸透镜，具有独特的屈光通透和折射功能，并且可滤去部分紫外线，对视网膜有保护作用。②晶状体悬韧带源于睫状体冠部和扁平部，附着在晶状体赤道部周围的前、后囊上，通过睫状肌的舒缩，共同完成眼的调节功能。

（七）玻璃体

1. 玻璃体成分与代谢 玻璃体为透明胶体，主要成分是水（占99%）和胶质。胶质的主要结构成分是呈细纤维网支架的Ⅱ型胶原和交织于其间的透明质酸黏多糖。正常情况下，玻璃体呈凝胶状态，代谢缓慢，不能再生，具有塑形性、黏弹性和抗压缩性。随着年龄增长，玻璃体的胶原纤维支架结构塌陷或收缩，称为玻璃体液化。

2. 玻璃体功能 ①是眼屈光介质的组成部分；②胶体的填充与保护作用；③对晶状体、视网膜等周围组织有支持、减震和代谢作用；④参与眼部分调节作用。

（八）视网膜

视网膜是眼的感光部分，在眼球壁的最内层。具有丰富的代谢和生理功能。

1. 视盘 是神经纤维聚合组成视神经的始端，没有光感受器细胞，因此无视觉功能，在视野中表现为生理盲点（图5－1－10）。

图5－1－10　视盘、黄斑、视网膜血管

2. 黄斑 是视网膜上视觉最敏锐的区域，此部位主要为视锥细胞，在神经传递上呈单线连接。因此，黄斑区病变时，视力明显减弱（图5－1－10）。

3. 视网膜色素上皮 为一单层六角形的立方细胞，具有多种复杂的生化功能。①储存、参与维生素A的转运代谢；②药物解毒、合成黑色素和细胞外基质；③在视网膜外层与脉络膜之间，选择性转送营养和代谢物质；④吞噬消化光感受器外节脱落的膜盘，起到光感受器活动的色素屏障等环境维持作用；⑤色素上皮细胞间的紧密连接可阻止脉络膜血管正常漏出液中大分子物质进入视网膜，即血－视网膜外屏障（与脉络膜的Bruch膜共同组成视网膜－脉络膜屏障）作用；⑥促进视网膜与脉络膜的解剖粘着。

4. 视网膜中的胶质细胞——Müller细胞 其纤维从外界膜纵向伸展到内界膜，贯穿神经感觉层，对视网膜结构起到支持和营养等作用。

5. 视信息的传递 在视网膜内形成的视觉神经冲动，以三级神经元传递，即光感受器－双极细胞－神经节细胞。神经节细胞轴突，即神经纤维，沿视路将视信息传递到外侧膝状体（第四级神经元），换元后再传向视中枢，形成视觉。

6. 光感受器　是视网膜上的第一级神经元，分视杆细胞和视锥细胞两种。①视锥细胞：感强光和色觉，约700万个，主要集中在黄斑区。在中心凹处只有视锥细胞，此区神经元的传递又呈单线连接，因此视力非常敏锐。离开中心凹后，密度即显著降低。所以当黄斑区病变时，视力明显下降。②视杆细胞：感弱光（暗视觉）和无色视觉。在中心凹处缺乏，距中心凹0.13mm处开始出现，并逐渐增多，在距中心凹5mm左右视杆细胞最多，再向周边又逐渐减少。当周边部视网膜病变时，视杆细胞受损则发生夜盲。

7. 感光色素　每个细胞外节内只有一种感光色素。①视杆细胞外节所含的感光色素为视紫红质（rhodopsin），是由顺－视黄醛和视蛋白相结合而成。在暗处，视紫红质再合成，能提高视网膜对暗光的敏感性。②视锥细胞含三种色觉感光色素：视紫蓝质（iodopsin）、视紫质、视青质，由另一种维生素A醛及视蛋白合成，在光的作用下起色觉作用。所以色觉是眼在明亮处视锥细胞的功能。黄斑部色觉敏感度最高，远离黄斑则色觉敏感度降低，周边部视网膜几乎无色觉，这与视锥细胞的分布相一致。

8. 色觉理论　其解释学说很多，目前公认的是在视网膜水平上的Young－Helmholtz三原色学说。正常色觉在视锥细胞中有感受三种波长光——长波（570nm）、中波（540nm）、短波（440nm）的感光色素，即对应为红、绿、蓝三原色。每一种感光色素主要对一种原色光发生兴奋，而对其余两种原色仅发生程度不等的弱反应。例如，在红色的作用下，感红光色素发生兴奋，感绿色光色素有弱的兴奋，感蓝色光色素兴奋更弱，因此构成色彩缤纷的色觉功能。如果视锥细胞中缺少某一种感光色素，则发生色觉障碍。

三、眼科检查

（一）视力检查

视力指识别形状的精确度，即视敏度（visual acuity），主要反映黄斑的视功能。

视力可分为远、近视力，后者为阅读视力。临床上又分为裸眼视力、矫正视力。裸眼视力，即患者不佩戴眼镜的视力；矫正视力，即验光试镜后的视力。临床诊断及视残评定的等级应以矫正视力为标准。在眼病流行病学调查中，采用日常视力为指标，即日常生活中经常佩戴或不佩戴眼镜的视力，它反映了受试者对视力的需求程度。视力好坏直接影响人的工作及生活能力。临床上通常将1.0的视力作为正常视力。一些发达国家将视力低于0.5称为视力损伤，作为能否驾车的标准。世界卫生组织的标准规定，患者的双眼矫正视力均低于 0.3 为低视力，矫正视力低于 0.05 为盲。

1. 视力表 我国现通用的为国际标准视力表。不论是远视力表，还是近视力表，国际标准视力表 1.0 视力的试标都是按照 1′角的标准设计的。即国际标准视力表 1.0 视力的标准，是看见 1′角空间变化的试标的视力。

（1）视力的表示方法：视力计算公式为 V = d/D，V 为视力，d 为实际看见某试标的距离，D 为正常眼应当能看见该试标的距离。我国一般采用小数表示法。如，国际标准视力表上 1.0 及 0.1 行的试标分别为 5m 及 50m 处检测 1′角的试标。如果在 5m 处才能看清 50m 处的试标，代入上述公式，其视力 = 5m/50m = 0.1。有些国家不采用小数表示法，而是直接按上述公式的分数表示。将视力表置于 6m（或 20 英尺）处，其视力记录为 6/6、6/12、6/30、6/60，或 20/20、20/40、20/100、20/200 等，若计算为小数分别为 1.0、0.5、0.2、0.1 等。

过去的分数或小数视力表存在着试标增进率不均及视力统计不科学的缺点。例如，视标 0.1 行比 0.2 行大 1 倍，而试标 0.9 行比 1.0 行仅大 1/9，视力从 0.1 提高到 0.2 困难，而视力从 0.9 提高到 1.0 容易。20 世纪 60 年代后期，我国缪天荣设计了对数视力表，视标阶梯按倍数递增，视力计算按数字级递减，相邻两行试标大小之恒比为 1.26 倍，这种对数视力表采用的是 5 分记录法。

国外的 LogMAR 视力表（logarithm of minimal angle of resolution）也是采用对数法进行试标等级的分级，但它的表示方法与缪氏对数视力表不同。对数分级的视力表设计科学，利于科研统计，而临床医生习惯于小数及分数的记录。所以，现代视力表的试标设计是采用对数分级，而记录时几种方法均采用。

（2）试标的种类：1′角试标是指试标的笔画或笔画间的空隙为 1′角，其整个试标为 5′角。试标的形态有多种，最常见的试标为 Snellen“E”形、英文字母或阿拉伯数字，还有 Landolt 带缺口的环形试标、儿童使用的简单图形试标等。

2. 视力检查法 视力表须按标准亮度的光线照明。远视力检查的距离为 5m，近视力检查的距离为 30cm。检查视力时须两眼分别进行，一般先右后左，先用手掌或小板遮盖左眼，检查并记录右眼视力，遮盖眼时不要压迫眼球。检查者用杆指着视力表的试标，嘱受试者说出或用手势表示该试标的缺口方向，逐行检查，找出受试者的最佳辨认行。如患者佩戴眼镜应分别记录裸眼视力、矫正视力。

（1）远视力检查：正常远视力标准为 1.0。①如果在 5m 处连最大的试标（0.1 行）也不能识别，则嘱患者向视力表走近，直到识别试标 0.1 为止。此时，再根据 V = d/D 的公式计算，如在 3m 处才看清 50m（0.1 行）的试标，其实际视力应为 V = 3m/50m = 0.06。②如走到视力表 1m 处不能识别最大的试标时，则检查指数。检查距离从1m开始，逐渐移近，直到能正确辨认为止，并记录该距离，如“指数/30cm”。③如指数在5cm处仍不能识别，则检查手动。④如果眼前手动不能识别，则检查光感。在暗室中用手电照射受试眼，另眼须用手掌捂紧不让透光，测试患者眼前能否感觉光亮，记录“光感”或“无光感”。记录看到光亮的距离，一般到5m为止。对有光感者还要检查光源定位。嘱患者向前方注视不动，检查者在受试眼1m处，上、下、左、右、左上、左下、右上、右下变换光源位置，用“+”、“-”表示光源定位的“阳性”、“阴性”。

(2) 小孔镜检查：如受试者视力低于1.0时，须加小孔镜检查，如视力有改进，则可能是屈光不正，戴小孔镜可降低屈光不正的影响，因此查小孔视力可作为眼病筛查的一种手段。如患者平时戴眼镜，应检查戴镜的矫正视力。

(3) 近视力检查：视力检查必须检查远、近视力，这样可以大致了解患者的屈光状态。近视患者，近视力检查结果好于远视力结果。老视或调节功能障碍的患者远视力正常，但近视力差。同时还可以较为正确地评估患者的活动及阅读能力，如有些患者虽然远视力很差并且不能矫正，但如将书本移近眼前仍可阅读书写。

(4) 儿童视力检查法：婴幼儿的视力检查对早期发现疾病、及时治疗有重要意义。对于婴幼儿需要耐心诱导和观察。虽然患儿难以合作，但可检查注视反射及跟随反射是否存在，大致了解其视力情况。新生儿有追随光及瞳孔对光反应；1月龄婴儿有主动浏览周围目标的能力；3个月时可双眼集合注视手指。交替遮盖法可发现患眼，当遮盖患眼时患儿无反应，而遮盖健眼时患儿试图躲避。

(二) 视野检查

视野（visual field）是当眼球向前方固视时，所见的空间范围。相对于视力的中心视锐度，它反映了周边视力。视野分为周边视野及中心视野，中心视野为距注视点30°以内的空间范围；周边视野为30°以外的空间范围。同视力一样，视野对人的工作及生活有很大的影响，视野狭小者不能驾车或从事较大范围活动的工作。世界卫生组织规定视野小于10°者，即使视力正常也属于盲。

视野检查对眼底病、视路病有重要的诊断价值。许多眼病及神经系统疾病可引起视野特征性改变。现代的视野检查法不但实现了标准化、自动化，而且与其他视功能（蓝黄色的短波视野、高通视野、运动觉视野、频闪光栅刺激的倍频视野等）检查相结合，在眼科疾病诊断中发挥着更大的作用。

1. 视野检查的种类

(1) 动态视野检查（kinetic perimetry）：用不同大小的试标，从周边不同方位向中心移动，记录下患者能感受到试标出现或消失的点，这些光敏感度相同的点构成了某一试标检测的等视线，由几种不同试标检测的等视线绘成了类似等高线描绘的“视野岛”。动态视野的优点是检查速度快，适用于周边视野的检查；缺点是小的、旁中心相对暗点发现率低。

（2）静态视野检查（static perimetry）：在视屏的各个设定点上，由弱至强增加试标亮度，病人刚能感受到的亮度即为该点的视网膜敏感度或阈值。电脑控制的自动视野计，使定量静态视野检查快捷、规范。

2. 常用的视野检查法

（1）简单对照法：此法以检查者的正常视野与受试者的视野作比较，以确定受试者的视野是否正常。方法为：检查者与患者面对面而坐，距离约1m。检查右眼时，受试者遮左眼，右眼注视医生的左眼，医生遮右眼，左眼注视受试者的右眼。医生将手指置于自己与患者的中间等距离处，分别从上、下、左、右各方位向中央移动，嘱患者发现手指出现时即告之，这样医生就能以自己的正确视野比较患者视野的大致情况。此法的优点是操作简便，不需仪器。缺点是不够精确，且无法记录供以后对比。注意：检查者视野必须正常。

（2）中心视野检查：应用简单的平面视野屏，检查中心30°动态视野。其黑色正方形屏布边长1m或2m，中心为注视点，屏两侧水平径线15°～20°，用黑线各缝一竖圆示生理盲点。检查时用不同大小的试标绘出各自的等视线。此检查可查出较小的中央视野缺损。

（3）周边视野检查：利用简单的弧形视野计检查患者动态周边视野。其底板为180°的弧形板，半径为33cm，其移动试标的钮与记录的笔是同步运行的，操作简便。

（4）Goldmann视野计：为半球形视屏投光式视野计，半球屏的半径为30cm，背景光为31.5asb，试标的大小及亮度都以对数梯度变化。试标面积是以0.6对数单位（4倍）变换，共6种。试标亮度以0.1对数单位（1.25倍）变换，共20个光阶。此视野计为以后各式视野计的发展提供了刺激光的标准指标。

（5）自动视野计：电脑控制的静态定量视野计，有针对青光眼、黄斑疾病、神经系统疾病的特殊检查程序，能自动监控受试者固视的情况，能对多次随诊的视野进行统计学分析，提示视野缺损是改善还是恶化。国外Octopus、Humphery视野计具有代表性。

自动视野计的检查方法有三大类：①阈上值检查，为视野的定性检查，分别以正常、相对暗点或绝对暗点表示。此方法检查快，但可靠性较低，主要用于眼病筛查。②阈值检查，为最精确的视野定量检查，缺点是每只眼约检查15min，病人易疲劳。③快速阈值检查，常用的TOP程序通过智能趋势分析，减少了检查步骤，每只眼检查仅需5min。

自动视野计判读结果的要点：①视野中央部分正常变异小，周边部分正常变异大。所以中央20°以内的暗点多为病理性的；视野25°～30°上、下方的暗点常为眼睑遮盖所致；30°～60°视野的正常变异大，临床诊断视野缺损时需谨慎。②孤立一点的阈值改变意义不大，相邻几个点的阈值改变才有诊断意义。③初次自动视野检查异常，可能是受试者未掌握测试要领，应该复查视野，如视野暗点能重复出来才能确诊缺损。④有的视野计有缺损的概率图，此图可辅助诊断。

3. 视野检查的影响因素　主要有三方面。①受试者方面：精神因素（如惊厥、注意力、视疲劳及视阈值波动），生理因素（如瞳孔直径、屈光间质混浊、屈光不正、缩瞳药等）。②仪器方面：存在动态与静态视野检查法的差异，平面屏与球面屏的差异，单点刺激与多点刺激的差异等。此外，背景光及试标不同，视阈值曲线就不同，如试标偏大，背景光偏暗，其视阈值曲线较平；反之，阈值曲线较尖。因此，随诊检测视野有否改变，必须采用同一视野计。③操作方面：不同操作者因检查方法和经验不同，为了使视野图典型化或诊断先入为主，人为地改变了视野的真实形态，造成假阳性。因时间、精力的限制，操作单调，有时检查敷衍草率，造成假阴性。自动视野计由电脑程序控制检测过程，无人为操作的偏差，但是自动视野初次检查的可靠性较差，受试者有一个学习、掌握的过程。

4. 正常视野　正常人动态视野平均值为：上方56°，下方74°，鼻侧65°，颞侧91°。生理盲点的中心，在注视点颞侧15.5°，水平中线下1.5°，其垂直径为7.5°，横径5.5°。生理盲点的大小及位置因人而稍有差异。在生理盲点的上、下缘均可见到有狭窄的弱视区，为视神经乳头附近大血管的投影。

5. 病理性视野　在视野范围内，除生理盲点外，出现其他任何暗点均为病理性暗点。

（1）向心性视野缩小：常见于视网膜色素变性、青光眼晚期、球后视神经炎（周围型）、周边部视网膜脉络膜炎等。癔病性视野缩小，有颜色视野颠倒、螺旋状视野收缩等现象。

（2）偏盲：以注视点为界，视野的一半缺损称为偏盲。它对视路疾病定位诊断极为重要。

1）同侧偏盲：多为视交叉以后的病变所致。有部分性、完全性和象限性同侧偏盲。部分性同侧偏盲最多见，缺损边缘呈倾斜性，双眼可对称、也可不对称。上象限性同侧偏盲见于颞叶或距状裂下唇的病变；下象限性同侧偏盲则为视放射上方纤维束或距状裂上唇病变所引起。同侧偏盲的中心注视点完全二等分者，称为黄斑分裂，见于视交叉后视束的病变。偏盲时，注视点不受影响，称为黄斑回避，见于脑皮质疾患。

2）颞侧偏盲：为视交叉病变所引起，程度不等，从轻度颞上方视野缺损到双颞侧全盲。

3）扇形视野缺损：①扇形尖端位于生理盲点，为中心动脉分支栓塞或缺血性视盘病变；②扇形尖端位于中心注视点为视路疾患；③象限盲为视放射的前部损伤；④鼻侧阶梯为青光眼的早期视野缺损。

4）暗点：①中心暗点：位于中心注视点，常见于黄斑部病变，球后视神经炎，中毒性、家族性视神经萎缩；②弓形暗点：多为视神经纤维束的损伤，常见于青光眼、有髓神经纤维、视盘先天性缺损、视盘玻璃疣以及缺血性视神经病变等；③环形暗点：见于视网膜色素变性、青光眼；④生理盲点扩大：见于视盘水肿、视盘缺损、有髓神经纤维、高度近视眼。

（三）裂隙灯活体显微镜检查

裂隙灯活体显微镜（slit – biomicroscope）由两大系统组成，即供照明的光源投射系统，以及供观察用的放大系统。用它可在强光下放大 10 ~ 16 倍检查眼部病变，不仅能使表浅的病变观察得十分清楚，而且可以调节焦点和光源宽窄，形成光学切面，可清楚地显示深部组织病变及其前后位置。若附加前置镜、接触镜、前房角镜、三面镜、视网膜镜，还可清晰地检查前房角、玻璃体和眼底。并可配备前房深度计、压平眼压计、照相机等，使其用途更为广泛。

裂隙灯显微镜检查应在暗室进行，其操作方法很多，常用的有：①直接焦点照明法：临床上常用，即将灯光焦点与显微镜焦点联合对在一起，将光线投射在结膜、巩膜或虹膜上，可见一个境界清楚的照亮区，以便细微地观察该区的病变。将裂隙光线照在透明的角膜或晶状体上，呈现一种乳白色的光学切面，借此可以观察其弯曲度、厚度，有无异物或角膜后沉着物，以及浸润、溃疡等病变的层次和形态。将光线调成细小光柱射入前房，可检查有无房水闪辉，又称 Tyndall 现象，即在房水中蛋白质增加或细胞渗入时，可见角膜与晶状体之间有一乳白色的光带。再将焦点向后移，还可观察晶状体有无混浊及混浊所在的层次，以及玻璃体前 1/3 内的病变。为观察眼底的病变，可采用前置镜检查，注意投射光轴与视轴间的角度在 30°以内。②角膜缘散射照法：将裂隙灯光照在角膜缘上，利用角膜的透明性，光线在角膜内部全反射。③后反射照明法：此法灯光的焦点与显微镜的焦点不在同一平面上，而是将灯光照在被检查目标的后方。此方法可发现角膜上皮或内皮水肿、角膜后沉着物、新生血管、轻微瘢痕以及晶状体空泡等。

（四）前房角镜检查

前房角镜是用于检查前房角的，它有直接和间接两型。直接型通过光线的折射进行检查。间接型需借助裂隙灯显微镜照明并放大，使房角结构清晰可见，在临床上广泛应用。

前房角镜下观察前房角可见三部分，即前壁、后壁及两壁所夹的隐窝。①前壁最前为 Schwalbe 线，为角膜后弹力层终止处，呈白色、有光泽、略微突起；继之为小梁网，上有色素附着，是房水排出的通路，巩膜静脉窦即位于它的外侧；前壁的终点为巩膜突，呈白色。②隐窝是睫状体前端，呈黑色，又称睫状体带。③后壁为虹膜根部。

判断前房角的宽窄与开闭对青光眼的诊断、分类、治疗及预防具有重要意义。

常用前房角分类法：①Shaffer 分类法：按所见虹膜平面与小梁表面所形成的夹角分类，此角 >20°为宽房角，不可能发生闭角型青光眼； <20°为窄角，有房角关闭的可能，且此角愈窄，发生闭角型青光眼的可能性愈大。②Scheie 分类法：在眼球处于原位时（静态），能看见房角的全部结构者为宽角，否则为窄角。并进一步将窄角分为 4 级，即静态能看到睫状体带者为窄Ⅰ，能看到巩膜突者为窄Ⅱ，能看到前部小梁者为窄Ⅲ，只能看到前界线者为窄Ⅳ。小梁被虹膜根部贴附粘连为房角堵闭，否则为房角开放。

此外，为了发现前房角的细小异物、新生物及新生血管等病变，也必须应用前房角镜。

（五）眼压测量

眼压测量（tonometry）包括指测法及眼压计测量法两种。

1. 指测法　此法是最简单的定性估计眼压方法，需要一定的临床实践经验。测量时，嘱患者两眼向下注视，检查者将两手食指放在上眼睑皮肤面，两指交替轻压眼球，像检查波动感那样，用指尖感觉眼球的张力，估计眼球硬度。初学者可触及自己的前额、鼻尖及嘴唇，粗略感受高、中、低 3 种眼压。正常眼压记录时以 Tn 表示，用 T_{+1} ~ T_{+3}表示眼压增高的程度，用 T_{-1} ~ T_{-3}表示眼压降低的程度。

2. 眼压计测量法　临床上常用的眼压计分为压陷式、压平式两种。常用的有以下几种：

（1）Schiotz 眼压计：目前在我国应用较为广泛。此眼压计为压陷式，其刻度的多少取决于眼压计压针压迫角膜凹陷的程度，所以测出的数值受到眼球壁硬度的影响。在眼球壁硬度显著异常者（如高度近视眼），会给出比实际偏低的数据。用两个砝码测量后，查表校对，可消除眼球壁硬度造成的误差。

（2）Goldmann 压平眼压计：这是目前国际通用的标准眼压计，附装在裂隙灯活体显微镜上，用显微镜观察，坐位测量。它属于压平式眼压计，在测量时仅使角膜压平而不下陷，所以不受眼球壁硬度的影响。但是近来的研究发现，中央角膜的厚度会影响其测量的眼压数值。中央角膜厚，眼压值会高估；中央角膜薄，眼压值会低估。

（3）Perkin 眼压计：此为手持式压平眼压计，检查时不需裂隙灯显微镜，受试者取坐位、卧位均可。

（4）非接触眼压计：此眼压计，不接触患者角膜，操作较易掌握，目前临床上应用较为普遍。其原理是利用可控的空气脉冲（其压力具有线性增加的特性），使角膜压平到一定面积，通过监测系统感受角膜反射的光线，并记录角膜压平到某种程度的时间，将其换算为眼压值。其优点是避免了眼压计接触角膜所致的交叉感染，适用于角膜表面麻醉剂过敏的患者。缺点是所测数值不够准确。

（六）检眼镜检查

常用的检眼镜（ophthalmoscope）有直接和间接两种。均应在暗室内进行检查。

1. 直接检眼镜检查　临床极为普及。检查时通常不需散瞳，若需详细检查则应散瞳。所见眼底为正像，放大 16 倍。

（1）彻照：用于观察眼的屈光间质有无混浊。将镜片转盘拨到 +8～+10D，距被检眼 10～20cm。正常时，瞳孔区呈橘红色反光。若屈光间质有混浊，红色反光中出现黑影。此时嘱患者转动眼球，如黑影移动方向与眼球转动方向一致，表明其混浊位于晶状体前方；反之，则位于晶状体后方；如不动则在晶状体上。

（2）眼底检查：彻照完毕后，将转盘拨到“0”处，距受检眼 2cm 处，因检查者及受检者屈光状态不同，需拨动转盘直到看清眼底为止。嘱患者向正前方注视，检眼镜光源经瞳孔偏鼻侧约 15°可检查视盘，再沿血管走向观察视网膜周边部，最后嘱患者注视检眼镜灯光，以检查黄斑部（图 5－1－11）。

（3）眼底检查记录：应记录视盘大小、形状（有无先天发育异常）、颜色（有无视神经萎缩）、边界（有否视盘水肿、炎症）和病理凹陷（青光眼）；视网膜血管的管径大小、是否均匀一致、颜色、动静脉比例（正常 2∶3）、形态、有无搏动及交叉压迫征；黄斑部及中心凹光反射情况；视网膜有无出血、渗出、色素增生或脱失，描述其大小、形状、数量等。对明显的异常可在视网膜图上绘出。

2. 双目间接检眼镜检查　与直接检眼镜相比，间接检眼镜放大倍数小（4

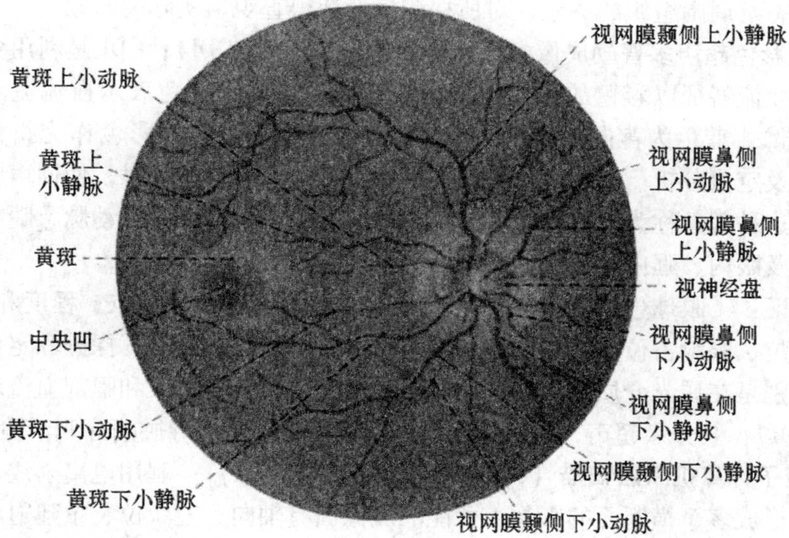

图5－1－11　眼底示意图

倍)，可见范围大，所见眼底为倒像，具有立体感。一般需散瞳检查。该检查可较全面地观察眼底情况，不易漏诊眼底病变。若辅以巩膜压迫器，可看到锯齿缘，有利于查找视网膜裂孔。因其能在较远距离检查眼底，可直视下进行视网膜裂孔封闭及巩膜外垫压等视网膜复位术的操作。主要适用于：①各类原发性、继发性视网膜脱离；②各类眼底疾患所致的隆起不平，如肿物、炎症、渗出和寄生虫等；③屈光间质透明时的眼内异物，尤其是睫状体扁平部异物；④屈光间质欠清或高度屈光不正，用直接检眼镜观察眼底困难等。

（七）眼科影像学检查

近年来，随着高科技的发展，眼科影像学发展很快，并逐渐成为眼科临床诊断的常用方法，为眼科疾病的诊断提供了重要依据。

1. 眼超声检查　眼科常用超声扫描仪分为A型、B型及彩色超声多普勒成像。

（1）A型超声：显示探测组织每个声学界面的回声，以波峰行驶、按回声返回探头的时间顺序依次排列在基线上，构成与探测方向一致的一维图像。优点是测距准确，回声的强弱量化。临床上多用于眼轴的测量。

（2）B型超声扫描：通过扇形或线阵扫描，将界面反射回声转为大小不等、亮度不同的光点形式显示，光点明暗代表回声强弱，回声形式的许多光点在示波屏上构成一幅局部组织的二维声学切面图像。实际动态扫描可提供病灶的位置、大小、形态及周围组织的关系，对所探测病变获得直观、实际的印象。

（3）彩色超声多普勒成像（color doppler imaging，CDI）：CDI 是利用多普勒原理，将血流特征以彩色的形式叠加在 B 型灰阶图上，红色表示血流流向探头（常为动脉），蓝色为背向探头的血流（常为静脉）。以血流彩色作为指标，定位、取样及定量分析。当超声探头与被检测界面间有相对运动时，使回声频率发生改变，这种现象称为多普勒效应。可检测眼动脉、视网膜中央动脉、睫状后动脉血流以及眼内、眶内肿瘤等。

适应证：①眼球生物测量；②探查玻璃体视网膜病变的部位、程度和性质；③眼内占位、眼睑占位、眶内占位；④眼球突出的病因诊断；⑤探查和定位眼内异物，特别是在屈光介质混浊时；⑥探查视神经管骨折；⑦眼和眶部血流动力学研究（CDI）；⑧介入超声，眼球非磁性异物取出、超声引导肿瘤穿刺活检等。

2. 电子计算机断层扫描（computer tomography，CT） 利用电离射线和计算机的辅助形成多个横断面的影像。可能的成像面有轴向、冠状位、重建冠状位和重建矢状位。可用于观察软组织或骨性结构。每次扫描的厚度通常为 3mm，检查视神经则用 1.5mm 厚度。造影剂可用于血管结构的评估，当正常的毛细血管的屏障作用破坏时，会产生明显的渗漏。

适应证：①眼内占位性病变；②眼眶病变，包括肿瘤、急慢性炎症及血管畸形等；③眼外伤和眶骨骨折，眼内、眶内异物的显示和定位；④不明原因的视力障碍、视野缺损等，尚可探查视神经和颅内占位性病变。

3. 磁共振成像（magnetic resonance image，MRI） 通过射频探测病变，用于眼内、眶内及颅内病变的诊断。因其穿透力强，又利用质子密度、质子流动情况，以及 T_1、T_2等因素获得丰富的信息，所以在发现病变和确定病变性质、位置及其与周围组织的关系上，其灵敏度优于 CT。而且因骨质缺水，质子密度很低，可消除骨质的干扰与伪影，特别适于检测各段视神经及眼相关的颅神经病变。禁忌探测磁性异物，安装心脏起搏器患者禁用。

4. 眼科计算机图像分析 计算机图像处理、扫描共焦激光等技术的应用是现代眼科发展的重要标志，为眼科诊断及研究提供了更精密的检查方法。简介如下：

（1）角膜拓扑仪（corneral topography）：对激光投射在角膜上规则的、十多层圆环进行计算机图像分析、三维重建，描绘角膜表面的地形图。可进行角膜散光、圆锥角膜的定量分析，指导屈光性角膜手术。

（2）角膜共焦显微镜：利用共焦激光对活体角膜进行不同层面的扫描，可显示角膜的超微结构，辅助真菌、阿米巴角膜炎等的诊断。

（3）角膜内皮镜：可记录角膜内皮细胞的排列状况及计数，有利于角膜内皮功能的评价。正常人30岁前，平均细胞密度为3000～4000个/mm^3，50岁左右为2600～2800个/mm^3。大于69岁为2150～2400个/mm^3。

（4）扫描激光偏振仪（scanning laser polarimetry）：采用相互垂直的两束偏振激光，扫描视盘周围的视网膜神经纤维层（retinal nerve fiber layer，RNFL），平行于RNFL排列的光反射比垂直于RNFL的光反射快，两者反射的时间差称为偏振延迟值，此值间接反映RNFL的厚度，可辅助青光眼的早期诊断。

（5）扫描激光拓扑仪（scanning laser topography）：利用共焦激光进行视盘32个层面的扫描，对视盘表面地形给予三维描绘，自动检测视盘、视杯、盘眼有关参数，用于青光眼早期诊断及视神经随诊监测。

（6）干涉光断层扫描仪（optical coherence tomography，OCT）：OCT进行视网膜断层扫描的工作原理类似B超，不同的是OCT采用的是850nm的激光扫描，而B超采用的是声频扫描。主要用于黄斑水肿、裂孔的测量及青光眼RNFL厚度的测量等。

（7）超声活体显微镜（ultrasound biomicroscopy，UBM）：利用30～50MHz的高频高分辨率的B超，由于其穿透力差，仅用于眼前段的疾病诊断。其对闭角型青光眼、睫状环阻滞型青光眼、眼前段肿瘤及外伤的诊断具有重要意义。

第二节 眼睑病

一、睑缘炎

睑缘炎（blepharitis）是指睑缘表面、睫毛毛囊及其腺体组织的亚急性或慢性炎症，是临床常见的外眼病。临床上主要分为如下三种：①鳞屑性睑缘炎（squamous blepharitis），是由于睑缘的皮脂腺溢出所造成的慢性炎症。②溃疡性睑缘炎（ulcerative blepharitis），为睫毛毛囊及其附属腺体的慢性或亚急性化脓性炎症。③眦部睑缘炎（angular blepharitis）。

【病因】

1. 鳞屑性睑缘炎 本病可能与卵圆皮屑芽孢菌（pityrosporum ovale）感染有关，它能将脂类物质分解为有刺激性的脂肪酸。

2. 溃疡性睑缘炎 致病菌多为金黄色葡萄球菌。可由鳞屑性睑缘炎继发感染后转变为溃疡性。

3. 眦部睑缘炎 致病菌主要为莫－阿（Morax－Axenfeld）双杆菌。少数也

可能与维生素 B_2缺乏有关。

屈光不正、视疲劳、营养不良、不良卫生习惯和长期使用劣质化妆品，也可诱发睑缘炎。

【临床表现】

1. 临床症状 主要症状为眼痒、刺痛，多伴有异物感和烧灼感。

2. 眼部表现

（1）鳞屑性睑缘炎：睑缘充血、潮红，睫毛和睑缘表面附着上皮鳞屑，睑缘表面有点状皮质溢出，皮脂集于睫毛根部，形成黄色蜡样分泌物，干燥后结痂，状如涂蜡。去除鳞屑和痂皮后，暴露出充血的睑缘表面，无溃疡或脓点。睫毛容易脱落，但可再生。如长期不愈，可使睑缘逐渐肥厚，后唇成钝圆形，因而使睑缘不能与眼球接触，如同时患有结膜炎，可使泪小点肿胀外翻从而导致泪溢。

（2）溃疡性睑缘炎：睑缘有更多的皮脂，睫毛根部散在出血性溃疡、小脓疱，有痂皮覆盖。去除痂皮后露出睫毛根端和浅小溃疡。睫毛常被干痂粘结成束。睫毛毛囊因感染而被破坏，睫毛容易随痂皮脱落，且不能再生，形成秃睫。溃疡愈合后，瘢痕组织收缩，使睫毛生长方向改变，形成睫毛乱生。如倒向角膜，可引起角膜损伤。如患病较久，可引起慢性结膜炎和睫缘肥厚变形，睫缘外翻，泪点肿胀或阻塞，导致严重的泪溢现象。

（3）眦部睑缘炎：本病多为双侧，常发生于外眦部。外眦部睑缘及其附近皮肤充血、肿胀，并有浸渍糜烂。邻近结膜常伴有慢性炎症，表现为充血、肥厚、有黏性分泌物。严重者内眦部也受累。

【治疗】

1. 眼部治疗 ①鳞屑性睑缘炎：用生理盐水或3%硼酸溶液清洁睑缘，轻拭去鳞屑，将睑板腺的过剩分泌物挤出，保持排泄管通畅。然后再涂拭抗生素眼膏，常选用红霉素眼膏，每日2~3次。痊愈后可每日1次，至少持续2周，以防复发。②溃疡性睑缘炎：生理盐水或3%硼酸溶液每日清洁睑缘，除去脓痂，拔除已经松脱的、患有毛囊炎的睫毛，清除毛囊中的脓液。然后以涂有抗生素眼膏（常选用红霉素眼膏）的棉签在睑缘按摩，每日4次。炎症完全消退后，可每日治疗1次，应持续治疗至少2~3周，以防复发。③眦部睑缘炎：采用0.25%~0.5%硫酸锌滴眼液，每日3~4次。此药可抑制莫－阿双杆菌所产生的酶。睑缘及其附近皮肤先涂1%煌绿酒液，再涂2%氧化锌眼膏。

2. 补充维生素B 服用维生素 B_2或复合维生素B，有利于疾病的康复。

3. 其他　矫正屈光不正，减轻视疲劳，治疗全身性疾病，改善营养，提高机体抵抗力。注意个人卫生。

二、睑板腺囊肿

睑板腺囊肿（chalazion）又称为霰粒肿，是睑板腺特发性无菌性慢性肉芽肿性炎症。它由一纤维结缔组织包裹，囊内含有睑板腺分泌物及包括巨细胞在内的慢性炎症细胞。多见于青少年和中年人，可能与睑板腺分泌功能旺盛有关。

【病因】

因睑板腺排出管道阻塞，腺体的分泌物潴留在睑板内，对周围组织产生慢性刺激。

【临床表现】

1. 临床症状　部分患者开始时眼睑可有轻度触痛，多数患者表现为眼睑皮下大小不一、无痛性、圆形肿块。

2. 眼部表现　病程进行缓慢。多发生于上睑，部分患者可在上、下眼睑或双眼同时发生。小的囊肿经仔细触摸才能发现。较大者可使皮肤隆起，但与皮肤无粘连，较易触及。大的肿块可压迫眼球，产生散光而使视力下降。与肿块对应的睑结膜面，呈紫红色或灰红色的病灶。一般小的脓肿可以自行吸收。但多数长期不变，或逐渐长大，质地变软。也可自行破溃，排出胶样内容物，在睑结膜面形成肉芽肿。也可以在皮下形成暗紫红色的肉芽组织，后者多见于儿童下睑的睑板腺囊肿。睑板腺囊肿如有继发感染，则形成急性化脓性炎症，临床表现与内睑腺炎相同。

【治疗】

1. 非手术治疗　小而无症状的睑板腺囊肿，可通过热敷使其自行吸收。也可向囊肿内注射糖皮质激素（如甲基强的松龙0.1ml），以促进吸收。

2. 手术切除　不能吸收者，应行手术切除。手术方法：在局部麻醉下，用睑板腺囊肿镊子夹住囊肿部位的眼睑，在睑结膜面作垂直于睑缘的切口，切开睑结膜，刮除囊肿内容物，并向两侧分离和剥离囊膜壁，将囊肿完整摘除。术毕应压迫止血，结膜囊涂红霉素等抗生素眼膏，无菌纱布包扎。对于复发性或老年人的睑板腺囊肿，应警惕睑板腺癌的可能性，在手术切除的同时，应将切除物进行病理检查。

三、睑腺炎

睑腺炎（hordeolum）是眼睑腺体的化脓性感染。睫毛毛囊或其附属的皮脂腺或变态汗腺感染，称为外睑腺炎，又称为麦粒肿。睑板腺感染，称为内睑腺炎。

【病因】

致病菌大多为葡萄球菌，特别是金黄色葡萄球菌。

【临床表现】

1. 临床症状 患者眼睑表现为红、肿、热、痛等典型的急性炎症。

2. 眼部表现 ①外睑腺炎的炎症反应主要位于睫毛根部的睑缘处或其附属腺体，开始时红肿范围较弥散，但以棉签头部等细棍样物进行触诊时，可发现明显压痛的硬结，患者疼痛剧烈，常伴有同侧耳前淋巴结肿大和压痛。如果外睑腺炎邻近外眦角时，疼痛更加明显，还可引起反应性球结膜水肿。②内睑腺炎被局限于睑板腺内，肿胀比较局限。患者疼痛明显，病变处有硬结且触之压痛，睑结膜面局限性充血、肿胀。睑腺炎发生 2～3 天后，可形成黄色脓点。外睑腺炎向皮肤方向发展，局部皮肤出现脓点，硬结软化，可自行破溃。内睑腺炎常于睑结膜面形成黄色脓点，向结膜囊内破溃，少数患者也可向皮肤面破溃。睑腺炎破溃后，疼痛明显减轻，1～2 天逐渐消退。

3. 全身表现 多见于抵抗力低下的儿童、老年人或患有糖尿病等慢性消耗性疾病的患者。睑腺炎可在眼睑皮下组织扩散，从而发展为眼睑蜂窝织炎。此时整个眼睑红肿，可波及同侧面部。眼睑不能睁开，触之坚硬，压痛明显，球结膜可出现剧烈反应性水肿，并暴露于睑裂之外。可伴有发热、寒战、头痛等全身症状。如处理不及时，有可能引起败血症或海绵窦血栓形成，甚至危及生命。

【治疗】

1. 早期处理 ①局部热敷，每次 10～15min，每日 3～4 次，以促进眼睑血液循环，加快炎症消退。②抗生素滴眼液，可选用氧氟沙星滴眼液，每日 4～6 次。

2. 脓肿的处理 脓肿形成后，应切开排脓。外睑腺炎的切口应在皮肤面，与睑缘相平行，使其与眼睑皮肤相一致，以尽量减少瘢痕。如果脓肿较大，应当放置引流条。注意：当脓肿尚未形成时不易切开，更不能挤压排脓，否则会使感染扩散，导致眼睑蜂窝织炎，甚至海绵窦脓毒血栓或败血症而危及生命。内睑腺炎的切口常在睑结膜面，与睑缘相垂直，以免过多地伤及睑板腺管。

3. 全身应用抗生素 局部治疗的同时，应选择敏感的抗生素控制感染。尤其感染扩散，形成海绵窦毒血栓或败血症时，应尽早使用有效的抗生素。抗生素一般选用青霉素、氧氟沙星、先锋霉素等抑制金黄色葡萄球菌为主的广谱抗生素，必要时可选用万古霉素。同时要密切观察病情，早期发现眼眶与颅内扩散和败血症的症状，进行及时处理。

【预防】

养成良好的卫生习惯，不用脏手或不洁手帕揉眼；有慢性结膜炎或睑缘炎者，应积极治疗；注意平衡饮食，适当运动以增强抵抗力。

第三节 慢性泪囊炎

慢性泪囊炎（chronic dacryoystitis）是一种较为常见的眼病，多发于农村及边远地区，其中以中老年女性多见，特别是绝经期妇女。多为单侧发病。

【病因】

因鼻泪管狭窄或阻塞，致使泪液滞留于泪囊之内，继发细菌感染引起。常见致病菌为肺炎球菌和白色念珠菌，但一般不发生混合感染。沙眼、泪道外伤、慢性鼻炎、鼻窦炎、鼻中隔偏曲、下鼻甲肥大等疾病常与本病的发生有关。

【临床表现】

1. 临床症状 主要症状是泪溢。

2. 眼部表现 用手指挤压泪囊区，有黏液或脓性分泌物自泪点流出。检查时可见结膜充血，下睑皮肤出现湿疹。泪道冲洗时，冲洗液自上、下泪点返流，同时有黏液脓性分泌物溢出。由于分泌物大量潴留，泪囊扩张，可形成泪囊黏液囊肿。

慢性泪囊炎是眼部的一个感染病灶，使结膜囊长期处于带菌状态，平常很少并发感染性结膜炎。但是，如果发生眼外伤或施行内眼手术，极易引起化脓性感染，导致细菌性角膜溃疡或化脓性眼内炎。因此，应高度重视慢性泪囊炎对眼球构成的潜在威胁，尤其在内眼手术前，必须首先治疗泪囊感染。

【治疗】

1. 抗感染 可暂时减轻症状。可用抗生素眼液滴眼，一般选用诺氟沙星、氧氟沙星等，每日4~6次。滴眼前应先按压泪囊区，挤出分泌物。也可在泪道冲洗后注入以上抗生素药液。

2. 手术治疗 治疗慢性泪囊炎的关键是开通阻塞的鼻泪管。阻塞解除后，炎症也随之消退。可采用以下手术方式：①泪囊鼻腔吻合术：是常用术式，术中将泪囊通过一个骨孔与鼻腔黏膜相吻合，使泪液从吻合口直接流入中鼻道。②鼻内镜下鼻腔泪囊造口术：多由耳鼻喉科医师完成。③泪囊摘除术：高龄患者，无法行吻合术或造口术时，此手术可以去除感染病灶，但术后泪溢现象依然存在。

第四节 结 膜 病

一、急性细菌性结膜炎

急性或亚急性细菌性结膜炎（acute or subacute conjunctivitis），又称急性卡他性结膜炎，俗称“红眼病”。多见于春秋季节。可散发感染，也可流行于学校、工厂等集体生活场所。本病通过接触传染，感染性极强。

【病因】

常见的主要致病菌为肺炎球菌，少部分病例由葡萄球菌或其他链球菌引起。流感嗜血杆菌Ⅲ型是儿童急性细菌性结膜炎的最常见的病原菌。

【临床表现】

1. 临床症状 主要表现为患眼有烧灼感、畏光、流泪。发病急，潜伏期1~3天，两眼同时或相隔1~2天发病。发病3~4天时病情达到高潮，以后逐渐减轻。部分患者出现发热、全身不适等症状。

2. 眼部表现 可见结膜充血，睑结膜充血尤为严重，结膜囊内可有中等量黏液脓性分泌物，夜晚睡眠后，上下睑睫毛常被分泌物粘合在一起。患者视力一般不受影响，如分泌物附于角膜表面时，可致一过性视力模糊或虹视。病情较重者可出现结膜下出血、水肿。肺炎球菌、流感嗜血杆菌Ⅲ型所致结膜炎，可在睑结膜表面覆盖一层假膜。流感嗜血杆菌Ⅲ型感染还可并发卡他性边缘性角膜浸润或溃疡。

【治疗】

原则是去除病因，抗感染治疗。开始使用广谱抗生素，经实验室检查确定致病菌属后，给予敏感抗生素。根据病情的轻重，可选择结膜囊冲洗、局部用药、全身用药或联合用药。

1. 局部处理

（1）减少光线的刺激：可配戴太阳镜。但勿包扎患眼。

（2）冲洗结膜囊：结膜囊分泌物多的患者，可用无刺激性的冲洗液，如3%硼酸水或生理盐水冲洗结膜囊。冲洗时避免损伤角膜上皮，勿使冲洗液流入健眼。

（3）使用有效的抗生素眼液和眼膏。急性期，可选用敏感的广谱抗生素眼液和眼膏。临床上常选用0.3%环丙沙星、0.3%氧氟沙星、0.3%妥布霉素、15%磺胺醋酰钠、0.1%利福平、杆菌肽、甲氧苄啶－多粘菌素B（trimethoprim－poluymyxin B）、0.5%氯霉素等滴眼液，频繁滴眼，急性期每1～2小时一次。急性期后，滴眼间隔时间可延长。每晚涂抗生素眼膏，多选用氧氟沙星、红霉素、杆菌肽－多粘菌素B眼膏等。

2. 一般治疗 补充维生素B_1、B_2、C等，注意休息。

【预防】

①急性期患者应隔离，避免传染，防止流行。②严格消毒患者的洗脸用具、手帕。③医护人员在检查及治疗患者后，必须洗手消毒，以防交叉感染。④严格搞好个人和集体卫生。

二、病毒性结膜炎

病毒性结膜炎（viral conjunctivitis）是一种病毒感染引起的结膜炎症。临床上按病程分为急性和慢性两组。急性组包括流行性角结膜炎、流行性出血性结膜炎、眼结膜热、单纯疱疹病毒性结膜炎和新城鸡瘟结膜炎等。慢性者包括传染性软疣性睑结膜炎（molluscum contagiosum blepharoconjunctivitis）、水痘－带状疱疹性睑结膜炎、麻疹性角结膜炎等。下面仅讲述临床上常见的流行性角结膜炎和流行性出血性结膜炎。流行性角结膜炎（epidemic keratoconjunctivitis）是一种强传染性的接触型传染病。患者多为20～40岁成年人及儿童。流行性出血性结膜炎（epidemic hemorrhagic conjunctivits）是一种暴发流行的自限性眼部传染病。1969年首次在西非加纳发现，因同年阿波罗11号月球着陆成功归来，又称“阿波罗11号结膜炎”。本病多发于夏秋季，传染性极强，可大面积迅速流行。

【病因】

1. 流行性角结膜炎 由腺病毒8、19、29和37型腺病毒（人腺病毒D亚组）引起。腺病毒是一种脱氧核糖核酸（DNA）病毒，可分为31个血清型。不同型别的腺病毒引起的病毒性结膜炎可有不同的临床表现，而同样的临床表现也可由几种不同血清型的腺病毒所引起。

2. 流行性出血性结膜炎 主要由肠道病毒70型引起，偶见A24型柯萨奇病毒。

【临床表现】

1. 流行性角结膜炎 起病急、症状重、双眼发病。潜伏期为5～7天。主要表现为急性滤泡性结膜炎，常合并有角膜病变。眼睑水肿，结膜充血水肿，48小时内出现滤泡和结膜下出血。伪膜（有时真膜）形成后能导致扁平瘢痕、睑球粘连。发病数天后，角膜可出现弥散的斑点状上皮损害，并于发病7～10天后融合成较大的、粗糙的上皮浸润。2周后发展为局部的上皮下浸润，主要散布于中央角膜，角膜敏感性正常。发病3～4周后，上皮下浸润加剧，形态大小基本一致，数个至数十个不等。上皮下浸润由迟发性过敏反应引起。原发症状消退后，角膜混浊斑点数月后可消失。常出现耳前淋巴结肿大和压痛，且眼部开始受累侧较为明显。儿童可有发热、咽痛、腹泻等全身症状。结膜分泌物刮片见大量单核细胞，有伪膜形成时，中性粒细胞数量增加。培养可分离出病毒。

2. 流行性出血性结膜炎 起病急剧、刺激症状重，潜伏期短。双眼常同时发病。常见症状有眼痛、眼红、异物感、畏光、流泪及水样分泌物。检查可见：眼睑水肿、睑结膜有时会有滤泡增生或伪膜形成，结膜高度充血水肿、结膜下常伴有点状及片状出血，病程初期角膜上皮有一过性、细小点状的上皮型角膜炎，并伴有耳前淋巴结肿大，少数患者可发生前葡萄膜炎，部分患者有发热不适及肌肉疼痛等全身症状。婴幼儿一般不患此病，即使感染，症状亦较轻。印度和日本曾有类似小儿麻痹样下肢运动障碍的病例报告。

【治疗】

以局部治疗为主。①局部冷敷和使用血管收缩剂，可减轻症状。②急性期可使用抗病毒药物，以抑制病毒复制，如0.1%疱疹净、0.1%三氮唑核苷、4%吗啉双胍等，滴眼，每小时1次。③合并细菌感染时加用抗生素眼液，如0.3%环丙沙星、0.3%氧氟沙星、0.3%妥布霉素等滴眼液。④出现严重的伪膜、上皮或上皮下角膜炎引起视力下降时，可考虑使用糖皮质激素滴眼液，但应掌握使用时间和频率。

【预防】

同急性细菌性结膜炎。

第五节　角膜病

一、单纯疱疹病毒性角膜炎

单纯疱疹病毒（herpes simplex virus，HSV）引起的角膜感染，称为单纯疱疹病毒性角膜炎（herpes simplex keratitis，HSK），简称“单疱角膜炎”。是危害严重的感染性眼病之一，是造成角膜溃疡最常见的病因，其发病率和致盲率均占角膜病的首位。

【病因】

病原体HSV是一种感染人的DNA病毒，分Ⅰ型和Ⅱ型（HSV－1和HSV－2）两个血清型。大多数眼部感染为HSV－1型（口唇疱疹也是该型感染）；HSV－2型感染部位主要为生殖器，少数人也引起眼部感染。

HSV引起感染分为原发和复发两种类型。①原发感染是指病毒第一次侵犯人体，常发生于幼儿，在三叉神经支配的体表发生单疱感染。绝大多数成年人都接触过HSV，人群中HSV－1的血清抗体阳性率约为50%～90%，大部分不引起任何临床症状。原发感染后，HSV潜伏在三叉神经节。三叉神经任一支所支配区的皮肤、黏膜等靶组织的原发感染，均可引起三叉神经节感觉神经元的潜伏感染。近来，已测出了HSV特异性核苷酸序列，并且从无复发感染征象的慢性HSV患者切除的角膜移植片中培养出HSV，提示人角膜也是HSV潜伏的场所。②复发感染是指在患感冒等发热性疾病后、使用糖皮质激素或免疫抑制剂等，使机体抵抗力下降，潜伏在神经节内的病毒活化，随神经轴浆流逆行到眼表或角膜组织，导致的感染。

【临床表现】

1. 原发感染　有自限性，多见于幼儿。眼部表现：眼睑皮肤疱疹、急性滤泡性结膜炎、假膜性结膜炎，大部分患者可出现点状或树枝状角膜炎，其特点为“树枝”短、出现时间晚、持续时间短。大约不到10%的患者可发生角膜基质炎和葡萄膜炎。其他表现有：发热、耳前淋巴结肿痛、唇部或皮肤疱疹等。

2. 复发感染 当机体和局部抵抗力下降时，可导致 HSV 复发感染。多为单侧，也有 4% ~6% 为双侧发病。其特点是不侵犯全身，无全身症状。复发类型包括树枝状和地图状角膜炎、非坏死性和坏死性角膜基质炎、葡萄膜炎等。常见症状有眼红、异物感、畏光、流泪、眼睑痉挛，中央角膜受累时视力明显下降。因角膜敏感性下降，患者早期自觉症状轻微，可能贻误就诊时机。

（1）树枝状和地图状角膜炎：树枝状角膜炎是 HSV 引起角膜上皮的病变的最常见的形式。患者多有轻微异物感、畏光、流泪、视物模糊等眼部症状，少数患者甚至无自觉症状。检查可见睫状充血，局部或弥漫性角膜知觉减退，角膜炎病变初期为点状，以后逐渐融合成树枝状，角膜溃疡形态似树枝状线性走行，边缘呈羽毛状，末端球样膨大，荧光素染色后，溃疡形态更易观察。病变多位于角膜中央，在进展期病例，HSV 眼树枝状病灶、呈离心性向周边部及基质浅层扩展，形成地图状溃疡，溃疡边缘失去羽毛状形态，角膜敏感性明显下降。多数患者的浅层角膜炎经积极治疗后，通常在 3 周左右自行消退。

（2）角膜基质炎：角膜基质炎常见于多次复发的 HSK 患者。主要症状为视力模糊。临床上可分为非坏死性和坏死性两种。①非坏死性角膜基质炎：盘状角膜炎是最常见的典型类型。表现为角膜中央基质盘状水肿，不伴炎症细胞浸润和新生血管，角膜上皮完整，后弹力层可有皱褶。病变严重者可出现角膜上皮水肿，甚至出现大泡。伴发前葡萄膜炎时，在水肿区域角膜内皮面出现沉积物（keratic precitate，KP）。②坏死性角膜基质炎：多见于正在应用糖皮质激素治疗的盘状角膜炎，是严重的角膜基质炎症。表现为角膜基质内单个或多个黄白色坏死灶，伴有炎性细胞浸润、坏死、溃疡、新生血管、瘢痕，少数患者继而出现角膜变薄，甚至穿孔。常可诱发前葡萄膜炎，偶尔有继发性青光眼的发生。

【治疗】

治疗原则为抑制病毒在角膜复制，减轻炎症反应所引起的角膜损害。

1. 药物治疗

（1）抗病毒药物：是治疗 HSK 的主要药物。常用的有：①无环鸟苷（acycloviv）：是最新、最有效的抗病毒药物，副作用较小，常用滴眼液为 0.1%，眼膏为 3%，滴眼，4 ~6 次/日；②1% 三氟胸腺嘧啶核苷（trifloridine）；③环胞苷（cyclocytidine），眼液为 0.05%，眼膏为 0.1%；④碘苷，又名疱疹净（idoxuridine，IDU），眼液为 0.1%，眼膏为 0.5%；⑤三氮唑核苷（virazole ribavirin），眼液为 0.1% 及 0.5%，眼膏为 0.5%。前 3 种药物对基质病变效果较好，碘苷对急性期的浅层病变有效。急性期每 1 ~2 小时点眼 1 次，晚上涂 3% 无环鸟苷眼膏。近年有报告认为无环鸟苷合并高浓度干扰素滴眼，有较好疗效。严重的HSV感染，需口服无环鸟苷，0.2g，5次/日。

（2）糖皮质激素：有抑制角膜免疫反应的抗炎作用。可用于完全由免疫反应引起的角膜盘状基质炎，一般应局部使用，可联合抗病毒药物。角膜上皮或浅层炎症应禁用。有虹膜睫状体炎时，要及时使用1%阿托品眼液或眼膏扩瞳。

2. 手术治疗

（1）病灶清除术：通过清创性刮除病灶区上皮，清除感染细胞和病毒，减少病毒向角膜基质蔓延。上皮缺损通常在72小时内修复，上皮去除后，应加压包扎联合使用抗病毒药物，以利于角膜上皮愈合和减轻炎症，但应注意药物的毒性。

（2）角膜移植术：HSK角膜溃疡形成严重的角膜瘢痕，影响视力，穿透性角膜移植是复明的最有效手段。手术应在病变静止期进行，将瘢痕角膜用供体角膜置换掉。但对于角膜已穿孔的病例，为防止眼内容物脱出、眼内炎的发生，可行治疗性穿透角膜移植术。术后局部使用糖皮质激素，全身使用抗病毒、抗排斥等药物。

二、细菌性角膜炎

细菌性角膜炎（bacterial keratitis）是由细菌感染引起的化脓性角膜炎，多表现为角膜上皮缺损及缺损区下角膜基质坏死，故又称为细菌性角膜溃疡（bacterial corneal ulcer）。本病病情严重，如不及时治疗，可造成失明。

【病因】

1. 主要致病菌　表皮葡萄球菌、铜绿假单胞菌、金黄色葡萄球菌、肺炎球菌、肠道杆菌、淋球菌等，以表皮葡萄球菌最为常见。绿色链球菌、克雷白杆菌、类白喉杆菌、沙雷菌等引起的感染日渐增多，应引起关注。

2. 诱发因素　以下因素可增加角膜对细菌的易感性。

某些眼病：如干眼症、慢性泪囊炎、配戴角膜接触镜等。

全身疾病：糖尿病、免疫缺陷、酗酒、外伤等因素。

【临床表现】

1. 临床症状　主要有畏光、流泪、异物感、刺痛感、烧灼感等严重刺激症状。本病起病急骤，常在外伤后24～48小时发病。

2. 眼部表现

（1）革兰阴性细菌感染：典型表现为快速发展的角膜液化性坏死。其中铜绿假单胞菌引起的感染最具特征性。该型溃疡多发于角膜异物剔除术后，或戴接触镜引起，也见于使用了被污染的荧光素钠或其他滴眼液者。患者发病急剧，明显眼痛，视力下降明显。有严重的睫状充血或混合性充血，甚至球结膜水肿。由于铜绿假单胞菌产生蛋白分解酶，使角膜呈现迅速扩展的浸润及黏液性坏死，溃疡浸润灶及分泌物略带黄绿色，前房大量积脓。感染如未能控制，可导致角膜坏死穿孔、眼内容物脱出或全眼球炎而丧失眼球。

（2）革兰阳性球菌感染：角膜常出现圆形或椭圆形局限性脓肿病灶，其边界有明显的灰白色基质浸润。葡萄球菌无论是凝血酶阴性、还是阳性的菌属，均可导致严重的基质脓肿和角膜穿孔。肺炎球菌引起的角膜炎，表现为椭圆形、带匐行性边缘、较深的中央基质溃疡，常伴有前房积脓，亦称匐行性角膜溃疡。

（3）淋球菌感染：多见于经产道分娩的新生儿。检查可见眼睑高度水肿、球结膜充血水肿、结膜囊大量脓性分泌物，睫状或混合性充血，多伴有角膜上皮缺损、角膜基质浸润及溃疡。前房可有不同程度的积脓。如不及时处理，可导致角膜穿孔。

【治疗】

治疗原则为迅速控制溃疡的发展。

1. 药物治疗

（1）抗菌治疗

1）局部用药：局部用药是治疗的重要途径。①抗生素滴眼液点眼：在急性期用抗生素眼液频繁滴眼，每 15～30 分钟滴眼 1 次；严重病例，开始 30 分钟内，每 5 分钟滴药 1 次，可使病变角膜很快达到抗生素治疗浓度。临床上常选用 0.3% 环丙沙星、0.3% 氧氟沙星、0.3% 妥布霉素等滴眼液。②结膜下注射：可提高角膜和前房的药物浓度，常用庆大霉素 2 万 U 结膜下注射。③抗生素眼膏：夜间睡眠前使用。

2）全身用药：如有巩膜化脓、溃疡穿孔等情况，或继发于角膜或巩膜穿通伤，或无法给予理想的局部用药，应同时全身应用抗生素。一般采用静脉滴注，目前常选用妥布霉素 24 万 U、氧氟沙星 0.2g、万古霉素 2g，每日 1 次静脉滴注。

（2）散瞳：并发虹膜睫状体炎时，应给予 1% 阿托品滴眼液或眼膏散瞳。

（3）其他药物：局部使用胶原酶抑制剂，如依地酸钠、半胱氨酸，可减轻角膜溃疡发展。口服大量维生素 C、维生素 B_1、B_2、B_6，有助于溃疡愈合。

2. 手术治疗 如药物治疗无效，病情急剧发展，角膜有穿孔可能或已经穿孔，眼内容物脱出，应考虑行治疗性角膜移植术。

第六节　急性前葡萄膜炎

前葡萄膜炎（anterior uveitis）包括虹膜炎、虹膜睫状体炎和前部睫状体炎三种类型，是最常见的葡萄膜炎，在我国约占葡萄膜炎总数的50%～60%。

【病因】

葡萄膜血流丰富，富含黑色素相关抗原，因此葡萄膜易受自身免疫、感染、代谢、血源性、肿瘤等因素的影响。

【临床表现】

1. 临床症状　通常有眼痛、眼红、畏光、流泪、视物模糊等症状。

2. 眼部表现

（1）睫状充血或混合充血：睫状充血是指位于角膜缘的表层巩膜血管的充血，是急性前葡萄膜炎的常见体征。

（2）角膜后沉着物（keratic precipitates，KP）：KP是指炎症细胞或色素沉积于角膜后表面。根据KP的形状，可将其分为三种类型：①尘状KP，主要见于非肉芽肿性前葡萄膜炎；②中等大小KP，主要见于Fuchs综合征和HSK伴发的前葡萄膜炎；③羊脂状KP，主要见于肉芽肿性前葡萄膜炎。

（3）前房闪辉和前房细胞：前房闪辉是由于血－房水屏障功能破坏，蛋白进入房水所造成的；前房细胞是在病理情况下，房水中出现炎症细胞、红细胞、肿瘤细胞及色素细胞。急性前葡萄膜炎可出现大量炎症细胞，严重者可伴有纤维蛋白渗出或伴有前房积脓。

（4）瞳孔及虹膜：表现为瞳孔缩小，这是由于睫状肌痉挛和瞳孔括约肌的持续性收缩引起。如炎症未及时控制，可出现虹膜与晶状体前表面的纤维蛋白渗出和机化，临床称为虹膜后粘连。

【并发症】

1. 继发性青光眼　在前葡萄膜炎症期，可因虹膜周边前粘连、小梁网的炎症，以及炎症细胞、纤维蛋白、组织碎片等阻塞小梁网，使房水引流受阻，可引起眼压升高。瞳孔闭锁，瞳孔膜闭阻断了房水由后房进入前房，也可引起继发性青光眼。

2. 并发性白内障　炎症反复发作可引起房水成分的改变，从而影响晶状体代谢，引起晶状体后囊下混浊。此外，在治疗前葡萄膜炎过程中，糖皮质激素长期局部应用，也可引起晶状体后囊下混浊。

【诊断】

根据以下典型临床表现可作出诊断：①有眼痛、眼红、畏光、流泪、视物模糊等症状；②表现有睫状充血、瞳孔缩小、前房闪辉和前房细胞、角膜后沉着物等体征。

【鉴别诊断】

1. 急性结膜炎 呈急性发病，多双眼先后发病，有眼红、异物感、烧灼感、畏光、流泪等症状，眼部表现为眼睑肿胀、结膜充血、分泌物多。而急性前葡萄膜炎虽有眼痛、畏光、流泪、视力模糊等症状，但多为单眼发病，表现为睫状充血、前房炎症反应及瞳孔缩小，是与前者的主要鉴别点。尤其对于单眼的急性结膜炎，临床上应认真检查，仔细鉴别。

2. 急性闭角型青光眼 呈急性发病，患眼胀痛、视力突然下降，常伴有头痛、恶心、呕吐等症状。眼部检查可见眼压增高、睫状充血、角膜上皮水肿、前房浅、前房闪辉等，但无前房炎症细胞，瞳孔呈椭圆形散大。与急性前葡萄膜炎的重要鉴别依据是瞳孔的改变及眼压的变化。

3. 眼内肿瘤 眼内肿瘤可引起前房积脓等类似前房炎症反应的改变，但从病史、全身检查、X 线、超声波、CT 及核磁共振检查等方面可以将二者区别开来。

【治疗】

治疗原则是立即扩瞳，迅速抗炎，以防止虹膜后粘连及眼部并发症的发生。

1. 睫状肌麻痹剂 这是治疗急性前葡萄膜炎的必须药物，一旦发病应立即给药。目的在于：①预防和拉开虹膜后粘连，避免并发症；②解除睫状肌、瞳孔括约肌的痉挛，以减轻充血、水肿及疼痛，促进炎症恢复，减轻患者痛苦。常用制剂为后马托品眼膏（1%、2%、4%）、1%阿托品眼膏，临床上以后马托品最为常用，这是因为阿托品的睫状肌麻痹作用和瞳孔扩大作用持续时间长（10～14 天），使瞳孔处于固定的开大状态，易发生瞳孔开大状态下的虹膜后粘连，给患者带来更为严重的后果。而后马托品的作用时间约 18～36 小时，可使瞳孔处于不断运动状态，因此可有效预防虹膜后粘连的发生。但后马托品的扩瞳及睫状肌麻痹作用不及阿托品，因此对于急性严重的前葡萄膜炎，应先给予 1%～2%阿托品眼膏每日 1～2 次，治疗 1～3 天后，再改用 2%后马托品眼膏滴眼，每日 1～2 次。新鲜的虹膜后粘连不易拉开时，可结膜下注射散瞳合剂（1%阿托品、

1%可卡因、0.1%肾上腺素等量混合）0.1～0.2ml，对炎症恢复期可给予0.5%～1%的托品酰胺滴眼液滴眼，每日1次。

2. 糖皮质激素

（1）局部用药：①滴眼液常用制剂有醋酸氢化可的松（0.2%、2.5%）、醋酸氟美松龙（0.1%）、醋酸泼尼松龙（0.12%、0.125%、0.5%、1%）和地塞米松磷酸盐（0.1%）悬液或溶液等，每2小时点眼1次。对严重的病例，可给予0.1%地塞米松磷酸盐溶液每15分钟点眼1次，连续4次后改为每小时1次，连续应用数天后，根据炎症消退情况逐渐减少点眼次数。②结膜下注射：一般不宜或不宜反复给予糖皮质激素结膜下注射，因为滴眼液点液可在房水中达到足够的浓度，达到与结膜下注射相同的效果，并能避免结膜下注射给患者带来痛苦和并发症。③球周注射：对于出现反应性视乳头水肿或黄斑囊样水肿的患者，可给予地塞米松2.5mg后Tenon囊下注射。方法是：选用25号针头，从颞上或颞下方穹隆部结膜和球结膜移行处进针，在进针过程中要注意左右摆动，以避免针头误刺入眼球内。④全身用药：急性前葡萄膜炎出现反应性黄斑水肿、视乳头水肿者，可给予泼尼松口服，开始剂量为30～40mg，早晨顿服，使用1周后逐渐减量，一般治疗时间为2～4周。

3. 非甾体消炎药的使用　非甾体消炎药主要通过阻断前列腺素、白三烯等花生四烯酸代谢产物而发挥其抗炎作用。临床上常选用吲哚美辛、双氯芬酸钠、普南扑灵等滴眼液点眼，每日4～8次。一般不需口服治疗。

4. 并发症治疗

（1）继发性青光眼：可给予降眼压滴眼液点眼治疗，必要时联合口服或静脉滴注降眼压药物，对有瞳孔阻滞者应在积极抗炎治疗下，尽早行激光虹膜切开术或行虹膜周边切开术，如房角粘连广泛者可行滤过性手术。

（2）并发性白内障：应在炎症得到很好控制的情况下，行白内障摘除及人工晶状体植入术，术前、术后应局部或全身使用糖皮质激素，必要时给予其他免疫抑制剂治疗，以预防术后葡萄膜炎的复发。

第七节　年龄相关性白内障

晶状体混浊称为白内障（cataract）。白内障的主要症状是视力障碍。老化、遗传、代谢异常、外伤、辐射、中毒和局部营养障碍等因素，可引起晶状体囊膜损伤，使其渗透性增加，导致晶状体代谢紊乱，晶状体蛋白发生变性，形成混浊。按病因可分为年龄相关性（老年性）、外伤性、并发性、代谢性、中毒性、辐射性、发育性和后发性等白内障；按发病时间可分为先天性和后天获得性白内障等；按晶状体混浊的形态可分为点状、冠状和板层白内障等；按晶状体混浊的部位可分为皮质性、核性和囊膜下白内障等。

年龄相关性白内障（age - related cataract）是全球重要的致盲性眼病。是在中老年开始发生的晶状体混浊，随着年龄增加，其患病率也明显提高。因而又称老年性白内障，它分为皮质性、核性和后囊膜下3类。

【病因】

原因未明。目前认为是在晶状体功能减退的基础上，加上多种因素形成的晶状体疾病。可能的因素或危险有环境、营养、代谢、遗传、过多的紫外线照射、过量饮酒、吸烟、妇女生育过多、心血管疾病、高血压、精神病、机体外伤等。

【临床表现】

常双眼先后患病，主要症状为眼前阴影和渐进性、无痛性视力减退，部分患者可出现单眼复视、多视、虹视、畏光或眩光等。

1. 皮质性白内障（cortical cataract） 此为临床最为常见的类型。按其发展过程分为4期：

（1）初发期（incipient stage）：晶状体混浊多出现在周边皮质，呈楔形，位于前后皮质，尖端向着晶状体中心，基底位于赤道部，混浊在赤道部汇合，形成轮辐状，或在某一象限融合成片状混浊。散瞳后，应用检眼镜彻照法或在裂隙灯下检查，可在眼底红光反射中看到轮辐状混浊阴影。此时瞳孔区的晶状体未累及，一般不影响视力。此期病情发展缓慢，可经数年才进入下一期。

（2）膨胀期（intumescent stage）：又称未熟期。此期由于晶状体渗透压改变，有较多水分积聚于内，使其发生急剧肿胀，体积变大，可将虹膜向前推移，引起前房变浅，部分患者可诱发青光眼。检查可见晶状体呈不均匀的灰白色混浊，此期患眼视力明显减退，眼底窥不清。

（3）成熟期（mature stage）：随着晶状体混浊的进一步发展，晶状体内水分和分解产物经囊膜逸出，晶状体又恢复到原来体积，前房深度恢复正常。检查可见晶状体混浊逐渐加重，直至全部混浊，虹膜投影消失。患眼视力降至眼前手动或光感。眼底不能窥入。

（4）过熟期（hypermature stage）：成熟期白内障持续时间过长，经数年后晶状体水分继续丢失，体积缩小，囊膜皱缩，出现不规则的白色斑点及胆固醇结晶。眼部表现为晶状体纤维分解液化，呈乳白色，前房加深，虹膜震颤。病情进一步发展，晶状体核呈棕黄色，沉于囊袋下方，当晶状体核下沉后，视力可突然提高。过熟期可发生晶状体诱导的葡萄膜炎、晶状体溶解性青光眼、晶状体脱位等并发症。

2. 核性白内障（nuclear cataract） 初期晶状体核呈黄色混浊，散瞳后用彻照法检查，在周边部环状红色反光中，中央有一盘状暗影。眼底检查仪可由周边部看清眼底。随病情发展，晶状体核逐渐变棕黄色或棕黑色。此时视力极度减退，眼底不能看清。核性白内障较皮质性白内障少见，发病年龄较早，进展缓慢。

3. 后囊膜下白内障（subcapsular cataract） 在晶状体后囊膜下的浅层皮质出现棕黄色混浊。后囊膜下白内障进展缓慢，但由于混浊位于视轴，所以较早出现明显的视力障碍。后期常合并晶状体皮质和核混浊，最后发展为成熟期白内障。

【治疗】

1. 手术治疗 这是目前白内障最有效的治疗方法。白内障影响工作和生活时，可考虑手术治疗。

（1）白内障超声乳化联合人工晶状体（intraocular lens，IOL）植入术：是当前常采用的最为先进的白内障手术。它是在显微镜下，通过很小的角巩膜切口，应用超声乳化仪将晶状体核乳化粉碎、吸出，同时植入折叠或普通人工晶状体。此手术因手术切口小，因此具有术后散光小，切口愈合快，术后视力恢复迅速等优点。该手术对医生有很高的要求，医生必须能熟练地掌握显微手术技巧以及熟练使用白内障超声乳化仪。

（2）白内障囊外摘除联合人工晶状体植入术：也是通常采用的显微白内障手术。角巩膜切口多采用7mm以下，应用显微手术器械，进行撕除晶状体前囊膜、娩出晶状体核、冲洗晶状体皮质、植入人工晶状体等操作。该手术适应于晶状体核较硬、无法行白内障超声乳化的患者。部分医院因缺乏白内障超声乳化仪，因此，现代白内障囊外摘除联合人工晶状体植入术也是普遍采用的术式。

（3）白内障囊外、囊内摘除术：如有晶状体脱位等，可考虑单纯行白内障囊外或囊内摘除术，术后给予眼镜或角膜接触镜矫正视力。

2. 药物治疗 用以预防和延缓年龄相关性白内障发生和发展的药物，目前尚无疗效肯定的药物。临床上可试用白内停。

第八节 青光眼

青光眼（glaucoma）是一组以视神经凹陷性萎缩和视野缺损为共同特征的疾病，以病理性眼压增高为其主要表现。眼压升高程度及视神经对压力损害的耐受性与青光眼视神经萎缩和视野缺损的发生、发展有密切关系。青光眼是我国当前主要致盲眼病之一。

根据前房角形态（开角或闭角）、病因机制（明确或不明确），以及发病年龄三个主要因素，一般将青光眼分为原发性、继发性和先天性三大类：①原发性青光眼：是指病因机制尚未充分阐明的一类青光眼。根据眼压升高时前房角的状态，又可分为闭角型和开角型。由于种族和眼球结构方面的差异，目前中国人以闭角型居多。而欧美国家白种人则以开角型多见。②继发性青光眼：是因其他眼病或全身疾病，使正常的房水循环系统发生障碍，导致房水流出受阻，从而导致眼压增高。③先天性青光眼：前房角在胚胎发育过程中发育异常，使房水引流产生障碍，导致眼压升高。

原发性闭角性青光眼，根据眼压升高时间的不同，又可分为急性和慢性闭角型青光眼。

一、急性闭角型青光眼

急性闭角型青光眼是以眼压急剧升高为主要特征，并伴眼前段组织改变以及相应临床症状的青光眼。多见于50岁以上老年人，女性较为常见，男女之比约为1∶2，患者多为远视，双眼先后或同时发病。

【病因与发病机制】

病因尚未充分阐明。目前本病公认的主要发病因素为具有遗传倾向的眼球局部解剖结构的变异。这些变异包括短眼轴、小角膜、浅前房、房角狭窄、晶状体较厚且位置相对偏前。由于虹膜与晶状体前表面接触紧密，房水越过瞳孔时阻力增加，后房压力相对高于前房，并推挤虹膜向前膨隆，使前房变浅，房角进一步变窄，发生瞳孔阻滞。随年龄增长，晶状体厚度增加，前房变浅，瞳孔阻滞加重，急性闭角性青光眼的发病率明显增高。一旦周边虹膜与小梁网发生接触，房角关闭，眼压急剧升高，便可引起急性发作。情绪激动，暗室停留时间过长，局部或全身应用抗胆碱药物，均可使瞳孔散大，诱发青光眼的急性发作。周边虹膜松弛、长时间阅读、疲劳和疼痛也多是本病的诱发因素。

【临床表现】

根据发病过程，典型的急性闭角型青光眼临床上可分为6期，各期均有其不同的临床症状及眼部表现。

1. 临床前期　急性闭角型青光眼为双侧性眼病，临床检查如符合下列情况之一，可诊断为临床前期：①一眼确诊为青光眼的急性发作，另一眼具备前房浅、虹膜膨隆、房角狭窄等眼部变异解剖结构，无论患者有无临床症状，应诊断为急性闭角性青光眼临床前期。②部分病人在急性发作之前，没有自觉症状，但具有上述眼球局部解剖特征。③有闭角型青光眼家族史，在暗室试验等诱发因素下，房角关闭，眼压明显升高者，可诊断为本病的临床前期。

2. 先兆期　主要表现为一过性或反复多次的小发作。①临床症状：多在傍晚时分，突然出现雾视、虹视，可伴有患侧额部疼痛或鼻根部酸胀，休息后可自行缓解或消失，症状短暂。②眼部检查：可发现眼压升高，常在40mmHg以上，眼局部轻度充血或不充血，角膜上皮水肿呈轻度雾状，前房浅，房水无混浊，房角大范围关闭，瞳孔稍扩大，光反射迟钝。小发作缓解后，除具有特征性浅前房外，一般不留永久性组织损伤。

3. 急性发作期

（1）临床症状：表现为患眼剧烈胀痛、头痛、畏光、流泪，视力严重减退，常降至指数或手动，常伴有恶心、呕吐等全身症状。

（2）眼部表现：眼压多在50mmHg以上。可有眼睑水肿，混合性充血，角膜上皮水肿，裂隙灯下上皮呈小水珠状，角膜后色素颗粒沉着，前房极浅，周边部前房几乎完全消失。如虹膜有严重缺血坏死，可有房水混浊，甚至出现絮状渗出物。瞳孔中等散大，常呈竖椭圆形，光反射消失，有时可见局限性后粘连。房角完全关闭，小梁网上常有较多色素沉着。眼底可见视网膜动脉搏动、视盘水肿或视网膜血管阻塞，但在急性发作期因角膜水肿，眼底多看不清。高眼压缓解后，症状减轻或消失，视力好转，眼前段常留下永久性组织损伤，如扇形虹膜萎缩、色素脱失、局限性后粘连、瞳孔散大固定、房角广泛性粘连。晶状体前囊下有时可见小片状白色混浊，称为青光眼斑。临床上如见到角膜后色素颗粒沉着、虹膜扇形萎缩及色素脱失、青光眼斑等眼部改变，可证明患者曾有过急性闭角型青光眼的急性发作。

4. 间歇期　指小发作后自行缓解，房角重新开放或大部开放。临床表现为小发作后，眼压在不用药或仅用少量缩瞳剂的情况下不再升高。急性闭角性青光眼间歇期的主要诊断标准是：①有明确的小发作史；②房角开放或大部分开放；③不用药或单用少量缩瞳剂，眼压能稳定在正常水平。理论上急性大发作经过积极治疗后，可进入间歇期，但临床上由于房角粘连，这种情况却很少发生。

5. 慢性期　患眼急性大发作或反复小发作后，房角发生广泛粘连，小梁功能已严重损害，眼压持续中度升高。眼部检查：眼压多在40mmHg左右，房角粘连范围通常 > 180°，眼底可见青光眼性视盘凹陷，杯／盘增加，可有相应的视野缺损。

6. 绝对期　是指高眼压持续时间过久，视神经已遭受严重破坏，视力降至无光感的晚期病例。此期患眼因眼组织的严重破坏，大多无法挽救。

【诊断及鉴别诊断】

1. 诊断要点 ①角膜后可见棕色沉着物；②前房极浅；③瞳孔中等扩大；④虹膜有节段性萎缩；⑤青光眼斑；⑥以往可有小发作病史；⑦对侧眼具有前房浅、虹膜膨隆、房角狭窄等解剖特征。

2. 鉴别诊断 由于急性闭角型青光眼急性发作时常伴有恶心、呕吐和剧烈头痛，临床上需与胃肠道、颅脑疾病鉴别。

【治疗】

青光眼治疗的目的是保存视功能。手术是急性闭角型青光眼的基本治疗原则。术前应积极采用综合药物治疗，迅速控制眼压，缩小瞳孔，开放房角，减少组织损害。在眼压降低、炎症反应控制后进行手术，效果较好。

1. 药物治疗

（1）缩瞳：先兆期小发作时，用1%毛果芸香碱（匹罗卡品）每半小时滴眼1次，2～3次后一般即可达到缩小瞳孔、降低眼压的目的。急性大发作时，每隔5分钟滴眼1次，共滴3次，然后每隔30分钟滴眼1次，共4次，以后改为每小时1次，如瞳孔括约肌未受损害，一般用药后3～4小时瞳孔就能明显缩小，可减量至1日4次。如眼压过高，瞳孔括约肌受损麻痹，或虹膜发生缺血坏死，此时缩瞳剂常难以奏效。在全身使用降眼压药后再滴缩瞳剂，缩瞳效果较好。如频繁用高浓度缩瞳剂滴眼，每次滴药后应用棉球压迫泪囊部数分钟，以免药物通过鼻黏膜吸收而引起全身中毒症状。

（2）其他降眼压药物：在急性发作期，除局部滴用缩瞳剂外，常联合用药，如全身应用高渗剂（20%甘露醇250ml静脉滴注）、碳酸酐酶抑制剂（乙酰唑胺0.125g，每日3次）、局部滴用β－受体阻滞剂（0.5%噻吗洛尔滴眼液，每日2次）可迅速降低眼压。但临床应用中应注意以上药物的毒副作用。

（3）对症治疗：全身症状严重者，可全身给予止吐、镇静、安眠药物。局部滴用糖皮质激素，有利于减轻充血及虹膜炎症反应。

2. 手术治疗 急性闭角型青光眼经药物治疗缓解后，眼压可以保持较低水平数周，但其治疗尚未结束，必须进行手术治疗。常用手术方法包括解除瞳孔阻滞手术、滤过性手术。

（1）解除瞳孔阻滞手术：手术目的是沟通前后房，解除瞳孔阻滞，平衡前后房压力，减轻虹膜膨隆并加宽房角，防止虹膜周边部再与小梁网接触。

1）适应证：①仅用缩瞳药物，眼压多次测量稳定在21mmHg以下。②房角

开放或粘连范围 < 1/3 周。③具有虹膜膨隆、浅前房、窄房角的临床前期患者。④联合降眼压药物治疗后，眼压仍居高不下的患者。

2）手术方法：包括周边虹膜切除术或激光虹膜切开术。

（2）滤过性手术：基本原理是切除一部分角巩膜小梁组织，使其形成一个瘘道，房水经此引流到球结膜下间隙，然后再由结膜组织的毛细血管和淋巴管吸收，达到降低眼压的目的。

1）适应证：①房角已有广泛粘连；②应用毛果芸香碱，眼压仍超过21mmHg。

2）手术方法：常选用小梁切除术。

二、慢性闭角型青光眼

慢性闭角型青光眼是由于周边虹膜与小梁网逐步发生粘连，使小梁功能呈渐进性损害所致，从而导致眼压缓慢升高。此类青光眼的发病年龄较急性闭角性青光眼为早。因其病程发展缓慢，早期往往不被患者重视，晚期则会导致严重的视功能损害。

【病因】

慢性闭角型青光眼患者亦具有前房浅、房角狭窄等解剖结构变异，但变异程度较急性闭角性青光眼轻，其中房角狭窄是慢性闭角型青光眼形成的最基本条件，可导致周边虹膜逐步与小梁网发生粘连，引起眼压升高。

【临床表现】

1. 临床症状　患者多无明显的临床症状。部分患者是在查体时发现，很多患者发现时往往已有严重的视野缺损。

2. 眼部表现　①眼压中度升高，常在40mmHg左右；②周边前房浅；③房角中等狭窄，可有不同程度的虹膜周边前粘连；④视盘呈凹陷性萎缩，并伴有相应视野缺损。

【诊断及鉴别诊断】

1. 诊断要点　①眼压中度升高；②周边前房浅，中央前房深度略浅或接近正常，虹膜膨隆现象不明显，有程度不同的虹膜周边前粘连；③房角为中等狭窄；④视盘凹陷性萎缩，并伴有相应视野缺损。

2. 鉴别诊断　本病需与开角型青光眼鉴别，前房角镜检查的结果是其鉴别的主要依据。开角型青光眼在眼压升高时房角也是开放的，而慢性闭角型青光眼则表现为房角狭窄。

【治疗】

慢性闭角型青光眼与急性闭角型青光眼的治疗原则是相同的，也是在药物控制眼压后进行手术。

1. 药物治疗 同急性闭角型青光眼。

2. 手术治疗

（1）周边虹膜切除术：可防止长期滴用毛果芸香碱所引起的瞳孔阻滞，防止或减慢房角的进一步粘连。适应于存在瞳孔阻滞、房角粘连范围不大，单用缩瞳剂即能控制眼压的早期病例。

（2）滤过性手术：可控制房角的进行性关闭，加宽房角。适应于：①非瞳孔阻滞机制性慢性闭角型青光眼；②大部分房角已有广泛粘连，单用缩瞳剂眼压不能控制；③已有明显视神经损害的慢性闭角型青光眼患者。

第九节　屈光不正

在眼的调节机能处于静止状态时，外界的平行光束（一般认为来自 5m 以外）经眼的屈光系统后，恰好聚焦于视网膜黄斑中心凹，眼的这种屈光状态称为正视（emmetropia），即正视眼的远点为无限远。若眼不能将投向眼球的平行光束聚焦在视网膜黄斑中心凹，则称为非正视眼（ametropia）或屈光不正（refractive error）。屈光不正主要包括近视、远视、散光。

一、近视

眼在调节放松状态下，平行光束经眼球屈光系统折射后，在视网膜之前聚焦成像，称为近视（myopia）。

【病因】

近视的确切发生原因及发病机制尚未明确。目前认为与种族、遗传、营养和环境等多种因素有关。

【分类】

1. 按屈光成分分类 ①屈光性近视：角膜或晶状体曲率过大造成，使屈光力超出正常范围，而眼轴长度在正常范围；②轴性近视：眼轴长度超出正常范围，角膜和晶状体曲率在正常范围；③混合性近视：既有屈光性近视，又有轴性近视。

2. 按近视度数分类　①轻度近视：低于 -3.00D；②中度近视：-3.00D ~ -6.00D；③高度近视：高于 -6.00D。

【临床表现】

1. 临床症状　远视力降低是近视最主要的临床症状，患者感觉远距视物模糊，近距视物清晰。注视远处物体时患者常常眯眼。可伴有夜间视力差、飞蚊症、漂浮物、闪光感等症状。

2. 眼部表现　①视力：远视力下降，近视力正常。②易引起外隐斜或外斜视。③年龄较轻时即出现玻璃体液化、玻璃体混浊和玻璃体后脱离等。④眼底改变：可见视弧形斑、豹纹状眼底、黄斑部出血或形成视网膜下新生血管膜，可发生形状不规则的白色萎缩斑，或由色素沉着成圆形黑色斑（Fuchs 斑）；视网膜周边部格子状变性、囊样变性，易发生视网膜裂孔和视网膜脱离。⑤近视度数较高者，由于眼球前后径变长，眼球较突出，而眼球后极部扩张，可形成后巩膜葡萄肿。

【治疗】

目前还无效果确切的治疗方法。

1. 验光　首先应进行准确验光，确定近视度数。眼的调节状况可直接影响屈光的检测，因此为了准确获得人眼调节静止状态下的屈光度数，有时需作睫状肌麻痹验光，亦称散瞳验光。临床常用散瞳剂为托品酰胺滴眼液，14 岁以下儿童应选用 1% 阿托品眼膏，每日 3 次，连用 3 天。目前多应用电脑验光仪，它可迅速检测出眼的屈光度数，是一种简捷、快速、有价值的屈光检查方法。

2. 矫治方法

（1）配镜：应选用合适的凹透镜，凹透镜可使光线发散进入眼屈光系统后聚焦在视网膜上，使患者看清远处物体。可选用：①框架眼镜：具有安全、简便、经济的特点。但因框架眼镜镜片与角膜顶点存在一定的距离，高度数镜片存在放大率等问题，使患者难以适应。②角膜接触镜：亦称隐形眼镜，因角膜接触镜与角膜直接接触，从而减少了框架眼镜所致的像放大率问题。但易引起角结膜炎，影响眼表的正常生理状态（图 5 - 1 - 12）。

（2）屈光手术：是用手术的方法改变眼的屈光状态，包括角膜屈光手术、眼内屈光手术及巩膜屈光手术。目前常采用的准分子激光角膜切削术、准分子激光角膜原位磨镶术均属于角膜屈光手术。手术适用于年龄大于 20 岁、近视矫正视力正常且近视度数已稳定 2 年、自愿接受手术的患者。①准分子激光角膜切削术（PRK）：是在眼表面麻醉后刮出角膜中央区约7mm直径范围内的角膜上皮，准确定位后进行激光照射。此手术受术者操作影响较小，可以多次手术。但对于高度近视预测性差，回退较大。手术适应证为轻、中度近视。②准分子激光角膜原位磨镶术（LASIK）：是应用准分子激光切削角膜中央区基质，使之变平，从而使角膜屈光力减弱，达到矫正近视的目的。其优点为术后较少发生角膜混浊，高度近视回退少，且术后疼痛轻，恢复快。矫正屈光度范围较大。缺点是手术难度大，可出现角膜瓣引起的并发症。

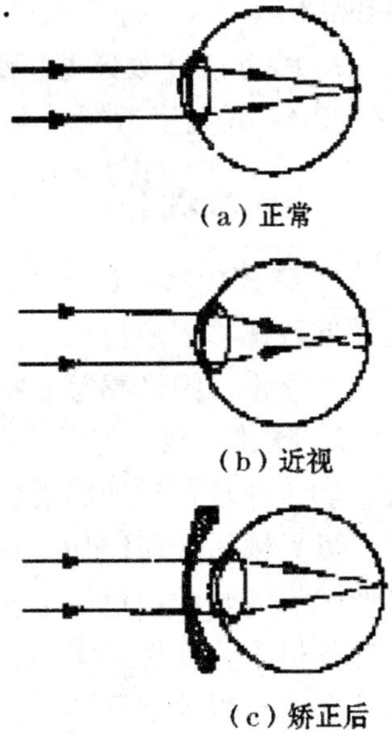

图 5－1－12　近视矫正示意图

二、远视

眼在无调节状态下，平行光线经眼的屈光系统后，聚焦于视网膜之后，称为远视（hypermetropia，或 hyperopia）。远视眼的远点在眼后，为虚焦点。

【病因】

远视眼的发病原因及发病机制尚未明确。目前认为与种族、遗传、营养和环境等多种因素有关。远视眼常伴有小眼球、浅前房等。

【分类】

远视按严重程度可分为：①低度远视：＜＋3.00D，年轻时由于能在视远时使用调节进行代偿，大部分人在40岁以前可不影响视力；②中度远视：＋3.00D～＋5.00D，视力受影响，并伴有不适感或视疲劳症状，过度使用调节还会出现内斜视；③高度远视：＞＋5.00D，视力明显受影响，视物模糊，但视觉疲劳或不适感反而不明显，因为远视度数太高，患者无法使用调节来代偿。

能调节代偿的那一部分远视，称为隐性远视（latent hyperopia），在未行睫状肌麻痹验光时难以发现。随着年龄的增加，调节幅度或能力下降，被调节所代偿的隐性远视则逐渐暴露出来。

【临床表现】

临床表现与患者年龄有密切的关系。

1. 小于6岁　低、中度远视患者因为调节幅度很大，近距离阅读的需求也较少，因而可无任何症状。高度远视者通常是在体检时发现，多伴有调节性内斜视及屈光性弱视。①调节性内斜视：表现为近距内斜大于远距内斜，由高调节性集合/调节比例（AC/A）引起。集合和调节是联动的，当调节发生时，必然出现集合。调节所诱发的集合的量取决于患者的AC/A，远视者通常较高。远视的正确矫正可以减少调节，从而减少调节性集合而消除或减少内斜视；如远视者未进行及时正确的屈光矫正，但为了获得清晰视力，往往在远距离工作时就开始使用调节，近距离工作时则会使用更多的调节，产生内隐斜或内斜。如果内斜持续存在，就会出现斜视性弱视。②屈光性弱视：高度远视如未给予适当矫正，易发生屈光性弱视。

2. 6~20岁　近距离阅读需求增大，尤其是在10岁左右，阅读量增加，阅读的字体变小，则开始出现视觉模糊及视疲劳症状。

3. 20~40岁　近距离阅读时出现眼酸、头痛等视疲劳症状。随着年龄增长，调节幅度减少，隐性远视减少，显性远视增加，部分患者老视可提前出现。

4. 大于40岁　调节幅度进一步下降，隐性远视转为显性远视，这些患者不仅需要近距离阅读附加，而且还需要远距离远视矫正。

【治疗】

迄今为止，也无确切的治疗方法。目前临床上只能通过戴镜，起到矫正作用（图5-1-13）。首先应进行准确验光，确定远视度数，用凸透镜进行矫正。轻度远视如无症状可不需矫正，如有视疲劳和内斜视，即使远视度数低也应戴镜。中度远视或中年以上远视患者，为了消除视疲劳及防止内斜视的发生，应戴镜矫正视力。

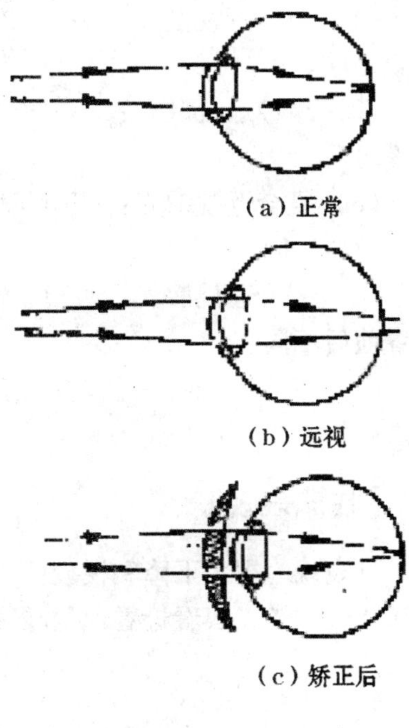

图5-1-13　远视矫正示意图

三、散光

散光（astigmatism）是因眼球在不同子午线上屈光力的不同，形成两条焦线和最小弥散斑的屈光状态。它可由角膜或晶状体产生。

【病因】

平行光线经散光眼球屈光系统折射后，所形成的前后两焦线的空间称为 Sturm 间隙，此间隙长度表示散光程度的大小，两焦线距离愈大，则散光程度愈大，光线在此间隙内形成一个 Sturm 光锥形体。

【分类】

1. 根据最大屈光力和最小屈光力的关系分类

（1）规则散光：为最大屈光力和最小屈光力主子午线相互垂直。规则散光又分为顺规散光（astigmatism with the rule）、逆规散光（astigmatism against the rule）和斜向散光（oblique astigmatism）。最大屈光力主子午线在 90° ±30°位置的散光称为顺规散光 最大屈光力主子午线在 180° ±30°称为逆规散光；其余为斜向散光。

（2）不规则散光：最大屈光力和最小屈光力主子午线不相互垂直者为不规则散光。

2. 根据两条主子午线聚焦与视网膜的位置关系分类

（1）单纯近视散光：一主子午线聚焦在视网膜上，另一主子午线聚焦在视网膜之前。

（2）单纯远视散光：一主子午线聚焦在视网膜上，另一主子午线聚焦在视网膜之后。

（3）复合近视散光：两相互垂直的主子午线均聚焦在视网膜之前，但聚焦位置前后不同。

（4）复合远视散光：两相互垂直的主子午线均聚焦在视网膜之后，但聚焦位置前后不同。

（5）混合散光：一主子午线聚焦在视网膜之前，另一主子午线聚焦在视网膜之后。

【临床表现】

可表现为视力下降和视疲劳。以视力下降为最常见，其程度取决于散光的度数和轴位。散光眼看近看远均朦胧不清，极易出现调节性视疲劳。

【治疗】

目前只是通过配镜矫治。首先进行准确验光，并选择最佳柱镜矫正。矫正原则是防止过度矫正，如患者不能适应全部矫正，可先予以较低度数矫正，再逐渐增加度数。不规则散光一般不用柱镜进行矫正，可试用硬性角膜接触镜。

第十节　眼外伤

一、眼异物伤

眼异物伤临床上较为常见。根据异物是否进入眼内可分为：①眼球外异物；②眼内异物。眼内异物所致的损伤常常较为严重。

【病因】

1. 金属异物　大多数金属异物为磁性金属，如铁；非磁性金属异物包括铜和铅等。

2. 非金属异物　包括玻璃、碎石、木刺、竹签等。

【临床表现与诊断】

1. 眼球外异物

（1）外伤史：有明确的外伤史，并应详细询问外伤过程及致伤物的性质。

（2）眼部表现及检查：①眼睑异物：多合并眼睑皮肤裂伤。②结膜异物：常有异物摩擦感，如异物摩擦角膜会引起严重的畏光、流泪等刺激症状。结膜异物多隐藏在上睑睑板下沟、穹隆部及半月皱襞。检查时应翻转上眼睑查找异物。对色淡、透明的结膜异物应仔细查找。常见的结膜异物有灰尘、煤屑等。③角膜异物：临床上多数患者有极为明显的刺痛、流泪、眼睑痉挛等刺激症状；极少数患者刺激症状不明显，甚至部分患者无明确的异物接触史，致使异物在角膜存留时间较长。角膜异物以铁屑、煤渣较多见，铁质异物易形成锈斑；植物性异物可引起真菌性角膜溃疡等感染。④眶内异物：临床可有局部肿胀、疼痛，如合并化脓性感染时，可引起眶蜂窝组织炎或瘘道。常见的眶内异物有金属弹片、气枪弹、树枝、竹碎片等。

2. 眼内异物

（1）外伤史：大部分患者有明确的眼球穿通伤史，对可疑眼内异物者应详细询问受伤过程，明确眼内异物性质。少数患者外伤史不明确。应仔细查找眼球伤口。

（2）眼部表现及检查：异物位于前房、晶状体、玻璃体内反应较轻，接近或嵌入视网膜、葡萄膜者反应较大。眼球伤口是重要的临床表现，也是眼内异物诊断的重要依据。角膜、虹膜、晶状体的伤口较易发现，如角膜有线状伤口或全层瘢痕，相应的虹膜部位有穿孔，晶状体局限性混浊，可判断有异物进入眼内。但较小的结膜、巩膜伤口最易忽略，应仔细检查，以防漏诊。

（3）异物性质对眼的影响：性质较为稳定的无菌异物，如石、沙、玻璃、瓷器、塑料、睫毛等，一般能耐受；铁、铜、铝、锌是常见的反应性异物，后两种常引起轻微纤维素性的渗出炎症，可将异物包裹；若异物很大，可引起眼内刺激炎症，从而导致细胞增生、牵拉性视网膜脱离、眼球萎缩等。铁、铜在眼内存留常可导致眼内严重损害。

1）铜质沉着症（chalcosis）：是铜在眼内发生变化后散布在眼内各组织。典型的临床表现是在角膜后弹力层可见大量棕黄色色素沉着，房水内见绿色颗粒，虹膜变绿色，晶状体前囊出现向日葵样混浊，玻璃体棕红色混浊，并形成条索，视网膜血管上和黄斑区可见金属斑。如金属弥散后，摘除异物不能减轻眼部损害。

2）铁质沉着症（siderosis）：是铁在眼内氧化与扩散，激发 Haber－Weiss 反应，形成强力氧化剂，引起脂质过氧化、细胞膜损伤、酶失活。沉着在上皮组织、虹膜括约肌开大肌、无色素睫状上皮和晶状体上皮、视网膜上。损害后的症状为夜盲、向心性视野缺损或失明。临床表现为角膜基质铁锈色沉着、虹膜异色症、瞳孔扩大及反应迟钝、晶状体前棕色沉着、白内障、玻璃体混浊、周边视网膜色素增生（早期），晚期弥漫性视网膜血管变窄，视盘色淡、萎缩。因为铁离子聚集在小梁网，可继发开角型青光眼。视网膜电图（ERG）改变包括极早期 α 波升高，β 波正常，以后 β 波降低，最终消失。

眼部 X 线摄片、超声波、CT 扫描等，对眼内异物有重要的诊断价值。

【治疗】

眼球内、外异物诊断明确后，原则上应尽早手术摘出。

1. 眼球外异物

（1）眼睑异物：如怀疑有植物性异物进入，应仔细探查伤口，将异物全部取出，以防引起局部化脓性炎症；对于爆炸伤，处理时可只将较大的异物用镊子夹出，其余细小火药渣、尘土及沙石等眼睑异物，则不需强行取出。

（2）结膜异物：必要时可在表面麻醉下，用无菌湿棉签拭出异物，然后点抗生素滴眼液。

（3）角膜异物：角膜异物取出应严格执行无菌操作，有条件时应在眼科手术显微镜或裂隙灯生物显微镜下操作，否则有引起化脓性角膜溃疡的危险。①对浅层异物，可用盐水湿棉签拭去。②较深的异物可用无菌注射针头剔除。③如有锈斑，尽量一次刮除干净，锈斑较深，无法一次彻底清除，可先行抗生素眼膏包扎，次日再行锈斑取出。④对多个异物可分期取出，术后涂抗生素眼膏（红霉素眼膏），包扎术眼。

（4）眶内异物：眶内金属异物多从前方进入，易被软组织包裹，一般不必勉强摘除。但植物性异物会引起慢性化脓性炎症，严重者会危及生命，应尽早完全取出。

2. 眼内异物

（1）前房及虹膜异物：在靠近异物的方向或相对方向作角膜缘切口取出，磁性异物可用电磁铁吸出，非磁性异物用镊子夹出。

（2）晶状体异物：若晶状体大部分透明，可不必立即手术。若晶状体已混浊，可连同异物摘出。

（3）眼后段异物：①睫状体扁平部摘除术：适用于体积较小、未包裹、可见的玻璃体内或小的视网膜表面、无视网膜并发症的磁性异物。②玻璃体手术：适用于异物大、已包裹粘连、非磁性，同时合并玻璃体积血或视网膜脱离。③联合手术：对于较大的异物可通过角巩膜切口或原入口取出，以减少周围的组织损伤，同时进行玻璃体手术。④异物较小且已完全包裹于球壁内，性质稳定者不一定要勉强取出。

二、眼酸碱化学伤

酸碱化学伤是最常见的化学性眼外伤。是由于酸碱溶液接触眼部所造成的腐蚀性眼损伤。多发生在实验室、工厂、施工场所或家庭中。

【病因】

1. 酸性烧伤　临床常见的是硫酸、盐酸、硝酸等。因酸性物质对蛋白质起凝固作用，可使眼组织蛋白凝固坏死。然而由于凝固的蛋白不溶于水，因此能阻止酸性物质继续向深层渗透，使组织损伤相对较轻。

2. 碱性烧伤　常见由氢氧化钠、生石灰、氨水等引起。碱能溶解脂肪和蛋白质，与组织接触后能迅速渗透到深层和眼内，使细胞分解坏死。因此，碱烧伤的后果要严重得多。

【临床表现】

临床上根据烧伤组织的反应程度，可分为轻、中、重三种烧伤。

1. 轻度　眼睑与结膜轻度充血水肿，角膜上皮有点状脱落或水肿。数日后水肿消退，上皮修复，不留瘢痕，无明显并发症，视力多不受影响。一般多由弱酸或稀释的弱碱引起。

2. 中度 眼睑皮肤可出现水疱或糜烂；结膜水肿，出现小片缺血坏死；角膜有明显混浊水肿，上支层完全脱落，或形成白色凝固层。治愈后可遗留角膜斑翳，影响视力。多由强酸或较稀的碱引起。

3. 重度 结膜出现广泛的缺血性坏死，呈灰色混浊；角膜全层灰白，或呈瓷白色。由于坏死组织释放出趋化因子，大量嗜中性粒细胞浸润并释放胶原酶，角膜基质层溶解，出现角膜溃疡或穿孔。此类严重的化学伤大多由强碱引起。碱性液体可立即渗入前房，引起葡萄膜炎、继发性青光眼和白内障等。角膜溃疡愈合后会形成角膜白斑，角膜穿孔愈合后会形成前粘性角膜白斑、角膜葡萄肿或眼球萎缩。由于结膜上皮的缺损，在愈合时可造成睑球粘连、假性翼状胬肉等，最终引起视功能丧失。此外，眼睑、泪道的烧伤还可引起眼睑畸形、眼睑闭合不全、泪溢等并发症。

【治疗】

酸碱化学伤的现场急救至关重要，是处理酸碱烧伤最重要的一步。

1. 现场急救 争分夺秒的彻底冲洗眼部，可将酸碱烧伤减到最小程度。伤后应立即就地取材，可用大量清水或其他水源（如河水、井水等）反复冲洗，冲洗时应翻转眼睑，嘱患者转动眼球，充分暴露穹隆部，以便将结膜囊内的化学物质彻底洗出。冲洗过程一般不少于30分钟。

2. 入院治疗

（1）早期治疗

1）药物治疗：①局部和全身应用抗生素控制感染。眼部可用氧氟沙星、妥布霉素滴眼液，全身可选用先锋霉素、庆大霉素等抗生素。②局部或全身使用糖皮质激素，以抑制炎症反应和新生血管形成。但在伤后2～3周内，角膜有溶解倾向，应立即停用。③1%阿托品每日散瞳。④伤后立即全身及局部大量应用维生素C，一般结膜下注射2ml，每日1～2次。维生素C可抑制胶原酶，促进角膜胶原合成。对于石灰烧伤患者，伤后可应用0.5% EDTA（依地酸钠）。⑤为防止角膜穿孔，可应用胶原酶抑制剂，临床常用10%枸橼酸钠；或2.5%～5%半胱氨酸点眼，也可用自家血清、纤维连接蛋白等滴眼。

2）手术治疗：①球结膜或角膜上皮有广泛坏死，可做早期切除，可防止睑球粘连。②如患者在2周内出现角膜溶解变薄，需行全角膜板层移植术，并保留植片的角膜缘上皮，以挽救眼球；也可作羊膜移植术；或口腔黏膜或对侧球结膜移植。每次换药时用玻璃棒分离睑球粘连，或安放隔膜。

（2）晚期治疗：主要针对并发症进行治疗。如矫正睑外翻、睑球粘连，进行角膜移植术等。出现继发性青光眼时，应给予药物降低眼压，或行睫状体冷凝术。

三、辐射性眼损伤

电离辐射线所导致的眼部组织损害，称为辐射性眼损伤。包括微波、红外线、可见光、紫外线、X线、γ射线、中子或质子束照射等对眼的损伤。

1. 红外线损伤　主要是热作用对眼部的损伤。其中短波红外线（波长800~1200nm）可被晶状体和虹膜吸收，形成白内障。因在玻璃加工和高温环境可产生大量红外线，又称为吹玻璃工人白内障。接触红外线人员应戴含氧化铁的特制防护眼镜。

2. 可见光损伤　主要因热和光化学作用所引起的黄斑损伤。对患者视力可有不同程度的影响，严重者有中央暗点、视物变形、头痛。观察日食可引起“日光性视网膜病变”。因此在强光下应戴有色镜。

3. 紫外线损伤　又称为电光性眼炎（electric ophthalmia），是临床上较为常见的辐射性眼损伤。一般在照射后3~8小时发作，有强烈的异物感，刺痛、畏光、流泪及睑痉挛。检查可见结膜混合性充血，角膜上皮点状脱落，严重者角膜可有片状脱落。应积极对症治疗，减轻疼痛，可涂抗生素眼膏包扎，24小时后症状减轻或痊愈。高原、雪地及水面反光可造成眼部紫外线损伤，称“雪盲”。电焊、攀登雪山时应配戴防护面罩或眼镜。

4. 离子辐射性损伤　X线、γ线、中子或质子束可引起放射性白内障、放射性视网膜病变或视神经病变、角膜炎或虹膜睫状体炎等，应注意防护。

第二章 耳鼻咽喉科基础与耳鼻咽喉科疾病

第一节 耳鼻咽喉科基础

一、耳鼻咽喉的应用解剖及生理

（一）鼻的应用解剖及生理

鼻由外鼻、鼻腔、鼻窦三部分构成。

1. 外鼻 位于面部中央，外观呈三棱锥体。由骨与软骨构成支架。骨性支架由鼻骨、上颌骨额突及额骨鼻突组成。软骨性支架主要由左右对称的鼻外侧软骨和大翼软骨以及中央起支撑作用的鼻中隔软骨构成（图5-2-1）。外覆皮肤及软组织。鼻尖、鼻翼及鼻前庭处皮肤较厚，含有大量的皮脂腺及汗腺，与深部组织粘连较紧，炎症时皮肤肿胀，压迫神经末梢，痛感明显。外鼻的静脉经内眦静脉及面静脉汇入颈内静脉。由于内眦静脉通过眼上、下静脉与颅内海绵窦相通，且面部静脉无瓣膜，血液可双向流通，故当鼻部患疖肿时，若挤压或治疗不当可引起严重的海绵窦血栓性静脉炎。

2. 鼻腔 为一不规则的狭长腔隙，起于前鼻孔，止于后鼻孔与鼻咽部相通。由鼻中隔分为左右两腔，每侧鼻腔又分为鼻前庭及固有鼻腔两部分。

（1）鼻前庭：位于鼻腔前段，由皮肤覆盖，富含皮脂腺、汗腺和毛囊，有鼻毛生长，为鼻疖的好发部位。鼻前庭皮肤与固有鼻腔黏膜交界处外侧有一弧形隆起，称鼻阈。

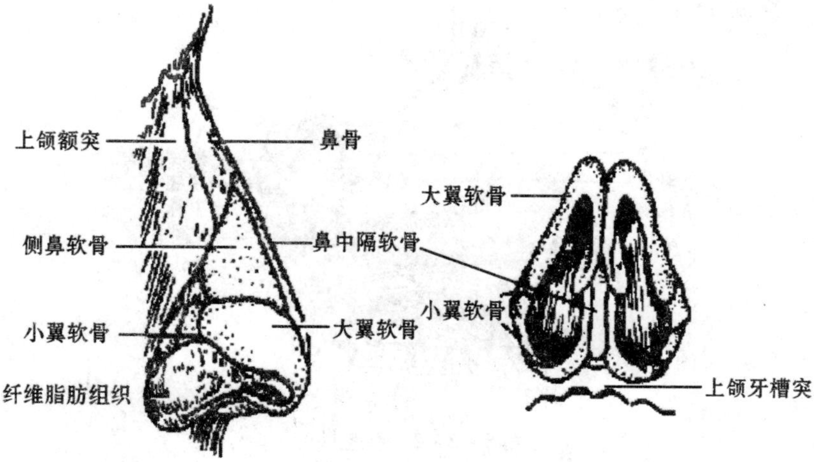

图5－2－1　外鼻骨和软骨支架

（2）固有鼻腔：通常简称鼻腔，起于鼻阈，止于后鼻孔。有顶、底、内、外四壁：

1）顶壁：呈穹隆状，大部分由筛骨水平板构成，板上有许多细孔（筛孔）又称筛板。嗅丝穿过筛孔到达颅内。该处骨质薄而脆，外伤时易发生骨折，亦为鼻部手术的危险区。

2）底壁：即硬腭的鼻腔面，与口腔相隔，前3/4由上颌骨腭突，后1/4由腭骨水平部构成。

3）内壁：即鼻中隔，由鼻中隔软骨、筛骨垂直板及梨骨构成，外覆以骨膜、软骨膜及黏膜。鼻中隔前下部分的黏膜内，由颈内、外动脉血管分支汇聚成丛，称利特尔区（Little's area），为鼻出血的好发部位。

4）外壁：为部分上颌窦与筛窦的内侧壁。有三个呈阶梯状排列的卷曲突起，外覆黏膜，称鼻甲。各鼻甲外下方的前后间隙称鼻道。分别称为上、中、下鼻甲及上、中、下鼻道。下鼻甲最大，前端接近鼻前庭，后端距咽鼓管咽口约1～1.5cm，下鼻甲肿大时可影响咽鼓管的通气引流，而出现耳鸣，听力下降等症状。中鼻甲较小，属筛骨的一部分。上鼻甲最小，位于鼻腔外侧壁的后上部。下鼻道的前上方有鼻泪管的开口，下鼻道外侧壁中段近下鼻甲根部骨质最薄，为上颌窦穿刺冲洗的适宜部位。中鼻道由前上至后下有额窦、前组筛窦及上颌窦的开口。上鼻道有后组筛窦的开口。蝶窦开口于蝶筛隐窝。各鼻甲与鼻中隔之间的间隙称总鼻道。中鼻甲游离缘以上与相应的鼻中隔之间的间隙为嗅沟，亦称嗅裂（图5－2－2）。

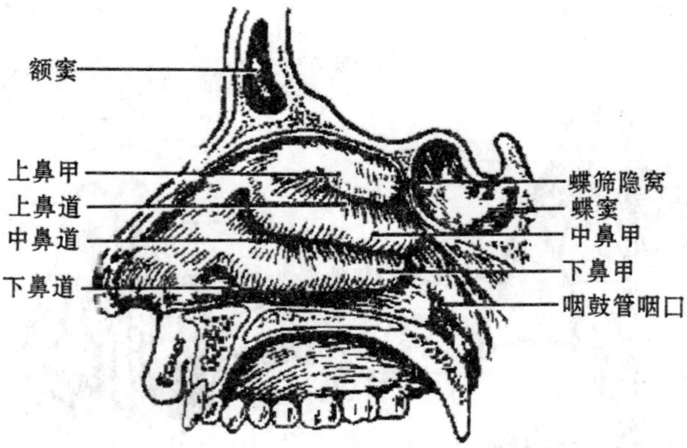

图5－2－2　鼻腔外壁

（3）鼻腔黏膜：按其结构及功能分为嗅区黏膜及呼吸区黏膜两部分。

1）嗅区黏膜：范围较小，主要分布于上鼻甲内侧缘及相应的鼻中隔部分，也有小部分延伸到中鼻甲内侧及相应的鼻中隔部分，为假复层无纤毛柱状上皮。内有嗅神经末梢感受器。

2）呼吸区黏膜：占鼻腔黏膜的大部分，位于嗅裂平面以下，为假复层柱状纤毛上皮，纤毛运动方向朝向鼻咽部。黏膜内含有丰富的腺体，能产生大量的分泌液，附着于纤毛表面形成黏液毯。在下鼻甲黏膜内，有丰富的小血管所构成的海绵状组织，血管壁上有大量的平滑肌及弹性纤维，受到理化因素的刺激时，能迅速舒缩，此点对于鼻腔生理学和病理学均有重要意义。

（4）鼻腔血管、神经

1）鼻腔血管：动脉主要来自颈外动脉的上颌动脉和颈内动脉的眼动脉。鼻腔前部、后部及下部的静脉汇入颈内、外静脉，上部的静脉则经眼静脉汇入海绵窦。

2）鼻腔神经：嗅神经分布于嗅区黏膜内。感觉神经来自三叉神经的第一支（眼神经）和第二支（上颌神经）。自主神经主要司鼻腔黏膜内的血管舒缩和腺体的分泌。

3. 鼻窦　是鼻腔周围颅骨和面骨内的含气空腔，左右成对，共四对。分别称为上颌窦、额窦、筛窦及蝶窦。窦内黏膜与鼻腔黏膜相连，各窦均有开口与鼻腔相通。按其解剖位置和窦口开口部位不同，又将其分为前后两组。前组包括上颌窦、额窦及前组筛窦，开口于中鼻道；后组包括后组筛窦及蝶窦，前者开口于上鼻道，后者开口于蝶筛隐窝（图5－2－3）。

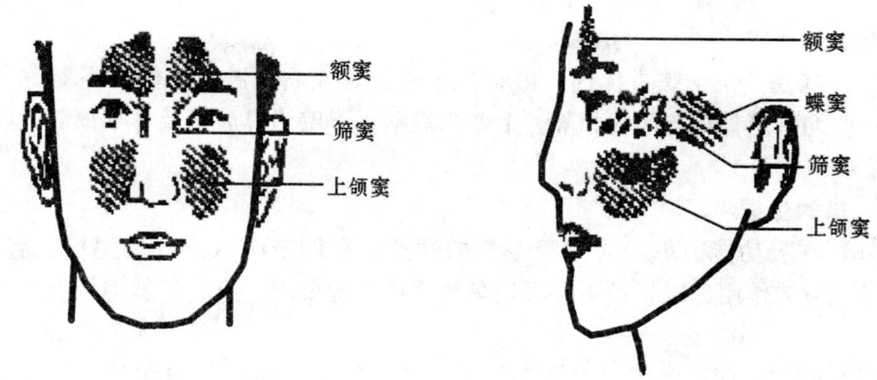

图5-2-3　鼻窦面部的投影

（1）上颌窦：位于上颌骨内，为鼻窦中容积最大的一对，平均约13ml，有五个壁。

1）前壁：即面壁，中央骨质最薄，略凹陷，称尖牙窝，上颌窦手术时经此进入窦腔。在眶下缘下方有眶下神经孔，为眶下神经及血管通过之处。

2）上壁：即眶底，与眶内容物相隔。骨质较薄弱，眶内与窦内疾病可相互影响。

3）底壁：即牙槽突，常低于鼻腔，与上颌第2双尖牙及第1、2磨牙关系密切，故牙根部感染时可引起牙源性上颌窦炎。

4）内壁：即鼻腔外侧壁的一部分，后上方有上颌窦窦口通入中鼻道，因窦口位置高，不利引流，故炎症发生率较高。

5）后外壁：与颞下窝及翼腭窝毗邻。上颌窦癌破坏此壁可侵犯翼内肌出现张口困难。

（2）额窦：位于额骨下部，其大小、形状不一致，有时一侧或两侧未发育。前壁为额骨外板，较厚，内有骨髓，因而炎症时易致骨髓炎。后壁为额骨内板，较薄，与颅前窝相隔，有静脉通入硬脑膜下腔。底壁相当于眶内上角处，甚薄，急性额窦炎时此处可有明显压痛。内壁即额窦中隔。窦口在额窦内下方借鼻额管开口于中鼻道。

（3）筛窦：又称筛迷路，位于鼻腔外上方的筛骨内，形似蜂房，每侧约有10个气房。几个气房共用一个开口，其大小排列及伸展范围极不规则。依其窦口所在部位将其分为前后两组，前组开口于中鼻道，后组开口于上鼻道。前后两组以中鼻甲附着处为界。筛窦外侧壁借纸样板与眶内容物相隔。内壁为鼻腔外侧壁的一部分，附有上鼻甲及中鼻甲。顶壁借一薄骨板与颅前窝相隔。后组筛窦外上方与球后视神经有一薄骨板相隔，故筛窦炎时可引起眶内蜂窝组织炎或球后视神经炎等并发症。

（4）蝶窦：位于蝶骨体内，由蝶窦中隔分为左右两腔，两侧多不对称。其后、外壁均借薄骨板与颅内相隔。上壁为蝶鞍，下壁为鼻后孔及鼻咽顶部，内侧即蝶窦中隔。

4. 鼻的生理

（1）呼吸功能：鼻腔为呼吸空气的通道，有调节吸入空气的温度、湿度、和滤过、清洁作用，以保护下呼吸道黏膜适应生理要求，有利于肺泡内氧和二氧化碳的交换。

（2）嗅觉功能：含气味的气体分子随吸入气流到达鼻腔嗅沟处，与嗅黏膜接触，溶解于嗅腺的分泌物中，刺激嗅细胞产生神经冲动，经嗅神经到达嗅球、嗅束，再到达延髓和大脑中枢，产生嗅觉。

（3）共鸣：鼻腔是重要的共鸣器官，发音在喉，共鸣在鼻，以使声音宏亮而清晰。若鼻腔因炎症肿胀而闭塞时，声音则呈“闭塞性鼻音”。若腭裂或软腭瘫痪时，发音时鼻咽部不能关闭，则呈“开放性鼻音”。

（4）反射功能：鼻腔内神经丰富，常出现一些反射现象。如喷嚏，系三叉神经或嗅神经受刺激后而引起的先有深吸气、继之强呼气的一阵气流从鼻咽部经鼻腔喷出的动作，可将鼻腔内刺激物清除，为一保护性反射。

（二）咽的应用解剖及生理

咽位于颈前方，上起颅底，下达第6颈椎平面，为长约12cm的肌膜性管，上宽下窄，呈漏斗状，是呼吸和消化的共同通道。分为鼻咽、口咽和喉咽三部分（图5－2－4）。

1. 鼻咽 即上咽部。其顶壁由蝶骨体及枕骨底部构成，呈穹隆状。前方与后鼻孔相通，后壁平对第1、2颈椎。顶后壁交界处有小叶状排列的淋巴团块，名腺样体。两侧壁距下鼻甲后端约1～1.5cm，有咽鼓管咽口，咽口后上方有一隆起，称咽鼓管圆枕，圆枕后上方有一凹陷，称咽隐窝，该处是鼻咽癌的好发部位，此窝距颅底破裂孔仅约1cm，故鼻咽癌常可循此进入颅内。咽鼓管咽口周围有丰富的淋巴组织，称咽鼓管扁桃体。

2. 口咽 又称为中咽，为软腭游离缘平面至会厌上缘平面之间的部分。后壁平对第2、3颈椎，黏膜下有散在的淋巴滤泡，前方借咽峡与口腔相通，向下连通喉咽部。咽峡由上方的悬雍垂和软腭的游离缘、两侧的腭舌弓及腭咽弓、下方的舌背构成。腭舌弓和腭咽弓间的深窝称扁桃体窝，内有腭扁桃体。咽峡的前下部为舌根，上有舌扁桃体。在腭咽弓的后方，有纵行条索状的淋巴组织，称咽侧索。

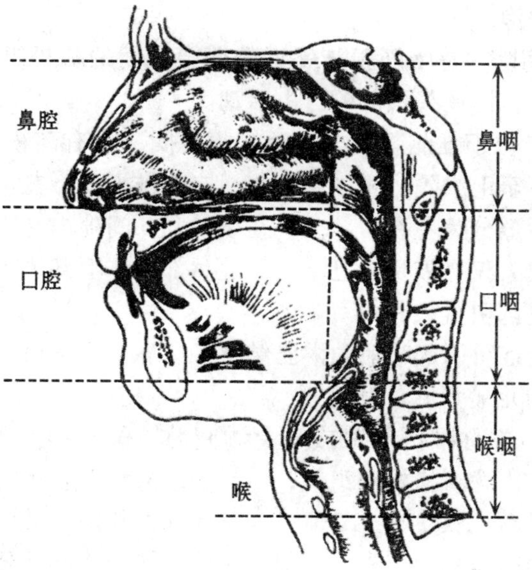

图5-2-4　咽腔分段

3. 喉咽　又称为下咽，为会厌软骨上缘平面以下部分，下止于环状软骨下缘平面。两侧杓会厌皱襞的外下方各有一深窝为梨状窝，此窝前壁黏膜下有喉上神经内支经此入喉。两梨状窝之间，环状软骨板后方有环后隙与食管入口相通，当吞咽时梨状窝呈漏斗形张开，食物经环后隙入食管。在舌根与会厌软骨之间的正中有舌会厌韧带相连系。韧带两侧为会厌谷，常为异物存留的部位。

4. 咽的淋巴组织　咽部有丰富的淋巴组织。腭扁桃体、腺样体、舌扁桃体、咽鼓管扁桃体、咽侧索及咽后壁的淋巴滤泡，在黏膜下彼此有淋巴管相通，形成一环，称淋巴内环，并向颈部淋巴结汇流。颈部淋巴结又互相交通，形成淋巴外环。临床上，此二环对咽部疾病的诊断、治疗及预后具有重要意义。

（1）腺样体：又称咽扁桃体，位于鼻咽顶后壁交界处，形如半个剥皮橘子，表面不平，有5~6个纵行裂隙，易为细菌存留。腺样体与咽后壁之间无纤维组织包膜，手术不易彻底切除。腺样体出生时即存在，6~7岁最大，10岁以后逐渐萎缩。

（2）腭扁桃体：习称扁桃体。位于扁桃体窝内，为咽部最大的淋巴组织。呈椭圆形，分内侧面（游离部）和外侧面（深部）。内侧面突向咽腔，表面有约10~20个隐窝开口。隐窝为分支状盲管，深入扁桃体内，深浅不一，细菌、病毒易存留繁殖。外侧面较平滑，有一层结缔组织包膜，与咽上缩肌相邻，中间有一潜在间隙，内有少许疏松组织。扁桃体包膜伸入扁桃体内形成许多小梁，小梁之间有许多淋巴滤泡。

5. 咽的筋膜间隙 是咽筋膜与邻近的筋膜之间的疏松组织间隙，以利于咽腔在吞咽时的运动，协调头颈部的自由活动。

（1）咽后隙：位于椎前筋膜与颊咽筋膜之间，内有疏松结缔组织和淋巴组织。上起颅底，下至上纵隔，相当于第一、二胸椎平面，在正中由于咽缝前后壁连接较紧，将咽后隙分为左右两部分。在婴幼儿，间隙内有较多的淋巴结，儿童期逐渐萎缩，至成人仅有极少淋巴结。鼻腔后部、鼻咽部、咽鼓管及鼓室、口腔及腭扁桃体的淋巴都引流入其中。

这些部位的炎症可引起咽后隙淋巴结感染化脓，形成咽后脓肿，临床上以3个月到3岁的婴幼儿最多见。

（2）咽旁隙：亦称咽侧间隙或咽上颌间隙，位于咽后隙两则，左右各一，呈三角形漏斗状，内含疏松蜂窝组织，上界为颅底，下达舌骨大角处，后壁为椎前筋膜，内壁为颊咽筋膜、咽上缩肌，与扁桃体窝相隔，外侧壁为上颌骨升支内壁及其附着的翼内肌与腮腺包囊。茎突及其附着肌肉将此间隙分为茎突前隙和茎突后隙两部。前者较小，内侧与扁桃体窝仅隔一咽上缩肌，故扁桃体的炎症常扩散至此间隙；茎突后隙较大，其内有颈内动脉、颈内静脉、舌咽神经、迷走神经、舌下神经、副神经及交感神经等穿过，内有颈深淋巴结上群，因此咽部感染，可以从颈深淋巴结向此隙蔓延。

6. 咽的生理 咽为呼吸与消化的共同通道，具有吞咽、呼吸、共鸣、防御保护、调节中耳腔气压及免疫功能。

（三）喉的应用解剖及生理

喉是呼吸的重要通道，下呼吸道的门户，位于颈前正中，上通喉咽，下接气管。在成人相当于第3~6颈椎平面。是由软骨、肌肉、韧带、纤维结缔组织及黏膜构成的锥形管状器官。

1. 喉软骨 喉的支架由甲状软骨、环状软骨、会厌软骨、杓状软骨、小角软骨和楔状软骨构成，其中小角软骨和楔状软骨很小，临床意义不大（图5-2-5）。

（1）甲状软骨：喉支架中最大的一块软骨，由左右对称的两块甲状软骨板在颈前正中线融合形成，男性夹角较小且上端向前突出，称为喉结，女性近似钝角，喉结不明显。两侧甲状软骨板后缘向上、下端延伸，呈小柱状突起，分别称为上角和下角，上角较长，借韧带与舌骨大角相连；下角较短，其内侧面与环状软骨后外侧面的小凹形成环甲关节。甲状软骨上缘正中有一“V”形凹陷，称甲状软骨切迹，为识别颈正中线的标志。

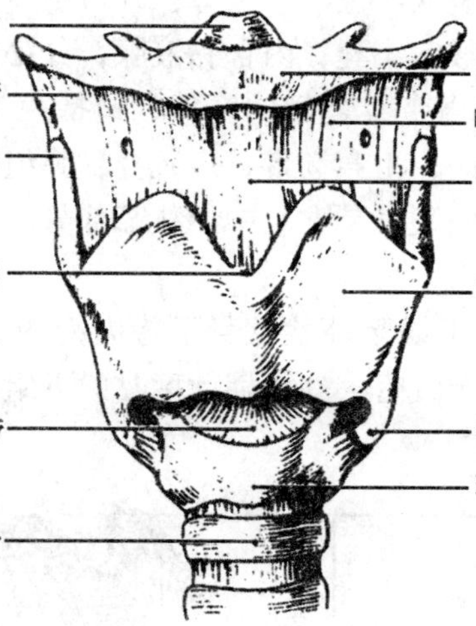

图5-2-5　喉软骨及支架

（2）环状软骨：是喉与气管环中唯一完整的环形软骨，是喉支架的基础，对支持喉腔通畅，保证呼吸甚为重要。若因外伤缺损，常致喉狭窄。环状软骨位于甲状软骨之下，下接气管，前部较窄，称环状软骨弓；后部向上延展而较宽阔，称环状软骨板。

（3）会厌软骨：扁平如叶状，上缘游离呈弧形，茎在下端，附着于甲状软骨切迹的内面。会厌分舌面和喉面，舌面组织疏松故感染时易肿胀，婴儿与儿童会厌软骨质软呈卷叶状，并向前隆起似“Ω”或“∧”形，成年后多近于平坦，质较硬。

（4）杓状软骨：又名披裂软骨，位于环状软骨板后上缘，呈三角锥形，左右各一，顶尖向后内方倾斜，其底部和环状软骨连接成环杓关节，它在关节面上的滑动和旋转可使声带张开或闭合。底的前角名声突，声带后端附着于此。底的外侧角名肌突，为环杓侧肌和环杓后肌附着之处，司声门的开放与关闭。

2. 喉肌　喉肌可分为内、外两组。喉外肌位于喉的外部，将喉与周围结构相连，按其功能可分为升喉肌群和降喉肌群，可使喉体上升或下降，亦可使喉固定。喉内肌位于喉的内部（环甲肌例外），主要与声带运动有关，按其功能可分为声带外展肌、声带内收肌、声带紧张肌、声带松弛肌和会厌活动肌5组。

3. 喉腔　喉腔上起自喉入口，下达环状软骨下缘并接气管。以声带为界，分为声门上区、声门区、声门下区（图5-2-6）。

（1）声门上区：位于声带平面之上，包括：①喉前庭：位于喉入口与室带之间。②室带：又称假声带，左右各一，位于声带上方并与声带平行，由室韧带、肌纤维及黏膜组成，呈淡红色。③喉室：开口于声带与室带之间的椭圆形空隙，其前端向上外伸展成喉室小囊，内含黏液腺，分泌黏液，润滑声带。

（2）声门区：是两侧声带及之间的区域，包括声带、前联合和后联合。声带位于室带下方，左右各一，由声韧带、声肌及黏膜组成。两侧声带外展时之间的等腰三角形空隙称为声门裂，是喉腔中最狭窄部分。其前端称前联合，后端称后联合。

（3）声门下区：声带下缘至环状软骨下缘以上的部分，上部较扁窄，向下逐渐扩大为圆锥形并移行至气管，幼儿期此区黏膜下组织结构疏松，炎症时容易发生水肿，引起喉阻塞。

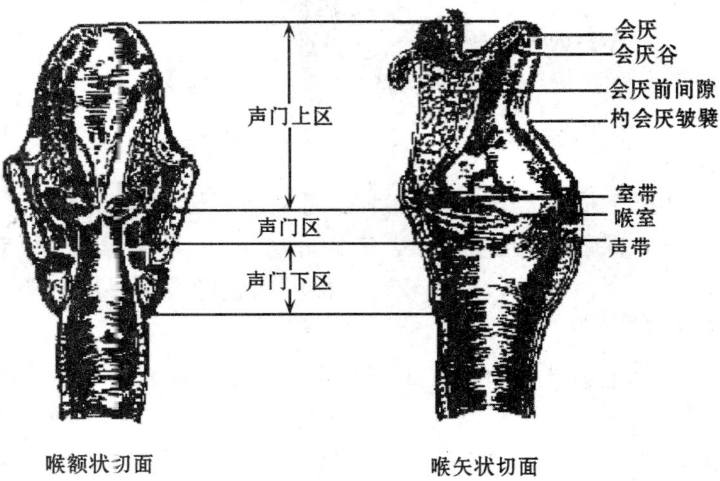

图5－2－6　喉腔切面

4. 喉的神经　喉的神经均为迷走神经的分支，包括：

（1）喉返神经：为喉的主要运动神经，支配除环甲肌以外的喉内诸肌，亦有感觉支分布于声门下区黏膜。两侧喉返神经的径路不同，左侧径路较长，在主动脉弓前由迷走神经分出，绕主动脉弓下方，然后沿气管食管间沟上行，在环甲关节的后方进入喉部。右侧喉返神经在右锁骨下动脉前方由右迷走神经分出向下、后绕此动脉，然后沿气管食管间沟上行，到环甲关节后方入喉。凡在喉返神经的径路上侵犯和压迫神经的各种病变都可以引起声带麻痹，声音嘶哑。由于左侧径路较右侧长，故临床上受累机会较多，如两侧喉返神经同时受损，可发生失音或呼吸困难。

（2）喉上神经：在相当于舌骨大角平面处分为内外两支，内支为感觉神经，在喉上动脉穿入甲状舌骨膜处后上方入喉，分布于声带以上区域的黏膜。在梨状窝处黏膜下该神经位置较浅，故可在此作表面麻醉。外支属运动神经，支配环甲肌。喉上神经病变时，喉黏膜感觉丧失，致发生误咽，同时环甲肌松弛致发音障碍。

5. 喉的生理

（1）呼吸功能：喉是呼吸的通道，在正常情况下声门是空气出入肺部的必经之路。身体对气体的需要量，受中枢神经系统反射性调节，声门裂的大小也随之改变。平静呼吸时声带略内收，深吸气或体力劳动时声带极度外展，声门扩大，以增加肺内气体交换，调节血与肺泡内二氧化碳浓度。

（2）发音功能：喉是发音器官，发音时声带向中线移动，声门闭合，肺内呼出的气流冲动声带而产生声波，称基音，再经咽、口、鼻等腔共鸣及腭、舌、唇、齿等构音器官的作用而成悦耳之声音。声调的高低，取决于声带振动的频率，而振动的频率又因声带的位置、长短、厚薄、张力以及呼出气流作用于声带力量的不同，而有高、低音之别；声带在发音中的这些变化，主要由喉肌运动加以控制。

（3）保护功能：喉对下呼吸道起保护作用，吞咽时喉体上提，会厌向后下倾斜，盖住喉入口，声带关闭，食物沿两侧梨状窝下行进入食管，而不致误入下呼吸道。另外，喉的咳嗽反射能将误入下呼吸道的异物，通过反射性剧咳而排出。

（四）耳的解剖及生理

耳分外耳、中耳和内耳三部分（图5-2-7）。

1. 外耳　包括耳廓和外耳道。

（1）耳廓：耳廓除耳垂由脂肪和结缔组织构成外，其余由弹性软骨组成，外覆软骨膜和皮肤。耳廓分前、后两面，后面较平，面微凸，前面凹凸不平形成耳轮、对耳轮、三角窝、舟状窝（或耳舟）、耳甲艇、耳甲腔、耳屏等标志。

（2）外耳道：起自耳甲腔底，向内止于鼓膜，成人平均长度约2.5～3.5cm。由软骨部和骨部构成，外1/3为软骨部，内2/3为骨部，骨部距鼓膜约0.5cm处较狭窄，称外耳道峡，外耳道异物多停留于此。外耳道的走向是自外耳道口开始，软骨部向内后上方，至骨部则转向前下方，故检查时应将耳廓向后上方牵拉使成直线，才易看清鼓膜。因鼓膜向前下方位置倾斜，所以外耳道的前壁和下壁较长。外耳道皮肤中，软骨部的皮下组织有毛囊、皮脂腺及耵聍腺，故易感染而患耳疖。因皮肤和软骨附着较紧，故疖肿疼痛剧烈。耵聍腺构造与汗腺类似，能分泌耵聍。

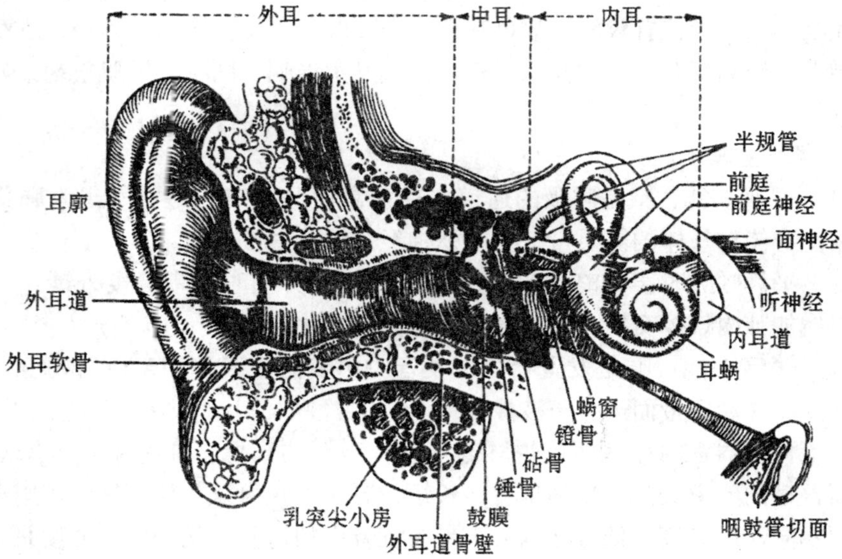

图5－2－7　耳的解剖

2. 中耳　中耳包括鼓室、咽鼓管、鼓窦和乳突四部分。

（1）鼓室：为鼓膜和内耳外侧壁之间的空腔。向前借咽鼓管鼓室口与鼻咽部相通，向后借鼓窦入口与鼓窦相通，内有听骨、肌肉、韧带和神经。鼓室黏膜和咽鼓管、鼓窦黏膜相连续。在鼓膜、鼓岬和听骨表面的黏膜为无纤毛扁平上皮，其他部分为纤毛柱状上皮，黏膜内有分泌细胞。鼓室分为三部，位于鼓膜紧张部平面以上的部分为上鼓室；位于鼓膜下缘以下的部分为下鼓室；位于上下鼓室之间者为中鼓室；上鼓室内外径约6mm，中鼓室的最短内外径约2mm，下鼓室的内外径约4mm。

鼓室有上、下、内、外、前、后六个壁：

1）上壁：亦称鼓室盖，属颞骨岩部部分，是一层薄骨板，将鼓室与颅中窝分隔，向后和鼓窦盖相连。鼓室盖有岩鳞缝，幼儿时此骨缝骨化不全，硬脑膜的细小血管经此与鼓室相通，鼓室病变可经此引起颅内感染。

2）下壁：为一层薄骨将鼓室和颈静脉球分隔，向前和颈内动脉管的后壁相连。

3）内壁：即内耳的外壁，在中部有一隆起，名鼓岬，为耳蜗的底周所在处。鼓岬的后上方有前庭窗，又称卵圆窗，为镫骨底板借环状韧带将其封闭。鼓岬的后下方有蜗窗，亦称圆窗，为一圆窗膜所封闭，又称第二鼓膜，或圆窗膜。前庭窗上方有面神经水平段，面神经由此通过，该段的面神经骨管有残缺时，面神经直接暴露于鼓室黏膜下，是急性中耳炎早期出现面神经瘫痪的原因之一。

4）外壁：大部为鼓膜，小部为鼓膜连接的颞鳞部及鼓部组成，即上、下鼓室的外侧壁。

鼓膜为8m×9m的椭圆形、灰白色的半透明薄膜，厚0.1mm，呈浅漏斗状，凹面向外，鼓膜自外上斜向内下，与外耳道底约成45°，婴儿鼓膜的倾斜度更为明显，几成水平位，所以清拭婴儿外耳道时，应避免向上损伤鼓膜。

鼓膜的周缘略厚，形成纤维骨软环嵌附于鼓沟中，鼓沟上方有5mm的缺口，称鼓切迹。鼓膜分两部分，其上方小部分称松弛部，薄而松弛。其余大部分鼓膜称紧张部。该部的鼓膜分为三层：外层是复层鳞状上皮与外耳道皮肤相连；中层由浅层的放射状和深层的环形纤维组织形成；内层为黏膜层，与鼓室黏膜相连。

正常鼓膜有以下标志：①锤骨短突：鼓膜前上部灰白色的小突起，系锤骨短突自鼓膜深面的凸起。②鼓膜前后皱襞：为自锤骨短突向前、后引伸的鼓膜皱襞，皱襞上面为鼓膜松弛部，下面为鼓膜紧张部。鼓膜内陷者，其前后皱襞尤为明显。③锤骨柄：透过鼓膜表面的浅粉红色条纹状影，自短突向下微向后止于鼓脐。④光锥：鼓脐向前下方达鼓膜边缘的三角形反光区。

5）前壁：前壁的上部为鼓膜张肌骨管，其下为咽鼓管鼓室口。前壁的下部借一薄骨壁与颈内动脉分隔。

6）后壁：后壁的上部有鼓窦入口，自上鼓室通入鼓窦，为中耳炎症向乳突气房扩散感染的通道。鼓室后壁为外耳道后壁的延续，有面神经垂直段通过，该垂直段位于与面神经水平段交界处的后面。

鼓室内有锤骨、砧骨和镫骨三块听骨构成的听骨链及肌肉、韧带和神经等内容物。

（2）咽鼓管：是沟通鼻咽腔和鼓室的管道，是中耳通气引流之唯一通道，也是中耳感染的主要途径。鼓室口位于鼓室前壁，向前下、内行走，止于鼻咽部侧壁的咽鼓管咽口。成人全长约35mm，内1/3为骨部，外2/3为软骨部，咽鼓管黏膜为纤毛柱状上皮，与鼻咽部及鼓室黏膜相连续，纤毛的运动向鼻咽部，使鼓室内的分泌物得以排除。咽鼓管咽口在静止状态时是闭合的，当张口、吞咽、歌唱或呵欠等动作时开放，空气进入鼓室，以保持鼓室内外的气压平衡。司咽鼓管开放的肌肉是腭帆张肌，由三叉神经的下颌支支配。成人咽鼓管咽口较鼓室口低15～25mm，婴儿和儿童的咽鼓管较成人短而平直，口径相对较大，鼻及鼻咽部感染时，炎症易经此管侵入而致中耳炎。

（3）鼓窦：是上鼓室后上方的一个小腔，是鼓室和乳突气房间的通道。鼓窦上壁为鼓窦盖，与颅中窝相隔；后下方与乳突小房相通；前方有鼓窦入口通鼓室；下为外耳道后壁及面神经垂直部开始段，后方借乙状窦骨板与颅后窝分隔；

底及内侧壁为颞骨乳突及岩部构成，前部有外半规管凸及面神经管凸水平部的一部分；外壁为乳突外壳的一部分，相当于外耳道上棘的后上方三角区，其骨面有许多小孔，称筛区，是乳突手术凿开鼓窦的重要标记。

（4）乳突：位于鼓室的后下方，含有许多大小不等的气房，各气房彼此相通，与鼓窦相通。出生后开始发育，至4～6岁时，整个乳突的气房发育完成。根据气房的发育程度可将乳突分为三型：①气化型：占80%，气房发育良好，气房间隔很薄，乳突外层也薄。②硬化型：气房未发育，骨质致密。③板障型：气房小而多，气房间隔较厚，外层骨质较厚，类似头盖骨的板障构造。

3. 内耳 内耳又称迷路，位于颞骨岩部内。解剖学上分为耳蜗、前庭和半规管三部分，组织学上由骨迷路、膜迷路和淋巴液组成，膜迷路包含在骨迷路之内，二者形状相似。膜迷路内含内淋巴液，膜迷路与骨迷路间含外淋巴液。两种淋巴系统互不相通（图5－2－8）。

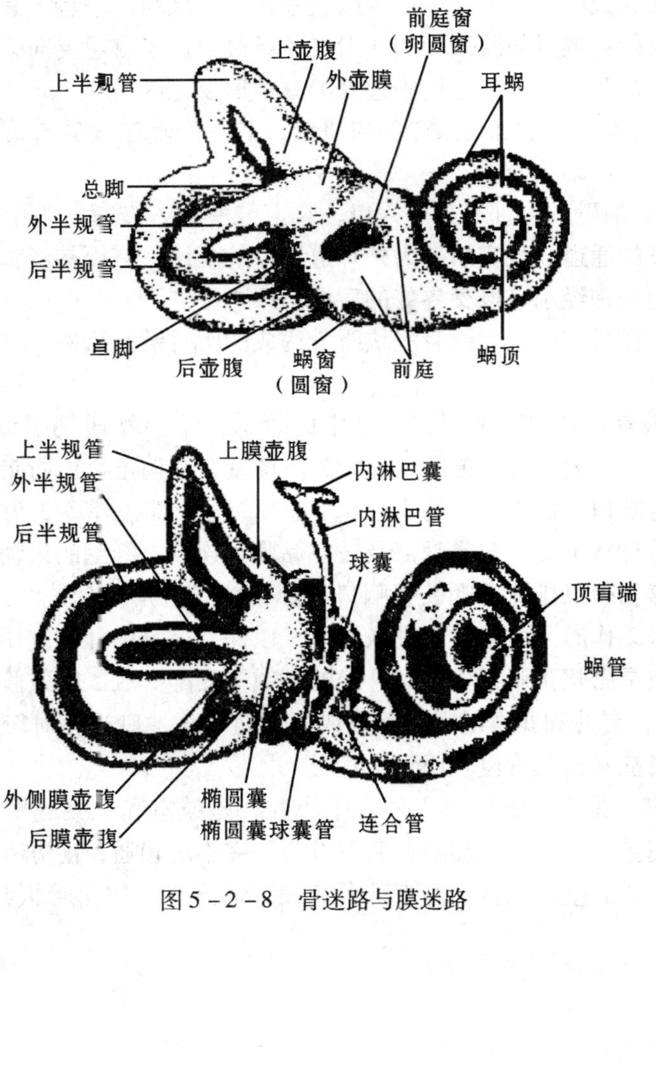

图5－2－8　骨迷路与膜迷路

（1）耳蜗：形似蜗牛壳，为螺旋样骨管，主要由中央的蜗轴和周围的骨蜗管组成。骨蜗管旋绕蜗轴2.5～2.75周。蜗底面向内耳道，耳蜗神经穿过此处的许多小孔进入耳蜗。蜗轴有呈圆锥形骨质伸入骨蜗管内，由耳蜗底盘旋上升，直达蜗顶，称骨螺旋板。骨螺旋板外缘有二薄膜连接骨蜗管外壁，与螺旋板平行延伸的薄膜名基底膜。基底膜上由支柱细胞、内外毛细胞和胶状盖膜构成螺旋器，亦称 Corti 器，是耳蜗神经末梢感受器；另一膜为前庭膜。因此，骨蜗管便被基底膜和前庭膜分隔成前庭阶、鼓阶和膜蜗管三个管道。膜蜗管内储内淋巴，为一封闭的盲管。前庭阶和鼓阶内储外淋巴，并在蜗顶借蜗孔相交通。

（2）前庭：呈椭圆形，居骨迷路中部，前接耳蜗，后接三个半规管，前庭外侧壁为鼓室内侧壁的一部分，有前庭窗及蜗窗。内壁即内耳道底。膜前庭内有椭圆囊和球囊。

（3）半规管：为三个互相垂直的半环形的骨管，位于前庭的后上方，根据其所在的位置分外（水平）半规管、上半规管和后半规管。半规管的管腔直径为1mm，每个半规管的两端均开口于前庭，其一端膨大称壶腹。前半规管内端与后半规管上端合成一总脚通向前庭，所以3个半规管共有5个开孔通入前庭。

4. 耳的生理　主要有听觉和平衡功能。

（1）听觉生理：声音传入内耳的径路有二：一是空气传导，二是骨传导。在正常情况下，以空气传导为主。两者均可激动内淋巴液产生波动，引发基底膜振动，螺旋器产生神经冲动，经蜗神经传至听觉中枢，产生听觉。

（2）平衡生理：人体维持平衡主要依靠前庭系、视觉系及本体感觉系相互协调来完成。半规管主要感受人体或头部旋转运动，即角加、减速度的感受；椭圆囊斑和球囊斑主要感受直线加、减速度运动，维持人体静态平衡。

二、耳鼻咽喉检查法

（一）鼻的检查法

1. 外鼻　观察外鼻有无畸形、缺损、肿胀、新生物，皮肤色泽是否正常。再以拇指和食指触诊外鼻有无触痛、塌陷、移位、骨摩擦感。并注意讲话时有无闭塞性或开放性鼻音，鼻分泌物性质及有无特殊臭味。然后进行鼻窦表面检查，观察面颊部、内眦及眉根附近皮肤有无红肿，局部有无隆起，眼球有无移位及运动障碍，面颊、眼内上角处有无压痛，额窦前壁叩痛等。

2. 鼻腔

（1）鼻前庭检查：头稍后仰，用拇指将鼻尖抬起，检查鼻前庭皮肤有无充血、皲裂、溃疡、结痂、肿胀及鼻毛脱落。

（2）前鼻镜检查：检查者左手持鼻镜，以拇指及食指捏住前鼻镜的关节，一柄置于掌心，另三指握于另一柄上，将两叶合拢的前鼻镜与鼻底平行伸入鼻前庭并轻轻打开。鼻镜不宜进入过深，以免引起疼痛或损伤鼻中隔黏膜引起出血。取出鼻镜时不可完全闭紧双叶，以免夹持鼻毛引起疼痛。

检查时应注意：鼻腔黏膜颜色及湿润程度；各鼻甲有无肿胀、肥厚、萎缩；鼻道分泌物的位置、颜色、性质、数量；总鼻道有无增宽或狭窄及新生物；鼻中隔有无偏曲、穿孔、脓肿及血肿。

正常鼻黏膜为淡红色，表面光滑湿润而有光泽。急性炎症时黏膜呈鲜红色，有黏性分泌物。慢性炎症时黏膜呈暗红色，下鼻甲前端有时呈桑葚状，分泌物为黏脓性。变应性鼻炎的黏膜苍白水肿或呈淡紫色，分泌物水样清稀。萎缩性鼻炎黏膜萎缩、干燥，失去正常光泽，被覆脓痂，下鼻甲缩小，中鼻甲偶见肥厚或息肉样变。

（3）后鼻镜检查：同间接鼻咽镜检查。

3. 鼻窦

（1）一般检查：各鼻窦表面皮肤有无红肿、隆起或压痛，眼球有无移位或运动障碍等。

（2）前鼻镜检查：中鼻道有脓性分泌物系前组鼻窦病变所致，嗅裂有脓性分泌物多为后组鼻窦病变所致。若未发现脓性分泌物但又疑为鼻窦炎者，可考虑采用体位引流法。

（3）上颌窦穿刺冲洗术：是诊断及治疗上颌窦疾患的常用方法之一。

（4）X线检查：通过观察窦腔和窦壁的变化，借以推断鼻窦有无炎症、肿瘤、囊肿、异物、骨折等。

（二）咽、喉检查法

1. 口咽 应先观察口腔情况，如张口运动及唇、牙龈、舌、口腔黏膜、口底、唾液腺开口等情况，然后用压舌板压舌前2/3处，使舌背低下，观察硬腭、软腭及悬雍垂有无充血、肿胀、溃疡等，并嘱患者发“啊”声，观察软腭运动情况。检查腭舌弓、腭咽弓、扁桃体，注意其黏膜有无充血和肿胀，扁桃体充血、肿大程度、隐窝表面有无伪膜或角化物，并用另一压舌板挤压腭舌弓，观察有无分泌物自隐窝溢出。再检查咽后壁及咽侧索，注意有无充血及淋巴滤泡增生，咽黏膜是否发干，有无脓液或干痂附着。

2. 鼻咽

（1）间接鼻咽镜检查：又称后鼻镜检查。受检者正坐、头略前倾，将鼻咽镜镜面加温，并在自己手背触试不烫方可置入口内。检查者左手用压舌板压下舌背，同时嘱患者用鼻呼吸，右手持鼻咽镜绕过悬雍垂，置于软腭后下与咽后壁之间，注意勿碰及咽后壁及舌根，以免引起恶心，影响检查。检查时将镜面左右转动和水平移动，以便观察鼻咽全貌。注意软腭背面、鼻中隔后缘、后鼻孔内各鼻道及鼻甲后部、鼻咽顶壁、咽鼓管咽口、咽鼓管隆突及咽隐窝等变化。应特别注意鼻咽黏膜有无充血、粗糙、出血、溃疡、新生物以及两侧鼻咽腔是否对称，以早期发现病变。

咽部过于敏感、检查不能合作者，可用1%地卡因行表面麻醉后再检查。对鼻咽部暴露困难者，可用软腭拉钩或细导管或塑料管将软腭拉起再检查。

鼻咽部检查另有光导纤维鼻咽镜、电鼻咽镜等检查器械，于鼻腔及鼻咽部黏膜表面麻醉下使用。光导纤维鼻咽镜为一种软性光导纤维检查器，照明充分、可以弯曲，能全面观察鼻咽部，亦可施行活检及摄影。电鼻咽镜有经口、经鼻两种。用经鼻电鼻咽镜从鼻底伸入鼻咽部，或将经口电鼻咽镜从口腔伸至软腭后方对鼻咽部进行详细检查。

（2）鼻咽指诊：此法主要用于儿童。患儿应由助手抱好固定。检查者立于患儿的右后侧，嘱张口后左手绕过头后，将食指压入左面颊部之齿间，并同时固定其头部，右手食指迅速伸入口腔，经软腭后滑入鼻咽部作触诊检查腺样体、肿瘤大小及表面情况，检查动作宜轻柔、迅速，一般不超过3～4秒，对疑有咽部脓肿者不应用触诊检查。

3. 喉咽及喉腔

（1）间接喉镜检查法：间接喉镜检查是最常用而简便的喉咽部及喉腔检查法。患者端坐，头微前倾，张口、伸舌、用口呼吸，检查者用消毒纱布包住患者舌前端，用左手拇指与中指将舌轻轻拉向前下方，食指抵于上唇，此时不可过度用力牵拉以免损伤舌底。右手持经加温后的间接喉镜沿患者舌背进入，镜面与舌背平行，但不与舌背接触，当镜背抵达悬雍垂时，转镜面成45°，轻轻以镜背向后上推压悬雍垂根部，首先看到的是舌根、舌扁桃体、会厌谷、喉咽后壁、喉咽侧壁、会厌舌面游离缘，前后轻微移动镜面即可见杓状软骨及两侧梨状窝等处。然后嘱患者发较长“依”声，使会厌上举，此时可看到会厌喉面、杓会厌襞、杓间区、室带及声带与其开合情况。正常情况下，发“依”声时，声带内收向中线靠拢，深吸气时，声带分别向两侧外展，此时可通过声门窥见声门下区或部分气管环。检查时应注意有无充血、肿胀、增生、溃疡、两侧是否对称，有无声带运动障碍，喉室及声门下区有无肿物，梨状窝有无唾液潴留，杓间区有无溃疡或肉芽等。

间接喉镜检查有时可因舌背高拱、咽反射过于敏感、会厌不能上举等原因，不能暴露喉腔，可对患者加强解释和训练，使能较好配合，或于咽部喷少量1%

的卡因表面麻醉后，让受检者自己拉舌，检查者左手持喉镜，右手持会厌拉钩或弯喉滴管、弯卷棉子等物将会厌拉起，暴露喉腔。

（2）直接喉镜检查法：直接喉镜检查法是借助于患者一定的体位及金属硬管，使口腔和喉腔处于一条直线上，视线可直达喉部进行的检查。

适应证：①间接喉镜检查未成功或未能详细检查者；②喉部活组织标本采取；③喉病的治疗，如声带息肉、小的良性肿瘤切除术，喉、气管、食管上端的异物取出，以及喉局部用药；④气管内插管，用于麻醉插管和抢救喉阻塞病人；⑤小儿支气管镜检查时，先用直接喉镜暴露声门，然后导入支气管镜。

禁忌证：有严重全身性疾病、体质衰弱及颈椎病患者。遇有严重心脏病及高血压的患者，术前应作详细检查，必要时请专科医生配合进行。

（三）耳部检查法

1. 耳的一般检查

（1）外耳检查法：观察耳廓大小、位置是否对称，有无畸形、瘘管、红肿、压痛，耳周淋巴结有无肿大，然后牵拉耳廓，并按压耳屏有无疼痛。乳突部有无肿胀、瘢痕，鼓窦区、乳突尖等处有无压痛。

（2）耳镜检查法：受检者侧坐，受检耳朝向检查者。将额镜反光焦点对准外耳道口，一手将耳廓向外后上方牵拉（婴幼儿向后下方牵拉），一手食指向前推压耳屏，以使外耳道变直。若有耳毛阻挡看不清楚时，可选用大小适宜的耳镜轻轻旋转置入，并向上、下、左、右各方向转动，以观察外耳道并看清整个鼓膜形态。置入的耳镜不宜超过软骨部，以免压迫骨部引起疼痛。亦可利用鼓气耳镜观察鼓膜细微病变，如微小穿孔、粘连、液面等，并可挤压橡皮球向外耳道加压、减压，观察鼓膜活动度，吸出鼓室分泌物或试验有无迷路瘘管。

正常鼓膜为半透明、灰白色、有光泽的薄膜，边缘近鼓环处较厚，前下方有一三角形反光区，即光锥，尖向后上，止于脐部与锤骨柄末端相连。锤骨柄呈黄白色棒状，由前上向后下至鼓膜脐部。锤骨柄上端有一向外突出的白点即锤骨短突。由短突向前、向后分别伸出前、后皱襞，其上方三角形区为松弛部，色淡红，无光泽。其下半透明、灰白色部分为紧张部。为了便于描写病变部位，将鼓膜沿锤骨柄向后下方作一延长线，再通过脐部作一与此延长线垂直的线，而将鼓膜分为前上、前下、后上、后下四个象限。

检查时应注意鼓膜的色泽及正常标志，有无充血、膨隆、内陷、混浊、增厚、瘢痕、钙斑、液面（发线）、穿孔与分泌物等病变现象。

2. 咽鼓管检查法

（1）吹张法：将气流主动或被动经咽鼓管压入鼓室，以了解咽鼓管的功能。

主要有捏鼻鼓气法、波氏球吹张法和导管吹张法。导管吹张法的检查方法是：患者与检查者接好耳听管，将管径大小适合的咽鼓管导管弯端向下，沿鼻底向后轻轻放入，直至鼻咽后壁，将导管向内转90°，然后向外拉动，使管端钩到鼻中隔后缘，再将导管弯端向下转180°，使其前端进入咽鼓管咽口，固定后用吹张球在导管后端口进行吹张，如耳听管中听到进气声，则示导管位置正确，并根据进气声来判断咽鼓管阻塞、狭窄等情况。亦可将导管伸至咽后壁，再向外转90°，边外转边前拉，当管端滑过咽鼓管隆突进入咽鼓管咽口时有落空感，然后固定打气。

（2）咽鼓管声测法：用声管仪进行检查。经鼻腔给予5kHz、6kHz或8kHz高频声信号，当吞咽时声波经咽鼓管传入中耳腔，测定外耳道声压的变化而间接地评定咽鼓管功能。此声压改变可用曲线表示，对照静止及吞咽时曲线的特征及振幅大小，分析咽鼓管功能状态。

3. 听力检查法　听力检查的目的是了解听力损失的程度、性质及病变的部位。检查方法甚多，一类是观察患者主观判断后作出的反应，称主观测听法，如耳语检查、表检查、音叉检查、纯音听力计检查等，但此法常可因年龄过小、精神心理状态异常等多方面因素而影响正确的测听结论。另一类不需要患者对声刺激做出主观判断反应，可以客观地测定听功能情况，称客观测听法，其结果较精确可靠，临床常用声导抗测试、电反应测听及耳声发射测试等。

4. 前庭功能检查法　前庭功能试验是根据前庭系统病变时所产生的一系列症状，或以某些方法刺激前庭系统，观察其诱发的眼震、倾倒、眩晕和自主神经系统反应，以查明病变性质、程度和部位，亦用以协助诊断颅内的病变，也用于特殊从业者的选择或锻炼前的参考。由病变引起的体征称诱发性体征。常用检查方法有：

（1）自发性体征检查：主要检查有无前庭系统疾病的自发性表现及其性质、程度等。主要包括：自发性眼球震颤、自主神经反应和前庭性平衡障碍三部分。

（2）诱发性体征检查：观察前庭感受器对各种刺激的反应，从而了解前庭的功能状态。主要包括：旋转试验、冷热试验、瘘管试验、位置性眼震试验等。

第二节　外耳道炎及疖

外耳道炎可分为两类，一类为外耳道皮肤毛囊或皮脂腺的局限性化脓性炎症，又称外耳道疖；另一类为外耳道皮肤的弥漫性炎症，又称弥漫性外耳道炎。

【病因】

外耳道皮肤外伤或局部抵抗力降低时易发病，如挖耳、游泳进水、化脓性中耳炎脓液的长期刺激等。此外，有变应性体质者或糖尿病患者易反复发作。常见致病菌为金黄色葡萄球菌、链球菌、铜绿假单胞菌和变形杆菌等。

【临床表现】

1. 外耳道疖 早期耳痛剧烈，张口咀嚼时加重，并可放射至同侧头部。多感全身不适，体温或可微升。当疖肿增大严重堵塞外耳道时，可有耳鸣、耳闷及听力减退。检查有耳廓牵引痛及耳屏压痛，外耳道软骨部皮肤有局限性红肿。脓肿成熟破溃后，外耳道内有脓血或流出耳外，此时耳痛减轻。外耳道后壁疖肿严重时可使耳后沟及乳突区红肿，应注意与急性乳突炎鉴别。

2. 弥漫性外耳道炎 急性者表现为耳痛，可流出少量脓性分泌物。检查亦有耳廓牵拉痛及耳屏压痛，外耳道皮肤弥漫性红肿，外耳道壁上可积聚分泌物，外耳道腔变窄，耳周淋巴结肿痛。慢性者耳内发痒，少量稀薄的脓渗出物。外耳道皮肤增厚、皲裂、脱屑，分泌物积存，甚至可造成外耳道狭窄。

【治疗】

1. 早期可局部热敷或作超短波透热等理疗。

2. 严重者需应用抗生素控制感染。局部用1% ~3%酚甘油或10%鱼石脂甘油滴耳，或用上述药液纱条敷于患处，每日更换纱条2次。慢性者可用抗生素与类固醇激素类（如强的松龙、地塞米松等）合剂、糊剂或霜剂局部涂敷。外耳道脓液及分泌物可用3%双氧水清洗。

3. 疖肿成熟后及时挑破脓头或切开引流。

4. 积极治疗感染病灶，如化脓性中耳炎；诊治全身某些有关疾病，如糖尿病等。

第三节 分泌性中耳炎

分泌性中耳炎是以鼓室积液及传导性听力下降为主要特征的中耳非化脓性炎性疾病。中耳积液可为浆液性漏出液或渗出液，亦可为黏液。本病以往还被称为渗出性中耳炎、卡他性中耳炎、浆液性中耳炎、浆液黏液性中耳炎、非化脓性中耳炎、胶耳等。本病可分为急性和慢性两种。若急性分泌性中耳炎未得到及时恰当的治疗，或反复发作、病程迁延6 ~8周，即可转变为慢性分泌性中耳炎。本病冬、春季多见，小儿及成人均可发病，是小儿常见的致聋原因之一。

【病因】

目前认为主要病因为咽鼓管功能障碍、中耳感染和变态反应。

1. 咽鼓管功能障碍　①机械性阻塞：如腺样体肥大、肥厚性鼻炎、鼻咽部肿瘤或淋巴组织增生、长期鼻咽部填塞等。②功能障碍：腭帆张肌功能不良，如腭裂，咽鼓管软骨弹性较差以及清洁和防御功能障碍等易患本病。

2. 中耳感染　本病常继发于急性上呼吸道感染，故认为本病可能与细菌或病毒感染有关。晚近发现中耳积液中细菌培养阳性者约占1/2～1/3，主要为流感嗜血杆菌和肺炎球菌，故认为本病可能是中耳的一种轻型的或低毒性的细菌感染。细菌的产物——内毒素在发病机制中可能起到一定的作用。

3. 变态反应　中耳为一独立的免疫防御系统，随年龄增长逐渐发育成熟，这可能是小儿本病发病率较高的原因之一。由于中耳积液中细菌培养的阳性率较高、炎性介质（前列腺素等）的存在，以及在积液中检出细菌的特异性抗体和免疫复合物以及补体系统等，提示慢性分泌性中耳炎可能属于一种由感染免疫介导的病理过程。可溶性免疫复合物对中耳黏膜的损害（Ⅲ型变态反应）可为慢性分泌性中耳炎的致病原因之一。Ⅰ型变态反应与分泌性中耳炎的关系尚不明确。复发性或慢性分泌性中耳炎可能与变应性鼻炎、慢性鼻咽炎引起的咽鼓管功能不良有关。

【病理】

咽鼓管通过其软骨段管腔的开闭，具有调节中耳气压，使之与外界大气压保持平衡的功能。咽鼓管功能障碍时，外界空气不能进入中耳，中耳内气体被黏膜逐渐吸收，腔内形成负压，致使中耳黏膜静脉扩张，血管通透性增加，鼓室内出现漏出液。如负压持续，中耳黏膜可发生一系列病理变化，表现为上皮增厚，上皮细胞化生，杯状细胞增多，分泌增加，上皮下有病理性腺体样组织形成，固有层血管周围出现以淋巴细胞及浆细胞为主的圆形细胞浸润。恢复期，腺体逐渐退化，分泌物减少，黏膜渐趋正常。

中耳积液多为漏出液、渗出液和分泌液的混合液。一般病程早期为浆液性，后期为黏液性。

【临床表现】

1. 症状

（1）听力减退：听力减退伴耳内闷胀感或堵塞感、自声增强为最常见症状，常发生于感冒后，头位变动或按压耳屏、牵拉耳廓可自觉听力改善。儿童常表现为听话迟钝或注意力不集中。

（2）耳痛：急性者可有隐隐耳痛，可为持续性，亦可为间歇性，少数可出现剧烈耳痛。慢性者耳痛不明显。

（3）耳鸣：多为低音调间歇性，当头部运动或打哈欠、擤鼻时，耳内可出现气过水声。

2. 检查

（1）鼓膜：①充血：急性分泌性中耳炎早期，鼓膜松弛部及紧张部血管扩张，呈树枝状向鼓膜中央放射，继而可引起整个鼓膜弥漫性充血。②内陷：表现为光锥变短、分散或消失，锤骨短突明显外突，锤骨柄变水平，前后皱襞变明显。③鼓室积液：鼓膜呈粉红色或黄色、淡黄色。透过鼓膜可看到液平面，此液面呈一头发丝状凹面向上的弧形线，称发状线，头位变动时此液面保持水平位。有时可见到液体中的气泡。④慢性者：鼓膜增厚混浊，色发暗。鼓气耳镜检查可见鼓膜活动度受限。

（2）听力检查：音叉及纯音测听多为传导性聋。声导抗图呈现平坦型（B型）或高负压型（C 型）。

【诊断及鉴别诊断】

1. 诊断要点 ①多有上呼吸道急性感染史；②以听力减退、耳痛、耳鸣为主要症状；③检查可见鼓膜充血、内陷或鼓室积液等体征；音叉及纯音测听多为传导性耳聋；④在无菌操作下行诊断性鼓膜穿刺术可确诊。

2. 鉴别诊断

（1）鼻咽部肿瘤：对于中老年病人，鼻咽部检查及血清 EBV－VCA－IgA 抗体测定应列为常规检查项目，可疑病例应尽早行纤维鼻咽镜和鼻咽部活检以排除鼻咽部肿瘤。

（2）脑脊液耳漏：①头部外伤史；②鼓室液体检查，葡萄糖定量在 1.7mmol/L 以上；③颞骨 X 线拍片或 CT 扫描示颞骨骨折。

【治疗】

治疗原则为改善中耳通气、清除中耳积液及病因治疗。

1. 改善中耳通气

（1）保持鼻腔及咽鼓管咽口通畅：1% 麻黄素液或呋喃西林麻黄素液滴鼻，仰卧垂头位，每侧鼻孔滴 2～3 滴，每日 3～4 次。

（2）咽鼓管吹张：可采用捏鼻鼓气法、咽水通气法或导管吹张法。注意合并急性上呼吸道感染时忌用。

（3）物理治疗：可采用红外线或超短波透热疗法，以改善中耳血液循环，促进黏膜水肿消退。

2. 清除中耳积液

（1）鼓膜穿刺抽液：用针尖斜面较短的7号针头，在无菌操作下自鼓膜前下方或下方刺入鼓室，以空针抽吸积液。必要时定期重复穿刺抽液，亦可于抽液后注入糖皮质激素类药物，如地塞米松1mg。

（2）鼓膜切开术：液体黏稠，穿刺抽吸无效者，可作鼓膜切开术。用鼓膜切开刀在鼓膜前下象限作放射状或弧形切口，吸尽鼓室内液体。积液黏稠者，可先注入α－糜蛋白酶或透明质酸酶，待液化后再全部抽出。

（3）鼓室置管术：分泌物黏稠，经上述处理无效者，或病情迁延，长期不愈或反复发作者，或估计咽鼓管功能不能于短期内恢复正常者，可经鼓膜留置通气管（内径1～1.2mm的T形管或扣眼硅胶管）。通气管留置时间久暂不一，待咽鼓管功能恢复，即可取管。

3. 病因治疗

（1）积极治疗鼻咽或鼻腔疾病：如腺样体肥大者，行腺样体切除术。下鼻甲后端肥大者，行下鼻甲后端部分切除术。

（2）抗生素：急性期可选用抗生素，预防或控制感染。可选用对流感嗜血杆菌、肺炎球菌等抗菌作用较强的第3代头孢菌素类抗生素，如头孢他啶、头孢美特酯等。

（3）类固醇激素药物：可选用地塞米松3mg，口服，每日1次，连续5天，作短期治疗。

第四节　化脓性中耳炎

一、急性化脓性中耳炎

急性化脓性中耳炎是中耳黏膜的急性化脓性炎症。病变主要位于鼓室，但中耳其他部分亦常受累。本病冬春季多见，常继发于上呼吸道感染，好发于儿童。

【病因】

1. 致病菌　主要为肺炎球菌、流感嗜血杆菌、溶血性链球菌、葡萄球菌、变形杆菌等。

2. 感染途径 主要包括：

（1）咽鼓管途径：急性上呼吸道感染如急性鼻炎、急性鼻咽炎等，急性传染病如猩红热、麻疹、百日咳等，不适当的咽鼓管吹张等，均可导致细菌循咽鼓管侵入中耳。此外，婴幼儿的咽鼓管短、宽而平直，如哺乳位置不当，平卧吮奶，乳汁或呕吐物可经咽鼓管流入中耳，因此婴幼儿比成人更易经此途径引起中耳感染。

（2）外耳道鼓膜途径：鼓膜外伤、不符合无菌操作的鼓膜穿刺或鼓膜置管，致病菌可由外耳道直接侵入中耳。

【临床表现】

临床症状及检查所见随病理改变而不同，一般分为以下四期：

1. 早期（卡他期） 鼓室黏膜充血水肿、血管扩张，腺体分泌增加，鼓室内有浆液性炎性渗出物。自觉耳堵塞感、轻度听力减退和轻微耳痛，一般无明显全身症状，或有低热。鼓膜松弛部充血，紧张部周边及锤骨柄可见放射状扩张的血管，此期为时不久，常被忽视，特别是小儿更不易觉察。

2. 中期（化脓期） 炎症继续发展，鼓室黏膜充血肿胀加重，浆液性炎性渗出物转为黏脓性及脓性。症状随之加重，耳痛剧烈，呈搏动性跳痛或刺痛，可向同侧头部或牙齿放射。听力减退显著。全身症状亦明显，可有畏寒、发热、怠倦、食欲减退。小儿哭闹不安，体温可高达40℃，伴呕吐、腹泻等消化道症状。检查所见：鼓膜弥漫性充血、肿胀，向外膨出，初见于后上部，后逐渐全部外凸。正常标志难以辨认。血象：白细胞总数增多，中性白细胞比例增加。

3. 晚期（穿孔期） 鼓室积脓增加，鼓膜毛细血管受压，出现小静脉血栓性静脉炎，局部坏死破溃致鼓膜穿孔，脓液由此外流。由于脓液得以引流，局部症状和全身症状亦随着改善，耳痛减轻，体温下降。耳漏初为血水样，后为黏脓性或脓性。检查所见：鼓膜穿孔前，局部先出现小黄点。穿孔开始一般甚小，不易看清，彻底清洁外耳道后，方可见到鼓膜穿孔处有闪烁搏动的亮点，有脓液自该处涌出。听力检查呈传导性耳聋。

4. 恢复期 鼓膜穿孔引流通畅后，炎症逐渐消退，鼓室黏膜恢复正常，耳流脓逐渐消失，小的穿孔可自行修复。检查所见：可见鼓膜紧张部小穿孔，外耳道及鼓室内有少量黏脓性分泌物。

【鉴别诊断】

1. 急性外耳道炎及疖 主要表现为耳内疼痛、耳廓牵拉痛明显。外耳道口及耳道内肿胀，晚期局限成疖肿，鼓膜表面炎症轻微或正常。听力一般正常。

2. 急性鼓膜炎　大多并发于流感及耳带状疱疹，耳痛剧烈，无耳漏，听力下降不明显。检查见鼓膜充血形成大疱。一般无鼓膜穿孔。

【治疗】

治疗原则为控制感染、通畅引流及病因治疗。

1. 全身治疗　及早应用足量抗生素或其他抗菌药物控制感染，直至症状消退后5～7日停药，务求彻底治愈。一般可用青霉素类、头孢菌素类、磺胺异噁唑类药物等。鼓膜穿孔后取脓液作细菌培养及药敏试验，可参照其结果改用适宜的抗生素。全身支持疗法，注意休息，调节饮食。

2. 局部治疗

（1）鼓膜穿孔前：2%酚甘油滴耳，可消炎止痛。发现鼓膜穿孔者应立即停药，因该药遇脓液后释放出石炭酸，可腐蚀鼓室黏膜及鼓膜。1%麻黄素液或呋喃西林麻黄素液、氯霉素麻黄素液滴鼻，减轻咽鼓管咽口肿胀，以利引流。以下情况可行鼓膜切开术：①全身和局部症状较重，鼓膜明显膨出，经上述治疗后效果不明显；②穿孔太小，引流不畅；③疑有并发症，但无需立即行乳突手术者。

（2）鼓膜穿孔后：①先以3%双氧水清洗，并拭净外耳道脓液，以便药物进入中耳发挥作用。②局部用药以抗生素水溶液为主，如0.3%氧氟沙星滴耳剂、复方利福平滴耳剂，每日3～4次。③恢复期可选用3%硼酸甘油、5%氯霉素甘油等滴耳，便于消肿、干耳。④感染完全控制后，鼓膜穿孔长期不愈合者，可行鼓膜修补术。

3. 病因治疗　积极治疗鼻部及咽部慢性疾病，如腺样体肥大、慢性鼻窦炎、慢性扁桃体炎等。

【预防】

1. 普及正确擤鼻及哺乳的卫生知识。
2. 锻炼身体，提高身体素质，积极预防和治疗上呼吸道感染。
3. 广泛开展各种传染病的预防接种工作。
4. 陈旧性鼓膜穿孔或鼓室置管者禁止游泳。

二、慢性化脓性中耳炎

慢性化脓性中耳炎是中耳黏膜、骨膜或深达骨质的慢性化脓性炎症，常与慢性乳突炎合并存在。临床上以耳内反复流脓、鼓膜穿孔及听力减退为特点。本病是耳科常见病之一，可引起严重的颅内外并发症而危及生命。

【病因】

多因急性化脓性中耳炎延误治疗或治疗不当迁延为慢性，或为急性坏死型中耳炎的直接延续。鼻、咽部存在慢性病灶亦为一重要原因。一般在急性炎症开始后6～8周，中耳炎症仍然存在，即可称为慢性化脓性中耳炎。

常见致病菌多为变形杆菌、金黄色葡萄球菌、铜绿假单胞菌，以革兰阴性杆菌较多，无芽孢厌氧菌的感染或混合感染亦多见。

【病理及临床表现】

根据病理及临床表现分为三型。

1. 单纯型 最常见，病变主要位于鼓室黏膜层，鼓室黏膜充血、增厚，圆形细胞浸润，杯状细胞及腺体分泌活跃。

临床特点：耳流脓，多为间歇性，呈黏性或黏脓性，一般不臭。量多少不等，上呼吸道感染时，脓量增多。鼓膜穿孔多为紧张部中央性，大小不一。鼓室黏膜粉红色或苍白，可轻度增厚。轻度传导性耳聋。乳突X线摄片常为硬化型，而无骨质缺损破坏。

2. 骨疡型 又称坏死型或肉芽型，多由急性坏死型中耳炎迁延而来。组织破坏较广泛，病变深达骨质，听小骨、鼓窦周围组织可发生坏死。黏膜上皮破坏后，局部有肉芽组织或息肉形成。

临床特点：耳流脓多为持续性，可混有血丝，常有臭味。鼓膜紧张部大穿孔或边缘性穿孔。鼓室内有肉芽或息肉。传导性耳聋较重。乳突X线摄片有边缘模糊不清的透光区。颞骨CT扫描示上鼓室、鼓窦及乳突内有软组织阴影，可伴有骨质破坏。

3. 胆脂瘤型 胆脂瘤非真性肿瘤，而为一位于中耳乳突腔内的囊性结构。囊壁内层为复层鳞状上皮，外层以一层厚薄不一的纤维组织与其邻近的骨壁或组织紧密相连，囊内充满脱落上皮、角化物质及胆固醇结晶。由于囊内含有胆固醇结晶，故称胆脂瘤。

临床特点：耳长期持续流脓，有特殊恶臭。鼓膜松弛部或紧张部后上方有边缘性穿孔。从穿孔处可见鼓室内有灰白色鳞屑状或豆渣样物质，奇臭。一般有较重传导性耳聋，如病变波及耳蜗，耳聋呈混合性。乳突X线摄片或颞骨CT扫描示上鼓室、鼓窦或乳突有骨质破坏区，边缘多浓密、整齐。

【鉴别诊断】

1. 中耳癌 好发于中老年。耳内有血性分泌物及肉芽组织。伴耳痛，可出现周围性面瘫等颅神经受累症状。检查见外耳道或鼓室内有新生物，触之易出血。影像学检查常可发现局部骨质破坏。新生物活检有助确诊。

2. 结核性中耳乳突炎 多继发于肺结核或其他部位的结核。起病隐袭，耳内脓液稀薄，有时可见苍白肉芽组织。乳突X线摄片可有骨质破坏或死骨。病理学检查或分泌物涂片、培养，多数可确诊。

【治疗】

治疗原则为消除病因，控制感染，通畅引流，彻底清除病灶，重建听力。

1. 病因治疗 及时治愈急性化脓性中耳炎，并促使鼓膜愈合。积极治疗上呼吸道病灶性疾病，如慢性鼻窦炎、慢性扁桃体炎。

2. 单纯型治疗 以局部用药为主。流脓停止、耳内完全干燥后穿孔或可自愈，穿孔不愈者可行鼓膜修补术或鼓室成形术。

（1）滴耳剂滴耳：鼓室黏膜充血、水肿，有脓液或黏脓液时，可选用0.25%氯霉素液、3%洁霉素液、0.3%氧氟沙星液等无耳毒性的抗生素药物。炎症逐渐消退，脓液减少，中耳潮湿者，可选用3%硼酸酒精、3%硼酸甘油、3%氯霉素甘油等酒精或甘油制剂。

滴耳法：病人取坐位或卧位，患耳朝上。将耳廓向后上方轻轻牵拉，向外耳道内滴入药液3～4滴。然后用手指轻按耳屏数次，促使药液经鼓膜穿孔处流入中耳。数分钟后方可变换体位。注意滴耳药液应尽可能与体温接近，以免引起眩晕。

注意事项：①用药前先清洗外耳道及中耳腔内脓液，可用3%双氧水或硼酸水清洗，后用棉花签拭净或以吸引器吸尽脓液，方可滴药。②抗生素滴耳剂宜参照中耳脓液的细菌培养及药物敏感试验结果，选择适当药物。③氨基糖苷类抗生素用于中耳局部可引起内耳中毒，应慎用或尽量少用。④粉剂不主张应用，因其可堵塞穿孔，妨碍引流，甚至引起严重并发症。

（2）手术治疗：为改善听力，可行鼓膜修补术或鼓室成形术，但宜在中耳腔炎症消退、停止流脓2～3个月，咽鼓管通畅时施行。

3. 骨疡型治疗 引流通畅者，以局部用药为主，但应注意定期复查。中耳肉芽组织可用10%～20%硝酸银烧灼或刮匙刮除，中耳息肉可用圈套器摘除。引流不畅或疑有并发症者，根据病变范围，行改良乳突根治术或乳突根治术，并酌情同时行鼓室成形术以重建听力。

4. 胆脂瘤型治疗 应尽早施行改良乳突根治术或乳突根治术，彻底清除病变，预防并发症，并酌情行鼓室成形术以提高听力。

第五节 梅尼埃病

梅尼埃病（Meniere disease）系由内耳膜迷路积水而引起的以发作性眩晕、耳聋、耳鸣和耳胀满感为临床特征的特发性内耳疾病。1861 年法国学者 Prosper Meniere 通过尸体解剖首先发现迷路疾病可导致眩晕、耳鸣和听力减退。此后，世界许多学者对该病进行探索研究，并以首次发现并报告的法国医生的名字命名为梅尼埃病。本病一般为单耳发病，约占 85%，青壮年多见。

【病因】

梅尼埃病的病因尚无定论。可能与耳蜗微循环障碍、内淋巴液生成及吸收平衡失调、膜迷路破裂、变态反应、免疫反应与自身免疫异常等有关。

【病理】

本病的病理变化为膜迷路积水，早期蜗管及球囊膨大，前庭膜被推向前庭阶。积水加重可使椭圆囊及半规管壶腹膨胀。晚期可出现螺旋器听毛细胞和支持细胞、神经纤维和神经节细胞退行性变，血管纹萎缩及内淋巴囊囊壁纤维化。

疾病早期，内耳的神经尚无变性改变，因此，功能减退尚属可逆性。但病程较长者，则有内耳感受器和基底膜等退化，出现感音神经性耳聋和前庭功能永久性减退。

【临床表现】

1. 症状

（1）眩晕：特点是突然发作，剧烈，呈旋转性，患者感到自身或周围物体沿一定方向与平面旋转，持续数十分钟、数小时或数天不等。转头或睁眼可使眩晕加重。同时伴有恶心、呕吐、面色苍白等自主神经功能紊乱症状。无头痛及意识障碍。间歇期可为数周、数月或数年。

（2）耳鸣：绝大多数病例在眩晕前已有耳鸣，但往往未被注意。耳鸣多为低频音，轻重不一，间歇性或持续性。反复发作可转为永久性，并在眩晕发作时耳鸣加重。

（3）耳聋：早期常不自觉，发作时可出现单侧或双侧听力减退，间歇期内听力常能部分或完全自然恢复，这种听力波动现象是本病的一个特征。随着发作次数增多，听力损失逐渐加重，并可转化为不可逆的感音神经性耳聋。

（4）其他：眩晕发作时可有患侧耳胀满感或头部沉重、压迫感。

2. 检查所见

（1）前庭功能检查：发作期，可查见强弱不等的水平型或水平旋转型自发性眼震，快相多向健侧，但随病变的强弱，眼震方向可有改变，有时在某种头位可加重。昂白（Romberg）试验示倾倒与眼震方向相反。前庭功能检查于反复发作后患侧前庭功能可能减退，亦可能表现正常或过敏。

（2）听力检查：患侧常为感音神经性耳聋，早期听力以低频听力损失为主，反复发作后高频听力也随之下降，晚期则高频听力下降明显；重振现象常是本病特点之一，即患耳响度的增加较声级的增加为快。

（3）甘油试验：禁食2小时后，每公斤体重给予50%的甘油3ml，一次服下，服药前及服药后每小时做纯音测听1次，如为梅尼埃病，2～3小时后常可出现听力提高15dB以上，为阳性，同时其他症状也随之暂时改善。阳性有诊断意义，但阴性不排除本病。

（4）耳镜检查：鼓膜多无异常发现。

（5）影像学检查：颞骨X线平片一般无异常发现。内听道及桥小脑角CT或MRI检查有助于诊断与鉴别诊断。

【诊断及鉴别诊断】

1. 诊断依据　①反复发作的旋转性眩晕，持续20分钟到数小时，至少发作2次以上，常伴恶心、呕吐、平衡障碍，无意识丧失，可伴水平或水平旋转型眼震；②至少1次电测听示感音神经性耳聋；③间歇性或持续性耳鸣；④耳胀满感；⑤排除其他可引起眩晕的疾病。

2. 鉴别诊断

（1）迷路炎：①有化脓性中耳炎史、中耳手术史或外伤史；②眩晕无反复发作特征。

（2）耳药物性中毒：①有使用链霉素或庆大霉素等耳毒性药物史；②多累及双耳；③眩晕较少呈旋转性，无反复发作的特点；④前庭功能双侧或一侧显著减退或消失；⑤多伴听力减退及耳鸣。

（3）前庭神经元炎：①多于上呼吸道病毒感染后发病；②临床上以突发性眩晕和自发性眼震伴恶心、呕吐为特征，无耳鸣和耳聋；③无反复发作特征。

（4）听神经瘤：①眩晕较轻，逐渐发生，少有旋转性，常于起病时患侧听力下降伴耳鸣，逐渐发展为重度感音神经性聋，但亦有出现突发性耳聋者；②患侧前庭功能减退或消失；③病程进展中可出现三叉神经或面神经功能障碍；④岩部X线摄片及CT扫描可见内听道扩大及肿物。

（5）良性阵发性位置性眩晕：①眩晕反复发作与特定头位有关；②无耳鸣、耳聋，可同时出现位置性眼震。

（6）突发性聋：①突发中度或重度的非波动性感音神经性耳聋；②多伴耳鸣，可有眩晕、恶心、呕吐；③无反复发作特征；④原因不明。

（7）椎－基底动脉供血不足：多为椎动脉受压所致，如颈椎骨质增生，或因支配椎动脉的交感神经丛受刺激引起动脉痉挛性缺血。临床表现为在转头或仰头、低头或体位改变时突发短暂眩晕，多为旋转感或摇摆不稳感，可有视物模糊、复视或黑蒙，有时出现自发性眼震、耳鸣、耳聋，且多可出现位置性眼震。X 线颈椎摄片常有骨质改变。

（8）心血管疾病：高血压、低血压、心脏病、动脉硬化等均可引起眩晕，但均伴有原发病的临床表现。

（9）Hunt 综合征：常伴有轻度眩晕、耳鸣及听力障碍，并有剧烈耳痛。耳部皮肤带状疱疹和面瘫有助于鉴别。

【治疗】

1. 一般治疗 发作期应静卧闭目休息，低盐饮食。

2. 药物治疗

（1）镇静药物：发作期常用安定 2.5～5mg 或异丙嗪 25mg，晕海宁 50mg、利眠宁 10mg、鲁米那 30mg，每日 3 次，口服。戴芬逸多（眩晕停，Difenidol）25mg 口服，可抑制眩晕和呕吐。

（2）血管扩张药物：①盐酸氟哌嗪（西比灵）5mg，每日 2 次，口服，可改善内耳循环。②磷酸组织胺 1～2mg 加入葡萄糖溶液 200ml 中，静脉滴注，可改善内耳微循环，解除膜路积水。③低分子右旋糖酐 500ml，静脉滴注，可增加血容量，降低血黏稠度，改善耳蜗微循环。④50% 葡萄糖溶液静注，可增加血流量，并有脱水作用，但维持时间较短。⑤5%～7% 碳酸氢钠 50ml，缓慢静注，可解除内耳小动脉痉挛，改善微循环，增加耳蜗血流量。⑥654－2 氢溴酸注射液 10～20mg，肌注，每日 1 次。此药系抗胆碱能药物，可扩张周围血管。⑦地巴唑 10mg，每日 3 次，口服；抗眩啶（培他啶）4mg，每日 3 次，口服。⑧中药制剂，如葛根素片、复方丹参滴丸、川芎嗪注射液等，亦有扩张血管作用，可酌情选用。

（3）维生素类药物：维生素 B_1、维生素 B_6、维生素 E 等。

（4）利尿剂：常选用氯噻酮，100mg，每日或隔日 1 次口服，因有耳毒性，不宜久用。

3. 手术疗法 对发作频繁、症状较重、保守治疗无效、严重影响工作和生活者，可考虑手术治疗。

手术方法大致分为两类：①保守性手术：如内淋巴囊切开减压术、球囊切开术等。②破坏性手术：如前庭神经切除术、迷路切除术等，可在淋巴囊手术无效后酌情施行。

第六节　慢性鼻炎

慢性鼻炎是鼻腔黏膜和黏膜下层的一种常见的慢性炎症性疾病。临床表现以鼻腔黏膜的慢性充血肿胀、分泌物增多、无明确致病微生物感染、病程持续数月以上或反复发作为特征。根据病理和临床表现不同，可分为慢性单纯性鼻炎和慢性肥厚性鼻炎两种类型。在病理上前者可发展、转化为后者。

【病因】

1. 局部病因

（1）急性鼻炎反复发作或治疗不彻底：可演变成慢性鼻炎。

（2）鼻腔及鼻窦慢性疾病：如鼻中隔偏曲、慢性鼻窦炎，影响鼻腔通气引流或鼻腔黏膜受炎性分泌物的长期刺激。

（3）邻近感染性病灶：如慢性扁桃体炎或腺样体肥大等。

（4）鼻腔用药不当：长期应用滴鼻净或麻黄碱滴鼻液可导致药物性鼻炎。鼻内应用利多卡因、丁卡因可损害鼻腔黏膜纤毛输送功能。

2. 全身病因

（1）慢性疾病：如贫血、糖尿病、长期便秘、心肝肾疾病和自主神经功能紊乱等，可致鼻腔黏膜血管长期淤血或反射性充血。

（2）维生素缺乏：如维生素A或C的缺乏。

（3）内分泌疾病或失调：甲状腺功能减退可引起鼻黏膜水肿。妊娠后期和青春期，鼻黏膜常有生理性充血、肿胀。

（4）药物影响：长期服用利血平等降压药物，可引起鼻腔血管扩张而产生类似鼻炎的症状。

3. 环境因素　物理粉尘（如水泥、烟草、煤尘、面粉）、化学气体（如二氧化硫、甲醛等）、温湿度的急剧变化（如炼钢、冷冻等），均可导致发生此病。

【病理】

1. 慢性单纯性鼻炎　鼻黏膜深层血管慢性扩张，尤以下鼻甲海绵状血窦变化最明显，黏液腺功能活跃，分泌增多。

2. 慢性肥厚性鼻炎 黏膜上皮纤毛脱落，变为复层立方上皮，黏膜下层由水肿继而发生纤维组织增生而使黏膜肥厚。久之，可呈桑葚状或息肉样变，骨膜及骨组织增生，鼻甲骨骨质也可呈肥大改变。

【临床表现】

1. 慢性单纯性鼻炎

（1）鼻塞：呈间歇性或交替性。①间歇性鼻塞：一般表现为白天、劳动或运动时减轻，夜间、静坐或寒冷时加重。②交替性鼻塞：变换侧卧位时，两侧鼻腔阻塞随之交替。下位的鼻腔阻塞，上位鼻腔通气。此外，嗅觉可有不同程度的减退，说话呈闭塞性鼻音。由于鼻涕长期流经鼻前庭和上唇部，可致皮炎或湿疹，多见于小儿。鼻涕向后可流入咽腔，引起咳嗽、吐痰等症状。

（2）多涕：常为黏液性，继发细菌感染后出现脓性涕。

（3）检查所见：①鼻黏膜肿胀、湿润，呈暗红色；②鼻甲肥大，表面光滑，柔软富有弹性；探针轻压可现凹陷，但移开探针则凹陷很快复原，特别在下鼻甲更明显；③用1% ~2%麻黄素液使鼻黏膜收缩，鼻甲迅速缩小；④总鼻道或下鼻道有黏液性分泌物。

2. 慢性肥厚性鼻炎

（1）鼻塞：较重，多为持续性，常张口呼吸，嗅觉多减退。

（2）鼻涕：稠厚，多呈黏液性或黏液脓性。由于鼻涕后流，刺激咽喉致咳嗽、咳痰。

（3）检查所见：①黏膜肿胀，呈粉红色或紫红色；②鼻甲明显肥大，表面不平，或呈结节状或桑葚状，尤以下鼻甲前端及其游离缘为明显。探针轻压凹陷不明显，触之有硬实感；③局部用血管收缩剂后鼻甲收缩不明显；④鼻腔底部或下鼻道有黏液性或黏液脓性分泌物。

【治疗】

1. 慢性单纯性鼻炎

（1）病因治疗：找出与疾病有关的病因并及时治疗。锻炼身体，增强机体抵抗力。

（2）局部治疗

1）鼻内用减充血剂：可选用1%麻黄素或1%呋喃西林麻黄素液滴鼻，每日3次，每次1~2滴。注意长期使用可能损害鼻黏膜纤毛结构，连续应用不宜超过7天。

2）鼻内用糖皮质激素：二丙酸倍氯米松气雾剂具有良好的抗炎作用，并最终产生减充血作用。

3）洗鼻治疗：分泌物较多或较黏稠者，可用生理盐水清洗鼻腔，以清除分泌物，改善鼻腔通气。

4）封闭疗法：0.25%～0.5%普鲁卡因作鼻丘封闭或下鼻甲黏膜下封闭，每次1～1.5ml，隔日1次，或每周2次，5次为1个疗程。

5）针刺疗法：针刺迎香、鼻通穴，每日或隔日1次，7次为1个疗程。

2. 慢性肥厚性鼻炎

（1）一般治疗：轻型病例可先用慢性单纯性鼻炎的治疗方法。下鼻甲对减充血剂不敏感者，可采用硬化剂疗法：可选用50%葡萄糖液、5%鱼肝油酸钠或80%甘油等硬化剂。待鼻甲表面麻醉成功后，用22～23号细长针头从下鼻甲下缘前端平行向后刺入，勿刺通黏膜，边退针边注射硬化剂，直至针头拔出为止。亦可于下鼻甲前端、中部、后端分3次注射，每侧注射0.5ml，每10天1次，以3～5次为1个疗程。此外，亦可采取激光、冷冻、微波或等离子消融等治疗。

（2）手术疗法：①下鼻甲部分切除术：适用于一般方法治疗无效，或黏膜显著肥厚。下鼻甲切除不宜过多，原则上不超过下鼻甲的1/3，以免影响鼻黏膜功能或继发萎缩性鼻炎。②下鼻甲黏－骨膜下切除术：适用于下鼻甲骨性肥大者，既可改善鼻腔的通气引流，又无损于鼻黏膜的生理功能。

（3）病因治疗：对全身慢性疾病或邻近病灶，如鼻中隔偏曲或鼻窦炎等，应给予相应治疗。

第七节　变应性鼻炎

变应性鼻炎是鼻腔黏膜的变态反应性疾病，以鼻痒、喷嚏、鼻分泌亢进、鼻黏膜肿胀等为其主要临床特点。根据发病时间一般分为常年性变应性鼻炎和季节性变应性鼻炎两型，后者又称“花粉症”。近年来该病发病率有升高趋势。空气污染和变应性鼻炎的发病有明显的关系，甲醛是室内主要污染物，而二氧化硫则是室外主要污染物之一。

【变应原种类】

有以下三类，其中以吸入性变应原为主。

1. 吸入性变应原　常见有室尘、尘螨、真菌、动物皮毛、植物纤维等，多引起常年性发作；植物花粉引起者多为季节性发作。

2. 食入性变应原 鱼虾、鸡蛋、牛奶、面粉、花生、大豆、药物等。

3. 直接接触类 化妆品、汽油、油漆、酒精等。

【发病机制及病理】

本病的发病机制属Ⅰ型变态反应。特异型个体吸入变应原后，刺激机体产生的特异性 IgE 抗体结合在鼻黏膜浅层和表面的肥大细胞、嗜碱性粒细胞的细胞膜上，使鼻黏膜处于致敏状态。当变应原再次吸入鼻腔时，变应原即与肥大细胞、嗜碱性粒细胞表面的 IgE 发生“桥连”，继而激发细胞膜发生一系列生化反应，导致以组胺为主的多种介质的释放。这些介质通过其在鼻黏膜血管、腺体、神经末梢上的受体，引起鼻黏膜明显的组织反应。表现为阻力血管收缩（鼻黏膜苍白），或容量血管扩张（鼻黏膜呈浅蓝色、鼻塞）、毛细血管通透性增高（黏膜水肿），多形核细胞、单核细胞浸润，尤以嗜酸性粒细胞浸润明显。副交感神经活性增高，腺体增生、分泌旺盛（鼻涕增多），感觉神经敏感性增强（喷嚏、连续性发作）。这些病理变化常使鼻黏膜处于超敏感状态，使一些非特异性刺激（冷、热等）易于诱发变应性鼻炎的临床症状。

【临床表现】

1. 鼻痒和喷嚏 每天常有数次阵发性发作，尤以晨起和夜晚明显。鼻痒见于多数病人，有时鼻外、软腭、面部和外耳道等处发痒，季节性鼻炎尚有眼痒和结膜充血。喷嚏从几个、十几个至数十个不等。

2. 鼻涕 大量清水样鼻涕，是鼻分泌亢进的特征性表现。

3. 鼻塞 程度轻重不一，单侧或双侧，间歇性或持续性，亦可为交替性。

4. 嗅觉障碍 由黏膜水肿、鼻塞而引起，多为暂时性。

【诊断】

诊断要点：①详细询问病史，对过去史及家族史方面要特别注意有无过敏史；②主要症状为鼻痒、连续喷嚏、大量清水样鼻涕等；③鼻镜检查可见鼻黏膜苍白水肿，尤以下鼻甲最为明显，持久性水肿可发生鼻息肉或息肉样变性。鼻腔有大量清水样分泌物；④鼻腔分泌物涂片可见嗜酸性粒细胞增多，也可查见较多嗜碱性粒细胞或肥大细胞；⑤变应性激发试验：一般用皮肤试验（划痕、皮内注射等）、鼻黏膜激发试验或体外特异性 IgE 检测来查找致敏变应原，诊断明确后还可应用这种变应原进行脱敏治疗。

【治疗】

变应性鼻炎的治疗分为非特异性治疗和特异性治疗。

1. 非特异性治疗

（1）糖皮质激素：临床上分全身和局部用药两种，前者主要考虑到病人自身肾上腺皮质激素分泌的昼夜规律，借助大剂量冲击疗法短期较大剂量给药，以缓解症状；后者则主要在鼻腔局部用药。近年来人工合成的二丙酸倍氯米松气雾剂、丙酸氟替卡松鼻喷雾剂等，效果良好，无明显全身副作用，为目前较理想的药物。

（2）抗组胺药：扑尔敏、赛庚啶和非那根等，为组胺 H_1 受体拮抗剂，使用方便，见效快，但易出现不同程度的注意力不集中、嗜睡等副作用。息斯敏、开瑞坦等第二代抗组胺药的副作用较轻，用量为10mg，每日1次。

（3）肥大细胞稳定剂：色甘酸钠粉末5mg喷入鼻腔，每日4次。酮替芬口服1mg，每日1~2次，既有阻止介质细胞脱颗粒的作用，又有拮抗组胺的作用。

（4）减充血药：多为血管收缩剂，如1%麻黄素溶液滴鼻可解除鼻塞等症状，应注意长期使用可引起药物性鼻炎。

（5）其他：①降低鼻腔黏膜敏感性疗法：可选用下鼻甲冷冻、激光、微波、射频等。②手术：选择性神经切断术，包括翼管神经切断术、筛前神经切断术，注意这种手术只适合部分症状顽固的病人。

2. 特异性治疗

（1）避免疗法：找出致病的变应原后，设法避免接触是最有效的防治方法。

（2）免疫疗法：用已找出的变应原作脱敏剂，开始采用小剂量作皮下注射，逐渐增加剂量，到最大忍受量时改为维持量，直到症状消失为止。经此法治疗的病人，体内可产生特异性IgG封闭抗体，阻断抗原与IgE抗体的结合，降低介质细胞的敏感性，从而起到治疗作用。该疗法一般需要2年或更长时间，因病人不能坚持而疗效不十分确切，临床上仅试用于药物治疗效果不理想、吸入致敏物明确且难以避免的病人。

第八节　鼻 窦 炎

鼻窦炎是鼻窦黏膜的化脓性炎症，重者可累及骨质。临床分为急性和慢性两种，以慢性鼻窦炎多见。各组鼻窦中，上颌窦因窦腔最大，窦口位置高，且在中鼻道的位置最后、最低，故其炎症的发病率最高；筛窦炎次之；额窦炎又次之；蝶窦炎最少。

一、急性鼻窦炎

【病因】

1. 致病菌 常见致病菌有肺炎球菌、溶血性链球菌和葡萄球菌等多种化脓性球菌。其次为流感杆菌、大肠埃希菌、变形杆菌等。此外，厌氧菌感染亦较常见。临床上常可表现为球菌与杆菌、需氧菌与厌氧菌的混合感染。

2. 诱发因素

(1) 全身因素：过度疲劳、营养不良、维生素缺乏、变应性体质、内分泌失调，以及各种慢性病如贫血、结核、糖尿病、慢性肾炎等，可导致机体抵抗力下降，诱发鼻窦炎，也可继发于流感等急性传染病后。

(2) 局部因素：①鼻腔疾病：急性或慢性鼻炎、鼻中隔高位偏曲、中鼻甲肥大、鼻息肉、鼻肿瘤、异物等，均可妨碍窦口引流而致病。②邻近感染病灶：如扁桃体炎、腺样体炎。上颌第二前磨牙及第一、二磨牙的牙根感染，或拔牙时损伤上颌窦底壁均可引起上颌窦炎，称牙源性上颌窦炎。③外伤：前组鼻窦，特别是上颌窦和额窦位置表浅，外伤骨折或弹片、尘土等异物进入而引起感染。④气压改变：航空、潜水时，可因气压骤变，鼻窦腔内发生负压，鼻腔炎性分泌物或污物被吸入鼻窦而引起气压创伤性鼻窦炎。⑤医源性感染：鼻腔填塞物留置时间过久，妨碍窦口引流和通气而继发感染。

【病理】

早期为急性卡他性炎症，黏膜短暂贫血，继而血管扩张，渗透性增加，黏膜红肿，上皮肿胀，纤毛摆动迟缓，上皮下层有多形核白细胞和淋巴细胞浸润，分泌物为浆液性或黏液性，后即转入化脓期，窦腔黏膜水肿及血管扩张加重，炎性细胞浸润更为明显，分泌物变为黏脓性。时间越久，充血越重，毛细血管可破裂出血，由于水肿压迫，使血液供应不足，可发生纤毛上皮细胞坏死脱落，此时分泌物为黄色脓液。少数病例可发生窦壁骨炎、骨髓炎和其他并发症，一般多见于幼儿。

【临床表现】

1. 全身症状 可出现畏寒发热、周身不适、精神不振、食欲减退等。儿童症状较重，可出现高热、抽搐、呕吐和腹泻等症状。

2. 局部症状

(1) 鼻塞：因鼻黏膜充血肿胀和分泌物积存，可出现患侧持续性鼻塞及暂时性嗅觉障碍。

（2）脓涕：鼻腔内有较多的黏液脓性或脓性分泌物，难以擤尽，有时涕中可带少许血液。牙源性上颌窦炎患者脓涕常有臭味。

（3）头痛和局部疼痛：是由窦腔脓性分泌物、细菌毒素和黏膜肿胀刺激和压迫神经末梢而引起。前组鼻窦炎引起的头痛多在额部和颌面部，后组鼻窦炎多在颅底或枕部。

3. 检查所见

（1）局部红肿及压痛：前组急性鼻窦炎由于接近头颅表面，其病变部位的皮肤及软组织可发生红肿，窦腔相应部位有压痛。额窦炎压痛部位位于眼眶内上角，前组筛窦炎位于鼻根和内眦，上颌窦炎位于眶下颌面部和尖牙窝。后组急性鼻窦炎由于位置较深，表面皮肤无红肿或压痛。

（2）鼻腔检查：鼻腔黏膜充血肿胀，尤以中鼻甲、中鼻道及嗅裂等处明显。前组鼻窦炎可见中鼻道积脓，后组鼻窦炎可见嗅裂积脓。

（3）上颌窦穿刺冲洗：急性上颌窦炎宜在全身症状消退和抗生素控制下施行上颌窦穿刺冲洗。若冲洗出脓性分泌物应作细菌培养和药物敏感试验，以利进一步治疗。

（4）影像学检查：鼻窦X线摄片鼻颏位和鼻额位可显示窦腔混浊、透光度减弱，有时可见液平面。鼻窦CT扫描可清楚显示鼻窦黏膜肿胀、脓液积蓄。

【治疗】

治疗原则为：控制感染，改善鼻腔鼻窦通气引流，根治病因，防治并发症。

1. 全身治疗　采用足量抗生素控制感染，因多为球菌感染，以青霉素类为首选药物，也可合并应用抗厌氧菌药物甲硝唑或替硝唑。若头痛或局部疼痛剧烈，可适当用镇静剂或镇痛剂。注意适当休息。

2. 局部治疗

（1）滴鼻剂：常用1%麻黄素液或呋喃西林麻黄素液滴鼻，改善鼻腔鼻窦的通气引流。必要时采用体位引流法。

（2）上颌窦穿刺冲洗：急性上颌窦炎宜在全身症状消退、局部炎症基本控制后施行。冲洗后可注入甲硝唑等抗菌药物，每周1~2次，直至痊愈。

（3）物理疗法：包括局部热敷、红外线照射、超短波透热等。

3. 病因治疗　根据病因采取针对性治疗措施。

【预防】

加强锻炼，增强体质。预防感冒和各种传染病。及时治疗贫血、糖尿病等全身慢性病，合理治疗鼻腔、咽部和牙的各种疾病，保持鼻腔和鼻窦的通气引流。

二、慢性鼻窦炎

慢性鼻窦炎是鼻窦黏膜的慢性化脓性炎症。以慢性上颌窦炎最多，常与慢性筛窦炎合并存在，如一侧或两侧各鼻窦均有病变者，称多鼻窦炎或全鼻窦炎。

【病因】

多因急性化脓性鼻窦炎未得到及时合理的治疗迁延而致。致病菌大多数是混合菌，近年来以流感杆菌、变形杆菌和链球菌多见。

【病理】

窦腔黏膜水肿，血管增生，淋巴细胞和浆细胞浸润，纤维组织增生，上皮鳞状化生及息肉样变或囊性变等。窦壁骨质可增生变厚，也可疏松变薄。

【临床表现】

1. 全身症状　轻重不等，可表现为周身不适、精神不振、头痛头昏、记忆力减退、注意力不集中等。

2. 局部症状

（1）脓涕：鼻涕多为脓性或黏液脓性，黄色或黄绿色，量多少不一，多流向咽喉部。单侧有臭味者，多见于牙源性上颌窦炎。

（2）鼻塞：轻重不等，多因鼻黏膜充血肿胀和分泌物增多所致，鼻塞常可致暂时性嗅觉障碍。

（3）头痛：常表现为钝痛或头部沉重感，白天重，夜间轻。前组鼻窦炎多表现为前额部和鼻根部胀痛或闷痛，后组鼻窦炎的头痛在头顶部、颞部或枕部。

（4）其他：由于脓涕流入咽部和长期用口呼吸，常伴有慢性咽炎症状，如咳痰、咽异物感或咽干痛等。若影响咽鼓管，可有耳鸣、耳聋等症状。

3. 检查所见

（1）鼻腔：病变以鼻腔上部变化为主，可见中鼻甲水肿、肥大或息肉样变。前组鼻窦炎可见中鼻道及下鼻甲表面有黏液脓性分泌物附着，后组鼻窦炎可见嗅裂及中鼻道后部有黏液脓性分泌物。

（2）体位引流：疑有慢性化脓性鼻窦炎而中鼻道或嗅沟无脓液存留时，可行体位引流。

（3）上颌窦穿刺冲洗：上颌窦穿刺冲洗既是对上颌窦炎的一种诊断方法，也是一种治疗措施。冲出液宜作需氧细菌培养。

（4）影像学检查：鼻窦CT扫描可清楚显示窦腔黏膜增厚、密度增高及息肉阴影等。

4. 临床分型

（1）1型：单纯型慢性鼻窦炎。①1期：单发鼻窦炎；②2期：多发鼻窦炎；③3期：全组鼻窦炎。

（2）2型：慢性鼻窦炎伴鼻息肉。①1期：单发鼻窦炎伴单发鼻息肉；②2期：多发鼻窦炎伴多发鼻息肉；③3期：全组鼻窦炎伴多发鼻息肉。

（3）3型：多发鼻窦炎或全组鼻窦炎，伴多发鼻息肉和（或）筛窦骨质增生。

【治疗】

1. 滴鼻剂　血管收缩剂能收缩鼻腔肿胀的黏膜，以利引流。常用1%麻黄素液、呋喃西林麻黄素液、氯霉素麻黄素液滴鼻。

2. 上颌窦穿刺冲洗　适用于慢性化脓性上颌窦炎，每周1~2次。若连续多次穿刺冲洗无效，或冲出恶臭、多量脓液，可考虑手术治疗。

3. 鼻窦置换法　适用于慢性筛窦炎、额窦炎、蝶窦炎、全鼻窦炎等。

方法：取仰卧垂头位，先在一侧鼻腔滴入1%麻黄素液或与抗生素混合液1~2ml，将已滴药的鼻孔压紧闭合，用电吸引器接橄榄头，塞紧另一侧鼻孔，同时嘱患者连续发出“开－开－开”音，使软腭上举封闭鼻咽腔，两侧鼻腔形成负压，鼻腔的药液得以进入鼻窦内。一侧完毕，按同法施行另一侧。

患者自己可采用自行简易置换疗法，采用同样体位，在鼻腔内滴入药液后，闭嘴捏鼻同时用力吸气，使鼻腔、鼻窦形成负压，再放开鼻孔吸气，如此反复进行，亦可使鼻腔药液进入窦腔内。

4. 其他　①理疗：一般用超短波透热疗法。②中成药：如鼻炎康、鼻窦炎口服液等。

5. 手术治疗

（1）鼻腔手术：矫治妨碍鼻窦引流的疾病。若有高位鼻中隔偏曲者，可行鼻中隔矫正术；对肥大或息肉样变的中鼻甲，可行中鼻甲部分切除术；有鼻息肉者，则行鼻息肉摘除术。

（2）鼻窦手术：在规范的药物治疗无效后选择鼻窦手术。方法有上颌窦开窗术、上颌窦根治术、筛窦切除术、额窦钻孔引流术、额窦根治术等。功能性内镜鼻窦手术可有效地保持和恢复鼻腔和鼻窦的生理功能。

第九节　咽　炎

一、急性咽炎

急性咽炎是咽黏膜、黏膜下层及淋巴组织的急性炎症，常继发于急性鼻炎或急性扁桃体炎。本病常见于秋、冬季及冬、春季之交。

【病因】

1. 病毒感染　以柯萨奇病毒、腺病毒、副流感病毒多见，鼻病毒及流感病毒次之，通过飞沫和密切接触传染。

2. 细菌感染　以链球菌、葡萄球菌及肺炎链球菌多见。

3. 环境因素　经常接触高温、粉尘、烟雾、刺激性气体等可引起本病。

【临床表现】

起病急，初起时咽部干燥、灼热，继之疼痛，吞咽时加重，并可放射至耳部。有时伴有发热、头痛、食欲不振、四肢酸痛等全身症状。检查可见口咽黏膜呈急性弥漫性充血、肿胀。腭弓及悬雍垂水肿。咽后壁淋巴滤泡和咽侧索红肿，有时表面有黄白色点状渗出物。下颌淋巴结肿大并有压痛。

【诊断】

根据发病急、咽部疼痛、咽黏膜弥漫性充血等症状，本病容易诊断。某些急性传染病（如麻疹、猩红热、流感和百日咳等）的前驱期有类似急性咽炎的症状和体征，应注意鉴别。对儿童病人应注意口颊部黏膜及全身皮肤等，必要时行咽培养和抗体测定，以防误诊。如见咽部出现假膜坏死，应行血液学及全身检查，以排除血液病等严重的全身性疾病。

【治疗】

1. 一般治疗　支持对症治疗为主，注意休息，多饮水，饮食宜清淡，通畅大便。

2. 抗病原治疗　用抗病毒药物，如吗啉胍、金刚烷胺、板蓝根等。症状较重或有细菌感染者，可应用抗生素或磺胺类药物。

3. 局部治疗　复方硼砂液漱口，各种含片，如度米芬喉片、薄荷含片、草珊瑚含片、西瓜霜含片、华素片、溶菌酶含片等含化。中成药如六神丸、喉痛消炎丸、清咽滴丸等。

二、慢性咽炎

慢性咽炎系咽黏膜、黏膜下及淋巴组织的慢性弥漫性炎症。常为上呼吸道慢性炎症的一部分。本病多见于成年人，病程长，症状顽固，治疗困难。

【病因】

1. 局部因素

（1）急性咽炎反复发作。

（2）邻近病灶影响：如急、慢性鼻炎，因鼻阻塞而长期张口呼吸或鼻腔分泌物下流，长期刺激咽部；或慢性扁桃体炎、龋病等影响所致。

（3）物理化学因素刺激：如粉尘、颈部放疗、长期接触化学气体、烟酒过度等均可引起本病。

2. 全身因素　各种慢性病，如贫血、便秘、下呼吸道慢性炎症、心血管疾病、肝脏及肾脏疾病等，都可继发本病。

【病理】

1. 慢性单纯性咽炎　咽部黏膜层慢性充血，黏膜下结缔组织及淋巴组织增生，黏液腺肥大，分泌亢进。

2. 慢性肥厚性咽炎　黏膜充血肥厚，黏膜下有广泛的结缔组织及淋巴组织增生，咽后壁黏液腺的淋巴组织多形成颗粒状隆起，咽侧索淋巴组织呈条索状增生。

3. 萎缩性与干燥性咽炎　多伴萎缩性鼻炎，主要为腺体退变和黏膜萎缩。

【临床表现】

1. 症状　全身症状一般不明显。局部症状有咽感觉异常，如异物感、发痒、灼热、干燥、微痛等。可出现刺激性咳嗽，伴恶心。无痰或仅有颗粒状藕粉样分泌物咳出。

2. 检查所见

（1）慢性单纯性咽炎：黏膜弥漫性充血，小血管扩张，色暗红，附有少量黏稠分泌物。

（2）慢性肥厚性咽炎：黏膜增厚，弥漫性充血，色暗红。咽后壁淋巴滤泡增生、充血、肿胀，呈点状分布或融合成块。两侧咽侧索充血肥厚。

（3）萎缩性或干燥性咽炎：黏膜干燥，萎缩变薄，色苍白发亮如蜡纸，并有脓痂附着。咽部感觉及反射减退，鼻咽部也有黏稠分泌物或脓痂附着，有时可在咽后壁见到颈椎椎体的轮廓。

【治疗】

1. 一般治疗 注意营养，增强体质。保持空气清新，在有粉尘或刺激性气体环境中工作应戴口罩。避免刺激性食物及烟酒，积极治疗鼻炎、鼻窦炎或全身性疾病。

2. 局部治疗

（1）单纯性咽炎：可用复方硼砂溶液、呋喃西林溶液、2%硼酸液等漱口，或含化碘喉片、薄荷喉片及六神丸等。

（2）肥厚性咽炎：除上述单纯性咽炎治疗方法外，可用30%硝酸银或电凝固法烧灼增生的淋巴滤泡。注意分次进行，范围不宜过广。

（3）萎缩性或干燥性咽炎：2%碘甘油涂抹咽部，可改善局部血液循环，促进腺体分泌。服用维生素 A、B_2、C、E，可促进黏膜上皮生长。

第十节　急性扁桃体炎

急性扁桃体炎是腭扁桃体的一种急性非特异性炎症，常伴有一定程度的咽黏膜及咽淋巴组织的急性炎症。常发生于儿童及青少年，在春秋两季气温变化时最易发病。

【病因】

主要致病菌为乙型溶血性链球菌，葡萄球菌、肺炎球菌、流感杆菌，腺病毒或鼻病毒也可引起本病，有时可为细菌和病毒的混合感染。当机体抵抗力因寒冷、潮湿、过度劳累、体质虚弱、烟酒过度、有害气体刺激等因素骤然降低时，细菌自外界侵入或由隐藏于扁桃体隐窝内的细菌繁殖加强所致。

【临床表现】

1. 全身症状 起病急，可有畏寒、高热、食欲不振、便秘及全身酸痛等症。婴幼儿可因高热而抽搐、呕吐或昏睡。

2. 局部症状 咽痛明显，吞咽时尤甚，剧烈者可放射至耳部，幼儿常因吞咽疼痛而哭闹不安。儿童若因扁桃体肥大影响呼吸时可妨碍睡眠，夜间常惊醒不安。

3. 检查所见　病人呈急性病容。扁桃体及两腭弓充血明显。扁桃体肿大，隐窝口有黄白色脓性渗出物，有时融合成假膜。下颌角处的淋巴结肿大、触痛。白细胞明显增多。

4. 并发症

（1）局部并发症：炎症向周围扩散，引起扁桃体周围炎、扁桃体周围脓肿，也可引起急性中耳炎、急性鼻窦炎、急性喉炎、急性淋巴结炎及咽旁脓肿等。

（2）全身并发症：可并发与溶血性链球菌感染有关的风湿热、急性肾小球肾炎、心肌炎、关节炎等，一般认为是与各个靶器官对链球菌所产生的Ⅲ型变态反应有关。

【诊断及鉴别诊断】

1. 诊断要点　①多继发于急性鼻炎和急性咽炎；②全身症状重，咽痛明显，影响吞咽；③扁桃体充血、肿大，隐窝口有黄白色脓性渗出物，容易擦去；④下颌角淋巴结肿大、触痛；⑤涂片多为链球菌、葡萄球菌、肺炎球菌，血液检查白细胞明显增多。

2. 鉴别诊断

（1）咽白喉：①全身呈慢性中毒症状，咽痛轻；②扁桃体表面有灰白色假膜，常超出扁桃体范围，不易擦去；③颈淋巴结肿大；④涂片为白喉杆菌，白细胞一般无变化。

（2）樊尚咽峡炎：①全身症状较轻，咽痛轻；②一侧扁桃体覆盖灰色或黄色假膜，擦去后可见下面有溃疡；③涂片为梭形杆菌及樊尚螺旋菌。

（3）白血病性咽峡炎：①具有白血病的全身症状，咽痛不明显；②早期一侧扁桃体浸润肿大，继而坏死，常伴口腔黏膜肿胀、溃疡或坏死；③血液检查白细胞明显增多，以原始白细胞和幼稚白细胞为主。

【治疗】

1. 一般治疗　本病具有传染性，故病人要适当隔离。注意休息，多饮水，进流食或软食，疏通大便。高热或咽痛剧烈者，给予解热镇痛药物。可酌情使用糖皮质激素。

2. 抗生素应用　为主要治疗方法。首选青霉素，根据病情轻重，决定肌肉注射或静脉滴注，持续用药1周左右。

3. 局部治疗　常用复方硼砂溶液或1：5000呋喃西林溶液漱口。

4. 手术治疗　对已有并发症者，可在急性炎症消退后行扁桃体切除术。

第十一节　鼻咽癌

鼻咽癌是我国高发恶性肿瘤之一，以广东、广西、湖南、福建等地区为世界鼻咽癌高发区。发病年龄多在40～50岁之间，男性发病率约为女性的2～3倍。

【病因】

尚未明确，目前认为鼻咽癌的发生与遗传、病毒、环境因素有关。

1. 遗传因素　鼻咽癌病人有种族及家族聚集现象，已发现鼻咽癌发病与人类白细胞抗原（HLA）有关。

2. EB病毒　鼻咽癌病人血清中存在高浓度抗EB病毒抗体，且抗体水平随病情变化而波动。应用分子杂交及聚合酶链反应（PCR）技术检测鼻咽癌活检组织中有EBV DNA特异性病毒mRNA或基因产物表达，证实EB病毒在鼻咽癌发生中起重要作用。

3. 环境因素　微量元素镍在鼻咽癌高发区的水和食物中含量较高，鼻咽癌病人头发中镍含量亦高。动物实验证实，镍可以促进亚硝胺诱发鼻咽癌。维生素缺乏和性激素失调也可以改变黏膜对致癌物的敏感性。

【病理】

鼻咽癌多发生在鼻咽部的咽隐窝及顶前壁，病灶可呈结节型、溃疡型和黏膜下浸润型多种形态。98%属低分化鳞癌，腺癌、泡状核细胞癌和未分化癌少见。

【临床表现】

1. 症状　鼻咽部因位置深藏而隐蔽，检查比较困难，本病早期症状不典型，临床容易漏诊或误诊，应特别提高警惕。

（1）鼻部症状：早期常于回吸时有血性鼻涕或痰内带血丝，一般出血量不多。瘤体增大可阻塞后鼻孔，引起鼻塞，始为单侧，继而双侧。

（2）耳部症状：癌肿阻塞或压迫咽鼓管咽口而出现患侧耳闷、耳鸣及听力减退。临床易误诊为分泌性中耳炎。

（3）脑神经症状：肿瘤可循咽隐窝后上方的破裂孔进入颅内，引起Ⅴ、Ⅵ脑神经损伤，继而侵犯Ⅲ、Ⅳ、Ⅵ脑神经，出现偏头痛、眼肌麻痹、眼球运动障碍、复视、视力下降等。颈深淋巴结转移压迫或瘤体直接侵犯咽旁间隙可引起第Ⅸ、Ⅹ、Ⅻ脑神经受累，出现吞咽障碍、声嘶、呛咳、伸舌偏斜等咽喉麻痹症状。

（4）颈部淋巴结肿大：常为患者最早发现的症状，约占60%。转移常出现在颈上深群淋巴结，表现为无痛性肿块。始为单侧，继而发展为双侧。

（5）远处转移：晚期可转移至身体其他部位，如骨、肝、肺等而出现相应症状。

2. 检查

（1）鼻咽镜：可早期发现癌肿，癌肿呈结节状或肉芽肿样隆起，表面粗糙或糜烂。

（2）脱落细胞学及活组织检查：鼻咽部作棉拭子涂片及取活体组织病理检查以明确诊断。

（3）颈部触诊：在胸锁乳突肌前缘、乳突尖下方、下颌角后上方的颈上深群淋巴结，可触及质较硬、固定、边界不清的无痛性肿块。

（4）影像学检查：CT扫描或MRI检查可见鼻咽部软组织隆起影、骨质破坏。

（5）血清学检查：血清EB病毒壳抗原、EB病毒特异性DNA酶抗体等测定，可以作为鼻咽癌诊断的辅助指标。

【诊断及鉴别诊断】

1. 诊断要点 ①详细询问病史。凡原因不明的鼻涕带血、单侧鼻塞、耳闷耳鸣及听力下降、颈部肿块、一侧鼓室积液者均应检查鼻咽部，以免延误诊断；②电子纤维鼻咽镜有利于发现早期微小病变；③影像学检查及血清学检查有助于筛选诊断；④活体组织病理学检查可明确诊断。

2. 鉴别诊断 出现耳部症状者应与分泌性中耳炎相鉴别。鼻咽癌颈淋巴结转移者，应与颈淋巴结核、何杰金病、腮腺混合瘤相鉴别。

【治疗】

1. 放射治疗 鼻咽癌98%属低分化鳞癌，对放射线较敏感，故首选放射治疗。常采用^{60}钴或电子加速器高能放疗。5年生存率为50%左右。

2. 化学治疗 在放疗期间可配合化疗，以防止远处转移，提高放疗效果和减轻并发症。

3. 手术治疗 对放疗后的残存病灶或放疗后复发者可用手术切除。

第十二节 小儿急性喉炎并喉阻塞

小儿急性喉炎多发于6个月~3岁的儿童。由于小儿抵抗力低下，黏膜下组织疏松，淋巴组织丰富，炎症时容易发生肿胀，小儿喉腔和声门又较狭小，因此小儿急性喉炎易合并喉阻塞。若诊断及处理不及时，常可危及生命。

【病因】

1. 继发感染 伤风感冒后，全身抵抗力降低，可诱发急性喉炎，开始多为病毒感染，以后细菌乘虚而入（其中以肺炎球菌、流感杆菌、溶血性链球菌等多见）。此为主要病因。也可继发于某些急性传染病，如流行性感冒、麻疹、百日咳、猩红热等。

2. 理化损伤 小儿大声喊叫、哭闹过度、检查器械的损伤（如直达喉镜、气管镜等）、有害气体（如氯气、氨气等）刺激等也可诱发。

【临床表现】

1. 症状

（1）全身症状：起病常较急，患儿多有发热、乏力及全身不适等。

（2）局部症状：①声嘶：开始时声音较粗糙低沉，随病情加重，声带充血，声音逐渐变为沙哑，严重者完全失声。②犬吠样咳嗽：炎症向声门下发展，则出现连续的刺激性“空、空”样咳嗽，夜间加重。③吸气性喉喘鸣：声门下区黏膜肿胀严重，声门裂狭窄，吸气时气流在声门下区形成漩涡，向上反击声带，可在喉部听到这一特殊声音。④吸气性呼吸困难：进一步喉阻塞可出现吸气性呼吸困难，表现为吸气运动加强，时间延长，患儿可出现烦躁不安、面色潮红或苍白、出冷汗等症状。

2. 检查所见

（1）全身情况：体温、脉搏、呼吸及血压可有不同程度的升高或加快。可出现胸骨上窝、锁骨上窝、上腹部软组织和（或）肋间隙的吸气时下陷，即“三凹”征和（或）“四凹”征。

（2）喉镜检查：可见声带由白色变为粉红色或红色。喉腔黏膜弥漫性充血、肿胀，声门下区黏膜因肿胀而向中线隆起，致声门裂变窄。黏膜表面有时附有黏稠脓性分泌物。

【诊断及鉴别诊断】

1. 诊断要点　①多继发于上呼吸道感染；②有声嘶、犬吠样咳嗽等喉部疾病症状；③有吸气性喉喘鸣、吸气性呼吸困难等喉阻塞症状；④可出现“三凹”征；⑤喉镜检查可见声带由白色变为粉红色或红色，喉腔黏膜弥漫性充血、肿胀，声门裂变窄。

2. 喉阻塞分度　根据病情轻重，将喉阻塞分为4度。

1度：平静时无症状，哭闹或活动时有轻度吸气性呼吸困难。

2度：安静时有轻度吸气性呼吸困难，活动时加重，但不影响睡眠和进食，缺氧症状不明显。

3度：吸气期呼吸困难明显，喉鸣声较响，胸骨上窝、锁骨上窝等软组织吸气期凹陷明显。患儿因缺氧而出现烦躁不安、难以入睡、不愿进食。脉搏加快，血压升高，心跳强而有力，即循环系统代偿功能尚好。

4度：呼吸极度困难。由于严重缺氧和体内二氧化碳积聚，患儿坐卧不安，出冷汗、面色苍白或紫绀，大小便失禁，脉搏细弱，心律不齐，血压下降。如不及时抢救，可因窒息及心力衰竭而死亡。

3. 鉴别诊断

（1）呼吸道异物：①有异物吸入史，起病突然；②症状以阵发性剧烈的刺激性呛咳和呼吸困难为主；③气管内活动性异物，咳嗽时可听到异物拍击音。支气管异物胸部听诊可闻及患侧呼吸音减低；④X线及支气管镜检查有助于鉴别。

（2）咽白喉：①白喉起病缓慢，全身中毒症状较明显；②咽部及喉部可见灰白色假膜，质韧，不易擦去；③分泌物涂片或细菌培养，可找到白喉杆菌。

（3）喉痉挛：①起病急；②有吸气性喉喘鸣、吸气性呼吸困难，但无声嘶、犬吠样咳嗽等症状；③发作时间短，痉挛解除患儿即恢复正常。

【治疗】

本病可危及患儿生命，故一旦诊断明确，应立即采取有效措施，迅速解除患儿喉阻塞。

1. 一般治疗　使用镇静剂使患儿安静，避免哭闹，减少体力消耗，减轻呼吸困难。吸氧及对症治疗，维持水电解质平衡，防治急性心衰和酸碱平衡紊乱。

2. 抗菌治疗　及早使用足量、有效的抗生素控制感染，可选用阿莫西林100mg/kg·d或先锋霉素Ⅴ50～100mg/kg·d，静脉滴注。

3. 糖皮质激素　根据病情给予地塞米松0.2～1mg/kg·d，肌注或静滴。

4. 雾化吸入治疗　超声雾化吸入抗生素和地塞米松，对解除喉腔黏膜的炎症和肿胀有良好效果。

5. 气管切开术 3 度喉阻塞药物治疗不见好转者可行气管切开，4 度喉阻塞应及时行气管切开术。

第三章　口腔科疾病

第一节　牙周炎

牙周炎是指发生在牙齿周围支持组织，包括牙槽骨、牙周膜、牙骨质和牙龈的慢性破坏性疾病，多数由长期存在的慢性牙龈炎向深部牙周组织扩展而引起。

【病因】

1. 局部因素　主要是牙菌斑以及牙石、食物嵌塞、不良修复体等加重菌斑滞留。当细菌数量及毒性增强，或机体防御能力减弱时，由于龈下微生态环境改变，牙周致病菌使牙龈的炎症加重，导致胶原破坏、结合上皮向根方增殖，形成牙周袋和牙槽骨吸收。咬合创伤亦是破坏牙周组织的重要因素。

2. 全身因素　营养代谢障碍，维生素 B、C 的缺乏，可影响牙周组织的修复与形成；维生素 D 与钙、磷的缺乏则影响牙槽骨的正常矿化与修复再生。内分泌紊乱、免疫功能障碍与系统性疾病都可能造成牙周组织的退行性变，促成牙周炎的发生与发展。

【病理】

牙周致病菌可引起牙龈胶原纤维破坏、结合上皮向根方增殖的病理变化，导致牙周袋形成与牙槽骨吸收，最终导致牙周组织的完全破坏、牙齿脱落、咀嚼功能丧失。

【临床表现】

1. 牙龈肿胀出血　牙周炎大多由牙龈炎发展而来。牙龈的形态、颜色改变较牙龈炎更广泛、更严重。牙龈组织水肿，颜色暗红，毛细血管的脆性增加，刷牙、咀嚼甚至吸吮均可出血。

2. 牙周袋形成 由于炎症的刺激，牙周膜的纤维破坏，牙槽骨吸收，牙龈上皮附着加深，牙龈与牙根分离，正常的龈沟破坏加深到3.0mm以上成为病理性牙周袋。

3. 牙周溢脓 牙周袋内组织由于细菌感染呈化脓性炎症改变而经常溢脓、口臭。分泌物排出不畅常在患牙的颊或舌侧形成牙周脓肿，局部出现红肿疼痛。多个牙周脓肿同时出现，可有明显全身症状。

4. 牙齿松动 随着牙周组织的破坏，牙周组织对牙根的支持力量大为减弱，原来正常的咬合力变成了创伤性咬合力，牙齿出现不同程度的松动甚至移位。

5. 牙龈退缩 由于牙石的刺激与牙周袋的形成，牙龈退缩，牙根暴露。

6. X线摄片检查 可见牙周间隙增宽，牙槽骨硬板吸收消失或模糊不清，或骨质疏松呈弥漫性吸收。

【治疗】

采取以局部治疗为主，全身治疗为辅的原则。针对各个患牙的具体情况，分别制定治疗计划。

1. 局部治疗

（1）去除局部刺激：洁治术清除龈上软垢、菌斑、牙石。龈下刮治清除龈下牙石及平整根面，消除咬合创伤及食物嵌塞。

（2）清理牙周袋：用3%的双氧水或洗必泰溶液冲洗牙周袋，涂入碘甘油或碘酚液，也可置入甲硝唑药膜。在洁治根面附着物的同时，搔刮牙周袋内壁的炎性肉芽组织，牙周袋较深的可翻瓣刮治或作牙龈切除术，形成牙周脓肿时应及时切开引流。

（3）固定松动牙：可用固定或活动的牙周夹板、不锈钢结扎丝结扎等方法固定松动牙齿。

（4）拔牙：有明显的牙周袋、松动2°以上的患牙可予以拔除。

2. 全身治疗

（1）治疗全身系统性疾病：对糖尿病、消化系统疾病等，必须予以控制，以阻止其对牙周局部组织产生的不良影响。

（2）抗感染：采用有效抗生素或磺胺类药物，可选用甲硝唑0.4g和羟氨苄青霉素0.5g，每日3次口服，配伍治疗，效果较好。

（3）增加营养、改善代谢障碍：补充足够的蛋白质与维生素A、C、D，增强结缔组织与骨组织的修复能力。也有人用维生素B_1局部注射于牙龈皱襞处，收到一定效果。

第二节　龋　病

龋病是牙齿在多种因素的共同作用下，其硬组织出现无机物脱钙、有机物破坏的一种慢性进行性疾病。患龋病的牙齿称为龋齿。龋齿不仅妨碍咀嚼功能，影响美观，而且可引起牙髓炎、根尖周炎、颌骨及颌周组织炎症，甚至成为病灶，影响全身健康。

龋病是现代人广泛流行的一种慢性疾病，其患病情况各地报告不一。地域、民族、年龄、调查对象、生活习惯不同，患病率差异很大。WHO 已将其与肿瘤、心血管疾病并列，列为世界三个重点防治的疾病，应引起足够重视。

【病因与发病机制】

龋病是在微生物、食物、宿主和时间 4 种因素相互作用下共同造成的，这是龋病病因的四联因素理论。

1. 细菌因素　首先是变形链球菌与乳酸杆菌等靠唾液糖蛋白牢固地贴附在牙面上，形成一种稠密、不定型、非钙化的团块——牙菌斑，构成细菌致龋的生态环境。细菌在菌斑上迅速生长繁殖，同时又吸附更多细菌，经过一系列复杂的生物化学变化，使菌斑下方的牙釉质表面脱钙，形成凹痕，龋齿即从牙菌斑下方开始。

2. 食物因素　主要是指各种精制的碳水化合物，如面食、蔗糖制作的各式糕点、糖果等，这些食物富有黏性，易附着于牙面，特别是在牙齿的邻面、牙颈部、点隙窝沟等不容易通过自洁作用被冲刷掉的部位停滞，在细菌的作用下发酵产酸，有利于龋病的发生。纤维性食物（如蔬菜、肉类等）对牙面有机械性摩擦与清洗作用，且不容易发酵，不利于龋病的发生。有人报告龋病的发生与蔗糖的消耗量呈正相关。

3. 宿主因素　牙齿的窝沟点隙、牙颈部和排列拥挤、错位的部位，易于积存食物并使菌斑聚集。唾液的量与质的变化、缓冲能力的大小、唾液中抗体的含量与龋病的发生均有着密切的关系，唾液的流量大，流速快，有助于冲洗食物残渣，稀释牙面上的酸性食物；相反，口干症病人，患龋率增高。唾液中的铵盐、溶菌酶有抑制龋病的作用。营养不良、某些矿物质（如氟）及维生素的缺乏等都是致龋因素。内分泌紊乱、遗传因素等与龋病的发生也有一定关系。

4. 时间因素　龋病的发生有一个较长的过程，从初期龋到临床形成龋洞一般需 1.5 ~2 年，因此即使致龋细菌、适宜的环境和易感宿主同时存在，龋病也不会立即发生，只有上述三个因素同时存在相当长的时间，才可能产生龋病，所以时间因素在龋病发生中具有重要意义。

【病理及临床表现】

龋病在临床上根据病变所累及的牙组织可分为牙釉质龋、牙本质龋及牙骨质龋，牙骨质龋主要发生在老年人暴露的牙根面。牙釉质龋按其发生的部位又可分为窝沟龋和平滑面龋，分别发生在牙的咬合面点隙、裂沟处和牙的邻面。此外，临床上还根据龋病发展的速度将其分为急性龋、慢性龋和静止龋等。

龋病好发于磨牙，特别是下颌第一、二磨牙，其次是上颌第一、二磨牙，再次是上颌切牙、双尖牙。前磨牙与下颌前牙最少。就部位而言，龋齿好发于后牙咬合面和其他牙面上的裂沟和小窝内，如下颌磨牙的颊面沟、上颌磨牙的舌面窝、畸形牙与釉质发育不全形成的组织缺损处、邻接面与唇颊面的近牙颈处及扭转、重叠、倾斜、伸长牙齿相接触的牙面等处。

龋病的临床特点主要表现为牙齿色、形、质都发生改变。色的改变表现在牙齿表面初呈白垩色，然后由于色素沉着呈黄褐色、棕褐色以至黑褐色；形的改变是由于牙体硬组织的崩溃、缺损，在牙齿上形成龋洞；质的改变表现为牙釉质、牙本质失去原有的硬度，变得疏松软化。上述变化以质为主，色和形的变化是质变的结果。临床上通常按龋坏的程度分为浅、中、深三个阶段。

1. 浅龋（牙釉质龋或牙骨质龋） 病变局限于牙釉质或牙骨质，初期在牙面上形成白垩色斑，以后因染色而呈黄褐色的龋斑。点隙、窝沟内有黑褐色素沉积，外观似墨浸状，牙面探之有粗糙感，或有浅层的龋洞形成，可嵌顿探针，病人无任何自觉症状。

2. 中龋（牙本质浅龋） 龋坏已由牙釉质或牙骨质进展到牙本质浅层，可见龋洞形成，洞内有着色的软化牙本质与食物残渣，一般无自觉症状，有的对外界的冷、热、酸、甜刺激较为敏感，刺激去除后症状立即消失。

3. 深龋（牙本质深龋） 龋洞较深，达到牙本质深层，距牙髓组织较近，遇冷、热、酸、甜刺激或食物嵌入龋洞内均可引起疼痛。用探针探查龋洞常有酸痛感，但无自发性痛。

【诊断】

诊断要点：①中龋对外界的冷、热、酸、甜刺激较为敏感，刺激去除后症状立即消失；深龋遇冷、热、酸、甜刺激或食物嵌入龋洞内均可引起疼痛。②龋牙具有色、形、质的改变，探针可探及龋坏，触之可有酸痛感。③X线检查有利于发现隐蔽部位的龋损，荧光显示法有助于龋损部位的早期诊断。

【治疗】

治疗原则是采取措施，阻止病变继续发展，恢复牙体的形态与功能。

1. 化学方法　①75%氟化钠甘油糊剂可使脱矿釉质沉积氟化物，促进其矿化，使龋损停止；②10%硝酸银可渗入牙釉质和牙本质中，凝固有机质、杀灭细菌、封闭龋损。

2. 窝沟封闭　由树脂、稀释剂、引发剂等组成的窝沟封闭剂，作为一道屏障，使窝沟与口腔环境隔绝，阻止细菌、食物残渣等致龋因子进入窝沟。

3. 修复性治疗　清除龋坏组织，形成洞形，用有一定强度的材料，如磷酸锌粘固粉、复合树脂、银汞合金等充填材料，充填窝洞，或应用嵌体恢复牙体的外形。治疗中应注意避免对牙髓造成不良刺激或损伤。

第三节　下颌第三磨牙冠周炎

下颌第三磨牙冠周炎指下颌第三磨牙在萌出过程中，牙冠周围软组织发生的炎症。常见于18~25岁的青年，故又称智齿冠周炎，是口腔科的常见病和多发病。

【病因】

1. 下颌第三磨牙萌出的空间不足　主要原因是人类在进化过程中，下颌骨体逐渐变短，致使下颌第三磨牙萌出的空间不足，导致部分牙冠萌出或牙齿位置偏斜，少数牙齿完全埋伏于颌骨内。临床上常见以垂直位软组织阻生的下颌第三磨牙冠周炎。

2. 食物残渣和细菌的影响　当智齿部分萌出以后，覆盖在牙冠表面的软组织形成较深的龈袋，易使食物残屑积存和细菌繁殖，且不容易自洁，又易受到对合牙的咬伤，当机体过劳、感冒等抵抗力下降时就容易引起冠周炎的发作。

【临床表现】

1. 症状　大多呈急性过程。在炎症的早期多无明显全身症状，仅感患部牙龈肿痛不适，影响咀嚼。继而出现吞咽痛或自发性跳痛，有时沿耳颞神经分布区放散。当炎症侵袭咀嚼肌时，可出现不同程度的张口受限。随着局部症状的加剧，常出现畏寒、发热、食欲减退等全身症状。

2. 口腔检查所见　下颌第三磨牙萌出不全，牙冠周围的软组织充血、水肿，表面与边缘糜烂、触痛。在肿胀的下方可探及低位阻生牙，龈瓣下有脓性分泌物溢出，重者可形成冠周脓肿。有时可引起舌腭弓及咽侧壁红肿。下颌角肿胀、压痛，患侧颌下淋巴结肿大、触痛。

3. 并发症 感染向颊间隙蔓延，可在颊部形成脓肿或破溃，成为经久不愈的颊瘘；感染沿下颌支外侧向后扩散，可引起咀嚼肌间隙感染或下颌骨边缘性骨髓炎；沿下颌支内侧向后扩散可引起翼下颌间隙、咽旁间隙感染；向下则引起舌下间隙、颌下间隙或口底多间隙感染。

【诊断及鉴别诊断】

1. 诊断要点 ①下颌第三磨牙尚未萌出或萌出不全；②局部肿痛，影响咀嚼；③下颌第三磨牙萌出不全，牙冠周围的软组织充血、水肿，表面与边缘糜烂、触痛；④X线口内摄片可得出正确诊断。

2. 鉴别诊断

（1）扁桃体周围脓肿：①多继发于急性扁桃体炎；②扁桃体充血、肿大，隐窝口有黄白色脓性渗出物；③一侧软腭隆起，触之有波动感，穿刺可抽出黄白色脓性分泌物。

（2）磨牙后区癌肿：①多发于中老年男性；②表面黏膜多呈溃疡型，局部隆起，易出血，向周围浸润速度快，早期即可出现功能障碍及颈淋巴结转移；③X线颌骨摄片可显示浸润性骨质破坏；④取活体组织病理学检查可明确诊断。

【治疗】

1. 保持口腔清洁 用生理盐水或复方硼酸含漱剂漱口，龈袋内用3%过氧化氢溶液或生理盐水反复冲洗，并涂敷2%碘甘油、1%碘酒，或少量的碘酚溶液等。

2. 控制感染 多用甲硝唑和羟氨苄青霉素配伍治疗。

3. 手术治疗

（1）冠周脓肿形成后应及时切开引流。

（2）牙齿位置有正常萌出可能者可做龈瓣切除术，使智齿尽快萌出。冠周炎反复发作或智齿位置不正者，在急性炎症过后应及时拔除阻生牙。

第四章　皮肤病

第一节　概　述

皮肤病是指皮肤及附属器官的疾病。皮肤病种类繁多，分类复杂。本章重点介绍20余种临床常见病、多发病的诊断与防治。本节概要说明皮肤病的病因、诊断与治疗，病因予以简要归类，诊断的重点是皮肤损害（包括原发性损害和继发性损害），注意诊断的方法要点及掌握皮损特征，治疗的重点是药物治疗，尤其要掌握外用药物的种类、剂型、适应证以及运用的原则。

【病因】

1. 外因

（1）感染性因素：致病微生物如细菌、病毒、螺旋体、真菌、立克次体和寄生虫等常引起各种感染性皮肤病。

（2）物理性因素：机械性创伤、高温、低温、电流、电离辐射、气压等因素，可引起痱子、冻疮、日光性皮肤病、放射性皮炎等。

（3）化学性因素：①化学物质如强酸、强碱可引起接触性皮炎、皮肤溃疡等；②经食物摄入、呼吸、皮肤等途径进入体内引起人体中毒的化学物质，如砷可引起鳞状细胞癌；③动植物毒性物质、化学毒气和药物中毒，引起隐翅虫皮炎、毛虫皮炎、碘剂痤疮等。

2. 内因

（1）遗传性因素：遗传性因素直接致病主要是染色体异常或基因突变。常见疾病有鱼鳞病、掌跖角化病、银屑病、毛囊角化病、大疱性表皮松解症、白化病以及着色性干皮症等。如近年研究发现，单纯性大疱性表皮松解症多数为常染色体显性遗传，少数亚型为常染色体隐性遗传，患者均存在角蛋白 K5 或 K14 基因的点突变。

（2）免疫性因素：机体的免疫系统对某些抗原刺激发生异常强烈的反应，即变态反应或超敏反应，如过敏性休克、荨麻疹等。当机体对自身抗原发生免疫反应并引起自身组织损害时可导致自身免疫性疾病，如系统性红斑狼疮等。

（3）先天性因素：先天性不良因素并非遗传物质的改变，而是指那些有损于正常胚胎发育的因素。由先天性不良因素引起的婴儿出生时就已出现的疾病常称为先天性疾病。

（4）机体所需物质的缺乏或过多：机体需要的营养物质包括糖、脂肪、蛋白质、维生素、无机盐以及微量元素等。营养物质的缺乏或过剩都会对机体造成损害而引发皮肤病。如维生素缺乏症、肠病性肢端皮炎等。

3. 一般因素 某些疾病与患者年龄、性别、种族、职业以及卫生习惯等有关。①年龄：如新生儿硬肿病、新生儿剥脱性皮炎、青春期寻常性痤疮、老年性皮肤瘙痒症等。②性别：如女性多见系统性红斑狼疮。③种族：如白种人皮肤癌发病率较高，而黑色丘疹性皮炎仅发于黑人。④职业：如稻农皮炎、菜农皮炎等。⑤卫生习惯：卫生条件差者易患脓皮病、虱病、疥疮等。

4. 精神、心理、社会因素 皮肤病本身是一种生物学现象，又与人们所处的社会环境、社会关系、社会活动息息相关。现代社会竞争激烈，生活节奏加快，必然对人体产生不同的精神心理效应，影响机体的内稳状态，引起皮肤病，如慢性单纯性苔藓、银屑病等。

【诊断】

皮肤病的诊断必须根据系统的病史、全面的体格检查和必要的实验室检查，并对获得的资料进行综合分析，才能做出正确的诊断。皮肤病的症状是诊断和鉴别诊断的主要依据，主观症状通过询问病史获取，包括瘙痒、疼痛、烧灼感、麻木、感觉分离和蚁行感等局部症状，也包括畏寒发热、乏力、食欲不振和关节疼痛等全身症状。客观症状通过体格检查发现，其中皮肤损害是主要体征，是皮肤病诊断学的主要内容。

（一）皮肤损害

皮肤、黏膜的皮肤损害称皮疹，根据皮疹的发生、发展及病理基础，可将皮疹分为原发性和继发性两大类。

1. 原发性损害 指皮肤病理变化直接产生的损害。

（1）斑疹：为局限性皮肤颜色的改变，既不高起皮面，也不凹陷，直径小于2cm，而大于2cm时称斑片。根据皮肤颜色及性质的不同可分为：①红斑：皮肤的细小血管炎症性充血所致，境界清楚，压之褪色，又可分为炎症性红斑如丹毒，非炎症性红斑如鲜红斑痣；②出血斑：毛细血管破裂后红细胞外渗到真皮内所致，压之不褪色，直径小于2mm时称淤点，大于2mm时称淤斑；③白斑：由于黑色素细胞发生异常而皮肤颜色变白时称为色素脱失，局限性色素脱失称为白斑；④色素斑：表皮色素颗粒特别是黑色素颗粒增加及真皮内色素颗粒沉着时即发生色素斑。

（2）丘疹：为高起皮肤表面的局限性、实质性损害。病变常位于表皮或真皮浅层，直径不超过1cm。皮疹介于斑疹和丘疹之间，称为斑丘疹。丘疹顶端伴有水疱或脓疱者，称为丘疱疹或丘脓疱疹。

（3）结节：为局限性、实质性损害。病变常位于真皮或皮下组织。呈圆形或类圆形，可高出皮面或不隆起，需触诊才能扪及。

（4）水疱或大疱：为高出皮肤表面、内含液体的腔隙性损害，可分为表皮内水疱和表皮下水疱两类，直径小于0.5cm者称小疱，直径超过0.5cm以上者称大疱。疱内液含血液称血疱。

（5）脓疱：为含有脓液的疱。疱液混浊，可稀薄或黏稠，疱周常有红晕。脓疱大多数由化脓性细菌感染引起，少数为非感染性脓疱所致。

（6）风团：为局限性、暂时性、水肿性隆起的皮损。风团呈淡红或苍白色，大小形状不一，发生快，持续时间短暂，消退后不留下任何痕迹，常伴有剧痒。

（7）囊肿：为发生在真皮或皮下组织，有囊壁包裹，内含液体或黏稠物质及细胞成分的囊性损害。呈圆形或椭圆形，触之有弹性感。

2. 继发性损害　由原发性损害演变或因治疗、搔抓、感染所产生的损害。

（1）浸渍：皮肤浸水时间过长或经常处于潮湿状态所致表皮变软变白，甚至起皱。常发生在指（趾）缝等皱褶处，易使表皮剥脱而形成糜烂或继发感染。

（2）糜烂：为表皮或黏膜的浅表性破损，露出红色湿润面。常因疱壁破溃及皮肤浸渍后摩擦所致。糜烂因损害位置浅，部分基底细胞存在，故愈后不留瘢痕。

（3）溃疡：皮肤及黏膜局限性缺损，深达真皮或皮下组织。多由炎症、肿瘤、血液循环障碍或外伤等引起，愈后常遗留瘢痕。

（4）痂：为皮肤损害渗出的浆液、脓液、血液与坏死脱落的组织及微生物等混合干涸而成。痂的颜色和厚薄与病变性质和形成成分有关。

（5）瘢痕：真皮及其下方皮下组织的缺损，由新生的结缔组织修复代替而成。瘢痕可分增生性及萎缩性两种，前者高出皮面；后者常低于正常皮肤，表皮变薄、柔软、发亮。

（6）鳞屑：为脱落或即将脱落的角质层细胞，常由表皮角化过度或角化不全引起。其大小、厚薄及形态不一。小如糠秕状，大的可数厘米或更大的成片状。

（7）抓痕：为搔抓引起的线条状表皮损伤，表面可有浆液性痂或血痂。抓痕常伤及表皮，愈后一般不留瘢痕。

（8）皲裂：为皮肤线状裂口，常累及真皮。裂口常与皮纹方向一致。见于关节、掌跖、口角等处。皮肤的干燥、增厚或慢性炎症等，易导致皲裂的产生。

（9）萎缩：为皮肤退行性改变。可分表皮萎缩、真皮萎缩或皮下组织萎缩。引起皮肤萎缩的主要原因为炎症、内分泌改变及放射线等。

（10）苔藓样变：由于皮肤慢性炎症或经常搔抓摩擦致使患处皮肤肥厚，皮嵴增高，皮沟加深，表面粗糙、干燥，类似皮革样的损害。临床上多见于神经性皮炎、慢性湿疹等疾病。

（二）体格检查

皮肤病的体格检查主要通过视诊、触诊，主要观察全身皮肤和可视黏膜（结膜、口腔黏膜等）部分的损害，为皮肤病诊断提供重要依据。

1. 视诊 观察皮肤颜色或表面变化时，一定用酒精棉球或生理盐水擦去皮肤上的化妆品、油或其他物质。

（1）部位与分布：皮损的部位与分布常是诊断皮肤病的重要依据之一，也是在检查时应首先注意的问题。如皮损是全身性、泛发性、播散性还是局限性；是暴露部位还是遮盖部位；是伸侧、屈侧或间擦部位，还是多汗、多皮脂或与黏膜交界部位；是对称性、双侧性还是单侧性；是否沿神经、血管分布等。

（2）性质：应明确是何种皮损，是原发性损害还是继发性损害；是单一皮损还是多种皮损，如为多种皮损则又以何种为主。并注意新旧损害的发展过程。

（3）形状：为圆形、椭圆形、环形、弧形、地图形、多角形或不规则形等。

（4）排列：为散在或融合，孤立或群集，呈线状、带状、弧形或不规则形排列等。

（5）颜色：是正常皮肤色或红、黄、蓝、黑、白色等，尤应注意其色调，例如淡红、鲜红、紫红或银白、灰白及灰黑色等。

（6）大小及数目：皮损大小常用直径多少厘米、多少毫米或用实物对比描述，如针头、绿豆、黄豆、鸡蛋或手掌大小等。皮损数目少者应以具体数字表示，皮损数目多时，可以用较多或甚多等来说明。

（7）边缘与界限：清楚、比较清楚或模糊；整齐或不整齐等。

（8）表面与基底：如表面光滑、粗糙、湿润、干燥、隆起或凹陷；或呈乳头状、半球状、菜花状和脐窝状；有无鳞屑或痂等；基底的宽窄情况，是否呈蒂状等。

（9）其他：如溃疡的深浅，是否呈潜蚀状，水疱的大小，是张力性还是松弛性，疱壁的厚薄以及是否易破；疱液是澄清、混浊，还是血性等。

2. 触诊　医师通过手的感觉进行判断的一种方法。了解皮肤质地的变化、温度和湿润度，判断皮肤的坚固性和柔韧性。触诊时应注意：

（1）皮疹的深浅、硬度、弹性感及波动感；表面光滑、粗糙、湿润、干燥，有无浸润增厚、萎缩变薄、松弛、凹陷等。

（2）深在皮损的轮廓是否清楚，与周围及其下方组织是否粘连、固定或可以推动。

（3）有无触痛、感觉过敏或减弱。

（4）摩擦可了解鳞屑的性质，如粘着或易剥去，刮除法可显露基底状况。

（5）局部皮肤温度有无升高或降低。

（6）表浅淋巴结有无肿大、触痛或粘连。

【治疗】

1. 内用药物疗法

（1）抗组胺类药物：组胺是参与炎症和过敏反应的化学物质，效应细胞上的组胺受体有 H_1 和 H_2 两种，分别被 H_1 和 H_2 受体拮抗剂所拮抗。H_1 抗组胺药主要用于治疗Ⅰ型变态反应性疾病，也适用于Ⅱ～Ⅳ型变态反应有关的皮肤病。第一代 H_1 受体拮抗剂对高空作业、精细工作者和驾驶员需禁用或慎用，青光眼和前列腺肥大也需慎用。第二代 H_1 受体拮抗剂应用较广，适用于驾驶员、高空作业者及需长期使用者。H_2 受体拮抗剂主要用于慢性荨麻疹、皮肤划痕症。皮肤病常用抗组胺药物见表 5－4－1。

表 5－4－1　皮肤病常用抗组胺药物

种类	药物名称	用法	成人剂量	注意事项
第一代 H_1 受体拮抗剂	苯海拉明（benadryl）	口服 肌注	25mg/次，3 次/d 20mg/次，1～2 次/d	嗜睡、口干，长期应用可引起贫血
	氯苯那敏（Chlorphenamine）	口服 肌注	4～8mg/次，1～3 次/d， 10mg/d	嗜睡、心悸、失眠、烦躁
	多虑平（doxepin）	口服	25mg/次，1～3 次/d	嗜睡、口干、老年心脏病患者慎用
	酮替芬（ketotifen）	口服	1mg/次，1～3 次/d	嗜睡、疲倦、口干、恶心、头晕

（续表）

种类	药物名称	用法	成人剂量	注意事项
第二代 H_1 受体拮抗剂	异丙嗪（phenergan）	口服 肌注	25mg/次，1～3 次/d 25mg/次，1 次/d	光敏感者忌用，肝肾功能减退者慎用
	阿司咪唑（Astemizole）	口服	10mg/d	孕妇慎用
	非索非那定（fexofenadine）	口服	60mg，2 次/d	婴幼儿、孕妇、哺乳期妇女慎用
H_2 受体拮抗剂	西咪替丁（cimetidine）	口服	200mg/次，1～3 次/d	腹泻、腹胀、口干，长期使用注意有无骨髓抑制现象
	雷尼替丁（ranitidine）	口服	150mg/次，1～3 次/d	孕妇及哺乳妇女慎用

（2）皮质类固醇激素类药物：皮质类固醇激素具有抗炎、抗过敏和免疫抑制、抗毒、抗休克等作用，主要用于过敏反应、结缔组织病、水疱性疾病等皮肤病。常用皮质类固醇激素类药物见表 5－4－2。

表 5－4－2　常用皮质类固醇激素类药物

药效	药物名称	含量	用法	成人剂量
低效	氢化可的松（hydrocortisone）	25～100mg/瓶	静滴	100～300mg/d
中效	泼尼松（prednison）	5mg	口服	30～60mg/d
高效	泼尼松龙（prednisolone）	5mg	口服	30～60mg/d
	甲基泼尼松龙（methylprednsolon）	4mg 1000mg	口服 静滴（冲击方法）	16～40mg/d，1000mg/d，连续 3 日
	曲安西龙（triamcinolone）	4mg	口服 肌注	8～40mg/d，40～80mg/次，每周 1 次
	地塞米松（dexamethason）	0.75mg/片 5mg/瓶	口服 静滴	3～9mg/d，5～10mg/次，1 次/d
	倍他米松（betamethason）	0.5～0.6mg	口服	0.5～5mg/d

（3）抗病毒类药物：以核苷类抗病毒药阿昔洛韦及同类药为主，也可选利巴韦林。

①核苷类抗病毒药：可以阻滞疱疹病毒 DNA 的复制，主要用于单纯疱疹病毒、带状疱疹病毒感染和生殖器疱疹等。如阿昔洛韦（acyclovir）、伐昔洛韦

（valaciclovir）、泛昔洛韦（famciclovir）、更昔洛韦（ganciclovir）等。

②利巴韦林（ribavirin）：又称病毒唑，是一种广谱抗病毒药，对多种 DNA 病毒或 RNA 病毒有效，可用于疱疹病毒治疗。

（4）抗真菌类药物

①唑类：为人工合成的广谱抗真菌药，如伊曲康唑（itraconzole，ICE），主要用于治疗甲真菌病、念珠菌病、隐球菌病、着色真菌病和浅部真菌病；酮康唑（ketoconazole），用于系统性念珠菌感染、慢性皮肤黏膜念珠菌病、泛发性体癣、花斑癣等。

②特比奈芬（terbinafine）：能抑制真菌细胞膜上角鲨烯环氧化酶，达到杀灭和抑制真菌的作用，为皮肤癣菌病首选用药。主要用于甲癣和角化过度型手癣治疗。

（5）免疫抑制剂类药物：免疫抑制剂是对机体免疫功能具有非特异性抑制作用的一类药物。主要用于治疗免疫性疾病、炎症性疾病，如天疱疮、结缔组织病等。药用环磷酰胺（cyclophosphamid）、硫唑嘌呤（azathioprin）、长春新碱（vincristin）、甲氨蝶呤（methotrexat）、秋水仙碱（colchicin）、环孢素 A（cyclosporin A，CyA）等。

（6）抗菌类药物：主要用于细菌感染性皮肤病，是皮肤病治疗中常用药物，宜根据病原菌的种类和药物的敏感性选择性使用，一般都会获得良好效果。

2. 外用药物疗法　外用药物治疗是皮肤病治疗中的重要手段，局部用药时皮损局部药物浓度高而疗效较好，但应根据皮肤病的需要选择适当的外用药物的种类和剂型。

（1）外用药种类：外用药物的种类与代表药物见表 5-4-3。

表 5-4-3　外用药物的种类与代表药物

种　类	作　用	代表药物
止痒剂	减轻局部痒感	0.5%~2%石炭酸、1%~2%樟脑、1%~2%水杨酸、0.25%~1%薄荷脑、5%苯佐卡因、1%达可罗宁、3%~5%糠馏油、3%~5%黑豆油
收敛药	凝固蛋白质，减少渗出，抑制分泌，促进炎症消退	0.2%~5%醋酸铅、2%~5%硝酸银、1%鞣酸、3%硼酸、0.5%硫酸锌
角质松解剂	使过度角质化的角质细胞分解脱落	5%~10%水杨酸、10%雷琐辛、10%硫黄、20%~40%尿素
角质促成剂	促进表皮角质层正常化，收缩血管，减轻渗出和浸润	2%~5%煤焦油或糠馏油、3%~5%硫黄、3%水杨酸、5%~10%黑豆馏油

（续表）

种 类	作 用	代表药物
抗菌剂	杀灭或抑制细菌	3%硼酸、1%～2%龙胆紫液、0.1%雷佛奴尔、5%～10%过氧化苯甲酰、0.5%～3%红霉素、1:2000苯扎溴铵、0.1%黄连素、1%四环素、2%莫匹罗星等
抗真菌剂	杀灭和抑制真菌	2%～3%克霉唑、1%益康唑、2%咪康唑、2%酮康唑、1%联苯苄唑、1%特比萘芬
抗病毒剂	抗病毒	3%～5%无环鸟苷、5%～10%疱疹净、10%～40%足叶草酯
脱色剂	可减轻色素沉着	3%氢醌、20%壬二酸、20%单苯醚氢醌
糖皮质激素	抗炎、止痒、抗增生	1%醋酸氢化可的松、0.25%醋酸地塞米松、0.5%醋酸氢化泼尼松、0.01%氟轻松、0.025%氟轻松、0.025%氯氟轻松、0.1%丁酸氢化可的松、0.1%双丙酸地塞米松、0.1%氯氟轻松

（2）外用药剂型

①溶液：是一种或多种药物的水溶液，供局部湿敷等外用。主要用于湿敷，可以溶解皮面上积留的盐类物质，使表皮膨胀，改善皮温及血液循环。其所含有效药物多为收敛剂，可以达到消炎和抑制渗出之目的。用于水肿、渗出性病损。

②洗剂：洗剂是指不溶于水的粉剂加入水中，呈混悬状存在于水中。涂于皮肤上，水分蒸发散热后，皮肤表面有一层均匀的粉末，具有干燥、收敛、保护作用。适用于较轻度潮红等亚急性皮肤病损。

③酊剂：系药物的酒精溶液或不同浓度的酒精浸出液，具有消毒、杀菌、止痒等作用，如止痒酊、癣酊、蛇床子酊等。

④糊剂：糊剂是由大量粉末（20%～50%）和油脂混合而成一种疏松样泥状药膏。能使皮肤干燥，起保护作用，兼有润滑皮肤的性能，其作用介于洗剂和软膏之间，适用于红斑、丘疹等亚急性炎症及浸润肥厚性病损。

⑤软膏：在油性基质内加入适量的有效药物，酌情加入少许粉剂，一般不超过10%。能软化痂皮，促进上皮生长，保护肉芽创面；阻碍渗出液排出，防止散热。适用于痂皮、脓疮、糜烂面、肉芽创面之损害，也可用于干燥、粗糙、苔藓化损害。

⑥油剂：油剂系以植物油或液体石蜡为基质加入可溶性或不溶性粉末药物的制剂。有软化皮肤、清除鳞屑、痂皮等作用，亦可滋润创面，促进上皮新生，加速创面愈合。用于急性或亚急性炎症病损。

⑦凝胶剂：透明固体、半固体胶质分散剂，在皮肤涂用呈液状，干燥后形成

薄膜在皮肤固着。也可以作为滑润剂，适用于亚急性炎症病损或慢性浸润性病损。

⑧粉剂：粉剂是一种或多种植物性或矿物性粉为基质，再加上药物粉末均匀混合而成，供外用。粉剂可以吸收皮肤表面上的汗及少量水分，促进水分蒸发使皮肤表面保持干燥，具有清凉、干燥、保护等作用。适用于轻度炎症潮红的皮面，不适用于湿润或有渗液的皮损。

⑨乳剂：油脂类加水在乳化剂（主要用界面活性剂）作用下使之乳化。乳剂分为两种，一为水包油型乳剂（O/W），亦称香霜；另一种为油包水型乳剂（W/O）。乳剂皮肤渗透性强，特别是水包油型乳剂基质洁白、无味、细腻，易水洗，是很受患者欢迎的剂型。适用于红斑、丘疹、浸润肥厚的病损。

（3）外用药治疗基本原则

①正确选用外用药物的种类：应根据皮肤病的病因与发病机制等进行选择，如细菌性皮肤病选抗菌药物，真菌性皮肤病宜选抗真菌药物，变态反应性疾病选用糖皮质激素或抗组胺药，瘙痒者选用止痒剂，角化过度者选用角质剥脱剂，角化不全者选用角质促成剂等。

②正确选用外用药物的剂型：一般是依据皮肤病的皮损特点，选择外用药物的剂型。急性炎症有水肿、渗液、水疱，选用湿敷（溶液）；红斑、丘疹选用洗剂、乳剂（霜）、糊剂、凝胶；结痂、糜烂、溃疡选用油剂、软膏。慢性炎症有鳞屑、干燥、苔藓化，选用软膏、乳剂。

③掌握药物浓度：有些外用药物因其浓度不同，治疗作用差别较大。例如水杨酸，其低浓度（1%～2%）有止痒作用，而5%则为角质松解剂，20%以上为腐蚀剂。

3. 其他疗法　除药物治疗外，主要有皮肤病的物理治疗，包括激光治疗、β射线治疗、电离子导入疗法、高频电凝固疗法、冷冻疗法、光疗法，以及外科治疗、心理治疗等。

第二节　单纯疱疹

单纯疱疹（herpes simplex）是由单纯疱疹病毒（Herpes simplex virus，HSV）引起的，好发于皮肤－黏膜交界处的疱疹性皮肤病。

【病因与发病机制】

单纯疱疹病毒为DNA病毒，可分为1型和2型，HSV－1型主要引起生殖器以外的皮肤黏膜及脑部感染，HSV－2型主要引起生殖器部位感染或新生儿感染。

人是HSV唯一的自然宿主。病毒经皮肤黏膜破损处进入，在入口处构成原发病灶后，病毒由感觉神经传递到感觉神经节，复制且以潜伏状态存在。原发感染后4～5天体内产生中和性抗体和补体结合抗体，但不能防止复发。HSV－1型都在三叉神经节，HSV－2型多在腰骶背神经节，当机体疲劳、发热、寒冷、日晒、月经及某些病毒感染时HSV被激活而复发。

【临床表现】

1. 原发型 指首次感染者。临床可有以下几种类型：

（1）隐性或亚临床感染：约90%感染者缺乏临床表现。

（2）疱疹性龈口炎：多见于1～5岁儿童。皮损为群集性小水疱，口腔疼痛较明显。破溃后形成浅表溃疡，可伴有发热、咽痛及局部淋巴结肿痛。病程约2周。

（3）新生儿单纯疱疹：出生后5～7天发病。表现为皮肤黏膜水疱、糜烂。可伴有发热、呼吸困难、黄疸、肝脾肿大、意识障碍等。

（4）疱疹性湿疹：常发生于患湿疹或特应性皮炎的婴幼儿。皮损为原皮损处红肿并出现散在密集水疱或脓疱，融合成片，水疱中央有脐凹，周围有红晕，可在1周内泛发全身，伴有发热等全身症状。

（5）接种性单纯疱疹：皮损为局限于接触部位的群集性水疱，发生于手指者表现为位置较深的疼痛性水疱，称疱疹性瘭疽。

（6）生殖器疱疹：外生殖器或肛门周围群簇或散在的小水疱，2～4日破溃形成糜烂或溃疡，自觉疼痛或瘙痒。常伴有发热、头痛及腹股沟淋巴结肿大等全身症状，病程2～3周。

2. 复发型 指部分患者原发感染消退后受到诱发因素刺激而在同一部位反复发作。好发于口周、鼻腔周围、外阴等部位，皮损为红斑、簇集性小丘疹和水疱，可相互融合。病程约1～2周。

【辅助检查】

皮损处做细胞学检查，如见到多核巨细胞和核内嗜酸性包涵体，或用PCR检测疱液中HSV DNA有助于本病的诊断。

【诊断及鉴别诊断】

根据簇集性水疱、好发于皮肤－黏膜交界处、自觉灼热和瘙痒、易复发等特征，即可诊断，必要时可作疱液涂片、培养、接种、免疫荧光检查和血清抗体测定等。应与下列疾病相鉴别：

1. 带状疱疹　常沿身体的一侧周围神经呈带状分布，皮损为多数簇集的水疱、丘疱疹，伴神经痛。

2. 脓疱疮　多发于儿童，接触传染性强，疱疹较大，有脓性分泌物，散在分布，炎症明显，多结蜡黄色痂皮。

3. 固定型药疹　有致敏药物用药史，皮肤－黏膜交界部位有水疱、糜烂、溃疡，一般为单发。

4. 白塞病　与性接触无直接关系，呈多发性小溃疡，可伴口腔溃疡、眼部病变等表现。

【治疗与预防】

1. 抗病毒药物治疗

（1）原发型：阿昔洛韦200mg，口服，每日5次，疗程7～10日；或伐昔洛韦300mg，口服，每日2次，疗程7～10日；或泛昔洛韦250mg，口服，每日3次，疗程5～10日。

（2）复发型：最好在出现前驱症状或损害出现24小时内开始治疗。阿昔洛韦200mg，口服，每日5次，疗程5日；或伐昔洛韦300mg，口服，每日2次，疗程5日；或泛昔洛韦125～250mg，口服，每日3次，疗程5日。

（3）频繁复发患者（1年复发6次以上）：为减少复发次数，可用抑制疗法。阿昔洛韦400mg，口服，每日2次；或伐昔洛韦300mg，口服，每日1次；或泛昔洛韦125～250mg，口服，每日2次。一般服用4个月到1年。

（4）严重感染：指原发感染症状严重或皮损广泛者。阿昔洛韦5～10mg/(kg·d)，静脉点滴，每8小时1次，用5～7日或直至临床症状消退。

2. 外用药物治疗　可选用3%阿昔洛韦软膏、1%喷昔洛韦乳膏或硫黄炉甘石洗剂；继发感染时可用0.5%新霉素霜、莫匹罗星软膏。

第三节　带状疱疹

带状疱疹（herpes zoster）是由水痘－带状病毒（Varicella－zoster virus，VZV）感染引起的一种经沿周围神经分布的群集疱疹和以神经痛为特征的病毒性皮肤病。

【病因与发病机制】

病原微生物为 VZV，具嗜神经和皮肤的特性。人是其唯一自然宿主，病毒经呼吸道黏膜侵入体内，通过血行传播，初次感染引起水痘或呈隐性感染，以后病毒潜伏于脊髓后根神经节或颅神经的感觉神经节内，当机体抵抗力下降时，潜伏病毒被激活，再次致病引起带状疱疹。

【临床表现】

1. 典型表现 发疹前可有或无乏力、低热等前驱症状，患处皮肤自觉灼热或神经痛。好发部位依次为胸肋部、颈部、面部和腰部。患处首先出现潮红斑，很快出现粟粒到黄豆大小丘疹，簇状分布而不融合，继之迅速变为水疱，疱壁紧张发亮，疱液澄清，外围绕以红晕。皮损沿某一周围神经呈带状排列，多发生在身体的一侧，一般不超过正中线。神经痛为本病特征之一，老年患者较为剧烈。病程一般为 2 ~3 周。

2. 不典型表现 个别病例仅出现红斑、丘疹，无典型水疱，称为不全型或顿挫型带状疱疹，亦有形成大疱、血疱、坏死溃疡者，分别称之为大疱型、出血型、坏疽型带状疱疹。

3. 特殊表现

（1）眼带状疱疹：眼睑、额部及头顶部群集水疱，累及角膜及眼的其他部位，可引起全眼球炎，以致失明。

（2）耳带状疱疹：当病毒侵犯面神经和听神经时，可伴有耳及乳突部位疼痛，出现面瘫、外耳道及鼓膜有疱疹三联征，称为 Ramsay – Hunt 综合征。

（3）带状疱疹后遗神经痛：带状疱疹常伴有神经痛，为自发性、深在性疼痛、跳痛、刀割样或阵发性疼痛和痛觉过敏，多在皮损完全消退后或 1 个月内消失。

【辅助检查】

疱底刮起物涂片找到多核巨细胞和核内包涵体，疱液或脑脊液分离到病毒有助于诊断。

【诊断及鉴别诊断】

带状疱疹具有簇集性小水疱、沿单侧周围神经分布、常伴有明显的神经痛等特征，一般诊断不难。本病前驱期或无疹期应与肋间神经痛、胸膜炎、阑尾炎、坐骨神经痛、尿路结石等进行鉴别，发疹后有时需与单纯疱疹、脓疱疮等进行鉴别。

【治疗与预防】

1. 抗病毒药物　发病7天内（最好3天）及时治疗，可减轻病情和疼痛，减少内脏并发症。阿昔洛韦200mg，每日5次，疗程5～10日；或400mg，每日3次，疗程5日；或5～10mg/kg静脉滴注，每8小时1次，疗程5～7日。或伐昔洛韦1000mg，口服，每日3次。或泛昔洛韦500mg，口服，每日3次，疗程7日。

2. 止痛药物　止痛可酌情选用去痛片、吲哚美辛、扶他林等。

3. 糖皮质激素　此类药物使用尚有争议，多认为及早应用糖皮质激素可抑制炎症过程，减少后遗神经痛。最好在5～7日内应用。可口服泼尼松每日30mg，疗程7日。

4. 局部外用药治疗　以干燥、消炎为主。疱疹未破时外搽炉甘石洗剂，每日数次，或阿昔洛韦软膏、喷昔洛韦软膏外搽。若疱疹已破溃，需酌情以3%硼酸溶液湿敷或0.5%新霉素软膏或莫匹罗星软膏外搽。眼炎可用0.1%阿昔洛韦滴眼液。

5. 局部理疗　如紫外线、红外线、频谱治疗仪、氦氖激光等照射可缓解疼痛，促进水疱干涸和结痂。

6. 中药治疗　可内服龙胆泻肝汤加减，或鲜马齿苋、野菊花叶、玉簪花叶捣烂外敷；黄连膏、四黄膏或青黛散外涂。

第四节　疣

疣（verruca，wart）是由人类乳头瘤病毒（Human papilloma virus，HPV）感染皮肤黏膜所引起的良性赘生物。

【病因与发病机制】

病原微生物为HPV，属乳头瘤病毒科。本病主要通过直接接触传播，亦可自身接种，偶可通过污染物间接传播，传染源为患者和健康带病毒者。

【临床表现】

1. 寻常疣　好发于手背、手指、足和甲缘等处，亦可发生于身体的其他部位。典型皮损为黄豆大小或更大的灰褐色、棕色或皮色丘疹，表面粗糙，可呈乳头瘤状增生。可有甲周疣、甲下疣、丝状疣、指状疣等类型。

2. 跖疣 发生于足底。皮损初起为细小发亮的丘疹，渐增至黄豆大小或更大，形成淡黄或褐黄色胼胝样斑块或扁平丘疹，表面粗糙，界限清楚，边缘绕以稍高的角质环，下方有疏松的角质软芯，可见出血形成的小黑点，含有多个角质软芯者，称为镶嵌疣。

3. 扁平疣 好发于青少年的颜面、手背及前臂。典型皮损为米粒至黄豆大小的扁平隆起性丘疹，圆形或椭圆形，表面光滑，质硬，正常肤色或淡褐色，多骤然出现，数目较多且密集，搔抓后皮损可呈串珠状排列。慢性病程，多可自行消退，但可复发。

4. 尖锐湿疣 又称生殖器疣（详见第五章第五节）。

【辅助检查】

不同类型疣的组织病理表现有差异，但均以颗粒层、棘层上部空泡化和电镜下可见核内病毒颗粒为共同特征，可伴有角化过度、角化不全、棘层肥厚和乳头瘤样增生等。

【诊断及鉴别诊断】

1. 诊断 本病根据病史及典型皮损即可作出诊断，必要时结合组织病理检查，少数患者需检测组织中 HPV 核酸方可确诊。

2. 鉴别诊断

（1）胼胝、鸡眼：跖疣与胼胝、鸡眼的鉴别见表 5－4－4。

表 5－4－4　跖疣与胼胝、鸡眼的鉴别

	跖　疣	胼　胝	鸡　眼
病因	人类乳头瘤病毒感染	长期摩擦、压迫	挤压
好发部位	足跖	足跖前部、足跟	足跖、趾、足缘
皮损	圆形灰黄色角化斑块，中央凹陷，较软，表面粗糙无皮纹，外周角化环，易见出血点	蜡黄色角质斑片，中央略增厚，皮纹清楚，边缘不清楚	圆锥形角质栓，外围透明黄色环
数目	可较多	1～2 片	单发或几个
疼痛与压痛	挤捏时明显	无或轻微	压痛明显

（2）疣状皮肤结核：为不规则的疣状豆斑块，四周常有红晕，挤压常有脓性分泌物渗出，组织学上常有明显的差异。

（3）汗管瘤：发生于女性的良性肿瘤，好发于眼睑附近，表现为较硬的丘疹，正常肤色或略具棕褐色丘疹。

【治疗与预防】

1. 外用药物治疗

（1）0.05% ~0.1%维A酸软膏或阿达帕林霜，每天1~2次外用，适用于扁平疣。

（2）5－氟尿嘧啶软膏，每天1~2次外用，因可留有色素沉着，故面部慎用。

（3）3%酞丁胺霜或3%酞丁胺二甲基亚砜外用。

（4）0.05%平阳霉素普鲁卡因液于疣体根部注射，每个疣注射0.2~0.5ml，每周1次，通常2~3次疣即脱落，适用于难治性寻常疣和跖疣。

（5）中药鸦胆子仁捣烂，外敷包扎于疣上，3~5日换1次。

2. 内用药物治疗

（1）干扰素1×10^{6}IU，皮下注射，每天1次，共10~14日；然后改为每周注射3次，连用4周；也可肌注，每天1次，共用28日。

（2）左旋咪唑，50mg，分3次口服，连用3日，停11日，再连用3日为1个疗程。

3. 物理疗法 对于皮损数目较少者，可选用冷冻、电灼、激光、刮除等治疗方法。

第五节 传染性软疣

传染性软疣（molluscum contagiosum）是由传染性软疣病毒（Molluscum contagiosum virus，MCV）感染引起的传染性皮肤病。

【病因与发病机制】

病原微生物为MCV，属痘类病毒，目前发现四个亚型，均可致病，但以MCV－1型最常见，儿童传染性软疣几乎皆由MCV－1型所致。在性活跃的成年人、免疫功能低下者，约60%的患者由MCV－2型引起。皮肤间的密切接触是主要传播方式，亦可通过性接触、游泳池等公共设施传播。

【临床表现】

发病多累及儿童、性活跃人群和免疫功能低下者。潜伏期1周~6个月。皮损可见于任何部位，儿童好发于手背、四肢、躯干及面部。成人如经性接触传播，皮损可见于生殖器的周围皮肤。典型皮损为 3～5mm 大小的半球形丘疹，呈灰色或珍珠色，表面有蜡样光泽，中央有脐凹，可从中排出或压出乳白色干酪物质，称为软疣小体。皮损数个簇集，数目不等，互不融合，少数为散在。自觉症状不明显，病程属自限性，6～9 个月可自行消失。

【辅助检查】

病理检查棘细胞增生，表皮突肥大向下延伸，形成兜囊。表皮细胞胞浆内有均质性软疣小体。

【诊断及鉴别诊断】

根据皮损蜡样光泽的圆形或半球形丘疹、中央有脐凹、可挤出干酪物质等特点，诊断不难。单个较大的皮损需与角化棘皮瘤及基底细胞上皮瘤等进行鉴别，这两种病均无软疣小体，且各具特征性病理改变。

【治疗与预防】

本病以局部外用药物治疗为主。在无菌条件下用齿镊或弯曲血管钳将软疣夹破，挤出内容物，然后外用碘酒等以防细菌感染；或皮肤消毒后，可用三棱针挑刺疣体，挤出白色小体，以百部酒 60ml，加入雄黄解毒散 15g 振荡后外用。合并细菌感染时可先外用莫匹罗星软膏，感染控制后再行上述治疗。

预防应注意性行为安全，游泳池等公共设施彻底消毒，幼儿园或集体生活勿共用衣物和浴巾。

第六节 脓疱疮

脓疱疮（impetigo）是儿童常见的一种急性化脓性皮肤病，中医称为“黄水疮”、“滴水疮”。

【病因与发病机制】

致病菌为金黄色葡萄球菌（staphylococcus aureus）和（或）乙型溶血性链球菌（hemolytic streptococcus），病原菌主要侵犯表皮，单一或两者混合感染，引起化脓性炎症。本病可通过密切接触或自身接种传播。

【临床表现】

1. 寻常型脓疱疮　传染性强，常在托儿所、幼儿园引起流行，皮损为脓疱，周围有明显的红晕，疱壁薄，易破溃、糜烂，脓液干燥后形成蜜黄色厚痂，搔抓后可向周围扩散或融合，痂于6～10天脱落，不留瘢痕，严重者可有全身中毒症状。

2. 深脓疱疮　多见于营养不良的儿童和老人，好发于小腿或臀部。皮损初起为脓疱，渐向皮肤深部发展，表面有坏死和蛎壳状黑色厚痂，脱落后形成边缘陡峭的溃疡。自觉疼痛明显。病程约2～4周或更长。

3. 大疱性脓疱疮　好发于儿童的面部、躯干和四肢。皮损初为米粒大小水疱或脓疱疮，迅速变为大疱，疱内容物先清澈后混浊，疱壁先紧张后松弛，直径1cm左右，疱内可见半月状积脓，疱周红晕不明显。

4. 新生儿脓疱疮　起病急，传染性强。皮损为广泛分布的多发性大脓疱，疱周红晕，破溃后形成红色糜烂面，可伴有高热等全身中毒症状，可危及生命。

5. 葡萄球菌性烫伤样皮肤综合征　多发生于3个月以内的婴儿，起病前常伴有上呼吸道感染或鼻、咽、耳、鼓膜等处的化脓性感染，皮损常由口周或眼周开始，迅速延及躯干和四肢，特征性表现为大片红斑基础上出现松弛性水疱，皮肤大面积剥脱后留有潮红面，似烫伤样外观，疼痛及触痛明显，轻者1～2周痊愈，重者可危及生命。

【辅助检查】

白细胞总数及中性粒细胞可增高。脓液中可分离出金黄色葡萄球菌和（或）乙型溶血性链球菌，必要时作菌型鉴定。

【诊断及鉴别诊断】

本病根据典型临床表现，结合细菌学检查一般不难作出诊断，但需与下列疾病相鉴别：

1. 脓疱性湿疹　皮疹多形性，基底弥漫潮红，无一定好发部位，自觉剧痒，与年龄无关。

2. 水痘　多见于冬春季节，发疹时常伴有发热等全身症状，为绿豆至黄豆大小水疱，呈向心性分布，常侵犯黏膜。

3. 丘疹性荨麻疹　风团样红斑上出现丘疹或水疱，好发于躯干、四肢，成批出现，反复发作，奇痒。

【治疗与预防】

平时注意皮肤清洁卫生，及时治疗瘙痒性皮肤病，防治各种皮肤创伤。应隔离与治疗患者，对已污染的衣物及物品进行消毒，减少疾病的传播。

1. 外用药物治疗 脓疱未破者可外用10%硫黄炉甘石洗剂，脓疱较大时应抽取疱液；脓疱破溃者可用1∶5000高锰酸钾液或0.5%新霉素溶液清洗湿敷，并外用罗匹罗星软膏或红霉素软膏等。葡萄球菌性烫伤样皮肤综合征治疗应加强眼、口腔、外阴的护理，保持创面干燥。对脓液多者，中药选用马齿苋、蒲公英、千里光等适量煎水湿敷或外洗；脓液少者用三黄洗剂加入5%九一丹混合摇匀外搽；局部糜烂者用青黛散外涂，痂多者选用红油膏掺九一丹。

2. 内用药物治疗 皮损泛发者和全身症状较重者，宜及时选择对金黄色葡萄球菌敏感的头孢类抗生素治疗，必要时根据药敏试验选择用药。

第七节　头　癣

头癣（tinea capitis）是一种累及头发和头皮的浅部真菌感染性疾病。一般分为黄癣、白癣、黑点癣和脓癣四种。

【病因与发病机制】

黄癣由许兰毛癣菌（T. schoenleinii）感染引起；白癣由犬小孢子菌（M. canis）和石膏样小孢子菌（M. grpseum）感染引起；黑点癣由紫色毛癣菌（T. violaceum）和断发毛癣菌（T. tonsurans）感染引起。

头癣易感人群为儿童，发病与接触患癣的动物有关，可因饲养和嬉戏患癣的猫、狗等家畜而感染，如白癣可由动物传染给人，引起强烈的炎症反应。也有因直接或间接接触患者而被传染者，患儿的病发、头屑、痂皮中带有大量真菌，可因理发、梳头而传播，或由因污染的衣帽、枕巾、床单等，在托儿所、幼儿园、小学校及家庭中相互传播。

【临床表现】

1. 黄癣 皮损初起为针尖大小的淡黄红色斑点，覆薄片状鳞屑，以后形成黄豆大小的淡黄色痂，周边翘起，中央紧附着头皮形如碟状（黄癣痂），去痂后为潮红糜烂面，头发干燥无光泽，毛囊破坏，愈后遗留萎缩性瘢痕。

2. 白癣 皮损初起为群集的红色小丘疹，很快向四周扩大成灰白色鳞屑斑，圆形或椭圆形；病发于高出 2～4mm 处折断，残根部包绕灰白色套状鳞屑；至青春期可自愈，不破坏毛囊，愈后不留瘢痕。

3. 黑点癣　皮损初起为散在的鳞屑性灰白色斑，以后逐渐扩大成片。病发刚出头皮即折断，断发残根留在毛囊内，毛囊口处断发呈黑点状，故称黑点癣。本型属发内型感染，故愈后留有局灶性脱发和点状瘢痕。

4. 脓癣　皮损初起为成群的炎性毛囊丘疹，渐融合成隆起的炎性肿块，质地软，表面有蜂窝状排脓小孔，可挤出脓液。皮损处毛松动，易拔出；毛囊破坏，愈后引起永久性秃发和瘢痕。

【辅助检查】

1. 真菌直接镜检　直接涂片法，取标本置玻片上，加一滴 10%～20% 氢氧化钾溶液，盖上盖玻片，在酒精火焰上稍加热，待标本溶解，轻轻加压盖玻片，使标本透明即可镜检。用于检查有无菌丝或孢子。黄癣病发可见发内与毛发长轴平行的菌丝和关节孢子；白癣病发可见围绕毛发排列的圆形小孢子；黑点癣病发可见发内呈链状排列和圆形大孢子；脓癣痂内充满厚壁孢子和鹿角状菌丝。

2. 真菌培养　取病发或脓液接种于沙堡培养基上 25℃ 培养可鉴定菌种。

3. 滤过紫外线灯（Wood 灯）检查　Wood 灯为高压汞灯，发射出波长为 320～400nm 的光波，通过在暗室内将患处置于 Wood 灯下直接照射，观察荧光类型。可用于皮肤感染、色素异常性皮肤病及卟啉病的辅助诊断，也可观察疗效。Wood 灯检查黄癣病发呈暗绿色荧光，白癣病发呈暗亮绿色荧光，黑点癣发无荧光。

【诊断及鉴别诊断】

根据头皮和病发的典型改变、真菌直接镜检及 Wood 灯检查，一般不难诊断。需与之鉴别的疾病如下：

1. 脂溢性皮炎　患者为油性皮肤，表现为毛囊性炎症丘疹，头皮有弥漫灰白色油腻细屑，奇痒。真菌检查阴性。

2. 头部银屑病　为边界清楚的鲜红色斑片上有多层银白色鳞屑。皮损上的头发呈束状，不折断。身体其他部位常有同样损害。真菌检查阴性。

3. 石棉状糠疹　头顶部的白屑层层堆积如石棉状，可将病发近端粘着成块，毛囊口有棘状隆起。无毛发变质、脱落及头皮萎缩、瘢痕。真菌检查阴性。

4. 头皮脓皮病　起病急，炎症反应明显、痛感明显，常伴发热，皮损处无蜂窝状毛囊孔。真菌检查阴性。

【治疗与预防】

治疗采用综合疗法，包括剪发、洗发、搽药、服药、消毒五个方面，疗程在2个月左右。

1. 剪发 剃头剪除病发，每周1次，剪下的头发应包好烧掉。

2. 洗发 用硫黄香皂或2%酮康唑洗剂洗头，每日1～2次。

3. 搽药 可用2%碘酊、1%联苯苄唑溶液、5%～10%硫黄软膏、1%特比萘芬霜等外用于头皮，每日2次。

4. 服药 用灰黄霉素，儿童每日10～20mg/kg，成人每日600～800mg，分2～3次口服，疗程2～3周；或用伊曲康唑，儿童每日3～6mg/kg，成人每日200mg，1次口服，疗程4～6周；或用特比萘芬，儿童每日62.5～125mg，成人每日250mg，1次口服，疗程4～6周。

5. 消毒 对患者使用过的帽子、枕巾枕套、梳子、毛巾等生活用品及理发用具等应煮沸消毒。

预防在于加强对托儿所、幼儿园、小学校、理发店的卫生管理，及早发现、治疗患者，并作好消毒隔离。对患癣宠物也应积极治疗。

第八节 体癣和股癣

体癣（tinea corporis）是指发生于除头皮、毛发、掌跖及甲以外的其他部位的浅部真菌感染。股癣（tinea cruris）是指腹股沟、会阴、肛周和臀部的浅部真菌感染，属于发生在特殊部位的体癣。

【病因与发病机制】

体癣和股癣主要由红色毛癣菌、须癣毛癣菌、犬小孢子菌及絮状表皮癣菌感染引起，偶见由黄癣菌、铁锈色小孢子菌、紫色毛癣菌、石膏样小孢子菌引起者。癣菌病多通过直接接触患者和生癣动物，如狗、猫、兔等，或间接接触患者污染的衣物、工具而引起，也可由自身感染（如手足癣和甲癣等）而发病。长期使用糖皮质激素、糖尿病及慢性消耗性疾病患者易患本病。

【临床表现】

1. 体癣 好发于颜面、颈、腰、腹、躯干、四肢等处，皮损初起为红色丘疹、丘疱疹或小水疱，继之形成有鳞屑的红色斑片，境界清楚，皮损边缘不断向外扩展，形成境界清楚的环状或多环状，自觉瘙痒，可因长期搔抓引起局部湿疹样改变或苔藓样变。

2. 股癣　好发于腹股沟部位，单侧或双侧发生，亦常发生于臀部。基本皮损与体癣相同，由于患处透气性差、潮湿、易摩擦，常使皮损炎症明显，瘙痒显著。

【诊断及鉴别诊断】

根据夏季发作，皮损向四周呈环形或多环形扩散，边缘清楚，自觉瘙痒，鳞屑真菌直接镜检可查到菌丝和培养阳性特征，一般诊断不难。

本病需与慢性湿疹、慢性单纯性苔藓、玫瑰糠疹等进行鉴别。

【治疗与预防】

1. 外用药物治疗　原则上以外用药物治疗为主，并坚持用药2周以上或皮损消退后继续用药1～2周以免复发。可外用克霉唑霜、特比萘芬霜、联苯苄唑霜、复方苯甲酸擦剂、复方雷琐辛擦剂等，对于腹股沟部位皮肤薄嫩者，宜选用刺激性小、浓度较低的外用药物，并保持局部清洁干燥。

2. 内用药物治疗　对于皮损广泛，炎症明显，或外用药物治疗无效的病例，可选用内服抗真菌药物治疗，如口服伊曲康唑，每日100mg，疗程15天；或特比萘芬，每日250mg，疗程1～2周；氟康唑每周150mg，疗程2～3周。并与外用药物联合应用以增强疗效。

预防上注意个人卫生，内衣应通风透气，避免接触癣病患者和患癣动物，不与患者共用衣物鞋袜、浴盆、毛巾、脚盆等，公共物品应定期消毒，手足癣和甲癣患者应积极治疗。

第九节　手癣、足癣和甲真菌病

手癣（tinea manus）系指间、手掌、掌侧平滑皮肤的浅部真菌感染性疾病；足癣（tinea pedis）系足趾间、足趾、足跟、足侧缘皮肤的浅部真菌感染性疾病。甲真菌病（onychomycosis）是指真菌如皮肤癣菌、酵母菌等引起的甲板或甲下组织感染，而甲癣特指皮肤癣菌所致的甲感染。

【病因与发病机制】

手足癣致病菌多系毛癣菌属与表皮癣菌属，主要菌种有红色毛癣菌

(T. rubrum)、须癣毛癣菌（T. mentagrophyters)、石膏样小孢子菌和絮状表皮癣菌等感染引起，其中红色毛癣菌占50%以上。

甲真菌病致病菌主要是皮肤癣菌，其中红色毛癣菌占首位，近年来有报道苏丹毛癣菌（T. soudanenes）是甲内型感染的致病菌；其次是酵母菌，包括念珠菌（Candida）和马拉色菌（Malassezia)；其他霉菌，包括柱顶孢菌（Scytalidium)、短帚霉（Scopulariopsis brevicaulis）等。同一病甲偶可感染两种或两种以上的致病真菌。

传染源为患者，主要通过接触传染，用手搔抓患癣部位，接触病人的鞋袜、手套，共用拖鞋、毛巾和浴池等而感染。甲感染真菌多由手足癣直接传染所致，发病可与遗传、糖尿病、局部动静脉循环和淋巴回流障碍、周围神经性疾病等有关。

【临床表现】

1. 手足癣 多累及成年人，儿童少见。夏秋发病率较高，多表现为夏重冬轻，或夏发冬愈。手癣常为单侧，足癣常为双侧。根据皮损特征，临床分为三种类型，可以一种类型为主，也可几种类型同时存在，并可转化。

(1) 水疱鳞屑型：好发于指（趾）间、掌心、足跖及足侧。皮损初起为针尖大小的深在水疱，疱液清，壁厚而发亮，不易破溃，水疱散在或群集，可融合成多房性大疱，撕去疱壁露出蜂窝状基底及鲜红的糜烂面。瘙痒明显。水疱经数天后干涸，呈现领圈状或片状脱屑。

(2) 角化过度型：好发于足跟及掌跖部。局部多干燥，皮损处角质增厚，表面粗糙脱屑，纹理加深，易发生皲裂、出血，一般无瘙痒，皲裂时疼痛。

(3) 浸渍糜烂型：好发于指（趾）缝，尤以第3~4和4~5指（趾）间多见。表现为皮肤浸渍发白，表面松软易剥脱并露出潮红糜烂面甚至裂隙。有不同程度的瘙痒。易继发感染，可并发淋巴管炎、淋巴结炎、蜂窝织炎或丹毒。

2. 甲真菌病 根据真菌侵犯甲的部位和程度不同，临床可分为四型。

(1) 白色浅表型：甲板浅层有点状或不规则片状白色浑浊，甲板表面失去光泽或稍有凹凸不平。

(2) 远端侧位甲下型：甲的远端前缘及侧缘增厚、灰黄混浊，甲板表面凹凸不平或破损。

(3) 近端甲下型：甲半月和甲根部粗糙肥厚、凹凸不平或破损。

(4) 全甲毁损型：整个甲板呈灰黄、灰褐色，甲板部分或全部脱落，甲床表面残留粗糙角化堆积物，甲床亦可增厚、脱屑。

【辅助检查】

真菌直接镜检和真菌培养：取材为手足癣新鲜的疱壁，慢性皮损取其深层皮屑，甲下碎屑或受损甲根部牙钻钻孔取材，镜检可发现菌丝及孢子，真菌培养阳性。

【诊断及鉴别诊断】

根据手足癣和病甲的临床表现与真菌学检查，诊断并不困难。手足癣有时需与慢性湿疹、汗疱疹、掌跖脓疱疮等进行鉴别，主要依据真菌学检查明确诊断。甲真菌病有时需与银屑病、扁平苔藓、慢性湿疹等所致甲病及甲下疣、甲下肿瘤等进行鉴别。

【治疗与预防】

1. 手足癣的治疗　本病的治疗以外用药物为主，对外用药物疗效不佳者及角化过度型手足癣，应结合内服药物治疗，如有继发感染者，首先抗感染治疗。疗程一般为1～2个月，按类型选择用药及坚持疗程用药是治疗成功的关键。

（1）外用药物治疗

①水疱鳞屑型：应选择刺激性小的霜剂和水剂，如联苯苄唑霜或溶液。

②浸渍糜烂型：选用醋酸铅溶液、硼酸溶液等湿敷。渗液不多时再用粉剂，如枯矾粉、咪康唑粉等。中药用五倍五石散外敷。

③角化过度型：无皲裂时可用剥脱作用较强的制剂，如复方苯甲酸软膏或酊剂；有皲裂时选用较温和的制剂，如特比萘芬软膏等。必要时可采用封包疗法。

对于足底多汗、有恶臭者，可先用聚维酮碘浸泡，然后外用唑类抗真菌药物，如克霉唑、咪康唑、益康唑等治疗。

（2）内服药物治疗：可选用唑类或丙烯胺类抗真菌药，如伊曲康唑，每日100mg，顿服，疗程15日；或特比萘芬，每日250mg，顿服，疗程4周。

2. 甲真菌病的治疗　甲真菌病的治疗困难在于药物不易进入甲且新甲生长缓慢，因此要求应用外用药物与内服药物结合治疗以提高疗效，并坚持用药疗程以巩固疗效。

（1）外用药物治疗：对表浅、轻型、单发者，先用小刀或指甲锉尽量去除病甲，再外涂30%冰醋酸溶液或3%～5%碘酊，每日2次，疗程3～6月，直至新甲生成为止；亦可用40%尿素软膏封包使病甲软化剥离，再外用抗真菌制剂；8%环吡酮或5%阿莫罗芬甲涂剂可在甲表面形成药膜，药物穿透甲板，有较好的局部抗真菌作用。中药外用拔甲膏，临用时将药膏加热至软，取一小块硬膏贴盖在病甲上，再用胶布固定，3～4 天换药 1 次，直至病甲脱完。

（2）内服药物治疗：可选用唑类或丙烯胺类抗真菌药，特比萘芬每日 250mg，顿服，指甲受累连服 4 周，趾甲受累连服 6 周；或伊曲康唑 200mg，每日 2 次，每月 1 周，为 1 个疗程，指甲受累用 2～3 个疗程，趾甲受累用 3～4 个疗程。

手足癣和甲真菌病的预防措施主要在于及时、彻底治疗浅部真菌病，对家庭成员中有手足癣者也应积极治疗，消灭传染源；穿透气性良好的鞋袜，勤换洗，保持足部干燥；不共用他人的鞋袜、脚盆、浴具等生活用具。

第十节　念珠菌病

念珠菌病（candidiasis）是由念珠菌属（candida）的一些致病菌种引起的感染，可累及皮肤、黏膜、内脏器官。

【病因与发病机制】

主要致病菌是白色念珠菌（C. albicns），其次是光滑念珠菌（C. glabrata）、热带念珠菌（C. tropicalis）等。念珠菌是人类最常见的条件致病菌，感染的发生取决于真菌毒性和机体抵抗力两方面，易感的主要因素为抵抗力下降，长期大量应用广谱抗生素、糖皮质激素，使用免疫抑制剂，免疫缺陷，手术或创伤等。

【临床表现】

1. 黏膜念珠菌病

（1）口腔念珠菌病：多累及老人、婴儿及免疫功能低下者（尤其是艾滋病患者），新生儿可通过母亲产道被感染。在颊黏膜、上颚、咽、齿龈、舌等黏膜部位出现凝乳状白色斑片假膜，紧密附着于黏膜表面，不易剥除，用力剥离后露出糜烂性潮红基底。

（2）外阴阴道念珠菌病：多累及育龄期妇女，可通过性接触传染。表现为外阴及阴道黏膜红肿、白带增多，呈豆渣样、凝乳块状或水样，带有腥臭味。自觉瘙痒剧烈或灼痛。

（3）念珠菌性包皮龟头炎：多累及包皮过长或包茎的男性，可通过性接触传染。表现为包皮内侧及龟头弥漫性潮红，附着乳白色斑片，或分布许多针帽大小的红色小丘疹，伴有脱屑，波及阴囊可产生红斑和脱屑。自觉瘙痒或无明显自觉症状。

2. 皮肤念珠菌病

（1）念珠菌性间擦疹：好发于肥胖多汗者和糖尿病患者的腹股沟、会阴、腋窝、乳房下等皱褶部位，从事水中作业者常发生于指间（尤其3、4指间）。皮损为局部潮红、浸渍、糜烂，界限清楚，边缘附着鳞屑，外周常有散在炎性丘疹、丘疱疹及脓疱。自觉瘙痒或疼痛。

（2）念珠菌性尿布疹：主要发生于婴幼儿，以新生儿多见，好发于肛周、外阴、臀沟、腹股沟等部位。皮损为界限清楚的红斑、脱屑、丘疹、周边有水疱及小脓疱；重者可波及小腹、腰背部，甚至播散至全身，形成泛发性皮肤念珠菌病。

（3）念珠菌性甲沟炎及甲真菌病：多累及浸水工作者和糖尿病患者。好发于手指和指甲。甲沟炎表现为甲沟红肿，有少量溢出液，但不化脓，甲小皮消失，重者可引起甲床炎，自觉痛痒。甲真菌病表现为甲板增厚，浑浊呈淡褐色，出现白斑、横沟或凹凸不平，但甲表面仍光滑，甲下角质增厚堆积或致甲剥离。

（4）念珠菌性肉芽肿：好发于头皮、面、甲沟等部位。皮损为丘疹、水泡、脓疱和斑块，表面覆盖很厚的黄褐色粘着性痂屑，少数皮损呈皮质角样角质增生，去除角质增生后基底为肉芽组织。

（5）慢性皮肤黏膜念珠菌病：好发于头皮、颜面及四肢。皮损初起为丘疹、红斑，上附鳞屑，逐渐形成肉芽增生性斑块或疣状结节，表面覆盖蛎壳状污褐色痂，粘着不易去除，周围有暗红色爆炸性浸润，掌跖损害呈弥漫性角质增厚。黏膜损害表现为口角糜烂、口腔黏膜白斑，偶可累及咽喉、食管黏膜，影响吞咽。甲、阴部亦可累及。

3. 内脏念珠菌病　根据念珠菌侵犯脏器的不同而具有不同的临床表现。呼吸道念珠菌病多为继发感染，常表现为支气管炎、肺炎。消化道念珠菌病最常见，可由口咽念珠菌下行感染而来，好发于食管和肠道。免疫力低下或免疫缺陷者还可发生念珠菌性菌血症，引起肾盂肾炎、膀胱炎、腹膜炎、心内膜炎等，严重者可累及肝脾等多脏器而导致死亡。

【辅助检查】

取病损处薄膜、皮屑、阴道分泌物，镜检时看到大量出芽孢子、假菌丝或菌丝；若血液、密闭部位的体腔液、深部组织标本培养出念珠菌可确诊为深部感染，通过形态学和生化试验可作出菌种鉴定。

【诊断及鉴别诊断】

皮肤黏膜念珠菌病，根据临床表现、直接镜检阳性、培养证实为致病性念珠菌，即可确诊。内脏念珠菌病除根据临床表现外，需多次、多途径培养为同一菌种方可确诊。但念珠菌为人体常驻菌，来自皮肤黏膜、痰、粪的标本培养阳性或镜检只见到少数孢子时，只能说明有该病菌，只有镜检看到大量丝芽孢子、假菌丝或菌丝，才能说明该菌处于致病状态。

念珠菌性间擦疹应与湿疹进行鉴别；念珠菌性尿布疹应与尿布皮炎、红痱进行鉴别；慢性增生性口腔念珠菌病应与口腔扁平苔藓及黏膜白斑进行鉴别；念珠菌性阴道炎应与细菌性、滴虫性阴道炎进行鉴别；念珠菌性甲沟炎应与细菌性甲沟炎进行鉴别；念珠菌性肉芽肿及慢性皮肤黏膜念珠菌病应与暗色真菌引起的增生性皮损进行鉴别。根据特征性临床表现结合真菌学检查可以鉴别。

【治疗与预防】

1. 内用药物治疗 大面积和深部皮肤念珠菌病、复发性生殖器念珠菌病、甲沟炎及甲念珠菌病需内服抗念珠菌药物，常用唑类药物有伊曲康唑、氟康唑等。外阴阴道念珠菌病、龟头炎，可用氟康唑每日 150mg 单剂口服，或每日 150mg，疗程 3 天；也可用伊曲康唑每日 200mg，疗程 1 ~3 周。甲念珠菌病、慢性皮肤黏膜念珠菌病，需根据病情用伊曲康唑 2 ~3 个月或更长。呼吸道及其他脏器念珠菌病可用氟康唑每日 200 ~400mg，疗程 4 周；也可用两性霉素 B，与 5 – 氟胞嘧啶联用有协同作用。肠道念珠菌病首选制霉菌素，口服片剂 50 万 U，每日 300 万 ~400 万 U，每天 3 次；小儿口腔念珠菌病可用悬液配成 100 万 U/ml，1 ~2ml 直接涂于口内，每天 4 次。

2. 外用药物治疗 主要用于皮肤黏膜浅部感染。口腔念珠菌病外用 1% 龙胆紫溶液或制霉菌素溶液（10 万 U/ml），也可用 1% ~3% 克霉唑液含漱，皮肤间擦疹和念珠菌性龟头炎可外用抗真菌溶液或霜剂；阴道念珠菌病根据病情选用制霉菌素、克霉唑或咪康唑栓剂；鹅口散、冰硼散可用于口腔、女阴及龟头念珠菌病；也可用马齿苋 30g，苦参、野菊花、苍术各 10g，水煎漱口或外用冲洗阴道或外洗龟头。

预防包括：①积极治疗诱发本病的原发病及恶性肿瘤等；②合理应用皮质激素、免疫抑制剂及抗生素，需长期应用者应严密观察，警惕诱发本病；③皮肤皱褶部位应保持干燥、卫生，避免涂激素类软膏或霜剂。

第十一节　疥　疮

疥疮（scabies）是由疥螨引起的接触传染性皮肤病。此病传染性强，易在家庭和集体生活环境中传播流行。

【病因与发病机制】

病原为皮内寄生虫疥螨。疥螨分为人型疥螨和动物疥螨两大类，人的疥疮主要是由人型疥螨引起。本病主要是由于直接接触疥疮患者，或使用病人用过的而未经消毒的衣服、被席、用具等传染而得。也可由疥螨寄生的猫、犬、兔等动物传染所致，人因接触动物而感染，但病情较人型疥螨引起的症状为轻，且病程短，有自限性。

【临床表现】

疥螨常侵犯皮肤薄嫩的部位，好发于手指缝、腕部屈侧、腋窝、乳房下、下腹部、股内侧、外生殖器等部位，呈广泛性和对称性。成人头面部不受侵犯，而婴幼儿头面部、掌跖部位可被侵犯。皮损特征为丘疹、丘疱疹、隧道及疥疮结节，隧道为疥疮的特异性皮损，长约3～15mm，常弯曲，略突出于皮面，呈淡灰色或正常皮色，末端常有小丘疹或丘疱疹。疥疮结节发生于男性病人包皮、阴囊处，约豌豆大小，呈半球形，淡红色结节；或女性的大阴唇部，豌豆大小，散在分布，数目多少不定。自觉症状为剧痒，尤以夜间为甚。可因搔抓引起抓痕、结痂或继发湿疹样皮炎。继发细菌感染，可引起脓疱疮、疖肿，甚至并发急性肾炎。

【辅助检查】

1. 针挑法　选取新鲜水疱，用消毒针尖挑破，轻轻向两侧刮一下，或在隧道盲端灰白色小点处轻挑之，可在针尖处发现虫体或虫卵。

2. 隧道墨汁试验　用蓝墨水滴在疑似隧道的皮损上，再用棉签揉擦1分钟左右，然后用酒精棉球擦去表面墨迹，如果确有隧道，可见到其被染成淡蓝色的痕迹。

3. 矿物油刮检法　选择早期未破的疱疹或隧道，用消毒过的手术刀片蘸上矿物油，用刀刃轻刮皮疹数次，刮下整个皮疹顶部，移至载玻片上，如此重复刮5～6个皮疹至同一载玻片上，然后用显微镜寻找疥螨、虫卵或其碎块。

【诊断及鉴别诊断】

根据直接接触或间接传染史、皮损好发的部位及特征、瘙痒明显等，诊断较易，若找到疥螨即可确诊。本病应与以下疾病相鉴别：

1. 痒疹　好发于四肢的伸面，丘疹较大，病程长，无传染性。

2. 急性湿疹 为红斑、丘疹、水疱等多形损害，好发部位与疥疮不同，无传染性。

3. 虱病 为出血性红点、丘疹或风团等皮损，常分布于肩胛部、背部及腰部，而指缝无皮损，衣缝中常可找到虱及卵。

【治疗与预防】

治疗以外用药物为主，首选25%苯甲酸苄酯乳剂，10%～20%硫黄软膏（小儿用5%浓度），每日早晚各1次，连用3～4日为1个疗程，疗程结束后洗澡更衣，并观察2周。对于疥疮结节，可在上述治疗后或同时用糖皮质激素霜剂外涂，或结节内注射醋酸可的松混悬液，数目较少或顽固者可采用冷冻疗法，均有较好效果。

预防上注意个人卫生，勤洗澡，勤晒被褥。对疥疮患者早期诊断，确诊后立即隔离治疗。对家庭成员或集体生活者要同时治疗。患者衣物、寝具应煮沸消毒或日光下暴晒以杀灭疥螨。外用药物疗程结束后要换用已经消毒的衣被。

第十二节　接触性皮炎

接触性皮炎（contact dermatitis）是指皮肤黏膜接触外源性物质后，在接触部位发生的炎症性反应。

【病因与发病机制】

1. 病因 按照接触物质的种类主要分三大类：

（1）动物性：动物的皮、毛和羽毛，斑蝥、毛虫、隐翅虫等动物的毒素等。

（2）植物性：有些植物的叶、茎、花、果，如漆树、生漆、荨麻、除虫菊等，可引起接触性皮炎。

（3）化学性：化学性物品种类繁多，日常生活用品如肥皂、洗衣粉等；化妆品如洗发水、护肤品等；各种化工原料如汽油、油漆等；外用药如汞剂、抗生素软膏等。

2. 发病机制 接触性皮炎的发病机制分为：

（1）原发刺激性反应：接触物对皮肤有很强的刺激性，任何人接触均可发生皮炎，其发病的快慢和反应程度的轻重与刺激物的性质、浓度有关。

（2）接触性致敏反应：属Ⅳ型迟发性变态反应。接触物为致敏因子，本身并无刺激性或毒性，大多数接触后不发病，仅有少数人在接触后经过一定时间的潜伏期，在接触的部位发生变态反应性炎症。该类物质多属半抗原，需与表皮细胞膜蛋白结合才能成为完全抗原。朗格汉斯细胞携带此完全抗原向表皮真皮交界处移动，并使T淋巴细胞致敏，机体进入诱导期。当致敏后的个体再次接触致敏因子，机体进入激发期，释放各种淋巴因子，激发炎症反应。

【临床表现】

本病发病急，发病前均有过敏病史或刺激物接触史，在接触部位及其附近皮肤突然发生边界清楚的急性皮炎。但如接触物为气体、粉尘等，则皮炎可呈弥漫性而无明显边界。若机体高度敏感或因抓挠等，可使皮炎蔓延而范围扩大。

皮损的轻重与致敏物或刺激物质的强弱、作用时间的长短、接触面积大小以及机体的敏感性有关。轻者局部仅有充血、边界清楚的淡红或鲜红色斑；重者可出现丘疹、水疱或大疱，大疱破溃后，可见糜烂、渗出、结痂等损害；刺激性强烈者可致皮肤坏死或溃疡。患者可有瘙痒、疼痛等症状，少数患者可有畏寒、发热、恶心、呕吐等全身症状。

本病有自限性，去除病因后，可很快痊愈。若未能及时去除病因，致使病程迁延，转变成慢性，可呈鳞屑性炎性斑片，或皮肤肥厚、苔藓样改变。

【辅助检查】

斑贴试验是诊断接触性皮炎最常用的方法，应在皮损治愈及停用抗过敏药物1~2周后进行。

【诊断及鉴别诊断】

1. 诊断 接触性皮炎的诊断依据为：①有接触史；②在接触部位发病；③皮疹倾向于单一形态，境界清楚；④去除病因后，皮疹较快消退，若再次接触该物质，皮炎可再发；⑤接触物斑贴试验可阳性。

2. 鉴别诊断

（1）急性湿疹：无异物接触病史，部位不定，皮疹呈多形性，界限不清，有趋向于慢性或再次发作的倾向。

（2）丹毒：无异物接触病史，局部红肿，自觉疼痛而无瘙痒。全身症状明显，有高热、寒战、恶心呕吐、头痛等。

【治疗与预防】

治疗原则为寻找病因，脱离接触物，积极对症处理。

1. 内用药物治疗 视病情轻重，选用抗组胺药、镇静安定剂等，一般不宜使用糖皮质激素。急性期可用钙剂、维生素 C、硫代硫酸钠等静注或普鲁卡因静脉封闭。

2. 外用药物治疗 ①皮疹无糜烂渗液者可外搽炉甘石洗剂、三黄洗剂；②皮疹有糜烂渗液者，可选用5%硼酸溶液、1%硫酸镁、0.1%明矾溶液、醋酸铝溶液作冷湿敷，合并感染者可用1：5000～10000的高锰酸钾冷湿敷。中药可用马齿苋30g、生地榆30g，水煎待冷后湿敷，也可用10%黄柏溶液湿敷；③皮疹呈慢性者，可用肾上腺皮质激素类软膏，如醋酸氢化可的松软膏、醋酸地塞米松软膏或肤轻松软膏等。皮肤肥厚或呈苔藓样改变者，可局部外涂紫草膏结合频谱治疗仪局部治疗，每日1～2次，每次30分钟。

第十三节　湿　疹

湿疹是（eczema）是由多种内、外因素引起的一种具有明显渗出倾向的皮肤炎症反应，病因复杂，呈多形性皮疹，瘙痒剧烈，易复发。

【病因与发病机制】

病因尚不清楚，可能与下列因素有关：

1. 外部因素 某些食物（鱼、虾及牛、羊肉等）、吸入物（如花粉、屋尘螨、微生物等）、生活环境（如日光、紫外线、寒冷、湿热、干燥等）、动物皮毛及各种化学物质（如化妆品、外用药品、染发剂等）可诱发或使病情加重。

2. 内部因素 过敏是主要因素，与遗传有关，可随年龄、环境而改变。慢性感染病灶（如慢性胆囊炎、扁桃体炎、肠寄生虫病）、内分泌及代谢改变（如月经紊乱、妊娠等）、神经精神因素（如精神紧张、劳累、失眠）也可导致发病，或使湿疹加重。

发病机制一般认为是内外多种因素互相作用的结果，某些患者发病与迟发型变态反应有关，可能存在遗传因素所支配的过敏体质。

【临床表现】

根据病程和皮损特征，临床分为急性、亚急性、慢性湿疹。

1. 急性湿疹 皮疹多形性，初期为红斑，自觉灼热、瘙痒。继之在红斑上出现针头及粟粒大小、散在或密集的丘疹或小水疱，搔破或摩擦而形成糜烂、渗液面，皮疹常融合成片，病变中心较重，逐渐向周围蔓延，边界不清。合并感染时可形成脓疱、脓液渗出或结脓痂，局部淋巴结肿大。感染严重可伴发热等全身症状。皮疹可发生于身体的任何部位，常对称分布。

2. 亚急性湿疹　急性湿疹迁延日久或治疗后急性炎症减轻、皮损干燥、结痂、鳞屑，而进入亚急性期，可有轻度浸润。

3. 慢性湿疹　由急性、亚急性反复发作、迁延不愈演变而来，或是开始时即呈现慢性炎症，常以局限于某一相同部位经久不愈为特点，表现为皮肤逐渐增厚，皮纹加深、浸润，色素沉着等。

湿疹虽然具有上述的共同临床表现，但不同部位的湿疹，其皮损形态也有一定差异。如外耳道湿疹易伴发真菌感染；乳房湿疹常见于哺乳期妇女，常有皲裂而伴疼痛；肛门、阴囊湿疹常因搔抓、热水洗澡而至急性肿胀或糜烂；小腿部湿疹常致溃烂，不易愈合等。

【辅助检查】

组织病理检查急性湿疹表现为表皮内海绵形成，真皮浅层毛细血管扩张，血管周围有淋巴浸润，少数为中性和嗜酸性粒细胞；慢性湿疹表现为角化过度与角化不全，棘层肥厚明显，真皮浅层毛细血管扩张增厚，胶原纤维变粗。

【诊断及鉴别诊断】

根据急性期皮疹多形性、易渗出、多对称、瘙痒剧烈等特点，慢性期苔藓样皮损特征，诊断较易。但急性湿疹应与接触性皮炎鉴别，慢性湿疹应与神经性皮炎鉴别，手足湿疹应与手足癣鉴别。

1. 接触性皮炎　接触史明显，皮损多局限于接触部位，皮疹多单一形态，边界清楚，祛除病因后，多易治愈，病程较短，不再接触致敏物质，一般不复发。

2. 神经性皮炎　多先瘙痒后发疹，皮疹多在人体易受摩擦的部位，如颈、肘、尾骶部，有典型的苔藓样变，无多形皮疹，无渗出表现。

3. 手足癣　皮损边界清楚，常有叶状鳞屑附着，指、趾间常有水疱糜烂，夏季加重，鳞屑间可查到菌丝。

【治疗】

1. 内用药物治疗　内服抗组胺药物或与镇静药、维生素C等合用。继发感染者配合使用有效的抗生素。一般不主张使用糖皮质激素，因其停药后很快复发，长期应用易引起不良反应。

2. 外用药物治疗　①急性期：糜烂渗出较多者，用3%硼酸溶液、3%～5%明矾溶液湿敷，外涂10%黄柏溶液；无渗出者，炉甘石洗剂或皮质激素乳剂外搽；糜烂结痂者，外涂地榆油或黄连膏。②亚急性、慢性湿疹：应用皮质类固醇激素霜剂，如地塞米松软膏及焦油类制剂。对慢性湿疹苔藓化明显者，可用50%松馏油软膏或20%黑豆馏油软膏。皮肤粗糙肥厚者，外涂紫草膏。

3. 中医治疗

（1）湿热壅盛型：证见皮损潮红，有水疱、糜烂、渗出，瘙痒剧烈，伴胸闷纳呆，舌红苔黄腻，脉滑数。治宜清热利湿。方用龙胆泻肝汤加减。

（2）血热生风型：证见皮疹以红斑、丘疹、抓痕、血痂为主，瘙痒，伴口干、心烦，舌红苔薄，脉数。治宜清热凉血，消风止痒。方用犀角地黄汤加减。

（3）脾虚湿阻型：皮损色暗，淡红或不红，滋水浸淫，伴纳呆便溏，舌淡苔白腻，脉濡滑。治宜健脾除湿。方用除湿胃苓汤加减。

（4）血虚风燥型：证见皮损干燥，粗糙肥厚，反复发作或时重时轻，舌淡苔薄，脉细。治宜养血润燥，清热祛风。方用消风散加减。

第十四节　荨麻疹

荨麻疹（urticaria）是由于皮肤、黏膜小血管扩张及渗透性增加而出现的一种局限性水肿反应。

【病因与发病机制】

1. 病因　多数患者不能找到确切的病因，常见病因如下：

（1）食物及添加剂：以动物性蛋白如鱼、虾、蟹、牛奶、蛋类最常见，其次是植物性食物如蕈类、草莓、可可、番茄和大蒜等，再有某些食物调味品和添加剂，这些食物中有的可作为变应原引起变态反应，有的则可刺激肥大细胞释放组胺。

（2）药物：能引起变态反应而导致发病的药物有青霉素、血清制剂、各种疫苗、磺胺等，有些药物可为组胺释放物（如阿司匹林、吗啡、可待因、奎林、肼苯达嗪、阿托品等）。

（3）吸入物：吸入动物的皮屑、羽毛，植物花粉、微生物真菌孢子等。

（4）感染：各种病毒、细菌、真菌、寄生虫感染均可引起荨麻疹。最常见的是引起上呼吸道感染的病毒和金黄色葡萄球菌，其次是肝炎病毒。真菌如白色念珠菌，寄生虫如蛔虫、钩虫等。

（5）昆虫叮咬：如蚊、蚤、蜜蜂、黄蜂等叮咬皮肤可引起荨麻疹。

（6）物理因素：如冷、热、日光、摩擦及压力等物理刺激可引起某些患者发病。

（7）精神因素：如精神紧张可引起乙酰胆碱释放而发病。

（8）遗传因素：如家族性寒冷性荨麻疹、遗传性血管性水肿为常染色体显性遗传。

（9）内脏和全身性疾病：如风湿热、类风湿性关节炎、系统性红斑狼疮、恶性肿瘤、代谢障碍、内分泌紊乱均可成为荨麻疹尤其是慢性荨麻疹的病因。

2. 发病机制　一般可分为变态反应和非变态反应两种。

（1）变态反应性：多数为Ⅰ型变态反应，少数为Ⅱ型或Ⅲ型。Ⅰ型变态反应为变应原诱导机体产生抗体IgE，IgE通过Fc段（可结晶片段）与肥大细胞和嗜碱性粒细胞膜上Fc受体结合，使细胞对该变应原处于致敏状态。当相同变应原再次进入致敏机体时，即与细胞表面的IgE Fab段（抗原结合片段）特异性结合，促使细胞脱颗粒，释放多种生物活性介质，如组胺、缓激肽、花生四烯酸代谢产物等，作用于局部或全身的效应器官，引起毛细血管扩张、通透性增加、平滑肌收缩、腺体分泌增加，使致敏机体出现荨麻疹及其他皮肤、黏膜、呼吸道、消化道等过敏症状。Ⅱ型变态反应性荨麻疹多见于输血反应。Ⅲ型变态反应引起的荨麻疹见于血清病及荨麻疹性血管炎。由可溶性抗原与相应的IgG或IgM类抗体结合成免疫复合物，激活补体系统产生过敏毒素，可作用于肥大细胞和嗜碱粒细胞，释放组胺而发病。

（2）非变态反应性：某些药物（如阿托品、箭毒、吗啡、可待因、奎林等）、食物（龙虾、水生贝壳类动物、蘑菇、草莓等）、各种动物毒素（如蛇毒、昆虫毒素、细菌毒素、海蜇毒素等）进入机体，可激活补体系统或直接刺激肥大细胞释放组胺、激肽，导致荨麻疹。

【临床表现】

根据病程可分为急性和慢性荨麻疹。

1. 急性荨麻疹　起病常较急，皮肤突发瘙痒，随即出现风团，呈鲜红或苍白色，亦有水肿性红斑；风团的大小和形态不一，有时在风团表面可出现水疱，疏散排列，能相互融合，形成环状、地图形等不规则形，风团常泛发全身，亦可局限。数小时后即可消退，一般不超过24小时，消退后不留痕迹。但新的风团陆续发生，此起彼伏，有时一天反复发生多次。有剧痒、烧灼感或刺痛感。病情严重者可伴有心慌、烦躁、恶心、呕吐，甚至血压降低等过敏性休克症状。当累及消化道时可有恶心、呕吐、腹泻和腹痛；累及喉头和支气管时可导致喉头水肿，出现咽喉堵塞感，气促、胸闷、呼吸困难，甚至窒息等。如伴有高热、寒战、脉速、白细胞增高等全身症状时，要考虑由急性感染因素引起。

2. 慢性荨麻疹 若皮损反复发作达 6 周以上者称为慢性荨麻疹。慢性者一般全身症状较轻，风团时多时少，有时有一定规律性。

3. 特殊类型的荨麻疹

（1）蛋白胨性荨麻疹：患者暴食多饮，饮酒过度，摄食肉类海鲜，食物中蛋白胨通过肠黏膜吸收，产生抗原抗体反应，介质为组胺，可能有激肽。表现为皮肤发红、风团，并有乏力、头痛，一般 1 ~ 2 天而愈。

（2）人工性荨麻疹：亦称皮肤划痕症。用手搔抓或用钝器划过皮肤后，沿划痕发生条状隆起，伴瘙痒，不久即消退。可单独或与伴发于荨麻疹。

（3）胆碱能性荨麻疹：多见于青年，常在运动、受热、情绪紧张、进食热饮或乙醇饮料后诱发。在受刺激后数分钟可出现全身泛发性 1 ~ 3mm 风团，周围有明显红晕，呈散在分布，互不融合，自觉剧痒，可于半小时至 1 小时后消退。偶可伴发乙酰胆碱引起的全身症状，如流涎、头痛、脉缓、瞳孔缩小及痉挛性腹泻等。以 1∶5000 乙酰胆碱作皮试或划痕试验，可在注射处出现风团，周围可出现卫星状小风团。

（4）寒冷性荨麻疹：可分为两种类型：一种为获得性，较常见，表现为接触冷风、冷水或冷物后，暴露或接触部位产生风团或斑块状水肿，病情严重者可出现手麻、唇麻、胸闷、心慌、腹痛、腹泻、晕厥甚至休克等，有时进食冷饮可引起口腔和喉头水肿。冰块试验可在局部诱发风团。另一种为家族性，为常染色体显性遗传，较罕见，出生后不久或早年发病，皮损终身反复出现。冰块试验阴性。

【辅助检查】

血常规可有嗜酸性粒细胞增多，有的浆细胞增高。有急性细菌感染时白细胞总数及嗜中性粒细胞增多，或出现核左移，可有中毒颗粒。为寻找病因可作冰块、运动、日光、热水试验、皮肤变应原检测。

【诊断及鉴别诊断】

根据皮肤突发瘙痒，随即出现风团，呈鲜红或苍白色，发作突然，无定位，时隐时现，消退后不留任何痕迹的特点等易于诊断。应与丘疹样荨麻疹鉴别，后者主要与昆虫叮咬有关，多发于小儿，皮疹为浸润性风团，顶端有小水疱，消退后有色素沉着。

【治疗】

积极寻找和去除病因，避免各种诱发因素，给予抗过敏和对症治疗，以内用药为主。

1. 内用药物治疗

（1）急性荨麻疹：根据病情和职业的需要选用抗组胺药物。H_1受体拮抗剂第一代为镇静型，可选用：氯苯那敏4mg，每日3次；赛庚啶2mg，每日3次；酮替芬1mg，每日2次。第二代为非镇静型，可选用：盐酸西替利嗪10mg，每日1次；特非那定60mg，每日2次；阿斯咪唑3mg，每日3次；氯雷他定10mg，每日1次。维生素C、钙剂降低血管壁通透性，与抗组胺药有协同作用，可用10%葡萄糖酸钙10ml加维生素C 1g静注。伴有腹痛者给予解痉药，如654－2、普鲁苯辛、阿托品等。

皮疹广泛严重，尤其是有过敏性休克或喉头水肿及呼吸困难时，立即予0.1%肾上腺素0.5ml皮下注射，迅速吸氧，盐酸异丙嗪25～50mg肌注，地塞米松10mg静注，并用氢化可的松100～200mg加入5%或10%葡萄糖溶液中静滴，支气管痉挛严重者可用氨茶碱0.25g静注，休克经治后血压仍不升者给予升压药，如多巴胺、阿拉明等。

由感染引起者，尤其对胃肠道有明显或隐伏性感染而引起的荨麻疹，可选用适当的抗生素。

（2）慢性荨麻疹：以抗组胺药为主，选择H_1或H_2受体拮抗剂2～3种联合或交替使用，给药时间应根据风团发生的时间进行调整，如晨起较多则应临睡前给予稍大剂量，临睡时多则晚饭后给予稍大剂量，风团控制后宜继续用药并逐渐减量。

（3）特殊类型的荨麻疹：在抗组胺药的基础上，有选择性地联合使用药物，如寒冷性荨麻疹可用酮替芬、赛庚啶、多虑平等，皮肤划痕症可用酮替芬，胆碱能性荨麻疹可用酮替芬、阿托品、普鲁苯辛等。

2. 外用药物治疗　外搽炉甘石洗剂可以止痒，减轻血管扩张，降低血管通透性。对于慢性荨麻疹患者，用香樟木30～60g煎汤熏洗。

3. 中医治疗

（1）风寒型：证见皮疹呈白色或粉红色风团，瘙痒，遇冷或风吹时加剧，遇热减轻，多伴有发热恶寒、无汗、体痛之症，舌淡脉浮紧，苔白。治宜祛风散寒，调和营卫。方用荆防败毒散加减。

（2）风热型：证见皮疹色红或潮红，灼热，遇热加重，遇冷减轻，可伴微热恶风，咽喉肿痛，舌质红，苔薄黄，脉浮数。治宜疏风清热。方用消风散加减。

（3）脾胃湿热型：证见皮疹色红，发作时可伴有脘腹痞满疼痛，纳呆嗳腐，便秘或腹泻，溲赤等症，舌红苔黄腻，脉滑数。治宜疏风清热，健脾除湿。方用除湿胃苓汤加减。

（4）气血虚弱型：常见于老年人或久病后，皮疹色淡或与肤色同，反复发作，迁延数月或更久，劳累后加重。兼见头晕神疲，面色苍白，体倦乏力，舌淡，脉细缓。治宜益气养血祛风。方用八珍汤加减。

第十五节 银屑病

银屑病（psoriasis）是一种常见的慢性复发性炎症性皮肤病，以皮肤起红斑，表面覆多层易剥离的银白色鳞屑为特征。我国银屑病患病率为0.123%，北方高于南方。

【病因与发病机制】

本病的病因尚未完全明了，一般认为与以下多种因素有关。

1. 遗传因素 至今未找到银屑病的易感基因或致病基因。但调查显示20%左右的银屑病有家族史，并且有家族史者发病早于无家族史者，父母同患银屑病的患者发病年龄早于双亲正常的患者。近年研究认为银屑病与HLA抗原有一定相关性，寻常型银屑病患者HLA－B13、HLA－B17、BW57、CW6等抗原频率显著增高。经全基因组扫描已确定的银屑病易感基因位点有位于1p、1q、3q、4q、6p、17q、19p等区域的8个位点。

2. 免疫因素 银屑病患者外周血中T_S下降，T_H升高。皮损区朗格汉斯细胞的密度减低，淋巴细胞转化率和自然花瓣形成减低，血清中免疫球蛋白IgA、IgE升高，而IgM减低，均提示银屑病可能与免疫有关。

3. 感染因素 感染一直被认为是促进或加重银屑病的主要因素，特别是点滴状银屑病患者在发病前多有咽炎、扁桃体炎或上呼吸道感染史，某些病人在急性期抗“O”值亦增高，给予抗生素治疗后病情常好转。

4. 促发因素 精神异常、外伤、手术、季节变化、潮湿、射线照射、内分泌紊乱、血液流变学改变、妊娠、刺激性食物及某些药物（如普萘洛尔、锂盐、抗疟药等）均可诱发或使之加重。

【临床表现】

根据银屑病的临床特征，可分为寻常型、脓疱型、关节病型、红皮病型，但以寻常型最常见。

1. 寻常型银屑病 初期为红色丘疹或斑丘疹，以后逐渐扩大或融合成片，鲜红或深红色，高出皮肤，边缘清楚，周围有炎症红晕，表面覆盖多层灰白色或银白色鳞屑，轻轻刮除表面鳞屑，渐渐露出一层淡红色发亮的半透明薄膜，称为薄膜现象，若再刮除薄膜，会出现许多小出血点，呈露珠状，称为点状出血现象，即 Auspitz 征。鳞屑、薄膜、出血点是诊断银屑病的重要特征，称为三联征。皮损好发于头皮、四肢伸侧，尤其在肘膝伸侧及腰骶部，广泛对称。皮损呈多种形态，如点滴状、钱币状、地图状、蛎壳状、疣状等。患者有不同程度的瘙痒。

本病大致可分为三期：①进行期：为皮损的急性阶段，原有皮损不断扩大，新的皮损不断出现，皮损炎症比较明显。如刺激健康皮肤表面，即可发生新的皮损，称为"同形反应"。②静止期：亦称稳定期，皮损发展基本停止，炎症已不明显，红晕消退，皮损逐渐缩小、变平，鳞屑减少。③消退期：旧疹不断消退，鳞屑变薄，破碎以至消失，多数皮损先从周边消退，逐渐缩小，最后成为淡白色色素减色斑或深褐色色素沉着斑。

2. 脓疱型银屑病　临床上通常分为泛发性和掌跖性两种。①泛发性脓疱型银屑病：皮损以四肢屈侧及皱襞处较多，也可累及全身，初起在急性炎症红斑的基础上，出现密集的针头至粟粒大小无菌性表浅脓疱，附有少量鳞屑。以后脓疱迅速增多，相互融合成大片脓糊状或成为环形红斑状，但其下又可再发新的脓疱，脓疱破裂形成糜烂结痂。②掌跖脓疱型银屑病：皮损主要侵及掌跖部，损害为对称性红斑，上有多数针头至粟粒大脓疱，胞壁较厚，不易破溃，约经 10 天左右可以干涸，结褐色痂，痂脱落后可出现小片鳞屑，鳞屑下又有新的脓疱出现，可侵及整个掌跖部，病程缓慢，易周期性发作。

3. 关节病型银屑病　好发于女性，往往在寻常型银屑病久病之后出现。除有鳞屑红斑表现外，还伴有关节炎表现，以侵犯远端指趾关节为主。

4. 红皮病型银屑病　多由寻常型银屑病治疗不当而引起。皮疹初发常在四肢屈侧，发生局限性红疹，迅速扩延全身，呈广泛潮红，继而大量脱屑，呈糠麸状，常伴有发热、畏寒、头痛、关节痛等全身症状，治疗较顽固，易于复发。

【辅助检查】

组织病理特征：寻常型银屑病表现为角化过度伴角化不全，颗粒层明显减少，棘层增厚，表皮突向下延伸成钉突状；真皮乳头顶部呈杵状，棘层变薄，周围有淋巴细胞、中性粒细胞等浸润。红皮病型银屑病还有真皮浅层血管明显扩张。

【诊断及鉴别诊断】

1. 寻常型银屑病　根据好发部位、红斑上银白色多层鳞屑、容易刮除、有薄膜现象、Auspitz 征阳性、慢性经过及组织病理特征，不难诊断。但应与下列疾病相鉴别。

（1）神经性皮炎：为片状粟粒及更大扁平丘疹，久之苔藓化，鳞屑少，刮之易脱落，Auspitz 征阴性。

（2）脂溢性皮炎：损害除发生于头皮外，耳后、双侧眉弓、眉间、双侧鼻唇沟、腋下外阴等处亦常为好发部位。红斑境界不明显，其表面有细薄油脂性鳞屑，无 Auspitz 征，自觉瘙痒。

（3）玫瑰糠疹：在淡红色的斑疹上有糠状屑，皮疹多呈圆形或椭圆形，其皮疹长轴与皮纹方向一致，多发生于躯干，四肢近侧端，少见于头部，一般经过 1～2 个月可以自愈。

2. 脓疱型银屑病 依据特征性小脓疱、脓湖，周期性发作，组织病理及易继发红斑等，容易诊断。

3. 关节病型银屑病 根据银屑病皮损和先后发生的小关节症状，多有指（趾）甲损害，可以诊断。但应与类风湿性关节炎鉴别，后者常侵犯近心性小关节，类风湿因子阳性，容易鉴别。

4. 红皮病型银屑病 根据典型病史和皮损特征易于诊断。但应与其他原因引起的红皮病相鉴别。

【治疗与预防】

目前对银屑病的各种治疗只能达到近期疗效，不能防止复发，应用中西医结合治疗的方法可取得较好疗效，轻者以外用药物治疗为主，重者可根据病情采用全身治疗。

急性期宜用温和保护剂（如10%硼酸软膏、氧化锌软膏）及皮质激素制剂。稳定期和消退期可用作用较强的药物，如角质促进剂及免疫抑制剂，但应从低浓度开始。皮损广泛时应先小面积使用。寻常型银屑病对身体危害性不大，切不可盲目追求彻底治疗而采用可导致严重不良反应的药物，如全身使用皮质激素、免疫抑制剂等，这些药物会使病情恶化，转化成脓疱型或红皮病型银屑病。

1. 外用药物治疗

（1）糖皮质激素制剂：主要用于顽固性皮损，有明显疗效，常用中效制剂如糠酸莫米松软膏、氯氟舒松乳膏，强效制剂有氟轻松软膏，超强效制剂有丙酸倍他米松、双醋氟美松霜剂或软膏等。应注意局部及全身不良反应，停药后可诱发脓疱型或红皮病型银屑病。

（2）角质促进剂：可用焦油类（如5%～10%黑豆馏油、煤焦油软膏）、5%水杨酸软膏、0.1%～2%蒽林软膏或霜剂。因有局部刺激性，故皱褶部位不宜使用。

（3）维A酸类软膏：常用浓度为0.025%～0.1%，可与超强效糖皮质激素或紫外线（UV）疗法联用，治疗轻、中度银屑病。

（4）维生素D_3衍生物：如钙泊三醇，每日2次，连用6周为1个疗程，每次治疗不宜超过体表面积的40%，不宜用于面部和皮肤皱褶处。

（5）其他制剂：如15%～20%尿素软膏治疗掌趾脓疱型银屑病，10%环孢素溶液、5－氟尿嘧啶治疗银屑病甲病，0.1%～1%含氮酮的甲氨蝶呤治疗斑块型皮损等。

2. 内用药物治疗

（1）免疫抑制剂：适用于红皮病型、关节型、泛发性脓疱型及其他疗效不佳的重症寻常型银屑病，可选用：①甲氨蝶呤，每周10～25mg，顿服，或每日2.5mg，每周连用5天；②羟基脲每日25～40mg/kg，分2次口服，连用4～6周；③环孢素每日3～12mg/kg，饭前服，视病情连用数日至数周；④雷公藤多甙10～20mg，每日2～3次。

（2）维A酸类：适用于脓疱型、红皮病型等严重类型银屑病及其他疗法无效的寻常型银屑病。依曲替酯每日0.75mg/kg，1～2周后见效，1个月后可每日25mg维持，依曲替酸每日50mg，与PUVA（光化学疗法）配合应用可提高疗效。

（3）糖皮质激素：仅适用于红皮型关节病型或泛发性脓疱型银屑病且伴全身症状者，宜短期使用，与免疫抑制剂、维A酸类联用时可减少剂量。

（4）抗生素类：对于急性点滴型及寻常型进行期银屑病伴有扁桃体炎及咽炎时，可用青霉素类或大环内酯类抗生素，泛发性脓疱型银屑病可用头孢类抗生素。

（5）维生素制剂：可作为辅助类药物。维生素A、维生素B_{12}可用于儿童点滴状银屑病，也可用维生素C。维生素D_2适用于脓疱型银屑病。

（6）免疫调节剂：可酌情使用转移因子、胸腺素等。

（7）普鲁卡因静脉封闭：对于急性进行期及红皮病型银屑病可用普鲁卡因，每日4～8mg/kg，以生理盐水或5%葡萄糖液配成0.1%浓度，静脉缓慢静滴，10天为1个疗程。

3. 物理治疗

（1）PUVA疗法：适用于其他方法不能控制的顽固性银屑病，中青年以上，皮损范围>30%体表面积者。方法为口服8－甲氧基补骨脂素0.6mg/kg，2小时后照射长波紫外线（UVA），每周2～3次。

（2）UVB光疗：窄波中波紫外线（UVB）用于中、重度银屑病和局部顽固性皮损的治疗，可单用或联用，一般每周 2 ~ 3 次，剂量为最小红斑量（MED）。

（3）沐浴治疗：可酌情使用水浴、矿泉浴、焦油浴、糖浴、中药浴等。

4. 中医治疗

（1）血热毒盛型：证见皮疹发生迅速，疹色鲜红，全身泛发，呈点滴或斑片状，表面覆盖多层鳞屑，易剥离，基底可见点状出血。伴有瘙痒，心烦易怒，口舌干燥，大便秘结，小便黄赤，舌红苔黄，脉弦滑或数。治宜清热解毒，凉血活血。方用凉血活血汤加减。热毒盛者用解毒清营汤加减。有脓毒者用解毒凉血汤加减。

（2）血燥型：病程迁延日久，无新疹发生，原发皮疹潮红减退，并有部分皮损消退，鳞屑覆盖较多，基底浸润增厚，舌质淡红，苔少，脉细。治宜养血滋阴润肤。方用养血解毒汤加减。

（3）血瘀型：皮疹肥厚，色泽暗红，浸润明显，经久不退，舌有瘀点或瘀斑，脉细涩。治宜活血化瘀。方用活血散瘀汤加减。

本病尚无特殊预防方法。首先应解除患者思想顾虑，避免各种诱发因素。急性期应予清淡饮食，避免刺激性疗法，防止外伤，忌搔抓及热水洗浴。

第十六节　神经性皮炎

神经性皮炎（neurodermatitis）又称慢性单纯性苔藓，临床以阵发性剧痒及皮肤苔藓样变为特征，是一种常见的慢性皮肤神经功能障碍性皮肤病。中医称之为“牛皮癣”。

【病因与发病机制】

病因尚未明确，可能与神经精神因素导致大脑皮质抑制和兴奋功能紊乱有关。患者常伴有精神紧张、忧郁、疲劳、失眠、情绪易激动等精神症状。此外，胃肠功能障碍、内分泌功能紊乱、病灶感染、衣领摩擦、日晒、多汗及饮酒或进辛辣等食物均可诱发或使病情加重。

【临床表现】

本病以 20 ~ 40 岁的青壮年占多数。根据皮损范围分为局限型及播散型。以局限型较常见，皮损常局限于 1 ~ 2 处，约有 90% 以上好发于颈侧及项部，其次为肘后、骶尾、眼睑、外阴、小腿等处。播散型多见于中老年人，皮损广泛分布于全身多处。

病变初期患者先感局部皮肤瘙痒，而无皮疹发生，但经搔抓或摩擦后，出现成群粟粒及米粒大小丘疹，呈淡褐色或淡红色，为圆形或多角形扁平状小丘疹，质较坚实而带光泽。以后随时间的推移，丘疹逐渐增多并融合成片，最终形成典型“苔藓样变”，皮损表面光滑或覆有少许不易刮除的糠秕状鳞屑，干燥粗厚，境界清楚，斑片大小形状不一。自觉症状为阵发性剧痒，尤以夜间为甚，常不同程度影响睡眠和工作，有时因剧痒抓伤皮肤，出现抓痕、血痂及色素沉着等继发性改变。慢性病程，常多年不愈，有时虽然减轻或消退，但易反复发作。

【辅助检查】

组织病理表现为表皮角化过度，棘层肥厚，表皮突延长。真皮毛细血管增生，血管周围淋巴浸润。

【诊断及鉴别诊断】

神经性皮炎的典型皮损为苔藓样变，无渗出倾向，阵发性剧痒，好发于颈侧、腰骶、肘等部位，容易诊断。但应与下列疾病相鉴别。

1. 慢性湿疹　多有急性湿疹史，皮损多型性，无一定好发部位。

2. 原发性皮肤淀粉样变　多发在背部和小腿伸侧。皮损为高粱米大小的圆形丘疹，色紫褐，质较硬，密集成群，不融合。

3. 扁平苔藓　皮疹较大，圆形或多角扁平丘疹、中央稍圆，颜色暗红、淡紫或正常皮色，可波及颊、唇黏膜或龟头等处。

【治疗与预防】

1. 外用药物治疗　应根据皮损类型、部位及发病季节不同，合理选用药物的种类和剂型。常选用强效糖皮质激素制剂，如曲安西龙-尿素软膏、恩肤霜、皮炎平等。也可用10%黑豆馏油软膏，5%～10%糠馏油，煤焦油，松馏油软膏或酊剂、乳剂，1%达克罗宁，5%苯唑卡因，1%冰片等乳剂。局部苔藓化明显的皮损，可选用肤疾宁硬膏外贴，24小时更换1次。对顽固性小片损害，可用泼尼松龙或曲安西龙1ml加等量1%普鲁卡因局部皮损内注射，每周1次。苔藓样变明显者也可用糖皮质激素软膏、霜剂封包。

2. 内用药物治疗　皮肤瘙痒剧烈者，给予抗组胺药物，可选用氯苯那敏8mg，每日2次；赛庚啶4mg，每日2次；苯海拉明50mg，每日2次；阿司咪唑10mg，每日1次。也可用三环类抗抑郁药物，如多虑平、阿米替林。如瘙痒剧烈，尤其是夜间瘙痒严重及精神紧张、失眠者，予以镇静安眠药，如地西泮、利眠宁等。泛发性神经性皮炎者，予静脉封闭疗法，用0.25%盐酸普鲁卡因溶液

10～20ml 缓慢静推，每日或隔日 1 次，10 次为 1 个疗程。

3. 中医疗法

（1）风湿热型：证见局部除有成片肥厚丘疹外，常伴有局部皮肤潮红、糜烂、湿润和血痂，苔薄黄或黄腻，脉濡数。治宜疏风清热利湿。方用消风散加减。

（2）血虚风燥型：病程较久，局部干燥、肥厚、脱屑，状如牛项之皮，苔薄，脉濡细。治宜养血祛风润燥。方用四物汤与消风散化裁。

预防在于避免各种刺激，如限制烟酒及辛辣刺激食物，不用碱性过强肥皂洗浴，应解除精神紧张，可辅助心理治疗，以打断瘙痒－搔抓－瘙痒的恶性循环。

第十七节　痤　疮

痤疮（acne）是一种毛囊与皮脂腺的慢性炎症性皮肤病，俗称“粉刺”、“青春痘”。皮损好发于皮脂溢出部位，以粉刺、丘疹、脓疱、结节、囊肿及瘢痕为临床特征。

【病因与发病机制】

痤疮发病原因比较复杂，主要与雄激素、皮脂腺分泌增多，毛囊皮脂腺导管异常角化，痤疮丙酸杆菌感染及遗传因素有关。皮脂腺主要受雄激素调控，青春发育期后雄激素使皮脂腺分泌增大，皮脂分泌活动增加。痤疮丙酸杆菌增殖，水解皮脂中甘油三酯产生游离脂肪酸，并可产生一些低分子多肽，刺激毛囊漏斗部及粉刺囊壁，引起海绵变性甚至形成微小裂隙，进而炎症介质作用，发生痤疮。

【临床表现】

痤疮多见于青春期，病程缓慢，30 岁以后可减轻或自愈。皮损好发于面、前胸、后背等皮脂腺分布较多的部位。病程慢性，初起为粉刺，可分白头粉刺与黑头粉刺两种，演变为炎性丘疹、脓疱、结节、脓肿、囊肿及瘢痕等。往往数种同时存在，并以其中一二种较为显著。临床上常根据皮损的主要表现分为丘疹性痤疮、脓疱性痤疮、囊肿性痤疮或结节性痤疮等。

【辅助检查】

组织病理见粉刺中含有角化细胞、皮脂和微生物，毛囊周围以淋巴细胞浸润为主。

【诊断及鉴别诊断】

根据发病年龄，结合典型临床表现一般不难作出诊断。但需与下列疾病相鉴别：

1. 酒渣鼻 皮疹以鼻部为中心，无黑头粉刺，常伴有毛细血管扩张。

2. 颜面播散性粟粒性狼疮 损害为半球形或略扁平的丘疹，无黑头粉刺，用玻璃片按压皮疹，可见黄色或褐色小点。

【治疗与预防】

1. 外用药物治疗 轻者仅用外用药即可。可选用：①0.05% ~0.1%维A酸霜或凝胶；②2.5%、5%、10%过氧化苯甲酰洗剂、乳剂或凝剂；③抗生素氯洁霉素、红霉素或氯霉素可配制成1% ~2%酒精制剂；④2.5%硫化硒洗剂、5%硫黄洗剂、1% ~2%水杨酸酊等。

2. 内用药物治疗 应用抗生素如四环素、红霉素等，一般主张采用小剂量、长疗程，如四环素，开始时每日1.0g，连续服用1个月后，以后每2周递减0.25g，至每日0.25 ~0.5g时，再维持1个月。补充维生素，对一些顽固性痤疮有一定效果。

3. 其他治疗 对于粉刺可用特制的粉刺挤压器将粉刺内容物挤出。

预防：脂溢性皮肤宜用温水洗脸，不使用油膏类化妆品；避免辛辣刺激食物，控制脂肪和糖类食品，多吃新鲜蔬菜和新鲜水果。忌用手挤压搔抓粉刺。

第十八节 药 疹

药疹（drug eruption）又称药物性皮炎，是药物通过不同途径进入人体内而引起的皮肤、黏膜的炎症反应，严重者尚可累及机体其他系统。药疹为药物引起的一种常见的非治疗性反应（统称药物反应或不良反应）。

【病因与发病机制】

临床引起药疹的常用药物有：①抗菌药物：抗生素类，青霉素类最多见，半合成青霉素如氨苄青霉素、羟氨苄青霉素等；磺胺类以长效磺胺多见；酰胺醇类如氯霉素；四环素类等。②解热镇痛药：如阿司匹林、氨基比林、扑热息痛、保泰松等。③镇静催眠药及抗癫痫药：如苯巴比妥、苯妥英钠、眠尔通、卡马西平等。④异种血清制剂及疫苗：如破伤风抗毒素、狂犬疫苗、蛇毒免疫血清等。

⑤中药：如大青叶、鱼腥草、毛冬青、地龙、蟾蜍等。

药疹的发病机制比较复杂，但大多数属于变态反应，包括Ⅰ型、Ⅱ型、Ⅲ型、Ⅳ型变态反应，某些药疹可以Ⅰ型变态反应为主，亦可以Ⅱ型变态反应为主，或两种及两种以上变态反应同时参与，具体机制尚未明确。仅有少部分是由药物或其代谢产物慢性积聚在皮肤内引起的病理变化，为非变态反应。

【临床表现】

药疹的临床表现复杂多样，同一种药物可在不同的个体中发生不同类型的表现，而同一种临床表现又可由不同的药物引起。

1. 固定型药疹　最常见，形态特殊，易于识别。皮疹特点是局限性圆形或红斑、鲜红色或紫红色、水肿性、炎症剧烈者中央可形成水疱。

2. 荨麻疹及血管性水肿型药疹　皮疹特点为发生大小不等的风团。这种风团皮疹较一般荨麻疹色泽红，持续时间较长，自觉瘙痒，可伴有刺痛、触痛等。

3. 剥脱性皮炎或红皮病型药疹　全身皮肤呈弥漫性潮红、肿胀，可伴有渗液、结痂，继而大片叶状鳞屑剥脱，有臭味，黏膜亦有充血、水肿、糜烂等。

4. 大疱性表皮松解萎缩坏死型药疹　病情严重，发病急骤，皮疹初起于面、颈、胸部，发生深红色、暗红色及略带铁灰色斑疹，很快融合成片，发展至全身。可在红斑基础上出现大小不等的松弛性水疱及表皮松解，呈烫伤样表现。

5. 猩红热样或麻疹样发疹型药疹　呈弥漫性鲜红色斑或米粒至豆大红色斑丘疹，密集分布。

【辅助检查】

斑贴试验对药疹具有一定的诊断意义。

【诊断及鉴别诊断】

根据明确的服药史、潜伏期及各型药疹的典型临床皮疹进行诊断，一般不难，必要时结合实验室检查进行诊断，应与下列疾病进行鉴别。

1. 麻疹　无服药史，先有上呼吸道症状及恶寒发热等，2～3日后，颊黏膜上可见科氏斑，发疹时高热，出疹5～7天后，热度下降，皮疹开始消退。

2. 猩红热　无服药史，发病急骤，头痛、咽痛，全身症状明显，同时可见杨梅舌、口唇苍白圈等。

【治疗】

1. 内用药物　停用一切可疑致敏药物及结构近似的药物。病情轻者，给予抗组胺类药物，如氯苯那敏、赛庚啶，以及维生素 C 等，必要时口服中等剂量泼尼松（30mg/d）。病情较重者，如全身剥脱性皮炎、重症多形性红斑及大疱性表皮松解型药疹等，应及时抢救，加强护理，及早足量应用皮质激素，如氢化可的松 300～500mg，维生素 C 3g，加入 5%～10% 葡萄糖 1000～2000ml 内，静脉滴注。病情好转时，逐渐减量并改至口服、停用。情况较差时可加强支持疗法，如输血或血浆。如有内脏损害，作相应处理，并注意水、电解质平衡。

2. 外用药物 局部保持清洁、干燥。外用止痒粉剂，有糜烂渗液时可用 3% 硼酸水、0.1% 利凡诺溶液湿敷，或用黄柏、地榆各 15g 水煎湿敷，无糜烂渗液者可外擦炉甘石洗剂。

【预防】

1. 询问过敏史，避免使用过敏药物。

2. 对一些药物如青霉素、链霉素、血清制品等，按常规进行皮试，皮试阳性者应予禁用。

3. 安全用药，避免滥用，尤其是过敏体质者应尽量选择致敏性较低的药物，注意复方制剂中是否含有已知的过敏药物，并严密观察药物的不良反应和采取必要的防治措施。

第十九节　基底细胞癌

基底细胞癌（basal cell carcinoma）简称基癌，又称基底细胞上皮瘤，是一种来源于表皮基底层或附属器特别是毛囊的一种低度的恶性肿瘤，主要由间质依赖性多能基底样细胞组成。其特点为生长缓慢，有局部破坏性，但很少转移。基癌是人类最常见的皮肤恶性肿瘤，但在我国较鳞癌少见，为第二大常见皮肤恶性肿瘤。中医称为“恶疮”、“翻花疮”。

【病因】

基癌病因不明，其发生可能与长期日晒、紫外线照射有关，接触化学致癌物质如砷剂、煤焦油衍生物等可发病，也可继发于系统性红斑狼疮、慢性皮肤溃疡、烧伤、瘢痕等皮肤损害处。

【临床表现】

多见于 40 岁以上的人。好发于面部和颈部，也可见于头皮及躯干上部。皮损特征早期为表面光亮的具有珍珠样隆起边缘的斑块或丘疹，边缘常见毛细血管扩张。单发或多发，呈多形性。损害进一步发展，可形成下列类型：

1. 结节溃疡型 最常见。损害多为单个，初为针头或黄豆大小，非炎症性浅黄褐或淡灰白色，蜡样或半透明结节，质硬，中央凹陷，表面糜烂或破溃，溃疡底面呈颗粒状或肉芽状、菜花样或蕈样增生，覆以浆液性物，周围可见珍珠样隆起的边缘，此型又称为侵蚀性溃疡。

2. 表浅型 少见。可单发或多发，主要见于躯干的红斑或脱屑性斑片，稍有浸润。缓慢向周围扩大，斑片周围全部或部分绕以细小珍珠样边缘，斑片表面常见小的浅表性溃疡和结节。

3. 硬斑病样型 常为单发，好发于头面部，为扁平或轻度凹陷的黄白色蜡样到硬化性斑块。

4. 纤维上皮瘤型 为一个或数个高起的结节，略带蒂，触之中等硬度，表面光滑，轻度发红，临床上类似纤维瘤，好发于背部。

5. 色素型 皮损呈褐色或深黑色，可在以上型皮损的基础上出现，有时易误诊为恶性黑素瘤。

【辅助检查】

组织病理检查瘤细胞具有特征性，胞核大，深嗜碱性，呈椭圆形或长形，胞浆较少，各个胞浆间常界线不清；瘤细胞团周边基底样细胞常呈栅状排列；瘤细胞团与周围结缔组织间质之间常有空隙。

【诊断及鉴别诊断】

根据临床表现及病理表现不难诊断。不同类型的基癌有时要与老年皮脂腺增生、皮肤原位癌、角化棘皮病、局限性硬皮病、鳞状细胞癌、恶性色素瘤等鉴别。

【治疗】

一般采用手术切除，常用 Mohs 外科切除技术，预后良好。其他如液氮冷冻疗法、激光焦化疗法等，均可应用。

中草药农吉利生物碱甲素 50 ~ 100mg，每日 1 次，静脉滴注，亦可口服，每日 2 ~ 5 片（每片含生药 1g）。

第二十节　鳞状细胞癌

鳞状细胞癌（squamous cell carcinoma）简称鳞癌，是起源于表皮或附属器（毛囊漏斗、皮脂腺导管、末端汗管）角质形成细胞的一种恶性肿瘤。癌细胞倾向于不同程度的角化。我国鳞癌多见，其与基癌的比例为5～10∶1。

【病因】

鳞癌的病因尚未明确，相关因素主要有：①紫外线、放射线或热辐射损伤；②化学物如砷、多环碳氢化合物、沥青等可以致癌；③癌前性皮肤病，如角化病（光化性皮肤病、放射性皮肤病、砷剂角化病）、放射性皮炎或溃疡，以及慢性着色性干皮病等；④人类乳状瘤病毒等病毒感染；⑤瘢痕、外伤等。

【临床表现】

发病多见于50岁以上的男性。好发于颜面、耳部、下唇和手背等日光曝晒部位。根据皮损表现通常有以下两型：

1. 菜花样（或乳头状）型　初起为浸润性小斑块、结节或溃疡，继而隆起或乳头状，以至菜花样，淡红至暗红色，底宽，质硬，表面可见毛细血管扩张，附以鳞屑和结痂，顶部常有角质物附着，若将其强行剥离，底部容易出血。多见于面部和四肢。

2. 溃疡型（或深在型）　初起为淡红色坚硬小结节，表面光滑，有光泽，进行性增大，中央呈脐型凹陷，周围有新发结节，结节破溃后形成火山口样溃疡，边缘坚硬，隆起呈菜花样外翻，溃疡底面高低不平，有污垢坏死组织，有恶臭、脓性分泌物。常发生于慢性溃疡或烫伤瘢痕上。病情发展较快，向深在浸润，可至肌肉或骨骼。可引起区域性淋巴结转移，但少有血源转移。

【辅助检查】

组织病理表现不规则肿瘤细胞团块构成癌巢，侵入真皮网状层或更深，瘤细胞团由不同比例的非典型（多形型，间变）鳞状细胞和正常鳞状细胞构成。非典型鳞状细胞的特点是细胞大小和形状不一，核增生，染色深，出现核分裂，细胞间桥消失，个别细胞出现角化不良和角珠。

【诊断及鉴别诊断】

根据临床表现，结合组织病理进行诊断。应用抗前角蛋白和抗角蛋白单克隆抗体进行免疫过氧化酶染色，或电镜下观察到张力细丝也可协助诊断。

本病应与角化棘皮瘤、基底细胞癌及其他恶性皮肤肿瘤进行鉴别，组织病理检查可以鉴别。

【治疗】

1. 手术治疗 手术切除为优选，能较彻底一次性切除癌块，创面愈合快，常用 Mohs 外科切除技术。手术时，切口应距离癌肿 0.5～2cm，浓度根据癌肿侵犯的程度尽可能作广泛切除。

2. 放射治疗 包括 X 线治疗和镭 γ 线治疗，放射治疗适用于老年体弱有手术禁忌证的患者，及发生在瘢痕组织上或血液供给不足以及结缔组织不多的部位的癌肿，或癌肿已转移者。

3. 其他治疗 可应用光动力疗法、维 A 酸、干扰素、电烧灼等治疗。已经转移或晚期患者，可试用顺铂（cisplatin）、阿霉素（doxorubicin）或博莱霉素（bleomycin）。

第五章 性传播疾病

第一节 概 述

性传播疾病（sexually transmitted disease，STD）指以性行为为传播途径的一些传染病，即是由性行为引起感染和传播的疾病。它包括了性交时性器官间的直接接触传染的疾病，还包括了性器官以外的皮肤对皮肤、皮肤对黏膜、黏膜对黏膜的直接接触传染的疾病。这些疾病不仅引起生殖器官和附属淋巴结病变，也引起全身皮肤和重要器官的病变，甚至造成残废和死亡。STD 具有明确的病原体，以性行为为主要的传播途径，具有隐蔽性、传播速度快、流行范围广、危害大、有一定的高危人群、临床表现复杂多样等特点。

STD 的范围，我国传染病防治相关法规规定的有淋病、梅毒、尖锐湿疣、非淋菌性尿道炎、生殖器疱疹、软下疳、性病性淋巴肉芽肿和艾滋病 8 种。广义的性传播疾病还包括腹股沟肉芽肿、性病性衣原体病、生殖道支原体病、滴虫病、细菌性阴道炎、性病性盆腔炎、疥疮、阴部念珠菌病、阴虱病、传染性软疣、乙型病毒性肝炎、单纯疱疹、加德内拉阴道炎、弯曲杆菌病、巨细胞病毒病、梨形鞭毛虫病、志贺菌病、沙门菌病、甲型病毒性肝炎等 30 多种疾病。

【流行病学】

1. 传染源 性病病人和病原携带者是常见的传染源，有些可通过血液及血液制品传染。

2. 传播途径 性行为是主要的传播途径，除性交外，肛交、接吻、触摸等性行为均可造成传染。非性行为的直接接触、间接接触、血源传染、胎盘传染、产道感染以及医源性感染等也可以造成传播。

3. 流行病学特点 ①年龄分布：所有年龄组均可罹患性传播疾病，但在青壮年中的发病与流行较为突出，20～29 岁年龄组发病率最高。②性别分布：性传播疾病在低年龄组男性发病率低于女性，而高年龄组则相反。③职业特征：我国性传播疾病的高危人群是有性乱行为的人群，如妓女、嫖娼者等。

4. STD 的流行趋势 目前我国性病发病的形势严峻，性病在传染病排序中已前移至第 3 位，在局部经济发达地区，甚至位居首位。1977～2004 年我国累计报告性病病例约 745 万例。2004 年艾滋病发病数为 3054 人，与 2003 年发病率比增加 116.78%，死亡数为 741 人，与 2003 年死亡率比增加 95.73%，死亡数居传染病的前四位；2004 年淋病发病数为 225421 人，与 2003 年发病率比增加 18.61%，发病数居传染病的前四位；2004 年梅毒发病数为 92573 人，与 2003 年发病率比增加 52.63%，死亡数为 37 人，与 2003 年死亡率比增加 12.50%。我国每年实际新发性病例数远远高于报告病例，仅 HIV 感染者预计在 2010 年可能超过 1000 万人。

【诊断】

STD 的诊断根据病史、体检和实验室检查，综合分析判断。

1. 病史 包括不洁性交史、同性恋史、吸毒史、既往性病史、婚姻及配偶状况、分娩史、验血史、治疗史。家族史应包括父母、兄弟、姐妹的患病情况。

2. 临床表现 根据 STD 病种的特征性表现、皮损特征，作出临床初步诊断。

3. 实验室检查 性病的实验室检查是诊断学中的重要内容，病原学检查是诊断 STD 的确定依据。

（1）淋球菌检查

①直接涂片：主要用于急性感染患者。涂片 2 张，自然干燥，加热固定后作革兰染色，油镜下检查。涂片染色镜检可见大量多形核细胞，细胞内外可找到成双排列、呈肾形的革兰阴性双球菌。镜检阳性者可作出初步诊断，但阴性不能排除诊断。

②培养检查：常用于慢性淋病患者与无症状感染者的检查。培养菌落在血平皿上可形成圆形、稍凸、湿润、光滑、透明到灰白色的菌落，直径为 0.5～1.0mm。生化反应符合淋球菌特性。培养阳性即可确诊。

（2）衣原体检查

①直接涂片染色法：标本涂片，自然干燥，甲醇固定 5～10 分钟后，用当日配制的吉姆萨溶液染色 1 小时，再用 95% 乙醇淋洗涂片，干燥。油镜下阳性标本可在上皮细胞内找到 1～3 个或更多呈蓝色、深蓝色或暗紫色的包涵体。涂片染色阳性者可作出初步诊断。

②细胞培养法：将每份标本接种于 3 个培养瓶（为 McCoy 单层细胞管）中，

置37℃吸附2小时后，用维持液洗涤2～3次，最后加生长液，37℃培养3～4天，经吉姆萨染色或直接荧光染色后镜检。阳性标本碘染色包涵体呈棕黑色，吉姆萨染色呈红色。有尿道炎症状加上衣原体分离培养阳性即可确诊。

③衣原体抗原检测法：用商品试剂盒检测，方便、简单、快速，但稳定性略差。阳性结果结合临床可确诊沙眼衣原体感染，阴性时不能完全排除，可用细菌培养法确定。

④免疫荧光法：将标本涂于玻片凹孔或圆圈中，干燥处理后加荧光素标记的抗沙眼衣原体单克隆抗体，反应、封固后置显微镜下检查。阳性标本在高倍镜下可见上皮细胞内的衣原体颗粒，为单一、针尖大小、明亮的绿色荧光，在油镜下为荧光均匀、边缘光滑的圆盘样结构，也可见网状体等其他形态的衣原体颗粒。

（3）支原体检查：标本接种于液体培养基，置5%～10% CO_2环境中，37℃培养24～72小时，每日观察颜色变化。如由黄色变为粉黄色，可能有解脲支原体生长。取0.2ml培养物接种到固体培养基上，培养48小时观察，有典型“油煎蛋”状菌落者为阳性，可诊断支原体感染。

（4）梅毒螺旋体检查

①梅毒螺旋体直接检查：可取病灶组织渗出物、淋巴结穿刺液或组织研磨液，用暗视显微镜检查，也可经镀银染色、吉姆萨染色或墨汁负染色后用普通光学显微镜检查，或用直接免疫荧光检查。

梅毒螺旋体菌体细长，两端尖直，在暗视野显微镜下折光性强，沿纵轴旋转伴轻度前后运动。镀银染色法示螺旋体呈棕黑色，吉姆萨染色法螺旋体呈桃红色，直接免疫荧光检查示螺旋体呈绿色荧光。镜检阳性结合临床表现、性接触史确诊。

②快速血浆反应素环状卡片试验：为非梅毒螺旋体抗原血清试验。人体感染梅毒螺旋体一定时间后，血清中产生一定数量的心磷脂抗体，可用免疫学方法检测，作为梅毒的诊断筛选试验。本试验敏感性高而特异性低。

卡片定性试验：取50μl待检血清加入卡片的圆圈内并涂匀，用专用滴管加入摇匀的抗原1滴，将卡片旋转8分钟后立即观察结果，出现黑色凝聚颗粒和絮片为阳性；卡片定量试验：用等量盐水在小试管内作6个稀释度，即1∶1、1∶2、1∶4、1∶8、1∶16、1∶32，每个稀释度取50μl血清加入玻片圆圈中，按定性法测定。结果阳性时，临床表现符合梅毒，可初步诊断。定量试验是观察疗效、判断复发和再感染的手段。但应注意有假阳性和假阴性的出现。

③梅毒螺旋体颗粒凝集试验：为梅毒螺旋体抗原血清试验。将从感染家兔睾丸中提取的梅毒螺旋体纯化，并以超声粉碎后作为抗原，以明胶颗粒为载体。阳性结果可明确诊断。该试验常呈持久阳性，不可用于观察、判断疗效。

（5）毛滴虫检查：在阴道后穹隆、子宫颈或阴道壁上取分泌物混于温生理盐水中，立即在低倍镜下镜检，如有滴虫时可见其呈波状移动。男性可取尿道分泌物、前列腺液或尿沉渣检查。

【治疗】

1. 治疗原则 ①早期诊断：患病后首先尽早确立诊断，确诊前不应随意治疗。②及时治疗：一旦确立诊断，立即治疗。③正确选择药物，足量规则治疗。④全面治疗：全身治疗与局部治疗相结合。⑤认真进行疗效考核，做好复查随访工作。⑥性伴侣应同时治疗。

2. 治疗措施

（1）一般治疗：性隔离，禁止性生活，或采用屏障措施，如戴安全套等，必要的休息及饮食营养保障等。

（2）病原疗法：是治疗 STD 的主要措施，应针对引起某种 STD 的病原体，选择最敏感的药物治疗。

（3）对症治疗：根据病人的症状与体征情况进行针对性的对症处理，如发热病人，根据体温的高低适当选择必要的降温措施等。

【预防】

性传播疾病是典型的社会病，它的发生与流行有深刻的社会根源。因此，性病的防治不仅要从生物医学模式的观点出发治愈个体，防止扩散，更重要的是要以生物－心理－社会医学模式指导我们的工作，按照三级预防措施的原则，防止性病在人群的流行。

1. 第一级预防 又称病因预防，是针对致病因素所采取的预防措施。目的是使健康人免受致病因素的危害，防止性病的发生。

（1）健康教育：通过健康教育，增强人们的自我保健意识，培养良好的生活习惯和卫生习惯，大力宣传洁身自爱，忠实一个性伴侣，提倡健康文明卫生的性行为，严守婚内性生活，杜绝性滥交等不良性行为。选择有益的娱乐活动，尽量不涉足有可能引起不安全性行为的场所或环境，如色情场所等。

（2）安全性行为：安全性行为指没有传播 STD/HIV 的危险或传播危险很小的行为，即坚持正确使用安全套（避孕套）。

（3）婚前检查：切实做好婚前检查，如发现潜伏期 STD，治愈后方可结婚或怀孕，或在开始性交（结婚）前，性伴双方均应进行 STD/HIV 检查。如与感染情况不明或已感染 STD 的性伴侣性交，则每次性交均应使用新安全套，并定期进行健康检查。

（4）禁娼：妓女是STD/HIV流行的主要传播途径。

（5）禁欲：防病禁欲是干扰STD/HIV流行的有效措施。

（6）禁毒：吸毒主要指长期反复使用某种易成瘾的非法毒品的不良行为。尤其是静脉注射毒品者（IVDU），造成某些STD/HIV的血源传播。

（7）预防接种：预防接种是预防性病传播的最有效方法之一，疫苗是预防和控制性传播疾病的关键措施，世界各国在研制疫苗方面取得了不少进展，部分疫苗已进入临床试验阶段。相信不久的将来在这方面会有所突破，为人类防治性传播疾病做出贡献。

2. 第二级预防　又称临床前预防，即在性病发生的早期采取有效措施，早期发现、早期诊断、早期报告、早期隔离和早期治疗。一方面及时处理现症性病病人，缩短病程，消除传染源，另一方面防止性病在人群中的进一步蔓延、传播和流行。

（1）高危人群定期健康检查：对特定的高危人群，如供血人员、婚前检查人员、民工以及服务行业、旅游行业人员等进行定期体检，以发现早期感染者。

（2）产前检查：可以发现先天感染。

（3）疾病监测：建立健全STD/HIV专门防治机构和疾病监测制度，规范诊疗市场。

（4）性病报告制度：我国规定艾滋病、淋病、梅毒为乙类传染病，其中艾滋病按甲类传染病进行管理；软下疳、性病性淋巴肉芽肿、非淋菌性尿道炎、尖锐湿疣、生殖器疱疹为监测管理性病，按规定专报系统进行监测。在专报过程中应注意严格保密。

（5）性伴侣处理：劝告性病患者通知其性伴侣（配偶）进行性病检查，即使没有感染的临床症状，也应进行检查。同时，若有暴露史，亦可给予预防性治疗。

3. 第三级预防　又称临床预防，是对已患性病病人采取及时有效的治疗，防止性病恶化，防止伤残，促使性病病人早日康复。

（1）首选一线药物及对症治疗：要能够达到至少有90%～95%的疗效，对单一药物不能控制的感染，可联合治疗。

（2）早期足量规则治疗：可最大限度地提高治愈率，减少并发症的发生，主要依据性病治疗规范方案进行。

（3）心理治疗：性病患者常伴有心理障碍，甚至诱发精神疾患，因而需进行心理治疗来改善病人的心理状态与适应方式，解除其症状与痛苦，帮助其人格成熟与发展，从而促进恢复。常采用精神分析、行为治疗、生物反馈疗法等，必要时结合药物治疗。

（4）随访：为了定期了解性病患者治愈或经医疗处理后，经过一段时间的健康恢复或病情发展情况（复发、再感染等），应约定病人定期复查，或通信了解情况，不能复诊者可组织医务人员家庭访视。通过随访可以了解疾病的预后，总结医疗经验，有助于医疗质量的提高。随访时，除询问病情、进行必要的体检和处理外，应对病人及其家属、性伴侣进行卫生教育和指导。

第二节 淋 病

淋病（gonorrhea）是由淋病奈瑟菌（Neisseria gonorrhoeae，简称淋球菌）引起的急性或慢性泌尿生殖系统的化脓性感染，也可导致眼、咽、直肠感染和播散性淋球菌感染。

【病因与发病机制】

淋球菌是一种革兰阴性双球菌。淋球菌离开人体后不易生长，对理化因子的抵抗力差，适宜在潮湿、温度35℃～36℃，含3%～5% CO_2的条件下生长，在完全干燥的环境中1～2小时即死亡，对一般消毒剂很敏感。

人是淋球菌的唯一天然宿主。淋球菌主要侵犯黏膜，尤其对单层柱状上皮和移行上皮所形成的黏膜有亲和力。淋球菌首先侵入前尿道或宫颈黏膜，借助菌毛与上皮粘连。淋球菌被柱状上皮细胞吞饮，进入细胞内进行大量繁殖，导致细胞损伤裂解。淋球菌还可从黏膜细胞间隙进入黏膜下层使之坏死。淋球菌内毒素及淋菌表面外膜脂多糖与补体结合后产生化学毒素，诱导中性粒细胞聚集和吞噬，引起局部急性炎症，出现充血、水肿、化脓和疼痛。淋球菌进入尿道腺体和隐窝可成为慢性病灶。

【流行病学】

1. 传染源 主要传染源是淋病患者。

2. 传播途径 99%～100%的成人淋病是通过性交传染。非性接触传播通过污染的衣裤、床上用品、毛巾、浴盆、马桶等间接感染，日常生活接触传播主要发生于女孩，新生儿经患淋病母亲产道可引起淋菌性结膜炎，此外还可以通过医务人员的手和器具引起医源性感染。

3. 流行情况 淋病传染性强，发病率高，在世界广泛流行，是最常见的性病之一。2004年全国法定报告淋病发病数为225421人，与2003年发病率比增加18.61%，发病数居传染病的前四位，居法定报告性传播疾病之首位；淋病约有20%的男性、60%的女性为无症状淋病，称为隐性淋病，因此淋病的发病数远远高于报告数。

【临床表现】

淋病的潜伏期一般为2～10天，平均3～5天。

1. 无并发症淋病

（1）男性淋病：男性淋病主要表现为尿道炎。初发为前尿道炎，为尿道口红肿、发痒及轻微刺痛，继之有稀薄液体流出，引起排尿不适。24小时后症状加剧，红肿发展到整个龟头及部分尿道，分泌物由稀薄转变为深黄色的脓液，出现尿频、尿痛、排尿困难，入晚阴茎常有痛性勃起。可有腹股沟淋巴结肿大，红肿疼痛，亦可化脓。少数患者有全身症状，如发热、食欲不振、全身乏力及头痛等。2～3周后，约有60%的患者病变继续上行发展为后尿道炎，尿道刺激症状加重，有尿频、尿急、尿痛、终末血尿等，甚至可有急性尿潴留、血性精液、前列腺炎、附睾炎、精囊炎等。

凡尿道炎症状持续2个月以上或复发的，称为慢性尿道炎。多为患者在急性期治疗不合理或不及时、身体虚弱、酗酒、性生活过度等原因引起。病变常局限于尿道球部、后尿道的黏膜下组织、尿道腺体和隐窝皱襞内。患者自觉症状轻微，有尿道灼热、微痒或蚁行感。挤压阴茎根部仅见少量稀薄浆液性分泌物逸出，尿液较清，但仍可见到“淋丝”，清晨可发现尿道口“糊口”现象。经5～10年病程可以产生尿道狭窄。

（2）女性淋病：由于女性尿道较短，故泌尿道症状往往不明显，而常以白带增多、下腹疼痛等生殖道症状为主，不具特征性。急性期以后，炎症可逐渐消失，但淋球菌依然存在，长期潜伏于尿道旁腺、前庭大腺、宫颈腺体和输卵管的皱褶内，但具有传染性。劳累或性交过度可使炎症加剧。

（3）淋菌性肛门直肠炎：男性同性恋、肛交、女性生殖道感染后有传染性脓液侵入肛门等因素均可感染直肠黏膜。可有肛门瘙痒、刺痛、烧灼痛、里急后重、黏液脓血便等症状。

（4）淋菌性咽炎：多有口交史或同性恋史。可无症状而成为“带菌者”，有些表现为咽部、扁桃体、悬雍垂等弥漫性发红、肿胀，伴有红色粟粒大小丘疹或出血点、小水疱、脓疱，甚至形成片状边界清楚的糜烂、溃疡，上有脓性白苔。新生儿可由吸入含有淋菌的产道分泌物而发生淋菌性咽炎甚至淋菌性肺炎。

（5）淋菌性结膜炎：新生儿出生时通过患淋病妇女产道易感染淋菌性结膜炎。经过几小时至数日的潜伏期以后，双侧眼睑及结膜表现为明显充血肿胀，睫毛粘边，睁眼时有大量脓性分泌物流出，又称新生儿脓漏眼。成人通过感染了淋球菌的手或毛巾而传染至眼，可出现同样的症状，但多为单眼，称成人淋菌性结膜炎。

（6）儿童淋球菌感染：以急性外阴阴道炎多见，分泌物波及尿道口引起尿道炎。阴道黏膜红肿，阴道入口呈鲜红色并有浸润，有脓性分泌物流出，排尿疼痛，外阴部红肿。分泌物流至肛周可引起刺激症状，严重时感染直肠，致淋菌性直肠炎。

2. 淋病合并症

（1）淋菌性前列腺炎：淋菌性尿道炎时常累及前列腺，出现尿频、尿痛、会阴部跳痛，肛诊时前列腺有压痛，前列腺按摩液中可培养出淋球菌。

（2）淋菌性前庭大腺炎：可单侧或双侧发病，腺体肿胀、发硬、疼痛、压痛、腺体开口处红肿，有少量脓液，局部温度升高，严重者可引起脓肿，脓肿破溃形成小溃疡。

（3）淋菌性附睾炎和精囊炎：阴囊红肿疼痛、放射痛，触诊有硬块及轻度压痛。

（4）淋菌性盆腔炎：包括子宫内膜炎、输卵管炎、输卵管卵巢脓肿、腹膜炎等，典型症状为下腹痛、发热、全身不适，常伴恶心、呕吐、食欲不振。患者多有经期延长或不规则阴道出血、白带异常、排尿困难等。检查可见宫颈外口脓性分泌物，尿道口、尿道旁腺可见到或挤出脓液。宫颈举痛，双侧附件增厚、压痛。

3. 播散性淋球菌感染 淋球菌从黏膜感染部位侵入血液播散全身，引起淋菌性败血症。患者开始发热，体温可高达40℃，但通常是在38℃～40℃之间，寒战却不常见，有部分病人发生皮肤丘疹、淤斑，脓疱性、出血性或坏死性皮肤损害，部分皮损处有疼痛症状。发病多为女性，常在月经期或妊娠时发生。如淋球菌进一步播散，引起组织和器官的感染，如发生关节炎、脑膜炎、心内膜炎、心包炎、肝炎等。

【辅助检查】

1. 涂片检查 取脓性分泌物革兰染色，在多形核白细胞内找到革兰阴性双球菌。本法对男性急性尿道炎病人有初步诊断价值，而对无症状或只有少量分泌物的女病人诊断意义不大。

2. 细菌培养 主要用作进一步诊断（如对症状相似而涂片检查阴性的病人）和某些特殊的目的（如需要做药敏试验等）。本法对症状轻或无症状的女性和男性患者都很敏感。还可用于判断治愈。

【诊断及鉴别诊断】

1. 诊断 淋病的诊断依据为：①有不洁性交史，性伴侣感染史，与淋病患者间接接触史或新生儿母亲有淋病史；②有各种类型淋病的临床表现；③直接涂片多形核白细胞内找到革兰阴性双球菌，细菌培养可见革兰阴性双球菌。

2. 鉴别诊断

（1）非淋菌性尿道炎：多由沙眼衣原体或解脲支原体引起，症状较轻甚至无症状，尿痛不明显，仅有尿道口痒或烧灼感，尿道分泌物稀薄，呈浆液性，量少，自行流出者少。

（2）非特异性尿道炎：因尿道插管或膀胱炎症蔓延而引起的化脓性细菌感染。尿道外口红肿，唇外翻，分泌物涂片为革兰阳性球菌。

（3）念珠菌性阴道炎：阴道瘙痒，白带增多，有豆腐渣样分泌物。检查阴道黏膜发红、水肿，有白膜。涂片镜检见真菌菌丝和孢子，培养为白色念珠菌。

（4）滴虫性阴道炎：外阴瘙痒，白带增多呈泡沫样，有时为脓性或血性。阴道黏膜和宫颈红肿充血，阴道分泌物中可查到毛滴虫。

【治疗】

1. 淋菌性尿道炎、宫颈炎、直肠炎 选用头孢曲松钠250mg，1次肌注；大观霉素2g，宫颈炎可用至4g，1次肌注；或环丙沙星500mg，1次口服；或氧氟沙星400mg，1次口服；或头孢噻肟1g，1次肌注。

2. 淋菌性咽炎 选用头孢曲松钠250mg，1次肌注；或环丙沙星500mg，1次口服；或氧氟沙星400mg，1次口服。

3. 淋菌性眼炎

（1）新生儿：头孢曲松钠25～500mg/kg（单剂不超过125mg），静脉或肌注，每日1次，连续7天。或大观霉素40mg/kg肌注，每日1次，连续7天。

（2）成人：头孢曲松钠1g，肌注，每日1次，连续7天。或大观霉素2g，肌注，每日1次，连续7天。

4. 妊娠期淋病 选用头孢曲松钠250mg，1次肌注；或大观霉素4g，1次肌注。孕妇禁用喹诺酮类和四环素类药物。

5. 儿童淋病 选用头孢曲松钠125mg，1次肌注；或大观霉素40mg/kg，1次肌注。体重大于45kg者按成人方案治疗。

6. 淋菌性附睾炎 选用头孢曲松钠250～500mg，每日1次，肌注，连续10天；或大观霉素2.0g，每日1次，肌注，连续10天。

7. 淋菌性盆腔炎 选用头孢曲松钠500mg，每日1次，肌注，连续10天；

或大观霉素 2g，每日 1 次，肌注，连续 10 天。

8. 播散性淋病 头孢曲松钠 1g 肌注或静脉注射，连续 10 天以上。或大观霉素 2g 肌注，每日 2 次，连续 10 天以上。淋菌性脑膜炎疗程约 2 周，心内膜炎疗程 4 周以上。

在上述药物治疗方案中，若考虑同时有衣原体或支原体感染时，加用多西环素 100mg，每日 2 次，口服，连服 7 天以上；或阿奇霉素 1g，1 次口服，并作随访。

9. 判愈和预后 治疗结束后 2 周内，在无性接触情况下症状和体征全部消失，治疗结束后第 4 天和第 8 天从病变部位取材做淋球菌涂片和培养，连续 2 次阴性为治愈。淋病患者若能早期、及时、合理治疗，一般预后良好。但若延误治疗时机或治疗不当，亦可产生合并症或播散性淋病，造成严重后果。

第三节 梅 毒

梅毒（syphilis）是由梅毒螺旋体（treponema pallidum，TP）引起的一种性传播疾病，可侵犯全身各组织与器官，临床表现多种多样且时显时隐，病程较长。中医称之为“杨梅疮”、“霉疮”。

【病因与发病机制】

TP 因其透明不易染色，故又称苍白密螺旋体，是小而纤细的螺旋状微生物，在体外不易生存，煮沸、干燥、肥皂水及一般消毒剂均易将其杀死，但耐寒力强，－78℃～－196℃可保存数年。

TP 侵入人体后，一方面在皮肤黏膜下繁殖，另一方面很快沿着淋巴管到达附近淋巴结，经过 2～4 周潜伏期，在侵入部位发生下疳反应，称为硬下疳。在出现硬下疳时，TP 由淋巴结进入血液传播到全身，使人体几乎所有的组织及器官受累，经过 6～8 周潜伏期，可出现低热、浅淋巴结肿大、皮肤黏膜疹、骨膜炎、虹膜睫状体炎及脑膜炎等症状，这一阶段临床上叫二期梅毒。二期梅毒疹表面 TP 很多，因此传染性也很强。二期梅毒的症状可以不经治疗而自然消失，又进入潜伏状态，称潜伏梅毒。此时虽然临床上没有症状，但 TP 隐藏在组织或淋巴系统内，一旦身体抵抗力降低又可出现症状，临床上叫二期复发梅毒。皮疹数较少，分布较局限，破坏性较大，可以反复出现数次。2 年后可进入晚期（三期）梅毒，除侵犯皮肤黏膜、骨骼等处外，还侵犯心血管、神经等系统，造成损害。

【流行病学】

1. 传染源　梅毒病人，特别是早期梅毒最具有传染性。

2. 传播途径　①性接触传播：占95%以上；②胎盘传播；③产道感染；④其他：少数可通过非性直接接触、间接接触、输血及医源性感染等引发。

3. 流行情况　梅毒在全世界广泛流行，我国报告2004年梅毒发病数为92573人，与2003年发病率比增加52.63%；死亡数为37人，与2003年死亡率比增加12.50%。

【临床表现】

1. 获得性梅毒

（1）一期梅毒：有婚外性接触史、同性恋史或配偶感染史。潜伏期2~4周。

典型损害为硬下疳，直径1~2cm大小，圆形或椭圆形，境界清楚，稍高出皮肤表面，呈肉红色糜烂面或浅在性溃疡，疮面清洁，分泌物量少，触之有软骨样硬度，无自觉症状及压痛。主要发生于外生殖器或其邻近部位，也可见于肛门、宫颈、口唇或乳房等部位。硬下疳的特点归纳为：①损伤常为单个；②软骨样硬度；③不痛；④损伤表面清洁。硬下疳发生2~3周后梅毒血清学试验开始阳性，7~8周后全部阳性。

硬下疳出现1周后，附近淋巴结肿大，其特点为不痛，表皮不红肿，不与周围组织粘连，不破溃，称为无痛性横痃（无痛性淋巴结炎）。这些淋巴结的特点为：①如手指头大小，较硬，彼此散在不融合；②无疼痛与压痛；③表面皮肤无红、肿、热等炎症现象；④不化脓；⑤穿刺液中含有螺旋体。此期的传染性极强。

（2）二期梅毒：有感染史，可有一期梅毒史，一般发生在感染后7~10周或硬下疳出现后6~8周。

皮肤损害有多种类型，包括斑疹、斑丘疹、丘疹、鳞屑性丘疹、毛囊疹及脓疱等。常为泛发、对称性分布，手掌、足跖可见暗红斑及脱屑性斑丘疹。

斑疹，又称玫瑰疹（蔷薇疹），最多见。呈淡红色，大小不等，直径约为0.5~1.0cm大小的圆形或椭圆形红斑，境界较清晰。压之褪色，各个独立，不相融合，对称发生，多先发于躯干，渐次延及四肢，可在数日内满布全身（一般颈、面发生者少）。发于掌跖者，可呈银屑病样鳞屑，基底呈肉红色，压之不褪色，有特征性。大约经数日或2~3周，皮疹颜色由淡红逐渐变为褐色、黄褐色，最后消退，愈后可遗留色素沉着。复发性斑疹皮损较大，约如指甲盖或各种钱币大小，数目较少，呈局限性聚集排列，境界明显，多发于肢端，如下肢、肩胛、前臂及肛周等处。本型经过时间较长，如不治疗，则消退后可反复再发，中央消退，边缘发展，形成环状（环状玫瑰疹）。

丘疹及斑丘疹，临床亦常见。发生时间较斑疹稍迟。依其症状及临床经过，可分为大型丘疹及小型丘疹。①大型丘疹：直径约为 0.5～1cm，半球形浸润丘疹，表面光滑，暗褐色到铜红色，较久皮疹中心吸收，凹陷或出现脱屑，好发于躯干两侧、腹部、四肢屈侧、阴囊、大小阴唇、肛门、腹股沟等处，可有鳞屑，称丘疹鳞屑性梅毒疹或银屑病样梅毒疹（Psoriasiform syphilid），有较大的鳞屑斑片，鳞屑呈白色或不易剥离的痂皮，痂下有表浅糜烂，边缘红色晕带，似银屑病样。好发于躯干、四肢等处。②小型丘疹：也称梅毒性苔藓粟粒，大小大多与毛囊一致，呈圆锥状，为坚实的尖顶小丘疹，褐红色，群集或苔藓样。有的丘疹排列成环状或弧形，称环状梅毒疹。好发于阴囊及项部，可查见梅毒螺旋体，梅毒血清反应强阳性。

口腔可发生黏膜斑。外阴及肛周可发生湿丘疹及扁平湿疣。上述损害无疼痛，可有轻度瘙痒。头部可发生虫蚀样脱发。浅表淋巴结可肿大。

（3）三期梅毒：有感染史，可有一期或二期梅毒史，病程 2 年以上。

皮肤黏膜损害常见为：①结节性梅毒疹（nodular Syphilid）：好发于头部、肩部、背部及四肢伸侧。为一群直径约为 0.3～1.0cm 大小的浸润性结节，呈铜红色，表面光滑或附有薄鳞屑，质硬。结节可吸收变平，留下小的萎缩斑，长期留有深褐色色素沉着，也有的结节中心坏死，形成小脓肿，破溃后形成溃疡，形成结节性溃疡性梅毒疹，愈后留下浅瘢痕。瘢痕周围有色素沉着，萎缩处光滑而薄，在边缘可出现新损害。②树胶肿（gumma）：为深达皮下的硬结。初发如豌豆大小，渐增大如蚕豆乃李子大或更大，坚硬，触之可活动，数目多少不定。开始颜色为正常皮色，随结节增大，颜色逐渐变为淡红、暗红乃至紫红。结节容易坏死，可逐渐软化、破溃，流出树胶样分泌物，可形成特异的圆形、椭圆形、马蹄形溃疡，境界清楚，边缘整齐，隆起如堤状，周围有褐红或暗红色浸润，触之有硬感。可出现在全身各处，而以头面及小腿伸侧多见。树胶肿可侵及骨及软骨，骨损害多见于长管骨炎，可出现骨膜炎、骨炎。发生在头部者常破坏颅骨，发生于上腭及鼻部者，可破坏硬腭及鼻骨，形成鼻部与上腭贯通。

心血管梅毒以单纯性主动脉炎、主动脉瓣闭锁不全及主动脉瘤多见。神经梅毒以梅毒性脑膜炎、脊髓痨及麻痹痴呆多见，脑脊液检查可有异常。眼梅毒主要为虹膜睫状体炎、视网膜炎及角膜炎等。

2. 先天性梅毒

（1）早期先天梅毒：出生后 2 岁以内发病者。生母为梅毒患者，无一期梅毒损害。梅毒儿发育不良，体形瘦小，皮肤松弛、苍白、有皱纹，如老人貌，哭声低弱嘶哑，常伴有低热、贫血、肝脾肿大、淋巴结肿大及脱发等。梅毒性鼻炎为最常见的早期症状，可因流涕、鼻塞致哺乳困难。常于出生后1~2个月发生多种形态皮肤损害，如红斑、丘疹、水疱、脓疱等，好发于手掌、足跖及口腔周围。在口角、鼻孔、肛周可发生线状皲裂性损害，愈合后成为特征放射瘢痕。在间擦部位，如外阴及肛周，发生湿丘疹或扁平湿疣损害。口腔黏膜可见黏膜斑。可发生甲沟炎、甲床、骨软骨炎、骨膜炎等。

（2）晚期先天梅毒：出生2岁以后发病者。生母为梅毒患者，损害性质与后天梅毒的三期损害相似。活动性损害，如间质性角膜炎、神经性耳聋、肝脾肿大、关节积液、胫骨骨膜炎、指炎；鼻部或上腭树胶肿导致鼻中隔穿孔或马鞍鼻；标记性损害为早期病变遗留的痕迹，已无活动性，但具有特征性，如马鞍鼻、口周围皮肤放射状裂纹、前额圆凸、胸锁骨关节骨质增厚、胫骨骨膜肥厚形似佩刀胫，恒齿病变为哈钦森齿（上腭门齿发育不良，呈“螺丝刀”样）及桑葚状齿等。

3. 潜伏梅毒（隐性梅毒） 有感染史，无临床症状及体征，梅毒血清学试验阳性，脑脊液检查正常者称潜伏梅毒。感染2年以内者称早期潜伏梅毒，感染2年以上者称晚期潜伏梅毒。感染来源于母体者称先天潜伏梅毒。

4. 妊娠梅毒 孕期发生或发现的活动性梅毒或潜伏期梅毒统称为妊娠梅毒。TP自母体血液经胎盘及脐静脉侵入胎儿体内，可引起胎儿在宫内发生梅毒性损害。造成晚期流产、早产、死胎或分娩先天梅毒儿，仅有1/6机会分娩健康婴儿。

【辅助检查】

1. TP检查 一期、二期及早期先天梅毒皮肤、黏膜损害可查见TP，在皮损处用玻璃片刮取组织渗出液或淋巴结穿刺液，在暗视野下、黑色背景内可见折光力强的TP，根据其特殊运动形态可与其他螺旋体相鉴别。荧光显微镜下呈绿色。

2. 梅毒血清学试验

（1）非梅毒螺旋体抗原血清试验：本类试验敏感性高而特异性低，一般用作筛选和定量试验，观察疗效、复发及再感染。常用快速血浆反应素环状卡片试验（RPR）、血清不加热反应素试验（USR）、性病研究实验室试验（VDRL）等。

（2）梅毒螺旋体抗原血清试验：本类试验敏感性和特异性均高，一般用作证实试验，不能用于观察疗效、复发和再感染。常用荧光螺旋体抗体吸收试验（FTA－ABS）、梅毒螺旋体血凝试验（TPHA）、19s－IgM－FTA－ABS试验等。

（3）脑脊液检查：有助于神经梅毒的诊断，包括细胞计数、蛋白量、VDRL试验及胶体金试验等。

【诊断与鉴别诊断】

1. 诊断 根据病史、体检和实验室检查，综合分析判断。病史包括不洁性交史、患梅毒及其他性病史、婚姻及配偶状况、分娩史、验血史、治疗史。如系先天梅毒，应包括父母、兄弟、姐妹的患病情况。

（1）一期梅毒的诊断依据：①有不洁性交史，潜伏期3周；②典型症状如单个无痛的硬下疳，多发生在外生殖器；③实验室检查：暗视野显微镜检查，硬下疳处取材查梅毒螺旋体；梅毒血清试验。此2项检查有一项阳性者即可。

（2）二期梅毒的诊断依据：①有不洁性交史，硬下疳史；②多种皮疹，如玫瑰疹、丘疹、扁平湿疣、掌跖梅毒疹、黏膜斑及虫蛀样脱发，全身不适，淋巴结肿大；③实验室检查：在扁平湿疣、黏膜斑处取材，在暗视野显微镜找到梅毒螺旋体，梅毒血清试验强阳性。

（3）三期梅毒的诊断依据：①有不洁性交史、早期梅毒史；②典型症状，如结节性梅毒疹、树胶肿、主动脉炎、动脉瓣闭锁不全、主动脉瘤、脊髓痨、麻痹性痴呆；③梅毒血清试验、非螺旋体抗原梅毒血清试验约66%阳性，螺旋体抗原梅毒血清试验阳性；脑脊液（CSF）检查，白细胞和蛋白量增加；性病研究实验室试验（VDRL）阳性。

（4）潜伏期梅毒的诊断依据：①有梅毒感染史；②无临床症状或临床症状消失，物理检查、胸部X线检查均缺乏梅毒的证据，脑脊液检查正常；③梅毒血清试验阳性。

（5）先天性梅毒的诊断依据：①家族史：其母患梅毒；②典型损害和体征；③从损害、鼻分泌物或胎盘脐带上取材查到梅毒螺旋体；④梅毒血清试验阳性。

2. 鉴别诊断 梅毒是疾病的“模拟者”，与很多疾病表现相似，故应注意鉴别，如一期梅毒应与软下疳、生殖器疱疹、阴部溃疡、固定型药疹等鉴别。二期梅毒应与银屑病、玫瑰糠疹、多形性红斑、药疹等鉴别，扁平湿疣应与尖锐湿疣、疥疮结节等鉴别。梅毒口腔黏膜斑应与扁平苔藓、阿弗他口腔炎的口腔黏膜损害鉴别；结节性梅毒疹和树胶肿应与寻常狼疮、慢性溃疡等鉴别。

【治疗】

梅毒治疗药物首选青霉素类，常用苄星青霉素G、普鲁卡因青霉素G、水剂青霉素G；头孢曲松钠可作为青霉素过敏者药物优先选择的替代治疗，也可选用四环素类或红霉素类。

1. 早期梅毒

（1）青霉素疗法：苄星青霉素G（长效西林）240万U，分两侧臀部肌注，1次/周，共2～3次。或普鲁卡因青霉素G每日80万U，肌注，连续10～15天，总量800万～1200万U。

（2）对青霉素过敏者：盐酸四环素500mg，每日4次，连服15～30天。或强力霉素100mg，每日2次，连服15天。

2. 晚期梅毒及二期复发梅毒

（1）青霉素疗法：苄星青霉素G每次240万U，1次/周，肌注，共3次。或普鲁卡因青霉素G 80万U，肌注，每日1次，连续20天。

（2）对青霉素过敏者：盐酸四环素500mg，每日4次，连服30天。或强力霉素1000mg，每日2次，连服30天。

3. 心血管梅毒　应住院治疗，如有心衰，待心功能代偿后开始治疗。为避免吉-海反应，从小剂量开始注射青霉素，如水剂青霉素G，首日10万U，每日1次；次日10万U，每日2次；第3日20万U，每日2次，连服3天。并在青霉素注射前1天口服泼尼松10mg，每日2次，连服3天。自第4日起，普鲁卡因青霉素G每日80万U，肌注，连用15天为1个疗程，共用2个疗程，疗程间休息2周。青霉素过敏者，四环素500mg，每日4次，连服30天。

4. 神经梅毒　应住院治疗，为避免吉-海反应，在注射青霉素前1天口服泼尼松，每次10mg，每日2次，连用3天。水剂青霉素G，每天1800万～2400万U，静脉点滴（每4小时300万～400万U），连续10～14天。或普鲁卡因青霉素G，每天240万U，肌注；同时口服丙磺舒，每次0.5g，每天4次，共10～14天。由于此疗程短于晚期梅毒的治疗，故在上述疗程后加用苄星青霉素G 240万U，每周1次，肌注，连用3周。

5. 妊娠期梅毒　普鲁卡因青霉素G，80万U/d，肌注，连续10天为1个疗程。妊娠初3个月内，注射1个疗程，妊娠末3个月注射1个疗程。对青霉素过敏者，用红霉素治疗，每次500mg，每日4次，早期梅毒连服15天，二期复发及晚期梅毒连服30天。妊娠初3个月与妊娠末3个月各进行1个疗程，但所生婴儿应用青霉素补治。禁用四环素及强力霉素。

6. 先天梅毒

（1）早期先天梅毒：脑脊液异常者用水剂青霉素G，每日10万～15万U/kg，分2～3次静滴，共用10～14日；或普鲁卡因青霉素G，每日5万U/kg，肌注，共用10～14日。脑脊液正常者用苄星青霉素，每日5万U/kg，1次注射。未查脑脊液者，可按脑脊液异常者治疗。

（2）晚期先天梅毒：水剂青霉素G，每日20万～30万U/kg，分4～6次静滴，共10～14日；或普鲁卡因青霉素G，每日5万U/kg，肌注，共10～14日为1个疗程，共用1～2个疗程。较大儿童总量不超过成人剂量。对青霉素过敏者可用红霉素，每日7.5～12.5mg/kg，分4次服，连服30天。8岁以下儿童禁用四环素。

在治疗过程中要防治吉－海反应（Jarish－Herxheimer reaction），梅毒病人在初次注射青霉素或其他高效抗梅毒药后4小时内，部分病人出现程度不同的发热、寒战、头痛、乏力等流感样症状，并伴有梅毒症状和体征的加剧，这种现象称为吉海反应。该反应约在8小时达高峰，24小时内发热等症状可不治而退，加重的皮损也可好转。吉－海反应的发生是注射高效抗梅毒药物后，大量TP被消灭，释放出大量异型蛋白及内毒素被吸收后所致。青霉素治疗前一天或同时加用泼尼松可预防吉－海反应的发生。

治愈标准：正规治疗后，损害愈合或消退，症状消失，可判为临床治愈。但遗留的功能障碍、瘢痕或组织缺损（如鞍鼻、牙齿发育不良等）及梅毒血清学反应仍阳性，不影响临床治愈的判断。正规治疗后，非梅毒螺旋体血清抗原试验（如RPR试验等）阴转，脑脊液检查阴性，可判为血清治愈。

第四节　非淋菌性尿道炎

非淋菌性尿道炎（nongonococcal urethritis，NGU）是指通过性接触传染，主要表现为尿道炎症状，但尿道分泌物中查不到淋球菌的一类疾病。

【病因与发病机制】

非淋菌性尿道炎的病原体主要是沙眼衣原体，其次是生殖支原体和解脲支原体，其他还有阴道毛滴虫、白色念珠菌、金黄色葡萄球菌、链球菌、酵母菌、厌氧革兰阴性杆菌、单纯疱疹病毒等。

沙眼衣原体D～K血清型与非淋菌性尿道炎的发病有关。衣原体呈球形，有细胞壁，可见到三种不同的颗粒结构，其中始体和中间体不致病，唯有原体致病。衣原体有独特的发育周期，在细胞内生长繁殖。衣原体对热敏感，一般消毒剂可将其杀死。

支原体中生殖支原体、解脲支原体和人型支原体与NGU的发病有关。目前认为解脲支原体的致病性与其血清型有关，如4型的致病性比较明显。支原体对外界的抵抗力较弱，一般消毒剂也容易将其杀死。

【流行病学】

1. 传染源　主要为患者及病原携带者。

2. 传播途径　主要通过性接触感染。

3. 流行情况　非淋菌性尿道炎多发生于性活跃人群，好发于青年，25 岁以下者约占 60%。目前西方国家由沙眼衣原体引起的泌尿生殖道感染已成为最常见的性病之一，我国 2001 年以来的报告非淋菌性尿道炎的发病率已超过淋病，居全国监测的 8 种 STD 之首。

【临床表现】

潜伏期 1～3 周。

1. 男性非淋菌性尿道炎　主要表现为尿道内不适、刺痛及烧灼感，并伴有不同程度的尿频、尿急、尿痛，疼痛较淋病轻。尿道口轻度红肿并有浆液性或黏液脓性分泌物，稀薄而量少，长时期不排尿或晨尿前可见尿道口分泌物污染内裤及尿道口"糊口"现象。分泌物少者仅于晨起挤压尿道才流出少量黏液，有的患者症状不明显，部分病人无症状。

男性 NGU 患者易并发附睾炎、前列腺炎及 Reiter 综合征，还可合并不育症、急性尿路综合征等。

2. 女性非淋菌性尿道炎　女性患者尿道炎症状常不明显，仅有轻度的刺激症状或完全无症状。可有尿急、尿频及排尿困难，但无或有轻微的尿痛。尿道口潮红肿胀，压迫尿道可有少量淡黄色分泌物。宫颈是主要的感染部位，主要症状为黏液脓性宫颈内膜炎（MPC），表现为宫颈外翻、充血、水肿、糜烂，其表面的肥大性滤泡是宫颈炎的特有外观。可出现白带增多及性交后出血。

女性非淋菌性尿道炎患者易并发输卵管炎、子宫内膜炎、前庭大腺炎，也可合并宫外孕、不孕症及急性尿路综合征等。

【辅助检查】

1. 涂片和培养　除外淋球菌感染。

2. 男性尿道分泌物涂片　革兰染色查多形核白细胞，在 1000 倍镜下平均每个视野≥5 个为阳性。

3. 女性宫颈黄色黏液脓性分泌物涂片　革兰染色查多形核白细胞，在 1000 倍镜下平均每个视野 >10 个为阳性。

4. 晨尿或排尿间隔 3 小时以上的尿液沉渣涂片　革兰染色查多形核白细胞，在 400 倍镜下平均每个视野≥15 个为阳性。

5. 尿白细胞脂酶试验（LET） 阳性。

6. 病原体检测 可选用细胞培养、直接免疫荧光、酶免疫测定及 PCR 检查等方法检出衣原体、支原体及其他引起非淋菌性尿道炎的病原体。

【诊断与鉴别诊断】

1. 诊断 非淋菌性尿道炎的诊断依据为：①有不洁性交史或配偶感染史；②典型表现男性以尿道炎为主，女性以宫颈炎为主，不典型者症状轻微或无症状；③实验室检查见到多形核白细胞并排除淋球菌感染即可作出初步诊断，病原学检查可检出衣原体、支原体及其他引起非淋菌性尿道炎的病原体。

2. 鉴别诊断

非淋菌性尿道炎需与淋菌性尿道炎相鉴别，见表 5－5－1。

表 5－5－1　非淋菌性尿道炎与淋菌性尿道炎的鉴别

	非淋菌性尿道炎	淋菌性尿道炎
潜伏期	7～21 天	3～5 天
尿痛	轻微或不痛	多见
全身症状	无	偶见
尿道分泌物	量少，多为黏液状	量多，脓性
镜检	可见多形核白细胞，无双球菌	革兰阴性，双球菌
培养	沙眼衣原体或其他微生物	淋球菌

【治疗】

1. 初发非淋菌性尿道炎病例 选用多西环素 100mg，口服，每日 2 次，连服 7～10 天；或阿奇霉素 1g，1 次顿服，需在饭前 1 小时或饭后 2 小时服用；或红霉素 500mg，口服，每日 4 次，连服 7 天；或琥乙红霉素 800mg，口服，每日 4 次，连服 7 天；氧氟沙星 300mg，口服，每日 2 次，连服 7 天；米诺环素 100mg，口服，每日 2 次，连服 10 天。

2. 复发性或持续性非淋菌性尿道炎病例 选用甲硝唑 0.2g 单次口服，加红霉素 500mg，口服，每日 4 次，共用 7 天；或琥乙红霉素 800mg，口服，每日 4 次，连服 7 天。

3. 孕妇 MPC 病例 禁用多西环素和氧氟沙星，可选用红霉素 500mg，口服，每日 4 次，共用 7 天；或红霉素 250mg，口服，每日 4 次，共 14 天；或阿奇霉素 1g，1 次顿服；或乙琥红霉素 800mg，口服，每日 4 次，共用 7 天。

4. 新生儿衣原体性眼结膜炎 可用红霉素干糖浆粉剂，剂量为每日 50mg/kg，分 4 次口服，连服 2 周。如有效，再延长 1～2 周。用 0.5% 红霉素眼膏或

1%四环素眼膏，出生后立即滴入眼中，有一定预防衣原体感染的作用。

治愈标准：自觉症状消失，无尿道分泌物，尿沉渣无白细胞。在判愈时，一般不作病原体培养。分子生物学方法可查出死菌的抗原和DNA，因此不能用来判愈。

第五节　尖锐湿疣

尖锐湿疣（condyloma acumintum，CA）是由人类乳头瘤病毒（human pilloma virus，HPV）引起的生殖器、会阴、肛门部位皮肤黏膜的良性赘生物，与生殖器癌的发生密切相关。

【病因与发病机制】

病原体HPV属DNA病毒，有40多种抗原型，其中主要是HPV-6、HPV-11、HPV-16、HPV-18与本病有关。人是HPV的唯一宿主，主要感染人类皮肤黏膜上皮细胞，而不产生系统感染。HPV-16和HPV-18与宫颈癌等肿瘤的发生关系密切，称为高危型HPV。

【流行病学】

1. 传染源　尖锐湿疣患者及HPV携带者。

2. 传播途径　主要是通过性接触传播。

3. 流行情况　尖锐湿疣好发于性活跃的中青年，是最常见的性病之一。

【临床表现】

潜伏期为1~8个月，平均为3个月。

尖锐湿疣好发于男性的冠状沟、龟头、包皮、系带、尿道口及阴茎体、阴囊，同性恋者可发生于肛周及直肠。女性则发生于大小阴唇、阴蒂、阴道和宫颈，偶有发生于腋下、腹股沟、乳房下等部位。初起为淡红色柔软的小丘疹，以后逐渐增大、增多，部分融合呈乳头状、菜花状和鸡冠状。有的形成大的斑块，表面呈皮肤色、粉红色或污秽色，可有痒感。偶有糜烂、渗出及继发感染，尤以肛周为甚。阴道和宫颈的尖锐湿疣可引起白带增多、性交疼痛。

HPV的亚临床感染可单独存在，也可与尖锐湿疣并发，其病损主要有3种形态：①微小的无蒂疣；②微小的无症状突起；③外观正常的斑状病损。

少数CA为潜伏感染，局部黏膜外观正常，醋酸白试验阴性，通过分子生物学方法可检到 HPV 的存在。

【辅助检查】

1. 醋酸白试验 用棉签或纱布浸湿 3% ~5% 醋酸液敷于疣体局部 3 ~5 分钟，CA 损害表面呈灰白色，边界清楚，可区别于周围正常组织。醋酸纱布移开后，这种白色可持续数分钟至十余分钟自行消退。较小的损害或 HPV 的亚临床感染，使用放大镜或阴道镜观察会更加清晰明显。

2. 甲苯胺蓝试验 用纱布蘸取蒸馏水，轻轻擦洗试验部位，去除局部黏液及异物。待皮损干燥后，用棉签蘸取 1% 的甲苯胺蓝染色液（甲苯胺蓝 1g、10% 醋酸 10ml、无水酒精 4ml、蒸馏水 86ml），均匀涂在皮损及其周围正常皮肤上。待染色液干燥后，再用 1% 醋酸脱色剂（配制方法同染色液，但不加甲苯胺蓝）清擦，未清擦掉而留有蓝色染色者为阳性。本方法简便，染色清晰，持续时间长，并且不需要阴道镜，结果可直接肉眼观察。

3. 组织病理 表皮角化不全，棘层高度肥厚，表皮突增厚和延长，呈乳瘤样增生，棘细胞和基底细胞有部分核分裂，颇似癌变，但细胞排列规则，且上皮细胞与真皮之间境界清楚。比较有特点的是颗粒层和棘层上部细胞明显空泡形成，此种空泡细胞比正常细胞大、胞浆着色淡，中央有大而圆、着色深的核。真皮水肿，毛细血管扩张及周围有慢性炎性细胞浸润。

【诊断与鉴别诊断】

1. 诊断 尖锐湿疣的诊断依据为：①有不洁性交史、配偶感染史或间接感染史；②有 CA 的形态学改变；③大部分患者无自觉症状，仅少数患者有瘙痒、异物感、压迫感、疼痛感、出血或女性白带增多；④醋酸白试验或甲苯胺蓝试验阳性；⑤皮损活检有 HPV 感染特征性空泡细胞的病理学变化特点，必要时皮损活检中抗原或核酸检测显示有 HPV。

2. 鉴别诊断

（1）扁平湿疣：扁平而湿润的丘疹，表面光滑，成片或成簇分布，损害内可找到梅毒螺旋体，梅毒血清反应强阳性。

（2）女阴假性湿疣：为一良性乳头瘤，可能为生理变异或与白色念珠菌感染或阴道分泌物刺激有关。主要发生于 20 ~30 岁妇女的小阴唇内侧和阴道前庭。皮损为 1 ~2mm 光滑丘疹，群集分布，表面光滑如鱼子状，多无自觉症状。

（3）珍珠状阴茎丘疹病：本病可能是一种生理变异，为直径 1 ~3mm 的半透明丘疹，呈珍珠状、半球形、圆锥形或不规则形，基本上为正常皮色，好发于龟头边缘，沿冠状沟排列成一至数行，背侧较两侧更为明显，偶尔散发在龟头及系带上，质较硬，互不融合。无自觉症状。

【治疗】

尖锐湿疣治疗的目的是去除疣体，改善症状和体征，而不是根除 HPV。任何手段都还不能完全根除 HPV 的感染。本病有一定的自限性，同时又有部分病例治愈后复发；因此，在选择治疗手段时要注意选择既有效，又简便安全，且避免瘢痕形成的方法。同时，对可能伴发的其他性传播疾病也应及时诊治。

1. 外用药物治疗

（1）0.5%足叶草毒素酊（0.5%鬼臼毒素酊）：每日 2 次，连用 3 日，停药 4 日，为 1 个疗程。可用 1～3 个疗程。任何部位的尖锐湿疣，包括男性尿道内及女性阴道内的尖锐湿疣均可用此药，效果好。本品有致畸作用，孕妇禁用。

（2）10%～25%足叶草酯酊：每周 1 次，搽药 2～4 小时后洗去，注意保护损害周围的正常皮肤黏膜。用药 6 次未愈则应改用其他疗法。本品有致畸作用，孕妇禁用。

（3）50%三氯醋酸溶液或二氯醋酸：每日 1 次，通过对蛋白的化学凝固作用而破坏疣体。用药 6 次未愈则应改用其他疗法。

（4）5－氟尿嘧啶（5－FU）软膏：每日 1 次，勿接触正常皮肤和黏膜。孕妇禁用。

（5）5%咪喹莫特（imiquimod）霜：用药 6～10 小时后洗掉，每周 3 次，最多使用 16 周。此药为外用免疫调节剂，通过刺激局部产生干扰素及其他细胞因子而起作用。

（6）木贼、香附、板蓝根、山豆根、明矾、百部、苦参、蛇床子各 30g，煎水洗患部。

2. 物理疗法

（1）激光治疗：采用 CO_2激光治疗，用于多发性疣及尿道内疣。

（2）冷冻治疗：采用液氮冷冻，相对价廉，治愈率为 63%～88%。

（3）电灼治疗：有效率约 94%，复发率约 22%。

（4）手术治疗：适用于单发或巨大尖锐湿疣。

3. 内用药物　可选择干扰素、IL－2 及抗病毒药物等。

4. 中医疗法

（1）湿热蕴结型：证见赘生物色灰褐或淡红，质地软，表面秽浊潮湿，触之易出血，恶臭。小便色黄或不畅，苔黄腻，脉滑或弦数。治宜清热利湿，祛毒散结。方用萆薢 10g，归尾 12g，牡丹皮 12g，牛膝 15g，防己 10g，木瓜 12g，薏苡仁 20g，秦艽 10g，黄柏 10g，苦参 20g，土茯苓 30g，大青叶 15g。

（2）瘀血阻滞型：证见赘生物淡红色，易出血，表面有大量秽浊黄白分泌物，恶臭，瘙痒，疼痛，小便色黄而少，口渴欲饮，大便干结，舌红，苔黄，脉滑数。治宜活血化瘀，解毒散结。方用桃仁 10g，红花 10g，穿山甲 10g，皂刺 10g，珍珠母 30g，赤芍 10g，香附 10g，败酱草 30g，板蓝根 30g，土茯苓 30g，炙甘草 6g。

第六节　艾滋病

艾滋病又称获得性免疫缺陷综合征（acquired immunodeficiency syndrome，AIDS），是由人类免疫缺陷病毒（human immunodeficiency virus，HIV）感染引起的以严重免疫缺陷为主要特征的 STD，临床以淋巴结肿大、厌食、慢性腹泻、体重减轻、发热、乏力等全身症状起病，继而出现各种机会性感染、恶性肿瘤和神经系统损害。本病传播迅速，病死率极高。

【病因与发病机制】

HIV 属于 RNA 逆转录病毒，血清学分离出 HIV－Ⅰ型和 HIV－Ⅱ型。典型的病毒颗粒呈球形，直径约 100～140nm，外层为包膜，上有棘突，含有与宿主细胞结合的部位，内层为病毒衣壳，含有病毒编码的蛋白质 GP18、GP24，病毒核心有 2 条相同的单股 RNA 和逆转录酶。HIV－Ⅰ基因的两端是长末端重复序列（LTR），中间的主要基因：gag 基因与 env 基因编码逆转录病毒的结构蛋白，pol 基因编码逆转录酶与整合酶。HIV 对外界抵抗力较弱，离开人体后不易存活。HIV 对热敏感，60℃以上可迅速灭活。HIV 对许多化学物质也很敏感，常用的漂白粉、2%戊二醛溶液、6%过氧化氢、2%氯胺、4%福尔马林能杀死 HIV，但 70%酒精溶液与碳酸溶液对 HIV 作用不稳定。

HIV 进入人体血液后，可进入多种细胞，包括淋巴细胞、巨噬细胞、朗格汉斯细胞及中枢神经系统中的细胞，HIV 进入细胞内释放 RNA，并在逆转录酶的作用下转录为 DNA，与宿主细胞的染色体 DNA 整合。此后病毒 DNA 被宿主细胞的 RNA 多聚酶Ⅱ转录成病毒 mRNA，并翻译合成病毒所需的结构蛋白。RNA 与结构蛋白在细胞膜上重新装配新的病毒颗粒，通过芽生而释放。HIV 在繁殖过程中不断杀死宿主细胞，使 $CD4^+$T 淋巴细胞数目减少，单核吞噬细胞、B 淋巴细胞、$CD8^+$T 淋巴细胞和 NK 细胞等发生损伤，造成免疫功能缺陷，导致机体发生机会性感染、恶性肿瘤。

【流行病学】

1. 传染源　为 AIDS 患者和 HIV 携带者。

2. 传播途径　①性接触传播：包括同性恋和双性恋；②血液传播：包括血液、血液成分、血液制品污染传播，共用受 HIV 污染的注射器和针头（如静脉药瘾者），污染的组织器官移植；③母婴传播：感染 HIV 的母亲通过胎盘、产道、产后母乳喂养时传染给新生儿。

3. 流行情况　AIDS 在国际上流行是惊人的。HIV－Ⅰ是 AIDS 的主要流行型，HIV－Ⅱ主要在非洲少数国家局限性流行。2004 年我国报告艾滋病发病数为 3054 人，与 2003 年发病率比增加 116.78%，死亡数为 741 人，与 2003 年死亡率比增加 95.73%，死亡数居传染病的前四位；截至 2004 年底，中国累计报告 HIV 感染者约 4.6 万例，死亡患者近 2000 例。其流行范围广，疫情上升明显，从高危人群向一般人群传播，流行的危险因素广泛存在。

【临床表现】

1. 临床分期和系统表现　AIDS 的临床表现十分复杂，按病程发展分急性 HIV 感染、无症状 HIV 感染、持续性全身淋巴结肿大综合征（PGL）和 AIDS 四期。

（1）急性 HIV 感染：原发 HIV 感染后 1～2 周左右，小部分可出现发热、全身不适、头痛、厌食、恶心、肌痛、关节痛和淋巴结肿大，类似血清样症状。此时血液中可检出 HIV 及 P24 抗原，患者感染后至出现抗体的时间称为“窗口期”。由于 $CD8^+$T 细胞升高导致 CD4/CD8 的比例倒置，同时可出现血小板减少。一般症状持续 3～14 日后自然消失。

（2）无症状 HIV 感染：可由原发 HIV 感染或急性感染症状消失后而来，短至数月，长至 20 年，平均 8～10 年。临床上没有任何症状，感染者血清中可检出 HIV 以及 HIV 核心蛋白和包膜蛋白的抗体，具有传染性。

（3）PGL：部分患者可出现持续性淋巴结肿大并维持相当长的时间，也有些可以发展为 AIDS。主要表现为除腹股沟淋巴结以外，全身其他部位两处或两处以上淋巴结肿大。其特点是淋巴结肿大在 1cm 以上，质地柔软，无压痛，无粘连，能自由活动。活检淋巴结反应性增生。一般持续肿大 3 个月以上，部分患者淋巴结肿大 1 年以后逐渐消散，亦有再次肿大者。

（4）艾滋病：可出现 5 种表现：①体质性疾病：有发热、乏力、不适、盗汗、厌食、体重下降、慢性腹泻和易感冒等症状。除全身淋巴结肿大外，可有肝脾肿大。曾称为艾滋病相关综合征（ARS）。②神经系统症状：头痛、癫痫、进行性痴呆、下肢瘫痪等。③严重的临床免疫缺陷：出现各种机会性感染，如口腔念珠菌感染、卡氏肺囊虫肺炎、巨细胞病毒感染、疱疹病毒感染、弓形虫病、隐球菌脑膜炎和肺结核等。④因免疫缺陷而继发肿瘤：如卡波西肉瘤、非霍奇金病等。⑤免疫缺陷并发的其他疾病：如慢性间质性肺炎等。

2. HIV 感染的皮肤表现 90%的 HIV 感染者或 AIDS 患者在病程中可发生皮肤黏膜病变，可表现为非感染性皮损、感染性皮损和皮肤肿瘤。

（1）非感染性皮损：皮损多形性，可类似于脂溢性皮炎、鱼鳞病、毛发红糠疹、银屑病等，但通常病情更为严重。还可出现特异性皮炎、光敏性皮炎、玫瑰糠疹、荨麻疹、多形红斑及痤疮样皮损。

（2）感染性皮损：表现为各种病原微生物的感染，但病情较重。

①单纯性疱疹：常复发，皮损分布呈局限性或播散性，可累及口腔、生殖器、肛门等部位。

②带状疱疹：同性恋者常易出现，累及范围较大，可出现水疱、大疱、血疱，疼痛剧烈，极易感染引起脑炎、肺炎，甚至导致死亡。

③疣：传染性软疣好发于面颊、前额，短期内迅速发展；同性恋者肛门发生大的难治的尖锐湿疣。

④真菌感染：口腔念珠菌感染最常见，并可出现严重的浅部真菌感染，如泛发性体股癣、手足癣、多发性甲癣等；隐球菌感染常表现为疱疹样皮损，中枢神经系统易受累。

⑤细菌感染：可出现严重泛发性毛囊炎、多发性皮肤脓肿或疖。

（3）皮肤肿瘤

①卡波西肉瘤（Kaposi sarcoma，KS）：为 AIDS 标志性疾病之一，30%患者合并本病。好发于鼻尖、口腔黏膜、躯干、四肢等处；典型皮损为青红色或紫色的斑块结节。

②淋巴瘤：皮损无特异性，可为丘疹结节，诊断主要依靠病理检查。

③恶性素瘤：中老年人多发，一般可较早出现转移。

④鳞状细胞癌：病变进展较快，可累及结缔组织、软骨和骨膜，或转移到附近的淋巴结和内脏。

【辅助检查】

1. 常规检查 有不同程度的贫血和白细胞计数降低。常发现尿蛋白。

2. 免疫学检查 T 细胞绝对计数下降，$CD4^+$ T 细胞计数也下降［正常（0.8～1.2）$\times 10^9$/L］。$CD4^+/CD8^+ < 1.0$。对有丝分裂原的皮肤试验，如链激酶、植物血凝素等，常呈阴性反应。β_2微球蛋白和新蝶呤（neopterin）升高。

3. 血清学检查　HIV 抗体（ELISA、WB 法）或 HIV 抗原出现阳性。

【诊断与鉴别诊断】

1. 诊断

（1）临床诊断：急性感染期，可根据高危因素及类血清病的表现；慢性感染期则结合流行病学史属高危人群、伴严重机会性感染或机会性肿瘤及 $CD4^+/CD8^+$ 比例倒置等，应考虑本病可能，进一步作 HIV 抗体或抗原检测以确诊。高危人群存在下列情况两项或两项以上者应考虑 AIDS 的可能：①近期体重下降 10% 以上；②慢性咳嗽或腹泻 1 个月以上；③间歇或持续发热 1 个月以上；④全身淋巴结肿大；⑤反复出现带状疱疹或慢性播散性单纯疱疹感染；⑥口腔念珠菌感染。

（2）实验室诊断

①HIV－Ⅰ抗体检查：主要检查 P24 抗体和 gp120 抗体。一般 ELISA 连续两次阳性，再作免疫印迹法（WB）和固相放射免疫沉淀试验（SRIP）等来确诊。

②抗原检查：可用 ELISA 法测定 P24 抗原。

③应用 Northern biot 或 RT－PCR 法检测 HIV RNA：目前应用定量 PCR 试验或支链 DNA 分析来作 HIV 定量，这不仅对诊断和估计预后有帮助，而且可作抗病毒治疗的疗效考核。

2. 鉴别诊断

（1）特发性 $CD4^+$T 淋巴细胞减少症：目前国外发现少数 $CD4^+$T 淋巴细胞减少和并发严重机会性感染的患者，但通过各种检查没有发现 HIV－Ⅰ或 HIV－Ⅱ感染。鉴别主要依靠 HIV－Ⅰ和 HIV－Ⅱ病原学检查。

（2）继发性 $CD4^+$T 淋巴细胞减少：主要见于肿瘤和自身免疫性疾病，经化疗或免疫抑制治疗以后。详细询问病史有助于鉴别。

【治疗与预防】

1. 治疗　目前对本病尚无特效的治疗方法，通过临床实践证实关键在于早期抗病毒治疗。

（1）抗 HIV 治疗

①核苷类逆转录酶抑制剂：如齐多夫定（Zidovudin，ZDV，AZT）每日 500mg，双脱氧肌苷（dideoxyinosine，DDI）每日 200～400mg，拉米夫定（lamivudine，3TC）每日 150mg。

②非核苷类逆转录酶抑制剂：如奈非雷平（nevirapine）每日 1600mg，台拉维定（delavirdin）每日 1200mg。

③蛋白酶抑制剂：如沙奎那韦（saquinavir）每日800mg，英地那韦（indinavir）每日1600mg，奈非那韦（nelfinavir）每日2250mg，利托那韦（ritonavir）每日200mg。

目前主张联合用药，称为高效抗逆转录病毒治疗（high active anti - retroviral therapy，HAART），常用三联或四联，以上三类药物联合，或2种核苷类逆转录酶抑制剂和1种非核苷类逆转录酶抑制剂，或2种核苷类逆转录酶抑制剂和1种蛋白酶抑制剂等。

（2）免疫调节治疗：可用α - 干扰素、白细胞介素 - 2、丙种球蛋白、粒细胞 - 巨噬细胞集落刺激因子及粒细胞集落刺激因子等。

（3）支持和对症治疗：包括输血和营养支持疗法，补充维生素，特别是维生素 B_{12} 和叶酸。

（4）并发症的治疗：机会性感染的患者针对病原微生物采用相应敏感药物进行治疗，卡波西肉瘤采用皮损内注射长春新碱、放射治疗和联合治疗。

（5）中医药治疗：近年来发现多种中药对HIV有抑制作用，如紫花地丁、甘草素、天花粉蛋白等；人参、当归、女贞子等能提高机体的免疫功能，可辨证使用，以减轻临床症状，提高患者的生存质量。

2. 预防

（1）控制传染源：病人及无症状病毒携带者应注意隔离。患者的血、排泄物和分泌物应进行消毒。

（2）切断传播途径：①加强宣传教育，普及艾滋病的预防知识；②严格检查血液制品，确保安全的血液供应；③积极开展禁毒工作，禁止静脉药瘾者共用注射器、针头；④提倡安全性行为，取缔娼妓，禁止性乱交；⑤严格医院消毒制度，应用一次性注射器，防止医源性感染。

（3）保护易感人群：①限制HIV感染者结婚；②HIV感染的女性应避免妊娠，所生婴儿应避免母乳喂养。

第六章　传染病

第一节　概　述

传染病是由病原微生物和寄生虫感染人体后引起的具有传染性的疾病。引起传染病的病原微生物有朊毒体、病毒、立克次体、衣原体、支原体、细菌、真菌、螺旋体等；引起传染病的寄生虫有蠕虫和原虫，常见的蠕虫有蛔虫、钩虫、蛲虫等，常见的原虫有阿米巴原虫、黑热病原虫等。传染病学是研究传染病在人体内外环境中发生、发展、传播和防治规律的科学。由于传染病能在人群中传播并造成流行，故对人类健康和生命有极大的危害。因此，了解传染病的基本知识，学习常见传染病的病原学、流行病学、发病机制、病理、临床表现、辅助检查、诊断及鉴别诊断、治疗和预防，具有十分重要的意义。

（一）传染的概念与传染的结局

1. 传染的概念　传染又称感染，是指病原体进入人体，与人体相互作用、相互斗争的过程。

2. 传染的结局　致病性病原体到达人体后，便开始了入侵，与此同时，人体的防御机制也开始了反入侵的斗争。由于致病性病原体的数量、毒力、入侵途径的不同和人体抵抗力强弱的差异，可产生以下5种不同的结局：

（1）病原体被消灭或阻于体外：由于人体非特异性免疫和特异性免疫的作用，使得侵入的病原体立即被消灭或阻止在体外，不会造成人体的任何损害。例如：通过口入侵的痢疾杆菌可被胃酸完全杀死；破伤风杆菌可因皮肤完整（未破损）而被机械性阻挡在体外；麻疹病毒侵入血液后可被特异性免疫抗体结合而破坏。

（2）病原携带状态：病原体侵入人体后，在某些特定部位生长繁殖，人体的免疫系统不能将其消灭，但病原体对机体也不能造成明显的损害，此时机体无临床表现，但可不断向体外排出病原体。按其携带病原体的种类不同，可分为带病毒者、带菌者、带虫者。例如：乙型肝炎病毒携带者、伤寒沙门菌携带者、阿米巴原虫携带者；按其携带病原体时间的长短，可分为急性病原携带者和慢性病原携带者，携带时间在6个月以下为急性病原携带者，携带时间在6个月以上为慢性病原携带者；发生于显性感染潜伏期的病原携带者为潜伏期病原携带者，发生于显性感染之后的病原携带者为恢复期病原携带者，发生于隐性感染之后的病原携带者为健康病原携带者。

（3）潜伏性感染：病原体侵入人体后，在人体的某些特定部位潜伏下来，但无病原体排出体外。人体的免疫系统不能将其消灭，但可使其局限化而不引起机体的组织损害。当机体免疫力下降时，病原体迅速繁殖，造成机体组织损害，出现临床表现，形成显性感染。例如：单纯疱疹、带状疱疹、结核病、疟疾等。

（4）隐性感染：隐性感染又称亚临床感染，是指病原体侵入人体后，由于其致病力弱（数量少、毒性低等）或机体的抵抗力强，只引起组织轻微损害即被消灭，临床上无任何表现。通过隐性感染，诱发了机体的特异性免疫应答，故病后可获得程度不同的免疫力。在传染病流行期间，很多人仅有隐性感染，少数人出现显性感染。

（5）显性感染：又称临床感染，即出现传染病。病原体侵入人体后，一方面引发机体的免疫反应产生对抗，另一方面病原体本身的致病力或通过机体的免疫反应造成机体组织的明显损害，出现临床症状。显性感染过程结束后，多数病原体被完全消灭或清除；少数转化为病原携带者，称恢复期病原携带者，如伤寒沙门菌携带者。

一般说来，上述5种结局中，以隐性感染最常见，病原携带状态次之，显性感染最少见。

（二）传染病的流行过程

传染病在人群中发生、发展和转归的过程称为传染病的流行过程。研究和了解传染病的流行过程对传染病的预防和治疗具有重要的意义。

1. 传染病流行过程的三个基本环节 传染病在人群中发生、发展和转归的三个基本环节是：传染源、传播途径和易感人群。

（1）传染源：体内有病原体生长、繁殖并不断将其排出体外的人和动物。

传染源包括四种：①传染病病人；②隐性感染者；③病原携带者；④受感染的动物，包括患病动物和病原携带动物。

（2）传播途径：病原体从传染源到达易感人群所经过的途径。不同的传染病其传播途径也不相同。一种传染病可以仅有一条传播途径，也可以有多条传播途径。常见的传播途径有：

1）空气、飞沫、尘埃：这是呼吸道传染病的主要传播途径，如流行性感冒、麻疹、流行性脑脊髓膜炎等。

2）水、食物、苍蝇：这是消化道传染病的主要传播途径，如细菌性痢疾、伤寒、甲型病毒性肝炎等。

3）日常生活接触：是指通过手等直接接触和通过被污染的玩具、毛巾等间接接触引起的传播。水痘、乙型病毒性肝炎、沙眼等可通过该途径传播。

4）吸血节肢动物：常见的传播疾病的吸血节肢动物有蚊、蚤、白蛉、蜱、恙虫等，可传播疟疾、斑疹伤寒、森林脑炎等。

5）血液、体液、血制品：乙型病毒性肝炎、丙型病毒性肝炎、梅毒、艾滋病等可通过该途径传播。

6）土壤：破伤风、炭疽、钩虫病等可通过该途径传播。

另外，母体通过血液或产道等将传染病传播给胎儿或新生儿，称为母婴传播或垂直传播。淋病、梅毒等可发生母婴传播或垂直传播。

（3）易感人群：对某一传染病无特异性免疫力的人群称易感人群。大量易感人群的存在容易造成传染病的流行。普遍推行人工自动免疫减少易感人群是目前我国采取的控制传染病的积极有效的方法。

2. 传染病流行过程的影响因素

（1）自然因素：自然环境中的各种因素，包括地理、气候和生态等条件对流行过程的发生和发展有着重要的影响。寄生虫病和虫媒传染病对自然条件的依赖性尤为明显。传染病的地区性和季节性与自然因素有密切关系，例如，我国北方有黑热病地方性流行区，南方有血吸虫病地方性流行区，乙型脑炎的严格夏秋季发病分布，都与自然因素有关。自然因素可直接影响病原体在外环境中的生存能力，例如，钩虫病少见于干旱地区。机体非特异性免疫力的降低也可促进流行过程的发展，寒冷可减弱呼吸道抵抗力，炎热可减少胃酸的分泌等。某些自然生态环境为传染病在野生动物之间的传播创造了良好条件，如鼠疫、恙虫病、钩端螺旋体病等，人类进入这些地区时亦可被感染，称为自然疫源性传染病或人兽共患病。

（2）社会因素：包括社会制度、经济和生活条件、文化水平等，对传染病流行过程有决定性的影响。

（三）传染病的特征

1. 基本特征　传染病与其他疾病的主要区别在于其有以下四个基本特征：

（1）有特异的病原体：每一种传染病都是由其本身特异的病原体引起的，例如：伤寒沙门菌引起伤寒，痢疾杆菌引起痢疾，麻疹病毒引起麻疹，阿米巴原虫引起阿米巴痢疾，钩虫引起钩虫病等。

（2）有传染性：是指传染病病人排出的病原体能够通过某种途径感染其他机体。传染病病人有传染性的时期称为传染期，每一传染病的传染期相对固定，根据传染期确定传染病的隔离期。例如：流行性乙型脑炎从发病起隔离至体温降至正常；麻疹从发病之日起隔离至退疹时或出疹后 5 天；戊型肝炎自发病之日起隔离 3 周等。

（3）有流行病学特性：主要包括流行性、地方性和季节性。流行性是指病原体能够在人群中连续传播的能力，根据流行强度可分为散发、流行、大流行、暴发流行。散发是指某一传染病在某一地区维持在近年来发病率的一般水平；流行是指某一传染病在某一地区发病率显著高于近年来发病的一般水平；某一传染病流行范围超出国界或洲界称为大流行；某一传染病在某一地区短时间内集中出现大量病例称为暴发流行。地方性是指某些传染病有相应的地域分布，主要与某些传染病的病原体适应于某一地区的生存条件有关。例如：我国长江流域及其以南的江苏、浙江、安徽、江西、湖北、湖南、广东、广西、福建、四川、云南、上海 12 个省、市、自治区适宜于血吸虫的中间宿主钉螺繁殖，故血吸虫病集中在这些地区；我国的贵州、云南等热带地区适宜于疟原虫的中间宿主蚊子繁殖，故疟疾在这一带发病率显著增高。季节性是指某些传染病有明显的季节分布，例如：冬末春初为呼吸道传染病的高发季节，易发生麻疹、流行性感冒、流行性脑髓脊膜炎等；夏秋季为消化道传染病的高发季节，易发生细菌性痢疾、伤寒、霍乱等。另外，传染病在人群中的分布不同也是传染病的流行病学特性之一，例如：伐木工人易发生森林脑炎，牧民易发生布氏菌病、绦虫病等，农民易发生钩虫病等。

（4）有感染后免疫：人体感染病原体后，激发机体特异性免疫系统而产生特异性免疫。感染后免疫属自动免疫，流行性腮腺炎、流行性乙型脑炎、伤寒等可获得持久免疫或终身免疫；细菌性痢疾、钩端螺旋体病、阿米巴痢疾等获得的保护性免疫维持时间较短，仅为数月至数年；流行性感冒维持时间很短；蠕虫性传染病，如血吸虫病、钩虫病、蛔虫病等，通常不产生保护性免疫，因而往往重复感染。

2. 临床特征

（1）病程发展的阶段性：传染病的发病过程通常分为四个阶段。

1）潜伏期：从病原体侵入人体至出现非特异性临床表现的这一段时间。每一种传染病的潜伏期都有一个范围，是检疫工作观察、留验接触者的重要依据。

有的潜伏期很短，如沙门菌食物中毒为2～24小时，流行性感冒平均为1～3天；有的潜伏期较长，如乙型病毒性肝炎平均为2～3个月；有的范围跨度很大，如艾滋病为9天至10年以上，狂犬病为5天至10年以上。

2）前驱期：从出现非特异性临床表现至出现特异性临床表现（明显症状）之前的这段时间。一般持续1～3天。例如麻疹出疹前的上呼吸道症状、眼结膜炎症状均属于前驱期表现。

3）症状明显期：指出现本病特异性临床表现的这段时间。例如：麻疹的出疹期，流行性腮腺炎的腮腺肿大期，狂犬病的兴奋期等。

4）恢复期：从临床表现基本消失至恢复到发病前状态的这段时间。部分病人可能遗留后遗症，不能恢复至发病前状态。

5）复发与再燃：传染病人已进入恢复期，在稳定一段时间后，因潜伏于体内的病原体再度繁殖，使初发病的症状再度出现，称为复发，见于伤寒、疟疾、细菌性痢疾等。传染病人进入恢复期，体温尚未稳定降至正常，再度发热，称为再燃。

（2）临床分型：根据起病情况和病程，某一传染病可分为急性、亚急性、慢性。例如：急性乙型肝炎是指起病较急、病程在半年之内的，病程超过半年以上的则称为慢性乙型肝炎；起病急，病程在2个月以内的称为急性细菌性痢疾，超过2个月的则称为慢性细菌性痢疾。根据病情严重程度，某一传染病可分为轻型、中型、重型、极重型（暴发型），例如：流行性乙型脑炎可分为轻型（发热38℃～39℃，神志清楚，无抽搐）、中型（发热39℃～40℃，嗜睡或昏迷，偶有抽搐）、重型（发热40℃以上，昏迷，反复或持续抽搐，可有肢体瘫痪或呼吸衰竭）、极重型（体温1～2天内升至40℃以上，深度昏迷，迅速出现中枢性呼吸衰竭、脑疝而死亡，少数幸存者遗留严重并发症）。根据临床是否明显表现出本病的特征性表现，某一传染病又分为典型和非典型，前者出现本病的典型表现；而后者则表现不典型，可很轻或极严重，如伤寒的轻型、逍遥型。

（3）临床表现

1）发热：发热是许多传染病共同具有的表现，但不同的传染病其发热的程度和热型不同。按发热程度可分为低热、中等度热、高热和超高热。不同的疾病可表现为不同的热型，对诊断有一定的价值。例如：伤寒常为稽留热，疟疾常为间歇热，布鲁菌病多为波状热，回归热表现为回归热，黑热病表现为双峰热等。

2）皮疹：皮疹是许多传染病常有的表现，但皮疹的形态、颜色及出现部位、数目等表现各异。根据皮疹形态可分为斑疹、丘疹、斑丘疹、玫瑰疹、疱疹、淤点等。例如：麻疹的皮疹呈淡红色斑丘疹，伤寒可在腹部出现玫瑰疹，水痘可出现疱疹，流行性脑脊髓膜炎出现淤点等。

3）感染中毒症状：由病原体产生的毒素及代谢产物引起。常见的表现有乏力、肌肉酸痛、头痛、恶心、呕吐、食欲不振等，严重者出现感染性休克、脑中毒等。

4）单核－巨噬细胞系统表现：病原体及代谢产物刺激单核－巨噬细胞系统引起，表现为肝、脾、淋巴结肿大。

（四）传染病的诊断

对传染病作出早期、正确的诊断，患者既能得到及时、有效的治疗，又能尽早隔离，防止扩散。特别是鼠疫、霍乱等烈性传染病以及艾滋病，首例诊断尤其重要。其诊断根据下列三方面资料进行综合分析。

1. 流行病学资料 是参考依据，包括年龄、籍贯、职业、地区、季节、传染病接触史、预防接种史、卫生习惯及当时当地的疫情动态等。

2. 临床表现 根据潜伏期长短、起病的缓急、特殊症状、发热特点、皮疹特征、中毒症状等，结合病史及体格检查的发现进行综合分析可作出初步诊断。

3. 辅助检查 在诊断上有时起到决定性作用。

（1）常规检查：包括血常规（以观察白细胞总数及分类的变化为主）、尿常规和粪常规等。

（2）病原体检查：①直接检查：在一般显微镜下找到某些传染病的病原体而确诊，如脑膜炎奈瑟菌、疟原虫、微丝蚴、寄生虫卵等可直接在镜下查到，也可通过肉眼发现，如大便中的蛔虫；②病原体分离：根据不同疾病采集血、尿、粪、鼻咽分泌物、皮疹渗出液、脑脊液、骨髓以及活检组织等标本进行培养或分离鉴定。细菌一般采用普通培养基或特殊培养基进行培养，但病毒及立克体必须在活组织细胞内增殖后才能分离出来；③分子生物学检测：是病原学检测的发展方向，如核素^{32}P或聚合酶链反应（PCR）技术的应用等。

（3）免疫学检查：是目前常用的诊断方法，可用已知抗原检测未知抗体，也可用已知抗体检测未知抗原。免疫学检查包括：①血清学检查：如凝集试验、沉淀试验、补体结合试验、中和试验、免疫荧光检查、放射免疫测定、酶联免疫吸附试验等；②皮肤试验：常用于某些寄生虫病的流行病学调查；③细胞免疫功能检查：可了解机体的免疫状态，如用于艾滋病的诊断和预后判断。

（4）其他：活体组织、生物化学、分子生物学、计算机断层扫描（CT）等检查，对许多传染病都有一定辅助诊断价值。

（五）传染病的治疗

强调早期隔离治疗，做到治疗与预防相结合，病原治疗与支持、对症治疗相结合，西医治疗和中医治疗相结合。

1. 一般治疗　按规定进行消毒、隔离，做好基础护理和心理治疗，病室保持安静清洁，空气流通新鲜，保证足够热量供应，对进食困难的患者需喂食、鼻饲或静脉补给必要的营养品。

2. 病原治疗　采用有效的药物杀灭病原体是控制传染病最根本、最有效的治疗措施。例如：使用喹诺酮类药物、丁胺卡那霉素、复方新诺明等杀灭痢疾杆菌；使用青霉素杀灭钩端螺旋体；使用甲硝唑、替硝唑等杀灭阿米巴原虫；使用甲苯咪唑等驱蛔虫、蛲虫等；使用金刚烷胺等抗甲型流感病毒等。

3. 对症与支持治疗　采取一定措施控制症状、减轻病人痛苦、挽救病人生命，包括降温、止痛、强心、利尿、制止抽搐、纠正酸碱失衡及电解质紊乱、补充血容量、吸氧、辅助呼吸等。

4. 中医中药及康复治疗　传染病在祖国医学中大多属“温病”范畴，常采用卫、气、营、血辨证以及解表宣肺、清气泻下、清营开窍、滋阴化瘀的施治原则。许多中药方剂具有抗菌、抗病毒及调节免疫功能的作用，如银翘散、桑菊饮、白虎汤、至宝丹、牛黄安宫丸等。对有后遗症者可用针灸、理疗等促进康复。

（六）传染病的预防

针对传染病流行的三个基本环节，采取综合性预防措施。

1. 管理传染源　包括对患者、病原携带者及感染动物的管理。对患者要求早发现、早诊断、早报告、早隔离、早治疗。报告的法定传染病有甲、乙、丙三大类共 35 种。

甲类：鼠疫、霍乱。为强制管理传染病，城镇须在发现后 6 小时之内上报卫生防疫机构，农村不得超过 12 小时。

乙类：病毒性肝炎、细菌性和阿米巴痢疾、伤寒与副伤寒、艾滋病、淋病、梅毒、脊髓灰质炎、麻疹、百日咳、白喉、流行性脑脊髓膜炎、猩红热、流行性出血热、狂犬病、钩端螺旋体病、布鲁菌病、炭疽、流行性和地方性斑疹伤寒、流行性乙型脑炎、黑热病、疟疾、登革热、肺结核、新生儿破伤风。上述传染病须在发现后 12 小时内上报卫生防疫机构。

丙类：血吸虫病、丝虫病、包虫病、麻风病、流行性感冒、流行性腮腺炎、风疹和除霍乱、痢疾、伤寒和副伤寒以外的感染性腹泻病、急性出血性结膜炎。前三者应上报有关卫生防疫机构，其他为监测管理传染病。

对病原携带者的管理，要及时发现并进行必要的治疗。对传染病接触者的管理，根据具体情况进行医学观察或留验。对动物传染源，有经济价值的应隔离治疗，无经济价值的应予以杀灭。

2. 切断传播途径 根据传染病的不同传播途径，采取相应的防疫措施。肠道传染病需床边隔离，吐泻物消毒，作好饮食、水源及粪便管理，消灭苍蝇，加强个人卫生；呼吸道传染病，应开窗通风，空气消毒，个人戴口罩；虫媒传染病，采用药物或其他措施进行防虫、杀虫、驱虫。

3. 保护易感人群 主要是提高人群的免疫力。通过加强营养、改善生产生活条件、锻炼身体等增强非特异性免疫力；通过预防接种增强特异性免疫力，这是目前人类预防传染病最有效、最实用的方法，已取得了巨大的成功。另外，在传染病流行期间或疫情紧急时，可采用药物预防。

第二节　流行性感冒

流行性感冒，简称“流感”，是由流感病毒引起的急性呼吸道传染病。起病急，以发热、全身肌肉酸痛及软弱乏力等中毒症状较重，而呼吸道症状较轻为临床特征。流感病毒分甲、乙、丙三型，分别引起甲、乙、丙型流感，以甲型流感对人类威胁性最大。

【病原学】

流感的病原体为流感病毒。流感病毒属正黏液病毒，含单股 RNA，外观呈球型，直径 80～120nm。该病毒对热较敏感，56℃30 分钟、100℃1 分钟均可灭活，对紫外线和常用消毒剂亦很敏感，但在低温环境下较为稳定，4℃可存活 1 月余。根据其内部和外部抗原结构不同可分为甲、乙、丙三型。甲型流感病毒表面抗原易发生变异形成新的亚型，人群对此缺乏特异性免疫力，故甲型流感易发生暴发、流行或大流行。乙型流感常呈小流行。丙型流感多为散发。

【流行病学】

1. 传染源 本病传染源为患者和隐性感染者，病人从潜伏期末即开始排毒，病初 2～3 日传染性最强。

2. 传播途径 主要经飞沫传播。

3. 易感人群 人群对本病普遍易感，青壮年及学龄儿童发病率高，病后可获得特异性免疫力，但不持久。

【发病机制】

流感病毒可侵入呼吸道的上皮细胞内进行复制，借病毒神经氨酸酶的作用而释出，再侵犯邻近细胞使感染扩散，引起呼吸道炎症及全身中毒反应。病毒一般仅在局部增殖，不侵入血液，故不发生毒血症。

【病理】

单纯型流感病变主要在上呼吸道黏膜，可见黏膜充血、水肿，纤毛上皮细胞变性、坏死、脱落，但基底细胞正常，约2周恢复。流感病毒性肺炎的肺组织充血、水肿，气管、支气管内有血性分泌物，黏膜下有灶性出血、水肿及轻度的炎症细胞浸润。

【临床表现】

潜伏期约1～3日，最短者仅数小时。

1. 典型流感　又称单纯型流感，最常见。起病急，畏寒发热，体温可达39℃～40℃，头痛，全身肌肉酸痛，疲乏无力，并有轻度鼻塞、流涕、咽痛、干咳等呼吸道症状，胸骨后有灼热感。有时有恶心、腹泻等。检查可见面颊潮红，眼结膜及咽部轻度充血。上述表现多于1～2日内达高峰，3～4日内体温下降，其余症状随之减轻或消失，但乏力及咳嗽可持续2周以上。

2. 轻型流感　症状轻，发热不高，2～3日即愈。

3. 肺炎型流感（又称原发性流感病毒性肺炎、原发性肺炎型流感）　较少见。主要见于年老体弱者、婴幼儿、孕妇及原有心肺疾病者。初起与单纯型流感相似，1～2日内病情迅速加重，出现高热、气促、发绀、胸闷、剧咳、咯血性痰等。两肺满布湿性啰音，但无肺实变体征。抗生素治疗无效。严重者可发生心力衰竭、肺水肿、呼吸衰竭而死亡。

本病常并发细菌性呼吸道感染、细菌性肺炎等。

【辅助检查】

1. 血象　白细胞总数正常或略减少，淋巴细胞相对增多。若继发细菌感染，白细胞总数及中性粒细胞百分比明显升高。

2. X线检查　典型流感和轻型流感肺部一般无变化，肺炎型流感可见两肺散在絮状阴影，近肺门处明显。

3. 细胞学及病毒抗原检查　可行下鼻甲黏膜印片染色镜检，可见胞浆内有嗜酸性包涵体，或用特异性荧光素标记抗体检查流感病毒抗原，有助于早期诊断。

4. 血清学检查 取早期与2～4周后双份血清，作血凝抑制试验或补体结合试验，第二份血清效价增高4倍或以上有诊断价值。

5. 病毒分离 急性期病人的咽漱液进行接种后可分离出流感病毒。

【诊断及鉴别诊断】

1. 诊断要点 ①突然发病，迅速蔓延，发病率高；②高热、畏寒、肌肉酸痛、头痛、乏力等全身中毒症状较重，呼吸道症状较轻；③肺炎型可见发热、剧咳或阵咳、痰黏稠或痰中带血；④血常规检查白细胞正常或偏低，分类淋巴细胞相对偏高。

2. 鉴别诊断

（1）普通感冒：常有受凉、劳累等诱因，起病较缓，以流涕、咳嗽等上呼吸道症状为主，中毒症状较轻。

（2）其他：支原体肺炎、其他病毒性呼吸道感染等，可依据临床表现及实验室检查予以鉴别。

【治疗】

1. 一般治疗 病人应隔离至热退后48小时。注意休息，发热时应卧床休息，保持室内空气流通。给予易消化食物，多饮水。加强护理。

2. 病原治疗 金刚烷胺每次100mg，每天2次，口服，疗程3～5日。只对甲型流感病毒有效，孕妇、哺乳妇女及有癫痫史者忌用，有中枢神经系统疾病和动脉硬化症者慎用。甲基金刚烷胺每次100mg，每天2次，口服，疗程3～5日。亦只对甲型流感病毒有效，其抗病毒活性较金刚烷胺高，副作用少。三氮唑核苷（病毒唑）每次500mg，每天2次，口服；或三氮唑核苷1000mg加入10%葡萄糖溶液500ml内静脉滴注，每天1次，疗程3～5日。

3. 对症治疗

（1）发热及疼痛：扑热息痛每次0.5g，每天3次，或必要时服；阿司匹林每次0.5g，每天2～3次，或必要时服；复方阿司匹林每次1片，每天2～3次，或必要时服；吲哚美辛每次25mg，每天3次，或必要时服；速效感冒胶囊每次1粒，每天3次，口服。

（2）止咳祛痰：咳必清每次25mg，每天3次，口服，宜用于咳嗽较剧烈而无痰者；溴己新每次8～16mg，每天3次，口服，宜用于痰稠不易咯出者；棕色合剂每次10ml，每天3次，口服。

4. 防治细菌感染 复方新诺明每次2片，每天2次，口服；乙酰螺旋霉素每次0.2g，每天3～4次，口服；红霉素每次0.3g，每天3～4次，口服；罗红霉素每次75mg，每天2次，口服；先锋霉素Ⅳ每次0.5g，每天3次，口服；青霉素钠盐每次80万U，每天2次，肌肉注射。

【预防】

在流行期间应减少大型集体活动，居室注意通风。可用食醋蒸发消毒（5ml/m^{3}空间）。选用流感减毒活疫苗鼻腔喷雾，每侧0.5ml，用于健康成人及少年儿童，免疫力可维持6～10个月，老年人、婴幼儿、孕妇及慢性病患者禁用。灭活疫苗接种反应较低，适用于禁用减毒活疫苗者。金刚烷胺预防甲型流感有效，每次0.1g，每天2次，口服，连用1～2周。

附：禽流感病毒感染

禽流感病毒感染是由甲型禽流行性感冒病毒引起的一种禽类疾病。近年来已确定该病毒可直接感染人类引起发病，称为禽流感病毒感染或禽流感病。早期表现与流感相似，多数预后良好，少数可因呼吸窘迫综合征、肺出血、休克等导致死亡。

【病原学】

禽流感病毒属甲型流感病毒，呈多形性，其中球形直径80～120nm，有囊膜。基因组为分节段单股负链RNA。依据其外膜血凝素（H）和神经氨酸酶（N）蛋白抗原性的不同，目前可分为15个H亚型（H_1～H_{15}）和9个N亚型（N_1～N_9）。禽流感病毒主要感染禽类，亦可感染猪、马、海洋哺乳动物和人类。感染人的禽流感病毒亚型主要为H_5N_1、H_9N_2、H_7N_7，其中感染H_5N_1的患者病情重、死亡率高。

禽流感病毒对乙醚、氯仿、丙酮等有机溶剂均敏感。常用消毒剂容易将其灭活，如氧化剂、十二烷基硫酸钠、卤素化合物（如漂白粉和碘剂）等都能迅速破坏其传染性。禽流感病毒对热比较敏感，65℃加热30分钟或煮沸（100℃）2分钟以上可灭活。病毒在直射阳光下40～48小时即可灭活，如果用紫外线直接照射，可迅速破坏其传染性。病毒在粪便中可存活1周，在水中可存活1个月，在pH <4.1的条件下也具有存活能力。病毒对低温抵抗力较强，在有甘油保护的情况下可保持活力1年以上。

【流行病学】

1. 传染源　本病的传染源主要为患禽流感或携带禽流感病毒的鸡、鸭、鹅等家禽，特别是鸡，但不排除其他禽类或猪成为传染源的可能。

2. 传播途径 主要为呼吸道传播，通过密切接触感染的禽类及其分泌物、排泄物，受病毒污染的水，以及直接接触病毒毒株均可被感染。目前尚无人与人之间传播的确切证据。

3. 易感人群 一般认为任何年龄均具有易感性，但12岁以下儿童发病率较高，病情较重。与不明原因病死家禽或感染、疑似感染禽流感家禽密切接触人员为高危人群。

【发病机制】

禽流感病毒有可能通过两种方式严重威胁到人类健康，一是经过自身遗传变异而变得容易在人际传染，H_5N_1 型病毒迄今还未表现出这种迹象；另一种方式是禽流感病毒在人体内与人类流感病毒结合，彼此交换遗传物质，形成容易在人之间传播的新型病毒。

【临床表现】

潜伏期一般为1～3天，通常在7天以内。

1. 症状 急性起病，早期表现类似单纯型流感。主要为发热，体温大多持续在39℃以上，热程1～7天，一般为3～4天，可伴有流涕、鼻塞、咳嗽、咽痛、头痛和全身不适。部分患者可有恶心、腹痛、腹泻、稀水样便等消化道症状。重症患者病情发展迅速，可出现肺炎、急性呼吸窘迫综合征、肺出血、胸腔积液、全血细胞减少、肾功能衰竭、败血症、休克及Reye综合征等多种并发症。

2. 体征 重症患者可有肺部实变等体征。

【辅助检查】

1. 血象 白细胞总数一般正常或降低。重症患者多有白细胞总数及淋巴细胞下降。

2. 病毒抗原及基因检测 取患者呼吸道标本采用免疫荧光法（或酶联免疫法）检测甲型流感病毒核蛋白抗原（NP）及禽流感病毒H亚型抗原。还可用RT－PCR法检测禽流感病毒亚型特异性H抗原基因。

3. 病毒分离 从患者呼吸道标本（如鼻咽分泌物、口腔含漱液、气管吸出物或呼吸道上皮细胞）中分离禽流感病毒。

4. 血清学检查 发病初期和恢复期，双份血清抗禽流感病毒抗体滴度有4倍或以上升高，有助于回顾性诊断。

5. X线检查 重症患者胸部X线检查可显示单侧或双侧肺炎，少数可伴有胸腔积液等。

【诊断及鉴别诊断】

1. 诊断要点　①明确禽类接触史，发病前1周内曾到过禽流感暴发的疫点，或与被感染的禽类及其分泌物、排泄物等有密切接触者，或从事禽流感病毒实验室工作人员（目前不排除与禽流感患者有密切接触的人有患病的可能）；②接触后1周内出现流感样表现；③从呼吸道分泌物标本中分离出特定病毒或采用RT－PCR法检测到禽流感H亚型病毒基因，且发病初期和恢复期双份血清抗禽流感病毒抗体滴度有4倍或以上升高。

2. 鉴别诊断　临床上应注意与流感、普通感冒、细菌性肺炎、传染性非典型肺炎（SARS）、传染性单核细胞增多症、巨细胞病毒感染、衣原体肺炎、支原体肺炎等疾病进行鉴别。

【治疗】

1. 一般治疗　对疑似和确诊患者应进行隔离治疗。注意休息，发热时应卧床休息，保持室内空气流通。给予易消化食物，多饮水。加强护理，密切观察、监测并预防并发症。

2. 对症治疗　可应用解热药、缓解鼻黏膜充血药、止咳祛痰药等。儿童忌用阿司匹林或含阿司匹林以及其他水杨酸制剂的药物，避免引起儿童Reye综合征。继发细菌感染时使用抗菌药物。重症或发生肺炎的患者应入院治疗，对出现呼吸功能障碍者给予吸氧及其他呼吸支持，发生其他并发症时应积极采取相应治疗措施。

3. 抗病毒治疗　应在发病48小时内试用抗病毒药物。①神经氨酸酶抑制剂奥司他韦（Oseltamivir，达菲）：为新型抗流感病毒药物，试验研究表明对禽流感病毒H_5N_1和H_9N_2有抑制作用，成人剂量每天150mg，儿童剂量每天3mg/kg，分2次口服，疗程5天。②离子通道M_2阻滞剂金刚烷胺：成人剂量每日100～200mg，儿童5mg/（kg·d），分2次口服，疗程5天。治疗过程中应注意中枢神经系统和胃肠道副作用。肾功能受损者酌减剂量。有癫痫病史者忌用。

【预防】

1. 加强禽类疾病的监测，一旦发现禽流感疫情，动物防疫部门立即按有关规定进行处理。养殖和处理的所有相关人员做好防护工作。

2. 加强对密切接触禽类人员的监测。当这些人员中出现流感样症状时，应立即进行流行病学调查，采集病人标本并送至指定实验室检测，以进一步明确病原，同时应采取相应的防治措施。

3. 接触人禽流感患者应戴口罩、戴手套、穿隔离衣。接触后应洗手。

4. 加强检测标本和实验室禽流感病毒毒株的管理，严格执行操作规范，防止医院感染和实验室的感染及传播。注意饮食卫生，不喝生水，不吃未熟的肉类及蛋类等食品。勤洗手，养成良好的个人卫生习惯。对密切接触者必要时可试用抗流感病毒药物。

第三节　麻　疹

麻疹是由麻疹病毒引起的急性呼吸道传染病。麻疹的主要临床表现是发热、上呼吸道炎、结膜充血、麻疹黏膜斑、典型的皮疹。目前发病者为未接种疫苗的学龄前儿童和免疫接种失败的青少年。病后可获得持久免疫力。

【病原学】

麻疹的病原体是麻疹病毒。麻疹病毒属副黏液病毒，直径 100 ~ 150nm。麻疹病毒的抗原性稳定，只有一个血清型，故病后可获得持久免疫力。麻疹病毒对外界抵抗力不强，对一般消毒剂和阳光非常敏感，紫外线很快能将其灭活，在流通的通气中只能存活半小时。麻疹病毒有较强的耐寒、耐干燥力，在 -15℃ ~ -70℃环境下可保存数月至数年。

【流行病学】

1. 传染源　病人是唯一的传染源。自发病前 2 天至出疹后 5 天具传染性，病毒通过鼻、咽、气管分泌物和结膜分泌物排向外界。

2. 传播途径　主要通过飞沫传播。

3. 人群易感性　人群普遍易感。由于麻疹疫苗的广泛接种，麻疹的自然发病明显下降。目前主要见于未接种疫苗的学龄前儿童和免疫接种失败的青少年。病后可获得持久免疫力。

4. 流行特征　好发于冬春季，以 6 个月至 5 岁小儿发病率最高。

【发病机制】

麻疹病毒通过飞沫传播到达人的上呼吸道和结膜处，在上呼吸道和结膜的上皮细胞内繁殖后，通过局部淋巴组织进入血流，被单核 - 巨噬细胞吞噬并在其中繁殖，大量增殖的病毒再次进入血流，通过直接破坏细胞和诱发全身性迟发型免疫反应引起临床症状。

【病理】

主要改变是全身淋巴系统出现增生，在淋巴结、扁桃体、肝、脾、胸腺等处可见多核巨细胞，皮肤、眼结膜、鼻咽部、支气管、阑尾等处可见单核细胞浸润及围绕在毛细血管周围的多核巨细胞，淋巴样组织肥大。毛细血管充血，血管内皮细胞肿胀增生，液体渗出。

【临床表现】

潜伏期6~18天，平均10天，曾接受过被动或主动免疫者可延至3~4周。

1. 前驱期　①发热、全身不适、精神萎靡等全身症状；②咳嗽、鼻塞流涕、咽痛、声音嘶哑等上呼吸道症状；③畏光、流泪、结膜充血、眼睑水肿等眼部症状；④麻疹黏膜斑：又称科普利克斑（Koplik's spots），在对着第二臼齿的颊黏膜上出现数个直径约1mm的灰白色小点，外围绕以红晕。本期持续3~4天。

2. 出疹期　典型的皮疹：多在发热后第4天出现且体温更加升高（可升至40℃~40.5℃），其他中毒症状亦加重；先在耳后、颈部、发际出现，随后面部、躯干及四肢，最后为手掌、足底，出疹过程约3~4天；米粒大小淡红色斑丘疹，可融合，疹与疹或疹块与疹块之间有正常皮肤。

3. 退疹期　皮疹出齐后，按出疹顺序消退，体温下降至正常，其他症状亦好转、消失；退疹处留有糠皮样脱屑及棕褐色色素沉着。

另外，还有轻型麻疹、重型麻疹、出血性麻疹、异型麻疹等不典型麻疹。

4. 并发症

（1）支气管肺炎：是麻疹病人死亡的主要原因。多发生于5岁以下小儿，常于出疹1周内发生。在病毒性肺炎的基础上，继发细菌感染。表现为高热不退、咳嗽、呼吸困难、两肺闻及散在湿啰音，X线检查表现为散在斑片状阴影。

（2）心肌炎：好发于2岁以下重型麻疹、营养不良等的小儿，主要表现为心力衰竭。

（3）细菌性喉炎：并发细菌性喉炎时，患儿表现为明显的发绀、三凹征阳性、极度的呼吸困难，严重者可因窒息而死亡。

（4）麻疹脑炎：发生在出疹后3周内，以出疹后2~6天发生率最高。表现为头痛、呕吐、精神萎靡等表现，多数经1~5周恢复，少数可遗留智力低下、瘫痪、癫痫等后遗症。

（5）亚急性硬化性全脑炎：在患麻疹2~17年后发生，病理改变为脑组织退行性变，临床表现为进行性智力减退、性格改变、肌痉挛、视力下降、听力减退，最后死于昏迷和强直性瘫痪。

【辅助检查】

1. 血象 白细胞总数正常或减低，淋巴细胞比例升高。

2. 病毒检测 在疾病初期，取病人眼、鼻、咽分泌物和血、尿进行胚胎或细胞接种，可分离出麻疹病毒；利用间接免疫荧光法在上述分泌物、血、尿细胞中可查到麻疹病毒抗原。

3. 多核巨细胞检测 在疾病初期，取病人眼、鼻、咽分泌物和痰、尿沉渣涂片，通过瑞特染色可查到多核巨细胞，通过电子显微镜在多核巨细胞内可查到病毒包涵体（麻疹病毒颗粒）。

4. 血清抗体检测 通过 ELISA 法在血清中可查到特异性 IgM 和 IgG 麻疹病毒抗体。

【诊断及鉴别诊断】

1. 诊断要点 ①多于冬、春季发病，有当地麻疹流行及接触史；②突然出现的发热、上呼吸道症状、眼部症状和特征性的麻疹黏膜斑；③典型的皮疹；④可从病人分泌物中查到病毒抗原或培养分离出麻疹病毒；⑤血清中可查到特异性麻疹抗体。

2. 鉴别诊断 麻疹与风疹、幼儿急疹、猩红热、药物疹的鉴别见表 5－6－1。

【治疗】

1. 一般治疗 隔离病人至出疹后 5 天。卧床休息，室内应保持空气新鲜（经常开窗换气），并保持适当的温度和湿度。给予易消化富有营养的食物，多喝开水。用淡盐水擦洗眼、鼻部分泌物，保持皮肤黏膜清洁。

2. 对症治疗

（1）高热：①30%～40%酒精擦浴；②必要时小剂量扑热息痛口服。如无高热，可不必使用退热剂。

（2）烦躁不安：①苯巴比妥钠，成人每次 0.1g，儿童每次 1～2mg/kg，肌肉注射；②安定，成人每次 2.5mg，每天 3 次，口服。

（3）咳嗽：①川贝枇杷膏，每次 5～10ml，每天 3 次，口服；②咳必清，每次 12.5～25mg，每天 3 次，口服。

表5-6-1　　麻疹与风疹、幼儿急疹、猩红热、药物疹的鉴别

	麻疹	风疹	幼儿急疹	猩红热	药物疹
潜伏期（日）	10（6~18）	14~21	10	2~3	
出疹与发热的关系	于发热第3~4天出疹，出疹时发热更高	于发热第1~2天出疹	于发热第3~5天出疹，疹出热退	于发热第2天出疹，出疹时发热更高	服药后或接触药物后，一般无发热或低热
出疹顺序及分布	自耳后、发际开始，渐及额、面部、颈、躯干及四肢，最后达手掌及足底（出齐）	自面部开始，1天内即播散于全身，但面部及四肢较少	自躯干开始，很快播散全身，1~2天内消退	自颈、上胸部开始，1天内播散全身	出疹及分布无规律性，主要为躯干与四肢
皮疹形态及演变	先为淡红色斑丘疹，后逐渐增多，融合，呈暗红色，疹间皮肤正常。恢复期有糠麸样脱屑，留下棕褐色色素沉着	散在性淡红色斑丘疹，不融合，疹退后无色素沉着	淡红色斑疹或斑丘疹，疹退后无色素沉着	皮肤弥漫性潮红，其上有粟粒样丘疹，疹间无正常皮肤，压之退色，疹退后片状脱皮	可有各种类型皮疹
其他特征	麻疹黏膜斑，眼结膜充血、畏光、流泪、流涕，眼睑浮肿	耳后及枕部淋巴结肿大、疼痛，全身症状轻	虽高热，但一般情况良好，枕下及颈后淋巴结肿大	咽峡炎，杨梅舌，环口苍白圈，面部潮红无疹	药物过敏史，有口服或接触过易引起皮炎的药物史
血象	白细胞总数正常或减少	白细胞总数正常或减少	白细胞总数正常或减少	白细胞总数及中性粒细胞增多	

【预防】

按规定接种麻疹疫苗，8月龄初种，7岁时复种，每次均为皮下注射0.2ml。流行期间避免易感儿到公共场合或探亲访友。接触病人后5天内可紧急注射人血丙种球蛋白3ml。

第四节　水　痘

水痘是由水痘-带状疱疹病毒引起的小儿急性传染病。水痘-带状疱疹病毒

可引起水痘和带状疱疹两种疾病，原发感染为水痘，原发感染后，潜伏在感觉神经末梢的水痘－带状疱疹病毒再被激活发生带状疱疹，多见于成人。水痘的主要临床表现是发热、分批出现的向心性皮疹。

【病原学】

水痘－带状疱疹病毒属疱疹病毒，又称人类疱疹病毒 3 型。该病毒呈圆形，含双链 DNA，平均直径 210nm。水痘－带状疱疹病毒抗原性稳定，只有一个血清型，故病后可获得持久免疫力。水痘－带状疱疹病毒对外界抵抗力弱，不耐酸，不耐热，在痂皮中不能存活，在疱液中 －65℃可长期存活，人是该病毒已知的唯一自然宿主。

【流行病学】

1. 传染源　病人为唯一传染源。病毒存在于病人鼻咽分泌物、疱疹液、血液中，出痘前 1 天至疱疹完全结痂前均有传染性。

2. 传播途径　水痘病毒经空气飞沫和直接接触传播，易感者接触带状疱疹病人亦可引起水痘。

3. 易感人群　人群普遍易感，主要发生于 10 岁以下儿童。

4. 流行特征　本病呈全球分布，多发于冬末春初，散在发生。城市每 2～3 年发生周期性流行，偏远地区偶可爆发。

【发病机制】

水痘－带状疱疹病毒经空气飞沫或直接接触进入人体，在局部皮肤、黏膜细胞及淋巴结内复制，释放入血液及淋巴液，被单核－巨噬细胞吞噬，在其中繁殖后再次进入血液，病毒随血液带至全身各组织器官，特别在皮肤引起病变。

【病理】

皮肤病变为棘细胞层细胞水肿变性，细胞液化后形成内含大量病毒的单房性水疱。病灶周边和基底部血管扩张，单核细胞和多核巨细胞浸润形成红晕。随着水疱内炎症细胞和组织残片增多，疱内液体变浊，病毒数量减少，最后结痂，下层表皮细胞再生，愈合后不留瘢痕。食管、肺、肝、心、肠、胰、肾上腺和肾可有局灶性坏死和含嗜酸性包涵体的多核巨细胞出现。

【临床表现】

潜伏期 12～21 天，平均 14 天。

1. 前驱期　症状轻微，可有发热（低热或中等度热）、头痛、全身乏力、不适、食欲不振、咽痛、咳嗽等。

2. 出疹期　一般在发热的当天出疹，10 天左右结痂的皮疹脱落痊愈。①出疹顺序：皮疹先见于躯干部、面部，最后出现于四肢；②皮疹的分布：躯干最多，头面部次之，四肢远端较少，手掌、足底更少，呈向心性分布；③皮疹分批出现：常在 3～4 天内分批出现，同一部位可见不同阶段的皮疹同时存在；④皮疹的变化顺序：红色斑疹或丘疹→清亮圆形或泪滴状无脐眼的小水疱→混浊水疱→破溃水疱→干缩、结痂；⑤痂皮脱落后不留瘢痕。

3. 特殊表现　①免疫功能低下者：易形成播散性水痘，全身中毒症状重，呈高热，皮疹多而密集，易融合成大疱型或呈血疱，继发感染可产生坏疽。多脏器受累可致死亡。②妊娠：妊娠妇女感染水痘病毒，病情较非孕妇重。妊娠早期感染水痘病毒可引起胎儿畸形；发生水痘后数天分娩可出现新生儿水痘和先天性水痘综合征。新生儿水痘易形成播散性水痘，甚至引起死亡。先天性水痘综合征表现为出生体重低、瘢痕性皮肤病变、肢体萎缩、视神经萎缩、白内障、智力低下，易继发细菌感染。

4. 并发症　水痘肺炎、水痘脑炎、水痘肝炎、间质性心肌炎及肾炎等。

【辅助检查】

1. 病毒 DNA 检测　通过呼吸道上皮细胞和外周血白细胞，利用聚合酶链反应可检测到水痘－带状疱疹病毒的 DNA。

2. 抗体检测　通过血清能够检测到水痘－带状疱疹病毒的特异性抗体（补体结合抗体滴度升高或双份血清抗体滴度升高 4 倍以上）。

3. 抗原检测　通过疱疹基底刮片或疱疹液，直接荧光素标记抗体染色可查到病毒。

4. 多核巨细胞和细胞内包涵体检查　通过刮取新鲜疱疹基底组织液，可查到多核巨细胞和细胞核内包涵体。

【诊断及鉴别诊断】

1. 诊断要点　①多于冬末春初发病，多见于 10 岁以下儿童；②有发热、头痛、全身乏力等症状；③典型的皮疹特点（发热第 1 天出疹、皮疹呈向心性分布、皮疹按顺序变化）；④呼吸道上皮细胞或外周血白细胞中水痘－带状疱疹病毒 DNA 阳性。

2. 鉴别诊断　主要需与丘疹样荨麻疹鉴别：①多见于婴幼儿；②皮疹多见于四肢；③红色丘疹，顶端有小水痘，壁较坚实，周围无红晕，痒感显著，不结痂。

【治疗】

1. 一般治疗 卧床休息，多喝开水，给予清淡易消化富有营养食物。室内要及时通风换气，保持空气新鲜。避免抓挠及抓破皮肤，抓破时局部涂1%～2%甲紫或杆菌肽软膏。

2. 对症治疗

（1）皮肤瘙痒：扑尔敏，每次2mg，每天3次，口服；赛庚啶，每次1mg，每天3次，口服；0.25%石炭酸炉甘石洗剂或5%碳酸氢钠溶液局部涂擦。

注意：禁用糖皮质激素，病前已经使用的要逐渐减量。

（2）发热：牛磺酸颗粒，每次0.4～0.8g，每天3次，口服；扑热息痛，每次1/2～1/3片，每天3次，口服。

（3）其他：继发细菌感染，应选择敏感抗菌药物；并发脑炎出现脑水肿，应使用20%甘露醇降低颅内压。

3. 抗病毒治疗 适用于有免疫缺陷或应用免疫抑制剂者、新生儿水痘、播散性水痘、并发水痘脑炎或水痘肺炎者，应尽早使用。阿昔洛韦每次10～20mg/kg，8小时1次，静脉滴注，连续7～10天；α－干扰素每次10～20U/（kg·d），静脉滴注，连用5～7天。

【预防】

避免接触水痘病人，托儿机构在流行期间要经常用紫外线消毒房间。接触水痘病人12小时内，可肌肉注射水痘－带状疱疹免疫球蛋白5ml作被动免疫预防。接种水痘－带状疱疹减毒活疫苗可有效预防水痘，有效期可持续10年以上。

第五节　流行性腮腺炎

流行性腮腺炎是由腮腺炎病毒引起的急性传染病。好发于冬末春初，多见于年长儿童和青少年。主要临床表现是发热、双侧腮腺肿大及疼痛。儿童易并发脑膜脑炎，成人可并发睾丸炎或卵巢炎，但一般不影响生育能力。病后可获得持久免疫力。

【病原学】

腮腺炎病毒属副黏液病毒，呈球形，含单股RNA，直径100～200nm。该病毒含6种主要蛋白质，即核蛋白（NP）、多聚酶蛋白（P）、L蛋白、血凝素、糖蛋白、神经氨酸酶（HN）糖蛋白、血溶－细胞融合（F）糖蛋白。其中血溶－细胞融合糖蛋白又称V抗原，能刺激机体产生保护性抗体，一般在病毒感染后2～3周出现；NP可刺激机体产生抗NP抗体，该抗体无保护作用，但有诊断价值。人是腮腺炎病毒的唯一宿主。腮腺炎病毒对外界抵抗力较低，对紫外线、甲醛敏感，但在4℃时则能存活数天。

【流行病学】

1. 传染源　病人及隐性感染者是本病传染源，病人自潜伏期末至肿大的腮腺消退均具有传染性。

2. 传播途径　本病通过空气飞沫、直接接触、间接接触被污染的食具和玩具等传播，其中空气飞沫是传播的主要途径。

3. 易感人群　人群普通易感，发病年龄以5～15岁多见。

4. 流行特点　本病为全球性疾病，全年均可发病，好发于冬末春初，一般为散发，但在幼托机构和小学内可引起爆发。

【发病机制】

腮腺炎病毒从呼吸道侵入人体后，在局部上皮细胞和淋巴结中复制，释放入血液，随血液至腮腺和中枢神经系统，引起腮腺炎和脑膜炎。在腮腺和脑膜处繁殖的病毒再次侵入血流，至其他组织器官，引起相应的病变。

【病理】

主要病理改变为腮腺的非化脓性炎症，腮腺间质水肿、点状出血、淋巴细胞浸润、腺泡坏死。腮腺导管腔发生阻塞，淀粉酶排出受阻，返流入血液。睾丸、卵巢、胰腺亦可出现间质水肿和淋巴细胞浸润。

【临床表现】

潜伏期14～25天，平均18天。

1. 全身表现　突然出现发热、全身不适、头痛、肌肉酸痛、食欲不振、呕吐等感染中毒症状。1～2天后，出现腮腺肿大。

2. 腮腺肿大　腮腺肿大的特点：①肿大以耳垂为中心。②表面皮肤发亮但不红。③局部有疼痛和触痛，疼痛在咀嚼特别是吃酸性食物时加重。④腮腺管口发红但挤压腮腺无脓性分泌物流出。⑤肿大为双侧性，常在一侧肿大2～3天后，对侧出现肿大。⑥肿大一般持续7～10天。

3. 其他脏器受累表现 ①颌下腺炎：颈前下颌处明显肿胀，可触及椭圆形腺体。②舌下腺炎：舌下及颈前下颌肿胀，并出现吞咽困难。③睾丸炎：睾丸肿胀疼痛，多为单侧，并发附睾炎可见阴囊水肿和鞘膜积液，持续3～5天后逐渐好转，炎症消退后部分病人可遗留睾丸萎缩。④卵巢炎：多为一侧下腹部出现疼痛，有时可触及肿大的卵巢。⑤胰腺炎：常发生于腮腺肿大后数天，表现为恶心、呕吐、左上腹痛及压痛。⑥脑膜炎：一般发生在腮腺炎发病后4～5天，亦可先于腮腺炎之前出现，表现为高热、头痛、呕吐、嗜睡或精神萎靡、脑膜刺激征等。

【辅助检查】

1. 血象 白细胞总数正常或减少，淋巴细胞比例增高。出现睾丸炎时，白细胞总数升高。

2. 血清和尿淀粉酶测定 腮腺炎早期即有血清和尿淀粉酶升高，出现胰腺炎时可有脂肪酶升高。

3. 特异抗体测定 使用ELISA法检测病人唾液和血清，核蛋白抗体IgM明显升高。

4. 病毒分离 利用病人的唾液、尿液、脑脊液接种培养可分离出腮腺炎病毒。

【诊断及鉴别诊断】

1. 诊断要点 ①冬末春初发病，多见于年长儿童和青少年，当地流行或有接触史；②有发热、全身不适、头痛、肌肉酸痛等中毒症状；③有腮腺肿大的6个特点；④血清及尿淀粉酶升高；⑤血清或唾液中可查到特异性核蛋白抗体。

2. 鉴别诊断

（1）化脓性腮腺炎：①多为单侧腮腺肿大；②肿大的腮腺红、肿、热、痛，化脓时表面潮红加重并出现凹陷性水肿；③挤压腮腺管口可见脓性分泌物流出；④血象检查白细胞总数明显升高，中性粒细胞百分比升高。

（2）其他病毒性腮腺炎：流感A病毒、副流感病毒、柯萨奇A组病毒等亦可引起腮腺炎，鉴别主要根据血清特异性抗体测定和病毒分离。

（3）腮腺淋巴结炎：此为腮腺筋膜下或腮腺实质中的淋巴结发生炎症。其特点是：①起病较缓慢，可找到根尖周围炎、扁桃体炎、外耳道炎等原发感染灶；②原发病灶不除，可反复发作。

（4）过敏性腮腺炎：①患儿有过敏体质或过敏病史；②发作突然，两侧对称性腮腺肿大；③血液中嗜酸粒细胞比例增高，唾液中查到嗜酸粒细胞；④给予抗过敏治疗，疗效显著。

【治疗】

1. 一般治疗 隔离至腮腺肿胀完全消退。卧床休息，多喝开水，给予软食，避免酸性食物，保持口腔清洁，餐后可用生理盐水漱口。

2. 对症治疗

（1）高热或头痛：扑热息痛，每次0.3～0.6g，每天2～3次，口服，儿童酌减；阿司匹林，每次0.3～0.6g，每天3次，口服，儿童酌减。

（2）腮腺肿大及疼痛：局部冷敷；必要时，给予强的松，每次5～10mg，每天3次，口服，可用3～7天。

（3）颅内高压：每次20%甘露醇1～2g/kg，快速静脉加压滴注，4～6小时1次，直至症状好转。

3. 抗病毒治疗 ①利巴韦林，儿童15mg/（kg·d），成人1g/d，静脉滴注，连续5～7天；②板蓝根冲剂，每次1～2包，每天3次，口服。

【预防】

当地有本病流行时，避免易感者到公共场所，儿童可暂不去托儿所。对易感者通过皮下、喷鼻或气雾法接种腮腺炎减毒活疫苗。由于疫苗有致畸作用，孕妇禁用。

第六节 流行性脑脊髓膜炎

流行性脑脊髓膜炎，简称“流脑”，是由脑膜炎奈瑟菌引起的以脑膜化脓性炎症为主要病变的急性呼吸道传染病。其主要临床表现为突然高热、剧烈头痛、频繁呕吐、皮肤黏膜出血点、脑膜刺激征。

【病原学】

流脑的病原体为脑膜炎奈瑟菌。该菌外观呈肾形，直径0.6～1.0μm，革兰染色阴性，存在于带菌者的鼻咽部和患者的血液、脑脊液、皮肤淤点中。其血清学分类根据荚膜多糖、脂寡多糖、外膜蛋白型特异抗原、菌毛抗原4个主要抗原成分进行，其中荚膜多糖为群特异性抗原，据其将该菌分为A、B、C、D、X、Y、Z、29E、W135、H、I、K和L共13个血清群，以A、B、C三群最常见。其中A群是我国近30年来流行的主要菌群，占97.3%，可引起大流行，B、C

群引起散发和小流行。该菌在体外抵抗力很弱，对干燥、寒、热、紫外线和一般消毒剂极敏感。菌体裂解后释放出内毒素，对人体有强烈的致病力。

【流行病学】

1. 传染源 本病的传染源为患者和带菌者，带菌者是主要传染源，患者在潜伏期及病后 10 日内具有传染性。

2. 传播途径 本病主要借助空气飞沫经呼吸道传播，2 岁以下小儿也可通过同睡、喂奶等密切接触方式传播。

3. 易感人群 人群对本病普遍易感，15 岁以下儿童发病较多。感染后对本群细菌产生持久免疫力。

4. 流行特征 本病多发于冬春季，3～4 月份为高峰。

【发病机制及病理】

该菌首先侵入人体鼻咽部，在局部繁殖引起上呼吸道炎症。当机体抵抗力低下或细菌数量多、毒力强时，细菌侵入血流形成短暂菌血症或败血症。败血症过程中，细菌侵袭皮肤血管内皮细胞，产生栓塞、出血及细胞浸润，表现为皮肤及黏膜出血点、淤斑，甚至坏死。细菌释放的内毒素使全身小血管痉挛，微循环障碍，有效循环血量减少，表现为感染性休克。由于血管内皮受损，使内源性凝血系统活化，导致弥散性血管内凝血（DIC），随后继发纤溶亢进，加重出血和休克。败血症时，部分细菌通过血脑屏障，引起脑膜化脓性炎症。病变主要位于大脑两半球及颅底的软脑膜和蛛网膜。病变处充血、水肿，大量纤维蛋白和中性粒细胞渗出。颅底部由于粘连压迫，可引起视神经、动眼神经、听神经等损害。如细菌侵犯脑实质，脑组织出现充血、水肿、坏死等变化。

【临床表现】

潜伏期 1～10 日，一般 2～3 日。

1. 普通型 最常见，占全部病例的 90% 以上，按病程分为四期。

（1）上呼吸道感染期：多数病人无表现，少数病人表现为低热、咳嗽、咽痛、鼻黏膜充血及分泌物增多等，持续 1～2 日。

（2）败血症期：突然高热、寒战、头痛、全身肌肉酸痛等中毒症状，皮肤黏膜淤点、淤斑，持续 1～2 日进入脑膜炎期。

（3）脑膜炎期：除败血症期的表现持续存在并加重外，突出表现为剧烈头痛、频繁喷射状呕吐、脑膜刺激征（婴幼儿可呈现囟门饱满）、意识障碍、抽搐等中枢神经症状，口唇常出现单纯疱疹，2～5 日进入恢复期。

（4）恢复期：经治疗后体温逐渐降至正常，皮肤淤点、淤斑消散，中枢神经表现消失，1～3周内痊愈。

2. 暴发型　多见于儿童，起病急骤，进展迅速，病情凶险，又分为三型。

（1）休克型：突然高热，头痛，呕吐，皮肤黏膜广泛淤点、淤斑，并可迅速融合成大片且伴中央坏死，出现面色苍白、四肢厥冷、皮肤花斑、脉搏细速、血压下降、尿量减少、意识障碍等休克表现。

（2）脑膜脑炎型：突然高热，剧烈头痛，喷射状呕吐，意识障碍迅速加深至昏迷状态，反复抽搐，脑膜刺激征及锥体束征阳性。严重者因脑疝导致呼吸衰竭而死亡。脑疝有两种：枕骨大孔疝表现为昏迷加深，瞳孔散大，肌张力增高，上肢多呈内旋、下肢呈伸直性强直；小脑幕切迹疝表现为昏迷加深，患侧瞳孔散大，对光反射消失，眼球外固定或外展，对侧肢体瘫痪。

（3）混合型：兼有上述两型表现。

3. 轻型　低热，轻微头痛，咽痛，皮肤黏膜少量出血点，脑膜刺激征不明显。

4. 慢性败血症型　间歇性发热，皮肤黏膜淤点或皮疹，关节痛，病程迁延数周或数月，一般情况良好。多发生于成人，极少见。

【辅助检查】

1. 血象　白细胞总数明显升高，一般为（15～30）$\times 10^9$/L，中性粒细胞≥0.80。

2. 脑脊液检查　压力升高，脑脊液外观混浊，白细胞数多在1.0×10^9/L以上，中性粒细胞为主，蛋白明显升高，糖和氯化物明显降低。此检查是诊断本病的重要方法。应注意三点：①病程24小时内脑脊液可正常；②颅内压明显升高时，先静脉滴注20%甘露醇，降低颅压后再做腰穿；③获得脑脊液后应立即送检，因在常温下脑膜炎奈瑟菌极易发生自溶。

3. 细菌学检查　①皮肤淤点及脑脊液沉渣镜检可查到致病菌；②血液及脑脊液可培养出致病菌。

【诊断及鉴别诊断】

1. 诊断要点　①好发于冬春季节，3～4月份为发病高峰，儿童多见；②临床特点为突然高热，剧烈头痛，频繁呕吐，皮肤黏膜出血点，脑膜刺激征，甚至出现感染性休克、抽搐、脑疝、呼吸衰竭；③血象显示白细胞总数及中性粒细胞比例明显升高，脑脊液检查呈化脓性改变，细菌学检查查到脑膜炎奈瑟菌。

2. 鉴别诊断

（1）其他化脓性脑膜炎：主要包括肺炎球菌脑膜炎、流感嗜血杆菌脑膜炎、金黄色葡萄球菌脑膜炎。发病无明显季节性，无皮肤黏膜出血点，细菌学检查可查出相应致病菌。

（2）结核性脑膜炎：多有肺结核病史；起病缓慢，病程长；有结核中毒症状，无皮肤黏膜出血点；脑脊液检查白细胞数多在 $0.5\times10^9/L$ 以下，以淋巴细胞为主，细菌学检查查出结核杆菌。

（3）流行性乙型脑炎：夏秋季发病；有昏迷、抽搐，但无皮肤黏膜出血点和休克表现；脑脊液检查外观清亮，糖和氯化物正常，细菌学检查查不到细菌。

【治疗】

本病早期诊断、及时应用敏感抗菌药物效果很好。普通型以抗菌治疗为主，配合对症治疗。暴发型在抗菌治疗的同时，根据不同情况，积极采取抗休克、降温、减轻脑水肿及预防脑疝、制止抽搐、纠正呼吸衰竭等综合治疗措施，可显著降低病死率。

1. 一般治疗 就地隔离治疗流脑患者，卧床休息，病室安静，空气流通，给予流质饮食，补充足够的液体及电解质。加强护理及病情观察，预防并发症。

2. 普通型治疗

（1）抗菌治疗：青霉素，成人每天800万~1200万U，儿童每天20万~40万U/kg，静脉滴注；磺胺嘧啶，成人每天6~8g，儿童每天75~100mg/kg，分4~6次口服；头孢噻肟，每次1~2g，每天3~4次，静脉滴注；头孢曲松，每次1~2g，每天1~2次，静脉滴注。

（2）对症治疗：①高热：30%~40%酒精擦浴。扑热息痛每次0.3~0.6g，每天2~3次，口服，儿童酌减；阿司匹林每次0.3~0.6g，每天3次，口服，儿童酌减。②抽搐：地西泮，成人每次10~20mg，儿童每次0.1~0.3mg/kg，静脉注射；水合氯醛，成人每次1.5~2.0g，儿童每次60~80mg/kg，鼻饲或保留灌肠。

3. 暴发型治疗

（1）抗菌治疗：青霉素，每天20万~40万U/kg，分3~4次静脉滴注。

（2）抗休克治疗：①补充血容量：成人每天2000~2500ml，儿童每天60~80ml/kg，静脉滴注。可选用低分子右旋糖酐、2∶1液、生理盐水、10%葡萄糖注射液等。②纠正酸中毒：5%碳酸氢钠，首次5ml/kg，静脉滴注，以后按病情酌补。③血管活性药物：东莨菪碱，每次0.3~0.5mg/kg，10~15分钟静脉注射1次，病情好转后延长注射时间并逐渐停用。多巴胺、间羟胺各20mg，加入液体200ml内，静脉滴注，每分钟滴速为20～40滴。④糖皮质激素：氢化可的松，每天100～150mg，静脉滴注；地塞米松，每天5～10mg，静脉滴注。激素的使用一般不超过3日。⑤处理DIC：肝素，每次0.5～1mg/kg加入10%葡萄糖注射液100ml内静脉滴注，4～6小时可重复1次。

（3）减轻脑水肿、降低颅内压：20%甘露醇，1～2g/kg，快速静脉加压滴注，50%葡萄糖注射液40～60ml静脉推注，两者4～6小时交替1次；地塞米松，成人每天10mg，儿童每天2～5mg，静脉滴注。

（4）制止抽搐：地西泮，成人每次10～20mg，儿童每次0.1～0.3mg/kg，静脉注射；亚冬眠疗法，乙酰普马嗪0.3～0.5mg/kg和异丙嗪1～2mg/kg，肌肉或静脉注射，4～6小时可重复1次。

（5）高热处理：同普通型。必要时，加冰袋冷敷或亚冬眠疗法。

（6）呼吸衰竭：①保持呼吸道通畅并给予吸氧；②使用呼吸兴奋剂：洛贝林，成人每次3～6mg，儿童每次0.15～0.2mg/kg，静脉注射；尼可刹米，成人每次0.375～0.75g，儿童每次5～10mg/kg，静脉注射；③气管插管、气管切开及使用人工呼吸器。

【预防】

对15岁以下儿童、少年及流行区成人接种流脑A群多糖菌苗。对密切接触者进行药物预防：复方新诺明，成人每天2g，儿童每天50～100mg/kg，连用3天；亦可用利福平，成人每天600mg，儿童每天5～10mg/kg，分2次，口服，连用3天。

第七节　流行性乙型脑炎

流行性乙型脑炎，简称“乙脑”，国际上称日本脑炎，是由乙脑病毒引起的脑实质炎症为主要病变的急性传染病。其主要临床表现为突然高热、意识障碍、抽搐、呼吸衰竭，部分病人可遗留程度不同的后遗症。

【病原学】

流行性乙型脑炎的病原体为乙脑病毒。乙脑病毒外观呈球形，直径40～50nm，含单股正链DNA。该病毒抵抗力不强，不耐热，对各种一般消毒剂很敏感，但耐干燥和低温。抗原性稳定，病后可获得持久免疫力。

【流行病学】

1. 传染源 本病的传染源为患者、隐性感染者、受感染动物，尤以受感染的猪及家禽为主要传染源。

2. 传播途径 本病主要通过蚊虫叮咬而传播，感染了病毒的蚊虫可携带病毒越冬及经卵传代。

3. 易感人群 人群对乙脑病毒普遍易感，但多数呈隐性感染。感染后可获得持久免疫力，故发病以 10 岁以下儿童多见。近年由于儿童广泛预防接种乙脑疫苗，发病率逐渐降低，成人和老年人发病率相对增高。

4. 流行特征 本病呈高度散发，家庭成员中少有同时多人发病。

【发病机制】

人被感染了乙脑病毒的蚊虫叮咬后，病毒进入人体繁殖，释放入血造成病毒血症。人体抵抗力强时，则形成隐性感染；人体抵抗力弱或病毒数量多、毒力强时，病毒即突破血脑屏障，进入中枢神经系统形成脑炎。

【病理】

乙脑的主要病变部位为大脑皮质、间脑和中脑。基本病变为充血、水肿，神经细胞不同程度的变性与坏死，形成大小不一的软化灶，以后可以钙化或形成空腔。血管内淤血、附壁血栓及（或）血管壁破坏形成出血灶，血管周围淋巴细胞和大单核细胞浸润，形成“血管套”。

【临床表现】

潜伏期 4 ~ 21 日，一般 10 ~ 14 日。

1. 典型的临床经过 可分为三期。

（1）初期：病程第 1 ~ 3 日，突然发热（体温在 1 ~ 2 日高达 39℃ ~ 40℃）、头痛、恶心、呕吐，多有嗜睡或精神倦怠，可有颈部强直及抽搐。

（2）极期：病程第 4 ~ 10 日，主要为脑实质损害表现，少数病人死于该期。

1）高热：体温在 40℃或以上，多呈稽留热，高热一般持续 7 ~ 10 日，轻者 3 ~ 4 日，重者 3 周。

2）意识障碍：是本病的主要表现。表现为嗜睡、昏睡、昏迷、谵妄等。昏迷是意识障碍最严重的程度，昏迷越深，持续时间越长，病情愈重。意识障碍通常持续 1 周，重者可达 1 个月以上。

3）抽搐：是病情严重的表现。先出现面部、眼肌、口唇等局灶性小抽搐，继之出现单肢、双肢的阵挛性抽搐，重者出现全身强直性或阵挛性抽搐，历时数分钟至数十分钟不等，均伴有意识障碍。频繁抽搐导致紫绀、呼吸暂停。

4）呼吸衰竭：是本病死亡的主要原因。多见于重症患者，主要为中枢性呼吸衰竭。表现为呼吸表浅、双吸气、叹息样呼吸、抽泣样呼吸、潮式呼吸、间停呼吸、呼吸停止。出现脑疝时除有上述呼吸改变外，尚有脑疝本身的表现。枕骨大孔疝表现为昏迷加深、瞳孔散大、肌张力增高、上肢多呈内旋、下肢呈伸直性强直。小脑幕切迹疝表现为昏迷加深，患侧瞳孔散大，对光反射消失，眼球外固定或外展，对侧肢体瘫痪。

周围性呼吸衰竭多由脊髓病变致呼吸肌麻痹或呼吸道阻塞、肺部继发感染等所致。其表现为呼吸先增快后变慢，胸式或腹式呼吸减弱，紫绀，但呼吸节律整齐。

5）其他：在病程10日内可出现生理反射改变、脑膜刺激征、锥体束征、单瘫、偏瘫、吞咽困难、语言障碍、大小便失禁等。

（3）恢复期：多数病人于病程第8～11日进入恢复期。表现为体温逐渐下降，意识、语言、各种反射逐渐恢复，大多需2周左右完全恢复正常。部分病人恢复较慢，仍有反应迟钝、痴呆、失语、多汗、流涎、吞咽困难、瘫痪、精神症状等，经积极治疗大多数6个月内恢复。6个月内不能恢复者称为后遗症，其中以失语、瘫痪、扭转痉挛、精神失常为常见，继续治疗，可望有一定程度的恢复。

2. 临床类型　根据病情可分为四型。

（1）轻型：体温在38℃～39℃，神志清楚，无抽搐，轻度嗜睡，脑膜刺激征不明显，无恢复期症状，病程5～7日。

（2）普通型：体温39℃～40℃，嗜睡或浅昏迷，偶有抽搐及病理反射阳性，脑膜刺激征较明显，多无恢复期症状，病程7～10日。

（3）重型：体温40℃以上，昏迷，反复或持续抽搐，脑膜刺激征明显，深反射消失，病理反射阳性，常有神经定位症状与体征。可有肢体瘫痪或呼吸衰竭。常有恢复期症状，如精神异常、瘫痪、失语等。少数人有后遗症。病程多在2周以上。

（4）极重型：起病急骤，体温迅速上升到40℃以上，反复或持续抽搐，深昏迷，迅速出现中枢性呼吸衰竭和脑疝，多在极期内死亡。幸存者常有恢复期症状，且多有严重的后遗症。

【辅助检查】

1. 血象　白细胞总数升高，多在（10～20）$\times 10^9$/L，初期中性粒细胞占

0.80 以上，随后淋巴细胞占优势，亦有血象始终正常者。

2. 脑脊液检查 压力升高，外观无色透明或微混浊，白细胞总数大多在（0.05 ~0.5）$\times 10^9$/L，分类早期以中性粒细胞为主，后期以淋巴细胞为主，蛋白轻度升高，糖和氯化物正常。

3. 免疫学检查

（1）血凝抑制试验：血清乙脑病毒抗体效价 >1∶320 或双份血清效价相差 4 倍以上有诊断意义。

（2）特异性 IgM 抗体测定：通过间接免疫荧光法或酶联免疫法查病人血清或脑脊液中的特异性 IgM 抗体，阳性为早期诊断的依据。

【诊断及鉴别诊断】

1. 诊断要点 ①夏秋季节，尤以 7、8、9 三个月份发病为多；②临床特点为起病急、头痛、高热、呕吐、意识障碍、抽搐、呼吸衰竭等；③辅助检查白细胞总数及中性粒细胞均增高，脑脊液压力增高、白细胞增多、蛋白轻度升高、糖和氯化物正常，特异性 IgM 抗体早期出现阳性。

2. 鉴别诊断

（1）中毒型菌痢：一般无脑膜刺激征，脑脊液检查正常。作肛拭子或用生理盐水灌肠取大便镜检，可发现大量脓细胞。

（2）结核性脑膜炎：多有肺结核病史或颅外结核病灶。发病无明显季节性，起病缓慢，病程长。脑脊液中蛋白明显升高，糖和氯化物明显降低，可查到结核杆菌。

（3）化脓性脑膜炎：流脑多发生于冬春季节，皮肤黏膜有淤点、淤斑，可有感染性休克表现。其他化脓性脑膜炎发病无季节性，可查到原发感染灶，脑脊液呈脓性，白细胞总数在 1.0×10^9/L 以上，以中性粒细胞为主，糖和氯化物降低，细菌学检查可查到致病菌。

（4）其他病毒性脑炎：单纯疱疹病毒、柯萨奇病毒、埃可病毒、腮腺炎病毒、麻疹病毒等均可引起脑炎，临床表现及脑脊液变化与乙脑相似，但临床症状相对较轻，确诊有赖于免疫学检查。

【治疗】

本病尚无特效疗法，以对症治疗为主。对症治疗的重点是处理好高热、抽搐、呼吸衰竭三大主要症状，三者可互为因果，形成恶性循环。因高热可增加耗氧量，加重神经细胞损伤，导致抽搐；抽搐又加重缺氧和脑水肿，导致呼吸衰竭、脑部病变加重及体温升高。在处理时要注意互相兼顾，特别是呼吸衰竭，应采取各种方式积极抢救，是降低病死率的关键。

1. 一般治疗　对乙脑患者住院隔离治疗。清醒病人可给清凉饮料（如西瓜汁或西瓜皮、荷叶、竹叶、茅根等煎汤）及流质饮食，不能进食者可鼻饲高热量流质饮食。亦可通过静脉补充足量的液体，成人每天1500～2000ml，儿童每天50～80ml/kg，注意补钾。加强护理，定时吸痰，保持呼吸道通畅，防止吸入性肺炎；定时翻身，清洁皮肤，防止褥疮发生。

2. 对症治疗

（1）高热

1）物理降温：冰袋冷敷、50%酒精擦浴、冷盐水灌肠。

2）药物降温：扑热息痛，每次0.3～0.6g，每天2～3次，口服，儿童酌减。消炎痛，每次25mg，4～6小时1次，口服，儿童酌减。20%安乃近滴剂，每侧鼻孔1～3滴，4～6小时1次，适用于幼儿、老年人。

（2）抽搐

1）根据引起抽搐的原因治疗：高热抽搐，以物理降温为主，亦可配合亚冬眠疗法：乙酰普马嗪0.3～0.5mg/kg和异丙嗪1～2mg/kg肌肉或静脉注射，4～6小时1次，连续3～4次。脑水肿引起的抽搐，给予脱水疗法：20%甘露醇1～2g/kg快速静脉滴注与50%葡萄糖液40～60ml静脉推注，4～6小时交替1次。呼吸道阻塞致脑细胞缺氧引起的抽搐，应通畅呼吸道、吸氧。

2）制止抽搐：地西泮，成人每次10～20mg，儿童每次0.1～0.3mg/kg，静脉注射；水合氯醛，成人每次1.5～2.0g，儿童每次60～80mg/kg，鼻饲或保留灌肠。

（3）呼吸衰竭

1）保持呼吸道通畅：吸痰，痰液黏稠时，用α－糜蛋白酶5mg（儿童0.1mg/kg）加生理盐水10ml雾化吸入；伴支气管痉挛时，用异丙基肾上腺素1mg、庆大霉素8万U、地塞米松5mg加生理盐水10ml，雾化吸入。

2）减轻脑水肿：20%甘露醇1～2g/kg快速静脉滴注与50%葡萄糖液40～60ml静脉推注，4～6小时交替1次；地塞米松10mg（儿童2～5mg）/d，静脉滴注。

3）使用呼吸兴奋剂：洛贝林，成人每次3～6mg，儿童每次0.15～0.2mg/kg，静脉注射；尼可刹米，成人每次0.375～0.75g，儿童每次5～10mg/kg，静脉注射。

4）改善脑微循环：东莨菪碱，成人每次0.3～0.5mg，儿童每次0.02～0.03mg/kg，静脉注射；山莨菪碱，成人每次10～20mg，儿童每次0.5～1mg/kg，静脉滴注。

5）气管插管、气管切开、应用人工呼吸器：呼吸衰竭发展迅速或呼吸突然停止，来不及作气管切开或上呼吸道阻塞可望在 2～3 日内解除者，可行气管插管；呼吸功能恶化短期内无法解除或需人工通气者即作气管切开；气管切开后，缺氧症状难以缓解和自主呼吸骤停者，使用人工呼吸器辅助呼吸。

3. 恢复期及后遗症治疗

（1）物理疗法：针灸、推拿、肢体功能锻炼、高压氧等。

（2）药物疗法：肌苷，每次 0.2g，每日 3 次；ATP，每次 20mg，静脉滴注，每日 1～2 次；辅酶 A，100 单位/次，静脉滴注，每日 1 次；脑复新，每次 100～400mg，每日 3 次。

【预防】

人畜居地分开，对幼猪进行疫苗接种。灭越冬蚊和早春蚊，消灭蚊虫孳生地，采取各种措施避免蚊虫叮咬。对儿童注射流行性乙型脑炎疫苗。

第八节　病毒性肝炎

病毒性肝炎是由肝炎病毒引起的以肝细胞变性、坏死为主要改变的一组传染病。根据病原学性质的不同，肝炎病毒分为甲、乙、丙、丁、戊型，分别引起相应的病毒性肝炎。其中甲型、戊型只有急性肝炎，乙型、丁型既有急性肝炎，又可转变为慢性肝炎。另外，目前尚有报道已分离出庚型肝炎病毒和输血传播病毒，它们是否引起病毒性肝炎尚无定论。

一、甲型病毒性肝炎

【病原学】

甲型病毒性肝炎的病原体是甲型肝炎病毒（HAV）。甲型肝炎病毒外观呈球形，直径 27～32nm，内含单股线状 RNA。该病毒抵抗力较强，100℃ 1 分钟、3% 福尔马林 5 分钟、紫外线（1.1W、0.9cm 深）1 分钟可灭活。能感染人的血清型只有一个，因此只有一个抗原抗体系统。感染后，早期产生 IgM 型抗体，一般持续 8～12 周；以后产生 IgG 抗体，该抗体可长期存在。

【流行病学】

1. 传染源　甲型病毒性肝炎的传染源是患者和隐性感染者，患者在起病前 2

周至起病后1周传染性最强。

2. 传播途径　甲型病毒性肝炎主要通过粪-口途径传播，病毒在肝细胞内复制后随胆汁进入肠道由粪便排出，日常生活的密切接触、水和食物受到污染都可造成病毒的传播。

3. 易感人群　人群对甲型肝炎病毒普遍易感。流行地区发病集中于幼儿和学龄前儿童，在卫生条件好的大城市一旦发生流行，儿童与成人均可发病，冬秋季为发病高峰。病后可获得持久免疫力。

【发病机制及病理】

甲型肝炎病毒经口进入人体后，通过肠黏膜进入血流中，到达肝脏后，在肝细胞内繁殖，造成急性肝脏炎症。主要病理改变是：肝细胞呈气球样变性、嗜酸性变性、空泡变性，以气球样变性常见，最后发展为肝细胞局灶性坏死与再生。汇管区可见炎症细胞浸润，主要为大单核和淋巴细胞。肝血窦枯否（Kuffer）细胞肿胀，部分急性肝炎可伴有小叶内胆汁淤积和小胆管增生。肝细胞受损后，肝功能降低，出现黄疸、出血、肝性脑病等表现。

【临床表现】

潜伏期15~45日，平均30日。

1. 急性黄疸型肝炎

（1）黄疸前期：畏寒发热，乏力，食欲不振，厌油，上腹部不适，肝区疼痛，腹泻，尿色逐渐加深。一般持续数日至2周。

（2）黄疸期：发热渐退，其他症状如乏力、食欲不振等好转，但尿色继续加深，皮肤黏膜黄染，大便颜色变浅或有短暂灰白色便。肝脏肿大，有压痛及叩击痛，少数患者有脾肿大。本期持续1~2周。

（3）恢复期：黄疸渐退，症状消失，肝脾回缩。

2. 急性无黄疸型肝炎　不出现肉眼黄疸，其他表现同急性黄疸型肝炎，但较轻。

3. 急性重型（暴发型）肝炎　起病前常有过度劳累、营养不良、饮酒、服损肝药物等诱因，起病同急性黄疸型肝炎，但更急。出现严重的食欲不振、频繁呕吐、腹胀、极度乏力，黄疸迅速加深，肝脏进行性缩小，很快出现神经精神症状如性格改变、嗜睡、烦躁、定向障碍、扑翼震颤，甚至昏迷、抽搐、脑疝等，有明显出血倾向（如注射部位出现大块淤斑）、急性肾功能不全等。

4. 淤胆型肝炎　表现为食欲不振、恶心、厌油腻、轻度乏力、黄疸、大便灰白、皮肤瘙痒、肝脏明显肿大。

【辅助检查】

1. 肝功能检查 血清丙氨酸氨基转移酶（ALT）升高，常高于正常值2倍以上；血清天门冬氨酸氨基转移酶（AST）也升高，但特异性较ALT差。血清结合胆红素、游离胆红素均升高，尿中出现胆红素，尿胆原增加。淤胆型肝炎以结合胆红素升高为主，碱性磷酸酶、γ－谷氨酰转肽酶、胆固醇明显升高。

2. 免疫学检查 血清抗HAV－IgM阳性。常用酶联免疫吸附试验（ALISA）和固相放射免疫试验（SP－PIA）检测。

【诊断及鉴别诊断】

1. 诊断要点 ①有与甲型病毒性肝炎病人密切接触史或当地流行史，多发于冬秋季节，儿童及青少年多见；②近期内出现持续数日以上无其他原因可解释的乏力、食欲不振、恶心、肝区疼痛等症状，肝脏肿大及压痛等体征；③血清丙氨酸氨基转移酶升高、血清总胆红素升高；④血清抗HAV－IgM阳性。

2. 鉴别诊断

（1）溶血性黄疸：有服用伯氨喹啉、氯喹、磺胺类、呋喃咀啶、对氨水杨酸等药物史或感染史，出现贫血、血红蛋白尿、血液中网织红细胞增多、血清中游离胆红素升高，尿液中尿胆原增多但无胆红素。

（2）肝外梗阻性黄疸：常有胆绞痛等症状，以及肝脏肿大、胆囊肿大、Murphy征阳性等体征，肝功能检查血清转氨酶升高较轻，血清胆固醇、碱性磷酸酶及结合胆红素明显升高，超声检查可发现胆道结石、肝胆管扩张。

（3）感染中毒性肝炎：一些全身严重感染也可以引起肝肿大、黄疸及肝功能异常，如伤寒、败血症、钩端螺旋体病等。这些疾病有各自特殊的临床表现，能查到相应的病原体及相应的免疫学检查阳性结果。

（4）药物引起的肝损害：有使用损害肝脏药物的病史。如为中毒性药物，肝损害程度常与药物剂量有关；如为变态反应性药物，多同时伴有发热、皮疹、关节痛、嗜酸性粒细胞增多等变态反应表现，初次用药至出现肝损害之间有一段潜伏期，再次使用同一药物时肝损害迅速发生。

【治疗】

除极少数急性重型肝炎可导致死亡外，绝大多数甲型病毒性肝炎预后良好，患者于3个月内恢复健康，不转为慢性肝炎。治疗应在充分休息、合理营养的基础上，给予适当的保肝药物。

1. 一般治疗 隔离病人，自发病之日起不少于3周，儿童接触者医学观察

45 天。注意充分休息，早期卧床休息，症状明显好转后方可逐渐起床活动；临床症状消失、肝功能恢复正常后仍需休息 1 ~ 3 个月。饮食要清淡而富有营养，保证足够的热量，蛋白摄入量以每天 1 ~ 1.5g/kg 为宜，避免饮酒及服用损害肝脏药物。

2. 保肝药物治疗　肝泰乐，每次 0.1g，每天 3 次，口服；肌苷，每次 0.2g，每天 3 次，口服；联苯双酯，每次 25 ~ 50mg，每天 2 ~ 3 次，口服；门冬氨酸钾镁，10 ~ 20ml 加入 5% 或 10% 葡萄糖注射液 250 ~ 500ml 内，每天 1 ~ 2 次，静脉滴注。

3. 对症治疗

（1）恶心、呕吐：胃复安，每次 10mg，每天 3 次，口服；多潘立酮，每次 10mg，每天 3 次，口服。

（2）消化不良：干酵母，每次 2g，每天 3 次，饭后嚼服；多酶片，每次 1 ~ 2 片，每天 3 次，口服。

（3）皮肤瘙痒：消胆胺，每次 4 ~ 6g，每天 3 次，口服；赛庚啶，每次 2mg，每天 3 次，口服。

4. 重型肝炎与淤胆型肝炎的治疗　同乙型病毒性肝炎。

【预防】

加强水源、粪便管理，搞好食品及水产品的卫生监督。养成良好卫生习惯，饭前便后洗手，实行分餐制，做好食具消毒。对密切接触的易感人群可用 10% 人血丙种球蛋白 0.05 ~ 0.1ml/kg，或 5% 胎盘球蛋白 0.1 ~ 0.2ml/kg，不迟于接触后 1 ~ 2 周内肌肉注射。8 个月以上的婴幼儿甲型肝炎易感者可接种甲型肝炎活疫苗。

二、乙型病毒性肝炎

【病原学】

乙型病毒性肝炎的病原体是乙型肝炎病毒（HBV）。乙型肝炎病毒的完整颗粒（Dane 颗粒）外观呈球形，直径 42nm，分为核心和包膜两部分。包膜厚约 7nm，含有乙型肝炎表面抗原（HBsAg）；核心直径 28nm，内含环状双股 DNA、DNA 聚合酶（DNAP）、乙型肝炎核心抗原（HBcAg）。另外，尚可见到小球型颗粒（直径 22nm）和丝状或核状颗粒（直径 22nm，长 100 ~ 1000nm），两者内含 HBsAg，不含核酸，无传染性。该病毒对外界抵抗力很强，60℃能耐受 4 小时，能耐受一般浓度的化学消毒剂，在血清中 30℃ ~ 32℃可保存 6 个月、－20℃保存15年。煮沸10分钟、65℃10小时、高压蒸气消毒、2%过氧乙酸浸泡2分钟可将其灭活。乙型肝炎的抗原抗体系统共分为三部分：①乙型肝炎表面抗原（HBsAg）和表面抗体（抗-HBs）。②乙型肝炎核心抗原（HBcAg）和核心抗体（抗-HBc）。③乙型肝炎e抗原（HBeAg）和e抗体（抗-HBe）。另外，乙型肝炎病毒DNA（HBV-DNA）位于病毒核心部位，病毒复制时几乎与HBeAg同时出现于血液中，是HBV复制最直接的证据。

【流行病学】

1. 传染源 乙型肝炎的传染源是急慢性肝炎患者和病毒携带者。慢性肝炎患者和病毒携带者是主要传染源。

2. 传播途径 乙型肝炎病毒通过血液、体液及母婴途径传播。在血液、体液传播中，主要方式是输血及输血制品、注射、针刺、性接触；在母婴传播中可经胎盘、分娩、哺乳、喂养等方式传播。

3. 易感人群 人群对乙型肝炎普遍易感，新生儿感染后多为无症状HBV携带者，随着年龄增长，人群中通过隐性感染获得免疫力者逐渐增多。据调查，10~15岁人群中抗-HBs抗体检出率约为30%，30岁以上者约半数可检出抗-HBs抗体，故HBV感染多发生于婴幼儿和青少年。

4. 流行特征 乙型肝炎发病无明显季节性，多为散发，但在血制品受污染时，也可引起流行。

【发病机制】

乙型肝炎病毒进入人体后通过血液到达肝脏，病毒主要在肝细胞内复制，也可在胰、脾、肾、淋巴结、骨髓、睾丸及白细胞内复制。乙型肝炎患者病毒复制过程中并不出现肝细胞损害，在机体免疫应答过程中，特别是T淋巴细胞攻击HBV感染的肝细胞时引起肝细胞损害，造成肝组织损伤，同时也抑制了病毒在肝细胞内的复制。其他免疫活性细胞和一些细胞因子（肿瘤坏死因子、白细胞介素-1、白细胞介素-6）参与了上述过程。HBV感染者出现不同的临床类型与机体的免疫状态有关。免疫功能正常者感染HBV后，引起肝细胞坏死的应答呈一过性，随着病毒的清除，疾病可痊愈。若HBV感染者免疫功能低下，或由于HBV基因发生变异导致淋巴细胞不能充分识别和攻击靶细胞或特异性抗体产生不足，肝组织内病毒不能被清除，引起肝细胞损伤的免疫反应持续存在，则表现为慢性肝炎。若机体免疫应答亢进，攻击和破坏细胞的能力过强或HBV基因变异，则可能与重症肝炎的发生有关。乙型肝炎的肝外表现，如皮疹、关节炎、肾炎的发生，可能与循环免疫复合物沉积有关。

【病理】

急性乙型肝炎的病理变化同急性甲型肝炎。急性重型乙型肝炎的病理变化是：大量肝细胞坏死（坏死肝细胞占2/3以上），网状纤维支架塌陷，残余肝细胞淤胆，无纤维组织增生，肝体积缩小。亚急性重型肝炎的病理变化是：坏死肝细胞小于1/2，出现肝细胞再生和胶原纤维增生，形成再生结节。伴小胆管增生，淤胆明显。轻度慢性肝炎的病理变化是：①肝细胞变性，点、灶状坏死或嗜酸性变（肝细胞体积缩小，胞核固缩甚至消失，由于核酸含量少，胞浆嗜酸性染色增强，呈伊红色圆形小体，称嗜酸性小体，即嗜酸性变）；②汇管区扩大，淋巴细胞、单核细胞、浆细胞浸润，可见轻度碎屑坏死（碎屑坏死是指肝实质与间质之间肝细胞的坏死）；③肝小叶结构完整。中度慢性肝炎的病理变化是：①肝小叶内炎症重，伴桥形坏死（小叶中央静脉之间，或中央静脉与汇管区之间，或汇管区之间形成的条索状肝细胞坏死）；②汇管区炎症明显，伴中度碎屑坏死；③纤维间隔形成，肝小叶结构大部分保存。重度慢性肝炎的病理变化是：①桥形坏死范围广泛，累积多个肝小叶；②汇管区炎症重，伴中度碎屑坏死；③多数纤维间隔致小叶结构紊乱，或形成早期肝硬化。淤胆型肝炎的病理变化是：肝细胞变性和坏死较轻，肝细胞内淤胆、毛细胆管胆栓形成，汇管区水肿、中性粒细胞浸润、胆小管扩张。

【临床表现】

潜伏期40～180日，一般为60～90日。

1. 急性肝炎

（1）急性黄疸型肝炎

1）黄疸前期：起病较慢，常无发热，有明显的乏力、食欲不振、厌油、上腹部不适、肝区疼痛，部分患者出现关节痛、荨麻疹、上呼吸道感染症状等。本期持续数日至2周。

2）黄疸期：恶心、呕吐减轻，但仍有明显乏力、食欲不振，巩膜及皮肤黄染，尿色变深，可有大便色浅及皮肤瘙痒。肝脏肿大，有压痛及叩击痛，少数出现脾肿大。本期持续2～6周。

3）恢复期：黄疸逐渐消退，乏力及食欲不振等消化道症状逐渐消失，肝脾回缩。本期持续2周至4个月。

（2）急性无黄疸型肝炎：临床表现基本同急性黄疸型肝炎，但较轻，无肉眼黄疸，病程约3个月。由于症状轻，诊断较难。

2. 慢性肝炎　急性肝炎病程超过半年，或原有乙型肝炎或HBsAg携带史而因乙型肝炎病毒感染再次出现肝炎症状、体征及肝功能异常者。发病日期虽不明确，或虽无肝炎病史，但根据肝组织病理学或临床表现及辅助检查综合分析符合慢性肝炎表现者可确诊。可分为轻、中、重度。

（1）轻度：病情较轻，反复出现疲乏、头晕、食欲不振、厌油、消化不良、肝区不适，肝稍大，有轻压痛，可有轻度脾大。部分病人无症状、体征，仅有肝功能轻度异常。

（2）中度：表现界于轻度和重度之间。

（3）重度：表现为明显或持续的乏力、萎靡、头晕、恶心、呕吐、食欲不振，腹部不适或肝区疼痛，腹泻，肝大，可伴有蜘蛛痣、肝掌、肝面容、脾大。血清白蛋白≤32g/L，或血清胆红素大于正常上限5倍，或凝血酶原活动度60%~40%，或胆碱酯酶≤4500U/L（四项中有一项即可）。

轻度、中度、重度慢性肝炎的实验室检查指标判断见表5-6-2。

表5-6-2　轻度、中度、重度慢性肝炎的实验室检查指标判断

项　目	轻　度	中　度	重　度
ALT和/或AST（IU/L）	≤正常3倍	>正常3倍	>正常3倍
胆红素（Bil）（μmol/L）	≤正常2倍	>正常2倍~正常5倍	>正常5倍
白蛋白（A）（g/L）	≥35	<35~>32	≤32
A/G	≥1.4	<1.4~>1.0	≤1.0
电泳γ-球蛋白（γ-EP）（%）	≤21	>21~<26	≥26
凝血酶原活动度（PTA）（%）	>70	70~60	<60~>40
胆碱酯酶（U/L）	>5400	≤5400~>4500	<4500

3. 重型肝炎

（1）急性重型肝炎：临床表现同急性甲型重型肝炎。

（2）亚急性重型肝炎：急性黄疸型肝炎起病10日以上、8周以内，出现急性重型肝炎的临床表现。

（3）慢性重型肝炎：有慢性肝炎或肝硬化病史、体征及肝功能损害，出现亚急性重型肝炎的临床表现。

（4）淤胆型肝炎：临床表现同甲型淤胆型肝炎。

4. 并发症　肝性脑病、上消化道出血、肝肾综合征、感染等。

【辅助检查】

1. 肝功能检查　ALT及AST升高，以ALT升高为主。急性肝炎升高较明显，慢性肝炎可轻度、反复或持续升高，重型肝炎有时反而下降。血清游离胆红素、结合胆红素均升高，尿液尿胆原增加、出现胆红素。淤胆型肝炎以血清中结合胆红素升高为主，尿液中胆红素强阳性而尿胆原阴性。血清白蛋白降低，球蛋白升高，出现白/球比值倒置，见于慢性中、重度肝炎。凝血酶原时间延长及活动度降低，见于重型肝炎。

2. 免疫学检查　检查血清中乙型肝炎病毒的三种抗原抗体系统。由于HBcAg较难检测，故临床上只检测其余五项，俗称“两对半”试验。

（1）HBsAg和抗-HBs：HBsAg阳性则表明存在现症HBV感染（但HBsAg阴性不能排除HBV感染）；抗-HBs阳性提示可能通过预防接种或过去感染产生了对HBV的免疫力。

（2）HBeAg和抗-HBe：HBeAg持续阳性表明存在HBV活动性复制，传染性大，容易转为慢性；抗-HBe持续阳性提示HBV复制处于低水平，HBV-DNA可能已和宿主DNA整合并长期潜伏下来。

（3）抗-HBc：抗-HBc阳性且滴度较高提示HBV有活动性复制，抗-HBc阳性而滴度较低提示为过去感染。抗-HBc IgM阳性表示HBV现症感染，高滴度的抗-HBc IgM常是肝组织病变活动的标志。

【诊断及鉴别诊断】

1. 诊断要点　①有与乙型肝炎患者和HBsAg携带者密切接触史，特别是HBV感染的母亲所生的婴儿，或以往有使用血液及血制品、注射等历史；②根据乙型肝炎的临床表现和肝功能检查的结果确定相应的临床类型；③血清HBsAg、HBeAg、HBcAg、HBV-DNA、抗-HBc IgM任何一项阳性或抗-HBe或抗-HBc阳性同时伴有HBsAg、HBeAg、HBcAg、HBV-DNA、抗-HBc IgM中的任何一项阳性。

2. 鉴别诊断　同甲型病毒性肝炎。

【治疗】

约有10%的急性乙型肝炎转为慢性，注意早期及时治疗。在充分休息、合理营养的基础上，不同临床类型的肝炎的治疗措施有所侧重。急性肝炎主要是给予适当的保肝药物；慢性肝炎采取保肝治疗、抗病毒治疗、免疫调节治疗等。重型肝炎则是采取各种综合措施治疗出血、肝性脑病、急性肾功能不全等危重征象，挽救病人生命，降低病死率。淤胆型肝炎的治疗可试用糖皮质激素。

1. 一般治疗　休息和营养对肝炎患者特别重要。急性肝炎强调卧床休息，症状好转后方可逐渐增加活动，临床症状消失，肝功能恢复正常后1~3个月仍应适当休息。慢性肝炎以静养为主，静养期可以从事力所能及的轻工作，肝功能恢复、症状消失3个月以上者可恢复原来的工作。重症肝炎应绝对卧床休息。饮食应清淡，保证摄入足够的热量和维生素，不宜高糖饮食，以免诱发糖尿病。急性肝炎和慢性肝炎要摄入足量的蛋白质，但重型肝炎应限制蛋白质摄入。戒酒，忌辛辣，避免使用损肝药物。

2. 急性肝炎的治疗 同甲型急性肝炎。

3. 慢性肝炎的治疗

（1）保肝治疗：基本同急性肝炎。另外可给予人血白蛋白、复方氨基酸注射液静脉输入及口服水飞蓟素、肝炎灵、齐墩果酸等降低转氨酶的药物。

（2）对症治疗：基本同急性肝炎。

（3）抗病毒治疗：适用于慢性肝炎且有 HBV 活动性复制时。①α－干扰素，每次 300 万 U，隔日 1 次，皮下或肌肉注射，亦可静脉滴注，连用 6 个月。②阿糖腺苷，10～15mg/kg 加入 5% 葡萄糖注射液 1000ml 内，缓慢静脉滴注 12 小时，1 次/日，连用 2～8 周。③无环鸟苷，10～15mg/kg，静脉滴注，1 次/日，7～14 日为 1 个疗程。④病毒唑，成人每日 1000mg，儿童每日 10～15mg/kg，分 2 次静脉滴注。

（4）免疫调节治疗：胸腺肽，成人 20mg，儿童 10～15mg，加入适量 5% 葡萄糖注射液中，静脉滴注，1 次/日。香菇多糖，2mg（先用注射用水溶解）加入生理盐水 250ml 内，静脉滴注，1 次/周，连续 6～8 周。特异性免疫核糖核酸 2～4mg 淋巴结内及其周围注射，2 次/周，连续 3～6 个月。

4. 重型肝炎的治疗 补充足量的维生素 B、C、K，静脉滴入人血白蛋白或新鲜血液，保持水和电解质平衡，饮食不足者静脉输入葡萄糖注射液。在此基础上给予下列对症治疗。

（1）出血：甲氰咪胍，每次 400～600mg，静脉滴注，4～6 小时 1 次。凝血酶原复合物，25ml 加入 10% 葡萄糖注射液 100～200ml 内，静脉滴注，1～2 次/周。

（2）肝性脑病

1）减少血氨生成及吸收：新霉素，每次 0.5g，每天 4 次，口服。灭滴灵，每次 0.2g，每天 4 次，口服。60% 乳果糖：每次 30ml，每天 3 次，口服。

2）降低血氨：精氨酸，每次 10～20g，每天 1 次，静脉滴注。谷氨酸钠，每次 23g，每天 1 次，静脉滴注。谷氨酸钾，每次 25.2g，每天 1 次，静脉滴注。乙酰谷酰胺，每次 0.5g，每天 1 次，静脉滴注。

3）维持氨基酸平衡：复方支链氨基酸注射液，每次 250ml，每天 2～4 次，静脉滴注。

4）取代假性神经递质：左旋多巴，每次 2～5g，每天 1 次，灌肠或鼻饲；亦可每次 0.2～0.6g，每天 1 次，静脉滴注。

（3）肝肾综合征：严格控制每日液体进入量（约 1000ml 左右），合理使用速尿等利尿剂，尿少时应静脉滴注低分子右旋糖酐、血清白蛋白等以扩充血容量。必要时，采取透析疗法。

（4）促进肝细胞再生：胰高血糖素－胰岛素（G－I）疗法：胰高血糖素1mg、普通胰岛素10U加入10%葡萄糖注射液500ml内，静脉滴注，每天1~2次，14天1个疗程。肝细胞生长因子（HGF）160~200mg，每天1次，静脉滴注，连用1个月。人胎肝细胞（FLC）悬液，每次1个胎肝的FLC悬液，静脉滴注，1~2次/周。

（5）控制感染：继发感染时，根据感染的致病菌不同，选择有效的抗菌药物。如革兰阴性菌感染，可选用庆大霉素等；厌氧菌感染，可选用甲硝唑。亦可选用广谱抗生素，如头孢噻肟、头孢他啶、头孢曲松等。真菌感染时，应立即停用抗生素并使用氟康唑等抗真菌药物。

5. 淤胆型肝炎　可试用糖皮质激素，强的松40~60mg/d，分3次口服，或地塞米松10~20mg/d，静脉滴注。2周后如胆红素显著下降，则逐渐减量，效果不显著时，停药。

【预防】

急性肝炎患者及慢性肝炎患者在活动期或恶化时，应隔离治疗。炊事员、保育员及饮食业服务人员要定期健康检查。HBsAg阳性者不得献血。重点防止血液和体液传播。对新生儿及易感者接种乙肝疫苗并联合注射乙型肝炎免疫球蛋白。

三、其他型病毒性肝炎

【病原学】

丙型病毒性肝炎的病原体是丙型肝炎病毒（HCV）。丙型肝炎病毒外观呈球形，直径30~60nm，内含单股正链DNA。该病毒对有机溶剂敏感，煮沸、紫外线亦可使其灭活。丁型病毒性肝炎的病原体是丁型肝炎病毒（HDV）。该病毒外观呈球形，是一种缺陷病毒，必须在HBV辅助下才能在肝细胞内复制。戊型病毒性肝炎的病原体为戊型肝炎病毒（HEV），戊型肝炎病毒外观呈圆球形，直径27~34nm，无包膜。该病毒在碱性环境下较稳定，对高热、氯仿等敏感。

【流行病学】

1. 传染源　丙型肝炎的传染源是急慢性丙型病毒性肝炎患者和病毒携带者，其中前者是主要传染源。丁型肝炎其传染源以慢性患者和病毒携带者为主。戊型肝炎的传染源为患者和隐性感染者。

2. 传播途径 丙型肝炎和丁型肝炎的传播途径基本同乙型肝炎。戊型肝炎的传播途径同甲型肝炎。人类对丙型肝炎病毒普遍易感，一般呈散发。

3. 易感人群 人群对丙型肝炎病毒普遍易感，一般呈散发。丁型肝炎在 HBV 感染的基础上才能发生，故慢性乙型肝炎患者和 HBV 携带者为其易感人群。戊型肝炎多发于青壮年，无慢性患者。

【发病机制及病理】

丙型肝炎产生的发病机制及病理改变基本同乙型肝炎，本病约一半患者转为慢性。丁型肝炎病毒感染于乙型肝炎患者时，其病理改变要比单纯乙型肝炎更重。戊型肝炎的发病机制及病理基本同甲型肝炎。

【临床表现】

潜伏期：丙型肝炎为 15 ~ 150 日，平均 50 日；丁型肝炎为 21 ~ 105 日；戊型肝炎为 10 ~ 60 日，平均 40 日。

丙型肝炎的临床表现同乙型肝炎。丁型肝炎病毒和乙型肝炎病毒同时感染，其临床表现和单纯急性乙型肝炎相似，但病程较短，多数预后良好，少数亦可发展成重型肝炎；慢性乙型肝炎患者或 HBsAg 携带者又感染丁型肝炎病毒时，多表现为病情恶化或在慢性过程中出现类似急性肝炎发作，严重的可导致肝坏死。亦可表现为一过性 ALT 升高，最后多发展为慢性肝炎及肝硬化。戊型肝炎的临床表现基本同甲型肝炎。

【辅助检查】

1. 肝功能检查 丙型、丁型肝炎的肝功能改变基本同乙型肝炎。戊型肝炎的肝功能改变基本同甲型肝炎。

2. 免疫学检查

（1）丙型肝炎：用 ELISA 法可检出血清中抗 – HCV 及抗 – HCV IgM。抗 – HCV 不是保护性抗体，是有传染性的标记，但在丙型肝炎恢复或治愈后仍持续存在。抗 – HCV IgM 阳性提示肝脏病变活动，治愈后可消失。

（2）丁型肝炎：用 ELISA 法检测血清中 HDAg 和抗 – HDV，抗 – HDV 包括抗 – HDVIgM 和抗 – HDVIgG。HDV 感染时，HDVAg 仅在血液中出现数日，随之出现抗 – HDV IgM，抗 – HDV IgM 是现症感染的标志。慢性 HDV 感染时，抗 – HDV IgG 持续升高。另外，血清 HDV – RNA 阳性是 HDV 感染最直接的证据。

（3）戊型肝炎：用 ELISA 法可检出血清中抗 – HEV IgM 和抗 – HEV IgG，由

于抗－HEV IgG 持续时间不超过 1 年，故两者均可作为近期感染的标记。HEV－RNA 阳性可确定戊型肝炎的诊断。

【诊断及鉴别诊断】

1. 诊断要点　①具备类似急慢性乙型肝炎的临床表现及肝功检查异常结果，而抗－HCV IgM 或抗－HCV IgG 或 HCV－RNA 阳性，可诊断为丙型肝炎。②具备类似急慢性乙型肝炎的临床表现及肝功能检查的异常结果，血清中 HBsAg 阳性，同时血清中 HDAg、抗－HD IgM、抗－HD IgG、HDV－RNA 任何一项阳性，可诊断为丁型肝炎。③具备类似急性甲型肝炎的临床表现及肝功能检查的异常结果，同时血清中抗－HEV IgM、抗－HEV IgG 阳性或 HEV－RAN 阳性，可诊断为戊型肝炎。

2. 鉴别诊断　同甲型肝炎。

【治疗】

丙型、丁型肝炎的治疗同乙型肝炎。戊型肝炎的治疗基本同甲型肝炎，另外，加用干扰素治疗可取得更好的疗效，用法同乙型肝炎。

【预防】

丙型、丁型肝炎同乙型肝炎。戊型肝炎同甲型肝炎。

第九节　伤　寒

伤寒是由伤寒沙门菌引起的急性肠道传染病。伤寒沙门菌侵犯人体造成全身单核－巨噬细胞系统的增生性反应，尤以回肠下段淋巴组织病变最明显。主要临床特点是稽留热、伤寒面容、相对缓脉、玫瑰疹、脾肿大、白细胞减少等。

【病原学】

伤寒的病原体为伤寒沙门菌。该菌属于沙门菌属中的 D 群，革兰染色阴性，外观呈短杆状，主要有菌体“O”抗原及鞭毛“H”抗原，两种抗原均刺激机体产生相应抗体。该菌在自然环境中抵抗力较强，在水中可存活 2～3 周，在粪便中可生存 1～2 个月，耐低温，在寒冷环境中可生存数周，60℃15 分钟或煮沸即灭活，对一般化学消毒剂敏感，消毒饮水含氯达 0.2～0.4mg/L 时迅速死亡。伤寒沙门菌菌体裂解后释放出内毒素，有较强的致病力。

【流行病学】

1. 传染源 本病的传染源是患者和带菌者，带菌者是流行的主要传染源。患者从潜伏期末即排菌，发病后2～4周内传染性最强。

2. 传播途径 伤寒可通过污染的水或食物、日常生活接触、苍蝇等传播，其中水源污染可引起暴发流行，散发病例多由日常生活接触传播引起。

3. 易感人群 人群对本病普遍易感，患者以儿童和青壮年为主。

4. 流行特征 本病好发于夏秋季节，病后可获得持久免疫力。

【发病机制】

伤寒沙门菌进入胃内后大部分被胃酸杀死，未被杀死的细菌进入小肠，在含有胆汁的碱性小肠液中繁殖，随即侵入肠黏膜，经淋巴管进入肠道淋巴组织，继续繁殖后进入血流，引起第一次菌血症，此阶段，患者无症状。细菌随血流进入肝、脾、骨髓、阑尾等组织器官，在其单核－巨噬细胞系统大量繁殖后，再次进入血液，造成第二次菌血症，释放大量内毒素，产生临床症状，此阶段相当于临床上的初期。细菌再次随血流播散全身，并经胆道排入肠道，大部分随粪便排出，少部分再次侵入肠道淋巴组织，使已致敏的淋巴组织发生迟发型变态反应，产生坏死，坏死组织脱落形成溃疡，临床上达到极期。随后，已增强的机体免疫反应将血液及脏器内的细菌消灭，进入恢复期。部分患者由于胆囊长期带菌成为慢性带菌者。

【病理】

本病的主要病理变化是全身单核－巨噬细胞系统（肝、脾、骨髓、淋巴组织）大单核细胞浸润和增生，形成伤寒结节。以回肠末端的淋巴组织的病变最典型、最明显，可分为四个阶段：第一周淋巴组织增生肿胀呈纽扣花样突出；第2周肿大的淋巴结发生坏死；第3周坏死组织脱落形成溃疡；第4周后溃疡逐渐愈合。

【临床表现】

潜伏期7～23日，一般10～14日。

1. 典型临床过程

（1）初期（病程第1周）：缓慢起病，出现发热、乏力、全身不适、食欲不振、咽痛、咳嗽等。发热是最早出现的症状，体温呈阶梯状上升，可在5～7日升至39℃～40℃。

（2）极期（病程第2～3周）

1）高热：多呈稽留热型，持续10～14日。

2）消化道症状：食欲不振、腹部不适、腹胀、便秘或腹泻、右下腹压痛等。

3）神经系统症状：神志恍惚，表情淡漠，反应迟钝，即“伤寒面容”。重者出现谵妄、昏迷、脑膜刺激征。脑膜刺激征为虚性脑膜炎引起，虚性脑膜炎是指脑膜处并无病原体，但毒素随血流到达脑膜，毒害脑膜引起脑膜刺激反应。

4）循环系统症状：主要为相对缓脉，即脉搏的增快与体温升高不成比例，相对于体温来说脉率是较缓的。

5）玫瑰疹：多出现于病程的6～13日，主要分布于胸腹部，数目一般在10个以内，分批出现，淡红色斑丘疹，直径2～4mm，压之褪色，出现后2～4日消退。

6）肝脾肿大：脾肿大，质软，有压痛；肝肿大，质软，有压痛。

（3）缓解期（病程第3～4周）：体温出现波动，并逐渐下降，极期的各种表现减轻。

（4）恢复期（病程第5周起）：体温恢复正常，食欲好转，通常1个月左右完全康复。

另外，在极期或缓解期可出现肠出血、肠穿孔等并发症，应予注意。

肠出血：多有饮食不当或腹泻等诱因，表现为暗红色血便，严重时出现头晕、面色苍白、冷汗、脉速、血压下降等休克征象。

肠穿孔：常先有腹泻、腹胀、肠出血等表现，穿孔时突然出现腹痛，右下腹甚，冷汗，脉速，体温与血压下降。随后出现腹部压痛、反跳痛、腹肌紧张等腹膜刺激症状，肝浊音界可缩小或消失。

2. 临床类型

（1）轻型：病情轻，发热38℃左右，病程短，1～3周可恢复。

（2）普通型：具有上述典型临床过程。

（3）迁延型：初期同普通型，发热时间长，可持续5周以上或达数月，呈弛张热型或间歇热型，肝脾肿大较显著。

（4）逍遥型：发热、乏力等中毒症状轻，患者可照常生活、工作而无察觉，部分患者以肠出血、肠穿孔就诊。

（5）暴发型：起病急骤，中毒症状严重，常伴有畏寒、高热、休克、中毒性心肌炎等，如能及时抢救，仍可治愈。

老年人伤寒临床表现多不典型，易出现虚脱，常并发支气管肺炎和心力衰竭，恢复缓慢，病死率较高。

学龄前儿童伤寒症状较轻，婴幼儿症状不典型。

另外，少数伤寒患者可出现复发或再燃现象。

【辅助检查】

1. 血象 白细胞计数常减少，一般在（3～5）$\times 10^9/L$，中性粒细胞减少，嗜酸性粒细胞减少或消失。随病情好转，嗜酸性粒细胞逐渐恢复正常。

2. 细菌学检查

（1）血培养：是确诊伤寒最重要的依据。病程第1周末未使用抗菌药物之前血培养阳性率最高，可达80%以上，第3周降至50%，第4周常呈阴性。

（2）骨髓培养：骨髓培养阳性率高于血培养，阳性持续时间亦长，已使用抗菌药物者也适用。

（3）粪便培养：病程第3～4周时阳性率最高，可达80%以上。

3. 免疫学检查 肥达反应：用以检测伤寒沙门菌的血清抗体。通常在起病1周后出现抗体，第3～4周阳性率可达70%以上，病愈后阳性反应可维持数月。约10%～30%病例肥达反应始终阴性。血清“O”抗体效价≥1∶160有诊断价值，双份血清（间隔1周左右查1次）效价递增4倍以上者，诊断价值更大。

【诊断及鉴别诊断】

1. 诊断要点 ①流行地区或当地水源有污染，多于夏秋季节发病；②临床表现为持续性高热1周以上，伤寒面容及食欲不振等中毒症状，相对缓脉，玫瑰疹，脾肿大；③辅助检查显示白细胞总数减少，嗜酸性粒细胞减少或消失，肥达反应阳性，血或骨髓培养伤寒沙门菌阳性。

2. 鉴别诊断

（1）革兰阴性杆菌败血症：起病急，常有寒战，高热，热型不规则，能找到原发感染灶，白细胞总数升高。

（2）钩端螺旋体病：近期疫水接触史，结膜充血，浅表淋巴结肿大，腓肠肌疼痛与压痛明显，尿中有蛋白、红细胞、管型，血清凝溶试验阳性。

（3）粟粒性肺结核：有结核病史或接触史，发热不规则，脉搏快，呼吸急促，盗汗，血沉快，结核菌素试验阳性，血培养结核杆菌阳性。

（4）疟疾：发热呈间歇热型，发热前先寒战，退热时大汗，血涂片可查到疟原虫。

【治疗】

伤寒为细菌感染引起的传染病，治疗的重点是选择有效的抗菌药物。由于能出现慢性带菌者和复发、再燃等情况，故抗菌药物应用要早期、足量、时间长。

1. 一般治疗　尽早隔离患者，对其排泄物及用具进行彻底消毒。体温正常后15日或每隔5日作粪便培养1次，连续2次阴性，方可解除隔离。严格卧床休息。注意观察体温、脉搏、血压、腹部情况及大便性状。保持口腔卫生，注意皮肤清洁。给予易消化、高热量、无渣饮食，不能进食者应静脉补充营养。恢复期食欲好转后，由发热期的流质或半流质饮食，改为软食、稀饭，渐向正常饮食过渡。

2. 抗菌治疗

（1）喹诺酮类：抗菌效果好，耐药率低，为首选抗菌药物，体温降至正常后继续用药2周。氧氟沙星，每次0.3g，2次/日，口服。环丙沙星，每次0.5g，2次/日，口服；或0.2g，静脉滴注，2次/日。

（2）头孢菌素类：抗菌活性强，毒副作用低，适用于孕妇、儿童、哺育期妇女患者，一般用药2周。头孢曲松，成人每次1～2g，2次/日，儿童每日100mg/kg，分2次，肌肉或静脉注射。头孢噻肟，成人每次1～2g，2次/日，儿童每日100～150mg/kg，分2次，肌肉或静脉注射。头孢他啶，成人每次1～2g，2次/日，儿童每日30～100mg/kg，分2次，肌肉或静脉注射。

（3）氯霉素：成人1.5～2g/d，分3～4次，口服，退热后减半，再服10～14日，总疗程2～3周。应用时定期观察血象，以免引起粒细胞减少症或再生障碍性贫血。

（4）复方新诺明：成人，3片/次，2次/日，口服，退热后改为2片/次，2次/日，继用7～10日，总疗程2周左右。

（5）慢性带菌者抗菌药物的应用：氨苄西林联合丙磺舒，氨苄西林3～6g/d，分2～4次口服，丙磺舒1～1.5g/d，口服，连用4～6周。复方新诺明，2片/次，2次/日，口服，连用1～3个月。

3. 对症治疗

（1）高热：可用50%酒精擦浴、冰袋冷敷。

（2）便秘：开塞露，10～20ml/次，塞肛。

（3）腹胀：腹部涂适量松节油，肛管排气。

4. 并发症治疗

（1）肠出血：严格卧床休息，暂禁饮食。严密观察血压、脉搏、神志变化及便血情况，使用维生素K、安络血、止血芳酸等止血药物；大量出血者，输入新鲜全血。烦躁不安者，给予安定。大量出血经内科积极治疗无效者，可考虑手术治疗。

（2）肠穿孔：禁食，经鼻胃管减压，静脉输液维持水、电解质平衡与热量供应。加强抗菌药物治疗，控制腹膜炎。必要时，手术治疗。

【预防】

定期检查饮食行业人员及保育人员，发现带菌者及时治疗。搞好粪便、水源、饮食卫生管理，消灭苍蝇，饭前便后要洗手，不吃不洁食物，不饮生水、生奶。易感人群接种伤寒及副伤寒甲、乙三联疫苗。

第十节　细菌性痢疾

细菌性痢疾，简称“菌痢”，是痢疾杆菌引起的肠道传染病。病变部位主要在乙状结肠和直肠。主要临床表现为发热、腹痛、腹泻、里急后重和黏液脓血便。

【病原学】

菌痢的病原体是痢疾杆菌。该菌革兰染色阴性，外观呈短杆状，根据抗原结构和生化反应不同，将其分为 A（痢疾志贺菌）、B（福氏志贺菌）、C（鲍氏志贺菌）、D（宋内志贺菌）四群。我国多数地区以 B 群流行为主，D 群次之。痢疾杆菌在蔬菜、瓜果及污染物上可生存 1 ~ 2 周，对一般化学消毒剂敏感。

【流行病学】

1. 传染源　本病的传染源为患者及带菌者。

2. 传播途径　通过污染的水和食物传播。

3. 易感人群　人群普遍易感，多发于夏秋季节，儿童及青壮年发病率高，病后可获得短暂免疫力。

【发病机制】

痢疾杆菌随污染的水或食物等进入消化道，大部分被胃酸杀死，未被杀死的小部分下行至肠道，在肠黏膜生长繁殖，产生毒素，使肠黏膜出现渗出、坏死和溃疡，引起腹痛、腹泻、黏液脓血便等肠道症状。直肠受到炎症及毒素刺激，表现为里急后重。毒素吸收入血，造成发热等全身中毒症状。细菌释放强烈的内毒素，机体对此反应敏感，导致全身小血管痉挛、急性微循环障碍，表现为感染性休克。脑微循环障碍致脑组织缺氧、脑水肿，甚至脑疝，出现昏迷、抽搐、呼吸衰竭。

【病理】

菌痢的肠道病变主要在结肠，以乙状结肠和直肠病变最显著，严重者可累及整个结肠及回肠下段。急性期肠黏膜的基本病理改变是弥漫性纤维蛋白渗出性炎症，肠黏膜表面有大量黏液及脓血性渗出物覆盖，与坏死的肠黏膜上皮细胞融合形成灰白色假膜，脱落形成溃疡。此病变一般仅限于固有层，故菌痢很少出现肠穿孔及大量肠出血。慢性期可有肠黏膜水肿，肠壁增厚，溃疡不断形成及修复，造成息肉样增生及瘢痕，并可导致肠腔狭窄。中毒型菌痢肠道病变轻微，仅有充血、水肿，极少出现溃疡。但全身病变重，多数脏器的微血管痉挛及通透性增加。大脑及脑干充血、水肿、点状出血，神经细胞变性。

【临床表现】

潜伏期数小时至 7 日，一般 1 ~2 日。

1. 急性菌痢

（1）普通型（典型）：起病急，出现畏寒、高热，继之出现腹痛、腹泻、里急后重，每日腹泻达 10 次以上，初为糊状或稀水便，逐渐转为黏液脓血便。左下腹压痛，肠鸣音亢进。病程 1 周左右，少数转为慢性。

（2）轻型（非典型）：无发热或低热，每日腹泻 3 次以上，黏液稀便，无肉眼脓血，腹痛轻，里急后重不明显。病程 3 ~7 日，亦可转为慢性。

（3）中毒型：多见于 2 ~7 岁儿童。起病急骤，病情凶险，发展迅速。以严重毒血症症状、休克、中毒性脑病为主要表现，体温高达 40℃以上，肠道症状较轻，甚至开始无腹痛及腹泻，一般发病后 24 小时内可出现腹泻及痢疾样便。按临床表现分为三型。

1）休克型：主要表现为感染性休克。患儿烦躁不安或精神萎靡，面色苍白，四肢厥冷及紫绀，皮肤花斑，脉搏细速，血压下降，可出现少尿或无尿，轻重不等的意识障碍。

2）脑型：主要表现为颅内压升高及脑疝。患儿出现剧烈头痛，呕吐，烦躁不安，昏迷及抽搐，双侧瞳孔不等大，对光反应迟钝或消失，肌张力增强。亦可出现呼吸节律不齐，双吸气、叹息样呼吸，呼吸暂停。

3）混合型：兼有上述两型表现，病情最严重，死亡率高。

2. 慢性菌痢　急性菌痢病程超过 2 个月未愈，称为慢性菌痢。分为三型。

（1）慢性迁延型：长期反复出现腹痛、腹泻与便秘交替现象，常有黏液脓血便。可有乏力、营养不良、贫血表现。左下腹压痛，可触及条索状增粗的乙状结肠。

（2）急性发作型：有慢性菌痢病史，因受凉、劳累、进食不当等诱发，出现明显的腹痛、腹泻、脓血便，但发热等全身中毒症状不明显。

（3）慢性隐匿型：1年内有菌痢病史，临床上无明显腹泻等症状，但大便培养痢疾杆菌阳性，乙状结肠镜检查肠黏膜可见呈慢性炎症的黏膜病变。

【辅助检查】

1. 血象 急性期白细胞总数升高，多在（10~20）$\times 10^9$/L，中性粒细胞升高。慢性期可发现红细胞数及血红蛋白量降低。

2. 大便检查 肉眼常只见黏液脓血而无粪质，镜检可见大量白细胞及红细胞，发现巨噬细胞更有助于诊断。

3. 细菌学检查 大便培养痢疾杆菌阳性，这是本病确诊的依据。为提高细菌阳性率，应在使用抗菌药物前采集新鲜的带脓血的大便样本，并连续多次送检。

4. 结肠镜及X线检查 慢性菌痢结肠镜检查可见结肠黏膜轻度充血、水肿，呈颗粒状，有溃疡、息肉及增生性改变。慢性菌痢X线钡剂灌肠检查可见结肠痉挛，袋形消失，黏膜纹理紊乱，肠腔狭窄。

【诊断及鉴别诊断】

1. 诊断要点 ①多在夏秋季节发病，有进食不洁食物或与菌痢病人接触史；②急性菌痢表现为发热，腹痛，腹泻，里急后重及黏液脓血便，左下腹压痛；③慢性菌痢表现为有急性菌痢病史，病程超过2个月不愈；④中毒型菌痢多见于儿童，表现为突起的高热，感染性休克，昏迷，抽搐，呼吸衰竭；⑤大便检查发现大量白细胞及红细胞、巨噬细胞，中毒型菌痢做肛拭子或生理盐水灌肠取粪便检查发现脓细胞、红细胞；⑥大便培养痢疾杆菌阳性。

2. 鉴别诊断

（1）需与急性菌痢鉴别的疾病

1）急性阿米巴痢疾：多无发热等毒血症症状，轻度腹痛，无里急后重，压痛多在右下腹；每日腹泻次数少，每次大便量多，大便为暗红色果酱样，有特殊腥臭味；大便镜检红细胞多，白细胞少，可找到阿米巴滋养体。

2）细菌性胃肠型食物中毒：有集体进食同一食物在同一潜伏期内集体发病的病史，有恶心、呕吐、腹痛、腹泻等急性胃肠炎表现，大多为稀水便、脓血便，但里急后重少见。确诊有赖于从病人呕吐物、粪便或可疑食物中检出同一致病菌。

（2）需与慢性菌痢鉴别的疾病

1）结肠癌及直肠癌：久治无效且出现进行性消瘦，直肠指检、X线钡剂灌肠检查、乙状结肠镜或纤维结肠镜检查可协助诊断。

2）慢性溃疡性结肠炎：抗菌治疗无效，大便培养无致病菌，晚期病人X线钡剂灌肠可见结肠袋消失，呈铅管样改变。

3）慢性血吸虫病：有血吸虫病疫水接触史，肝脾肿大，血液中嗜酸性粒细胞增加，直肠镜黏膜活检可查到血吸虫卵。

（3）需与中毒型菌痢鉴别的疾病

1）流行性脑脊髓膜炎：多发生于冬春季节，有皮肤黏膜出血点或淤点，脑脊液、血液直接镜检或培养可找到脑膜炎奈瑟菌，肛拭子或生理盐水灌肠粪便镜检无异常发现。

2）流行性乙型脑炎：意识障碍为主要表现而休克少见，脑脊液检查有异常改变而肛拭子或生理盐水灌肠镜检无异常发现。

【治疗】

菌痢的治疗应根据不同临床类型而定。急性菌痢普通型与轻型，主要选择有效的抗菌药物治疗，同时配合降温、解痉止痛等对症处理。急性中毒型菌痢，病势凶险，要尽早诊断，及时治疗，在静脉应用有效抗菌药物的同时，特别注意对感染性休克、颅内高压、脑水肿、抽搐、呼吸衰竭等严重危及生命的症状采取综合治疗措施。慢性菌痢，应根据药物敏感试验选择抗菌药物，两种以上不同类型的药物联合、交替用药，疗程要长且可重复。另外，亦可局部用药（保留灌肠），以提高疗效。

1. 急性菌痢

（1）一般治疗：对菌痢病人及早隔离治疗。消化道隔离至临床症状消失，粪便培养两次阴性。急性菌痢应注意休息，必要时卧床休息。消化道隔离至临床症状消失，粪便培养两次阴性。进少渣易消化或半流质饮食。注意保持水、电解质及酸碱平衡，给予口服或静脉补液。加强护理，注意生命体征变化。

（2）抗菌治疗：一般用药5～7天。吡哌酸每次0.5g，3次/日，口服。诺氟沙星每次0.2～0.4g，4次/日，口服。环丙沙星每次0.2g，2次/日，口服。依诺沙星每次0.4g，2～3次/日，口服。复方新诺明每次2片，2次/日，口服。黄连素每次0.3g，3次/日，口服。

（3）对症处理

1）高热：50%酒精擦浴。扑热息痛每次0.3～0.6g，2～3次/日，口服，儿童酌减。

2）腹痛：阿托品每次0.3～0.6mg，3次/日，口服；或每次0.5mg，肌肉注射。颠茄合剂每次5～10ml，3次/日，口服。

3）严重毒血症症状：氢化可的松100～300mg/d，静脉滴注。

2. 中毒型菌痢

（1）一般治疗：同急性菌痢。

（2）抗菌治疗：环丙沙星每次0.2～0.4g，2次/日，静脉滴注。氧氟沙星每次0.2～0.4g，2次/日，静脉滴注。头孢噻肟每次2～3g，2次/日，静脉滴注。

（3）抗休克

1）补充血容量：成人每日总量约3000ml，儿童按每日80～100ml/kg，静脉输入。输入的液体为低分子右旋糖酐、平衡液、0.9%氯化钠注射液、葡萄糖氯化钠注射液、5%或10%的葡萄糖注射液等。其中低分子右旋糖酐成人每日不超过1000ml，儿童每日不超过15～20ml/kg。

2）纠正酸中毒：5%的碳酸氢钠注射液3～5ml/kg，静脉滴注。

3）使用血管活性药物：山莨菪碱，成人每次10～30mg，儿童每次0.2～2mg/kg，静脉注射，10～15分钟1次，直至面色转红、四肢温暖、血压回升后减量，并逐渐延长给药时间，维持24小时。如血压仍不回升，可用多巴胺20～40mg，间羟胺10～20mg，加入10%葡萄糖注射液200ml内，静脉滴注。

4）保护心功能：出现心功能不全时，可给予西地兰静脉注射。

（4）治疗脑水肿：20%甘露醇1～2g/kg快速静脉滴注与50%葡萄糖注射液40～60ml静脉注射，4～6小时交替1次。

（5）制止抽搐：地西泮，成人每次10～20mg，儿童每次0.1～0.3mg/kg，静脉注射。水合氯醛，成人每次1.5～2.0g，儿童每次60～80mg/kg，鼻饲或保留灌肠。

（6）降温：50%酒精擦浴，冰袋冷敷。扑热息痛每次0.3～0.6g，2～3次/日，口服，儿童酌减。20%安乃近滴剂，每侧鼻孔1～3滴，4～6小时1次，适用于幼儿、老年人。亚冬眠疗法，即氯丙嗪及异丙嗪每次各1～2mg/kg，肌注或以生理盐水稀释至5ml静注，每2～4小时1次，一般用3～4次，冬眠时间不超过12～24小时。

（7）处理呼吸衰竭：①保持呼吸道通畅：吸痰，痰液黏稠时，用α－糜蛋白酶5mg（儿童0.1mg/kg）加生理盐水5～10ml雾化吸入。②使用呼吸兴奋剂。③气管插管、气管切开、应用人工呼吸器。

3. 慢性菌痢

（1）一般治疗：慢性菌痢要注意生活规律，进行适当的身体锻炼，避免劳累与紧张，进食营养丰富、少渣、无刺激食物。

（2）抗菌治疗：①要根据药物敏感试验选择抗生素。②两种不同种类药物联合应用，例如庆大霉素与吡哌酸、丁胺卡那霉素与复方新诺明等。③每一疗程10～14天，可重复2～3个疗程。④每一疗程可交替使用不同的药物。⑤局部用药，0.5%卡那霉素200ml加入强的松20mg、普鲁卡因0.5g，或0.3%黄连素200ml加入强的松20mg、普鲁卡因0.5g，保留灌肠，每晚1次，10～14天为1个疗程。

【预防】

从事饮食、自来水厂、幼托的工作人员应定期做大便培养，发现带菌者应调离工作并给予治疗。搞好个人及环境卫生，饭前便后洗手，加强对饮水、食品及粪便的管理，消灭蝇、蛆。口服痢疾活菌苗，免疫力可维持6～12个月。流行期间，可给予马齿苋、大蒜、地锦草等中草药煎服预防。

附：阿米巴痢疾

阿米巴痢疾，又称肠阿米巴病，是溶组织内阿米巴原虫引起的肠道感染性疾病。主要病变部位在盲肠和结肠，阿米巴滋养体侵入肠壁组织引起腹泻、黏液脓血便等临床表现。本病易于复发，易变成慢性。

【病原学】

阿米巴痢疾的病原体是溶组织内阿米巴原虫。溶组织内阿米巴原虫有两种形态：滋养体和包囊。滋养体可侵入肠壁致病，但在体外很快死亡。包囊是传播疾病的唯一形态，是原虫的感染型，随粪便排出体外，对外界有较强的抵抗力。

【流行病学】

1. 传染源　阿米巴痢疾的传染源为带虫者和慢性患者。

2. 传播途径　主要通过包囊污染饮水、食物、蔬菜等途径传播。

3. 易感人群　人群普遍易感，感染后不能获得特异性免疫保护作用。

4. 流行特征　全国各地均有本病发生，多呈散发，农村多于城市。

【发病机制】

阿米巴包囊被吞入后，包囊内核继续进行分裂，至小肠下部，包囊被消化，释放出小滋养体。小滋养体下行至大肠，以肠腔内细菌和组织基质为食饵，与人形成共居生活。机体免疫力低下、肠黏膜损伤、肠道功能紊乱等情况发生时，小滋养体侵入肠壁，转变为大滋养体而致病。当机体免疫力增强、肠道环境变得不利于大滋养体繁殖时，大滋养体又变为小滋养体，并沿肠道继续下移，转变成包囊随粪便排出体外。

【病理】

病变部位主要在盲肠、升结肠。典型病变为黏膜上出现许多孤立而颜色较淡的小脓肿，破溃后形成边缘不整、口小底大的烧瓶状溃疡，溃疡腔内充满棕黄色坏死物质，内含滋养体。继发细菌感染时，肠黏膜呈广泛急性炎症改变，并有大量中性粒细胞浸润，临床表现为严重全身反应及肠道症状，称为暴发型。溃疡底部血管破裂可造成肠出血，溃疡穿透浆膜则造成肠穿孔。慢性病变过程中，组织破坏与修复反复进行，纤维组织增生，肠壁增厚，部分形成肠息肉、肠狭窄。

【临床表现】

潜伏期一般为1~2周。

1. 无症状型（原虫携带状态） 只有包囊随粪便排出而无临床症状。

2. 普通型 大多数起病缓慢，一般无发热等全身症状，以腹痛、腹泻开始，每日大便可达10次左右。大便为暗红色果酱样，有腥臭味。右下腹压痛明显。症状持续数日或数周自动缓解。

3. 暴发型 起病急，出现高热、寒战、恶心、呕吐等明显中毒症状及频繁腹泻（大便每日15次以上）、腹痛、里急后重等肠道症状，大便呈水样或血水样，有奇臭。病人有程度不同的脱水、电解质紊乱，严重者出现休克。易并发肠出血、肠穿孔。死亡率高。

4. 慢性型 多为普通型未经彻底治疗的延续，大便每日3~5次或更少，呈黄糊状，带少量黏液及血液，有腐臭味。症状可持续存在或反复发作。

【辅助检查】

1. 大便检查 镜下见大量粘集成团的红细胞和少量白细胞，可找到阿米巴滋养体和包囊。

2. 免疫学检查

（1）酶靶试验：用特异性抗体结合阿米巴痢疾患者粪便中的溶组织素，特异性及敏感性高。

（2）血清学检查：用免疫荧光、酶联免疫吸附试验方法检出血清中特异性抗体，体内有侵袭性病变时呈阳性。

3. 结肠镜检查 直肠和乙状结肠可见到大小不等的散在溃疡，表面覆盖黄色脓液，边缘略突出，稍充血，从溃疡面刮取材料行镜检，可查到阿米巴滋养体。

【诊断及鉴别诊断】

1. 诊断要点 ①有不洁饮食史，或与带包囊者、慢性患者有密切接触史；②慢性起病，多无发热等全身症状，腹泻粪便量多、呈暗红色果酱样、有腥臭味，右下腹压痛明显；③粪便检查镜下见大量粘集成团的红细胞和少量白细胞，查到阿米巴滋养体和包囊；④血清中查到特异性抗体或粪便中查出阿米巴溶组织素；⑤高度怀疑不能成立诊断者，可用甲硝唑等作诊断性治疗，若效果肯定可作出诊断。

2. 鉴别诊断 阿米巴痢疾应注意与细菌性痢疾、溃疡性结肠炎、血吸虫病、结肠癌等鉴别。

【治疗】

本病选择有效的杀阿米巴原虫药物，可取得良好治疗效果。硝基咪唑类、吐根碱类药物应与卤化羟基喹啉类药物联合使用。并发细菌感染时，加用抗菌药物。出现肠穿孔及腹膜炎时，可手术治疗。

1. 抗阿米巴原虫

（1）硝基咪唑类：对阿米巴滋养体有较强的杀灭作用，因有潜在致畸性，故孕妇忌用。甲硝唑，成人每次0.4～0.8g，3次/日，口服，连用5～10日；儿童每日50mg/kg，分3次口服，连用7日。替硝唑，成人每次2g，儿童每日30～40mg/kg，清晨1次口服，连用5日。

（2）吐根碱类：对阿米巴滋养体有直接杀灭作用，对组织内阿米巴滋养体有极高的疗效，对肠腔阿米巴效果差。去氢吐根碱，成人60～80mg，儿童1mg/kg，1日1次，肌肉注射，连用5～10日。

（3）卤化羟基喹啉：肠腔浓度高，适用于慢性型和无症状型，对碘过敏、甲状腺肿大、视神经病变者不宜使用。喹碘方，成人每次0.5g，儿童5～10mg/kg，3次/日，口服，连用7～10日。

（4）糠酯酰胺：每次0.5g，3次/日，口服，连用10天，适用于无症状型，孕妇忌用。

2. 并发症治疗

（1）细菌感染：加用广谱抗菌药物。暴发型常合并细菌感染，可用甲硝唑合头孢曲松静脉滴注。

（2）肠出血：出血量大者，可给予输血。

（3）肠穿孔及腹膜炎：在甲硝唑与头孢曲松等控制下进行手术治疗。

第十一节　流行性出血热

流行性出血热是由流行性出血热病毒引起的急性传染病。主要病理变化为全身小血管内皮细胞的损伤。临床上以发热、出血、急性肾功能不全为主要表现。

【病原学】

流行性出血热的病原体是流行性出血热病毒，又名汉坦病毒。流行性出血热病毒呈圆形或卵圆形，直径80～120nm。根据血清学检查至少可分为16型，对人类致病的为汉滩病毒、汉城病毒、普拿马病毒、贝尔格莱德－多步拉伐病毒。我国所流行的主要是汉滩病毒和汉城病毒。流行性出血热病毒不耐酸，不耐热，pH5.0以下或高于37℃易灭活。对紫外线、来苏、70%乙醇和2.5%碘酒很敏感。

【流行病学】

1. 传染源　本病的主要传染源为鼠。

2. 传播途径　鼠的排泄物污染尘埃或水、食物，主要经呼吸道或消化道传播。此外，尚有通过不显性或显性破损的皮肤和黏膜侵入机体的接触传播，以及虫媒（螨类）传播等。

3. 易感人群　人群对本病普遍易感。青壮年发病率高，野外工作人员、农民发病率高。

4. 流行特征　全年均有发生，野鼠型10～12月份为流行高峰，家鼠型3～5月份为流行高峰。

【发病机制及病理】

病毒侵犯人体进入血液循环，通过直接作用或诱发免疫反应造成全身小血管、毛细血管和肾脏的损伤，从而表现出毒血症症状、出血、休克及急性肾功能不全。本病的基本病理改变为全身小血管、毛细血管内皮细胞肿胀、变性、坏死，管腔内可见微血栓形成，大量血浆外渗使周围组织水肿，可有出血。脏器中以肾病变为最明显，肾脏充血、水肿，可见坏死性出血灶。肾小球基底膜增厚，肾小管上皮细胞变性、坏死、脱落，肾间质有炎细胞浸润。

【临床表现】

潜伏期4～46日，以2周左右多见。

1. 典型临床经过

（1）发热期：多持续3～7天。

1）发热：急起发热，多为稽留热或弛张热。

2）“三痛征”：头痛、眼眶痛、腰痛。

3）“三红征”：颜面红、颈部红、胸部红，重者呈醉酒貌。另外，球结膜及咽部亦明显充血。

4）出血：皮肤出血，在腋下、前胸、背部和上肢出现针尖到针头大小出血点或条痕状淤点或淤斑。球结膜、软腭可有出血点或淤斑，少数出现鼻出血、咯血、尿血、便血。

（2）低血压休克期：多持续1～3天。多数患者在热退之时随之出现休克。血压开始下降时，四肢尚温暖，随血压继续下降，出现面色苍白、四肢厥冷、脉搏细速、尿量减少。少数顽固性休克患者出现紫绀、肺水肿、弥散性血管内凝血（DIC）等。

（3）少尿期：多持续2～5天。

1）尿量减少：少尿或无尿。

2）尿毒症表现：消化道症状有呃逆、恶心、呕吐、食欲不振、腹胀等；精神神经症状有头晕、头痛、嗜睡、昏迷、抽搐等；出血倾向加重。

3）水、电解质紊乱和酸中毒：水潴留表现为全身水肿、腹水；电解质紊乱如高钾血症、低钠血症，表现为心律失常、脑水肿等；酸中毒表现为呼吸增快或酸中毒大呼吸。

4）高血容量综合征：水钠潴留，血管重吸收外渗水分引起血容量增高，表现为静脉充盈、脉搏洪大、血压增高等，甚至出现心力衰竭、肺水肿、脑水肿等。

（4）多尿期：多持续2周。

1）移行期：每日尿量由500ml增至2000ml，少尿期症状不减轻甚或加重，部分患者死于该期，注意密切观察。

2）多尿早期：每日尿量超过2000ml，少尿期症状仍无明显改善。

3）多尿后期：每日尿量超过3000ml，多维持于每日4000～8000ml之间，少尿期症状逐渐减轻。此期应特别注意电解质紊乱与继发感染。

（5）恢复期：多持续3～6个月。尿量逐渐恢复至每日2000ml左右，体力、食欲、精神等逐渐恢复正常。

2. 临床分型

（1）轻型：体温39℃以下，中毒症状轻，仅有皮肤出血，肾脏损害轻，病程短，无休克和少尿。

（2）中型：体温波动在39℃～40℃，有明显的球结膜水肿，收缩压≤90mmHg或脉压≤30mmHg，皮肤黏膜或其他部位出血明显，有明显的少尿期，尿蛋白可达（卌）。

（3）重型：体温≥40℃，全身中毒症状及渗出征严重，可出现中毒性精神神经症状，出现休克，有皮肤淤斑和腔道出血，肾脏损伤严重，少尿持续5日以内或无尿2日以内。

（4）危重型：在重型基础上出现下列表现之一：①难治性休克；②重要脏器出血；③少尿超过5日或无尿超过2日，或血尿素氮>42.84mmol/L；④出现心力衰竭、肺水肿，或中枢神经系统并发症，如脑出血、脑水肿或脑疝等，或合并严重感染者。

（5）非典型型：发热在38℃以下，皮肤黏膜可有散在出血点，尿蛋白（±），血、尿特异性抗原或抗体阳性。

【辅助检查】

1. 血常规 从病后第三日起，白细胞升高，开始以中性粒细胞为主，以后以淋巴细胞为主，并出现异常淋巴细胞。发热后期及低血压休克期，由于血液浓缩，红细胞数及血红蛋白量明显升高。

2. 尿液检查 发热期尿液即出现蛋白、红细胞、白细胞、管型，少数可见到膜状物。

3. 血液生化检查 尿素氮和肌酐多在低血压休克期开始逐渐上升，在少尿期和多尿期的移行阶段达高峰，多尿后期开始下降。少尿期血钾升高，低血压休克期和少尿期出现代谢性酸中毒。

4. 免疫学检查 在早期病人血清或尿沉渣中可查到流行性出血热病毒抗原，特异性IgM抗体滴度1∶20为阳性，约2/3病例在病程第一日的血清中可检出，1周后血清阳性率可达100%。

【诊断及鉴别诊断】

1. 诊断要点 ①近2个月到过疫区，有野外作业、接触鼠的病史；②早期主要临床表现为发热、“三痛征”、“三红征”、皮肤搔抓样或条索状出血、少尿倾向与典型五期临床经过；③血液中白细胞升高及出现异常淋巴细胞，红细胞、血红蛋白升高，尿液中检出蛋白质、红细胞、白细胞及管型，早期病人血清或尿沉渣中查出流行性出血热病毒抗原，或血清中特异性 IgM 抗体阳性。

2. 鉴别诊断

（1）流行性感冒：高热、头痛、全身酸痛，无出血倾向和低血压，白细胞减少但无异常淋巴细胞，尿液检查正常。

（2）败血症：多有原发病灶，血液检查无异常淋巴细胞，血培养致病菌阳性。

（3）急性肾小球肾炎：发病前 1～3 周有链球菌感染史，全身浮肿，高血压，但无明显发热等中毒症状及皮肤出血。

【治疗】

本病以综合疗法为主，强调“三早一就”，即早发现、早诊断、早治疗及就地治疗。早期应用抗病毒药物以控制感染，减少抗原，减轻免疫反应性损伤。中晚期采取对症处理，切实把好休克关、出血关、肾衰关三关。根据本病发展的阶段性和病程相关极为密切的特点，治疗应有计划性和预见性。如发热后期可转入休克期，此时应密切观察，血压有下降倾向时，立即静脉输液控制休克发展。

1. 一般治疗　早期卧床休息，避免搬动。恢复期病人应注意饮食及休息，避免劳累、受寒及进食辛辣刺激食品。

2. 发热期治疗

（1）抗病毒治疗：发病 4 天以内可给予 3～5 天的抗病毒药物，以控制病毒感染。病毒唑 1g，加入 10% 葡萄糖注射液中静脉滴注，1 次/日。α－干扰素 100 万 U，肌肉注射，1 次/日。阿糖胞苷 100～200mg，加入平衡液中静脉滴注，1 次/日。

（2）减轻血浆外渗：每日静脉输液 1000ml 左右，以平衡液为主，不足者可适当增加。外渗明显者，20% 甘露醇 125～250ml，静脉滴注。维生素 C 2g 加入液体中，静脉滴注，1 次/日。复方路丁 20mg，3 次/日，口服。

（3）改善中毒症状：高热者给予冰袋冷敷，50% 酒精擦浴。其他症状明显者，每日给予氢化可的松 200～300mg 或地塞米松 10～20mg，静脉滴注。

（4）预防 DIC：肝素 0.5～1mg/kg，静脉滴注，6～12 小时重复 1 次，连用 1～3 日；低分子右旋糖酐注射液 500ml，静脉滴注，1 次/日；双嘧达莫 50mg/次，3 次/日，饭前服。

3. 低血压休克期治疗

（1）补充血容量：补液应早期、快速、适量，力争在 4 小时内稳定血压。首先力争在 30 分钟内静脉输入 400～600ml 液体，使血压回升至基本正常的范围。然后继续扩容，使血压保持稳定在正常范围。输入的晶胶液以 3∶1 为宜，晶体液以平衡液为主，胶体液以低分子右旋糖酐注射液为主。24 小时输液量一般在 3000 ~ 5000ml。

（2）纠正酸中毒：5% 碳酸氢钠注射液，每次 3 ~ 5ml/kg，静脉滴注，根据情况每日 1 ~ 4 次。

（3）血管活性药物：经扩容和纠酸治疗后，血红蛋白恢复正常，但血压仍不稳定可选用。多巴胺，20 ~ 40mg/次，静脉滴注。间羟胺，10 ~ 20mg/次，静脉滴注。654 - 2，每次 0. 3 ~ 0. 5mg/kg，静脉注射。

（4）糖皮质激素：每日氢化可的松 200 ~ 300mg 或地塞米松 10 ~ 20mg，稀释于 100ml 溶液中静脉滴注，一般用 3 日。

4. 少尿期治疗

（1）稳定内环境：严格控制输入量，每日补液量为前一日尿量加 500 ~ 700ml。补液用 5% 碳酸氢钠注射液、高渗葡萄糖注射液，补糖时加入适量胰岛素。苯丙酸诺龙 25mg，深部肌肉注射，隔日 1 次。

（2）利尿：呋塞米每次 20 ~ 100mg，加入 5% 葡萄糖注射液 200ml 中静脉注射，可多次重复使用，每日用量以不超过 800mg 为宜。

（3）导泻：20% 甘露醇注射液 250ml 或甘露醇粉 25g，口服。50% 硫酸镁溶液 30ml，口服。

（4）透析疗法：可选用腹膜透析或血液透析。其指征是：①无尿 2 日或持续少尿 5 日以上，有明显尿毒症症状；②高血容量综合征和肺水肿；③血尿素氮、肌酐高于正常 4 ~ 5 倍以上者；④进行性酸中毒药物治疗无效者；⑤血钾 > 6. 0mmol/L。

5. 多尿期治疗

（1）移行期和多尿早期：治疗同少尿期。

（2）多尿后期：①维持水与电解质平衡，开始按每日排出量的 75% 补充水分。以后维持出入量平衡，以口服补液为主，不足者静脉输入，注意补充钾、钠离子。②防治继发感染，用青霉素或先锋霉素类。

6. 恢复期治疗 以一般治疗为主，无特殊治疗。

【预防】

做好灭鼠、防鼠工作，保管好粮食和各种食品，防止被鼠的排泄物污染。流行地区室内每 7 ~ 10 日用 1% 乐果或 2% 敌敌畏杀螨一次。稻草收入屋内之前应晒干。疫区野外作业时应做好个体防护，以防螨类叮咬。接种流行性出血热疫苗。

第十二节　钩端螺旋体病

钩端螺旋体病，简称“钩体病”，是致病性钩端螺旋体引起的急性传染病。钩端螺旋体造成全身毛细血管感染中毒性损伤，临床主要表现为高热、头痛、全身酸痛、结合膜充血、淋巴结肿大、腓肠肌压痛。

【病原学】

该病的病原体为钩端螺旋体。钩端螺旋体外观呈一端或两端带钩的细长螺旋状，长约6～20μm，有12～18个螺旋，能做活跃的旋转式运动，有较强的穿透力。根据抗原特性，世界上已分离出23个血清群223个血清型。其中波摩那群分布最广，是我国洪水型和雨水型的主要菌群；黄疸出血群毒力最强，是长江流域以黑线姬鼠为主要传染源的稻田型的主要菌群（型）。钩端螺旋体在pH7.0～7.5的水或湿土中可存活4周至3个月，在干燥环境中易死亡，对漂白粉、石炭酸、70%酒精、稀盐酸和肥皂敏感。

【流行病学】

1. 传染源　本病的传染源主要为田间野鼠中的黑线姬鼠和家畜中的猪。

2. 传播途径　传染源通过尿污染环境。黑线姬鼠将尿排在稻田中，农民收割水稻时被感染称为稻田型。猪尿被雨水冲至低洼处，扩大传播机会，引起人们感染称为雨水型。猪圈与鼠类栖息处为洪水淹没，污染范围广泛，引起当地居民和抗洪人员感染称为洪水型。

3. 易感人群　人群对本病普遍易感，病后可获得较强的同型免疫力。

4. 流行特征　本病几乎遍及世界各大洲，我国大部分地区有本病存在和流行，以长江流域及其以南、东南沿海和西南各省、市、自治区较严重，仅西北未发现本病流行。主要流行于夏秋季（6～10月），多为农民及参加农业劳动的人群、渔民、屠宰工作者发病，尤以青壮年、儿童为多。

【发病机制】

钩端螺旋体经皮肤黏膜侵入人体，进入血液循环后，在血液中繁殖，形成钩端螺旋体败血症，一般内脏损害较轻。少数患者有较重的内脏损害，主要发生在肺脏、肝脏、肾脏等脏器。还可发生迟发型变态反应，出现后发热、反应性脑膜炎、眼部炎症与闭塞性脑动脉炎。

【病理】

本病的基本病理改变是全身毛细血管的感染中毒性损伤。内脏组织的改变有：①肺：肺肿胀，呈弥漫性点片状出血，严重者呈肝样实变。肺切面可见出血区与非出血区互相交错，光镜检查可见肺微血管广泛充血。电镜下可在血管壁或红细胞内偶见钩端螺旋体或变性钩端螺旋体。②肝：肝肿大，肝细胞变性、坏死，间质水肿，肝索离解，中性粒细胞浸润和枯否（Kuffer）细胞增生。肝血窦、肝间质、毛细胆管内可发现钩端螺旋体，重者出现胆汁淤积。③肾：肾肿大，肾小管变性与坏死。肾间质水肿，灶性出血，单核细胞、淋巴细胞浸润，其中可见钩端螺旋体。④肌肉：骨骼肌尤其是腓肠肌肿胀，横纹消失，玻璃样变，充血及广泛出血性坏死。

【临床表现】

潜伏期2～20日，一般7～13日。根据临床表现的特点，一般分为五型。

1. 单纯型（流感伤寒型） 钩端螺旋体败血症，无明显内脏损害。病程5～10天，发热渐退而愈。

（1）发热：急起发热，多为稽留热型，部分呈弛张热型，少数伴寒战。

（2）全身乏力、肌肉酸痛：肢体软弱无力，以下肢明显；肌肉酸痛，以腓肠肌和腰背肌为甚；头痛明显。

（3）结合膜充血：发病第一天即可出现，充血明显，甚至可有出血，但无分泌物。

（4）腓肠肌压痛：呈双侧性，轻重不等。

（5）浅表淋巴结肿大：主要为双侧腹股沟淋巴结肿大，其次为腋窝淋巴结肿大，有疼痛及压痛。

（6）其他：可有咳嗽、咽痛、鼻出血、腹泻等。

上述表现可归纳为“三症状”（寒热、酸痛、全身软）、“三体征”（眼红、腿痛、淋巴结肿大）。

2. 肺出血型 初期表现同单纯型，病程3～4日后，出现不同程度肺出血表现。

（1）轻度肺出血：咳嗽，痰中带血，肺部闻及少量湿性啰音。

（2）肺弥漫性出血：①发热等中毒症状进行性加重；②早期出现胸闷、心悸、呼吸困难，有窒息感或恐惧感，面色苍白，血痰增多，或无血痰增多但呼吸与脉搏增快，双肺闻及较多湿性啰音；③晚期出现意识模糊或昏迷，紫绀明显，呼吸不规则，心音弱，心率快，呈奔马律，双肺满布湿啰音，大量咯血，以至鼻口涌血，迅即窒息死亡。

3. 黄疸出血型　初期表现同单纯型，病程 4～5 日后出现黄疸、出血和肾功能不全表现。

（1）黄疸：轻重不等，伴有食欲不振、恶心、呕吐、呃逆等消化道症状，重者出现皮肤瘙痒，脉搏缓慢。

（2）出血：可出现鼻出血、皮肤黏膜出血，重者出现泌尿道、消化道出血。

（3）肾功能不全：尿量减少、血尿、尿毒症，尿常规检查及肾功能检查有异常改变。

4. 脑膜脑炎型　初期同单纯型，病程 2～3 日出现中枢神经系统表现。以脑膜炎为主者，剧烈头痛、频繁呕吐、明显脑膜刺激征。以脑炎为主者，头痛，抽搐，瘫痪，程度不同的意识障碍，重者出现脑疝、呼吸衰竭。

5. 肾衰竭型　有明显蛋白尿、血尿、管型尿，且有氮质血症，但无黄疸者称为肾衰竭型。常在起病第 1 周内发生，维持时间为 1～10 日。表现为少尿或无尿、尿毒症、昏迷。轻症预后良好，重症可死于尿毒症。

6. 后期并发症　少数患者于热退后数日或数月再次出现症状，称为后期并发症。常见的有：①后发热：多在热退后 3～4 日再次发热，体温 38℃左右，经 1～3 日消退。此发热并无钩端螺旋体败血症，与迟发变态反应有关，一般不需治疗。②反应性脑膜炎：在后发热同时或稍后出现脑膜炎表现，但脑脊液钩端螺旋体培养阴性，预后良好。③眼后发症：于热退后 1 周至 1 个月左右，出现虹膜睫状体炎、脉络膜炎或葡萄膜炎，亦可有巩膜表层炎、球后视神经炎或玻璃体混浊。④闭塞性脑动脉炎：常在病后半个月至 9 个月出现，表现为偏瘫、失语，可为短暂的反复发作。脑脊液中蛋白轻度增高，白细胞轻至中度增高，脑血管造影显示颈内动脉上段和大脑前动脉、中动脉近端有狭窄。

【辅助检查】

1. 血常规　白细胞总数升高，中性粒细胞比例升高。

2. 尿常规　尿中出现蛋白、白细胞、红细胞及管型。

3. 肝功能检查　黄疸出血型血清总胆红素升高，重者可超过 170μmol/L，血清丙氨酸氨基转氨酶升高。

4. 肾功能检查　黄疸出血型和肾衰竭型出现血清尿素氮升高。

5. 病原体检查　病程早期可从患者血液、尿液及脑脊液中查到钩端螺旋体。

6. 免疫学检查　常用显微镜凝集溶解试验（显凝试验），特异性和敏感性高。一般于病程 7～8 日出现阳性，效价逐渐升高，可达 1∶400 以上，持续数月至数年。在流行地区应作双份血清检测，效价呈 4 倍以上升高者有诊断意义。

7. X线检查 肺出血型显示两肺散在点状或小片状阴影，严重者范围扩大，阴影融合成大片。

【诊断及鉴别诊断】

1. 诊断要点 ①在流行地区、流行季节（6~10月份），近期内（20日）曾参加水稻收割或有疫水接触史；②突然出现发热、乏力、全身酸痛、腓肠肌痛与压痛、结合膜充血、腹股沟淋巴结肿大（“三症状”、“三体征”），无其他原因可解释，可进一步出现肺出血、黄疸、肾损害、脑膜刺激征等表现；③血液、尿液及脑脊液中查得钩端螺旋体；④显微镜凝集溶解试验特异性抗体阳性或双分血清特异性抗体效价相差4倍以上。

2. 鉴别诊断

（1）伤寒：出现伤寒玫瑰疹、脾肿大，无腓肠肌疼痛与压痛。白细胞减少，肥达反应阳性，粪便、血清、骨髓培养伤寒沙门菌阳性。

（2）流行性感冒：有当地流感流行史，无腹股沟淋巴结肿大。白细胞减少，淋巴细胞比例偏高。鼻黏膜印片可查得嗜酸性包涵体。

（3）肺炎球菌肺炎：多发生于过度劳累、淋雨或大量饮酒后，吐铁锈色痰，出现肺实变体征。X线检查呈现以大叶或肺段为范围的片状阴影。

（4）病毒性肝炎：无疫水接触史，无结合膜充血及腹股沟淋巴结肿大，无突出的腓肠肌疼痛与压痛。免疫学检查可查到相应的肝炎病毒抗原或抗体。

（5）流行性出血热：有典型的五期经过，出血多发生于腋下、前胸、背部及上肢，呈搔抓样或条痕状。血液中可发现异常淋巴细胞，免疫学检查可发现流行性出血热病毒抗原及抗体。

（6）急性肾小球肾炎：起病前1~3周有链球菌感染史，无结合膜充血、淋巴结肿大、腓肠肌压痛、明显发热等表现，但全身水肿明显。

【治疗】

早期选择有效的抗菌药物杀灭钩端螺旋体是本病治疗的关键，可以显著缩短病程，减轻肺、肝、肾等内脏损害。对肺出血型、黄疸出血型、脑膜脑炎型、肾衰竭型，要同时采取积极的对症处理，以减少病死率。

1. 一般治疗 卧床休息，给予易消化饮食，补足水分，必要时静脉输液。密切观察病情，加强护理。

2. 杀灭钩端螺旋体 疗程一般5~7日，以青霉素为首选。青霉素G 40万U，肌肉注射，每6~8小时1次。赫氏反应：一般在首剂青霉素使用30分钟到数小时出现，表现为寒战、高热、头痛、全身疼痛、脉搏增快、呼吸增快，重者出现低血压、休克。大多数反应之后病情恢复较快，但部分患者反应之后病情加重，有肺出血现象。此反应的发生与青霉素使螺旋体大量裂解产生异性蛋白有关。处理：静脉注射氢化可的松100～200mg，肌肉注射异丙嗪25～50mg，50%酒精擦浴等。抗菌治疗也可选用四环素口服，每次0.5g，每6小时1次，热退后改为每次0.5g，每8小时1次。

3. 对症治疗

（1）肺出血型：苯巴比妥钠，每次0.1～0.2g，肌肉注射。异丙嗪，每次25～50mg，肌肉注射。氯丙嗪，每次25～50mg，肌肉注射。氢化可的松，每日100～300mg，静脉滴注。可使用1～3天。云南白药，每次0.3g，3次/日。必要时，可使用西地兰等强心剂。

（2）黄疸出血型：可参照重型肝炎、流行性出血热少尿期的治疗。

（3）脑膜脑炎型：可参照乙脑的治疗。

（4）肾衰竭：可参照急性肾衰竭的治疗。

【预防】

利用各种方法消灭野鼠和家鼠，加强对猪的管理。注意个人防护，减少不必要的疫水接触。接种与当地流行的优势菌群一致的钩端螺旋体多价菌苗。在接触疫水期间，可口服强力霉素200mg，每周1次。对高度怀疑已受钩端螺旋体感染者，可用青霉素G 20万U肌肉注射，每日2～3次，连续2～3天。青霉素过敏者，可口服强力霉素200mg，每周1次。

第十三节 蛔虫病

蛔虫病是蛔虫寄生于人体小肠或其他脏器及其幼虫在人体内移行引起的疾病。临床表现为腹痛、消化不良等肠功能紊乱症状及呼吸系统症状等，有时可引起胆道蛔虫病、蛔虫性肠梗阻等严重并发症。患者以儿童居多。

【病原学】

蛔虫是寄生于人体肠道内最大的线虫。成虫形似蚯蚓，活体呈淡红色，长约15～40cm，雌雄异体，雄虫尾部向腹面卷曲，雌虫较雄虫粗长，尾部尖直。成虫寄生于小肠上段，以食糜为营养，也能分泌消化酶消化、溶解小肠黏膜作为营养来源。寄生在肠道的蛔虫一般一至数条，最多可达1000余条。蛔虫的寿命一般为10～12个月。

【流行病学】

1. 传染源 患者为传染源，雌虫每日排卵量极大，易随粪便污染环境造成播散。

2. 传播途径 可通过被虫卵污染的食物、水、手等经口感染，亦可随灰尘飞扬被人吸入咽部吞下而感染。

3. 易感人群 人对蛔虫卵普遍易感，尤以学龄前和学龄期儿童感染率最高。

【发病机制及病理】

感染期虫卵被人误食后进入小肠内，幼虫孵出并侵入肠黏膜下层，进入小静脉或淋巴管，经肝、右心到达肺部，穿过毛细血管进入肺泡和细支气管，停留10日左右，蜕皮2次，然后沿支气管、气管移行至咽部，再被吞咽经胃达小肠，逐渐发育为成虫。整个发育过程约需10～11周。

幼虫移行过程中，其代谢产物及崩解物刺激机体，引起局部和全身变态反应。表现为发热、荨麻疹、血管神经性水肿等。当幼虫移行于肺时，幼虫周围可出现嗜酸性粒细胞及中性粒细胞浸润。重度感染可引起肺部出血、水肿，支气管黏液分泌增加，甚至引起支气管痉挛。

成虫在小肠内不但夺取宿主的营养物质，而且损伤肠黏膜，影响消化和吸收功能。重度感染可导致营养不良或发育障碍。成虫的代谢产物及其崩解物被吸收后可引起荨麻疹、皮肤瘙痒等过敏反应，可钻入与肠腔相通的生理孔道，引起移位性损害。其中以钻入胆道引起胆道蛔虫病最为常见。

【临床表现】

1. 蛔虫幼虫移行症 患者短期内误食大量感染期虫卵，7～9日后，临床出现低热、乏力，体温一般在38℃左右，少数伴有荨麻疹或其他皮疹，喉头有异物感，咳嗽多呈阵发性，常伴有哮喘发作，可有黏液痰，偶带血丝。肺部可闻及干啰音、哮鸣音。若无继发细菌感染，1～2周可自愈。

2. 肠蛔虫病 最常见的症状是腹痛，位于脐周，不定时反复发作。可有食欲减退、便秘或腹泻，大便可排出蛔虫或呕出蛔虫。儿童多有烦躁不安、易怒、失眠、磨牙、皮肤瘙痒等症状，严重者可引起营养不良和发育障碍。

3. 并发症

（1）胆道蛔虫病：最多见。常为突然发生的剑突下偏右侧阵发性钻顶样痛或绞痛，可放射至背部及右肩，发作时患者坐卧不安、出冷汗、面色苍白，常伴恶心呕吐，约半数患者吐出蛔虫。体检时剑突下仅有局限性轻度压痛，无腹肌紧张。每次发作数分钟或数十分钟后自行缓解，间歇期如常人。若蛔虫在胆道内死亡或继发细菌感染，可引起胆道炎症，有发热或黄疸，甚至发生胆道出血或穿孔。

（2）蛔虫性肠梗阻：儿童多见，通常为不完全性肠梗阻。急性起病，阵发性腹痛，部位多在腹中部或在下腹部，伴肠鸣音亢进。大便不通，频繁呕吐，有时吐出蛔虫。腹胀，腹部可见肠型及肠蠕动波，或扪及条索状肿块，X 线检查可见肠胀气和液平面。严重者脱水、酸中毒，甚至休克。

（3）其他：胆囊炎、胰腺炎、肠穿孔、蛔虫性阑尾炎、腹膜炎等。

【辅助检查】

1. 血象　幼虫移行期血中白细胞、嗜酸性粒细胞增多。胆道、肠道并发细菌感染时血象增高，中性粒细胞增多。

2. X 线检查　蛔虫幼虫移行症时，X 线胸片显示肺门阴影增大，肺纹理增粗，点状或絮状浸润阴影。

3. 粪便检查　生理盐水直接涂片可查到虫卵。饱和盐水漂浮法能提高虫卵检出率。

4. 其他检查　B 超或内镜逆行胰胆管造影有助于胆道蛔虫病的诊断。

【诊断及鉴别诊断】

1. 诊断要点　①近期有生食瓜果蔬菜史，阵发性咳嗽，伴哮喘样发作，肺部浸润病灶及血中嗜酸性粒细胞增多，应考虑蛔虫幼虫移行症；②脐周阵发性疼痛，近期曾呕出或排出蛔虫，大便查出虫卵，可诊为肠蛔虫病；③胆道蛔虫病的诊断依赖患者有肠蛔虫病史或呕出蛔虫，典型胆绞痛发作，胰胆管造影或 B 超检查见到虫体；④蛔虫性肠梗阻诊断根据其腹部典型体征和 X 线征象，粪便检查查到蛔虫卵或见到排出的成虫可确诊。

2. 鉴别诊断　注意与其他引起腹痛的疾病鉴别。

【治疗】

1. 驱虫治疗　枸橼酸哌嗪（驱蛔灵），为高效低毒驱蛔药，儿童 80～100mg/kg，成人 3g，顿服，连用 2 日，空腹或晚上服用疗效更佳。甲苯咪唑，为广谱驱虫药，每次 200mg，顿服。噻嘧啶（抗虫灵），为广谱驱虫药，儿童 10mg/kg，成人 200mg（均按基质算），顿服。丙硫咪唑（肠虫清），为广谱抗蠕虫药，400mg，顿服，12 岁以下儿童减半。伊维菌素，为广谱抗蠕虫药，100μg/(kg · d)，口服，连用 2 日。

2. 并发症治疗

(1) 胆道蛔虫病：原则是止痛、驱虫和防治继发感染。可采用阿托品0.5mg加异丙嗪25mg，肌肉注射或静脉滴注，虫体多可自动退出，亦可用针刺镇痛。症状缓解后给予驱虫治疗。有继发细菌感染者，选用庆大霉素、氨苄青霉素等抗生素。伴有胆道结石、胆道严重感染或有穿孔、出血时，应考虑手术治疗。

(2) 蛔虫性肠梗阻：不完全性肠梗阻可以服豆油或花生油，或用食醋100g口服，亦可用针刺止痛。完全性肠梗阻者，应及时手术治疗。急性肠梗阻不宜使用驱虫药物。

【预防】

加强卫生宣传教育，培养良好卫生习惯，饭前便后洗手，不吃不洁净瓜果，防止经口感染。定期普查普治蛔虫病人和蛔虫感染者。加强粪便管理，施用人粪肥时先行无害化处理，防止污染环境。

第十四节　钩虫病

钩虫病是钩虫寄生于人体小肠所引起的疾病。临床以贫血、胃肠功能紊乱及营养不良为主要特征，严重者可导致发育障碍及心力衰竭。

【病原学】

在人体内寄生的钩虫主要有十二指肠钩虫和美洲钩虫两种。成虫长约1cm，灰白色，雌雄异体，雌虫较雄虫略粗长，雄虫尾端有交合伞。钩虫成虫寄生于小肠上段，虫卵从粪便排出，在温暖（25℃～30℃）、潮湿、疏松的土壤中，24～48小时发育为杆状蚴，再经5～7日发育为丝状蚴。当丝状蚴接触人体皮肤或黏膜时可侵入人体，经淋巴管或微血管进入血流，经右心至肺，穿破肺微血管进入肺泡，沿支气管上行至咽部，随吞咽活动进入胃、小肠，经3～4周发育为成虫。成虫雌雄交配后产卵。

【流行病学】

1. 传染源　本病的传染源是病人与带虫者。

2. 传播途径　由于农村以人粪为肥料而使农田广泛污染，农民赤足行走或下田劳作时受感染。偶可因生食污染的蔬菜经口腔、食管黏膜侵入。

3. 易感人群 人群对本病普遍易感，感染后可获得一定免疫力，但可多次重复感染，其中青壮年农民感染率最高。感染后大多无明显症状，称钩虫感染；有临床症状者称钩虫病，仅占极少数。

【发病机制及病理】

丝状蚴钻入皮肤处，可见血浆渗出、中性粒细胞及嗜酸性粒细胞浸润等炎性改变，临床上出现皮炎症状。幼虫移行至肺时，可引起肺组织点状出血及炎性病变，临床上出现呼吸系统症状。成虫咬附于肠黏膜，导致肠黏膜点状出血及溃疡等，临床上出现贫血、胃肠功能紊乱等症状。

钩虫寄生于小肠，咬附在小肠黏膜上吸血，每日更换咬附部位 4～6 次，并分泌抗凝血物质，使原咬附创口渗血不止。长期失血后体内铁储备逐渐耗尽，发生低色素小细胞性贫血。此外，营养不良、胃肠功能紊乱等亦是加重贫血的因素。严重者可引起贫血性心脏病，甚至发生心力衰竭。

【临床表现】

1. 幼虫所致的症状

（1）钩蚴性皮炎：俗称“粪毒”、“肥疮”等。钩蚴钻入人体皮肤约 20～60 分钟后，局部即觉奇痒或烧灼感，继之出现红色点状丘疱疹，以趾指间、足背、手背等处皮肤最多见。若无继发感染，通常在 1 周内自行消失。

（2）呼吸系统症状：感染后 1 周左右患者可出现咳嗽，小量咳痰，晚间尤甚，重者痰带血丝，可伴有阵发性哮喘、低热等，持续数周。X 线显示肺纹理增粗或斑片浸润阴影，数日后自行消退。

2. 成虫所致的症状

（1）消化系统症状：患者早期食欲多亢进，但劳动力反而下降，俗称“懒黄病”，并有上腹不适、隐痛等。后期食欲减退，有恶心、呕吐、腹泻、腹痛、消瘦等，大便隐血试验阳性，偶可出现消化道大出血。

（2）神经精神症状：注意力不集中、反应迟钝、失眠等。重度感染者可出现异食癖，如喜食生米、泥土等，似与铁和锌的缺失有关。

（3）贫血症状：为本病的主要表现。严重感染后 3～5 个月逐渐出现进行性贫血，表现为头昏、乏力、心悸、气促、表情淡漠、面色发黄等。严重时出现心前区收缩期杂音、血压降低、心脏扩大、心力衰竭，亦可伴有低蛋白血症，出现水肿甚至腹水。

（4）其他：儿童严重感染可有营养不良、生长发育障碍、智力减退、侏儒等表现。孕妇易引起妊娠中毒症、贫血性心脏病、早产或死胎，新生儿及产妇的病死率亦高。婴儿患钩虫病常有严重贫血，患儿面色苍白、精神和食欲均差、哭闹不安、有黑便或血水样便，易发生肺炎、心力衰竭等并发症，预后较差。

【辅助检查】

1. 血象 常有不同程度的低色素小细胞性贫血。网织红细胞正常或轻度增多。嗜酸性粒细胞多数增加，但严重贫血时常不增多。血清铁显著降低，一般在9μmol/L以下。

2. 骨髓象 可见造血旺盛现象，骨髓红系增生活跃，中幼红细胞显著增多，游离含铁血黄素及铁粒幼细胞减少或消失。

3. 粪便检查 查到钩虫卵即可确诊本病。查钩虫卵常用直接涂片法或饱和盐水漂浮法，也可做钩蚴培养。根据粪便中虫卵的数量可判定感染的严重程度：轻度感染，<3000个/g；中度感染，3000～10000个/g；重度感染，>10000个/g。

【诊断及鉴别诊断】

1. 诊断要点 ①在流行地区，有赤手裸足接触土壤后出现"粪毒"史；②程度不等的贫血、营养不良、胃肠功能紊乱及"异嗜症"，儿童可有生长发育障碍；③血液检查呈低色素小细胞性贫血；④大便涂片或漂浮法可找到钩虫卵。

2. 鉴别诊断 有黑便者应与胃、十二指肠溃疡鉴别，有贫血者与其他低色素性贫血相鉴别。

【治疗】

本病病原治疗和对症治疗均很重要，贫血是本病的主要症状，纠正贫血甚为重要，故在药物治疗的同时，饮食应以富含铁质、蛋白质和维生素的食物为主。临产孕妇或体力特别衰弱者和重度贫血、心肌缺氧劳损或伴心力衰竭者，应酌情予以输血。

1. 病原治疗

（1）局部治疗：钩蚴性皮炎在感染后24小时内可用左旋咪唑涂肤剂或阿苯哒唑软膏、3%水杨酸酒精及2%碘酒等涂抹，均有止痒、消炎及杀死皮内钩蚴的作用。

（2）驱虫治疗：阿苯哒唑（丙硫咪唑）400mg顿服；甲苯咪唑200mg，每日1次，连服3日，或500mg顿服，儿童与成人剂量相同。一般用药3～4日后排出钩虫，本类药还有杀死虫卵作用。噻嘧啶，成人500mg，儿童10mg/kg，口服，每日1次，连用2～3日。本药作用快，但驱美洲钩虫作用较苯咪唑类差。海蜜克，为复方甲苯咪唑乳膏，用量、用法参见蛲虫病部分。联合用药：国内大部分地区钩虫病系两种钩虫混合感染，联合用药可减轻副作用，提高疗效，尤其是提高驱除美洲钩虫的疗效，常用噻嘧啶 300mg 加左旋咪唑 45mg 或甲苯达唑 200mg，1 次顿服，连服 2 日。

2. 对症治疗　贫血是主要症状，补充铁剂可纠正贫血。常用硫酸亚铁 0.3g，每日 3 次口服；或 10% 枸橼酸铁铵，每次 0.3g，每日 3 次口服。加服维生素 C 或稀盐酸有利于铁的吸收。贫血严重时可小量输血。

【预防】

冬季普查普治病人和带虫者，春季复查复治。粪便无害化处理是预防和消灭钩虫病的重要环节。改革施肥与耕作方法，提倡穿鞋下田。不吃未洗净的生菜瓜果。以 25% 白矾水或左旋咪唑涂肤剂涂抹，可防止钩蚴侵入皮肤。

第十五节　蛲虫病

蛲虫病是由蛲虫寄生于人体结肠和回盲部所引起的疾病。临床上以肛门周围和会阴部瘙痒为特征。患者以儿童为主。

【病原学】

蛲虫细小如线头，虫体乳白色。雄虫长 2～5mm，尾部向腹面卷曲；雌虫长 8～13mm，虫体中部膨大，略呈纺锤形。虫卵无色透明，椭圆形，不对称，一侧扁平，一侧稍凸，大小约 60μm×30μm。虫卵对外界抵抗力较强，在皮肤及指甲缝中可存活 10 天左右，室温下存活 20 天左右。5% 石炭酸和 10% 来苏可杀死虫卵。

蛲虫不需中间宿主，虫卵经口感染后，在十二指肠内孵出幼虫，沿小肠下行并蜕皮 2 次，至结肠再蜕皮 1 次发育为成虫。成虫主要寄生于回盲部和结肠，有时亦寄生于阑尾、食管。雌雄成虫交配后，雄虫大多死亡，雌虫沿结肠下行，夜间从肛门爬出，受温度、湿度改变和空气的刺激，开始大量产卵，产卵后雌虫大多死亡，少数可再爬入尿道、阴道，引起异位损害。虫卵大部分播散至体外，有时在肛门附近孵化，幼虫经肛门进入结肠而造成逆行感染。自虫卵感染到发育成虫产卵约需 11～45 日，雌虫寿命为 2～4 周。

【流行病学】

1. 传染源　患者是本病的唯一传染源。

2. 传播途径 当患者用手抓肛门周围皮肤时，虫卵污染手指，经口而自身重复感染。也可因感染期卵散落在室内物品或食品上，经空气吸入或经口感染。也可通过日常生活接触而相互传播。

3. 易感人群 人群对蛲虫普通易感，感染后无明显保护性免疫力产生，故可多次或重复感染。

【发病机制及病理】

蛲虫寄生数多少不一，自几条至千余条不等。虫体头部刺入肠黏膜，偶尔可达黏膜下层，引起炎症与微小溃疡。因蛲虫寄生期限短暂，故肠黏膜病变轻微。偶尔蛲虫可侵入阑尾或已有病变的肠壁，诱发急性炎症。在女性患者中，少数情况下蛲虫可侵入阴道、子宫、输卵管甚至腹腔，引起相应部位炎症。雌虫在肛周产卵，刺激皮肤而引起瘙痒。长期慢性刺激可产生局部皮损、出血和继发感染。

【临床表现】

轻度感染一般无症状。感染较重者出现肛门周围和会阴部皮肤奇痒与虫爬行感，夜间尤甚。有时因瘙痒挠抓而致皮肤破损，可引起局部出血、疼痛、皮肤炎症以及继发感染。小儿常有夜惊、夜哭、烦躁不安、磨牙等。感染严重时引起回盲局部刺激、炎症和小溃疡，临床可出现腹泻、粪便带黏液或血丝。有时可引起阑尾炎。

蛲虫异位感染可引起阴道黏液性分泌物增多，侵入盆腔可引起肉芽肿，侵入尿道可引起尿频、尿急、尿痛、遗尿等。

【辅助检查】

粪便检查虫卵阳性率极低。主要在患者清晨起床前采用透明胶纸肛拭法或棉拭漂浮法检查虫卵。为提高阳性率，应连续检查3~5次。

【诊断及鉴别诊断】

1. 诊断要点 ①以肛门周围或会阴部奇痒为主要症状，抓伤后可致局部湿疹样皮炎或糜烂，儿童可出现夜惊或影响睡眠；②有时可影响消化系统，出现消化不良、腹痛、恶心、呕吐等消化道症状；③儿童入睡后1~2小时，检查肛门可见蛲虫，肛拭子检查可找到蛲虫卵。

2. 鉴别诊断 本病应注意与蛔虫病等鉴别。

【治疗】

蛲虫在人体内的存活期不超过2个月，如能防止重复感染，不用药物治疗，亦可自愈，故预防重复感染尤为重要。蛲虫是较易驱除的肠道线虫，驱虫药物治疗效果良好。

1. 驱虫治疗　甲苯咪唑，每次100mg，顿服，治愈率可达90%左右；或每次100mg，2次/日，连服3日，治愈率可达100%；成人与儿童剂量相同。丙硫咪唑，每次400mg，顿服；成人与儿童剂量相同，2周后复治1次。孕妇忌用。恩波维胺（扑蛲灵），成人250mg，小儿5mg/kg，睡前1次顿服，服药1~2天内粪便可呈鲜红色，应事先告知病人或其家长。复方甲苯咪唑乳膏（海蜜克），其成分为甲苯咪唑和盐酸左旋咪唑的复方乳膏制剂，对蛔虫、蛲虫具有极佳的驱虫效果，对钩虫亦有较好疗效。成人及6岁以上儿童1支，2~6岁儿童半支，一次性涂抹下腹部或大腿内侧皮肤，面积约40cm^2，8小时内勿用水洗，浴后或睡前用效果更佳。

2. 外用药治疗　每晚睡前洗净肛门及其周围皮肤，将蛲虫软膏（含百部浸膏30%，龙胆紫0.2%）注入肛管或直肠内；亦可选用2%白降汞软膏或10%氧化锌软膏局部涂敷或注入肛管内，均有止痒、杀虫及防止重复感染的功效。

【预防】

注意个人卫生，饭前便后洗手，勤换内裤，剪短指甲。教育儿童不抓不挠肛门，不吮吸手指。患儿每天清晨清洗肛门，煮沸消毒换下的内裤。勤擦洗用具、地板，经常洗晒玩具等。集体儿童机构应定期普查普治，可达到治疗、控制流行的双重效果。

第十六节　血吸虫病

血吸虫病是血吸虫寄生于人体门静脉系统所引起的一种寄生虫病。主要病变是虫卵造成肝脏与结肠的肉芽肿，最后形成门静脉周围纤维化，门静脉阻塞。急性期主要表现为发热、肝大及压痛、腹泻或排脓血便、血中嗜酸性粒细胞显著升高；慢性期主要表现为肝、脾大；晚期则表现为门脉高压症。

【病原学】

寄生于人体的血吸虫主要有日本血吸虫、埃及血吸虫、曼氏血吸虫、湄公血吸虫和间插血吸虫5种，分别流行于东亚、非洲、拉丁美洲与中东广大地区的75个国家。我国血吸虫病是由日本血吸虫引起的。日本血吸虫为雌雄异体，常合抱在一起，寄生于人体门静脉系统，主要在肠系膜下静脉。该虫存活期2~5年，长者可达20年以上。雌虫在肠壁黏膜下层末梢静脉内产卵，虫卵随粪便排入水中。在25℃~30℃时，孵出毛蚴，毛蚴有趋光性和向上性，在水中做直线运动，侵入唯一的中间宿主——钉螺，在其体内继续发育，经7~8周后，即不断地逸出尾蚴，尾蚴分体、尾两部分。当人畜与疫水接触时，尾蚴约10秒钟即可侵入宿主的皮肤或黏膜，尾部脱落，体部随血液、淋巴液到右心，经肺进入肝脏。约1个月后在肝脏发育为成虫。随后成虫雌雄合抱，逆血流移行到肠系膜下静脉的末梢血管交配产卵。

【流行病学】

1. 传染源 本病的传染源是患者及牛、马、羊、猪、狗、鼠等受感染动物。

2. 传播途径 传染源的粪便污染水源后，虫卵孵出的毛蚴必须在钉螺体内才发育成具有感染性的尾蚴，人们通过种田、捕捞鱼虾等接触或饮用含尾蚴的疫水而感染。

3. 易感人群 人对血吸虫病普遍易感，感染后可获得部分免疫力。

4. 流行特征 我国血吸虫病主要分布在长江流域及其以南的江苏、浙江、安徽、江西、湖北、湖南、广东、广西、福建、四川、云南、上海12个省、市、自治区。根据不同的地理环境和钉螺分布等的特点，分为湖沼、水网、山丘3种类型，以湖沼型流行最严重。夏秋季易感染，农民、渔民发病率高。

【发病机制及病理】

血吸虫的尾蚴、童虫、成虫、虫卵都可引起病变，尤其是成熟的虫卵。发病机制主要是虫卵的沉积及其诱发的变态反应。主要病理改变是：①结肠病变：主要病变部位在直肠、乙状结肠和降结肠。急性期为黏膜充血、水肿，黏膜下层有成堆的虫卵结节，破溃后形成浅表溃疡，排出脓血便。慢性期纤维组织增生，肠壁增厚，可引起息肉样增生和结肠狭窄，肠系膜增厚缩短，网膜缠绕成团。②肝脏病变：早期肝肿大，表面有粟粒状黄色颗粒（虫卵结节）。晚期肝内门静脉分支与门静脉区纤维组织增生，产生循环障碍，肝细胞萎缩。肝脏表面凹凸不平，有大小不等的结节和结缔组织的沟纹。其特点是肝内门静脉周围硬化，产生门静脉肝血窦前阻塞，引起门静脉高压。门静脉高压导致脾大及脾功能亢进、侧支循环形成及腹水。③异位损害：指虫卵和（或）成虫游走和寄生在门静脉系统以外器官的病变。人体各器官均可见虫卵沉积，但以肺和脑常见。肺部病变为间质性粟粒状虫卵肉芽肿伴周围肺泡渗液；脑部虫卵肉芽肿多位于顶叶、颞叶，分布在大脑灰白质交界处。

【临床表现】

1. 急性血吸虫病 发生于夏秋季，常为初次重度感染，多见于青壮年与儿童。有打湖草、捕鱼、游泳等明显的疫水接触史，约半数患者在尾蚴入侵部位出现瘙痒感的蚤咬样红色小丘疹，2～3日内自行消退。经1个月左右的潜伏期，出现以下表现：

（1）发热：所有患者均有发热，热型以间歇热最常见，弛张热和不规则热次之，少数重症患者呈现稽留热，可伴有表情淡漠、听力减退、相对缓脉，颇似伤寒。热程一般2周至1个月，重症患者可长达数月，并出现消瘦、贫血、水肿，甚至恶病质。

（2）过敏反应：可出现荨麻疹、血管神经性水肿、全身浅表淋巴肿大等。

（3）腹部表现：腹痛、腹泻或腹泻与便秘交替出现，可见脓血便，以腹痛较多见。重症患者腹部有压痛和柔韧感。

（4）肝脾大：90%以上患者肝大，以左叶为著，伴压痛。半数患者有轻度脾大。

2. 慢性血吸虫病 在流行区占绝大多数。

（1）无症状患者：无明显临床症状，仅在粪便普查时发现，占慢性血吸虫病的多数。

（2）有症状患者：腹痛、腹泻常见。轻者呈稀便，偶带血，时发时愈。重者可有持续脓血便，伴里急后重。常发现肝脾大，肝大病程早期即可出现，尤以肝左叶为著，脾逐渐肿大。故有肝脾型血吸虫病之称。

3. 晚期血吸虫病 主要是指血吸虫病性肝硬化。根据临床表现分为四型，四型之间有交叉存在的现象。

（1）巨脾型：占晚期血吸虫病的绝大多数。脾大，其下缘向下达脐水平线以下，向内超过腹中线，质硬，可触及脾切迹。伴脾功能亢进，红细胞、白细胞、血小板减少，表现为贫血、出血倾向等。

（2）腹水型：是晚期血吸虫病肝功能失代偿的一种表现。腹水程度轻重不一，可反复发作。患者腹胀不适，少尿，腹部膨隆，常有脐疝，腹壁静脉曲张，下肢浮肿。少数患者在脐周可闻及连续性血管杂音，即克－鲍综合征。

（3）结肠肉芽肿型：以结肠病变为突出表现。出现腹痛、腹胀、腹泻、便秘或腹泻与便秘交替，大便可呈水样、带血或黏液脓血样。左下腹压痛，并可触及肿块。病程3～6年以上，亦有达10年者。

（4）侏儒型：现已少见。儿童因反复重度感染，使体内各分泌腺功能减退，影响其生长发育所致。表现为缺乏青春前期的生长加速，身体矮小，性器官不发育，睾丸细小或无月经，第二性征缺如。

4. 异位损害

（1）肺血吸虫病：多见于急性血吸虫病患者，为虫卵沉积引起的肺间质性病变。表现为发热，咳嗽，痰少，偶带血丝，有时闻及干、湿啰音。

（2）脑血吸虫病：多见于青壮年，为虫卵沉积脑组织所致。临床上分为急性与慢性两型。急性型多见于急性血吸虫病患者，病程中出现意识障碍、脑膜刺激征阳性、瘫痪、锥体束征阳性等脑膜脑炎的表现。慢性型多在感染3～6个月后发生，表现为癫痫发作，尤以局限性癫痫多见。如早期进行病原治疗，大多可以康复。

5. 并发症

（1）肝门静脉高压症：晚期血吸虫病患者可并发门静脉高压症，致食管和胃底静脉曲张，进一步引起上消化道大出血。出血后可诱发腹水和肝性脑病。

（2）肠道并发症：虫卵沉积在阑尾黏膜下层可诱发急性阑尾炎，易造成阑尾穿孔，继发腹膜炎或局限性脓肿。血吸虫病的严重结肠病变可致肠腔狭窄，出现不完全性肠梗阻，多在乙状结肠和直肠处。结肠的慢性炎症可诱发结肠癌。

【辅助检查】

1. 血象 急性血吸虫病患者白细胞多在（10.0～30.0）$\times 10^9/L$，嗜酸性粒细胞增高，一般占0.20～0.40，甚至高达0.90以上。极重型患者嗜酸性粒细胞不增高甚至消失。

2. 粪便检查 常用粪便沉淀后毛蚴孵化法，采用尼龙袋集卵孵化法可提高检出率。每日送检1次，连续3次。

3. 肝功能检查 急性血吸虫病患者血清球蛋白增高，ALT轻度增高。晚期患者血清白蛋白明显降低，白/球比值倒置。

4. 免疫学检查

（1）环卵沉淀试验：用以检测病人血清中的虫卵抗体，有早期诊断价值，阳性率达95%。

（2）虫卵抗原间接血凝试验：用以检测病人血清中的虫卵抗体，阳性反应较粪便检查为早。

（3）酶联免疫黏附检测试验：用以检测病人血清中的抗原或抗体，阳性率可达95%，敏感性和特异性较高。

（4）单克隆抗体免疫试验检测循环抗原：用以检测病人血清中血吸虫成虫

的代谢产物及分泌物抗原，特异性及敏感性较高。

（5）皮内试验：取血吸虫成虫抗原1：8000稀释液0.3ml做皮内试验，15分钟后局部丘疹直径>0.8cm为阳性。通常适用于普查和筛选可疑病例。

5. 直肠黏膜活组织检查 通过直肠镜钳取病变处米粒大小的黏膜进行显微镜检查，可发现血吸虫卵，有较高的阳性率。

6. B型超声检查 可判断肝纤维化程度。显示门静脉壁回声增宽≥6mm，呈线状者为轻度，呈管状者为中度，呈网状分隔块者为重度。

7. CT扫描 晚期患者肝包膜及肝内门静脉区常有钙化现象。特异性图像为肝包膜增厚钙化与肝内钙化中隔相垂直，两者交界处有切迹形成。重度纤维化可呈龟背样图像。

8. X线检查 肺血吸虫病X线检查表现为肺纹理增多，弥漫云雾状、点片状、粟粒状阴影，以中、下肺野为多，多经病原治疗3~6个月逐渐消失。

9. 结肠镜检查 直视下可见结肠黏膜增厚、肠腔狭窄，有溃疡或息肉。

【诊断及鉴别诊断】

1. 诊断要点 ①在流行区有疫水接触史；②急性血吸虫病主要表现为发热、荨麻疹、肝大及压痛、血液中嗜酸性粒细胞明显升高，慢性血吸虫病主要表现为长期不明原因的腹痛、腹泻、排脓血便和肝脾大，晚期血吸虫病主要表现为巨脾、腹水、侏儒、肠梗阻等；③血吸虫虫卵检查及免疫学检查阳性。

2. 鉴别诊断

（1）伤寒：血液中白细胞总数减少，嗜酸性粒细胞减少或消失，肥达反应阳性，粪便、血液、骨髓培养伤寒沙门菌阳性。

（2）阿米巴肝脓肿：B超检查可发现脓肿的大小、部位及数目，肝穿刺抽出棕褐色脓液，从中可查到阿米巴滋养体。

（3）败血症：具有引起败血症的严重的慢性原发病史，如胆囊炎、肾盂肾炎等，查体可发现有迁徙性病灶，血液或骨髓培养可获得致病菌。

（4）慢性病毒性肝炎：早期即有食欲不振、乏力、肝区疼痛及肝功能异常，乙型或丙型肝炎抗原、抗体阳性。

（5）痢疾：阿米巴痢疾能从粪便中找到阿米巴滋养体或包囊，细菌性痢疾大便培养痢疾杆菌阳性，两者粪便检查或直肠活组织检查均不能发现血吸虫卵。

【治疗】

尽早使用杀灭血吸虫的药物是本病治疗的关键。患者如能早期接受病原治疗，预后大多良好。对晚期患者出现的脾大及脾功能亢进、腹水、上消化道大出血等严重征象，应采取内外科结合的综合治疗措施。

1. 一般治疗 急性期患者需住院治疗。卧床休息，补充营养，加强护理。腹水型患者应进低盐、高蛋白饮食。食管胃底静脉曲张者，避免进食粗糙、坚锐或刺激性食物。肝功能显著减退或血氨偏高者，应限制或禁食蛋白质。忌酒。

2. 病原治疗 目前普遍采用吡喹酮治疗。

（1）吡喹酮的主要药理作用及毒副作用：吡喹酮口服后，80%从肠道迅速吸收，约1～2小时达到血液峰值。它作用于血吸虫，使虫体皮层产生显著损害，表皮细胞肿胀突起，继而出现许多球状或泡状物，当其溃破、糜烂与剥落后，白细胞吸附其上，并侵入虫体，引起虫体死亡。门静脉血中药物浓度较外周血药物浓度高10倍以上，其代谢产物于24小时内大部分从肾脏排出，体内无蓄积作用。该药毒性低，无致突变、致癌与致畸作用。药物副作用轻而短暂，多数不需处理。神经系统可有头痛、头昏、乏力、四肢酸痛、眩晕等症状，消化系统有上腹不适、腹痛、恶心、呕吐等症状，心血管系统有胸闷、心悸、早搏等症状。

（2）吡喹酮治疗血吸虫病的剂量与疗程

1）急性血吸虫病：成人总剂量为120mg/kg，一般患者可按每次10mg/kg，1日3次口服，连续4日；儿童应遵医嘱服用。

2）慢性血吸虫病：成人总量为60mg/kg，每日分3次口服，连用2日，体重以60kg为限。儿童体重小于30kg者，总剂量70mg/kg。亦可采用现场大规模治疗，轻流行区用40mg/kg，1剂疗法；重流行区50mg/kg，1日分2次口服。

3）晚期血吸虫病：用量及用法同慢性血吸虫病，为避免严重副作用，如心律失常的出现，亦可适当减少总剂量或延长疗程。

3. 对症治疗 在内科治疗的基础上，巨脾型患者，可做脾切除加大网膜腹膜后固定术。腹水型患者，间歇使用双氢克尿噻、螺内酯、呋塞米等利尿剂，顽固性腹水可试用浓缩超滤回输术。其他并发症如肝性脑病、上消化道大出血的处理同门脉性肝硬化。

【预防】

加强宣传教育，在流行区尽量避免与疫水接触。必须接触疫水时，应采取个人防护措施，在局部涂搽防护剂，或用1%氯硝柳胺碱性溶液浸泡衣裤，对尾蚴有一定预防作用。在流行区进行普查，对病人和病畜进行大规模同步治疗。采用化学药物（氯硝柳胺等）灭螺与物理手段（土埋法等）灭螺相结合的方法消灭钉螺。防止人、畜粪便污染水源。

第十七节　绦虫病

绦虫病是由绦虫寄生于人体小肠所引起的寄生虫病。我国常见的有牛肉绦虫病和猪肉绦虫病两种。

【病原学】

猪肉绦虫（又称猪带绦虫、链状带绦虫、有钩绦虫）和牛肉绦虫（又称牛带绦虫、肥胖带绦虫、无钩绦虫）均呈扁平带状，前者长达2～4m，后者一般可达4～8m，可分为头节、颈部和链体三部分。头节为其吸附器官，上有4个吸盘，牛肉绦虫头节略呈方形，无顶突与小钩；猪肉绦虫头节呈球形，有顶突及2圈小钩。颈部为生长部分，由此产生节片形成链体。虫卵近似球形，卵壳易脱落，卵壳内为胚膜，内含六钩蚴。两种绦虫的虫卵形态相似，显微镜下难以区别。

猪肉绦虫和牛肉绦虫的成虫均寄生于人体小肠上部，雌雄同体，其妊娠节片及虫卵随粪便排出，分别被中间宿主猪和牛吞食后，在其十二指肠内孵出六钩蚴，钻入肠壁，进入肠系膜小静脉及淋巴管，随血流播散至全身各组织，尤以横纹肌为其主要寄生部位，经2～3个月发育为囊尾蚴（又称囊虫）。囊尾蚴如黄豆大，内有白色米粒大小的头节，含囊尾蚴的猪肉俗称“米粒猪”。人吃了生的或未熟透的含囊虫的猪肉、牛肉后，囊虫在人体小肠内受胆汁的刺激，头节自囊内翻出，吸附于肠壁并逐渐伸长，颈部逐渐分裂而形成链状的体节，约2～3个月发育为成虫，即可随粪便排出妊娠节片和虫卵。大多寄生一条，少数可寄生多条。成虫在人体内寿命约数年至20年或更久。人若误食猪肉绦虫卵也可成为中间宿主，发生猪囊虫病。人对牛肉绦虫卵似有先天性免疫，故一般不发生牛囊虫病。

【流行病学】

1. 传染源　患者是本病唯一传染源。

2. 传播途径　患者从粪便中排出猪肉绦虫卵或牛肉绦虫卵，分别使猪或牛感染而患囊尾蚴病，人因食入未经煮熟的含囊尾蚴的猪肉或牛肉而感染。也可通过污染的饮具而感染。

3. 易感人群　人群普遍易感，青壮年多见，男多于女。

【发病机制及病理】

猪肉绦虫与牛肉绦虫以其头节的小钩和吸盘钩挂、吸附在小肠黏膜上，仅引起附着处黏膜轻微损伤和炎症，但可干扰小肠运动。多条绦虫寄生偶可引起不完全性肠梗阻。

【临床表现】

潜伏期一般为2~3个月，牛肉绦虫病可长达4~9个月。

大多症状轻微，仅感肛门发痒。半数患者有腹部隐痛、恶心、便秘或腹泻、食欲亢进、消瘦等。少数患者有头痛、乏力及神经过敏等症状。

大便中常有白色虫体节片排出。牛肉绦虫的妊娠节片常从肛门自动逸出，而猪肉绦虫的妊娠节片常成串随大便排出。

少数猪肉绦虫病患者可伴有囊虫病。

【辅助检查】

1. 虫卵及妊娠节片的检查 用肛门拭子法、粪便直接涂片或沉淀法检查虫卵，阳性者可确诊。若检获妊娠节片，尚可鉴别虫种。

2. 肠道X线钡餐检查 对可疑感染而无虫体节片排出者，采用X线钡餐检查肠道，若显现带状虫体影形有助于诊断。

【诊断】

诊断要点：①有生食或食用未熟透牛肉、猪肉史，粪便中出现或在肛门、内裤、被褥上发现白色节片；②腹部隐痛，便秘或腹泻，消瘦，实验室检查发现虫卵或节片。

【治疗】

本病口服驱虫药可取得较好效果，根治的标准是半年内无节片排出，大便虫卵阴性。服药过程中应注意：①驱虫后应留24小时全部粪便，以寻找头节。如未找到头节，不一定表示治疗失败。②驱猪肉绦虫时，应先给止吐药预防呕吐发生，以免虫卵返流入胃而导致囊虫病。③驱虫治疗时保持大便通畅，凡顿服药物驱虫或仅1日内用药驱虫者，服药后3小时仍未排便者最好用1剂泻药。

1. 吡喹酮 15~20mg/kg，空腹顿服，无需导泻，疗效可达95%以上。

2. 氯硝柳胺（灭绦灵） 成人2g，儿童1g，晨起空腹1次或分2次（间隔1小时）嚼碎后吞服。服药后2~3小时服硫酸镁导泻。

3. 甲苯咪唑　成人与儿童均为每次300～400mg，2次/日，连服3日。孕妇忌用。

【预防】

在流行区认真做好卫生宣传教育工作，养成良好的卫生习惯，不吃生的或未煮熟的猪肉、牛肉，切生肉、熟肉的刀板应分开使用。严格执行食品卫生法管理规定，禁止出售“米粒猪”肉。彻底根治绦虫病人，加强粪便管理，驱出的成虫应及时深埋土中，防止虫卵播散。

第十八节　猪囊虫病

猪囊虫病是猪带绦虫的幼虫（囊尾蚴）寄生于人体引起的寄生虫病。囊尾蚴寄生在皮下及肌肉处，主要表现为圆形或椭圆形硬而有弹性的小结；寄生在脑部，主要表现为癫痫发作；寄生在眼部，主要表现为视力障碍及失明。

【病原学】

病原体为猪带绦虫的幼虫。人为猪带绦虫的终宿主。人吞食猪肉绦虫的虫卵后，虫卵壳在人体肠道内溶解释放出六钩蚴，六钩蚴钻入肠壁小静脉或淋巴管而被输送至身体各部，在组织（主要在皮下、肌肉、脑、眼）中经9～10周发育为囊尾蚴，囊似珍珠状。囊尾蚴寿命一般为3～10年。囊尾蚴结节的囊壁分三层，最外为皮层，是嗜酸性玻璃状薄膜，表面为纤毛；中间为细胞核层；内层为实质层，由细纤维网组成，其内含清亮液体与内凹呈白色点状的头节。寄生在颅底脑室处的囊尾蚴较大，呈葡萄状，葡萄状囊尾蚴不含头节。

【流行病学】

1. 传染源　猪带绦虫病人是本病唯一的传染源，虫卵随粪便排出。

2. 传播途径　虫卵通过污染的食物、水等方式经口进入胃肠道，通过消化液作用释放出六钩蚴。

3. 易感人群　人群普遍易感，青壮年多见。该病是我国北方主要的人畜共患寄生虫病，尤以东北、内蒙古、河南等地发病率高。

【病理】

1. 脑改变　囊尾蚴主要寄生在大脑皮质处，亦可寄生在脑室等处，呈圆形或葡萄状，可致局部组织反应性水肿和脑积水，炎症细胞浸润。虫体死亡后可发生钙化。

2. 眼改变 囊尾蚴主要寄生在玻璃体中，亦可寄生在视网膜处，可引起玻璃体破坏，视网膜剥离。

3. 皮下及肌肉改变 出现圆形或椭圆形质硬而有弹性（似软骨）的结节，直径0.5～1.0cm，数目不等。

【临床表现】

1. 脑囊虫病

（1）脑实质型：表现为癫痫发作、颅内压升高和精神症状，以癫痫发作最常见。①癫痫发作：多为大发作，可为唯一的首发症状，发作频度低，多在3个月以上才发作1次，发作后可有一过性瘫痪、失语等；②颅内压升高：逐渐出现的头痛、恶心、呕吐；③精神症状：幻觉、迫害妄想等。

（2）脑室型：表现为颅内压升高或活瓣综合征（Bruns），后者可反复出现突发性体位性剧烈头痛、呕吐，甚至出现脑疝。

（3）脑膜炎型：反复反作的头痛、呕吐、共济失调和脑膜刺激征。

（4）脊髓型：表现为截瘫、感觉障碍、大小便潴留等。

（5）混合型：上述类型的混合表现，以脑实质型和脑室型混合多见。

2. 皮下及肌肉囊虫病 表现为豆状、硬而有弹性的小结，无压痛，无粘连，成批出现，可自行消失，多位于头部、躯干部及大腿上端内侧。大量囊虫寄生于肌肉，可引起四肢肌肉肥大，但软弱无力，行动困难。

3. 眼囊虫病 多为单眼受累。寄生在玻璃体时，表现为眼前黑影飘动；寄生在视网膜下，表现为视力下降，甚至失明。

【辅助检查】

1. 免疫学检查 囊尾蚴抗原皮内试验阳性，补体结合试验阳性，血清或脑脊液中囊尾蚴特异性IgG抗体阳性。

2. X线、CT与MRI检查 头颅X线平片可见椭圆形囊虫钙化影，肢体X片可见软组织内囊虫钙化影，CT与MRI可显示囊尾蚴寄生部位与数目。

3. 囊尾蚴检查 取皮下或肌肉结节活检，可发现囊尾蚴头节。

4. 裂隙灯检查 可见灰蓝色或灰白色圆形囊泡，周围有金黄色反射圈，用电刺激可见虫体蠕动。

【诊断及鉴别诊断】

1. 诊断要点 ①有猪带绦虫感染或食生猪肉史；②脑、皮下及肌肉、眼部囊虫的各自表现；③囊尾蚴抗原皮内试验阳性；④颅脑 CT 或 MRI 可显示脑囊虫寄生的部位与数目；⑤皮下或肌肉结节活检，可发现囊尾蚴头节。

2. 鉴别诊断

（1）脑囊尾蚴：应与原发性癫痫、颅脑肿瘤、结核性脑膜炎、隐球菌性脑膜炎等鉴别，主要根据颅脑 CT 或 MRI 的检查结果鉴别。

（2）皮下或肌肉囊尾蚴：应与风湿热的风湿结节鉴别，主要根据活组织检查的结果鉴别。

【治疗】

1. 杀囊尾蚴

（1）肠虫清（阿苯哒唑）：这是治疗该病的首选药物。脑型 18mg/（kg·d），皮肤及肌肉型 15mg/（kg·d），分两次口服，10 天为 1 个疗程，根据病情可服用 2～3 个疗程，每个疗程间隔 14～21 天。由于囊虫杀死的反应性炎症反应，可产生头痛、头昏、发热、皮疹等副作用，严重者出现癫痫、颅内压增高。为减轻此不良反应，可在治疗前和治疗中静脉滴注糖皮质激素（地塞米松 10mg）和 20% 甘露醇（1～2g/kg）。

（2）吡喹酮：20mg/（kg·d），分 3 次口服，连服 7 天（1 个疗程），2～3 个月后加服 1 个疗程。必要时，2～3 个月后，再服 1 个疗程，亦可按 40～60mg/（kg·d），分 3 次口服，连服 3 天（1 个疗程），必要时，2～3 个月后加服 1 个疗程。

2. 对症治疗

（1）癫痫大发作：按癫痫处理，可选用地西泮、苯巴比妥钠肌肉或静脉注射。

（2）颅内压升高：20% 甘露醇 250ml，静脉加压滴注，根据病情每 6～8 小时滴注 1 次。

（3）手术治疗：对眼囊虫和单个脑囊虫应行手术摘除；对脑实质多发性囊虫行颞肌下减压术。

注意事项：①病人必须住院治疗，因杀囊尾蚴导致的剧烈反应可致脑疝或过敏性休克；②癫痫发作频繁或颅内压升高者，杀囊尾蚴治疗前应先降压治疗，必要时通过脑室引流减压术降低颅内压；③眼囊虫病禁止杀虫治疗，必须手术治疗，以免引起失明；④疑有脑室孔堵塞的脑室型病人，宜采用手术治疗。

【预防】

增强对本病危害性的认识，提倡生猪圈养，彻底治疗猪带绦虫病人，搞好个人卫生，加强粪便管理，搞好猪肉检疫，禁售“米猪肉”。

主要参考文献

1. 叶任高，陆再英主编．内科学．第6版．北京：人民卫生出版社，2004.

2. 吴在德，吴肇汉主编．外科学．第6版．北京：人民卫生出版社，2004.

3. 乐杰主编．妇产科学．第6版．北京：人民卫生出版社，2004.

4. 杨锡强，易著文主编．儿科学．第6版．北京：人民卫生出版社，2004.

5. 郝伟主编．神经病学．第5版．北京：人民卫生出版社，2004.

6. 彭文伟主编．传染病学．第6版．北京：人民卫生出版社，2004.

7. 惠延年主编．眼科学．第6版．北京：人民卫生出版社，2004.

8. 李凤鸣主编．眼科全书．北京：人民卫生出版社，1996.

9. 田涌泉主编．耳鼻咽喉－头颈外科学．第6版．北京：人民卫生出版社，2004.

10. 张志愿主编．口腔科学．第6版．北京：人民卫生出版社，2004.

11. 张学军主编．皮肤性病学．第6版．北京：人民卫生出版社，2004.

12. 朱明德，石应康主编．临床医学概要．第2版．北京：人民卫生出版社，2004.